COURS

DE

PHARMACIE

PAR

Edmond DUPUY

PROFESSEUR DE PHARMACIE A L'UNIVERSITÉ DE TOULOUSE
MEMBRE CORRESPONDANT DE L'ACADÉMIE DE MÉDECINE

DEUXIÈME ÉDITION
Revue, corrigée et augmentée avec la collaboration
de Henri RIBAUT
AGRÉGÉ A LA FACULTÉ DE MÉDECINE ET DE PHARMACIE
LAURÉAT DE L'INSTITUT

TOME QUATRIÈME

PHARMACIE CHIMIQUE ORGANIQUE

AVEC 13 FIGURES INTERCALÉES DANS LE TEXTE

PARIS

A. MALOINE, Éditeur

23-25, RUE DE L'ÉCOLE DE MÉDECINE, 23-25

1904

L'ouvrage complet forme **4 volumes**, ensemble. Prix : **50 fr.**
Les Tomes I et II, Histoire et législation pharmaceutique, Pharmacie galénique, sont vendus ensemble et séparément des autres volumes. . . . . Prix : **26 fr.**
Le Tome III, Pharmacie chimique minérale, séparément. Prix : **14 fr.**
Le Tome IV, Pharmacie chimique organique, — . Prix : **16 fr.**

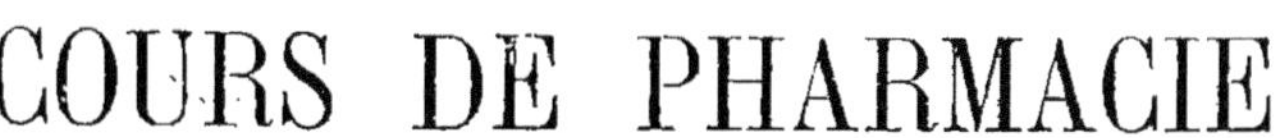

COURS DE PHARMACIE

COURS

DE

PHARMACIE

PAR

Edmond DUPUY

PROFESSEUR DE PHARMACIE A L'UNIVERSITÉ DE TOULOUSE
MEMBRE CORRESPONDANT DE L'ACADÉMIE DE MÉDECINE

———

DEUXIÈME ÉDITION
Revue, corrigée et augmentée avec la collaboration
de Henri RIBAUT
AGRÉGÉ A LA FACULTÉ DE MÉDECINE ET DE PHARMACIE
LAURÉAT DE L'INSTITUT

———

TOME QUATRIÈME

PHARMACIE CHIMIQUE ORGANIQUE

———

AVEC 13 FIGURES INTERCALÉES DANS LE TEXTE

———

PARIS

A. MALOINE, Éditeur

23-25, RUE DE L'ÉCOLE DE MÉDECINE, 23-25

—

1904

LIVRE II

MÉDICAMENTS CHIMIQUES APPARTENANT A LA CHIMIE ORGANIQUE.

PRÉLIMINAIRES. — DIVISION.

Sommaire. — Fonctions organiques. — Classification des substances organiques d'après leurs fonctions chimiques ; classifications proposées. — Classification adoptée. — Plan d'étude.

Préliminaires. — Ainsi que nous l'avons dit (1), au commencement de cette étude, les médicaments chimiques peuvent se diviser en deux grandes classes :

1º Médicaments chimiques appartenant à la chimie minérale ;

2• Médicaments chimiques appartenant à la chimie organique.

Nous avons étudié les médicaments appartenant à la chimie minérale, examinons maintenant les médicaments chimiques appartenant à la chimie organique.

Fonctions chimiques. — Les substances organiques, dont le nombre est immense, peuvent être partagées, d'après leur composition et leurs propriétés générales, en un certain nombre de groupes ou familles, ayant mêmes fonctions chimiques. Ces groupes, familles ou fonctions organiques, dans lesquels tous les principes organiques peuvent être distribués, sont en nombre variable, suivant les différents chimistes.

Ne voulant point entrer ici dans l'étude de questions théoriques, dont le développement nous entraînerait forcément hors du domaine dans lequel nous désirons nous cantonner, nous ne croyons pas devoir discuter les avantages ou les inconvénients des classifications

(1) Voir *Cours de pharmacie*, t. III.

proposées par les différents auteurs : Berthelot et Jungfleisch, Wurtz, Gautier, Willm et Hanriot, Schützenberger, Friedel, Grimaux, etc., etc. Ne voulant point, en outre, en suivant une classification personnelle, apporter dans l'esprit de nos étudiants un trouble ou une confusion quelconque, nous avons cru devoir adopter, pour l'étude des médicaments chimiques appartenant à la chimie organique, la classification qui a été donnée par le professeur de chimie organique de la Faculté de médecine et de pharmacie de Toulouse.

Classification adoptée. — Les divers médicaments chimiques, appartenant à la chimie organique, intéressants au point de vue médico-pharmaceutique, peuvent être rangés ou placés dans l'une des vingt et une fonctions organiques suivantes :

1° Hydrocarbures ;

2° Alcools ;

3° Phénols ;

4° Ethers ;

5° Aldéhydes ; }
6° Acétones ; } Une seule fonction.

7° Acides ;

8° Amines ou ammoniaques composées ;

9° Composés nitrés :

10° Composés nitrosés ;

11° Composés azoïques et diazoïques ;

12° Hydrazines ;

13° Bases pyridiques et quinoléiques ;

14° Amides ;

15° Alcalamides ;

16° Imides ;

17° Nitriles ;

18° Carbylamines ;

19° Radicaux composés ;

20° Composés organo-métalliques ;

21° Alcalis naturels ou alcaloïdes.

Plan d'étude. — Pour faire l'étude de chaque fonction, nous adopterons l'ordre suivant :

A. — Généralités sur chaque fonction de manière à en faire connaître la physionomie et les caractères.

B. — Etude des médicaments chimiques, intéressants au point de vue médico-pharmaceutique, appartenant à cette fonction. Cette étude, faite exclusivement au point de vue *pharmaceutique et médical,* comprendra, comme l'examen des médicaments appartenant à la chimie minérale :

1° Synonymes et formule ;

2° Etude des procédés de fabrication employés dans l'industrie et surtout dans les laboratoires ;

3° Etude des procédés de purification ;

4° Etude des caractères d'identité, c'est-à-dire les caractères organoleptiques, physiques, chimiques et spécifiques qui servent à le caractériser et à le distinguer ;

5° Etude des caractères de contrôle, c'est-à-dire les méthodes à l'aide desquelles on peut constater les altérations qui peuvent provenir soit d'un mode défectueux de préparation, soit d'un mode défectueux de conservation et les falsifications dont il peut être l'objet ;

6° Etude des précautions à prendre pour sa conservation ;

7° Notions sommaires sur son action physiologique et thérapeutique ;

8° Modes d'administration et doses sous lesquelles on l'emploie ;

9° Formules galéniques dans lesquelles il entre ;

10° Etudes des incompatibilités diverses (physiques, pharmaceutiques, physiologiques, chimiques) ;

11° Etude des premiers secours à donner dans le cas d'empoisonnement causé par le corps.

CHAPITRE PREMIER

ÉTUDE DES HYDROCARBURES

PRÉLIMINAIRES. — DIVISION.

SOMMAIRE.— Généralités sur les hydrocarbures.— Classification.

Généralités. — On appelle hydrocarbures ou carbures d'hydrogène des composés neutres, formés de carbone et d'hydrogène. Ils sont très nombreux, servent à produire tous les autres principes organiques ; aussi, a-t-on dit souvent depuis Laurent, qu'ils forment la base des combinaisons organiques. On sait, en effet, qu'en partant des carbures d'hydrogène, on peut successivement former des alcools, des aldéhydes, des acides, des amines, etc. Nous n'insisterons pas sur ces points développés en chimie organique.

Classification. — Les carbures d'hydrogène ont été classés de différentes manières : 1° *carbures de la série grasse* ; *carbures de la série aromatique* ; 2° *carbures acyliques ou à chaînes ouvertes ou carbures arborescents* ; *carbures cycliques ou à chaînes fermées.*

Mais, le plus ordinairement on les divise en groupes, classes, ou séries homologues, répondant aux formules générales suivantes :

1re Classe.	Carbures forméniques	. . . . . .	C_nH_{2n+2}
2e —	Carbures éthyléniques	. . . . . .	C_nH_{2n}
3e —	Carbures acétyléniques	. . . . .	C_nH_{2n-2}
4e —	Carbures térébéniques	. . . . .	C_nH_{2n-4}
5e —	Carbures benzéniques	. . . . . .	C_nH_{2n-6}
6e —	Série du styrol.	. . . .	C_nH_{2n-8}
7e —	—	. . . .	C_nH_{2n-10}
8e —	Série de la naphtaline	. . . . . .	C_nH_{2n-12}
9e —	Série de l'acénaphtène.	. . . . .	C_nH_{2n-14}
10e —	Série du fluorène	. . . . . .	C_nH_{2n-16}
11e —	Série de l'anthracène	. . . . .	C_nH_{2n-18}

SECTION I

ÉTUDE DE LA PREMIÈRE CLASSE DES HYDROCARBURES

CARBURES FORMÉNIQUES.

SOMMAIRE. — Généralités sur ces carbures. — Pétrole, vaseline, paraffine. — Dérivés des carbures forméniques.

Dérivés du méthane. — Chlorure de méthylène. — Chloroforme. — Chloroforme méthylique. — Bromoforme. — Iodoforme. — Iodoformogène. — Iodoformovasogène.

Dérivés de l'éthane.

Dérivés du propane, du butane et du pentane. — Sulfonal, trional, tétronal.

Généralités. — Les carbures forméniques sont les seuls *carbures saturés ou complets*, c'est-à-dire qu'ils ne peuvent fixer aucun élément par addition, car les atomicités libres du noyau carboné sont entièrement satisfaites par de l'hydrogène. Ils ne peuvent être modifiés que par substitution ; ils se laissent en effet facilement attaquer par le chlore, le brome, l'iode, etc. pour donner des composés intéressants.

Carbures intéressants. — Il n'existe aucun carbure forménique intéressant par lui-même au point de vue médico-pharmaceutique ; cependant quelques hydrocarbures supérieurs liquides (pentanes, hexanes, heptanes, etc.) sont importants parce qu'ils constituent, par leur mélange, les pétroles d'Amérique. Or, ces pétroles, soumis à des distillations fractionnées, fournissent différents produits utilisés en médecine et en pharmacie, dont nous avons parlé (1) et dont nous rappelons la nomenclature : *essence de pétrole blanche, huile de pétrole, vaseline, paraffine.*

Dans les laboratoires, on les classe suivant leur volatilité et leur densité de la façon suivante :

1° Ethers de pétrole. Ils bouillent de 0° à 70°, pèsent au litre de 600 à 650 grammes, et sont surtout formés de pentane et d'héxane ;

2° Huiles légères, appelées aussi : essence de pétrole, ligroïne du commerce. Elles bouillent entre 70° et 120°, pèsent au litre de 650 à

(1) Voir *Pharmacie galénique*, t. II, p. 127.

720 grammes, et sont surtout formées d'heptane et d'octane. — Leur vapeur forme avec l'air un mélange combustible dangereux, aussi ne peut-on les employer pour l'éclairage que dans des lampes spéciales.

L'essence de pétrole est un dissolvant des graisses, du caoutchouc, du soufre, etc., très utilisée dans les arts et les laboratoires ;

3° Huile de pétrole appelée aussi huile lampante, photogène. Elle bout de 120° à 280°, pèse au litre 750 à 820 grammes. Elle est ordinairement employée à l'éclairage ;

4° Huiles lourdes de pétrole. Elles bouillent de 280° à 380°, pèsent au litre 820 à 870 grammes. Elles servent au chauffage, à la lubréfaction des machines, à la conservation des métaux à l'air. On les emploie aussi pour l'extraction des alcaloïdes naturels ;

5° Paraffine brute, appelée aussi graisse minérale. C'est une belle substance blanche, cireuse, cristalline, fusible de 30° à 60°, soluble dans 28 parties d'alcool chaud, inattaquable par les alcalis et la plupart des acides, formée par un mélange de carbures très condensés. Très employée pour faire des bougies qui brûlent sans fumée et ne coulent pas ; pour fabriquer les allumettes sans soufre, pour apprêter les étoffes, le papier photographique négatif, les bains d'huile, pour le graissage des machines, et la fabrication des vernis hydrofuges ;

6° Goudrons. Corps impurs qui par leur destruction au-dessus du rouge fournissent des hydrocarbures combustibles ;

7° A côté des produits extraits des pétroles, nous devons signaler la vaseline, substance d'apparence graisseuse, onctueuse, inodore, inoxydable, fusible de 30° à 40°, si employée aujourd'hui en pharmacie comme excipient. On l'obtient en distillant les pétroles tant qu'ils fournissent des produits volatils, puis oxydant le résidu à l'air libre, et filtrant à chaud sur le noir animal.

Dérivés des carbures. — Les carbures forméniques donnent quelques dérivés intéressants au point de vue médico-pharmaceutiques. Ces dérivés sont des produits résultant de la substitution partielle de l'hydrogène par le chlore, le brome, l'iode ou le radical SO^2. C^2H^5 (sulfones).

DÉRIVÉS DU MÉTHANE

Les seuls dérivés qui nous intéressent sont les dérivés chlorés, bromés et iodés. La nomenclature en est faite dans le tableau suivant :

	AVEC LE CHLORE Dérivés chlorés	AVEC LE BROME Dérivés bromés	AVEC L'IODE Dérivés iodés
Méthane appelé aussi Formène, gaz des ma- rais, hy- drure de méthyle CH^4	*M. monochloré*, chlo- rure de méthyle, éther méthylchlo- rhydrique, CH^3Cl. Intéressant ; sera étudié aux éthers,	*M. monobromé*, bro- mure de méthyle, éther méthylbro- mhydrique, CH^3Br. Sans intérêt.	*M. monoiodé*, iodure de méthyle, éther méthyliod- hydrique, CH^3I. Sans intérêt.
	M. dichloré, chlo- rure de méthylène, CH^2Cl^2 Intéressant.	*M. dibromé*, bromu- re de méthylène, CH^2Br^2. Sans intérêt.	*M. biiodé*, iodure de méthylène, CH^2I^2. Sans intérêt.
	M. trichloré, chloro- forme $CHCl^3$ Intéressant.	*M. tribromé*, bromo- forme, $CHBr^3$ Intéressant.	*M. triiodé*, iodofor- me, CHI^3. Intéressant.

Nous avons par conséquent à étudier :

Le chlorure de méthylène et le choroforme (*dérivés chlorés*).

Le bromoforme   (*dérivé bromé*).

L'iodoforme   (*dérivé iodé*).

§ 1. — Chlorure de méthylène.

Synonymes. — Le chlorure de méthylène, appelé aussi méthane dichloré, chlorure de méthyle monochloré, bichlorure de méthyle, formène bichloré, a pour formule : CH^2Cl^2.

Caractères. — C'est un liquide mobile, très lourd, qui bout à 30°.

Usages. — C'est un anesthésique puissant, mais il est impossible de l'employer en chirurgie, parce qu'au lieu de produire de la résolution musculaire, il provoque constamment au contraire une violente excitation des muscles (1).

Il ne faut pas confondre ce chlorure de méthylène chimique avec *le chlorure de méthylène anglais du commerce*, préconisé par Spencer Wells et L. Lefort, mélange de chloroforme et d'alcool méthylique, que nous étudierons plus loin sous le nom de *chloroforme méthylique*.

(1) J. Regnauld et Villejean, *Soc. biologie*, 1884.

§ 2. — Chloroforme.

Synonymes. — Le chloroforme, appelé aussi méthane trichloré, formène trichloré, éther méthylchlorhydrique bichloré, chlorure de méthyle bichloré, a pour formule : $CHCl^3$.

Il a été découvert en 1831, presque simultanément en France par Soubeiran, en Allemagne par Liebig, et par Samuel Guthrie en Amérique.

Préparation. — Il peut se préparer de différentes manières : par l'action des alcalis sur l'acide acétique trichloré ou acide trichloracétique ; par l'action des alcalis sur le chloral ou aldéhyde trichlorée ; en traitant par le chlorure de chaux, c'est-à-dire par le chlore naissant, et dans une liqueur alcaline, les divers corps capables de fournir de l'acide acétique sous une influence oxydante, tels que l'alcool, l'acétone et une foule d'autres composés organiques.

1° **Procédé de préparation à l'alcool.** — Pendant longtemps et jusqu'en 1885, on le préparait dans l'industrie par le procédé primitif de Soubeiran, en traitant l'alcool par le chlorure de chaux sec en présence de la chaux. L'opération se fait dans un appareil *distillatoire spécial* décrit dans les ouvrages mentionnés en note (1).

Cette fabrication industrielle peut être reproduite dans les laboratoires par la méthode suivante : prendre une cornue tubulée de 2 litres que l'on met en communication avec un appareil distillatoire dont le réfrigérant est un ballon tubulé entouré d'eau froide. Eteindre 30 grammes de chaux vive ; introduire l'hydrate dans un mortier avec 60 grammes de chlorure de chaux ; triturer, et ajouter peu à peu 250 grammes d'eau pour faire une bouillie homogène qu'on verse dans la cornue. Placer la cornue sur un fourneau ; introduire dans la masse 10 grammes d'alcool, boucher, agiter pour mélanger et chauffer doucement.

Une réaction vive ne tarde pas à se déclarer. Comme elle s'effectue avec un dégagement de chaleur considérable qui tend à augmenter de plus en plus, on doit éteindre le feu immédiatement. La distillation se continue d'elle-même. L'action est tumultueuse, le mélange mousse et se boursoufle considérablement.

Réaction. — La théorie de la réaction n'est pas encore établie définitivement. Voici la théorie ancienne de Personne :

(1) *Traité de chimie* de Willm et Hanriot, article Chloroforme. *Traité de chimie organique* de Berthelot et Jungfleisch, article Chloroforme.

Le chlore du chlorure de chaux, enlève de l'hydrogène à l'alcool et le transforme en aldéhyde (alcool déshydrogéné) :

$$C^2H^6O + Cl^2 = 2HCl + C^2H^4O$$

Le chlore, agissant ensuite sur l'aldéhyde, la transforme en chloral :

$$C^2H^4O + 3Cl^2 = 3HCl + C^2HCl^3O$$

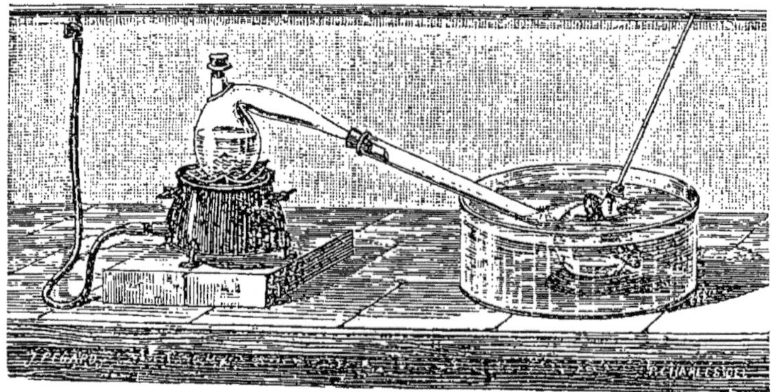

Fig. 1. — Appareil pour la préparation du chloroforme
dans les laboratoires.

Le chloral, par l'action de la chaux hydratée, se dédouble en formiate de chaux et en chloroforme :

$$2C^2HCl^3O \quad CaO^2H^2 = (CH^2O^2)^2Ca + 2CHCl^3$$

Chloral   Chaux   Formiate   Chloroforme
hydratée   de calcium

Enfin, en même temps, une portion du formiate de chaux, s'oxydant sous l'influence du chlorure de chaux, fournit du carbonate de chaux et du gaz carbonique.

Le chloroforme distille, et le formiate de chaux et le carbonate de chaux restent dans la cornue.

C'est au dégagement de l'anhydride carbonique qu'est dû le boursouflement que l'on observe pendant l'opération : et c'est à cause de ce boursouflement que dans la préparation du chloroforme, il faut employer des vases de grande dimension.

Rectification. — Le chloroforme obtenu dans ces opérations est toujours mélangé d'alcool et d'eau. Rectifié par distillation, de manière à séparer grossièrement l'alcool et l'eau qu'il contient, il constitue alors ce qu'on appelle le *chloroforme rectifié du commerce*.

Ce chloroforme est impur ; il contient souvent de l'alcool, du chloral et des produits qui brunissent au contact de l'acide sulfurique. Il ne peut être employé en pharmacie qu'après avoir été purifié avec soin, par les moyens que nous indiquerons dans un instant.

2° Procédé de préparation à l'acétone. — Le procédé de préparation, que nous venons de décrire, a été pendant longtemps le seul employé dans l'industrie, mais il a été remplacé, depuis quelques années, par un procédé nouveau appelé *procédé à l'acétone*, dans lequel on remplace l'alcool par l'acétone.

Ce procédé n'est point une découverte récente. Dès 1832, en effet, Liebig avait dit que l'on pouvait obtenir le chloroforme par l'action du chlorure de chaux sur l'acétone. Mais le procédé n'était pas devenu industriel, parce qu'on ne savait pas fabriquer l'acétone pure et ensuite parce qu'on pensait, d'après une opinion erronée de Siermerling, reproduite par les ouvrages classiques, qu'avec l'acétone le rendement en chloroforme ne dépassait pas 33 0/0. Aujourd'hui, on parvient à fabriquer sur une grande échelle de l'acétone très pure, au moyen de laquelle on peut obtenir un rendement de 180 à 200 0/0 (la théorie indiquant 206 0/0).

Il nous est impossible d'étudier ici les détails de ce procédé, nous nous bornerons simplement à indiquer la réaction qui se produit lorsqu'on fait agir le chlorure de chaux sur l'acétone :

$$2 \ (C^3H^6O) + 6 \ CaOCl^2 = 2 \ (CHCl^3) + Ca \ (C^2H^3O^2)^2 + 2 \ (Ca \ (OH)^2)$$

Acétone — Chlorure de chaux — Chloroforme — Acétate de chaux — Hydrate de chaux

$$+ \ 3 \ (CaCl^2)$$

Chlorure de calcium

Le chloroforme, préparé à l'acétone, ne renferme pas les composés chlorés étrangers qui souillent le chloroforme préparé au moyen de l'alcool. Cependant il a besoin d'être purifié avant d'être employé pour les usages médicaux.

3° Procédé de préparation au tétrachlorure de carbone. — On fabrique aujourd'hui le chloroforme industriellement et en grande quantité, par un procédé indiqué par Geuther, et qui repose sur l'hydrogénation du tétrachlorure de carbone :

$$CCl^4 + 2H = CHCl^3 + HCl$$

On distille un mélange de 150 kilogrammes de tétrachlorure de carbone, 200 kilogrammes d'eau, 100 kilogrammes d'acide sulfurique et 80 kilogrammes de zinc. La réaction s'opère à chaud et en agitant constamment. On recueille l'acide chlorhydrique qui distille. Il reste dans l'appareil une solution aqueuse de sulfate de zinc, sur laquelle surnage un mélange de tétrachlorure de carbone et de chloroforme. On décante le mélange, et on sépare par distillation fractionnée le tétrachlorure du chloroforme ; ce qui est facile car le tétrachlorure bout à 76° et le chloroforme à 61°.

Purification. — **1° Procédé du Codex.** — La purification du chloroforme préparé à l'alcool ou à l'acétone, s'opère de la manière suivante indiquée au Codex :

Chloroforme rectifié généralement du commerce Q. V.

On agite le chloroforme avec la moitié de son volume d'eau distillée ; *cette eau dissout l'alcool* et le chloroforme gagne le fond du vase à cause de sa forte densité. On décante.

On ajoute au chloroforme lavé 1/100 de son poids d'acide sulfurique officinal ; on laisse en contact pendant 48 heures, en ayant soin d'agiter de temps en temps le mélange. *L'acide sulfurique absorbe les dernières traces d'alcool, et détruit, en se colorant, les diverses substances organiques que le chloroforme pouvait renfermer.* On essaie le chloroforme qui surnage, et s'il se colore, avec l'acide sulfurique, on y ajoute une nouvelle quantité d'acide et on renouvelle le traitement tant que l'acide se colore.

Lorsque le chloroforme ne noircit plus l'acide sulfurique, on le décante, on le mélange avec 3 0/0 de son poids de lessive des savonniers et on laisse en contact pendant 24 heures, en agitant de temps en temps. *Ce traitement a pour but de neutraliser l'acide sulfurique entraîné et aussi de décomposer le chloral que pouvait contenir le chloroforme* (il transforme le chloral en formiate de sodium et en chloroforme).

On ajoute au liquide alcalin 5 0/0 d'huile d'œillette, on brasse fortement le mélange, et on distille au bain-marie. *L'huile ainsi ajoutée, a pour but de s'emparer de la soude et d'empêcher qu'elle n'agisse sur le chloroforme.*

On sèche le produit distillé en le mettant en contact pendant 24 heures, avec 5 0/0 de chlorure de calcium fondu et concassé, en ayant soin d'agiter de temps en temps. On décante, on distille au bain-marie et on ne recueille que les 8/10° du produit. Le premier et le dernier dixième sont mis de côté et réservés pour une opération nouvelle. Le chloroforme, ainsi purifié, porte le nom de *chloroforme officinal ou chloroforme pur*.

Le procédé de rectification inscrit au Codex, et qui a été proposé par Regnauld, doit être d'après les expériences de M. Masson (1), pharmacien principal de 1re classe, modifié de la façon suivante :

1° Lavage à l'eau distillée ;

2° Traitement par l'acide sulfurique (2,5 0/0) renouvelé s'il y a lieu : durée de 2 à 3 jours ;

3° Traitement par la lessive de soude à 1,33 (3 0/0) : durée 3 à 4 jours ;

4° Lavage à l'eau distillée ;

5° Traitement par le chlorure de calcium fondu, pur, grossièrement pulvérisé (2,5 0/0) : durée 2 à 3 heures ;

6° Traitement à l'huile d'œillette (2,5 0/0) : durée un jour :

7° Distillation finale en laissant de côté le premier et le dernier dixième.

Ce procédé plus régulier, plus sûr, employé à la Pharmacie centrale des hôpitaux militaires, exige environ 10 jours pour la rectification de 40 kilogrammes de chloroforme.

2° Procédé Pictet. — M. Raoul Pictet a proposé, dans ces derniers temps, un procédé de purification du chloroforme par le froid. Il soumet à une température de — 70°, le chloroforme pur ou officinal ; ce chloroforme se solidifie en partie. Il sépare la partie solidifiée de la partie liquide et il expose cette partie solidifiée à une température de — 100°. Le chloroforme lui-même cristallise et peut être isolé d'une fraction résiduaire impure.

Le chloroforme ainsi purifié a une densité de 1.51 à 15° ; il peut se conserver indéfiniment sans altération, même en présence de la lumière et sans addition d'alcool. L'acide sulfurique concentré ne se colore pas après un long contact. Par agitation avec l'acide chromique, il n'y a pas de réduction et le mélange reste coloré en jaune (2).

Le procédé de M. Pictet donne un chloroforme très pur, mais qui n'est point encore entré dans la pratique ; on emploie exclusivement le chloroforme purifié par le procédé indiqué par le Codex.

Caractères d'identité. — Le chloroforme est un liquide incolore, à odeur pénétrante et caractéristique, d'une saveur piquante d'abord, puis fraîche et sucrée, très peu soluble dans l'eau, soluble en toutes proportions dans l'alcool et dans l'éther, insoluble dans la

---

(1) *Journal de pharmacie et de chimie*, numéro du 15 juin 1899, 6° série, p. 563.

(2) *Pharm. Centralhalle*, 14 mars 1891, 285, et *Pharm. Journal*, 30 mai 1891. 1069 ; rapp. *Répert. de pharm.*, 10 juillet 1891, p. 326.

glycérine, miscible aux huiles grasses, non inflammable, difficilement combustible, ayant une densité de 1,50, bouillant à 60°8.

Il dissout le soufre, l'iode, le phosphore, les résines, les corps gras et surtout les alcaloïdes.

Pur, il s'altère facilement, au contact de l'air et de la lumière et se transforme en acides chlorhydrique et chloroxycarbonique, appelé aussi chlorure de carbonyle, acide chlorocarbonique. Il prend alors une teinte jaune ; s'il renferme une petite quantité d'alcool, il est moins altérable.

Caractères spécifiques. — On le reconnaît aux caractères suivants :

1° A ses caractères d'identité ;

2° Les vapeurs de chloroforme sont décomposées lorsqu'on les fait passer dans un tube chauffé au rouge et il se produit selon la température : du chlore, de l'acide chlorhydrique, du sesquichlorure de carbone, du chlorure de Julin C^6Cl^6 (perchlorobenzine), qui se condense en aiguilles sur les parties froides du tube ; un peu de gaz inflammable et du charbon ;

3° Traité par une solution alcoolique et bouillante de potasse, il se transforme promptement en chlorure et en formiate de potassium. On reconnaîtra la présence du chlorure avec l'*azotate d'argent* (précipité blanc). On reconnaîtra le formiate aux caractères suivants de l'acide formique : odeur piquante que l'on perçoit en traitant le formiate par l'acide sulfurique qui met l'acide formique en liberté ; odeur de rhum, de formiate d'éthyle, que l'on perçoit en traitant le formiate par l'acide sulfurique et l'alcool, et en chauffant le mélange ;

4° Distillé avec de la potasse alcoolique et de l'aniline, le chloroforme donne de la phénylcarbylamine, appelée aussi cyanure de phénylène, isomère du benzonitrile, liqueur à odeur pénétrante et désagréable ;

5° Il réduit à chaud la liqueur de Fehling et ramène l'hydrate cuivrique à l'état d'oxyde cuivreux ;

6° Il donne avec les phénols des colorations intenses, nettes, passagères. Ces colorations sont probablement dues à la formation de matières colorantes du groupe des amines.

Pour obtenir ces colorations, on chauffe très légèrement un mélange de chloroforme et de phénol, en présence d'une pastille de potasse caustique.

On obtient : 1° avec le phénol ordinaire, coloration jaune ; —

2° avec la résorcine, coloration rouge-groseille disparaissant peu à peu ; — 3° avec le naphtol, coloration bleu violacé.

Caractères de contrôle. — Mal purifié ou imparfaitement conservé, il peut contenir les ALTÉRATIONS suivantes : alcool, acide chlorhydrique, chlore, acide chloroxycarbonique, aldéhyde, corps étrangers organiques ; huiles hydrocarbonées, et dérivés chlorés des alcools butylique, amylique, propylique, alcools homologues de l'alcool éthylique.

Il est souvent FALSIFIÉ par de l'alcool et quelquefois, mais très rarement, par de l'éther ordinaire, ou par de l'éther acétique.

Pour reconnaître sa pureté, on le soumet aux essais suivants :

1° *Recherche des caractères.* — Le chloroforme pur doit avoir une densité de 1,500 à + 15° ; il bout à 60° 8 ; il est neutre au papier de tournesol. Versé sur une feuille de papier blanc et abandonné à l'évaporation spontanée, il exhale jusqu'à la fin la même odeur franche et suave, s'il est pur ; dans le cas contraire, les dernières vapeurs sont irritantes et nauséeuses ; de plus, s'il est pur, le papier laissé est absolument sec et inodore.

2° *Recherche et dosage de l'alcool.* — Elle peut être opérée par plusieurs procédés :

A. On agite le chloroforme avec de l'eau distillée : il se réunit au fond du vase et reste limpide s'il est pur ; il devient opalescent et laiteux, s'il contient de l'alcool.

B. On traite le chloroforme à l'aide d'un mélange de bichromate de potassium et d'acide sulfurique et on chauffe : le mélange rouge ne changera pas de couleur si le chloroforme est pur ; il verdira, si le chloroforme renferme de l'alcool, par suite de la réduction de l'acide chromique.

C. On ajoute dans le chloroforme un cristal de fuschine et on agite : le chloroforme ne changera pas de couleur, s'il est pur ; il se colorera en rouge, s'il contient de l'alcool.

D. On ajoute dans le chloroforme un cristal de binitro-sulfure de fer et on agite : le chloroforme ne changera pas de couleur, s'il est pur ; il se colore en jaune, s'il contient de l'alcool.

On peut déterminer la quantité approximative d'alcool contenu dans le chloroforme à l'aide du procédé suivant donné par M. Yvon :

Verser dans un tube 5 centimètres cubes de chloroforme, puis doucement, pour ne pas mêler, 1 centimètre cube du réactif de Mohrr (solution dans 25 p. d'eau distillée de 1 p. permanganate de potasse et 10 p. potasse à l'alcool).

Agiter en retournant lentement le tube jusqu'au verdissement du réactif. On compte le temps écoulé entre la première agitation et l'apparition de la couleur verte.

Le temps écoulé est de 5 minutes, produit très pur :

—   2 minutes 1/2, 0.10 pour 1.000 d'alcool ;
—   35 secondes, 1 pour 1.000 (tolérance maxima) ;
—   5 secondes, 5 pour 1.000 ;
—   après moins de 5 secondes, plus de 5 pour 1.000 ;
—   après une seule agitation, 10 pour 1.000 ;

Plus le temps de l'apparition de la couleur verte sera long, plus le produit sera pur.

Le dosage de l'alcool dans le chloroforme peut être fait d'une manière précise par la méthode indiquée par MM. Béhal et François (1), sur laquelle nous ne croyons pas devoir insister.

3° *Recherche des produits chlorés.* — On traite le chloroforme par le nitrate d'argent : le chloroforme pur ne le précipitera pas ; il le précipitera en blanc, s'il contient des produits chlorés. En outre, le chloroforme acide rougit le tournesol ; chargé de chlore libre, il décolore le tournesol.

4° La présence de l'acide chloroxycarbonique, acide, dont l'existence dans le chloroforme est particulièrement dangereuse et peut à elle seule déterminer d'une façon brusque une syncope mortelle, se reconnaît de la manière suivante (Pouchet) :

Dissoudre la bilirubine, l'un des pigments biliaires dans le chloroforme ; on obtient :

Coloration jaune brunâtre si le chloroforme est pur, coloration verte d'autant plus intense, que la proportion d'acide chloroxycarbonique est plus considérable.

M. Pouchet, dans ses belles leçons de pharmacodynamie, indique pour reconnaître la présence de l'acide chloroxycarbonique dans le chloroforme, la réaction physiologique suivante :

Lorsqu'un malade respire un chloroforme renfermant des proportions même très minimes d'acide chloroxycarbonique, il est pris d'un hoquet particulier inextinguible. Mais il fait remarquer avec beaucoup de justesse, que lorsque le hoquet se produit, le danger est déjà très grave, et que par conséquent ce réactif physiologique laisse à désirer.

4° *Recherche de l'aldéhyde.* — Elle peut être opérée de plusieurs manières :

____

(1) *Journal de pharmacie et de chimie*, 6ᵉ série, t. V, 1ᵉʳ mai 1897, p. 419.

A. On traite le chloroforme par une solution faible de nitrate d'argent et on chauffe : elle ne sera pas réduite, si le chloroforme est pur ; elle sera réduite, si le chloroforme contient de l'aldéhyde.

B. On traite le chloroforme par une solution de potasse et on chauffe : le chloroforme pur ne se colorera pas ; il se colorera en jaune ou en brun, s'il contient de l'aldéhyde.

6° *Recherches des corps étrangers organiques.* — On traite le chloroforme par son volume d'acide sulfurique pur et concentré : s'il est pur, il ne colorera pas cet acide, même au bout d'un certain temps ; s'il contient des corps étrangers organiques, il le colorera en noir.

Il importe de faire quelques remarques sur l'essai du chloroforme que nous venons de décrire, et qui est, avec quelques indications en plus, celui que le Codex mentionne.

D'après MM. Béhal et François (1), lorsqu'on essaie les chloroformes que l'on rencontre dans le commerce, on trouve : 1° qu'aucun d'eux ne bout à 60° 8 ; 2° que certains cristallisent plus ou moins, quand on les refroidit de — 20° à — 40° ; 3° que beaucoup colorent l'acide chromique, la fuchsine et le binitrosulfure de fer.

Si l'on s'en rapportait exclusivement à l'essai du Codex, on serait conduit à admettre que ces chloroformes doivent être rejetés.

Dans leur étude, MM. Béhal et François disent que ce serait là une conclusion fâcheuse, car dans ces cas les impuretés contenues dans le chloroforme ne sont autre chose que de l'eau et de l'alcool.

Le chloroforme est un corps que la grande industrie obtient directement à l'état de pureté ; mais le chloroforme pur ne se conserve pas ; il s'altère très rapidement au contact de l'air et de la lumière solaire, en donnant d'autres produits, des gaz à odeur suffocante, dont la moindre trace suffit pour déceler l'altération du chloroforme (acide chloroxycarbonique).

Pour prévenir cette décomposition, l'industrie s'appuyant sur les travaux de Regnauld et Villejean, additionne le chloroforme d'une petite quantité d'alcool, qui s'oppose d'une façon absolue à cette altération. C'est cet alcool, plus ou moins hydraté, qui constitue l'impureté du chloroforme, et qui fausse les essais prescrits par le Codex, essais qui ne s'appliquent qu'à un chloroforme exempt d'alcool.

L'essai du Codex qui exige que le chloroforme ne verdisse pas par l'acide chromique, et demeure incolore et transparent, au contact

(1) *Journal de pharmacie et de chimie,* 1ᵉʳ mai 1897, p. 417, 6° série, t. V.

d'un cristal de fuschine et de binitrosulfure de fer, cet essai qui vise surtout la présence de l'alcool est peut-être un peu rigoureux, étant donné qu'une trace d'alcool, loin d'être nuisible, peut servir à la conservation du produit, et a été conseillé à juste titre dans ce but par Regnauld et Villejean.

Il convient au contraire d'insister sur les caractères tirés des réactions du nitrate d'argent, de la potasse et de l'acide sulfurique, de la bilirubine, qui signalent la présence des dérivés chlorés, acides aldéhydiques, ou méthaniques (acide chloroxycarbonique) dont la présence est redoutable.

Conservation. — Le chloroforme s'altère-t-il spontanément sous l'influence de l'air humide et de la lumière directe ? Cette altération spontanée a été niée et affirmée tour à tour et diversement interprétée par les auteurs (1). Le Codex de 1884, admet, avec Regnauld, que le chloroforme s'altère spontanément sous l'influence de l'air et de la lumière directe ; il se charge de produits chlorés (acide chlorhydrique et acide chloroxycarbonique) et prend alors une teinte jaune.

D'après le Codex, on doit le conserver dans des flacons jaunes, à l'émeri, complètement pleins et placés dans l'obscurité. Le formulaire pharmaceutique des hôpitaux de Paris recommande en outre d'ajouter, dans les flacons contenant le chloroforme, une petite quantité de bicarbonate de soude ; de cette façon, dit-il, on est sûr qu'il ne contient ni chlore, ni acide chlorhydrique ou acide chloroxycarbonique. M. le pharmacien inspecteur Marty conseille pour la conservation du chloroforme d'employer le moyen suivant : renfermer le chloroforme pur dans des flacons en verre jaune, bien nettoyés et parfaitement séchés, bouchés à l'émeri, d'une contenance de 500 c³ ou d'un litre au maximum ; ajouter à ce chloroforme un millième de son poids d'alcool éthylique pur et absolu. Cette proportion est tellement faible qu'elle ne présente aucun inconvénient pour l'usage médical (2).

(1) Voir à ce sujet : thèse pour le doctorat ès-sciences de Personne, Paris, 1876 ; thèse de l'Ecole supérieure de pharmacie de Paris de Chastaing, 1878, p. 53 ; thèse de Gay, concours d'agrégation à l'Ecole supérieure de pharmacie, 1884, p. 66 et les expériences très intéressantes faites sur ce sujet par M. J. Regnauld.

(2) *Archives de médecine et de pharmacie militaires*, octobre 1888, reproduite dans l'*Union pharmaceutique*, année 1888, novembre, p. 481 : *Altération du chloroforme, de ses causes, des moyens de le prévenir et d'y remédier* par M. le pharmacien principal Marty.

M. le pharmacien-major de 2e classe Allain a proposé pour la conservation du chloroforme l'emploi du soufre (1). Il résulte des expériences qu'il a faites que le chloroforme chimiquement pur, saturé de soufre, placé dans des conditions très défectueuses, telles que grand excès d'air, action prolongée de la lumière et de la chaleur, ne subit aucune décomposition appréciable par les réactifs généraux employés pour constater sa pureté et satisfait à toutes les conditions exigées pour l'anesthésie, car il provoque chez les animaux une anesthésie normale et sans accidents.

M. Allain ne donne pas l'explication de cette action du soufre et afin de trouver la clef du phénomène, il a tenté des essais avec le selenium et le tellure. Bronn (2), rapporte que MM. Newmann et Ramsay considèrent comme offrant toute sécurité, le chloroforme traité par la chaux éteinte. Il ajoute que ce traitement à la chaux ne présente aucun avantage, attendu qu'il n'enlève pas les impuretés du chloroforme quand elles existent. La chaux semble plutôt favoriser la décomposition du chloroforme, et celui-ci, lorsqu'il est altéré, ne peut plus être transformé en chloroforme applicable à l'anesthésie. On ne saurait donc conseiller l'emploi de la chaux pour la conservation du chloroforme.

Nous avons dit tout à l'heure que d'après le Codex le chloroforme devait être conservé dans des flacons bouchés à l'émeri. Il y aurait inconvénient à conserver le chloroforme dans des flacons bouchés avec un bouchon de liège et voici pourquoi : le liège n'est pas lui-même une cause d'altération, mais il présente de sérieux inconvénients quand le chloroforme doit être conservé pendant plusieurs années dans des flacons tantôt debout, tantôt couchés.

Il cède au chloroforme des matières résineuses et tanniques qui colorent l'acide sulfurique, privant ainsi l'expert d'un contrôle précieux. De plus, après un temps plus ou moins long, les bouchons deviennent friables, quelquefois flétris et rétractés ; ils n'obturent plus le récipient et le chloroforme se perd.

Le bouchage à l'émeri a été préféré : il présente de réels avantages, mais il s'oppose d'une manière insuffisante à l'évaporation du chloroforme : et les approvisionnements, logés en petits flacons, sont plus ou moins rapidement compromis.

Pour remédier à cet inconvénient, les flacons sont lutés à la gé-

(1) *Journal de pharmacie et chimie*, 15 septembre 1895, p. 252.
(2) *Pharmaceutical Journal*, 1899, p. 258.

latine bichromatée (1), conseillée par M. Allain. Ce mélange forme
un vernis imperméable, totalement insoluble dans le chloroforme.

On arrive ainsi au même résultat qu'avec les ampoules ; condition
très favorable à la longue conservation du chloroforme, car non
seulement l'évaporation est supprimée, mais encore tout retour d'air à
l'intérieur du flacon est rendu impossible.

Action physiologique. — Le chloroforme, appliqué sur la
peau, détermine une sensation de froid, bientôt suivie de picotement, d'irritation et même de vésication, si le contact est trop prolongé. Lorsque la puissance caustique du chloroforme est mitigée par
son mélange avec une autre substance, il amène au bout d'un certain temps l'anesthésie locale. Ces phénomènes d'irritation primitive
et d'anesthésie secondaire, très marqués lorsqu'on applique le chlor o-
forme sur la périphérie du corps, s'accentuent encore davantage,
lorsque ce corps est ingéré et mis en contact avec la muqueuse gastrique.

Aspiré par les voies aériennes, il agit comme anesthésique puissant, aussi l'emploie-t-on journellement dans les opérations chirurgicales pour supprimer la douleur. Les propriétés anesthésiques de
ce corps ont été découvertes en 1849 par Simpson en Angleterre et
Flourens en France.

Les phénomènes d'anesthésie par le chloroforme ont été divisés
suivant les auteurs, en deux, trois ou cinq périodes. On admet généralement avec Duret, deux périodes ; mais en définitive, toutes ces
divisions peuvent être ramenées à trois périodes: période d'excitation ; période de sommeil sans anesthésie (dite période d'anesthésie
chirurgicale) ; période d'anesthésie et de résolution musculaire (dite
période d'anesthésie organique).

Période d'excitation cérébrale. — Dans cette période, le sujet
éprouve une sensation de chaleur générale, des fourmillements, des
picotements ; il s'agite avec violence, il est pris de délire et d'hallucinations, il chante, ses paroles sont incohérentes ; pendant ce temps

(1) Formule de la gélatine bichromatée :

	Gélatine	100	grammes
Solution A.	Eau distillée	300	—
	Glycérine	10	—
Solution B.	Bichromate de potasse	20	—
	Eau distillée	200	—

Prendre 40 gr. de la solution A et 20 gr. de la solution B. — Faire tiédir
et mélanger, maintenir au bain-marie de 55 à 60° pendant l'application.

la respiration et la circulation s'accélèrent, la pupille se dilate. Elle est plus ou moins intense, dure plus ou moins longtemps, suivant les sujets ; elle est longue chez les alcooliques.

Période d'anesthésie chirurgicale. — Dans cette période, qui apparaît petit à petit, ou très rapidement, le sujet est tranquille, immobile, muet, insensible, les muscles sont dans le relâchement complet, la connaissance est éteinte ; la circulation et la respiration se ralentissent, la pupille se rétrécit : c'est dans cette période que l'on opère.

Période d'anesthésie organique. — Dans cette période qui correspond à l'engourdissement du bulbe, les grandes fonctions organiques, respiration, circulation, calorification, sont prochainement menacées d'une extinction complète.

Il importe à ce sujet de rappeler que l'art de la chloroformisation consiste à pousser l'action du médicament jusqu'au développement de ses effets utiles (*période d'anesthésie chirurgicale*) comme intensité et comme durée, et à ne pas approcher de cette limite où le péril commence (*période d'anesthésie organique*).

L'anesthésie par le chloroforme doit être pratiquée avec les plus grandes précautions ; il peut survenir en effet pendant la chloroformisation, des accidents nombreux, les uns sans gravité, les autres pouvant entraîner la mort.

Comment la chloroformisation doit-elle être pratiquée ; quels sont les accidents qui peuvent se produire dans cette opération ; comment les accidents peuvent-ils être évités ? Ce sont là des questions sur lesquelles nous ne croyons pas devoir insister ; on pourra consulter pour cette étude les ouvrages mentionnés en note (1).

Il est cependant quelques points sur lesquels nous devons attirer l'attention : le premier consiste dans les dangers de l'application du chloroforme dans une pièce éclairée ou chauffée au gaz. C'est là un fait qui avait été signalé par Langenbeck et qui a fait l'objet de travaux récents publiés en Allemagne.

D'après M. de Meyer (Berlin), les produits de la combustion de la flamme de gaz d'éclairage peuvent se combiner avec les vapeurs de chloroforme et former des gaz capables d'irriter la muqueuse des voies respiratoires et d'indisposer les assistants et les opérés. D'après MM. Stobwaser et Bosshard, les vapeurs du chloroforme, au contact

(1) Dastre, *Les anesthésiques.* — Soulier, *Traité de thérapeutique et de pharmacologie,* t. I, p. 674. — Manquat, *Traité de thérapeutique et de pharmacologie.* — Pouchet, *Leçons de pharmacodynamie,* 1re série.

d'une flamme de gaz, se décomposent et donnent naissance à de l'oxyde de carbone, de l'acide chlorhydrique et du chlore, c'est-à-dire à des gaz irrespirables pouvant produire de l'irritation des bronches, de la céphalalgie, des vertiges, des nausées et même l'asphyxie comme l'ont observé M. Herson (de Lieden), Fischer (de Berlin), Zeller (de Stuttgard), Hartmann (d'Ottenstein) (1).

Le deuxième fait intéressant est celui-ci : les chirurgiens commettent une erreur en accusant toujours le chloroforme quand il leur arrive à perdre un malade anesthésié par cette substance.

En effet, le chloroforme pur est un corps qui a une action physiologique spéciale et cette action ne s'exerce pas avec la même énergie et la même rapidité chez tous les sujets. Il en est ainsi d'ailleurs de tous les médicaments très actifs ou même peu actifs ; il existe certainement des malades plus susceptibles que d'autres à l'égard du chloroforme : c'est là un phénomène qu'on désigne sous le nom d'idiosyncrasie.

Ce fait est tellement **exact** qu'un même chloroforme reconnu chimiquement pur, détermine des accidents mortels chez un opéré alors qu'il ne produit chez plusieurs autres aucune autre action que l'action anesthésique.

Il n'est pas besoin de faire l'hypothèse de l'existence dans le chloroforme, de certaines impuretés inconnues pour expliquer les phénomènes qu'on observe ; en effet, si ces impuretés très toxiques existaient réellement, elles devraient produire leurs effets chez tous les malades anesthésiés par le même chloroforme et la pratique démontre qu'il n'en est pas ainsi.

Action thérapeutique. — Le chloroforme est employé : A l'INTÉRIEUR, comme hypnotique, anesthésique chirurgical, obstétrical et médical ; amyosthénique, antispasmodique ; à l'EXTÉRIEUR, comme révulsif et anesthésique dans un certain nombre de douleurs (torticolis, lumbago, sciatique).

Modes d'administration et doses. — Il s'administre : EN INHALATIONS, à la dose de 1 à 15 grammes selon la durée (2).

---

(1) Voir *Gazette médicale de Paris* du 11 janvier 1890, rapporté *Répertoire de Pharmacie*, 10 février 1890, p. 65.

(2) Voir pour la technique de ces inhalations : Gubler, *Commentaires du Codex* (Article Chloroforme).— *Dictionnaire de thérapeutique* de Dujardin-Beaumetz (Article Anesthésiques). — Mémoire de Gosselin lu à l'Académie de médecine le 28 février 1882 et les différents articles des dictionnaires de médecine, article Anesthésie. — Pouchet, *Leçons de Pharmacodynamie*, 1re série.

A l'intérieur en potion, à la dose de 1 à 4 grammes. On l'emploie aussi très fréquemment sous forme d'*eau chloroformée*. Le Codex de 1884 et son Supplément ne donnent pas la formule de l'eau chloroformée. Comment doit-on la préparer? Et à quel titre?

D'après M. Pierre Vigier, pour préparer l'eau chloroformée, il faut verser dans un flacon aux 3/4 plein d'eau distillée un excès de chloroforme pur, agiter le mélange pendant une heure à diverses reprises et laisser déposer le chloroforme jusqu'à complet éclaircissement. L'eau est séparée du chloroforme par décantation, on obtient ainsi l'eau chloroformée saturée qui contient 0,90 0/0 de son poids de chloroforme.

L'on étend l'eau chloroformée saturée de son volume d'eau, et on obtient l'eau chloroformée diluée.

Le procédé indiqué par M. Vigier n'est pas suffisamment précis. En effet, il est évident que l'eau chloroformée sera d'autant plus chargée en chloroforme qu'elle aura été agitée plus fréquemment et plus longtemps.

La dissolution du chloroforme dans l'eau ne s'opère que très lentement et seulement à la suite d'une très longue agitation : aussi la dénomination « d'eau chloroformée saturée » est-elle relative seulement, car la saturation de l'eau dépend et de la température et du nombre de secousses imprimées au flacon qui contient la préparation. Le Codex indique que 1 partie de chloroforme se dissout dans 111 parties d'eau ; pour avoir de l'eau chloroformée réellement saturée il faudrait donc la préparer à 1/111. Pour obtenir cette eau saturée, il serait nécessaire, comme le fait remarquer judicieusement M. Serée, pharmacien de 1re classe, ex-interne des hôpitaux de Paris, d'engager spécialement un garçon de laboratoire chargé de secouer toute une journée ce précieux mélange pour arriver au point de saturation.

Indépendamment du temps passé à cette fastidieuse besogne, l'eau aurait une saveur trop forte ; en conséquence, il ne paraît pas utile d'atteindre ce point de saturation.

Le Codex et son Supplément n'ayant pas donné une formule unique, légale et officielle de la préparation de l'eau chloroformée, il en résulte que l'eau chloroformée préparée dans diverses pharmacies peut être très différente, suivant le mode de préparation adopté par les divers praticiens.

En effet, supposons que le pharmacien, suive de près ou de loin la méthode indiquée par M. Vigier, en agitant plus ou moins le flacon.

en laissant même un excès de chloroforme au fond du flacon ; il arrivera que les potions préparées avec des eaux chloroformées si différentes n'auront plus ni la même saveur, ni la même action thérapeutique. Bien plus, et dans une même pharmacie, l'eau chloroformée du fond du flacon sera beaucoup plus forte que celle qui aura été prise précédemment.

Pour obvier à ces inconvénients et en attendant que le Codex donne une formule officielle, M. Serée conseille de préparer l'eau chloroformée d'après la formule donnée par M. Dorvault dans son *Officine*, c'est-à-dire de la préparer au 200ᵉ.

Mettre le mélange de chloroforme et d'eau distillée dans la proportion de 1 de chloroforme pour 200 d'eau distillée dans un flacon que l'on remplit aux trois quarts. Agiter le mélange à 8 à 10 reprises dans la journée, au moins 3 à 4 minutes chaque fois. Au bout de ce temps la dissolution sera complète. L'eau chloroformée ainsi préparée est très suffisamment chargée, d'un goût agréable quoique très prononcé. Sa préparation est rapide, sa conservation parfaite, sa saveur et son action thérapeutique seront constamment les mêmes.

L'eau chloroformée pourrait encore être préparée automatiquement par osmose par le procédé donné par Elborne (1).

Elborne, se fondant sur les propriétés de l'osmose, conseille d'enfermer le chloroforme dans un nouet de papier parchemin et de suspendre celui-ci à la partie supérieure du flacon. Par suite du courant d'exosmose, le chloroforme passe peu à peu dans l'eau distillée qui remplit le flacon et finit par le saturer. 4 grammes de chloroforme, placés dans du papier parcheminé et suspendus dans 750 grammes d'eau distillée, saturent cette dernière dans l'espace de 8 jours. Avec une plus forte proportion de chloroforme, la saturation peut s'effectuer, d'après les uns après 24 heures, d'après les autres après 48.

L'eau chloroformée peut être aromatisée avec l'eau de fleurs d'oranger, de la teinture de badiane, de l'eau de menthe, et elle peut servir d'excipient pour d'autres préparations : potions hémostatique, opiacée, bromurée, salicylée.

D'après M. Pouchet, l'eau chloroformée, employée par la voie gastro-intestinale, exerce une action analgésique puissante qui se manifeste sur tout le parcours du tractus gastro-intestinal. De plus,

(1) *Pharmaceutical Journal* et rapporté par le *Journal de Pharmacie et de Chimie*, 15 janvier 1896, p. 72.

elle a une action antiseptique puissante, et elle constitue certainement un des meilleurs modes de l'antisepsie intestinale que l'on puisse réaliser. Pour tirer parti de cette double propriété analgésiante et antiseptique de l'eau chloroformée, M. Pouchet conseille d'employer la formule suivante :

Potion somnifère et analgésique :

Chlorhydrate de morphine	0 gr. 02
Eau chloroformée saturée.	60 grammes
Eau de fleurs d'oranger	60 —
Sirop simple	30 —

On a ainsi une solution peu altérable, se conservant bien et dans laquelle l'action du chloroforme vient s'ajouter à celle de la morphine et qui est à la fois somnifère et analgésique.

Potion sédative et analgésique :

Bromure de potassium.	2 à 4 grammes
Eau chloroformée diluée.	100 —
Eau de fleurs d'oranger	30 —
Sirop simple	20 —

Ici l'action du bromure de potassium s'associe à l'action analgésiante de l'eau chloroformée.

Dans une autre formule on peut associer l'eau chloroformée au perchlorure de fer pour réaliser à la fois une action analgésiante et hémostatique gastro-intestinale :

Solution officinale de perchlorure de fer.	X à XX gouttes
Eau chloroformée diluée.	130 grammes
Eau de fleurs d'oranger.	20 —

Le chloroforme est quelquefois prescrit à l'intérieur en suspension ou en émulsion dans l'huile. A ce propos, il importe de faire observer que les solutions huileuses de chloroforme sont irritantes ; aussi si l'on veut administrer le chloroforme à l'intérieur en assez grande quantité, sans provoquer d'action nocive sur la muqueuse gastro-intestinale, il faut la prescrire sous forme de potion, connue sous le nom de potion huileuse émulsionnée de Dannecy, ainsi composée :

Chloroforme	5 grammes
Huile d'amandes douces.	15 —
Gomme arabique pulvérisée	15 —
Sirop de gomme	30 —
Eau de fleurs d'oranger	15 —
Eau distillée	100 —

F. S. A.

On peut aussi employer cette formule pour administrer le chloroforme en lavements.

Le chloroforme entre dans une préparation très employée en Angleterre sous le nom de Chlorodyne, et dont la composition se rapproche beaucoup de celle indiquée par la Pharmacopée anglaise, sous le nom de liqueur de chloroforme composée :

```
Chloroforme . . . . . . . . . . . . . .  100 grammes
Ether. . . . . . . . . . . . . . . . . .   25    —
Alcool . . . . . . . . . . . . . . . . .  100    —
Acide cyanhydrique au 10ᵉ. . . . . . . . XXX gouttes
Chlorhydrate de morphine. . . . . . . .   0 gr. 50
Extrait de réglisse. . . . . . . . . . .   60 —
Thériaque. . . . . . . . . . . . . . . .  100 —
Essence de menthe . . . . . . . . . . .  XX gouttes
Sirop simple . . . . . . . . . . . . . .  450 grammes
```

Cette formule est recommandée comme antispasmodique et comme antidiarrhéique à la dose de X à XX gouttes dans une potion cordiale ou antispasmodique, très employée par nos médecins coloniaux dans le traitement de la diarrhée en Cochinchine.

A L'EXTÉRIEUR, à la dose de 4 et 6 grammes et plus en liniment, pommade, en compresses avec de l'eau contre la migraine.

Formules galéniques. — Il entre dans les formules galéniques suivantes mentionnées au Codex : liniment et pommade au chloroforme.

Incompatibles. — Rien de particulier à dire à ce sujet : cependant on peut rappeler que les excitants et les hypercinétiques sont des antagonistes du chloroforme.

Empoisonnements. — Administré à trop forte dose soit en inhalation, soit en ingurgitation, il est toxique et peut amener la mort.

S'il a été inhalé en trop fortes proportions, on atteint rapidement la période d'anesthésie dite organique ; alors le malade pâlit tout à coup, la respiration et la circulation s'arrêtent et la mort peut arriver brusquement.

Premiers secours. — 1° Abaisser et tirer la langue, qui peut obstruer en arrière les voies respiratoires ;

2° Débarrasser complètement le malade de tous les liens, corsets, etc., qui peuvent gêner la respiration et le porter au grand air, en ouvrant portes et fenêtres ;

3° Mettre la tête plus basse que le reste du corps pour faciliter le retour de la circulation ;

4° Frapper le visage et la poitrine avec une serviette mouillée ;
5° Pratiquer toutes les manœuvres de la respiration artificielle;
6° Faire de temps en temps des inhalations de nitrite d'amyle.

S'il a été ingurgité dans l'estomac en trop forte proportion, on observe les symptômes suivants : odeur dans l'haleine, anxiété, douleur cuisante dans la gorge, l'estomac et l'abdomen, froideur des extrémités, démarche chancelante. Quelquefois vomissements, insensibilité profonde, coma avec anesthésie complète, dilatation de la pupille, respiration stertoreuse, peau froide, pouls imperceptible.

Premiers secours. — 1° Provoquer les vomissements ;

2° Administrer de l'eau contenant du carbonate de soude ;

3° Ranimer la circulation et la respiration par tous les moyens indiqués à l'empoisonnement par le chloroforme inhalé ;

4° Faire prendre ensuite des boissons et des lavements émollients.

Chloroforme méthylique.

Dans les pages précédentes, nous avons parlé du chlorure de méthylène, appelé aussi méthane dichloré, formène bichloré, chlorure de méthyle monochloré, bichlorure de méthyle ayant pour formule CH^2Cl^2, et nous avons dit qu'il ne fallait pas confondre ce chlorure de méthylène chimiquement pur avec le chlorure de méthylène anglais du commerce. Il existe, en effet, des différences profondes entre ces deux produits.

Composition. — Le chlorure de méthylène anglais, appelé aussi simplement méthylène, appelé également choroforme méthylique, appelé par M. Dastre pseudo-chlorure de méthylène est, d'après MM. J. Regnauld et Villejean, un simple mélange de chloroforme et d'alcool méthylique ainsi composé :

Chloroforme . . . . 80 parties
Alcool méthylique   20   —
                        Total . . . . . . 100 parties

Usages. — Ce chloroforme méthylique a été préconisé par Spencer Wels et M. L. Lefort, mais il est peu employé en France. Il présente des avantages et des inconvénients sur lesquels nous ne croyons pas devoir insister et décrits dans les ouvrages indiqués en note (1).

(1) 1° *Traité de thérapeutique et de pharmacologie* de Manquat, t. II, p. 158. — *Traité des anesthésiques* de Dastre. — Etude sur le chloroforme et le chlorure de méthylène insérée *J. de ph. et ch.*, 1889, t. 29, p. 561 de M. J. Regnauld. — *Bulletin de l'Académie de médecine* (séance du 25 juin 1889 : Discussion

§ 3. — Bromoforme.

Synonymes. — Le bromoforme, appelé aussi méthane tribromé, formène tribromé, éther méthylbromhydrique dibromé, bromure de méthyle bibromé, a pour formule $CHBr^3$. C'est un dérivé bromé du méthane ou formène.

Préparation. — On peut le préparer par différents procédés :

PROCÉDÉ DUMAS : par l'action du bromure de chaux délayé dans l'eau sur l'alcool ou sur l'acétone ; c'est le procédé suivi pour l'obtention du produit commercial ;

PROCÉDÉ BÉRINGER qui n'est qu'une modification du procédé de Dumas ;

PROCÉDÉ DENIGÈS : par l'action de l'hypobromite de soude sur l'acétone. Cette méthode est analogue à celle que M. Stadtler (1) a fait connaître pour la préparation du chloroforme (action du chlorure de chaux ou hypochlorite de chaux sur l'acétone), et à celle proposée par MM. Suilliot et Raynaud pour la préparation de l'iodoforme, méthode dont nous parlerons plus tard.

Dans ce procédé, l'hypobromite de soude agit à la fois et comme oxydant et comme bromurant et les réactions produites sont exprimées par l'équation suivante :

$$C^3H^6O + 3BrONa = C^2H^3NaO^2 + 2\ NaOH + CHBr^3$$

Acétone   Hypobromite   Acétate de   Soude   Bromoforme
de soude   sodium

Pour préparer le bromoforme dans les laboratoires par le procédé Denigès, on met dans un matras d'un litre environ entouré d'eau froide :

Lessive des savonniers . . . . 100 c^3
Eau distillée. 200 c^3

Et on ajoute tout d'un coup 20 c^3 de brome.

Le brome, très lourd, gagne le fond du vase et ne se dissout d'abord qu'en très faible proportion dans le liquide du matras. On agite plusieurs fois, à quelques instants d'intervalle, pour faciliter cette dissolution, sans la rendre toutefois trop rapide, afin d'éviter une élévation notable de température. Lorsque le liquide est devenu homo-

sur le chlorure de méthylène anglais à laquelle prirent part MM. Regnauld, Lefort, Polaillon, Laborde, Terrillon, etc.)

(1) V. *J. de Pharm. et de Ch.*, 5e série, t. 24, année 1891, p. 126.

gène et d'une belle coloration jaune, on y ajoute une quantité suffisante d'acétone pour que le liquide se décolore (en général 10 c³ suffisent). Il se forme vite une couche liquide de bromoforme à peu près incolore. Le produit est lavé à l'eau à plusieurs reprises ; comme il est très lourd, on le sépare aisément de l'eau ; en le filtrant, on l'obtient limpide et incolore. Pour l'avoir chimiquement pur, on le rectifie par distillation et en recueillant les produits qui passent entre 148° et 152°.

Caractères d'identité. — Le bromoforme est un liquide incolore, doué d'une saveur douce d'abord, puis âcre, peu soluble dans l'eau, très soluble dans l'alcool, l'éther, les essences, le chloroforme.

Il a une densité de 2,90, supérieure à celle du chloroforme qui est de 1,50. Il bout à 150°, point d'ébullition supérieur à celui du chloroforme qui est de 60°8. Il dissout, comme le chloroforme, le caoutchouc, la gutta-percha, les graisses, les huiles, les résines, le soufre, le phosphore, l'iode.

Il est très difficile à enflammer et sa vapeur, comme celle du chloroforme, colore la flamme d'un bec de Bunsen en vert. Il s'altère facilement sous l'influence de la lumière.

Caractères spécifiques. — Le bromoforme se reconnaît aux caractères d'identité que nous venons d'indiquer.

On le distinguera du chloroforme, avec lequel il présente beaucoup de rapports, aux caractères suivants :

1° Par la recherche de sa densité ; — Bromoforme = 2,90. Chloroforme = 1,50.

2° Par la recherche de son point d'ébullition ; — Bromoforme = 150° Chloroforme = 60°8

3° Par la coloration que lui communique l'iode ; — Solution iodée de bromoforme est rouge cramoisi. Solution iodée de chloroforme est violette.

4° Versé sur du papier, il laisse, après évaporation, une tache huileuse tandis que le chloroforme ne laisse pas de tache.

Caractères de contrôle. — Mal purifié, ou imparfaitement conservé, il peut contenir des altérations analogues à celles du chloroforme. D'après M. Beringer (1) le bromoforme, employé pour les besoins de la médecine, doit présenter les caractères suivants :

(1) *American Journal of pharmacy*, février 1891, rapporté *Journal de Ph. et Ch.*, 5° série, t. 24, année 1891, p. 128.

1° Etre incolore, volatil, doué d'une odeur caractéristique et d'une saveur douce et pénétrante ; avoir une densité de 2,86 à 2,90 ; bouillir à 147°-150° sans laisser de résidu ; quelques gouttes évaporées sur un verre de montre ou sur du papier à filtrer doivent donner une vapeur n'irritant pas les yeux et les narines ;

2° Agité avec l'acide sulfurique, il ne doit pas le colorer (absence de corps étrangers organiques dérivés bromés des homologues de l'alcool éthylique, comme pour le chloroforme) ;

3° Traité par une solution de potasse et en chauffant, il ne doit pas se colorer ; il se colorera en jaune s'il contient de l'aldéhyde. Traité par le nitrate d'argent (solution faible et ammoniacale) et en chauffant, il ne doit pas le réduire ; il le réduira s'il contient de l'aldéhyde ;

4° Agité avec de l'eau distillée, il ne doit pas lui communiquer une réaction acide et lui donner la propriété de précipiter l'azotate d'argent ; il contiendrait, dans ce cas, de l'acide bromhydrique ou du brome.

Conservation. — Il est décomposé par l'action de la lumière ; aussi faut-il, comme le chloroforme ; le conserver dans des flacons jaunes, bouchés à l'émeri, complètement pleins et placés dans l'obscurité. On prévient sa décomposition en lui ajoutant, comme au chloroforme, une très petite quantité d'alcool éthylique pur et absolu.

Action physiologique. — C'est un anesthésique puissant, plus énergique à dose égale que le chloroforme. Le Dr Hénocque le considère comme moins dangereux que le chloroforme ; après les expériences qu'il a faites sur les animaux, ceux-ci ne présentent pas, quand on prolonge la narcose, les troubles de la respiration et de la circulation si dangereux produits par le chloroforme ; des essais pratiqués dans quelques cas ont été favorables. Ces expériences demandent à être confirmées, car l'activité du bromoforme semble lui donner une énergie avec laquelle il faut compter.

Action thérapeutique. — En 1889, le Dr Stepp de Nuremberg a recommandé le bromoforme contre la coqueluche. Les travaux de Stepp ont été confirmés par le Dr Lowenthal, à la polyclinique du professeur Senator, par Fischer, Neumann, etc. Il résulte d'un grand nombre d'observations que le bromoforme produit d'excellents résultats contre la coqueluche. Mais Neumann fait observer avec raison, qu'il ne faut pas faire de ce médicament un spécifique, attendu que la durée de la maladie est très variable ; tout ce que l'on peut dire, c'est que le bromoforme diminue le nombre et l'intensité des accès, ce qui est bien quelque chose.

Le bromoforme est également un puissant antiseptique, ce qui l'a fait proposer en badigeonnages dans le traitement de la diphtérie. Il peut en effet être employé toutes les fois que l'on désire agir localement comme antiseptique et anesthésique à la fois.

Modes d'administration et doses. — Il s'emploie à la dose de 0 gr. 10 à 0 gr. 30 chez les enfants, de 1 gramme à 1 gr. 50 chez les adultes, *par gouttes* dans de l'eau sucrée.

Il doit être prescrit à la dose initiale et quotidienne suivante :

1° Au-dessous de 6 mois : II à III gouttes.

2° De 6 mois à 1 an : III à IV.

3° De 1 an à six ans : on donne autant de fois IV gouttes que l'enfant a d'années d'âge.

4° De six ans à dix : XX à XL gouttes.

5° Chez les adultes : XL à LX gouttes. Sous peine d'échec il faut augmenter les doses initiales de II à IV gouttes par jour, jusqu'à ce qu'on arrive à la diminution des quintes.

L'intolérance se manifeste par de la somnolence. Dans les cas de somnolence il est prudent de suspendre l'usage du médicament.

On peut l'administrer : en *capsules* contenant chacune 0 gr. 05 ; en *potion*, d'après la formule de Stepp : Bromoforme : 10 gouttes ; alcool : 3 à 5 grammes ; eau : 100 grammes ; sirop de sucre : 10 gr.

En *émulsion* d'après la formule proposée par M. le professeur Gay, formule adoptée par M. le professeur Grasset de Montpellier. Il importe de faire remarquer que le bromoforme suspendu dans l'eau précipite rapidement, ce qui rend son dosage impossible, mais émulsionné on peut le doser avec facilité.

Emulsion Gay :

Bromoforme	1 gr. 20 ou XL gouttes
Huile d'amandes douces.	15 grammes
Gomme arabique pulvérisée	10 —
Sirop d'écorces d'oranges amères ou de menthe ou d'eau de laurier-cerise.	30 —
Eau.	65 —

Dissoudre le bromoforme dans l'huile et faire ensuite une émulsion. Une cuillerée à café contient cinq centigrammes de bromoforme, une cuillerée à dessert dix, une cuillerée à soupe, quinze centigrammes.

Le Dr Rémecke rapporte avoir été appelé auprès d'un enfant, tombé dans le collapsus après la prise d'une potion au bromoforme, ainsi formulée : bromoforme, 3 grammes ; alcool, 5 grammes ; eau distillée, 60 grammes ; sirop simple, 20 grammes. A prendre toutes les deux heures la valeur d'une cuillerée à thé.

M. Remecke ayant fait exécuter une autre fois cette prescription a pu se convaincre que le bromoforme dissous en premier lieu dans l'alcool, est de nouveau précipité par l'eau en excès. On conçoit donc qu'avec la dernière cuillerée de la potion, l'enfant empoisonné avait dû absorber en une fois la presque totalité du bromoforme contenu dans la mixture ; 2 grammes de bromoforme avaient donc suffi pour provoquer une narcose de trois heures de durée.

Il ne faut donc accepter qu'avec réserve, soit dit en passant, l'opinion de quelques auteurs qui disent que le bromoforme est un médicament relativement inoffensif.

Pour assurer la dissolution du bromoforme dans une mixture alcoolique additionnée d'eau, il suffit d'ajouter un peu de chloroforme et d'employer à cet effet la formule recommandable proposée par le professeur Gay :

Bromoforme. 1 gr. 20
Chloroforme. . . . . 0 » 80
Rhum Q. S. pour . . . . 120 c³ ou 120 grammes

Cette formule mérite d'être notée. En effet, la solution de bromoforme dans l'alcool précipite par un excès d'eau. Au contraire elle devient miscible à l'eau en toutes proportions si on l'additionne de chloroforme.

Une cuillerée à café de cette mixture contient : 0 gr. 05 de bromoforme et 0 gr. 03 de chloroforme.

Une cuillerée à bouche : 0 gr. 15 de bromoforme et 0 gr. 10 de chloroforme.

On emploie aussi fréquemment pour l'administration du bromoforme une formule de sirop préconisée par M. Albert Robin et due à M. Voisin, interne en pharmacie, du service.

En exécutant exactement le tour de main indiqué, on obtient une mixture agréable, qui pourra s'étendre d'eau, pour les personnes qui trouveraient le parfum de la préparation trop fort.

Cette préparation a l'avantage de combiner quelques médicaments qui ajoutent leur action à celle du bromoforme :

Bromoforme . . . . 1 gr. 75
Teinture de racine d'aconit. . . . . 1 »
Teinture de noix vomique. . . . . 0 » 75
Teinture de grindelia robusta . . . . 0 » 75

Teinture de bryone.	0 gr. 50
Sirop d'extrait d'opium.	50 »
Sirop d'écorces d'oranges amères	105 »
Alcool à 90°	25 »

Dissolvez le bromoforme dans l'alcool et le mélange des teintures ; versez cette solution sur le mélange des sirops et agitez.

Le sirop obtenu doit être d'une limpidité parfaite ; il contient par cuillerée à soupe :

Bromoforme	VI gouttes
Teinture d'aconit	V »
Teinture de noix vomique	IV »
Teinture de grindelia	III »
Extrait d'opium.	0 gr. 01

Donner une cuillerée à café ou à soupe, au moment des accès, suivant qu'il s'agit d'un enfant ou d'un adulte.

Si on ajoute à cette mixture une petite quantité d'eau, elle devient trouble ; mais le trouble disparaît si on ajoute un excès d'eau. Cette propriété est très utile ; car en raison de la saveur un peu forte du bromoforme, il suffit d'étendre une cuillerée à soupe de sirop, de deux cuillerées d'eau pour obtenir un liquide clair, de goût très agréable.

Dans une étude critique sur les diverses préparations qui ont été préconisées pour l'emploi du bromoforme, M. Hélouin formule les conclusions suivantes :

1° L'administration du bromoforme, en nature ou en capsules, doit être rejetée, parce qu'elle est défectueuse, à cause de la causticité locale du médicament, et dangereuse, parce qu'elle laisse au malade ou à sa famille le soin de pratiquer un dosage délicat d'un poison actif ;

2° Les émulsions, les potions ne sont pas recommandables ;

3° On peut employer les deux formules suivantes :

A. Sirop de bromoforme, contenant par cuillerée à café, 1 goutte de bromoforme. A employer pour les enfants de un à cinq ans.

Bromoforme	1 gramme
Alcool	15 —
Sirop de sucre Q. S. pour	200 cc.

Cette formule n'est pas absolue : le sirop de sucre peut être remplacé par d'autres sirops *ad libitum*.

B. Elixir de bromoforme, contenant par cuillerée à café IV gouttes de bromoforme. A employer quand le bromoforme doit être donné à des doses quotidiennes supérieures à XX gouttes, c'est-à-dire pour les personnes au-dessus de six ans.

> Bromoforme. . . . . 2 grammes
> Alcool. 30   —
> Sirop de sucre Q. S. pour . . . . 100 cc.

A prendre par cuillerées à café, diluées dans cinq ou six cuillerées à café d'eau ou de tisane.

Eau bromoformée. — Depuis quelque temps on emploie le bromoforme sous forme d'eau bromoformée, préconisée par M. Mathieu, médecin de l'hôpital Andral, et M. Richaud, pharmacien en chef de l'hospice d'Ivry. Comme l'eau chloroformée elle agit à la fois comme antiseptique et analgésique.

Si l'on consulte la plupart des traités classiques de chimie ou de pharmacologie, au sujet de la solubilité du bromoforme dans l'eau, on voit que le bromoforme y est mentionné comme peu ou pas soluble dans l'eau.

Cependant, lorsqu'on laisse du bromoforme en contact avec une certaine quantité d'eau que l'on agite de temps en temps, en procédant comme pour la préparation de l'eau chloroformée saturée, on s'aperçoit que l'eau prend, d'une façon marquée, l'odeur de bromoforme.

Frappés de cette particularité, MM. Mathieu et Richaud ont déterminé, d'une manière plus précise qu'on ne l'avait fait jusqu'ici, la solubilité du bromoforme dans l'eau, et ils ont constaté que, sans être aussi grande que celle du chloroforme, cette solubilité est pourtant suffisante pour obtenir une eau bromoformée contenant une notable proportion de ce produit.

Un litre d'eau dissout environ 3 grammes à 3 gr. 50 de bromoforme, soit 0 gr. 30 à 0 gr. 35 pour 100 ; soit 0 gr. 03 à 0 gr. 06 par cuillerée à bouche.

La dissolution, il est vrai, s'effectue assez lentement ; il faut une agitation un peu prolongée dans un flacon d'assez grande capacité et imparfaitement rempli, pour arriver au degré de saturation indiqué ; mais ce sont là des conditions faciles à réaliser.

Les auteurs pensent que le bromoforme pourra être facilement et souvent employé sous cette nouvelle forme pharmaceutique.

La solubilité du bromoforme dans l'eau montre qu'il est possible avec de l'eau bromoformée saturée, d'administrer des doses actives de ce médicament, puisque 100 grammes d'eau bromoformée contiennent 0 gr. 30 à 0 gr. 35 de bromoforme.

On pourrait appliquer à la préparation de l'eau bromoformée les conditions générales que nous avons présentées pour l'eau chloroformée, et suivre les procédés indiqués par Pierre Vigier et M. Serée ou le procédé Elborne.

Observons que le bromoforme doit être manié prudemment, car il n'est pas sans danger. Employé à des doses supérieures à celles qui ont été indiquées plus haut, il a produit des empoisonnements signalés par les Drs Nauwelaen, Lowenthal et Sachs.

Incompatibles. — Il est incompatible, comme le chloroforme, avec les excitants et les hypercinétiques, qui sont plutôt des antagonistes que des incompatibles.

Empoisonnements. — Administré à trop forte dose, soit en inhalation, soit en ingurgitation, il est toxique et peut amener la mort. On administre, en cas d'empoisonnement, les secours indiqués dans le cas du chloroforme inhalé et ingurgité.

§ 4. — Iodoforme.

Synonymes. — L'iodoforme, appelé aussi méthane triiodé, formène triiodé, carbide d'iode, iodure de méthyle biiodé, éther iodhydrique biiodé, a pour formule CHI^3. C'est un dérivé iodé du méthane ou formène.

Il a été découvert en 1822 par Serullas et étudié principalement par Bouchardat et Dumas.

Préparation. — D'une manière générale, il peut s'obtenir en faisant réagir l'iode libre, en présence des alcalis, sur un grand nombre de substances organiques : alcool, éther, acétone, dextrine, sucre de canne, glucose, gomme, matières albuminoïdes, etc. On peut le préparer par divers procédés : procédés de Bouchardat, Filhol, etc.

PROCÉDÉ DE FILHOL. — Ce procédé qui, d'après certains auteurs, donne un rendement plus considérable que le procédé Bouchardat, qui d'après d'autres auteurs, donne un rendement moins considérable, se pratique de la manière suivante :

Carbonate de soude cristallisé	2 parties.
Iode.	1 —
Alcool	1 —
Eau	10 —

Faire dissoudre le carbonate de soude dans l'eau distillée, ajouter l'alcool, chauffer la liqueur à 60° ou 80° et y ajouter par petites portions l'iode. Par le refroidissement, il se dépose de l'iodoforme, on le sépare en filtrant. On ajoute à la liqueur filtrée 2 parties de carbonate de soude cristallisé, 1 partie d'alcool, on chauffe jusqu'à 60° à 70° et on fait passer rapidement, en agitant continuellement, un courant de chlore qui fait déposer une nouvelle quantité d'iodoforme par refroidissement. Cette opération est répétée jusqu'à ce qu'il ne s'en dépose plus ; on le purifie par cristallisation dans l'éther. On peut retirer par ce procédé 40 à 50 0/0 d'iodoforme.

PROCÉDÉ DE SUILLOT ET RAYNAUD. — Aujourd'hui, la plus grande partie de l'iodoforme se fabrique par un procédé industriel, dû à MM. Suillot et Raynaud, qui repose sur les deux réactions suivantes :

1° Faire agir un hypochlorite sur un iodure alcalin de manière à obtenir un hypoiodite alcalin :

$$ClOK + KI = IOK + KCl$$

2° Faire agir l'hypoiodite alcalin sur l'acétone de manière à obtenir de l'iodoforme.

$$C^3H^6O + 3IOK = CHI^3 + C^2H^3O^2K + 2KOH$$
Acétone   Hypoiodite   Iodoforme   Acétate de potasse   Potasse

Ce procédé est, comme on le voit, analogue à celui que Stadtler a fait connaître pour la préparation du chloroforme (*action de l'hypochlorite de chaux sur l'acétone*) ; à celui que Denigès a proposé pour la préparation du bromoforme (*action de l'hypobromite de soude sur l'acétone*). Il est très économique et donne un iodoforme très pur. Il permet d'obtenir un rendement tellement considérable que le prix de l'iodoforme qui était primitivement de 1 fr. 25 le gramme, s'est abaissé à 0 fr. 05 et même jusqu'à 0 fr. 03.

L'industrie nouvelle, établie depuis un certain nombre d'années dans l'usine de MM. J. Casthelaz, Bruère et Cie à la Poterie de Belbeuf, près Rouen, se pratique d'après la méthode communiquée en 1889 par M. Casthelaz, au Congrès de thérapeutique (1).

Caractères d'identité. — L'iodoforme se présente en belles tables hexagonales, ou en paillettes d'un beau jaune de soufre, douces au toucher, d'une odeur forte, safranée et caractéristique, ayant une

(1) *Répertoire de pharmacie*, année 1889, 10 novembre, p. 481 : Nouvelle industrie de l'iodoforme. Elle repose sur le procédé donné par MM. Suillot et Raynaud.

densité de 2, c'est-à-dire qu'il est deux fois plus dense que l'eau. Il est insoluble dans l'eau, à laquelle il communique cependant son odeur et sa saveur ; il se dissout à froid dans 80 parties d'alcool à 90°, dans 12 parties d'alcool bouillant, dans 6 parties d'éther. D'après Sarzeau, on peut augmenter la solubilité de l'iodoforme dans l'alcool et l'éther en y ajoutant du camphre ; il est soluble dans le chloroforme, la benzine, les huiles fixes et volatiles. Il fond à 120°, et se volatilise, en se décomposant, en partie en acide iodhydrique et iode.

Il renferme les 9/10 de son poids d'iode.

A l'état solide, l'iodoforme n'est pas sensiblement altéré par les rayons solaires, mais lorsqu'il est dissous dans ses différents dissolvants, la solution, d'abord incolore, ne tarde pas à prendre une couleur rouge violet intense, de l'iode est mis en liberté (Coreil, Carles). Lorsque les solutions ne sont pas promptement colorées, c'est que l'iodoforme contient des traces d'hydroquinone, de pyrogallol, d'aniline, d'aldéhyde, etc. (Fischer). D'après Lambert, l'iodoforme serait de tous les composés iodiques le plus sensible à l'influence de la lumière.

Caractères spécifiques. — On le reconnaît aux caractères suivants :

1° A ses caractères d'identité.

2° Chauffé avec une solution alcoolique de potasse, il se transforme en iodure et formiate de potassium dont on pourra déceler la présence par les caractères des iodures et de l'acide formique.

3° Si on chauffe légèrement dans un tube à essai un mélange d'iodoforme et de calomel, on perçoit nettement une odeur de chloroforme et on constate à la partie supérieure du tube un dépôt d'iodure mercureux vert jaunâtre. Cette coloration vert jaunâtre devient bientôt jaune rougeâtre, signe évident de la transformation de l'iodure mercureux en iodure mercurique. La décomposition est exprimée par l'équation suivante (1) :

$$2(CHI^3) + 3Hg^2Cl = 2(CHCl^3) + 3Hg^2I^2$$

Iodoforme　　Calomel　　Chloroforme　　Iodure mercureux.

Caractères de contrôle. — L'iodoforme commercial mal purifié ou préparé avec de l'iode ou du carbonate de soude impurs, peut

---

(1) Drescher, *Zeits. des all. oster. Apoth. vel*, n° 21, 1887. *Union pharm.*, 1887, octobre, p. 431, et *Giornale farm. trentino et farmacista Italiana*, XII, Marzo, 1888, p. 78, *Rép. de ph.*, 10 octobre 1889, p. 465.

renfermer certaines impuretés; on peut également le FALSIFIER avec des substances étrangères. Pour s'assurer de sa pureté, on le soumet aux essais suivants :

1° L'iodoforme, chauffé dans un tube à essai, se volatilise complètement sans résidu (pur) ; se volatilise incomplètement, en laissant un résidu (substances étrangères fixes).

2° Agiter l'iodoforme avec de l'eau distillée; filtrer; traiter le filtratum par une solution alcoolisée de nitrate d'argent. Si, au bout de 24 heures, il se forme un précipité d'argent, c'est que l'iodoforme contient des substances étrangères solubles et réductrices (*hydroquinone, pyrogallol, aniline, aldéhyde*) (Fischer) ; quand l'iodoforme est pur, on observe simplement un nuage blanc grisâtre. *Les variétés d'iodoforme réduisant le nitrate d'argent occasionnent des phénomènes d'intoxication.*

Conservation. — Il doit être conservé, à l'abri de la lumière, dans des flacons jaunes et bien bouchés. L'iodoforme pur, quand il est conservé trop longtemps, peut, sous l'influence de l'air et de la lumière, acquérir des propriétés toxiques, c'est là un fait très important sur lequel il était nécessaire d'appeler l'attention (1).

Action physiologique. — Appliqué sur la peau et les muqueuses, il ne produit localement aucune irritation ; appliqué sur les plaies douloureuses, il calme les douleurs.

Ingéré, il ne produit, d'après la plupart de sauteurs, aucune action irritante. Dujardin-Beaumetz le considère comme irritant de l'estomac, surtout si l'on en prolonge l'emploi. A fortes doses, il produit des accidents toxiques surtout fréquents chez les enfants, les personnes âgées, affaiblies, cachectiques et quand il est en contact avec un tissu riche en graisse (tissu adipeux de la mamelle après opération sur le sein), la graisse le dissolvant et favorisant son absorption.

Il possède les propriétés de l'iode et des iodures alcalins sur la circulation et la nutrition, de sorte que, sans avoir les inconvénients de l'iode, il jouit de la même efficacité thérapeutique contre la syphilis, la scrofule, le goitre, les dartres, les ulcérations cancéreuses, etc.

C'est un antiseptique très employé en chirurgie et von Mosetig-Moorhof de Vienne, le grand apôtre de ce médicament, a même dit : « Ubi iodoformium non sepsis ».

Le pouvoir antiseptique de l'iodoforme a été discuté dans ces dernières années. Nous ne croyons pas devoir insister sur les controverses

(1) *Revue internationale des falsifications* du 15 juin 1890.

qui se sont élevées à ce sujet ; ceux qui voudraient étudier la question pourront consulter les ouvrages indiqués en note (1). Malgré les critiques ou les réserves faites contre son pouvoir antiseptique, l'iodoforme n'en continue pas moins à être très employé par les chirurgiens, et la clinique en retire tous les jours d'excellents résultats.

Comment faut-il interpréter l'action antiseptique de l'iodoforme ? On a donné à cet égard des explications diverses (2). Il résulte aujourd'hui des travaux de Sthegoleff (3) que l'iodoforme porte son action sur les toxines pyogènes (engendrant le pus), les neutralise, en formant avec elles des combinaisons nouvelles. Behring avait déjà observé que l'iodoforme fait perdre à la cadavérine le pouvoir pyogène dont elle jouit.

Action thérapeutique. — Il s'emploie comme anesthésique, antiseptique, cicatrisant, amyosthénique, antisyphilitique. On l'emploie aussi dans la tuberculose et dans l'antisepsie intestinale.

Modes d'administration et doses. — On l'administre à l'INTÉRIEUR à la dose de 0,05 à 1 gramme en pilules, cachets, perles contenant cinq centigrammes. On l'emploie à l'EXTÉRIEUR en poudre, pommade, uni à la glycérine, à l'alcool, dissous dans l'huile, mélangé à la terre à foulon, à la magnésie, au tannin, en solution éthérée, sous forme de gaze ou d'ouate iodoformée, sous forme de crayons.

Formules galéniques. — Les formules les plus usitées pour l'emploi de l'iodoforme sont les suivantes :

Chloroforme iodoformique .	Dissolution d'iodoforme dans le chloroforme jusqu'à saturation.
Ether iodoformé	Ether, 100 p. Iodoforme, 5 p.
Vaseline iodoformée . . .	Vaseline blanche, 100 grammes. Iodoforme, 5 gr.
Collodion iodoformé. . . .	Collodion, 2 p. Iodoforme, 1 p.

(1) 1° *Traité de thérapeutique et de pharmacologie*, Manquat, t. I, p. 126. — 2° Un article du Dr Dubreuilh de Bordeaux paru dans le *Bulletin médical* du 4 novembre 1888 et résumé dans les *Archives de pharmacie* du 5 décembre 1888, p. 530. — 3° Un article sur la valeur antiseptique de l'iodoforme de M. de Beurmann, médecin de l'Ourcine, inséré dans le *Journal de Ph. et de chimie*, 5° série, t. 19, 1880, pp. 475 et 526. — 4° *Traité de thérapeutique et de pharmacologie* de Soulier, t. 1, p. 452. — 5° *Revue des médicaments nouveaux* de Crinon, p. 216.

(2) Voir *Leçons de pharmacothérapie* de Stokvis (traduction française de de Buck et de de Moor.)

(3) *Annales de médecine vétérinaire*, avril 1895, d'après *Revue pharmaceutique* de Flandres, 1895.

Crayons d'iodoforme . . .	Iodoforme, 20 gr. Gomme arabique, amidon pulvérisé, glycérine ââ 2 grammes. Pour 3 crayons de 5 à 6 centimètres de longueur. Ces crayons sont très employés chez les accouchées afin d'assurer l'état aseptique de l'utérus.
Bougies à l'iodoforme . .	Iodoforme . . . . 30 gr. Poudre de gomme adragante. 4 — Poudre de sucre . . . . . . 16 — Amidon . . . . 12 — Dextrine . . . . 30 — Glycérine . ⎫ . . . . . ââ 10 — Eau . . . . ⎭ Pour 10 bougies.
Pommade à l'iodoforme . .	Iodoforme . . . . 10 — Axonge. . . . . 10 — Lanoline. . . . . 80 —
Ouate iodoformée	Ether. . . . . 7 — Iodoforme. . . . . 1 — Imbiber de cette solution la ouate hydrophile.
Gaze iodoformée.	Ether . . . . 7 — Iodoforme . . . . 1 — Imbiber de cette solution la gaze hydrophile.

Pilules d'iodoforme employées pour l'antisepsie du tube digestif :

A. Iodoforme. . . . . ⎫ ââ 5 gr.
  Extrait de quinquina . . . . ⎭
  Essence de menthe. . . . . 2 gouttes
Pour 50 pilules (chaque pilule contient 0 gr. 10 d'iodoforme).

B. Iodoforme . . . . 4 grammes
  Vanilline . . . . ⎫ ââ 0 gr. 32
  Coumarine. . . . . ⎭
  Glycérine.. . . . . V gouttes
  Baume du Pérou. . . . . Q. S.
Pour 40 pilules (chaque pilule contient 0 gr. 10 d'iodoforme).

Un grand inconvénient de l'iodoforme, c'est son odeur répugnante persistante, insupportable à certains sujets. On a essayé pour la masquer les procédés suivants :

Emploi du café (Oppler) { A. Iodoforme, 2 p. Café pulvérisé, 1 p.
                           { B. Iodoforme, 3 p. Paraffine, 30 p. Café, 1 p.
Mêlez et faites une pommade.

Emploi de la coumarine (Stout).

Iodoforme. . . . .   9 p.
Coumarine. . . . .   1 p.

Emploi de la vanilline (Stout).

Iodoforme. . . . .   9 p.
Vanilline. . . . .   1 p.

Emploi de l'acide cinnamique (Stout).

Iodoforme . . . .   9 p.
Acide cinnamique . . . .   9 p.

Emploi de la menthe et de la lavande (Cantrelli).

Iodoforme. Essence de menthe. Essence de lavande .   ââ P. E.

Emploi de la créoline (Jacksch et Vaczi).

Iodoforme . . . .   2 p.
Créoline. . . . .   1 p.
Vaseline . . . .   25 p.
(F. S. A. pommade).

Emploi du menthol (Goodmann). En mettant un crayon de menthol dans un flacon rempli d'iodoforme, on constate que l'odeur de ce dernier disparaît complètement après 1 ou 2 heures.

Emploi du terpinol.

On a aussi recommandé :

0 gr. 10 d'acide phénique pour 10 grammes d'iodoforme :
5 p. de camphre et 2 p. essence de menthe pour 15 grammes d'iodoforme.

5 p. d'essence de menthe)
2 p.   —   de citron   )
1 p.   —   de néroli   )   pour 100 gr. d'iodoforme.
1 p. de benjoin   )

2 gouttes d'essence de rose pour 1 gramme d'iodoforme.
Enfin on a proposé le *goudron* (Erhmann, Negel, Konya).
Erhmann de Vienne a remarqué le premier qu'une pommade d'iodoforme, additionnée de goudron, n'avait plus l'odeur d'iodoforme et il a employé cette pommade pour le traitement des ulcères syphilitiques. M. Negel, de Jassy, a constaté également la propriété que possède

le goudron de masquer l'odeur de l'iodoforme. M. Konya a obtenu, en mélant à l'iodoforme 10 pour cent de goudron, une pâte n'exhalant plus que l'odeur du goudron et nullement celle de l'iodoforme. Avec une addition de 5 pour cent seulement, on obtient un mélange pulvérulent n'ayant plus l'odeur d'iodoforme.

Cette propriété désodorisante du goudron a suggéré à M. Konya l'idée d'ajouter du goudron aux suppositoires à l'iodoforme, et à M. Negel celle de confectionner des pilules d'après la formule suivante :

    Iodoforme . . . . 3 gr.
    Goudron végétal. . . . . 15 —
    Extrait d'opium. . . . . 0 — 60

Pour 120 pilules. 8 pilules par jour aux phtisiques, qui supportent cette médication sans répugnance.

Enfin on recommande, pour faire disparaître l'odeur d'iodoforme attachée aux mains, de les laver avec de la farine de lin (Ce moyen est aussi recommandé pour faire disparaître l'odeur de la créosote et du gaïacol) (Stokvis).

Il entre dans la composition des crayons d'iodoforme du Codex. Ces crayons sont peu odorants ; le tannin enlevant à peu près l'odeur de l'iodoforme.

Empoisonnements. — Les pansements à l'iodoforme, surtout lorsque l'iodoforme est donné à des doses supérieures à 10 grammes, produisent des accidents toxiques caractérisés par les symptômes suivants : inappétence et dégoût des aliments ; sécheresse de la langue et de la gorge, rarement vomissements ; petitesse et fréquence du pouls ; affaiblissement de la mémoire, tristesse, agitation, insomnie, délire ; quelquefois collapsus et mort ; chez les enfants, signe de méningo-encéphalite.

Cette intoxication peut, dans les cas douteux, être caractérisée par les trois moyens suivants : 1° mettre une pièce d'argent dans la bouche du malade : il ressent immédiatement une odeur alliacée ; 2° toucher une pièce d'argent avec la salive, puis frotter cette pièce avec un linge : le métal dégagera une odeur alliacée. Poncet de Lyon a donné à ces deux signes le nom de signe de l'argent (1) ; 3° mélanger un peu de calomel avec de la salive : ce calomel sera coloré en jaune verdâtre dû à la formation d'iodure mercureux.

Pour faire cesser les accidents, on supprimera les pansements à l'io-

(1) *Lyon Médical*, 1886, LII, X, p. 439.

doforme. Le Dr Behring emploie comme antidote de l'iodoforme une solution de bicarbonate de soude à 20 0/0 (1).

Succédanés. — L'iodoforme présentant une odeur répugnante, persistante et insupportable pour certains sujets, on a cherché non seulement à masquer son odeur, mais on a proposé en outre de le remplacer par divers produits qui posséderaient ses propriétés curatives, sans avoir l'inconvénient d'une mauvaise odeur.

Voici la nomenclature de ces *Succédanés de l'iodoforme*, ou en dérivant :

1° Le diiodoforme ou éthylène tétraiodé ;

2° L'iodoterpine ;

3° Le diiodothiophène ou thiophène biiodé ;

4° Le diiodophénol, aristol dérivé du phénol ordinaire ;

5° Le sozoïodol ou acide diiodoparaphénolsulfonique ;

6° Le losophane ou métacrésylol triiodé ;

7° L'europhène ou iodure d'isobutyl-orthocrésylol ;

8° L'iodure de carvacrol ;

9° La diiodorésorcine, aristol dérivé de la résorcine ;

10° L'iodoformine, iodoforme sans odeur, combinaison d'iodoforme et d'hexaméthylène-tétramine ou urotropine ;

11° L'amyloforme, combinaison du formol avec l'amidon ;

12° L'eca-iodoforme, mélange d'iodoforme et de paraforme ;

13° Le sanoforme ou éther méthyliodosalicylique ;

14° Le salol ou salicylate de phénol ;

15° L'acide diiodosalicylique ;

16° Le thioforme ou dithiosalicylate basique de bismuth ;

17° Le nosophène ou tétraiodophénolphtaléine ;

18° L'airol ou oxyiodogallate de bismuth ;

19° Le dermatol ou sous-gallate de bismuth ;

20° L'iodol ou tétraiodopyrrol ;

21° Le salubrol obtenu par l'action du brome sur la méthylantipyrine ;

22° La lorétine ou acide méta-ortho-oxyquinoline-anasulfonique ;

23° Antiseptol ou iodosulfate de cinchonine.

Nous étudierons ces différents corps, à mesure que nous ferons l'étude des différentes fonctions organiques auxquelles ils se rattachent.

Avant de terminer l'étude de l'iodoforme, nous devons signaler

(1) *The Western Druggist*, X, 1888, p. 212.

deux combinaisons nouvelles de l'iodoforme introduites récemment en thérapeutique : l'iodoformogène ; l'iodoformo-vasogène.

Iodoformogène.

L'iodoformogène est une combinaison d'iodoforme et d'albumine.

Il s'obtiendrait, d'après le brevet allemand, en mélangeant une solution d'iodoforme avec une solution d'albumine et en ajoutant au mélange un réactif précipitant l'albumine (alcool, par exemple). On fait sécher, puis on chauffe à environ 120° pendant quelques heures.

L'iodoformogène est une poudre jaune clair, insoluble dans l'eau, stérilisable à 100°, contenant 15 0/0 d'iodoforme.

Il a l'avantage sur l'iodoforme de ne pas avoir d'odeur et de peser trois fois moins : de plus, étant une poudre très fine, il peut être introduit facilement et en quantité très faible dans toutes les anfractuosités, les excavations, les sillons des plaies, de sorte que, même avec peu de substance, on recouvre largement toute la surface des plaies. Les particules fines et sèches pénètrent bien plus intimement les tissus humides que ne peut le faire l'iodoforme.

D'après Krohmayer et Wagner, il possède la propriété de stimuler la formation des bourgeons charnus et de provoquer la cicatrisation des plaies.

On l'emploie à l'extérieur pour saupoudrer les plaies, comme l'iodoforme.

On peut l'employer dans le traitement des déchirures récentes du périnée sous forme de boules, dites vaginales, dont voici la formule :

<pre>
Iodoformogène. . . . . 1 gr.
Beurre de cacao . . . . 2 — (Merck).
</pre>

On peut préparer une gaze à l'iodoformogène, en imprégnant d'abord la gaze d'iodoforme selon les procédés ordinaires, en trempant ensuite dans une solution d'albumine et en soumettant en dernier lieu à l'action de la chaleur.

On peut employer l'iodoformogène à l'intérieur sous forme de pilules contenant 3 centigrammes d'iodoformogène.

Iodoformo-vasogène.

L'iodoformo-vasogène est une solution d'iodoforme dans le vasogène ou vaseline oxygénée. Il se présente sous forme d'une substance brune, huileuse, à odeur de bitume, à réaction alcaline.

Il a été préconisé par Ostermayer pour le pansement des lésions tuberculeuses externes, et présenterait, sur la glycérine iodoformée employée pour le traitement de la tuberculose chirurgicale, certains avantages.

DÉRIVÉS DE L'ÉTHANE.

Comme le méthane, l'éthane ne nous intéresse que par ses dérivés chlorés, bromés et iodés :

	AVEC LE CHLORE Dérivés chlorés	AVEC LE BROME Dérivés bromés	AVEC L'IODE Dérivés iodés
Ethane appelé aussi Hydrure d'éthyle, diméthyle, C^2H^6	*E. monochloré*, chlorure d'éthyle, éther chlorhydrique, C^2H^5Cl. Intéressant ; sera étudié aux éthers. Les autres dérivés chlorés ne sont pas intéressants.	*E. monobromé*, bromure d'éthyle, éther bromhydrique, C^2H^5Br. Intéressant ; sera étudié aux éthers. Les autres dérivés bromés ne sont pas intéressants.	*E. monoiodé*, iodure d'éthyle, éther iodhydrique, C^2H^5I. Intéressant ; sera étudié aux éthers. Les autres dérivés iodés ne sont pas intéressants.

Nous réservons pour un autre chapitre l'étude de ces dérivés.

DÉRIVÉS DU PROPANE, DU BUTANE ET DU PENTANE.

Les seuls produits de substitutions intéressants au point de vue médico-pharmaceutique, que l'on peut considérer comme dérivés de ces carbures, sont des dérivés sulfonés spéciaux désignés sous le nom générique de *sulfonals*,

On sait que l'un des groupes OH de l'acide sulfurique $SO^2(OH)^2$ peut être remplacé par un radical hydrocarboné ou, ce qui revient au même, le groupe SO^2 (OH) — peut être substitué à l'hydrogène d'un carbure. On a ainsi un dérivé sulfoné :

$$SO^2{<}{}^{OH}_{R}$$

Mais le deuxième groupement OH peut à son tour être remplacé par un nouveau radical hydrocarboné ou, si l'on préfère, le radical SO^2R—peut être substitué à l'hydrogène d'un carbure. On a ainsi une sulfone. La substitution de ce radical SO^2R peut d'ailleurs être répétée dans une même molécule de carbure. Par exemple si nous faisons une double substitution dans le même groupe hydrocarboné CH^2, nous aurons la disulfone représentée par la formule générale :

$$C \underset{R''}{\overset{R'}{\big|}} \diagdown \begin{matrix} SO^2R \\ SO^2R \end{matrix}$$

C'est la formule générale des sulfonals.

Parmi les nombreux sulfonals qui ont été préparés et étudiés, trois seulement nous intéressent. Ce sont ceux dans lesquels le radical R est représenté par C^2H^5 et le carbure souche $R'—CH^2—R''$ par du propane, du butane ou du pentane :

Le *sulfonal* proprement dit, dérivé du propane.

$$CH^3 \underset{CH^3}{\overset{}{\big|}} C \diagdown \begin{matrix} SO^2—C^2H^5 \\ SO^2—C^2H^5 \end{matrix}$$

Le *trional*, dérivé du butane.

$$C^2H^5 \underset{CH^3}{\overset{}{\big|}} C \diagdown \begin{matrix} SO^2—C^2H^5 \\ SO^2—C^2H^5 \end{matrix}$$

Le *tétronal* dérivé du pentane.

$$C^2H^5 \underset{C^2H^5}{\overset{}{\big|}} C \diagdown \begin{matrix} SO^2—C^2H^5 \\ SO^2—C^2H^5 \end{matrix}$$

Les préfixes tri, tetra indiquent le nombre des groupements C^2H^5 existant dans la molécule. Cette dénomination est motivée par l'importance que l'on attribue à ce radical C^2H^5 au point de vue de l'action physiologique.

§ 1. — Sulfonal.

Synonymes. — Le sulfonal, découvert par Baumann de Fribourg en 1885, est appelé aussi diéthyl-sulfone-diméthylméthane.

Préparation. — Le sulfonal se prépare en oxydant par le permanganate de potasse, le mercaptol, corps obtenu par la combinaison de l'éthylmercaptan avec l'acétone :

$$CH^3.CO.CH^3 + 2C^2H^5SH = CH^3.C(S.C^2H^5)^2.CH^3 + H^2O$$

acétone   mercaptan   mercaptol

$$CH^3.C(S.C^2H^5)^2CH^3 + 4O = CH^3.C(SO^2C^2H^5)^2CH^3$$

mercaptol   sulfonal

Nous ne croyons pas devoir entrer dans les détails de cette opération essentiellement industrielle (1).

Caractères d'identité. — Le sulfonal se présente sous forme de tablettes ou paillettes cristallines, incolores, inodores, insipides, peu solubles dans l'eau froide 1/500, plus solubles dans l'eau bouillante 1/20, solubles dans l'alcool, l'éther, la benzine, le chloroforme.

Il fond à 125°5 (Scholvein) et bout vers 300° en s'altérant.

Il n'est attaqué ni à froid ni à chaud par les acides, les alcalis et les corps oxydants.

Caractères spécifiques. — On le reconnaît aux caractères suivants :

1° A ses caractères d'identité ;

2° Chauffé avec son poids de cyanure de potassium bien sec, il donne des vapeurs désagréables et caractéristiques de mercaptan (*odeur d'ail*). En outre, la masse fondue, reprise par l'eau distillée, donne avec le perchlorure de fer une coloration rouge due à la formation de sulfocyanate alcalin (Vulpius) ;

3° On chauffe 1 ou 2 décigrammes de sulfonal dans un tube à essai bien sec jusqu'à ce que le liquide de fusion dégage des bulles gazeuses ; on ajoute ensuite 5 à 10 centigrammes d'acide pyrogallique et on continue à chauffer : le liquide brunit et dégage des vapeurs de mercaptan (Ritzert) ;

4° Chauffé avec du charbon en poudre, il dégage des vapeurs de mercaptan ; de plus, ces vapeurs étant chargées d'acides divers rougissent fortement le tournesol (Schwartz) ;

5° Mélangé avec la moitié de son poids de limaille de fer (1 gr. de sulfonal et 0 gr. 50 de limaille de fer) et chauffé fortement, on perçoit une odeur alliacée de mercaptan. Si, après refroidissement, on arrose le contenu du tube avec de l'acide chlorhydrique étendu, il se dégage de l'hydrogène sulfuré qui brunit un papier humecté par une solution d'acétate de plomb (Wefers-Bettink). (*Il faut naturellement s'assurer auparavant si la limaille de fer ne donne pas à elle seule*

---

(1) Voir à ce sujet Trillat, *Les produits chimiques employés en médecine*, p. 182.

naissance à de l'hydrogène sulfuré, ou bien l'on doit compare la coloration du papier réactif due à la limaille de fer seule à celle que l'on obtient avec le sulfonal) ;

6° Chauffé avec quelques gouttes d'acide sulfurique et une trace d'acide phénique, il donne une coloration vert émeraude avec dégagement d'odeur sulfureuse.

Caractères de contrôle. — D'après le Supplément du Codex, le sulfonal doit présenter les caractères de contrôle suivants :

1° Un soluté aqueux de sulfonal, saturé à 13°, doit rester sans action pendant une heure, même à l'ébullition, sur un soluté à un centième de permanganate de potasse (Absence du mercaptan, du mercaptol, et des composés de cet ordre) ;

2° Un soluté aqueux de sulfonal ne doit pas précipiter par l'azotate d'argent, (absence d'HCl) ; ne doit pas précipiter par l'azotate de baryte, (absence de SO^4H^2) ; ne doit pas précipiter par l'acide sulfhydrique, (absence de métaux) ;

3° Le soluté de sulfonal dans l'eau bouillante cristallise facilement par refroidissement.

Conservation. — Etant inaltérable à l'air, on le conserve simplement dans des flacons bouchés.

Actions physiologique et thérapeutique. — Elles ont été étudiées par de nombreux expérimentateurs, en particulier Kast, Lambling, Salvetat, Mairet, Cramer, Krils, Lépine, Constantin Paul, Huchard, Steiner, etc., etc.

Il est employé comme hypnotique ; son action hypnotique est supérieure à celle de la paraldéhyde, de l'hydrate d'amylène, égale à celle du chloral (Constantin Paul). Il a l'avantage de la durée prolongée de son action (Huchard) ; son action se fait en effet sentir pendant 2 ou 3 nuits bien qu'une seule dose ait été administrée. Il est surtout employé dans les insomnies d'origine nerveuse (C. Paul, G. Sée), dans la neurasthénie et dans l'hystérie.

Modes d'administration et doses. — On l'administre en cachets à la dose de 1, 2, 3 ou 4 grammes par jour.

D'après Kast, il importe de le donner en poudre fine et de prescrire en même temps une boisson chaude (thé, bouillon, lait). David Steward prétend qu'il agit plus complètement et plus rapidement, si l'on a soin de le dissoudre dans l'eau bouillante à laquelle on ajoute, au moment de l'absorption, la quantité d'eau strictement suffisante pour que le liquide puisse être bu sans brûler.

Empoisonnements.— Le sulfonal présenté comme inoffensif a souvent produit des accidents. M. G. Sée signale parmi les cas observés, trois exemples d'éruptions médicamenteuses ; un exemple de palpitations ; un exemple d'hypothermie , deux exemples d'ataxie, des membres supérieurs et inférieurs ; un cas de mort chez une jeune femme qui aurait succombé après l'ingestion de deux doses de 0 gr.90. Ces exemples d'accidents montrent qu'il faut être prudent dans l'emploi de ce médicament. D'après M. Manquat (1), M. Soulier (2), M. Lépine (3), la dose moyenne est de 0 gr. 75 à 1 gramme. C'est par ces doses qu'il faut commencer. La dose de 1 gramme est suffisante chez les individus faibles et elle peut être abaissée à 0 gr. 50 pour les enfants.

§ 2. — Trional.

Synonymes. — Le trional est le diéthylsulfone-méthyl-éthyl-méthane.

Caractères d'identité et spécifiques. — Le trional cristallise en lames brillantes, à saveur amère, solubles dans 320 p. d'eau, plus solubles dans l'alcool et l'éther, fusibles à 76°. Ces solutés sont neutres. Le soluté aqueux évaporé et refroidi abandonne le produit sous forme d'un corps huileux, susceptible de rester longtemps en surfusion.

Mélangé avec du charbon de bois en poudre et chauffé avec précaution dans un tube à essai il répand l'odeur de mercaptan.

Caractères de contrôle. — 1° La solution aqueuse de trional ne doit développer aucune odeur par ébullition ;

2° Cette solution aqueuse, après refroidissement et filtration, ne doit troubler ni par l'azotate de baryte, ni par le nitrate d'argent ;

3° 10 cc. de cette solution ne doivent pas être décolorés par une goutte de permanganate de potasse au millième, dans l'espace de 5 minutes (4).

Action thérapeutique. — Les propriétés du trional diffèrent peu de celles du sulfonal. Baumann et Kast avaient pensé que sa vertu hypnotique devait être supérieure à celle du sulfonal à cause de

(1) Voir *Traité de thérapeutique*, t. II, p. 258.
(2) Voir *Traité de thérapeutique*, t. I, p. 725.
(3) Voir *Semaine médicale*, 1890, p. 33.
(4) *Pharm. Post.*, XXVIII, 14 août 1895, p. 178.

l'accumulation du groupe éthyle. Les essais cliniques n'ont pas confirmé leur opinion.

Cependant beaucoup d'auteurs pensent que le trional est un bon hypnotique qui présente sur le sulfonal les avantages suivants :

Il agit à dose plus faible (1 gr.) ; il agit plus vite (15 à 20 minutes) ; il donne un sommeil plus profond et de longue durée.

Modes d'administration et doses. — On l'administre en suspension dans l'eau ou en cachets à la dose de 1 à 2 grammes pour un adulte.

Voswinkel a proposé d'administrer le trional dans l'eau de seltz. D'après Habermam (1), l'eau de seltz trionalée présenterait les avantages suivants : 1° Elle agit à petites doses ; 2° Elle s'élimine rapidement de l'organisme ; d'où absence de tous phénomènes secondaires fâcheux ; 3° Grâce à cette rapide élimination, on peut l'employer, sans aucun inconvénient, pendant un temps assez prolongé ; 4° Il est facile et commode de la prescrire à n'importe quelle dose. D'après M. Pouchet (2), le trional étant presque insoluble, on ne peut jamais compter sur son absorption complète dans le tube digestif. Pour avoir un mode d'administration présentant plus de garanties, ou utilise la propriété que possède le trional d'être soluble dans l'huile d'amandes douces (1 pour 20) et on peut avec avantage employer la formule suivante, conseillée par M. Pouchet :

Emulsion : Trional . . . . 1 gramme
  Huile d'amandes douces. . . . . 20 —
  Sucre . . . . 8 —
  Eau de fleurs d'oranger. . . . . 10 —
  Eau de laurier-cerise . . . . 2 —
  Gomme adragante. . . . . } âà 0 gr. 20
  Gomme arabique . . . . }

A prendre en une fois dans un demi-verre d'eau ou de lait ; agiter avant l'usage.

Le trional dissous peut être avantageusement donné en lavement d'après la formule conseillée par Pouchet :

  Trional . . . . 0 gr. 50 à 1 gramme
  Huile d'amandes douces . . . . . 10 à 20 —
  Jaune d'œuf. . . . . n° 1
  Eau. . . . . 250 —

(1) *J. N. R.*, 1898, p. 327.
(2) Voir *Société de thérapeutique* du 22 novembre 1899.
 IV

  4

Si l'on administre le trional aux enfants, il faut, d'après Ruhemann (1), être très prudent. On doit diminuer de moitié, d'après Ruhemann les doses suivantes conseillées par le Dr Claus :

Enfants de 1 mois à 1 an . . . . . . 0 gr. 20 à 0 gr 40
— de 1 an à 2 ans. . . . . 0 » 40 à 0 » 80
— de 2 ans à 6 ans . . . . 0 » 80 à 1 » 20
— de 6 ans à 10 ans. . . . . . . 1 » 20 à 1 » 50,

§ 3. — Tétronal.

Le tétronal est le diéthysulfone-diéthyl-méthane.

Caractères. — Le tétronal cristallise en lamelles cristallines brillantes, ayant à la fois une saveur amère et camphrée, solubles dans 450 p. d'eau froide, solubles dans l'éther et surtout dans l'alcool, fondant à 85°.

Action thérapeutique. — Les propriétés du tétronal diffèrent peu de celles du sulfonal et du trional.

La présence dans la molécule d'un plus grand nombre de groupes éthyles avaient fait penser à Baumann et Kast, que le tétronal devait être plus hypnotique que le sulfonal et que le trional. Les vues de ces auteurs n'ont pas été confirmées par la clinique.

SECTION II

ÉTUDE DE LA DEUXIÈME CLASSE DES HYDROCARBURES

CARBURES ÉTHYLÉNIQUES.

Les carbures éthyléniques sont des carbures non saturés ou incomplets.

Parmi eux, le seul intéressant par lui-même, au point de vue médico-pharmaceutique, est l'**Amylène** appelé valérène ou pentène, il a pour formule C^5H^{10}.

Ce carbure, découvert en 1844, par Balard, a été proposé comme anesthésique par Snow en 1856 ; depuis il a été expérimenté en France par Giraldès, Tourde, Debout, Robert, Velpeau, Jobert de

(1) Voir *Journal de neurologie et d'hypnologie*, de juin 1896.

Lamballe ; il est aujourd'hui complètement abandonné à cause de son prix élevé, de sa mauvaise odeur, et aussi parce que ses effets, qui se produisent rapidement, sont plus fugaces que ceux de l'éther et du chloroforme.

Dérivés des carbures éthyléniques. — L'éthylène est le seul carbure de cette classe fournissant un dérivé intéressant au point de vue médico-pharmaceutique. Par remplacement total de son hydrogène par l'iode il donne : **L'Ethylène tétraiodé ou diiodo-forme** : C^2I^4.

Ce corps a été introduit dans la thérapeutique par Maquenne et Tanie.

On peut le préparer par plusieurs procédés :

1° En traitant l'acétylène périodé C^2I^2 par l'iode en excès (Maquenne et Tanie) ;

2° Par l'action du carbure de calcium sur l'iode, en présence de l'iodure de potassium (Biltz).

L'éthylène tétraiodé se présente sous forme de cristaux jaunes inodores, peu solubles dans l'alcool et l'éther, solubles dans le chloroforme, le sulfure de carbone, la benzine et surtout dans le toluène chaud.

C'est un antiseptique puissant, pouvant remplacer l'iodoforme.

Il a été préconisé par Hallopeau, Bodier, Regnault, Mayet dans le traitement du chancre simple, des ulcérations syphilitiques et dans le pansement des plaies en général.

SECTION III

ÉTUDE DE LA TROISIÈME CLASSE DES HYDROCARBURES

CARBURES ACÉTYLÉNIQUES.

Ces carbures très importants au point de vue chimique, ne présentant par eux-mêmes ou par leurs dérivés aucun corps intéressant au point de vue pharmaceutique, ne seront pas étudiés ici.

SECTION IV

ÉTUDE DE LA QUATRIÈME CLASSE DES HYDROCARBURES

CARBURES TÉRÉBÉNIQUES.

Sommaire.— Généralités sur ces carbures.— Essence de térébenthine; produits dérivés de l'essence de térébenthine (*terpine, terpinol, iodoterpine*). — Etude du rétinol, dérivé de la térébenthine de Bordeaux. — Etude de quelques produits retirés des essences (*Eucalyptol, eulyptol, menthol, myrtol*).

Les carbures térébéniques sont appelés aussi carbures camphéniques, terpènes.

Ils forment une série qui comprend un ensemble de carbures répondant à la formule $C^{10}H^{16}$ ou à un multiple de cette formule. Leur formule générale est $C^n H^{2n-4}$.

Leur composition centésimale commune, leurs propriétés et leur constitution en font une famille naturelle, qui confine à la série des carbures aromatiques. Ils sont très nombreux et constituent la plupart des essences hydrocarbonées naturelles. Ils ont été classés de différentes manières (1).

Ils ont pour type le térébenthène $C^{10}H^{16}$, carbure existant dans l'essence de térébenthine.

On sait que les diverses espèces commerciales d'essence de térébenthine : essence de térébenthine française (extraite du Pinus maritima); essence de térébenthine américaine ou anglaise (extraite du Pinus australis ; essence de térébenthine allemande (extraite du Pinus sylvestris, nigra, abies); essence de térébenthine russe (extraite des Pinus Leverbondii et sylvestris) ; essence de térébenthine de Venise (fournie par le Laryx europea ou mélèze), sont un mélange d'un térébenthène, spécial à chacune de ces espéces, avec divers carbures isomères.

Nous ne croyons pas devoir insister sur l'histoire de l'essence de térébenthine, intéressante surtout au point de vue chimique, ni sur

(1) Voir *Cours de chimie organique* de Gautier, année 1896, classification de Wallach.

celle des essences, qui a été faite en partie, dans le cours de pharma-
macie galénique, mais nous étudierons deux produits dérivés de l'essence de térébenthine, intéressants au point de vue pharmaceutique,
la terpine et le terpinol.

§ 1. — Terpine.

La terpine est appelée aussi dihydrate de térébenthène, hydrate de
terpilène. Elle a pour formule $C^{10}H^{16},2H^2O + H^2O$.

Préparation. — On la prépare de la manière suivante (Codex,
Supplément) :

Acide azotique du commerce.	39 grammes
Eau	11 —
Alcool.	50 —
Essence de térébenthine de Bordeaux, ré- cemment rectifiée.	200 —
Soude caustique liquide	Q. S.

Introduire l'acide et l'eau dans un cristallisoir ; laissez refroidir. Ajouter ensuite l'alcool, puis l'essence de térébenthine. Recouvrir le cristallisoir d'un papier à filtrer et laisser réagir dans un endroit frais, en ayant
soin d'agiter de temps en temps.

Après quelques jours, des cristaux de terpine commencent à se déposer. Lorsque leur quantité cesse d'augmenter, verser le mélange dans
un entonnoir garni d'un filtre d'amiante ; égoutter les cristaux ; les laver
avec très peu d'eau froide. Additionner d'une petite proportion de carbonate de soude et les essorer avec soin.

Replacer ensuite le liquide dans le cristallisoir ; le neutraliser par la
soude caustique liquide et abandonner le mélange à lui-même ; de nouveaux cristaux de terpine se déposent. Séparer et traiter ces seconds
cristaux comme les premiers obtenus.

Pour purifier ces divers cristaux, on les dissout dans la plus petite
quantité possible d'eau bouillante ; on neutralise la liqueur par le carbonate de soude ; on filtre à chaud sur un filtre mouillé, et on refroidit
rapidement la liqueur filtrée, en ayant soin de l'agiter constamment de
façon à produire une cristallisation troublée.

On verse le mélange dans un entonnoir garni d'un tampon de coton ;
on essore les cristaux à la trompe et on les lave de la même manière
vec très peu d'eau froide.

Si les cristaux sont colorés, on répète la cristallisation troublée dans
l'eau chaude.

On dissout une dernière fois dans l'eau bouillante le produit essoré,
on filtre et on laisse refroidir lentement ; la terpine cristallise.

Les cristaux de terpine déposés sont enfin séparés par décantation, égouttés et séchés à l'air entre deux feuilles de papier buvard ; on les conserve dans un flacon bouché.

Caractères d'identité. — La terpine se présente en prismes, rhomboïdaux droits, incolores, inodores, limpides, contenant une molécule d'eau de cristallisation qu'ils perdent à 100°, qu'ils perdent même à la température ordinaire, quand on les place dans une atmosphère maintenue sèche.

Les cristaux fondent à 116° en perdant leur eau de cristallisation ; le produit desséché bout à 258°.

Elle est soluble dans 250 parties d'eau froide, dans 32 parties d'eau bouillante, très soluble dans l'alcool (10 parties), dans l'éther, soluble dans la glycérine, insoluble dans l'éther de pétrole.

Caractères spécifiques. — On la reconnaît aux caractères suivants :

1° A ses caractères d'identité ;

2° Chauffée à l'ébullition avec de l'acide sulfurique dilué de 50 fois son volume d'eau, elle donne des vapeurs de terpinol, à odeur caractéristique de jasmin ou de jacinthe ;

3° Traitée par l'acide sulfurique concentré, elle se dissout en donnant une coloration jaune-orangé ou rouge. Si on étend la liqueur il se précipite une matière résineuse de couleur blanchâtre.

Caractères de contrôle. — 1° D'après la Pharmacopée helvétique, la terpine ne doit pas avoir d'odeur térébinthacée et ne doit pas, même en solution aqueuse chaude, modifier le papier de tournesol ;

2° Chauffée, elle doit brûler avec une flamme éclairante, sans laisser de résidu.

Action thérapeutique. — La terpine est employée comme diurétique et comme puissant modificateur des urines et des sécrétions bronchiques ; elle est également utilisée dans les hémoptysies (1).

On l'emploie à la dose moyenne journalière de 0 gr. 10 à 2 grammes et 3 grammes en pilules, cachets ou potions.

Elle peut être donnée : sous forme de potion (formule Lépine).

Eau.	100 gr.
Alcool	20 —
Terpine	0 — 50
Sirop de cachou.	30 —

à prendre dans les 24 heures.

(1) Voir pour ses applications nombreuses, si besoin est : Lépine, « Sur

Sous forme d'élixir (formule Vigier).

Terpine . . . .   2 gr.
Alcool à 95°. . . . . }
Glycérine . . . . } ââ 28 gr.
Sirop de miel . . . . }
Vanilline . . . .   4 milligr.

Il contient 0 gr. 50 de terpine par cuillerée à bouche.

N. B. — Le sirop de miel ne peut pas être remplacé par le sirop de sucre, car l'alcool fait cristalliser le sucre.

La terpine est soluble dans l'eau et l'alcool, mais cette dissolution s'effectue lentement. La formule suivante, donnée par Brissemoret et Joanin, permet d'obtenir un élixir de terpine pouvant remplacer avantageusement tous les élixirs de terpine spécialisés :

Terpine. . . . .   1 gr. 50
Alcool à 90°. . . . .   18 — 50
Elixir de Garus. . . . .   40 —
Sirop de framboises. . . . .   40 —

Une cuillerée à soupe renferme 0 gr. 20 de terpine.

§ 2. — Terpinol.

Le terpinol est un produit obtenu en faisant bouillir la terpine avec de l'eau pure ou acidulée.

Préparation. — Il se prépare par le procédé indiqué au Supplément du Codex :

Terpine. . . . .   100 gr.
Acide sulfurique . . . .   10 —
Eau. . . . .   500 —

Versez peu à peu, en agitant, l'acide sulfurique dans l'eau, puis introduisez le mélange avec la terpine dans un appareil distillatoire. Portez le tout à l'ébullition.

La vapeur d'eau entraîne un liquide huileux, insoluble, qui est le terpinol.

Lorsque l'eau cesse d'entraîner le terpinol, laissez déposer les liquides distillés, et isolez le terpinol au moyen d'un entonnoir à robinet.

On rectifie le terpinol isolé en le distillant et en rejetant les premières parties qui sont chargées d'eau.

l'emploi de la terpine en thérapeutique », *Revue de médecine*, février 1885. — Dujardin-Beaumetz, *Nouvelles médications*, 1886.

Caractères d'identité. — Le terpinol est un liquide incolore, dont l'odeur rappelle celle de jasmin ou de jacinthe, ayant une densité de 0,850, inactif sur la lumière polarisée, passant à la distillation entre 170° et 220°.

Composition. — Ce n'est pas un produit défini ; c'est un mélange complexe contenant : en forte proportion du terpilénol inactif, et en proportion moindre du terpilène inactif et de l'eucalyptol.

Action thérapeutique. — Il est employé comme modificateur des sécrétions bronchiques, dans la bronchite et le catarrhe pulmonaire.

On l'administre à la dose de 0 gr. 50 à 1 gramme en capsules, contenant chacune 0 gr. 10 de terpinol. On en prend 5 à 10 par jour.

On l'administre aussi en pilules d'après la formule donnée par Tanret :

Terpinol . . . . ⎫ ââ 0 gr. 10.
Benzoate de soude . . . . ⎬
Sucre . . . . Q.S.

Pour une pilule. On peut en prendre 6, 8, 10 et même 12 par jour.

Sous le nom de *Stomatol*, on prépare en Norvège un produit employé comme antiseptique et qui est formé par un mélange de terpinol, savon, alcool, eau, glycérine, aromatisé *ad libitum*.

§ 3. — Iodoterpine.

Ce corps préconisé par Lieven, est un produit résultant de la combinaison directe de l'iode et de la terpine.

Il paraît être analogue au *chroatol*, corps obtenu par Hamic, en faisant réagir, à une température assez élevée, l'iode sur la terpine.

Le chroatol aurait pour formule $C^{20}H^{17}I$.

L'iodoterpine est un liquide brun foncé à odeur de térébenthine d'une densité de 1,19, bouillant vers 165° à 175°, soluble dans l'éther, le benzol, le chloroforme, l'alcool absolu qui en dissout 10 0/0.

Il renferme 50 0/0 d'iode et est facilement absorbé par la peau.

Il est préconisé comme antiseptique et comme succédané de l'iodoforme.

Pour l'appliquer sur les plaies, sous forme pulvérulente, on le mélange avec du koalin stérilisé, dans la proportion de 1 à 20 0/0.

On obtient ainsi une poudre jaune grisâtre.

A côté des produits dérivés de l'essence de térébenthine, il convient d'étudier un corps dérivé de la térébenthine de Bordeaux, qui a reçu dans ces dernies temps des applications intéressantes : le rétinol.

§ 4. — Rétinol.

Synonymes. — Le Rétinol appelé aussi rosinol, huile de résine a été étudié surtout par M. Ferdinand Vigier.

Préparation. — Lorsqu'on soumet la colophane qui est, comme on le sait, le résidu de la distillation sèche de la térébenthine de Bordeaux (Pinus pinaster, *conifères*), lorsqu'on soumet cette colophane à la distillation sèche, elle fournit trois produits : une huile essentielle, que les Anglais appellent *vive essence* ; une huile plus lourde qui est le *rétinol* ; un goudron.

Composition. — Le rétinol représente un mélange complexe de carbures saturés, de térébène, de colophène, de phénol, de crésylol, etc. ; sa formule brute est $C^{35}H^{46}$.

Caractères d'identité. — Le rétinol est un liquide oléagineux dont la couleur varie depuis le brun plus ou moins foncé jusqu'au blond clair ; il a une saveur légèrement amère, une réaction faiblement acide due à des traces d'acide pinique ; il est insoluble dans l'eau, soluble dans l'alcool, l'éther, l'essence de térébenthine.

Il dissout un grand nombre de corps : phosphore, naphtol, salol, iodol, aristol, camphre, acide chrysophanique, cocaïne, strychnine, acide phénique, créosote ; aussi M. F. Vigier l'a-t-il proposé pour servir de véhicule à beaucoup de produits aromatiques dont la dissolution est difficile.

Action thérapeutique. — Il est employé comme antiseptique, tonique, isolant, modificateur ; il a reçu de nombreuses applications.

Appliqué au moyen de tampons dans les vaginites et les métrites, il constitue en quelque sorte le spécifique de ces affections (Dr Balzer). Ces tampons peuvent être remplacés par des ovules vaginaux qu'on prépare en mélangeant le rétinol à saturation avec de la colophane ; ces ovules peuvent être additionnés de tannin ou de borate de soude.

On l'emploie, à la façon des huiles, cérats ou pommades, dans un grand nombre de cas : brûlures, hémorrhoïdes, affections de la peau, maladies des yeux et des oreilles. On l'a également employé dans les fièvres putrides, dans le traitement des rhumes, bronchites, laryngites, etc. En Amérique, on l'emploie contre la blennhorragie.

Le rétinol peut être employé: A l'INTÉRIEUR, en capsules de 0 gr. 50 à la dose de 4 à 6 grammes par jour: à l'EXTÉRIEUR, en applications locales.

Il sert comme excipient et on fait avec lui un certain nombre de préparations, parmi lesquelles nous citerons: le rétinol phosphoré, le rétinol salolé, le rétinol créosoté.

Rétinol phosphoré. — Le rétinol, étant inoxydable, peut être considéré comme un excellent véhicule du phosphore, car il donne, dit M. Ferdinand Vigier, des solutions inaltérables.

Pour préparer le rétinol phosphoré, on chauffe d'abord par précaution le rétinol au-dessus de 100°, afin de lui enlever toute trace d'humidité ; on l'introduit dans un flacon bien sec et on le laisse refroidir. Après refroidissement, on ajoute du phosphore transparent et desséché dans du papier à filtrer. On bouche le flacon contenant le mélange, on chauffe de façon à faire fondre le phosphore, en agitant de temps en temps jusqu'à dissolution complète et on laisse refroidir.

Le rétinol phosphoré se prête à la confection de capsules gélatineuses où il se conserve sans altération et sans oxydation du phosphore. On prépare avec lui des capsules dosées, contenant 1/2 milligramme de phosphore, et qui peuvent être administrées dans les cas où le phosphore a été préconisé : rachitisme, scrofule (Kassowitz), anémie, chlorose, dysménorrhée, hémorrhagies utérines, paralysies musculaires, ataxie locomotrice, névralgies, névroses, hystérie, glaucome (Delpech, Curie, Guéneau de Mussy), zona (Brocq et Durringh).

Rétinol salolé. — Se prépare par le même procédé que le rétinol phosphoré ; comme lui, il peut être mis en capsules dosées employées pour l'antisepsie des voies urinaires ; il s'administre aussi en injections uréthrales à la dose de 10 à 15 0/0.

Rétinol créosoté. — Se prépare par le même procédé que le rétinol phosphoré ; comme lui, il peut être mis en capsules dosées employées pour le traitement des bronchites et de la tuberculose pulmonaire.

§ 5. — Eucalyptol.

Synonymes et composition. — L'eucalyptol est appelé aussi camphre d'eucalyptus, cinéol, cajeputol, spicol, terpane.

C'est une essence oxygénée analogue aux camphres ayant pour formule $C^{10}H^{18}O$. On la trouve dans divers eucalyptus, notamment l'eucalyptus globulus, mélangée avec des terpènes ou térébenthènes, ayant pour formule $C^{10}H^{16}$.

Préparation. — On le prépare en distillant l'essence d'eucalyptus globulus, dans un appareil à distillation fractionnée, et on distille de manière à isoler de deux en deux degrés les portions bouillant entre 172 et 178°. Ces portions forment environ les deux tiers de l'essence.

On refroidit énergiquement ces produits, au moyen d'un mélange de glace et de sel marin ; on obtient alors une masse cristalline que l'on essore à la trompe, pendant qu'elle est encore soumise à l'action du mélange frigorifique. Les cristaux obtenus sont formés par l'eucalyptol impur.

Pour le purifier, ou liquéfie les cristaux impurs ; on fait cristalliser le liquide en le refroidissant, puis on essore les cristaux obtenus. On liquéfie à nouveau ces seconds cristaux obtenus, et on conserve le liquide dans un flacon bouché à l'émeri.

Caractères d'identité. — L'eucalyptol est un liquide légèrement jaunâtre, transparent, à odeur *sui generis* aromatique analogue à celle du camphre, d'une saveur amère et brûlante, insoluble dans l'eau, soluble dans l'alcool, l'éther, le chloroforme. Il se solidifie par le froid en donnant des cristaux fusibles à $+ 1°$. Il bout à 174°. Il est sans action sur la lumière polarisée ; il a une densité de 0,930 ; à l'air, il brunit en se résinifiant. Comme l'essence de térébenthine, il absorbe l'oxygène et l'ozonise.

Caractères spécifiques. — On le reconnaît :

1° A ses caractères d'identité ;

2° A son action sur la lumière polarisée, il est inactif (Voiry) ;

3° L'acide sulfurique le colore en noir ;

4° Dissous dans 4 fois son volume d'éther de pétrole, si on ajoute peu à peu du brome à la liqueur refroidie vers 0°, il se précipite un dérivé d'addition, d'un rouge cinabre caractéristique.

Caractères de contrôle. — Il peut être falsifié avec de l'alcool. Pour le reconnaître, verser l'eucalyptol suspect dans l'essence de térébenthine. S'il est pur, il ne troublera pas l'essence ; s'il contient de l'alcool, il troublera l'essence.

Action physiologique. — Il a une action antifermentescible et antiputride, trois fois plus énergique que celle de l'acide phénique (Bucholtz). Ses effets locaux sont analogues à ceux de l'essence de térébenthine ; il s'élimine par les reins et les poumons. A petites doses, il produit la diurèse sans provoquer aucun trouble. Avec 2 à

4 grammes, il se manifeste : pression épigastrique, éructations, troubles digestifs, céphalalgie, ivresse, somnolence, affaiblissement de la respiration et du cœur, diminution de la température.

Action thérapeutique. — Il est employé comme antiseptique, fébrifuge, calmant, et on l'utilise à l'INTÉRIEUR, comme fébrifuge, dans les fièvres intermittentes ; comme antiseptique, dans les maladies septiques, dans les affections des voies respiratoires et génito-urinaires ; à l'EXTÉRIEUR, comme antiseptique dans le pansement des plaies, comme calmant, dans les rhumatismes et les névralgies.

Modes d'administration et doses. — On l'emploie : à l'INTÉRIEUR à la dose de 0,50 à 2 grammes en capsules ; chaque capsule contient 0 gr. 20 en inhalations. On l'emploie aussi en injections hypodermiques : eucalyptol 5 parties, vaseline liquide 20 parties. A l'EXTÉRIEUR : en solution alcoolique 5 0/00 comme désinfectant, en solution huileuse 1/5 pour frictions.

Observation. — Il ne faut pas confondre l'eucalyptol avec un produit antiseptique, l'**eulyptol**.

L'eulyptol est un corps insoluble dans l'eau, soluble dans l'alcool, l'éther, le chloroforme, préconisé par Schmelz, pour le traitement des plaies et qu'on emploie aussi à l'intérieur à la dose de 8 à 10 gr. dans le rhumatisme aigu et la fièvre typhoïde.

L'eulyptol est un mélange (Pannetier) ou une combinaison chimique (Schmelz) ainsi composé :

$$\left.\begin{array}{l}\text{Acide salicylique} \dots\dots\dots\dots 6 \text{ p.}\\ \text{Acide phénique.} \dots\dots\dots \\ \text{Essence d'eucalyptus} \dots\dots\end{array}\right\} \text{ ãã } 1 \text{ p.}$$

§ 6. — Myrtol.

On donne le nom de myrtol, à la partie de l'essence de myrte qui distille vers 160° et 170°. On l'obtient en soumettant à la distillation fractionnée, l'essence de myrte (Myrtus communis, myrtacées) et en recueillant les produits qui passent entre 160 et 170°.

Caractères d'identité. — Le myrtol est un liquide incolore, à odeur aromatique agréable, rappelant celle du myrte, insoluble dans l'eau, soluble dans l'alcool, l'éther, le chloroforme.

Il est formé, dit-on, de deux principes : un carbure d'hydrogène $C^{10}H^{16}$ (pinène dextrogyre), le cinéol ou eucalyptol $C^{10}H^{18}O$. C'est à ce dernier corps qu'on attribue le pouvoir antiseptique du myrtol.

Actions physiologique et thérapeutique.—C'est un antiseptique assez puissant (Linarix, Eichhorst, Braütigam et Norwach). Il a été préconisé contre les bronchites, la gangrène pulmonaire, les catarrhes génito-urinaires et extérieurement contre les douleurs.

Modes d'administration et doses. — On l'administre en capsules contenant chacune 0 gr. 15 de myrtol à la dose de 2 à 6 et même 10 et 20 par jour (Adrian). On l'emploie aussi en injections hypodermiques :

Myrtol . . . .   1 p.
Vaseline liquide ou huile d'amandes
    douces. . . . .   4 p.

Administrer, 2 fois par jour, 3 grammes de cette solution.

§ 7. — Menthol.

Synonymes et composition. — Le menthol, appelé aussi camphre de l'essence de menthe, est une essence oxygénée, ayant pour formule : $C^{10}H^{20}O$.

Préparation. — On le retire de l'essence de menthe en soumettant cette essence à l'action d'un froid assez considérable.

Caractères d'identité. — Le menthol cristallise en prismes hexagonaux incolores, à odeur de menthe, à saveur aromatique, avec un arrière-goût souvent amer, insoluble dans l'eau, très soluble dans l'alcool, l'éther, le chloroforme, la glycérine. Il fond à 42° et bout vers 208°. Il est lévogyre.

Caractères spécifiques. — On le reconnaît :

1° A ses caractères d'identité ;

2° Une petite quantité d'iode lui communique lentement une belle couleur indigo ;

3° L'acide sulfurique concentré le colore faiblement en noir à la température ordinaire.

Actions physiologique et thérapeutique.— Son action physiologique est peu connue ; il paraît cependant agir comme antispasmodique, sédatif, sudorifique, expectorant, anesthésique, antiseptique. On l'a recommandé à l'INTÉRIEUR dans la dipthérie, la tuberculose pulmonaire, les catarrhes putrides de l'estomac, les vomissements incoercibles de la grossesse (Gottschalk et Weiss). On l'a recommandé à l'EXTÉRIEUR dans les tuberculoses locales employé avec ou sans iodoforme, qu'il désodorise (Girard) ; dans les névralgies super-

ficielles, notamment de la face, les douleurs goutteuses et rhumatismales ; contre les démangeaisons, les engelures, les rougeurs, les
brûlures ; contre les douleurs dentaires mélangé au chloral ; dans
la diphtérie nasale (Giacomi, Cholewa) ; en injection laryngo-tra-
chéale et en inhalations dans la tuberculose laryngée et pulmonaire ;
dans l'asthme (Rosemberg et Jores).

Modes d'administration et doses. — On l'administre à l'IN-
TÉRIEUR à la dose de 1 à 2 grammes, en pilules ou en solution alcoolique. A l'EXTÉRIEUR, on l'emploie sous forme de crayons de menthol
pour calmer les douleurs de la migraine et des névralgies superficielles. On frotte avec ces crayons la peau au niveau de la douleur. Il se
produit rapidement une sensation de froid suivie de chaleur vive et
de rubéfaction. Goldscheider admet que l'action de la fraîcheur est
due à une action spéciale du menthol sur les nerfs thermiques.

On peut aussi employer dans le même but, des liniments alcooliques, huileux ou des pommades faits dans la proportion de 1 à
2 grammes de menthol pour 10 grammes de véhicule.

Les crayons de menthol se préparent par divers procédés exposés
précédemment (T. II, p. 302). Ils ont été FALSIFIÉS avec du thymol.
Pour déceler cette falsification on peut employer trois procédés :

1er *Procédé.* — Ajouter à 1 p. de menthol suspect 4 p. d'acide sulfurique concentré ; s'il y a du thymol, le mélange devient jaune, et si
on le chauffe, il prend une teinte rosée. En ajoutant à ce liquide 10 p.
d'eau et en le faisant digérer avec du blanc de plomb, le perchlorure
de fer lui donne une nuance violette.

2e *Procédé.* — Dissoudre le menthol suspect dans l'alcool ou le
chloroforme et traiter la solution alcoolique ou chloroformique par la
potasse caustique : si le menthol est mélangé de thymol, la solution se
colorera en rouge violet.

3e *Procédé.* — Faire dissoudre le menthol dans un peu d'acide acétique et ajouter à la solution quelques gouttes d'acide sulfurique concentré, puis 1 goutte d'acide azotique, il se développe une belle coloration bleue. Si la proportion du thymol est élevée, le mélange est
rouge par transparence et bleue par réflexion (Eykmann).

Le menthol est un excellent antiseptique, deux fois plus actif que
l'acide phénique (Mac Donald). Comme il est peu soluble dans l'eau,
il n'est pas usité pour le traitement des plaies ; il faudrait, en effet,
en raison de son peu de solubilité dans l'eau, employer une grande
quantité de liquide ; quant aux solutions huileuses, elles sont d'un
emploi difficile (Langaard).

Le menthol est employé sous forme d'huile mentholée au 10ᵉ dans les pharyngites chroniques (toux fatigante, sensation de corps étranger que le malade ne peut expulser, sécheresse pénible dans la gorge). Il agit dans ce cas, à la fois, comme anesthésique et antiseptique, et de plus il est susceptible d'atténuer l'état congestif.

On fait des badigeonnages du pharynx, 2 ou 3 fois par jour, avec la solution suivante :

Menthol . . . .   1 gramme
Huile d'amandes douces. 10   —

Schœfer (1) a proposé l'emploi du **menthophénol**.

On l'obtient en fondant ensemble 1 partie de phénol et 3 parties de menthol.

C'est un liquide transparent, de densité 0,973, possédant une odeur et une saveur aromatiques. Il est presque insoluble dans l'eau et la glycérine, soluble dans l'alcool, le chloroforme et les huiles. Il dissout l'iode, l'iodoforme, l'aristol.

Il est antiseptique et analgésique.

On l'emploie à l'état concentré pour le traitement des plaies gangréneuses ; à l'état dilué (15 gouttes dans un verre d'eau) comme gargarisme.

Pour de petites opérations, on peut employer comme anesthésiant et antiseptique une solution dans l'eau chaude contenant 3 à 5 pour 100 de menthophénol.

Sous le nom de **menthocol**, on a proposé une solution de menthol à 1 pour 100, dans un mélange de 65 parties d'eau oxygénée à 3 pour 100 et 35 parties d'alcool.

Comme le camphorol, mélange de camphre à 1 pour 100, le naphtoxol, mélange de naphtol à 2 pour 100 dans 65 parties d'eau oxygénée à 3 pour 100, et 35 parties d'alcool, le menthoxol est un antiseptique pouvant agir favorablement dans les plaies purulentes et qu'on emploie en solution aqueuse à 10 pour 100, sous forme de compresses, recouvertes d'un pansement stérilisé ou sous forme de lavages.

Le **validol** est une dissolution de menthol à 30 pour 100 dans le valérianate de menthol ; c'est un liquide incolore, limpide, de saveur âcre et brûlante.

C'est un analeptique, notamment dans les états de dépression rele-

(1) *Pharmaceutische Post*, 1896, p. 181.

vant de l'hystérie ou de la neurasthénie, doué de propriétés stomachiques et carminatives.

Dose : 10 à 15 gouttes par jour.

On pourrait l'employer en badigeonnages dans les amygdalites et les pharyngites.

SECTION V

ÉTUDE DE LA CINQUIÈME CLASSE DES HYDROCARBURES

CARBURES BENZÉNIQUES.

Sommaire. — Généralités sur ces carbures. — Étude du thiophène, dérivé de la benzine du goudron de houille. — Acide sulfothiophénique. — Sulfothiophénate de soude. — Thiophène biiodé.

Généralités. — Cette classe a pour type la benzine C^6H^6 qui est, comme on le sait, le noyau commun, le pivot fondamental de tous les composés de la série aromatique. Nous n'insisterons pas sur les carbures de cette classe très importants au point de vue chimique et qui n'ont aucune application médico-pharmaceutique, mais nous croyons devoir étudier ici un corps, qui présente de grandes analogies avec la benzine, et qui a reçu, dans ces dernières années, des applications intéressantes : ce corps est le thiophène.

Thiophène.

Formule. — Le thiophène a été découvert, en 1883, par Victor Meyer, dans la benzine du goudron de houille. Il a pour formule C^4H^4S.

Préparation. — On l'obtient en faisant passer un courant d'acétylène sur du soufre maintenu en ébullition. La réaction produite est exprimée par l'équation suivante :

$$2(C^2H^2) + S = C^4H^4S$$

acétylène   thiophène

Caractères d'identité. — Le thiophène est un liquide oléagineux, incolore, d'odeur prononcée, insoluble dans l'eau, ayant une densité de 1,062, bouillant à 84°, non toxique.

Il présente, avec la benzine, les plus grandes analogies et forme comme elle des produits de substitution chlorés, bromés, iodés, sulfurés, etc., dont quelques-uns ont été expérimentés récemment en thérapeutique par les Drs Spliegler et Hoch. Parmi ces produits nous citerons :

1º *L'acide thiophène α sulfonique.* C'est un dérivé sulfoné du thiophène. Cet acide combiné avec la soude donne le *sulfothiophénate de soude* ayant pour formule $C^4H^3S,NaSO^3$.

Le sulfothiophénate de soude est une poudre blanche, cristalline, à odeur désagréable, employée contre le prurigo d'après la formule de Spliegler :

<pre>
Sulfothiophénate de soude . . .   2 gr. 50 à 5 gr.
Lanoline. }
Vaseline. } ââ . . . .   25 —
</pre>

Cette pommade a donné des résultats aussi satisfaisants que le naphtol β et pourrait être employée avec avantage dans les cas de prurigo compliqué d'eczéma.

2º *Le thiophène biiodé.* Il est appelé aussi diiodo-thiophène, ayant pour formule $C^4H^2I^2S$. C'est un dérivé iodé du thiophène, analogue à l'iodol, dans lequel 2 atomes d'hydrogène ont été remplacés par 2 atomes d'iode.

On le prépare en ajoutant à du thiophène brut la quantité théorique d'iode, puis de l'oxyde jaune de mercure jusqu'à ce que tout l'iode ait disparu (1).

Le diiodothiophène se présente en cristaux blancs, fusibles à 40º5, facilement volatils. Il possède une odeur aromatique non agréable. Il est insoluble dans l'eau, soluble dans l'éther, le chloroforme, l'alcool chaud, plus difficilement soluble dans l'alcool froid.

Hock le recommande comme succédané de l'iodoforme, il l'emploie en poudre ou sous forme d'une gaze qui se prépare en trempant la gaze dans un mélange composé de :

<pre>
Diiodothiophène. . . . .   50 grammes
Alcool . . . . }
Ether . . . . } ââ 500   —
Glycérine.   10   —
</pre>

On recommande d'ajouter à ce mélange 2 à 3 grammes d'une solution alcoolique de safranine, pour aider à répartir également le mélange sur la gaze (2).

(1) *J. de Ph. et de Ch.,* 5ᵉ série, 12ᵉ année, t. XXV, numéro de mars 1893, p. 251.

(2) Consulter pour l'étude chimique du thiophène : *Revue scientifique,* 1886

SECTION VI

ÉTUDE DES 6e, 7e, 8e, 9e, 10e, 11e CLASSES DES HYDROCARBURES

Sommaire.— Généralités sur les carbures de ces différentes classes.— Naphtaline.

Généralités. — Les carbures de ces diverses classes, très intéressants au point de vue chimique, n'ayant pas reçu d'applications médico-pharmaceutiques, ne seront pas étudiés ici. Nous devons faire cependant une exception en faveur d'un carbure appartenant à la 8e classe $C^n H^{2n-12}$, la **naphtaline**, qui a reçu dans ces dernières années quelques applications importantes.

Naphtaline.

Formule.— La naphtaline, retirée du goudron de houille en 1820, par Garden, étudiée par Faraday, Laurent, Erlenmeyer, a pour formule : $C^{10}H^8$.

Préparation. — On la retire industriellement des huiles lourdes de houille dont elle forme une partie importante, puis on la purifie afin de la débarrasser de tous les produits accessoires qui l'accompagnent, phénols, naphtols, hydrocarbures, d'un ordre plus élevé que la naphtaline.

Purification. — Les deux procédés de purification les plus employés sont :

Procédé Rossbach. — Il consiste à introduire la naphtaline commerciale dans un entonnoir, à la laver par lixiviation avec de l'alcool jusqu'à ce que celui-ci s'écoule incolore ; on dessèche la naphtaline ainsi traitée puis on la sublime.

Procédé Schulz. — Il consiste à traiter la naphtaline par l'acide sulfurique. Après le traitement de l'acide, on fait bouillir avec une solution alcoolique de soude caustique et on sublime ensuite la naphtaline. Par ce procédé de purification on élimine sûrement les phénols et les

(2e semestre), p. 237. — *Cours de chimie* de Gautier. — *Journal de Ph. et Chimie*, article de Denigès : synthèses et réactions diverses du thiophène, 5e série, t. XIX, 1889, p. 273 ; article de Bidet : de l'influence du thiophène et de ses homologues sur la coloration des dérivés de la benzine et de ses homologues, 5e série, t. XIX, année 1889, p. 547.

naphtols, et on obtient une naphtaline présentant tous les caractères de pureté désirables.

Sortes commerciales. — On trouve dans le commerce deux sortes principales de naphtaline :

1° La naphtaline en boules ou en bâtons, réservée pour les usages industriels ou domestiques ;

2° La naphtaline en paillettes ou cristallisée, la seule que l'on doive employer pour l'usage médico-pharmaceutique.

Caractères d'identité. — La naphtaline se présente en tables minces rhomboïdales, ayant une odeur analogue à celle du goudron, et une saveur âcre et aromatique.

Elle est insoluble dans l'eau froide à laquelle elle communique pourtant son odeur ; elle est très soluble dans l'alcool, l'éther, les huiles grasses, les essences, le toluène, les acides acétique, chlorhydrique et oxalique.

Elle a une densité de 1,1517 ; elle fond à 79° et bout à 218°. Elle brûle avec une flamme très fuligineuse. Elle a une odeur désagréable qu'on peut lui enlever partiellement en la mêlant avec du benjoin ou avec de l'acide benzoïque du benjoin et en sublimant ; le simple mélange, sans sublimation, est insuffisant.

Caractères spécifiques. — On la reconnaît aux caractères suivants :

1° A ses caractères d'identité ;

2° Sa solution alcoolique, traitée par une solution alcoolique d'acide picrique, donne un précipité jaune formant de belles aiguilles de picrate de naphtaline peu soluble dans les acides ;

3° Traitée par l'acide sulfurique contenant un peu d'acide azotique, elle donne une coloration brune ;

4° Si l'on chauffe doucement 2 cc. d'acide sulfurique, 1 cc. de chloroforme, 0 gr. 05 de naphtaline, l'acide sulfurique se colore en rouge, le chloroforme ne se colore pas (1).

Caractères de contrôle. — Mal purifiée, elle peut contenir les ALTÉRATIONS suivantes :

Composés solubles. — Pour les déceler, on fait bouillir la naphtaline avec de l'eau distillée, celle-ci enlève les corps étrangers qu'on reconnaîtra en faisant évaporer l'eau.

Phénols. — Pour les déceler, on fait bouillir 1 ou 2 grammes de naphtaline avec un peu de lessive de soude. On filtre. Après refroidissement, on ajoute à la liqueur de l'acide chlorhydrique et de l'eau bromée. S'il y a des phénols, on obtient un précipité de phénols bromés.

(1) Trillat, *Moniteur scientifique*, 1892, page 346, numéro de mai.

Elle peut être FALSIFIÉE par divers corps fixes : sulfates, carbonates, acide borique.

Pour les déceler, on chauffe la naphtaline : elle se volatilise sans résidu si elle est pure ; dans le cas contraire elle laisse un résidu.

Conservation. — Étant inaltérable à l'air, elle se conserve simplement dans des flacons bouchés.

Action physiologique. — Elle exerce une action toxique sur les animaux inférieurs (puces, punaises, acarus) ; aussi est-elle employée comme anti-parasitaire. C'est un antiseptique puissant ; son grand avantage, c'est d'être presque complètement dépourvue de toxicité pour l'homme. Malgré son insolubilité, elle est partiellement absorbée ; l'urine prend rapidement une couleur brun-noirâtre qui devient rose par l'acide acétique. Elle présente, d'après M. le professeur Bouchard, les inconvénients suivants : elle supprime l'appétit, produit du ténesme vésical, des éruptions prurigineuses, de l'amaigrissement, quand l'usage en est prolongé : elle peut aussi amener la cataracte.

Action thérapeutique. — Elle est employée : dans l'antisepsie intestinale, dans les diarrhées putrides, la fièvre typhoïde, le choléra ; dans l'antisepsie urinaire, dans les catarrhes vésicaux ; dans les affections de la peau ; à l'EXTÉRIEUR dans le psoriasis, la gale, la teigne tonsurante (Kaposi), le pityriasis et l'eczéma ; comme vermifuge et anthelminthique (Mirewitch et Minerbi).

Modes d'administration et doses. — On peut l'administrer à l'INTÉRIEUR à la dose de 5 à 7 grammes (Gœtze), mais on conseille de s'en tenir aux doses de 0 gr. 50 à 5 grammes (Rossbach) qu'on donne soit en poudre, soit en suspension, dans un mélange, soit en pilules kératinisées (Unna).

MM. Bouchard et Rossbach la prescrivent de la manière suivante :

Naphtaline pure	5 grammes
Sucre blanc.	5 —
Essence de bergamote	1 goutte

F. S. A. 20 cachets ou paquets. A prendre de 5 à 10 cachets dans la journée et même plus, la totalité.

L'essence de bergamotte a pour but de corriger le goût désagréable de la naphtaline.

On peut aussi la prescrire en lavement : 1 à 5 grammes dans une décoction de guimauve.

A l'EXTÉRIEUR, on peut l'administrer : en pommade (axonge ou vaseline, 9 parties ; naphtaline, 1 partie). — En solution (naphtaline, 30 grammes. Alcool, 25 grammes. Eau distillée, 1 litre).

CHAPITRE II

ÉTUDE DES ALCOOLS.

Sommaire. — Généralités sur les alcools. — Classification.

Généralités. — On appelle alcools des composés neutres formés de carbone, d'hydrogène et d'oxygène et qui ont la propriété de se combiner avec les acides, avec élimination des éléments de l'eau, pour former des éthers. Cette propriété de s'unir aux acides, avec élimination des éléments de l'eau, est caractéristique de la fonction alcool.

On explique, en chimie organique, que les alcools peuvent être divisés de différentes manières : en alcools monoatomiques ; en alcools polyatomiques. On explique aussi que les alcools monoatomiques et polyatomiques peuvent à leur tour être divisés en trois grandes classes, caractérisées atomiquement par un groupe spécial et se distinguant entre elles par leurs produits d'oxydation et comprenant : 1° les alcools primaires ; 2° les alcools secondaires ; 3° les alcools tertiaires.

Nous diviserons les alcools en trois grands groupes :

Alcools monoatomiques ou monalcools.

Alcools polyatomiques ou polyalcools.
- Alcools biatomiques ou bialcools.
- Alcools triatomiques ou trialcools.
- Alcools tétratomiques ou tétralcools.
- Alcools pentatomiques ou pentalcools.
- Alcools hexatomiques ou hexalcools

Alcools à fonction mixte.
- Alcools éthers.
- Alcools aldéhydes.
- Alcools acides.
- Alcools amines.
- Alcools phénols.

SECTION I

ÉTUDE DES ALCOOLS MONOATOMIQUES OU MONALCOOLS

Sommaire : Définition. — Classification. — Alcools de ce groupe intéressants au point de vue médico-pharmaceutique. — Alcool éthylique. — Alcool méthylique. — Alcool amylique. — Dormiol.

Définition. — On appelle alcools monoatomiques ou monalcools des corps neutres composés de carbone, d'hydrogène, d'oxygène et qui ont la propriété de s'unir avec les acides, avec élimination des éléments de l'eau, pour former un éther. Un monalcool, ou alcool monoatomique ne peut former avec les acides monobasiques qu'un seul éther avec élimination d'une seule molécule d'eau.

Alcools intéressants. — Parmi les nombreux monalcools connus, trois seulement sont intéressants au point de vue médico-pharmaceutique : l'alcool éthylique, l'alcool méthylique, l'alcool amylique.

§ 1. — Alcool éthylique.

L'alcool éthylique, appelé aussi hydrate d'éthyle, éthanol, alcool ordinaire, alcool vinique, a pour formule : C^2H^6O.

Ce corps ayant déjà été examiné dans le cours de pharmacie galénique (1), nous ne reviendrons pas sur son étude. Nous rappellerons seulement qu'il a des usages nombreux en médecine et en pharmacie ; qu'il entre dans la composition de nombreuses préparations (alcoolés en général, alcoolats, etc.), qu'on l'emploie à l'intérieur comme stimulant du système nerveux et tonique ; à l'extérieur, comme antifermentescible, antiputride, irritant, stimulant.

§ 2. — Alcool méthylique.

L'alcool méthylique ne présente aucun intérêt par lui-même : mais combiné avec l'acide chlorhydrique, il donne l'éther méthyl-chlorhydrique ou chlorure de méthyle, composé important que nous étudierons à l'article Ether.

(1) *Cours de Pharmacie*, t. Ier, p. 447.

§ 3. — Alcool amylique.

La théorie prévoit huit alcools amyliques répondant à la formule $C^5H^{12}O$; 4 alcools primaires, 3 alcools secondaires et 1 alcool tertiaire. Ils sont connus tous les huit.

Parmi eux un seul est utilisé en médecine, c'est l'alcool amylique tertiaire. On l'appelle aussi hydrate d'amylène, alcool pseudo-amylique, diméthyl-éthyl-carbinol.

Préparation. — On le prépare en faisant tomber goutte à goutte de l'amylène dans de l'acide sulfurique étendu de la moitié de son volume d'eau et soigneusement refroidi. On dilue le mélange immédiatement en continuant à refroidir ; on sépare l'huile rassemblée à la surface, on sature l'acide sulfurique ; on distille et on sèche le produit sur le carbonate de potassium.

Caractères d'identité. — L'hydrate d'amylène est un liquide mobile, incolore, d'odeur aromatique spéciale, de saveur fraîche rappelant celle de la menthe, soluble dans 8 parties d'eau, insoluble dans l'alcool et l'éther. Il a une densité de 0,80, il est solide à 12° ; il bout à 102°.

Caractères spécifiques. — On le reconnaît à ses caractères d'identité.

Caractères de contrôle. — Il importe de vérifier avec soin son point d'ébullition, car s'il est impur, il peut occasionner des nausées et même des accidents congestifs.

Actions physiologique et thérapeutique. — Il a été surtout étudié par Von Mering, Eskoff, Gürtler, Buschan. C'est un hypnotique intermédiaire entre le chloral et la paraldéhyde, n'agissant pas sur les centres cardiaque et respiratoire.

Il est deux fois moins actif que le chloral, il faut 2 grammes d'hydrate d'amylène pour produire le même effet hypnotique que 1 gramme de chloral, mais il possède l'avantage de ne pas avoir l'action du chloral sur les centres cardiaque et respiratoire.

Il est plus actif que la paraldéhyde ; de plus après absorption, il ne laisse pas d'odeur désagréable à l'haleine comme le fait la paraldéhyde ; il doit être préféré à ce dernier médicament.

Modes d'administration et doses. — On l'administre en potion, capsules, lavements, injections hypodermiques à la dose de 3 à 8 gr. par jour.

Le docteur Mering recommande pour l'usage interne les formules suivantes dont on peut varier la dose :

Potion. Hydrate d'amylène . . . .   8 grammes
Eau distillée   60   —
Extrait de réglisse   10   —

A prendre la moitié le soir en se couchant.

Lavement. Hydrate d'amylène. . . . . . .   5 grammes
Eau distillée.   50   —
Mucilage de gomme arabique. . 20   —

On l'emploie aussi contre l'insomnie par suite d'affections douloureuses, telles que la névralgie périphérique, sous les formules suivantes :

Potion. Hydrate d'amylène. . . . .   6 grammes
Chlorhydrate de morphine. . . . .   0 gr. 02
Eau distillée   60   —
Extrait de réglisse   10   —

A prendre la moitié le soir en se couchant.

Lavement. Hydrate d'amylène. . . . . . .   4 grammes
Chlorhydrate de morphine . . .   0 gr. 015
Eau distillée.   50   —
Mucilage de gomme arabique. . 20   —

On a également recommandé l'hydrate d'amylène contre l'épilepsie. Wildermuth conseille d'employer, dans ce cas, la solution suivante :

Hydrate d'amylène . . . .   20 grammes
Eau distillée   200   —

M. S. A. A prendre 4 cuillerées à bouche par jour, 2 le matin à jeun
et 2 le soir en se couchant, en ayant soin de verser chaque fois la quantité prescrite dans 20 à 40 grammes de vin. Chaque cuillerée contient
1 gr. 50 d'hydrate d'amylène.

Pour éviter l'accoutumance et aussi les fâcheux effets que pourrait
produire l'hydrate administré pendant des mois consécutifs, il faut
avoir soin de suspendre de temps en temps ce médicament et de
le remplacer par les bromures.

L'hydrate d'amylène est particulièrement indiqué dans le cas de
bromisme aigu, alors qu'il faut absolument cesser les bromures pour
faire cesser les effets d'intoxication.

Dormiol.

Le dormiol est une combinaison d'hydrate d'amylène et d'hydrate de chloral, et que l'on appelle aussi diméthyléthyl, carbinol chloral.

Il a été découvert par Frisch.

Préparation. — On le prépare en unissant molécule à molécule l'hydrate de chloral à l'hydrate d'amylène.

C'est un liquide incolore, à odeur piquante, analogue à celle du menthol, de saveur à la fois fraîche et brûlante, de densité de 1.24 à 15°.

Il se mélange en toutes proportions à l'alcool, l'éther, le chloroforme ; il est peu soluble dans l'eau, et comme sa dissolution dans l'eau est assez difficile, il est mis dans le commerce en solution aqueuse à 50 0/0.

Action thérapeutique. — D'après Fuchs et Kock, ce composé serait doué de propriétés hypnotiques. Il a été employé dans l'insomnie des hystériques, des neurasthéniques, des tuberculeux.

Le dormiol s'administre à la dose de 0 gr. 50 ; cette dose peut être portée à 1 gramme et même 2 grammes.

1° En capsules dosées à 0 gr. 50 par capsule. A prendre une capsule le soir, et au besoin une seconde dans la nuit.

2° En potion, dont voici la formule habituellement employée :

    Dormiol à 50 p. 100 . . . . 10 grammes
    Sirop de limons . . . . 30 —
    Eau distillée. Q.S. pour . . . . 150 cc.

A prendre une cuillerée à soupe le soir ; au besoin une seconde cuillerée la nuit.

SECTION II

ÉTUDE DES ALCOOLS POLYATOMIQUES OU POLYALCOOLS.

SOMMAIRE.— Définition.— Classification.— Alcools de ce groupe intéressants au point de vue médico-pharmaceutique. — Glycérine (alcool triatomique). — Mannite (alcool hexatomique). — Étude des glucoses. — Etude des glucosides (amygdaline, adonidine, arbutine, digitaline, convallamarine, strophantine, convolvuline, jalapine, salicine, fraxine, daphnine). — Etude des saccharoses (lactose ou sucre de lait). — Etude des hydrates de carbone (amidon, dextrine, glycogène, gomme soluble, paramylon, inuline, lichénine, bassorine, cellulose (*fulmicoton*), tunicine).

Définition. — On appelle alcools polyatomiques ou polyalcools des corps neutres, composés de carbone, d'hydrogène et d'oxygène et qui ont la propriété de s'unir avec les acides, avec élimination des éléments de l'eau, pour former des combinaisons neutres appelées éthers.

Ils peuvent donner avec les acides monobasiques plusieurs éthers.

On distingue les alcools diatomiques ou diols, triatomiques ou triols, tétratomiques ou tétrols, pentatomiques ou pentols, hexatomiques ou hexols, etc...

Polyalcools intéressants. — Quels sont les polyalcools importants au point de vue médico-pharmaceutique ?

Les alcools diatomiques, comprenant : les glycols éthyléniques, propyléniques, butyléniques, amyléniques, hexyléniques, octyléniques, aromatiques, sont très intéressants au point de vue chimique, mais comme ils n'ont reçu aucune application médico-pharmaceutique, ils ne seront pas étudiés dans ce cours.

Les alcools triatomiques ou trialcools ne comprennent qu'un seul représentant : la **glycérine**, ayant pour formule $C^3H^8O^3$. Ce corps ayant déjà été étudié dans le cours de pharmacie galénique (1), nous ne reviendrons pas sur son histoire. Nous rappellerons seulement qu'en dehors de ses usages externes très nombreux, car elle s'emploie en nature pour le pansement des plaies, en glycérés ou glycérats, la glycérine a été préconisée contre la dysenterie, l'acné, la glycosurie, les dyspepsies, les débilitations organiques, certaines maladies putrides.

On l'emploie à l'INTÉRIEUR à la dose de 15 à 60 grammes, en tisanes, potions, lavements, suppositoires. On l'associe assez fréquemment à la créosote ; elle constitue alors la *glycérine créosotée* dont voici la formule :

Glycérine officinale. . . . . . .   150 grammes
Créosote de goudron de hêtre . .   2   —

20 grammes contiennent 0 gr. 20 de créosote.

Ajoutons, en terminant, que la glycérine est *incompatible* avec l'acide chromique, le bichromate de potasse et le permanganate de potasse, l'acide azotique. Elle donne avec ces corps des mélanges détonants.

Les alcools tétratomiques et pentatomiques ne comprennent aucun corps intéressant au point de vue médico-pharmaceutique.

Les alcools hexatomiques comprennent : la mannite et ses iso-

(1) *Cours de pharmacie*, t. I, p. 195.

mères. Ces corps, n'offrant aucune importance au point de vue pharmaceutique, ne seront pas étudiés ici. Mais ainsi qu'on le fait ordinairement en chimie organique, nous rattacherons à la mannite l'étude des corps suivants :

1° GLUCOSES, principes sucrés et alcools polyatomiques ;

2° SACCHAROSES, principes sucrés, jouant le rôle d'alcools polyatomiques et formés par l'union de deux molécules de glucose ;

3° HYDRATES DE CARBONE ou polysaccharides.

§ 1. — Glucoses.

Les glucoses forment un groupe de composés présentant des caractères généraux qui les distinguent nettement et permettent de les différencier d'avec les autres principes sucrés :

1° Ils ont pour formule générale $C^6H^{12}O^6$. Ce sont des hexoses ou hydrates de carbone renfermant 6 atomes de carbone ;

2° Ce sont des sucres dont les uns renferment 5 fonctions alcool et 1 fonction aldéhyde et qu'on appelle aldoses, et dont les autres renferment 5 fonctions alcool et 1 fonction cétone et qu'on appelle cétoses. Parmi les aldoses, nous citerons le glucose. Parmi les cétoses, nous citerons le lévulose ;

3° Ils fermentent directement au contact de la levure de bière qui renferme un végétal spécial, le *Saccharomyces cerevisiæ*, en donnant de l'alcool et de l'acide carbonique $C^6H^{12}O^6 = 2\,CO^2 + 2\,C^2H^6O$;

4° Ils forment avec les bases des composés analogues aux alcoolates appelés glucosates, corps très instables qui se détruisent à 100° et même à froid ;

5° Ils réduisent la solution de tartrate cupro-potassique (liqueur de Fehling) en donnant un précipité jaune ou rouge d'oxydule de cuivre ;

6° Ils forment avec les acides, les alcools, les phénols, les aldéhydes, avec séparation des éléments de l'eau, des combinaisons désignées par M. Berthelot sous le nom de glucosides et qui sont de véritables éthers du glucose.

Les différents et principaux glucoses peuvent être divisés en deux classes : aldoses et cétoses.

A. — Parmi les aldoses :

1° Le glucose ordinaire (glucose droit, sucre de raisin, sucre d'amidon, dextrose) ;

2° Les mannoses (droit, gauche et inactif) ;

3° Les galactoses (droit, gauche et racémique).

B. — Parmi les cétoses.

1° Le fructose (sucre de fruit, lévulose) ;

2° La sorbinose (sorbose).

A part le glucose ordinaire et le fructose étudiés en pharmacie galénique, tous ces corps très intéressants au point de vue chimique, mais sans importance au point de vue médico-pharmaceutique, ne seront pas étudiés.

Mais si nous n'étudions pas les glucoses, nous avons à examiner des composés très importants qu'ils forment en se combinant avec différents corps : acides, alcools, phénols, etc. Ces composés sont les glucosides.

GLUCOSIDES.

Généralités. — On appelle glucosides les différentes combinaisons que le glucose forme avec les acides, les alcools, les phénols, les aldéhydes, avec séparation des éléments de l'eau ; *ce sont de véritables éthers du glucose.*

Etat naturel. — Ces principes, appelés par Laurent, *glucosamides*, sont des produits naturels que l'on rencontre dans les écorces, les racines, les feuilles, les fruits, les semences, les liquides d'une multitude de plantes. Ils comprennent la plupart des matières extractives et amères, diverses gommes-résines, plusieurs corps de la nature des tannins, quelques matières colorantes, un certain nombre de corps très actifs (digitaline, etc.).

La constitution de ces principes a fait l'objet de nombreuses discussions ; mais il résulte des remarquables expériences de M. Berthelot que les glucosides sont des corps qui, sous l'influence des agents d'hydratation, fixent les éléments de l'eau, et se dédoublent en glucose et en une ou plusieurs matières. *On doit donc les considérer comme de véritables éthers du glucose comparables aux autres éthers.*

Le dédoublement des glucosides en glucose et en une ou plusieurs autres matières (propriété qui caractérise cette classe de corps) s'effectue soit sous l'influence des acides minéraux, soit sous l'influence des alcalis, soit sous l'influence de ferments ; mais observons, et c'est là un point très important, que dans ce dédoublement les glucosides fixent les éléments de l'eau.

Les glucosides, en se dédoublant, peuvent donner naissance :

1° A des corps inoffensifs, alors que le glucoside est très toxique.

C'est ainsi, par exemple, que sous l'influence de l'hydratation, l'helléborine, très toxique, donne du glucose et de l'helléborétine, corps non vénéneux ;

2° A des corps très toxiques, alors que le glucoside est inoffensif. C'est ainsi, par exemple, que l'amygdaline, principe inoffensif, donne lieu en se dédoublant sous certaines influences à la formation d'un poison très violent, l'acide cyanhydrique.

Les glucosides connus sont très nombreux (1). Les seuls intéressants au point de vue médico-pharmaceutique, sont : l'amygdaline, l'adonidine, l'arbutine, la digitaline, la convallamarine, la strophantine, la convolvuline, la jalapine, la salicine, la fraxine, la daphnine.

Amygdaline.

L'amygdaline, appelée aussi diglucoside benzylalo-cyanhydrique, est contenue dans les amandes amères. Elle se transforme en présence de l'eau et de l'émulsine (ferment spécial qui l'accompagne dans les amandes) en glucose, acide cyanhydrique et essences d'amandes amères. Nous avons parlé de ce glucoside et de son importance, lorsque nous avons étudié les émulsions naturelles, les sels de mercure ; nous ne reviendrons pas sur ce sujet (2).

Adonidine.

L'adonidine est un glucoside retiré de l'Adonis vernalis (renonculacées) étudié par Cervello, puis par M. J. Mordagne (3).

Caractères d'identité.— L'adonidine se présente sous la forme d'une poudre jaune serin, inodore, amère, soluble dans l'eau, l'alcool, insoluble dans l'éther anhydre, le chloroforme, la benzine, la térébenthine.

Elle est généralement amorphe, mais desséchée pendant longtemps elle présente une cristallisation confuse et radiée, cristallisation que les vapeurs d'ammoniaque peuvent arrêter.

Chauffée à l'ébullition avec de l'acide chlorhydrique étendu, elle se dédouble en glucose et en un corps qui n'a pas été étudié par M. J. Mordagne.

(1) Voir nomenclature : *Dictionnaire de* Wurtz, t. 1er, 2e partie, pages 1573, 1574, 1575.

(2) *Cours de pharmacie*, t. 1er, page 429, t. II, p. 265.

(3) Voir Mordagne, Thèse de l'Ecole supérieure de pharmacie de Paris, 1885.

Caractères spécifiques. — On la reconnaît aux caractères suivants :

1° A ses caractères d'identité.

2° Chauffée vers 100°, elle brunit et devient presque noire.

3° Elle brûle et développe en brûlant une odeur pénétrante persistante rappelant celle du foin coupé.

4° Sa solution chauffée avec de la potasse, se décolore et il se forme en même temps des corpuscules résineux, jaunes, insolubles dans l'eau.

5° Elle est colorée en jaune par l'acide nitrique, en rouge par l'acide sulfurique.

Caractères de contrôle. — Chauffée sur une lame de platine, elle brûle sans résidu ; il est donc facile, à l'aide de ce caractère, de découvrir la présence des substances étrangères qu'on pourrait frauduleusement lui ajouter.

Actions physiologique et thérapeutique. — Les expériences de Bubnoff, Cervello et Mosso, Lesage et Huchard ont démontré que l'adonidine régularise les battements du cœur, augmente la pression artérielle, augmente également la quantité d'urine ; elle est donc employée comme sédatif énergique du cœur et comme diurétique puissant. Cervello regarde ce glucoside comme l'homologue de la digitaline, mais possédant une action plus énergique. Il paraîtrait aussi qu'à l'inverse de la digitaline, cette substance ne s'accumule pas dans l'organisme.

Modes d'administration et doses. — On l'emploie en pilules à la dose de 5 à 10 milligrammes par jour. On emploie aussi le tannate d'adonidine à la dose de 1 à 2 centigrammes par jour.

Arbutine.

L'arbutine est un glucoside, retiré de l'uva ursi, qui se transforme par l'action des acides ou de l'émulsine, en glucose et en hydroquinone. Il est employé quelquefois comme diurétique, à la dose de 0 gr. 60 à 0 gr. 80, 4 fois dans la journée.

Digitaline.

Préliminaires. — La digitale (Digitalis purpurea) contient un certain nombre de principes sur lesquels on n'est pas encore complètement fixé. D'après Schemiedeberg, les principes actifs de la digitale peuvent être divisés en deux classes :

<table>
<tr><td align="center">Digitalines solubles
dans l'eau.</td><td align="center">Digitalines insolubles
dans l'eau.</td></tr>
<tr><td>La digitonine.
La digitaléine.</td><td>La digitaline.
La digitoxine.</td></tr>
</table>

A ces quatre principes fondamentaux viennent s'ajouter divers produits de décomposition : digitonéine, paradigitogénine, toxisérine, etc. (1).

Qu'appelle-t-on digitaline dans le commerce ? La digitaline est un corps très actif, retiré de la digitale, mais on livre, tous les jours, sous ce nom, des corps qui n'ont ni la même nature chimique, ni la même activité physiologique ; il importe donc tout d'abord de chercher à établir ce que c'est que la digitaline.

Le corps que nous connaissons en France sous le nom de *digitaline* (amorphe ou cristallisée) est désigné en Allemagne sous le nom de *digitoxine* : le corps que nous appelons en France *digitaléine* est désigné en Allemagne sous le nom de *digitaline*. Cette nomenclature est très regrettable, car elle peut occasionner des confusions graves.

Il existe, en effet, entre ces corps des différences profondes qui ont été signalées par plusieurs auteurs, notamment par MM. Lafon, Bardet, Adrian, Arnaud, Houdas, et que nous allons essayer de résumer dans le tableau suivant :

(1) Voir Schemiedeberg, *Arch. für Path.*, t. III, p. 16.

Tableau résumant les différences qui existent entre les divers principes fournis par la digitale et vendus en France et en Allemagne.

	DIGITALINE AMORPHE	DIGITALINE CRISTALLISÉE	DIGITOXINE	DIGITALÉINE	DIGITALINE
Produit.	Français (Codex).	Français (Codex).	Allemand.	Français.	Allemand. Peut être amorphe ou cristallisée.
Préparation	Par procédé Homolle et Quevenne, modifié par Homolle (Codex).	Par procédé Nativelle.		Procédé Houdas.	»
Solubilité dans le chloroforme.	Entièrement soluble, appelée pour ce fait : digitaline amorphe chloroformique (Bardet et Adrian).	Entièrement soluble, appelée pour ce fait : digitaline cristallisée chloroformique (Bardet et Adrian).	Incomplètement soluble.	Insoluble.	Insoluble.
Solubilité dans l'eau . . .	Insoluble.	Insoluble.	Insoluble.	Soluble.	Soluble.
Action de l'acide chlorhydrique concentré	Coloration verte.	Coloration verte.	Coloration verte.	Ne se colore pas en vert.	Ne se colore pas en vert.
Action de l'acide sulfurique concentré	Coloration brun-noirâtre.	Coloration brun-noirâtre.	Coloration brun-noirâtre.	Coloration jaunâtre à froid, qui passe au rouge, puis au noir sous l'action de la chaleur avec SO^4H^2 dilué (Houdas).	Coloration analogue à ci-contre.
Action du réactif de Lafon (*Acide sulfurique alcoolisé et trace de perchlorure de fer*).	Coloration bleu-verdâtre.	Coloration bleu-verdâtre.	Coloration bleu-verdâtre.	Pas de coloration.	Pas de coloration.
Action du réactif de Kiliani (*SO^4H^2 contenant 0,05 0/0 de sulfate ferrique*).	Coloration foncée comme s'il y avait carbonisation.	Coloration foncée comme s'il y avait carbonisation.	Coloration foncée comme s'il y avait carbonisation.	Coloration jaune d'or dès les premiers moments, puis solution rouge devenant rouge-violet.	Coloration jaune d'or dès les premiers moments, puis solution rouge devenant rouge-violet.
Activité.	Très active. Activité égale à la digitaline cristallisée (Bardet). Activité 10 fois moins grande que la digitaline cristallisée (Codex).	Très active. Activité égale à la digitaline amorphe (Bardet). Activité 10 fois plus grande que celle de la digitaline amorphe (Codex).	Active. Activité 10 fois moindre que celle de la digitaline amorphe ou cristallisée (Bardet).	Moins active. Activité : 20 à 35 fois moins énergique que celle des digitalines amorphe ou cristallisée françaises (Bardet).	Moins active. Activité : 20 à 35 fois moins énergique que celle de la digitaline amorphe ou cristallisée française (Bardet).
Composition	Serait, d'après Bardet et Adrian, identique, au point de vue chimique, à la digitaline cristallisée. D'après des travaux plus récents elle serait constituée par de la digitaline cristallisée souillée par de la digitaléine.	Constitue, d'après Arnaud, une espèce chimique parfaitement définie, renfermant à peine 2 à 7 0/0 de matières étrangères, et ayant pour formule $C^{31}H^{50}O^{10}$.	D'après Bardet, serait de la digitaline cristallisée impure, de laquelle on peut extraire 35 à 55 0/0 d'un produit cristallisé. C'est la digitoxine de Schmiedeberg.	Etudiée surtout par Houdas, qui la considère comme un glucoside et qui lui donne pour formule équivalentaire $C^{52}H^{82}O^{34}$. Il l'a obtenue à l'état cristallisé.	A l'*état amorphe*, elle correspond à la digitaléine impure française. A l'*état cristallisé*, elle correspond à la digitaléine française pure. C'est le corps désigné sous le nom de digitaline par Schmiedeberg.

Des faits consignés dans ce tableau on doit tirer les conclusions suivantes :

1° On trouve actuellement dans le commerce, et désignés sous des noms différents, deux genres de produits actifs retirés de la digitale : la *digitaline amorphe* ou *cristallisée*, dénommée *digitoxine* par les Allemands, soluble dans le chloroforme ; la *digitaléine* dénommée *digitaline* par les Allemands, insoluble dans le chloroforme.

2° Il importe de ne pas confondre la digitaline allemande avec la digitaline française ; ce sont en effet des produits très différents au point de vue chimique et au point de vue physiologique.

3° Le Codex français mentionne deux digitalines : la digitaline amorphe et la digitaline cristallisée. Ces deux digitalines sont chloroformiques (c'est-à-dire se dissolvent entièrement dans le chloroforme).

4° La digitaline cristallisée chloroformique est le seul produit bien défini fourni par le commerce.

5° D'après MM. Bardet et Adrian, la digitaline amorphe et la digitaline cristallisée du Codex ont une activité égale. Cette opinion aurait peut-être besoin d'être confirmée par de nouvelles expériences physiologiques, car le Codex de 1884 admet que la digitaline amorphe est 10 fois moins active que la digitaline cristallisée.

6° En attendant que la question d'activité des deux digitalines soit définitivement et officiellement tranchée, le médecin doit nettement désigner sur sa formule, la digitaline qu'il désire prescrire et dire digitaline amorphe ou digitaline cristallisée. A défaut d'indication précise le pharmacien doit délivrer la digitaline amorphe.

7° Etant donnée l'incertitude de l'action et de l'activité des digitalines non solubles dans le chloroforme (digitaléine française et digitaline allemande), il y a nécessité pour le médecin de prescrire, et pour le pharmacien de donner, de la digitaline préparée d'après le Codex français et de rejeter la digitaline d'origine allemande qui est souvent livrée au commerce et qui ne répond nullement au produit inscrit dans notre Codex.

8° Le pharmacien ne doit pas oublier que beaucoup de droguistes, qui ne fabriquent pas eux-mêmes leurs produits font venir de la digitaline allemande ; ils délivrent sous le nom de digitaline, de la digitaléine française qui est soluble dans l'eau et insoluble dans le chloroforme. Si donc le pharmacien constate que le produit, qui lui a été vendu sous le nom de digitaline, est soluble dans l'eau, il peut être assuré que son droguiste lui a donné de la digitaline allemande (digitaléine française) et il ne doit pas s'en servir pour exécuter des ordonnances où se trouve formulée de la digitaline ; car même, à défaut d'indication spéciale, chaque fois qu'une ordonnance ne spécifie pas le produit, c'est celui du Codex qui doit être délivré.

9° Considérant que la digitaline amorphe et la digitaline cristallisée du Codex ont le même degré d'activité, MM. Bardet et Adrian pensent qu'il n'y a pas lieu de faire de différence entre les deux produits inscrits au Codex français sous le nom de digitaline ; il y aurait même avantage à abandonner les expressions amorphe et cristallisée, qui servent à les distinguer, pour s'en tenir au titre unique « *digitaline chloroformique* ». En conséquence, M. Bardet conseille aux médecins de formuler toujours la digitaline sous le titre « *digitaline chloroformique* ».

Nous pensons, en attendant que la question d'activité des deux digitalines soit officiellement tranchée, qu'il est préférable pour le médecin de prescrire : « Digitaline amorphe chloroformique ou digitaline cristallisée chloroformique » ; de cette manière toute équivoque serait évitée. Si le médecin prescrivait simplement : « Digitaline chloroformique », le pharmacien devrait délivrer de la digitaline amorphe chloroformique du Codex français.

L'histoire des principes actifs de la digitaline, très confuse, comme nous l'avons vu, a fait le 9 janvier 1895, l'objet d'une nouvelle étude à la Société de thérapeutique et voici les conclusions qu'elle a cru devoir adopter :

La digitaline cristallisée, dite chloroformique, est le seul des produits retirés de la digitale qui représente réellement un produit défini et d'action constante et bien connue au point de vue thérapeutique.

La digitoxine n'est pas, comme on l'a dit, un principe identique à la digitaline cristallisée ou même amorphe. C'est un mélange indéfini et non cristallisé. Son activité est variable ; elle peut être égale ou se montrer 2 ou 3 fois plus grande que celle de la digitaline cristallisée chloroformique du Codex français. Pour M. Houdas qui a fait une étude particulière sur les digitalines, cette activité serait due à un glucoside non encore isolé, dont la quantité varie avec les échantillons de digitoxine ; ce qui expliquerait les inégalités observées dans leur action. Pour M. Houdas, la digitoxine serait un mélange de plusieurs produits parmi lesquels se trouvent : 1° la digitaline cristallisée ; 2° le glucoside non isolé, dont nous venons de parler.

La digitaline amorphe dite chloroformique contient comme la digitoxine un corps probablement glucosidique, glucoside non encore isolé, signalé par M. Houdas ayant une activité considérable qui peut en faire varier l'énergie. Pour M. Houdas, si MM. Bardet et Adrian ont trouvé que les digitalines amorphes ou cristallisées, chloroformiques, du Codex, avaient une activité égale, c'est que la digitaline amorphe qu'ils avaient essayée, renfermait une certaine quantité du glucoside actif dont nous venons de parler.

Il y a un grand intérêt pratique à ne maintenir dans les pharmacopées que des corps définis à fonction constante ; par conséquent la digitaline cristallisée, dite chloroformique, étant, d'après M. Houdas, le seul principe actif défini de la digitale, doit seule être prescrite.

La Société de thérapeutique émet le vœu que le Codex français supprime la digitaline amorphe et n'admette que la digitaline cristallisée chloroformique.

Le vœu émis par la Société de thérapeutique en 1895 a été renouvelé par le Congrès international de médecine tenu à Paris du 2 au 9 août 1900, après un rapport de M. Joanin sur les principes actifs de la digitale.

Nous avons essayé de résumer le plus brièvement et le plus clairement possible les travaux récents parus sur la digitaline ; les lecteurs qui voudraient approfondir cette question pourront consulter les mémoires originaux où ces travaux sont consignés (1).

(1) 1° *Recherches sur la digitaline cristallisée*, Ac. des sciences, 109-679, 1889, par M. Arnaud, rapportées *J. de Ph. et de Ch.*, 5° série, 1889, t. XX. p. 154.

2° *Recherches sur la digitaline et la langhinine*, Ac. des sciences, CIX, 701, 1889, par M. Arnaud, rapportées *J. de Ph. et de Ch.*, 5° série, 1889, t. XX, p. 514.

3° *Caractères chimiques des diverses espèces de digitaline* de M. Lafon, *J. de Ph. et de Ch.*, 7° année, 6° série, t. XIII, p. 548.

4° *Sur une nouvelle réaction de la digitaline* de M. Lafon, *J. de Ph. et de Ch.*, 6° année, 5° série, t. XII.

5° *Activité comparée des diverses digitalines* de Bardet, *Union Ph.*, 1889, p. 551.

6° *Activité de la digitaline amorphe du Codex*, par Bardet, *Union Ph.*, 1890, p. 20.

7° *La digitaline chloroformique*, *Union Ph.*, 1890, p. 171.

8° *Action comparée des diverses digitalines*, par Bardet (*C. R. de l'Ac. des sciences*, 11 novembre 1889, rapporté *Rép. de pharmacie*, p. 13, année 1891).

9° *Activité de la digitaline amorphe*, par Bardet (*Journal des nouveaux remèdes* du 24 décembre 1889, rapporté *Rép. de Ph.*, 1890, p. 59).

10° *Les digitalines pharmaceutiques*, par M. Adrian (*J. des nouveaux remèdes* du 8 mars 1890, p. 110, rapporté *Rép. de Ph.*, 1890, p. 163 et *J. de Ph. et de Ch.*, 5° série, t. XXI, année 1890, p. 562).

11° Article *Digitaline* dans le *Formulaire des nouveaux remèdes* de 1892 de

Ces considérations générales posées, étudions les deux digitalines inscrites au Codex et employées en médecine : la digitaline amorphe, la digitaline cristallisée.

M. Bardet.

12* Article *Digitaline* dans la *Revue des médicaments nouveaux* de Crinon.

13° *Recherches sur la digitaline*, par M. J. Houdas (V. *J. de Ph. et de Ch.*, 5e série, t. XVIV, 1891, p. 488).

14° *Traité de thérapeutique et de pharmacologie* de Manquat, t. I, p. 394, Article *Digitale*.

15° *Etude sur les glucosides de la Digitaline*, par Masins de Liège (*Bulletin de l'Académie royale de Médecine de Belgique*, 1893-1894).

16° *La question des glucosides de la digitale et de leurs produits de dédoublement*, par E. Bourquelot (*J. de Ph. et de Ch.*, 1er juillet 1896, p. 25).

17° Distinction des glucosides de la digitale et de leurs produits de dédoublement à l'aide de l'acide sulfurique additionné de sulfate de protoxyde de fer. Mémoire de Kiliani (*Archives de Pharmacie* [3], t. XXXIV, p. 273, 1896, rapporté *J. de Ph. et de Ch.*, 1er juillet 1896, p. 29).

18° *Sur la digitoxine*, mémoire de Kiliani (*Archives de pharmacie* [3], t. XXXIV, p.481, 1896, rapporté *J.de Ph.et de Ch.*, numéro du 15 novembre 1896, p. 448).

19° *La digitoxine et la digitaline cristallisée*, par Corin, assistant à l'Université de Liège, *Rép. de Ph.*, 10 mai 1895, p. 210.

20° *Les digitalines*, par M. Bousquet, licencié ès-sciences (*Bulletin de la Société de Bordeaux*, 1895, p. 327).

21° *J. de Ph. et de Ch.*, 6e série, t. V, numéro du 15 février 1897, p. 212, note lue à la *Société de thérapeutique*, par Adrian sur la digitaline cristallisée française et la digitoxine des Allemands. — 2e note d'Adrian lue à la *Société de thérapeutique*, sur la digitaline et la digitoxine, numéro du 15 juin 1897, p. 560.

22° *Les glucosides des feuilles de digitale et leur dosage*, par Keller, *J. de Ph. et Ch.*, 6e série, t. VI, 15 août 1897, p. 167.

23° *Sur la digitoxine et la digitaline*, note de Kiliani, *J. de Ph. et de Ch.*, 6e série, t. IV, 15 janvier 1899.

24° *Digitaline et nouvelle digitoxine de Kiliani*, par Adrian, *J. des nouveaux remèdes*, 1897, p. 76.

25° *Digitaline et digitoxine*, par Adrian, *J. des nouveaux remèdes*, numéro du 8 juin 1897, p. 332.

26° *Des glucosides des feuilles de digitale*, *J. des nouveaux remèdes*, numéro du 24 août 1897, p. 498.

27° Article du *pharmaceutical Journal, sur la digitoxine et la digitaline*, *J. des nouveaux remèdes*, 1899, numéro du 8 février 1899, p. 59.

28° *Nouvelles recherches sur la digitaline*, par Kiliani et Windaus, *J. de Ph. et de Ch.*, 15 décembre 1899, p. 555 ; *Sur la digitaléine* de Kiliani et Windaus.

29° *Sur la matière colorante de la digitaline*, Adrian-Trillet, *J. de Ph. et de Ch.*, 15 décembre 1898, p. 563.

A. — Digitaline amorphe.

Préparation. — La digitaline amorphe se prépare par le procédé d'Homolle et Quevenne, modifié par Homolle, décrit avec soin au Codex, p. 199 et sur lequel nous n'insisterons pas.

Caractères d'identité. — La digitaline amorphe se présente sous l'aspect d'une poudre d'un blanc légèrement jaunâtre, doué d'une odeur aromatique *sui generis*, d'une amertume extrême.

Elle est neutre au papier de tournesol.

Elle est presque insoluble dans l'eau, insoluble dans l'éther, soluble dans l'alcool, très soluble dans le chloroforme.

Elle se ramollit à 90°, fond vers 100°, brunit vers 180° en se décomposant ; si on la brûle sur une lame de platine, elle répand une odeur analogue à celle de l'oliban et brûle sans résidu.

Caractères spécifiques. — On la reconnaît aux caractères suivants :

1° *Réactions des glucosides de la digitale* (Kiliani). On prépare deux réactifs ainsi composés :

Réactif n° 1.
$\left\{\begin{array}{l}\text{100 c}^3\text{ d'acide sulfurique.}\\ \text{1 c}^3\text{ de solution de sulfate ferrique dans l'eau}\\ \quad\text{à 5 0/0.}\end{array}\right.$

Réactif n° 2.
$\left\{\begin{array}{l}\text{100 c}^3\text{ d'acide acétique cristallisable.}\\ \text{1 c}^3\text{ de solution de sulfate ferrique dans l'eau}\\ \quad\text{à 5 0/0.}\end{array}\right.$

Dissoudre quelques milligrammes de digitoxine (digitaline française) dans 4 c^3 du réactif n° 2, puis ajouter un même volume du réactif n° 1 sans mélanger. Il se produit à la limite une zone très foncée. Au bout de 2 minutes une bande bleue se produit au-dessus de la zone et finit par envahir tout le liquide supérieur (réaction de la digitoxine ou digitaline cristallisée).SO^{4}H^2 au-dessous se colore en rouge (réaction de la digitaline allemande ou digitaléine française) ;

2° *Avec l'acide chlorhydrique concentré* : coloration jaune passant au vert émeraude ;

3° *Avec l'acide sulfurique* : coloration verte qui, par la vapeur de brome passe au rouge groseille ; étendu d'eau le soluté devient vert ;

3° *Avec un mélange à parties égales d'alcool et d'acide sulfurique auquel on ajoute une goutte de perchlorure de fer* : coloration bleu-verdâtre persistant pendant plusieurs heures (Lafon) (1).

(1) *Conditions les plus favorables pour obtenir la réaction avec le réactif*

5° *Avec l'acide azotique* : pas de coloration d'abord, puis teinte jaune persistante. Si l'on évapore la solution à siccité et qu'on verse sur le résidu une goutte d'ammoniaque, ce résidu prend une couleur jaune.

6° *Avec l'acide phosphorique* : coloration verte au bout d'un certain temps.

7° *Avec l'eau régale* : coloration jaune qui peu à peu, passe au vert obscur.

8° *Avec un mélange à volumes égaux d'acide sulfurique et azotique* : coloration rose terne qui passe bientôt au violet.

9° *Avec le chloral anhydre* : dissout rapidement la digitaline en prenant une teinte vert jaune qui, lorsqu'on chauffe, passe au violet puis au vert (Berthelot et Jungfleisch).

Caractères de contrôle. — La digitaline peut être additionnée frauduleusement de certaines substances à couleur plus ou moins jaunâtre (tannin, réglisse, lycopode). Pour en déceler la présence, on procède aux essais suivants :

1° Traiter la digitaline suspecte par le chloroforme : la digitaline, étant très soluble dans le chloroforme, se dissoudra à peu près complètement, et les matières ajoutées resteront à l'état insoluble.

2° Calciner la digitaline suspecte sur une lame de platine ; la digitaline doit disparaître entièrement.

3° Le soluté aqueux de digitaline ne doit se colorer ni en noir, ni en violet, lorsqu'on y fait tomber une goutte de perchlorure de fer ; une telle coloration dénoterait la présence du tannin.

Conservation. — Etant inaltérable à l'air et non hygrométrique, elle peut se conserver dans des flacons simplement bouchés.

Action physiologique. — La digitaline exerce trois actions principales :

a) Sur le cœur. — Sous son influence, les battements du cœur sont ralentis, régularisés et renforcés.

b) Sur la circulation artérielle. — La circulation artérielle est mo-

Lafon.
Réactif Lafon : mélange d'acide sulfurique et d'alcool (acide sulfurique 1 p., alcool 1 p. et 1 goutte de perchlorure de fer).
Mode opératoire : Prendre une trace de digitaline ; humecter la substance avec une très petite quantité du mélange d'acide sulfurique et d'alcool ; chauffer légèrement jusqu'à apparition d'une teinte jaunâtre, ajouter enfin 1 goutte de perchlorure de fer. La réaction s'accentue avec le temps et par le refroidissement.

difiée par suite de l'action que la digitaline exerce sur le cœur, mais il y a aussi une augmentation de tension artérielle qui tient à une contraction locale des vaisseaux périphériques et des capillaires.

c) Action sur la secrétion urinaire. — La digitaline augmente la sécrétion urinaire et elle l'augmente d'autant plus que le ralentissement préalable de la circulation artérielle l'a diminuée.

Action thérapeutique. — La digitaline est employée pour régulariser et stimuler le fonctionnement du cœur ; elle est particulièrement utilisée contre les palpitations, l'arythmie (manque de régularité dans les battements), la tachycardie (rapidité excessive des battements du cœur), l'asystolie (défaut de contraction du cœur). On l'emploie aussi comme diurétique.

Modes d'administration et doses. — On l'administre en granules ou en pilules à la dose de 1 milligramme à 5 milligrammes par jour.

A ce propos, il convient de rappeler, avec le Codex de 1884, que dans le cas où une prescription médicale ne spécifierait pas le nom de la digitaline (amorphe ou cristallisée), le pharmacien devra toujours délivrer la digitaline amorphe.

Rappelons aussi que les préparations de digitale et par conséquent aussi la digitaline, s'éliminent lentement ; elles s'accumulent dans l'organisme, il est donc bon d'en suspendre l'emploi tous les 4 ou 5 jours.

Formules galéniques. — Elle entrait dans les granules de digitaline du Codex de 1884. Le supplément en a modifié la formule et les fait préparer avec la digitaline cristallisée.

Incompatibles. — Sels de fer, d'argent et de plomb, décoctés astringents (Dujardin-Beaumetz et Yvon).

Empoisonnements. — C'est un poison violent qui produit les symptômes suivants, semblables à ceux occasionnés par la digitale : diarrhée avec douleurs violentes dans le ventre ; vomissements (les matières rejetées ont une coloration verdâtre) ; pouls lent, petit, irrégulier, peu fréquent ; douleurs de tête, léthargie avec délire et convulsions ; pupilles dilatées, insensibles à la lumière ; peau froide, pâle, couverte de sueur ; urines supprimées ; coma et mort presque subite.

Premiers secours. — 1° Administrer un vomitif puis un lavement purgatif ;

2° Donner en abondance du café fort et chaud ou acide tannique 2 grammes dans de l'eau chaude ;

3º Combattre l'affaiblissement et le ralentissement de la circulation par des frictions sèches, aromatiques et alcooliques ; sinapismes au creux de l'estomac contre les douleurs de cette région ;

4º Enfin, quand tous les symptômes ont disparu, tenir le malade couché : la position horizontale doit être strictement conservée même pendant quelque temps après que tous les symptômes ont disparu.

B. — Digitaline cristallisée.

Préparation. — La digitaline cristallisée se prépare par le procédé Nativelle longuement décrit au Codex, p. 201 et sur lequel nous ne croyons pas devoir insister.

Caractères d'identité.— Elle se présente en cristaux très légers, très blancs, sous forme d'aiguilles courtes et déliées, groupées autour d'un même axe. Elle est très amère et cette saveur est très persistante ; elle est inodore.

Elle est à peine soluble dans l'eau à laquelle elle donne cependant une saveur très amère ; elle se dissout facilement dans l'alcool à 90º, moins soluble dans l'alcool anhydre, presque insoluble dans l'éther, insoluble dans la benzine et le sulfure de carbone, très soluble dans le chloroforme qui est son meilleur dissolvant.

Chauffée au-dessous de 100º, elle devient électrique ; lorsqu'on la sèche au bain-marie pour la soumettre au chloroforme et qu'on la triture, elle est lancée contre les parois de la capsule et jusque sur les doigts où elle adhère et ne se détache que difficilement.

Chauffée sur une lame de platine, elle fond d'abord, brunit, se boursoufle, répand d'abondantes vapeurs et disparaît sans laisser de résidu.

Caractères spécifiques. — *Avec le réactif de Kiliani*, il se produit une zone bleu violacé à la limite de séparation des deux liquides. Le réactif inférieur ne se colore pas.

Avec les autres réactifs, mêmes colorations que la digitaline amorphe.

Caractères de contrôle. — La digitaline cristallisée pure doit :
1º Se dissoudre entièrement dans le chloroforme sans laisser de résidu appréciable.

2º Disparaître complètement lorsqu'on la calcine sur une lame de platine.

3º Son soluté aqueux ne doit se colorer ni en noir ni en violet, lorsqu'on y fait tomber une goutte de perchlorure de fer. Une telle coloration dénoterait dans la digitaline la présence du tannin.

4° Elle ne doit pas colorer le réactif sulfurique dans la réaction de Kiliani. Absence de digitaléine (digitaline).

Action physiologique. — Elle possède la même action physiologique et thérapeutique que la digitaline amorphe. D'après le Codex, son activité est 10 fois plus grande que celle de la digitaline amorphe ; d'après MM. Bardet et Adrian, son activité est égale à celle de la digitaline amorphe.

Modes d'administration et doses. — Elle s'administre sous forme : 1° de poudre de digitaline au centième ; 2° sous forme de granules dosés à 1/10 de milligramme ; 3° sous forme de soluté officinal au millième (Supplément du Codex).

La poudre de digitaline au centième se prépare de la manière suivante :

> Digitaline cristallisée. . . . . 1 gr.
> Sucre de lait . . . . 96 gr. 50
> Carmin n° 40 . . . . 2 gr. 50

Triturez longtemps et soigneusement dans un mortier en verre la digitaline avec une petite quantité de sucre de lait ; ajoutez ensuite le carmin, puis peu à peu le reste du sucre ; continuez la trituration jusqu'à ce que vous ayez obtenu une poudre présentant une couleur absolument uniforme. Tamisez plusieurs fois pour avoir l'homogénéité du mélange.

Un gramme de cette poudre renferme un centigramme de digitaline cristallisée.

Les granules de digitaline dosés au 1/10 de milligramme se préparent de la manière suivante :

> Poudre officinale au 1/100 de digitaline cristallisée . . . 1 gr.
> Sucre de lait pulvérisé. . . . . 3 gr.
> Poudre de gomme arabique. . . . . 1 gr.
> Mellite simple. . . . . Q. S.

Triturez longtemps et soigneusement la poudre officinale de digitaline cristallisée avec le sucre de lait. Lorsque le mélange présentera une couleur uniforme, ajoutez la poudre de gomme, triturez de nouveau et versez quantité suffisante de mellite simple pour obtenir une masse pilulaire que vous diviserez en 100 granules. Ces granules seront colorés en rose et renfermeront chacun un dixième de milligramme de digitaline cristallisée.

Le soluté officinal de digitaline cristallisée au millième se prépare de la manière suivante :

    Digitaline cristallisée . . . .   1 gramme
    Glycérine (d = 1.250). . . . .   333 centim. cubes
    Eau . . . .   146 centim. cubes
    Alcool à 95°, Q. S. ; pour faire 1000 centimètres cubes de soluté,
faites dissoudre la digitaline dans une quantité suffisante d'alcool (environ 500 c. c.) ; ajoutez la glycérine et l'eau, puis assez d'alcool pour
obtenir un volume de 1000 centimètres cubes. Filtrez.

Cinquante gouttes de ce soluté, comptées au compte-gouttes normal, ou un gramme de ce soluté, renferment un milligramme de
digitaline cristallisée.

Cette formule était connue, antérieurement au Supplément du
Codex, sous le nom de formule de Petit.

Citons d'autres formules de soluté de digitaline, tout en faisant
observer que seule la précédente est officinale :

Formule Adrian (Société de thérapeutique du 13 avril 1893) :

    Alcool à 90°. . . . .   205 grammes
    Eau distillée   740   —
    Sucre.   55   —
    Digitaline cristallisée chloroformique . . .   0 gr. 10

1 cc. de ce liquide pèse 1 gramme et correspond à 40 gouttes comptées au compte-gouttes, calibré à 3 millimètres. Chaque centimètre
cube, 1 gr. ou 40 gouttes contient 1/10 de milligramme de digitaline
cristallisée.

Formule Petit :

    Glycérine à 28°. . . . .   333 c. cubes
    Eau distillée   145   —
    Alcool à 90°. . . . .   Q. S. pour com-
                                                   pléter un litre
    Digitaline cristallisée chloroformique . . .   1 gramme

1 cc. de ce liquide pèse 1 gramme et correspond à 50 gouttes comptées au compte-gouttes calibré, 1 gramme, ou 1 cc. de ce mélange ou
50 gouttes, contient 1 milligramme de digitaline.

Formule Crinon :

    Glycérine à 28°. . . . .   400 grammes
    Eau distillée   150   —
    Alcool à 90°   450   —
    Digitaline cristallisée chloroformique. . .   0 gr. 10

1 cc. de ce liquide pèse 1 gramme et correspond à 50 gouttes comptées au compte-gouttes calibré. 1 gramme, ou 1 cc. de ce mélange ou
50 gouttes contient 1/10 de milligramme de digitaline.

Formule Carles :

> Digitaline cristallisée chloroformique . . .   0 gr. 005
> Alcool à 60°. . . . .   10 grammes
> Eau chloroformée   90   —

Chaque cuillerée à café contient 1/4 de milligramme de digitaline. Cette solution possède une amertume sensible ; s'il était nécessaire de l'édulcorer, on pourrait adopter la formule suivante :

> Digitaline cristallisée chloroformique. . . .   0 gr. 005
> Alcoool à 60° . . . .   10 grammes
> Sirop simple.   30   —
> Eau chloroformée   70   —

Chaque cuillerée à café contient 1/4 de milligramme de digitaline. A cause de l'alcool et du chloroforme, cette potion se conserve très bien et longtemps.

A propos de la posologie et de l'administration de la digitaline, il convient de faire ici une remarque importante.

On a l'habitude de considérer comme très toxiques les corps qui amènent une mort foudroyante à petite dose. Cette opinion est fausse pour la digitaline, et en général pour tous les poisons du cœur. C'est à assez longue échéance, au moins quelques heures, souvent plusieurs jours après la prise du médicament, que se produit la mort des animaux intoxiqués par la digitaline, même à doses très élevées. Il faut donc que le médecin ne perde pas ce fait de vue pour ne pas être tenté d'élever trop les doses de ce médicament dont les effets s'accumulent facilement.

Incompatibilités et empoisonnements. — Comme pour la digitaline amorphe.

Convallamarine.

La convallamarine est un glucoside retiré du Convallaria maïalis (Liliacées).

Caractères d'identité. — C'est une poudre gris jaunâtre, à saveur amère, soluble dans l'eau et dans l'alcool, insoluble dans l'éther et le chloroforme. Traitée par les acides, elle se dédouble en glucose et en convallamaréline.

Caractères spécifiques. — On la reconnaît :

1° A ses caractères d'identité ;

2° Traitée par l'acide sulfurique, elle donne une coloration rouge brun qui disparaît par addition d'eau.

Actions physiologique et thérapeutique.— A doses thérapeutiques, la convallamarine produit le ralentissement des battements
du cœur, l'augmentation de l'énergie cardiaque, le ralentissement et
l'augmentation d'amplitude des mouvements respiratoires.

A doses trop élevées, elle produit la faiblesse et l'irrégularité du
pouls, le ralentissement de la respiration.

Elle possède une activité diurétique incertaine.

Modes d'administration et doses. — On l'administre à la dose
de 1 à 10 centigrammes par jour, en pilules, en solution alcoolique.
On peut en préparer un sirop d'après la formule suivante :

> Sirop d'écorce d'oranges amères. . . . . 500 grammes
> Convallamarine. . . . . 0 gr. 50

A prendre 2 ou 3 cuillerées par jour.

Strophantine.

Les Strophantus, plantes grimpantes de la famille des apocynacées
croissant sur la côte occidentale d'Afrique, renferment un glucoside
important, la strophantine.

Il existe une vingtaine d'espèces de strophantus qui ont été étudiées
par plusieurs auteurs, notamment par Catillon ; les seules intéressantes au point de vue médico-pharmaceutique sont : 1° Le strophantus
Kombé ; 2° le strophantus glabre appelé aussi strophantus du Japon :
3° le strophantus hispidus. Ces trois strophantus fournissent des stro-
phantines, qui présentent entre elles des différences importantes
résumées dans le tableau suivant :

	STROPHANTINE FOURNIE PAR LE STROPHANTUS KOMBÉ.	STROPHANTINE FOURNIE PAR LE STROPHANTUS GLABRE.	STROPHANTINE FOURNIE PAR LE STROPHANTUS HISPIDUS.
Historique.	Découverte par Catillon. L'analyse élémentaire a été faite par Arnaud.	Préparée par Hardy et Gallois.	Etudiée par Fraser.
Caractères d'identité.	Elle cristallise en aiguilles incolores fusibles à 173°, solubles dans 4 p. d'alcool absolu chaud, dans 13 p. d'alcool absolu froid, dans 40 p. d'eau froide et facilement dans la glycérine. Sa solution aqueuse est légèrement acide, elle mousse fortement et présente une amertume excessive. Elle est dextrogyre (Catillon). Elle n'est pas azotée.	Elle cristallise en lamelles transparentes et de forme rectangulaire fusibles à 185°. Elle est soluble dans 60 p. d'eau froide, soluble dans l'alcool, insoluble dans l'éther et le chloroforme. Sa solution aqueuse est très amère. Elle est lévogyre (Arnaud). Elle n'est pas azotée.	Elle cristallise en petites lamelles irrégulières. Elle fond à 173°. Elle est soluble dans 55 p. d'alcool absolu, soluble dans l'eau, insoluble dans le chloroforme, l'éther. Sa solution aqueuse est très amère. Fraser (*J. de ph. et de ch.*, 5° série, t. 20, 1889, p. 505 et 541). Elle n'est pas azotée.
Caractères spécifiques.	1° Traitée par le tannin, précipité blanc soluble dans un excès de strophantine. 2° Au contact de l'acide sulfurique, un cristal de strophantine se colore en vert, puis en rouge et enfin en noir. 3° Une solution aqueuse de strophantine traitée par l'acide sulfurique donne un précipité verdâtre, devenant noir. 4° Quand on ajoute à une parcelle de strophantine une goutte d'eau distillée puis une goutte de solution étendue de perchlorure de fer et enfin une goutte d'acide sulfurique concentré, on obtient une coloration verte.	Traitée par le tannin, elle ne précipite pas. Au contact de l'acide sulfurique, un cristal de strophantine se colore d'abord en rouge puis en vert. Une solution aqueuse de strophantine traitée par l'acide sulfurique donne un précipité noir. Dans les conditions ci-contre, on obtient coloration verte.	Dissoute dans l'acide sulfurique à 10 pour 100, elle donne une coloration presque incolore qui ne change pas d'aspect après plusieurs heures. En chauffant cette solution vers 43°, elle devient verte, vert sombre, vert foncé, violet, violet foncé et enfin noire (Fraser). Dans les conditions ci-contre, on obtient coloration jaune foncé qui passe au rose.
Toxicité.	Très toxique.	Très toxique, comme celle fournie par le strophantus Kombé.	2 fois 1/2 moins toxique que celle fournie par le strophantus Kombé ou glabre.

La *strophantine officinale*, indiquée par le Supplément du Codex, est la strophantine retirée du strophantus Kombé, ayant pour formule $C^{31}H^{48}O^{12}$.

Caractères d'identité. — C'est une substance cristallisée en paillettes groupées autour d'un centre, présentant un aspect micacé, d'une couleur blanche, très amère.

Une partie se dissout dans 43 p. d'eau à $+ 18°$, le soluté mousse par l'agitation. Elle est soluble dans 13 fois son poids d'alcool absolu froid, dans 4 fois son poids d'alcool bouillant ; par évaporation de l'alcool elle se dépose sous forme de vernis. Elle est soluble dans la glycérine, insoluble dans l'éther, le chloroforme, le sulfure de carbone, la benzine.

Elle dévie à droite le plan de polarisation de la lumière ; avec un soluté contenant 2,3 de strophantine pour 100 p. d'eau on a $\alpha = + 30°$. Elle forme avec l'eau un hydrate qui, chauffé à l'étuve, fond au-dessous de 100° ; cet hydrate perd son eau dans le vide sec. Desséchée elle ne fond pas nettement, mais elle prend l'état pâteux vers 165°, en s'altérant rapidement. Chauffée à l'air, elle brûle sans laisser de résidu.

Son soluté dans l'eau ne réduit pas directement la liqueur cupro-potassique. Mais si l'on ajoute à ce soluté un peu d'acide sulfurique ou chlorhydrique et si l'on chauffe, il se dépose par refroidissement des cristaux de strophantidine. La liqueur décantée réduit alors le soluté cupro-potassique. La strophantine est donc un glucoside qui, sous l'influence des acides étendus, se dédouble en 2 produits : 1° la strophantidine ; 2° le glucose qui réduit la liqueur cupro-potassique.

Caractères spécifiques. — On la reconnaît aux caractères suivants :

1° A ses caractères d'identité ;

2° Elle ne précipite pas par les réactifs généraux des alcaloïdes ;

3° Avec le tannin, elle donne un précipité blanc abondant, soluble dans un excès de strophantine ;

4° Si l'on touche un cristal de strophantine avec de l'acide sulfurique, on obtient une coloration vert-émeraude qui passe au rouge brun puis au noir ;

5° L'acide chlorhydrique, à chaud, donne avec la strophantine, une coloration verte.

Caractères de contrôle. — Elle peut être falsifiée par des poudres minérales : carbonate, sulfate de chaux, etc.

Pour reconnaître ces falsifications il suffit de chauffer la strophantine suspecte sur une lame de platine : si elle est pure elle brûle sans laisser de résidu ; si elle est impure, elle brûle et laisse un résidu que l'on peut reconnaître et caractériser.

Action physiologique. — Les strophantus paraissent, d'après le professeur Fraser, destinés à prendre une place importante dans la liste des remèdes contre les maladies du cœur. Leur action se rapproche de celle de la digitale ; elle est plus marquée sur le cœur, moins puissante sur les vaisseaux sanguins. C'est un poison cardiaque très violent.

La strophantine ne paraît pas avoir absolument la même action physiologique que les strophantus. Des recherches toutes récentes ont fait penser qu'elle exerçait une action irritante sur les reins.

Action thérapeutique. — On emploie la strophantine comme tonique du cœur, mais elle ne paraît pas diurétique. C'est encore un médicament dont l'étude n'est pas encore bien complète (1).

Modes d'administration et doses. — La strophantine est un médicament très dangereux à manier. On la donne en granules dosée à un dixième de milligramme. C'est par cette dose qu'on débute pour atteindre ensuite un demi-milligramme au plus, car ce produit est très toxique.

Le supplément du Codex donne les deux formules suivantes pour l'administration de la strophantine :

1° Poudre de strophantine au 1/100.

Strophantine cristallisée.	1 gr.	
Sucre de lait	96 »	50
Carmin nº 40	2 »	50

Préparez cette poudre comme la poudre de digitaline cristallisée (V. *Suppl.* Codex, p. 89).

1 gramme renferme un centigramme de strophantine cristallisée.

2° Granules de strophantine cristallisée au 1/10 de milligramme.

Poudre officinale au 1/100 de strophantine cristallisée.	1 gr.
Sucre de lait.	3 »
Poudre de gomme arabique.	1 »
Mellite simple	Q. S.

(1) Voir à ce sujet les travaux : de G. Sée et Gley, *Ac. de méd.*, 13 novembre 1888, p. 689, de Laborde, de Lépine, de Bucquoy, de Peiper rapportés dans le *Traité de thérapeutique et de pharmacologie* de Soulier, t. II, p. 22, dans le *Traité de thérapeutique et de pharmacologie* de Manquat, t. 1, p. 422 et 424.

F. S. A. 100 granules, en suivant le procédé indiqué pour les granules de digitaline cristallisée (V. Suppl. Codex, p. 81). Ces granules seront colorés en rose et renfermeront chacun 1/10 de milligramme de strophantine cristallisée.

Convolvuline.

Glucoside contenu dans le jalap ; se dédouble, sous l'influence de l'acide sulfurique étendu en glucose, en acide méthyl 2 butanoïque (valérianique), acide décène 3 oïque, acide dodecanoloïque, et acide convolvulinolique $C^{15}H^{30}O^3$.

Jalapine.

Glucoside contenu dans le jalap ; se dédouble sous l'influence de l'acide sulfurique étendu, en glucose et en acide jalapinolique.

Solanine.

Glucoside contenu dans la morelle et un grand nombre de solanées ; se dédouble sous l'influence de l'acide sulfurique, en glucose et solanidine.

Acide myronique.

Glucoside existant sous forme de sel de potasse dans le raifort et dans la graine de moutarde noire. Sous l'influence de la myrosine (ferment contenu dans la graine de moutarde noire et dans le raifort) l'acide myronique ou le myronate de potasse, se dédouble en glucose, bisulfate de potasse et essence de moutarde, qui est du sulfocyanate d'allyle.

Salicine.

Glucoside extrait du saule blanc (Salix alba, salicinées). En présence de l'émulsine, il se dédouble en saligénine et en glucose. Employé comme fébrifuge à la dose de 1 à 4 grammes.

Fraxine.

Glucoside contenu dans le fraxinus excelsior ; se dédouble en glucose et en fraxétine.

Daphnine.

Glucoside contenu dans le Daphne mezereum ; se dédouble en glucose et en daphnétine.

§ 2. — Saccharoses.

Généralités. — Les saccharoses sont des corps de saveur sucrée qui, sous l'influence des agents d'hydratation et en particulier des acides étendus, se scindent en deux ou plusieurs molécules de glucoses identiques entre eux ou dissemblables.

Ainsi, la maltose se scinde en deux molécules de glucose proprement dit ; la saccharose se scinde en une molécule de glucose et une molécule de fructose ou lévulose ; la raffinose se scinde en une molécule de glucose, une molécule de fructose et une molécule de galactose.

Ils ont pour formule $C^{12}H^{22}O^{11}$. Ils renferment 2 molécules d'hexoses ; aussi, les appelle-t-on bihexoses.

On les appelle aussi saccharides, parce que ce sont des anhydrides formés par la condensation de deux glucoses soit isomériques, soit identiques avec perte d'eau.

$$C^6H^{12}O^6 + C^6H^{12}O^6 = C^{12}H^{22}O^{11} + H^2O$$
Glucose   Levulose   Saccharose

Ils présentent des caractères généraux qui les distinguent nettement et permettent de les différencier d'avec les autres principes sucrés.

Ils ne fermentent pas directement. La levûre de bière, avant de provoquer la fermentation alcoolique des saccharoses, commence par les transformer en sucre interverti (mélange de glucose et de levulose). Cette interversion est due à un ferment soluble contenu dans les cellules de la levûre, et appelé invertine par M. Berthelot :

$$C^{12}H^{22}O^{11} + H^2O = C^6H^{12}O^6 + C^6H^{12}O^6$$
Saccharose   Glucose   Levulose

Ils donnent, avec les bases, des composés particuliers appelés saccharosides

Ils ne réduisent pas sensiblement le tartrate cupro-potassique.

En s'hydratant, ils absorbent une molécule d'eau et se dédoublent en un mélange de glucose et de levulose.

$$C^{12}H^{22}O^{11} + H^2O = C^6H^{12}O^6 + C^6H^{12}O^6$$
Saccharose   Glucose   Levulose

Cette propriété de se dédoubler, en absorbant une molécule d'eau, en plusieurs molécules de glucose, est caractéristique des saccharoses. Cette réaction, qui domine l'histoire chimique des saccharoses est connue sous le nom d'*interversion du saccharose* ; on dit alors que le saccharose s'intervertit : pourquoi ? Parce que son pouvoir rotatoire qui s'exerçait d'abord à droite est à gauche dans le mélange de glucose et de levulose ou sucre interverti.

Cette interversion du saccharose, c'est-à-dire son dédoublement en un mélange de glucose et de levulose, se produit lentement à froid, plus rapidement à 100°, presque immédiatement sous l'influence des acides dilués et sous l'influence de l'invertine, ferment soluble secrété par la levûre de bière.

Les principaux corps appartenant au groupe des saccharoses sont :

1° Le saccharose proprement dit ou sucre de canne, corps étudié en pharmacie galénique.

2° Le tréhalose) Corps sans importance au point de vue phar-
3° Le maltose) maceutique.

4° Le lactose ou sucre de lait. Ce corps, étant employé en pharmacie, mérite d'être étudié.

Lactose.

Synonymes. — Le lactose appelé aussi lactine, sucre de lait, a été découvert en 1619 par Bartoletti. Il a pour formule :

$$C^{12}H^{22}O^{11} + H^2O$$

Préparation. — On le prépare industriellement par l'évaporation du petit lait qui résulte de la fabrication des fromages.

Le petit lait renferme en moyenne 50 grammes de lactose par litre.

Purification. — Si le sucre de lait obtenu par l'évaporation du petit lait n'est pas incolore, on le purifie en le dissolvant dans 3 p. d'eau distillée bouillante et en ajoutant à la solution filtrée 2,5 p. d'alcool à 90°. On agite le mélange jusqu'à refroidissement ; on recueille la poudre qui s'est déposée, on l'égoutte et on la sèche à une douce chaleur (Gilkinet).

Caractères d'identité. — Le sucre de lait cristallise en gros prismes rhomboïdaux droits hémiédriques, très durs, opaques, d'une saveur douce et agréable, solubles dans 6 p. d'eau froide, dans 2 p. d'eau bouillante, insoluble dans l'alcool, dans l'éther.

Il est dextrogyre.

Il n'est pas hygrométrique et l'air est sans action sur lui.

Chauffé à 150°, il se déshydrate ; à 170°, il brunit sans fondre et il se caramélise.

Traité par les acides minéraux étendus, et à l'ébullition, il se change en galactose et en glucose ordinaire.

Caractères spécifiques. — On le reconnaît :

1° A ses caractères d'identité ;

2° Il réduit, même à froid, la liqueur de Fehling.

3° Si on ajoute à sa solution diluée de l'acétate de plomb et de l'ammoniaque et qu'on chauffe le mélange, il se forme un précipité qui devient rose (Rubner) Cette réaction est aussi donnée pour le glucose, mais elle n'a pas lieu avec le sucre de canne.

Caractères de contrôle. — Le sucre de lait peut subir les ALTÉRATIONS ou les FALSIFICATIONS suivantes :

ALTÉRATIONS.— *Coloré en jaune.*— Dans ce cas, il est imparfaitement purifié.

Acide. — Dans ce cas, sa solution concentrée rougit le tournesol.

FALSIFICATIONS. — *Additionné de saccharose.* — On traite le sucre de lait suspect par l'acide sulfurique : *s'il est pur*, il ne se colore pas ; *s'il est impur*, il se colore en noir.

On peut encore déceler le sucre de canne par le procédé suivant (Conrady) : On dissout 1 gramme de sucre de lait dans 10 centimètres cubes d'eau ; on y ajoute 10 centigrammes de résorcine et 1 centimètre cube d'acide chlorhydrique concentré, et l'on fait bouillir pendant 5 minutes. Le liquide rougit lorsque le sucre de lait renferme du sucre de canne.

Additionné de glucose. — On traite par une solution d'acétate de cuivre le sucre de lait suspect : *s'il est pur*, il ne réduit la solution qu'après une longue ébullition ; *s'il est impur*, la solution est réduite facilement (Gilles).

Conservation. — N'étant pas hygrométrique ou altéré par l'air, il est conservé dans des flacons bouchés.

Usages. — Il est employé : En PHARMACIE, comme excipient des médicaments homéopathiques, dans les pilules de Vallet, à titre d'agent conservateur du carbonate ferreux ; il entre dans la composition des granules médicinaux du Codex ; dans la composition de certaines poudres dentifrices. On assure même que le sucre de lait constitue un dentifrice supérieur à toutes les poudres en usage ; il a en effet la propriété de dissoudre très rapidement le dépôt calcaire qui se forme entre les dents. En THÉRAPEUTIQUE, il est employé comme diurétique dans le traitement des maladies du cœur. D'après M. Germain Sée (1) il

____

(1) *Bulletin Ac. de médecine.* Séance du 11 juin 1891.

constitue le plus puissant et en même temps le plus inoffensif des diurétiques, c'est lui qui donne au lait sa propriété diurétique à l'exclusion des autres éléments.

Modes d'administration et doses. — On le prend à la dose de 100 grammes par jour et dissous dans deux litres d'eau aromatisée avec un peu de rhum et d'essence de menthe. Ce médicament est bien supporté et les malades le supportent d'autant mieux qu'ils peuvent prendre en même temps les aliments solides (viande) susceptibles de soutenir les forces des cardiaques. Le traitement est continué pendant 8 à 10 jours ; on le suspend quelques jours pour le reprendre ensuite.

Depuis la communication de M. G. Sée, MM. Dujardin-Beaumetz et Dastre ont démontré que cette propriété diurétique du sucre de lait appartenait aussi au glucose. Pour obtenir la même diurèse, il faut faire absorber au malade 100 grammes de lactose ou 200 grammes de glucose. Nous n'insisterons pas plus longtemps sur cette propriété du lactose dont nous avons parlé dans le cours de pharmacie galénique à l'article : petit lait.

Le lactose peut, sous l'influence de ferments spéciaux, fermenter alcooliquement et donner naissance à des liqueurs alcooliques désignées sous le nom de koumys et de képhyr.

Koumys ou Koumis.

Le koumys est du lait de jument fermenté, usité chez les peuples nomades de l'Asie.

Ils le préparent en faisant fermenter le lait de jument dans des outres de cuir qui conservent du ferment.

En Europe, on le prépare en faisant fermenter le lait de jument ou d'ânesse avec la levûre de bière dans un endroit chaud ; on agite et on obtient suivant la durée de la fermentation les koumys suivants :

1° Koumys faible (durée de la fermentation 1 jour) contient 1 pour 100 d'alcool.

2° Koumys moyen (durée de la fermentation 2 à 3 jours) contient 4 à 5 pour 100 d'alcool.

3° Koumys fort (durée de la fermentation 5 à 6 jours) contient 5 à 12 et même 20 pour 100 d'alcool.

Ces trois variétés de koumys renferment une petite quantité d'acide lactique et jusqu'à 0,8 pour 100 d'acide carbonique.

Le koumys est une boisson gazeuse, d'une saveur douceâtre, aigrelette. Il calme la soif de la fièvre.

On le boit par verres, 2 à 4 par jour dans l'intervalle des repas ; il ne surcharge pas l'estomac ; il renferme, en minime quantité, les principes constitutifs du lait.

Employé en Allemagne et en Russie comme fortifiant et antiscrofuleux et pour la cure de la phtisie.

Képhir ou kéfir.

Le képhir est une boisson fermentée préparée avec du lait de vache et usitée depuis longtemps chez les peuplades du Caucase.

Les indigènes du Caucase préparent le képhir en plaçant le lait dans des outres de cuir qui sont tapissées de ferments ; ils laissent le lait pendant 15 jours en agitant, et l'opération est terminée.

En Russie, où le képhir est une boisson médicamenteuse très employée, on le prépare à l'aide d'un ferment spécial qui a pour origine le ferment des outres.

Ce ferment spécial, appelé par Kern : *Dispora Caucasica*, est cultivé d'une façon méthodique dans les pharmacies russes. Ce ferment de culture, beaucoup plus actif que le ferment des outres, se présente sous forme de petites pelotes jaunes et est vendu en France sous le nom de graines de képhir.

Pour préparer le képhir à l'aide de la graine, on procède de la manière suivante : plonger, pendant 3 heures, les graines de képhir dans l'eau chaude à 30°. Après avoir ainsi lavé le champignon, on le trempe dans du lait, où il devient blanc, de jaune qu'il était ; il se gonfle et remonte à la surface.

On prend alors un demi-verre de ce champignon gonflé qu'on mêle à 3 verres de lait cru ou bouilli, on agite et on obtient suivant la durée de la fermentation les képhirs suivants :

1° Képhir faible (durée de la fermentation 1 jour) ;
2° Képhir moyen (durée de la fermentation, 2 jours) ;
3° Képhir fort (durée de la fermentation, 3 jours).

Une fermentation de plus de trois jours donne un képhir trop acide et de saveur désagréable.

Avec le lait bouilli, le képhir est moins acide et plus épais.

Le bon képhir est un liquide crémeux (ressemblant à une crème épaisse), mousseux, très agréable au goût.

Il renferme de l'alcool, de l'acide carbonique, de l'acide lactique, des peptones.

Le képhir est un aliment très digestible, indiqué partout où l'organisme affaibli par une longue maladie, demande une nourriture abondante et facilement absorbable.

On le recommande dans les dyspepsies, la dysenterie, l'anémie, la phtisie et les cachexies en général.

On l'administre à la dose d'un verre par jour en augmentant progressivement la dose, jusqu'à deux ou trois bouteilles par jour, qu'on boira par verres, dans l'intervalle des repas.

D'après Brissemoret et Joanin, le koumys et le képhir à petites doses, stimulent l'appétit ; à dose un peu élevée, ils sont laxatifs, lorsque leur fermentation a été courte ; ils constipent au contraire lorsqu'ils sont très alcooliques, c'est-à-dire si leur fermentation a été prolongée.

En raison des matières albuminoïdes et des matières grasses qu'ils renferment, ils possèdent aussi des qualités nutritives très appréciables.

§ 3. — Hydrates de carbone.

Généralités. — On appelle hydrates de carbone des principes neutres qui constituent la masse principale des tissus végétaux et qui sont représentés par la formule brute $(C^6H^{10}O^5)^n$.

On les appelle hydrates de carbone parce que leurs formules brutes représentent les éléments de l'eau unis à du carbone. Ce fait est mis en relief en écrivant la formule brute $(C^6H^{10}O^5)^n$ de la manière suivante $(C^6[H^2O]^5)^n$.

Les hydrates de carbone sont appelés polysaccharides ; on doit les considérer en effet comme des anhydrides résultant de la condensation de plusieurs molécules de glucoses, avec perte d'eau.

$$n(C^6H^{12}O^6) - nH^2O = (C^6H^{10}O^5)^n.$$

Ils sont formés, comme l'indique la formule de n molécules de glucose avec perte de n molécules d'eau.

Ces principes n'étant pas volatils, on ne peut déterminer leur formule moléculaire, c'est-à-dire fixer la valeur de n, qu'en s'appuyant sur leurs réactions principales.

Ce sont des corps indifférents qui peuvent, dans certains cas, se combiner aux bases, mais qui, sous l'influence des acides, donnent toujours des éthers, parce que certaines fractions de leurs fonctions alcooliques sont restées intactes dans les molécules de glucoses qu i les constituent. Oxydés, ils donnent des acides analogues à ceux d es sucres : acide saccharique, acide mucique et finalement de l'acide oxalique. Chauffés avec les acides minéraux étendus, ils fournissen t des glucoses (Béhal).

Les principaux hydrates de carbone sont: la matière amylacée, la dextrine, le glycogène, la gomme soluble, le paramylon, l'inuline, la lichénine, la bassorine, la cellulose, la tunicine.

1. — Matière amylacée.

La matière amylacée est retirée d'un grand nombre de graminées et de légumineuses ; elle porte, dans le langage commercial et usuel, des noms spéciaux suivant sa provenance : *amidon* (matière amyla-cée extraite des céréales) ; *fécule* (matière amylacée extraite des pommes de terre) ; *arrow-root* (fécule, amidon ou matière amylacée du Maranta arundinacea) ; *sagou* (fécule, amidon ou matière amy-lacée extraite de diverses espèces de palmiers) ; *moussache* ou *cippia* (matière amylacée, fécule ou amidon, retirée de la racine d'une euphorbiacée. le manioc. Cette fécule chauffée sur des plaques chau-des se gonfle et s'agglomère en constituant le tapioca).

L'amidon ou fécule est employé comme analeptique, émollient, en gelées, lavements, glycérés, bains.

2. — Dextrine.

Préparation. — On la prépare *industriellement* en soumettant l'amidon à l'action d'une température de 160° à 210° ; à l'action des acides étendus ; à l'action de la diastase.

Caractères d'identité. — La dextrine est une substance pulvé-rulente, légèrement jaunâtre, d'une saveur fade, complètement solu-ble dans l'eau et l'alcool faible, insoluble dans l'alcool fort et l'éther. Elle est fortement dextrogyre.

Caractères spécifiques. — On la reconnaît aux caractères sui-vants :

1° Sa solution aqueuse se colore en rouge violacé au contact de l'eau iodée, et non en bleu.

2° Elle ne réduit pas la liqueur cupropotassique, lorsqu'elle est pure ; mais il en est rarement ainsi ; aussi beaucoup d'ouvrages de chimie indiquent-ils la réduction de la liqueur cupropotassique par la dextrine.

3° Elle ne doit pas crépiter sous les doigts et elle ne doit laisser qu'un résidu très faible par l'incinération.

Caractères de contrôle. — La dextrine commerciale peut, suivant le mode de préparation employé pour l'obtenir, contenir de l'amidon non transformé et du glucose. Si elle contient de l'amidon, elle bleuit avec l'eau iodée ; si elle contient de la glucose, elle réduit la liqueur cupropotassique.

Usages. — Elle s'emploie pour le pansement des fractures. On prend :

```
Dextrine . . . . . . . . . . . . . . . . .  100 grammes
Alcool ou eau-de-vie. . . . . . . . . .   60      —
Eau. . . . . . . . . . . . . . . . .  40 à 50      —
```

On fait une masse collante de consistance de miel mou, puis on étend cette composition sur les bandes des appareils.

D'après le *Formulaire des hôpitaux civils* de Paris, la dose pour :

```
Une fracture de clavicule est : dextrine. . . . . . .  400 grammes
Une fracture de cuisse          —   . . . . . . . .  300   —
     —       de jambe           —   . . . . . . . .  200   —
     —       d'avant-bras        —   . . . . . .  150    —
```

3° **Glycogène** ou **dextrine animale**, découvert par Cl. Bernard, se trouve dans le foie, la placenta, le jaune d'œuf.

4° **Gomme soluble** ou **arabine** se trouve surtout dans la gomme arabique.

5° **Paramylon**, trouvé dans l'Euglena viridis.

6° **Inuline**, se trouve dans beaucoup de végétaux (chicorée, aunée, bardane, etc., etc.).

7° **Lichénine** se trouve dans le lichen ;

8° **Bassorine** et mucilages ;

9° **Cellulose** ou *principe ligneux*, qui donne, avec l'acide nitrique trois composés distincts, confondus sous les noms de coton poudre, fulmicoton, poudre coton, pyroxyle employé dans la préparation du collodion.

10° **Tunicine** ou **cellulose animale**, corps découvert par M. Berthelot, intéressant au point de vue chimique, mais sans importance au point de vue médico-pharmaceutique.

SECTION III

ÉTUDE DES ALCOOLS A FONCTIONS MIXTES

Généralités. — On appelle alcools à fonctions mixtes des dérivés des alcools polyatomiques modifiés par des réactions incomplètes.

Nous n'avons pas à insister ici sur cette théorie générale et très importante des corps à fonctions mixtes, théorie qu, est expliquée dans les cours de chimie organique ; nous rappellerons seulement qu'il existe des *alcools-éthers*, des *alcools-aldéhydes*, des *alcools-acides*, des *alcools-phénols*, des *alcools-amines*, corps réunissant deux fonctions dans leurs molécules.

Tous ces corps à fonction mixte jouent un rôle important dans la nature ; quelques-uns présentent un grand intérêt au point de vue médico-pharmaceutique. Nous n'avons pas cru devoir faire leur examen dans un chapitre spécial que nous aurions placé à la suite de l'étude des alcools ; nous avons préféré, pour nous conformer au plan généralement adopté, présenter cette histoire à l'occasion de la fonction simple qui est associée à la fonction alcoolique.

CHAPITRE III

ÉTUDE DES PHÉNOLS

PRÉLIMINAIRES ET DIVISION

Sommaire. — Généralités sur les phénols. — Classification.

Définition. — On appelle phénols des composés, dont le phénol ou acide phénique est le type, qui représentent une fonction spéciale et qui sont distincts tout à la fois des alcools et des acides, avec lesquels ils présentent plusieurs points de contact, mais dont ils diffèrent par de nombreuses propriétés.

Au point de vue chimique, on considère les phénols comme des dérivés des carbures aromatiques, dans lesquels un ou plusieurs atomes d'hydrogène du noyau benzenique sont remplacés par un ou plusieurs groupes hydroxyles OH.

Classification. — La classification des phénols est calquée sur celle des alcools. On les divise, en effet, comme les alcools en plusieurs classes :

1° **Phénols monoatomiques ou monophénols.**

2° **Phénols polyatomiques ou polyphénols.**
- Phénols diatomiques ou diphénols.
- Phénols triatomiques ou triphénols.
- Phénols tétratomiques ou tétraphénols.

3° **Phénols à fonctions mixtes.**

Ces divers phénols, traités par les éléments halogènes, les acides, les bases, donnent un grand nombre de dérivés, dont quelques-uns ont reçu des applications importantes dans ces dernières années.

Quels sont les phénols et leurs dérivés intéressants au point de vue médico-pharmaceutique ? Telle est la question que nous allons examiner.

SECTION I

ÉTUDE DES PHÉNOLS MONOATOMIQUES
OU MONOPHÉNOLS.

Sommaire : Nomenclature des monophénols intéressants au point de vue médico-pharmaceutique.

§ 1. — *Phénol*. — Variétés commerciales (acide phénique absolu. — Acide phénique cristallisé. — Acide phénique liquide. — Acide phénique coloré). — *Etude des dérivés du phénol* : Trichlorophénol. — Trichlorophénate de magnésie. — Tribromophénol ou bromol. — Xéroforme. — Trinitrophénol ou acide picrique. — Phénates (de sodium, de mercure, de caféine, de camphre). — Généralités sur les phénols camphrés. — Nomenclature de ces phénols. — Phénylamine ou aniline. — Acide orthophénolsulfureux ou aseptol. — Sulfophénates d'alumine, de magnésie, de chaux. — Oxyquinaseptol ou diaphtérine. — Sozoïodol. — Hydrargyrol. — Aristol dérivé du phénol. — Généralités sur les aristols. — Salol ou salicylate de phénol. — Généralités sur les salols, nomenclature des salols intéressants. — Nosophène. — Antinosine. — Eudoxine.

§ 2. — *Crésylol*. — Constitution. — Préparation. — Crésylol pur et cristallisé. — Crésylol impur ou commercial. — Produits commerciaux contenant du crésylol rendu soluble par divers corps : Solvéol. — Solutol. — Créolines. — Désinfectol. — Lysol. — Germol. — Préparations à base de crésylol et depara-crésylol synthétique. — *Etude des dérivés du crésylol* : Losophane. — Crésalol ou salicylate de crésol. — Héto-crésol. — Crésamine.

3. — *Thymol*. — Constitution. — Préparation. — *Etude des dérivés du thymol* : Aristol ou diiothymol, étude complète de ce corps. — Salithymol. — Camphothymol.

§ 4. — Iodure de carvacrol.

§ 5. — Europhène.

§ 6. — *Naphtol*. — Constitution. — Naphtols α et β, étude comparative de ces deux naphtols. — *Etude des dérivés du naphtol* : Asaprol. — Aristol dérivé du naphtol. — Naphtol camphré. — Naphtoxols. — Eunols. — Bétol ou salicylate de naphtol. — Benzonaphtol ou benzoate de naphtol β. — Microcidine. — Naphtolate de Bismuth ou Orphol.

Nomenclature. — Les phénols monoatomiques ou monophénols, intéressants au point de vue médico-pharmaceutique sont nombreux ; nous trouvons en effet parmi ces corps :

1° Le **phénol**, dérivé monosubstitué de la benzine ;

2° Le **crésylol**, dérivé monosubstitué du toluène.

3° Le **thymol**, dérivé monosubstitué du cymène.

4° Le **naphtol**, dérivé monosubstitué de la naphtaline.

§ 1. — Phénol.

Synonymes. — Le phénol, appelé aussi alcool phénique, acide phénique, acide carbolique, hydrate de phényle, carbol, hydroxy-benzol, benzophénol est un dérivé monosubstitué de la benzine, ré-sultant de la substitution d'un oxydryle OH à un atome d'hydrogène de cette benzine. Il a pour formule : C^6H^5OH.

Historique. — Il a été découvert par Runge à l'état impur et étudié par Laurent qui le prépara à l'état de pureté, l'analysa et dé-crivit ses propriétés et un grand nombre de ses dérivés. C'est donc à Laurent qu'on doit la connaissance de ce corps important.

Préparation. — Le phénol se retire des huiles lourdes de houille par distillation et en recueillant les produits qui passent entre 150 et 220°. On emploie pour cette opération et pour la purifi-cation de ce corps des procédés industriels sur lesquels nous ne croyons pas devoir insister ici (1).

Variétés commerciales. — On trouve, dans le commerce trois variétés d'acide phénique : 1° l'acide phénique absolu, 2° l'a-cide phénique cristallisé purifié, 3° l'acide phénique coloré.

Acide phénique absolu.

Synonymes. — L'acide phénique absolu, appelé phénol absolu, est de l'acide phénique purifié, entièrement débarrassé de tous les corps étrangers qui l'accompagnent.

Caractères d'identité. — Il se présente en petits cristaux déta-chés, parfaitement blancs à odeur assez agréable, solubles dans 15 p. d'eau froide, solubles en toutes proportions dans l'éther, le chloroforme, le sulfure de carbone, les huiles et la glycérine.

Il fond à 42° et bout entre 187° et 188°.

Il se conserve longtemps à l'air sans se colorer, mais il en attire l'humidité et se liquéfie rapidement.

Trituré avec du camphre, il le liquéfie et forme un phénol camphré que nous étudierons plus loin.

Caractères spécifiques. — On le reconnaît aux caractères sui-vants :

1° A ses caractères d'identité.

2° Sa solution, traitée par le perchlorure de fer, se colore en vio-

(1) *Dictionnaire* de Wurtz, t. II. Première partie : Industrie du phénol, pages 819 et suivantes.

let qui tourne au bleu puis au blanc sale (*Cette réaction se produit encore avec une solution ne contenant que 1/2000 de phénol*).

3° Sa solution, additionnée d'ammoniaque puis de chlorure de chaux, se colore en bleu (azulmine). *Cette coloration est lente à se développer dans les liquides dilués* (sensibilité 1/3000).

4° Sa solution, traitée par l'eau bromée, donne un précipité blanc jaunâtre de phénol tribromé ou tribromophénol insoluble dans les acides, l'éther, et doué d'une odeur désagréable et tenace.

5° Sa solution, traitée par l'acide sulfurique contenant un peu d'acide azotique, prend une coloration rouge-brun ou verdâtre.

Caractères de contrôle. — Le phénol, imparfaitement purifié peut contenir des homologues supérieurs, en particulier du crésylol et des carbures d'hydrogène. Pour reconnaître ces produits, on opère de la manière suivante :

A. *Recherche des homologues supérieurs.* — 1° Mélanger un volume de phénol liquéfié contenant 5 0/0 d'eau avec un volume de glycérine ; on obtient un mélange limpide. Ajouter à ce mélange limpide 3 volumes d'eau : il ne se trouble pas, si le phénol est pur ; il se trouble, si le phénol contient du crésylol.

2° Mettre dans un tube à essai 1 gramme d'acide phénique et 60 grammes d'eau distillée froide et agiter : la solution sera complètement limpide, si le phénol est pur ; la solution ne sera pas complètement limpide, si le phénol contient du crésylol.

B. *Recherche des carbures d'hydrogène.* — Mélanger dans un tube à essai l'acide phénique à essayer avec deux fois son volume de lessive de soude à 10 0/0 : si le phénol est pur, le mélange reste limpide et homogène ; si le phénol contient des carbures, il se sépare un liquide insoluble.

Conservation. — Le phénol absolu, étant hygroscopique, doit être conservé dans des flacons parfaitement bouchés. Bien qu'il se conserve longtemps sans altération à l'air, il est prudent de le conserver à l'abri de la lumière.

M. Belland (1) a constaté que l'acide phénique n'exerçait aucune action sur l'aluminium, soit à la température ordinaire, soit à la température de 60°, température supérieure de près de 20° au point de fusion de l'acide phénique (34° ou 35°).

A la suite de ses expériences, il a proposé l'emploi de récipients en aluminium, d'une seule pièce à fermeture vissée, pour la conservation de l'acide phénique. Ces récipients offrent l'avantage d'être

____

(1) V. *J. de Ph. et de Ch.*, 6° série, t. 1, 1895, page 309.

plus résistants, plus légers et moins fragiles que les flacons de verre.

Usages. — En raison de sa pureté, le phénol absolu est le seul que l'on doive employer à l'intérieur. Il est du reste peu usité, car son emploi à l'intérieur a peu d'utilité.

Acide phénique cristallisé.

Caractères d'identité. — L'acide phénique cristallisé est une masse cristalline, formée de longs cristaux taillés en pointes, incolore, ou légèrement rougeâtre, neutre au tournesol, d'une odeur empyreumatique particulière, d'un goût piquant. Sa densité est de 1,05 à 1,06 ; il fond à 34° ou 35° et bout à 180°. Il est soluble dans 50 à 60 p. d'eau et se dissout en toutes proportions dans l'éther, le chloroforme, le sulfure de carbone, les huiles, la glycérine. Quand on l'expose à l'air il en attire l'humidité et se liquéfie rapidement.

Soumis à l'action de la lumière, il se colore parfois en rose. Cette coloration serait due d'après MM. Hager et Mayer à l'action du nitrite d'ammoniaque contenu dans l'atmosphère, à diverses autres causes d'après Fabini, Meyke, Langebeck. On paraît admettre aujourd'hui que cette coloration est due à l'*acide rosolique*, provenant de l'oxydation d'un mélange de phénol et de crésylol et voici sur quelles raisons est fondée cette opinion ; on sait d'une part que le phénol, incomplètement purifié, s'accompagne toujours d'une petite quantité de crésylol et que d'autre part, l'acide rosolique, de couleur orangée, prend naissance dans l'oxydation d'un mélange de phénol et de crésylol. Il est donc naturel d'attribuer à ce corps l'altération de l'acide phénique. Les expériences de M. Chastaing (1) ont d'ailleurs démontré que cette altération résulte bien d'une oxydation due à l'influence de l'air et de la lumière ; dans l'obscurité la coloration n'apparaît pas d'une manière sensible.

Trituré avec du camphre, il le liquéfie et forme un *phénol camphré* que nous étudierons plus loin.

Caractères spécifiques. — Il possède les caractères spécifiques du phénol absolu.

Caractères de contrôle. — Il possède les caractères de contrôle du phénol absolu.

Conservation. — Il doit être conservé dans des vases bien clos à l'abri de la lumière.

(1) V. *Annales physique et chimie*, t. XI, 1877.

Usages. — Le phénol cristallisé constitue le phénol des pharmacies ; il n'est pas chimiquement pur et contient des homologues supérieurs du phénol et des carbures dont la recherche peut être faite par les méthodes indiquées à propos du phénol absolu. Il sert à faire les préparations phéniquées destinées à l'usage externe.

Acide phénique coloré.

Ce produit est un liquide impur, d'une coloration plus ou moins foncée et d'une odeur peu agréable. Il est d'un prix peu élevé et peut.être employé pour la désinfection des locaux ou objets peu susceptibles, mais il ne doit jamais servir pour les usages pharmaceutiques.

Action thérapeutique. — L'acide phénique est un des antiseptiques les mieux étudiés et les plus anciennement connus ; il a eu en thérapeutique une grande vogue qui date de l'époque où Lister, chirurgien d'Edimbourg, imagina son fameux pansement appelé *pansement listérien*. Sans doute, les pansements phéniqués existaient avant Lister ; mais c'est à lui qu'est due la méthode du traitement antiseptique des plaies par la solution phéniquée.

L'acide phénique, depuis quelques années, a beaucoup perdu de son importance comme antiseptique chirurgical et cela pour plusieurs motifs : si on le compare à d'autres antiseptiques, on voit que son pouvoir antiseptique est beaucoup plus faible ; de plus, pour qu'il exerce son action bactéricide, il faut l'employer à des doses incompatibles avec la vitalité des tissus, ainsi que le démontrent les expériences de Buchholtz, Jalan de la Croix, Duclaux, Koch, Bouchard, Martens, Behring, Constantin Paul, Miquel (1).

Il provoque souvent des accidents locaux (érythèmes et éruptions cutanées de différentes natures), des phénomènes généraux (céphalées, nausées, quelquefois vomissements ; dans les cas graves, collapsus, coma, pâleur de la face, quelquefois mort). Il est d'autant plus difficile d'empêcher les accidents, quand on emploie l'acide phénique en grande quantité, que cet acide est absorbé même par la peau intacte. Enfin il possède une odeur qui est très mal supportée par beaucoup de malades. Tous ces inconvénients font que l'acide phénique est de plus en plus délaissé comme antiseptique et remplacé par le sublimé, l'iodoforme et les nombreux antiseptiques que nous aurons l'occasion de signaler. Il est cependant encore employé par quelques

(1) Voir *Formulaire des antiseptiques* d'Adrian, p. 10 à 74.

chirurgiens soit comme antiseptique, soit pour désinfecter les instruments. Pris à l'intérieur, on l'a cependant préconisé dans la dyspepsie flatulente, le prurigo, le diabète sucré, la variole confluente (Chauffard) ; comme antipyrétique, en lavements dans la fièvre typhoïde (Desplats de Lille), en injections sous-cutanées dans le rhumatisme aigu et musculaire (Kunze et Kurz).

Modes d'administration et doses. — L'acide phénique s'emploie à L'EXTÉRIEUR à la dose de 1 pour 10, pour 20, pour 50 et pour 1000 de véhicule.

A l'INTÉRIEUR on l'administre à la dose de 0,05 à 1 gramme par jour soit en pilules, soit en solution, potion ou sirop.

Formules galéniques. — L'acide phénique cristallisé entre dans le soluté d'acide phénique ou eau phéniquée du Codex (au 1/1000 usage interne ; au 1/100 usage externe) ; dans le vinaigre phéniqué ; dans le phénol sodé du Codex. Les formules les plus usitées pour son administration sont les suivantes :

Solutions aqueuses fortes.	Acide phénique cristallisé. .	50 gr.
	Alcool ou glycérine.	50 »
	Eau distillée.	900 »
Solutions aqueuses faibles.	Acide phénique cristallisé. .	25 »
	Alcool ou glycérine.	25 »
	Eau distillée.	950 »
Huile phéniquée au 1/10.	Acide phénique	1 »
	Huile	10 »
Glycérine phéniquée au 1/10.	Acide phénique	1 »
	Glycérine	10 »
Vaseline phéniquée au 1/10.	Acide phénique	1 »
	Vaseline.	15 »

Pour faire plus facilement ces préparations, on peut employer, à la place de l'acide phénique cristallisé, dont le maniement est difficile, l'acide phénique liquide ou mieux encore l'acide phénique liquéfié.

L'*acide phénique liquide* est un mélange de 90 grammes d'acide phénique cristallisé et de 10 parties d'alcool. On le désigne dans le commerce de la droguerie sous le nom d'*acide phénique liquide au 1/10*. Il se présente sous l'aspect d'un liquide incolore, ayant l'odeur de l'acide phénique, et se dissolvant dans 18 p. d'eau.

L'*acide phénique liquéfié* se prépare en ajoutant une petite quantité d'eau à l'acide phénique cristallisé. On peut le préparer en plongeant dans un bain-marie à 100° le récipient contenant l'acide phénique cristallisé ; lorsque l'acide est fondu, on ajoute de l'eau dans la proportion de 5 0/0 et on agite le mélange (Perron).

D'après M. Crinon (1) les quantités de 5 0/0 et de 10 0/0 d'eau ajoutées à l'acide phénique fondu, ne sont pas suffisantes pour donner un produit stable ; ce n'est qu'avec 15 0/0 d'eau qu'on obtient un liquide ne cristallisant pas, quand il subit un refroidissement. Il conseille en conséquence, pour préparer l'acide phénique liquéfié, d'employer :

Acide phénique cristallisé. . . . .   100 gr.

Faire fondre et ajouter :

Eau distillée . . . .   15 gr.

115 gr. d'acide phénique liquéfié contiennent : 100 gr. d'acide phénique cristallisé.

1 gr. 15 d'acide phénique liquéfié contiennent : 1 gr. d'acide phénique cristallisé

Les solutions phéniquées, préparées soit avec de l'acide phénique cristallisé, soit avec l'acide phénique liquéfié, soumises à l'action du froid, se troublent et prennent un aspect laiteux. Il suffit, pour faire disparaître ce trouble, de maintenir la solution à une température de 15° à 20° pendant quelques minutes.

Ce fait, signalé par M. Vicario, est intéressant à retenir ; il arrive en effet souvent que des solutions, qui sont très limpides au moment où le pharmacien les délivre, se troublent si on les place dans une chambre froide de malade. Pour éviter ce petit accident, il est nécessaire, surtout en hiver, de maintenir les solutions phéniquées à la température moyenne d'une chambre chauffée.

Les solutions phéniquées doivent être employées avec prudence dans le traitement des plaies . Le public et beaucoup de praticiens croient généralement à l'immunité parfaite des pansements phéniqués, quelque prolongés qu'ils soient. Il n'en est pas ainsi.

M. le Dr Langier, médecin de la maison de Nanterre et expert près les tribunaux, a signalé à l'Académie de médecine plusieurs cas de gangrène des doigts, survenue à la suite d'enveloppement prolongé dans un pansement phéniqué. L'un de ces pansements était fait avec une solution de phénate de soude au centième, les deux autres avec une solution d'acide phénique au 1/50°.

Pour éviter le retour de semblables accidents, plus nombreux qu'on

(1) *Revue des médic. nouveaux*, 3° édition, page 27.

ne le suppose, M. le Dr Langier pense, et nous pensons avec lui que les pharmaciens doivent, pour éviter tout accident qui peut entraîner pour eux une responsabilité effective, ne jamais délivrer de solution phéniquée que sur ordonnance de médecin.

S'ils étaient forcés par les circonstances de faire un pansement provisoire, ou de délivrer sans ordonnance une solution phéniquée, ils devraient toujours employer ou délivrer une solution au millième incapable de déterminer une gangrène.

Lorsqu'on veut avoir des solutions concentrées d'acide phénique, on peut employer la glycérine, qui facilite la solubilité du phénol dans l'eau distillée.

Mais si le médecin veut avoir des solutions très concentrées on peut employer, à la place de la glycérine, le sulforicinate de soude qui est un véhicule précieux.

Le sulforicinate de soude présente en effet les avantages suivants : 1º Il maintient en solution jusqu'à 40 pour 100 d'acide phénique ; 2º l'acide phénique dissous conserve toutes ses propriétés désinfectantes, sans devenir plus caustique.

On peut préparer ces solutions très concentrées d'acide phénique faites avec le sulforicinate de soude au moyen de la formule inscrite dans le supplément du Codex (p. 86), et portant le nom : Phénol sulforiciné.

Empoisonnements. — Le phénol est toxique et produit les symptômes suivants : sensation de cuisson intense s'étendant de la bouche à l'estomac ; lèvres et bouche blanches et dures ; peau froide et visqueuse, lèvres, paupières et oreilles livides ; pupilles contractées : quelques nausées, rarement des vomissements ; urines foncées, voire même noires, supprimées quelquefois ; insensibilité, coma, abolition complète des mouvements réflexes ; respiration rapide et faible ; mort. Il peut se produire une grande amélioration avec retour de la conscience et alors surviennent, après quelques heures, le collapsus et la mort.

Premiers secours. — 1º Administrer 30 grammes de sulfate de soude ou de magnésie dissous dans un litre d'eau chaude. Les sulfates solubles forment dans le sang des sulfophénates non nuisibles ; on a aussi proposé comme antidote le sucrate de chaux (Hussemann et Hummethum) et tout dernièrement, le savon médicinal ou un savon quelconque.

2º Le professeur Carleton de New-York vient de proposer le vinaigre comme antidote de l'acide phénique. Il paraît que le vinaigre appliqué sur une surface cutanée ou muqueuse, qui vient d'être brûlée par de l'acide phénique concentré, ferait disparaître aussitôt la blancheur caractéristique ainsi que l'anesthésie produite par cette substance et empêcherait l'eschare consécutive à la brûlure. Aussi la première mesure à prendre, dans un cas d'empoisonnement par le phénol, consisterait à faire avaler au patient du vinaigre coupé d'eau à parties égales, après quoi l'on procéderait au lavage de l'estomac.

3° Provoquer les vomissements.

4° Administrer de l'eau albumineuse en grande abondance.

5° Faire prendre ensuite 100 grammes d'huile d'amandes douces mélangée de 30 grammes d'huile de ricin.

6° Ranimer la circulation par des frictions sèches et chaudes.

Avant de terminer ce qui a rapport aux accidents produits par l'acide phénique, il importe de faire une observation très intéressante signalée par M. le professeur Carles : l'acide phénique pur est caustique ; lorsqu'on le met en contact avec la peau, il y produit une tache blanche puis il la dessèche. Si on le dilue dans l'alcool ou la glycérine, il n'est presque plus caustique, mais sa causticité réapparaît aussitôt si l'on ajoute au mélange une quantité d'eau même très faible. Aussi, dans les cas de brûlures causées par l'acide phénique, M. Carles conseille de les laver pour enlever le caustique, non avec de l'eau mais avec de l'alcool fort.

DÉRIVÉS DU PHÉNOL.

Nomenclature. — Le phénol, traité par les éléments halogènes, les acides, les bases, donne un grand nombre de dérivés, très importants, au point de vue chimique.

Au point de vue pharmaceutique, les seuls dérivés intéressants sont :

Le *trichlorophénol*.

Le *Tribromophénol* ou *Bromol* — qui combiné avec le bismuth donne le *tribromophénolbismuth* ou *Xéroforme*.

Le *trinitrophénol* ou *acide picrique*.

Les *phénates* divers.

La *phénylamine* ou *aniline*.

Les acides sulfoconjugués :

1° *Acide orthophénolsulfureux* ou *Aseptol.* Cet acide donne un dérivé l'*oxyquinaseptol*, ou *diaphtérine.*

2° *Acide paraphénolsulfureux*, intéressant puisqu'il donne un dérivé iodé appelé *Sozoïodol.*

Une combinaison avec le mercure appelée *Hydrargyrol.*

L'*Aristol* dérivé du phénol.

Le *Salol, Salophène.*

Le *Nosophène.*

A. — Trichlorophénol.

Formule. — Le trichlorophénol est un dérivé chloré du phénol résultant de la substitution de 3 atomes de chlore à 3 atomes d'hydrogène du phénol ; il a pour formule ; $C^6H^2Cl^3OH$.

Préparation. — On le prépare par l'action prolongée du chlore sur le phénol, jusqu'à ce que le phénol se prenne en une masse de cristaux qu'on égoutte et qu'on exprime.

Caractères d'identité. — Il se présente en aiguilles blanches, à odeur désagréable et pénétrante et à saveur très caustique ; peu soluble dans l'eau, soluble dans l'alcool, l'éther, la glycérine, fondant à 44°. Il se combine avec les bases pour donner des sels.

Action thérapeutique. — Il a été recommandé comme antiseptique par Dianin ; on peut l'employer en solution à 5 p. 100 et aussi à l'état sec, notamment dans le chancre et dans la diphtérie. On l'utilise surtout sous forme de sel ; on emploie notamment le **trichlorophénate de magnésie** à la dose de 2 à 5 p. 100 sous forme de collyre, contre l'ophtalmie purulente ; la guérison est dit-on rapide et assurée.

B. — Tribromophénol.

Synonymes. — Bromol.

Formule. — Le tribromophénol est un dérivé bromé du phénol, résultant de la substitution de 3 atomes de brome à 3 atomes d'hydrogène du phénol ; il a pour formule : $C^6H^2Br^3OH$.

Préparation. — On le prépare par l'action prolongée du brome sur le phénol.

Caractères d'identité. — Il se présente sous forme d'une poudre jaune citron, d'une saveur sucrée et astringente, à odeur caractéristique non désagréable, insoluble dans l'eau, soluble dans l'alcool, l'éther, le chloroforme, la glycérine, les huiles essentielles, fusible à 95°.

Action thérapeutique. — Antiseptique puissant et peu toxique, préconisé par Rademaker et de Louisville ; il a été recommandé dans le traitement de la diphtérie, le pansement des plaies et ulcères, dans le choléra infantile et les abcès du poumon.

Modes d'administration et doses. — A l'INTÉRIEUR sous forme de cachets de 5 à 15 milligrammes. A l'EXTÉRIEUR, en pommade avec la vaseline 1/8 ; en solution dans l'huile 1/30 ; en solution dans la glycérine 1/25 pour badigeonnage dans la gorge contre l'angine diphtérique.

En se combinant avec le bismuth, le tribromophénol donne le tribromophénolbismuth, appelé aussi **Xéroforme.**

Le xéroforme est une poudre fine, de couleur jaune susceptible d'être dédoublée par un acide en tribromophénol et en oxyde de bismuth.

C'est un agent antiseptique, presque inodore, non irritant.

Il a été administré à l'intérieur par le Dr Hueppe dans le choléra asiatique à la dose quotidienne de 5 à 7 gr.

Il a été employé à l'extérieur par Van Heusse dans le traitement des chancres, des plaies infectées, des panaris, des ulcères etc.

On l'emploie en poudre, en onguent, en pâte à 10 ou 20 pour 100.

C. — Trinitrophénol.

Synonymes. — Acide picrique. — Acide carboazotique. — Acide nitrophénitique. — Acide trinitrophénique. — Acide chrysolipique. — Jaune amer de Welter.

Formule. — Le trinitrophénol est un dérivé nitré du phénol résultant de la substitution de 3 groupes azotyle (AzO^2) à 3 atomes d'hydrogène du phénol ; il a pour formule : $C^6H^2(AzO^2)^3OH$.

Caractères d'identité. — L'acide picrique cristallise en lamelles orthorhombiques jaunes, brillantes, solubles à 15° dans 86 p. d'eau, à 77° dans 26 p. d'eau, très amères. Il se dissout mieux dans l'alcool l'éther, les acides azotique et sulfurique concentrés. Il fond à 122°5, et peut même être sublimé. Il détone avec violence, lorsqu'on le chauffe brusquement.

C'est un acide monobasique qui se combine avec les bases pour donner des sels, tous explosifs par le choc : Picrate de potassium $C^6H^2(AzO^2)^3OK$ — Picrate de sodium $C^5H^2(AzO^2)^3ONa$ — Picrate d'ammonium $C^6H^2(AzO^2)^3OAzH^4$ — Picrate de strontium et de baryte. Ces corps sont plus ou moins employés dans la pyrotechnie. Il donne aussi avec les alcoloïdes des picrates d'alcaloïde.

Action thérapeutique — On a essayé, dans ces dernières années, d'employer l'acide picrique et ses sels (picrate de quinine, picrate de cinchonine contre la fièvre intermittente ; mais les essais n'ont donné que des résultats peu satisfaisants (Bell de Manchester et Dujardin-Beaumetz). L'efficacité de ces corps est encore trop douteuse pour imposer aux pharmaciens et aux malades l'emploi de produits aussi dangereux à manier.

En 1876, Curie a proposé l'emploi de l'acide picrique en chirurgie sous forme de pièces de pansement ou sous forme de ouate picriquée. Jules Chéron a également préconisé ses propriétés antiseptiques, mais il est peu employé à cet usage.

Calvelli l'a employé avec succès en badigeonnages contre l'érysipèle. Il se sert de la solution suivante :

> Acide picrique . . . . 1 gr. 50.
> Eau . . . . 250 gr.

En badigeonnages, 5 à 10 fois par jour.

Le docteur Filleuil a préconisé l'emploi de l'acide picrique dans le traitement des brûlures.

Ce corps présente en effet les avantages suivants :

1° Il est antiseptique ; par conséquent il peut empêcher l'infection de la plaie.

2° Il est analgésique ; par conséquent, il calme les douleurs intolérables que le malade éprouve.

3° Il est kératogène ; par conséquent, il consolide et conserve l'épiderme.

4° Son application ne produit pas les accidents que provoquent parfois les antiseptiques, car il n'est ni irritant (érythème), ni caustique (douleur), ni toxique (empoisonnement).

On doit donc, d'après un certain nombre de médecins, considérer le pansement à l'acide picrique comme le pansement de choix et de sécurité des grandes brûlures étendues, et des brûlures du premier, du deuxième ou du troisième degré.

Pour faire le pansement, on doit opérer de la manière suivante :

A. Si les brûlures sont très étendues on peut plonger entièrement le malade dans un bain d'acide picrique, avant même de lui enlever ses vêtements, et afin qu'il souffre moins lorsqu'on le déshabillera.

B. Si les brûlures sont limitées, on commence par pratiquer des lavages antiseptiques avec une solution d'acide picrique ; on perce ensuite les phlyctènes et on les comprime avec un tampon d'ouate, afin de les vider de la sérosité qu'elles contiennent, mais en ayant soin de laisser en place et de conserver l'épiderme. On procède ensuite au véritable pansement picrique.

On applique sur les parties brûlées, et de manière à ce qu'elles débordent légèrement les limites des tissus brûlés, des compresses de gaze hydrophile préalablement stérilisées dans l'eau bouillante et trempées dans la solution d'acide picrique dont nous donnerons la formule plus loin ; on recouvre ces compresses d'ouate hydrophile qu'on maintient au moyen d'une bande.

Il est préférable de ne pas recouvrir le pansement de taffetas gommé, comme on l'avait primitivement conseillé ; car le taffetas gommé a l'inconvénient de maintenir l'humidité des compresses, ce qui produit le ramollissement et la macération de l'épiderme, et ralentit, par suite, la cicatrisation.

On laisse le premier pansement en place pendant trois ou quatre jours, après quoi, on refait un pansement semblable qu'on maintient pendant cinq ou six jours.

Lorsqu'on refait le pansement, on trouve les compresses sèches et adhérentes à l'épiderme ; il faut avoir soin, pour les détacher, de les détremper avec un tampon d'ouate imprégné de solution d'acide picrique.

Les brûlures au deuxième ou au troisième degré guérissent ordinairement avec deux ou trois pansements ; la cicatrice obtenue est souple, lisse et peu apparente au bout de quelques mois.

La solution primitive d'acide picrique, proposée par le docteur Filleuil était une solution aqueuse saturée d'acide picrique, obtenue par addition à de l'eau bouillante d'une certaine quantité d'acide picrique en paillettes, dont on sépare l'excès par décantation.

Cette solution jaune a l'inconvénient de communiquer une coloration jaune, non seulement aux téguments voisins de la brûlure, mais encore aux mains des personnes qui font le pansement ; de plus cette coloration persiste assez longtemps et les doigts, colorés en jaune possèdent une amertume désagréable.

Pour éviter cet inconvénient, M. Papazoglon, dans une thèse récente signalée par le *Journal de médecine et de chirurgie pratiques*, du 25 mai 1896, propose de faire dissoudre d'abord l'acide picrique dans l'alcool, et d'étendre ensuite la solution avec de l'eau. Il recommande la formule suivante :

Acide picrique.	5 gr.
Alcool à 90°	50 —
Eau distillée bouillie.	1000 —

Le pouvoir colorant de cette solution est moindre et disparaît très facilement avec un simple savonnage.

L'acide picrique, à cause des propriétés topiques, analgésiques, antiseptiques et kératoplastiques, a été proposé par Gaucher, Leredde, Brousse, Mac Leman et enfin Aubert contre le traitement de l'eczéma. Dans une communication faite à la Société médicale des hôpitaux de Paris le 21 mai 1897, M. Gaucher a fait connaître les résultats qu'il avait obtenus dans le traitement de l'eczéma par l'acide picrique.

Il se sert d'une solution aqueuse au centième dont il badigeonne les parties malades ; il recouvre ensuite celles-ci d'ouate ou de gaze imprégnée de la même solution. Il laisse en place le pansement pendant 2 jours : au bout de ce temps, les phénomènes inflammatoires se sont amendés.

Il recommence le même pansement tous les deux jours.

L'acide picrique a l'avantage de calmer les démangeaisons. Ce mode de traitement convient surtout contre l'eczéma vésiculeux et suintant. Il est à peu près sans efficacité pour modifier l'épaississement du derme dans l'eczéma chronique lichénoïde.

L'emploi de l'acide picrique, dans le traitement des brûlures et de certaines affections cutanées, se généralisant de plus en plus, il nous a paru utile d'insister sur la préparation des produits employés dans le pansement à l'acide picrique et de rapporter les travaux faits à cet égard par M. Debuchy (1).

M. Debuchy, en déterminant la solubilité de l'acide picrique dans les principaux véhicules, a constaté qu'à 13°,

100 p. en poids d'eau distillée	dissolvent	0,6	d'acide picrique
—	d'alcool absolu	—	6	—
—	d'alcool à 90°	—	10,5	—
—	d'alcool méthylique pur	—	16	—
—	d'éther à 60°	—	16,5	—
—	de chloroforme	—	1,85	—

On voit combien est faible la solubilité de l'acide picrique dans l'eau ; on voit au contraire, combien est forte la solubilité de cet acide

(1) *Bulletin de thérapeutique* du 23 août 1897.

dans l'alcool méthylique (16 0/0) presque aussi considérable que celle dans l'éther (16, 5 0/0).

Ce fait est important à signaler, car il permet d'obtenir, dans des conditions économiques, des dosages élevés en acide picrique.

Pour préparer des objets de pansement à l'acide picrique (gaze, coton, bande, compresse), objets devant retenir la plus grande quantité possible d'acide picrique, M. Debuchy propose et emploie la formule suivante :

       Gaze, coton, bande, compresse, etc . . . . 1 k.
       Alcool méthylique pur (ou éther) . . . . 2 » 500
       Cire pure stérilisée. . . . . 0 » 020
       Acide picrique. . . . . 0 » 150

La petite quantité de cire qu'on emploie a pour but de retenir l'acide, après évaporation du dissolvant, sur les fibres du tissu.

Son emploi est préférable pour le même objet, à la colophane, la térébenthine ou autre résine. Il est bon aussi de supprimer toute addition d'huile quelconque et de glycérine ; il est nécessaire de stériliser préalablement toutes les matières premières employées.

On obtient ainsi un produit dont le dosage élevé est de 13 0/0 (exactement 12,8), d'une conservation à peu près indéfinie, pouvant donner et entretenir un pansement humide saturé en acide picrique.

Disons, en passant, que M. Delpech l'un des premiers, avec MM. Petit et Pierre Vigier, a préparé du coton picriqué et attiré l'attention sur ce produit pour le traitement des brûlures.

M. Debuchy a également donné une formule pour la préparation des taffetas, soit sur soie, soit sur baudruche, employés pour les petits pansements.

Voici cette formule qui comprend deux solutions.

Solution n° 1 : adhésive

       Colle de poisson . . . . 50 grammes
       Gomme arabique. 5   —
       Eau. 500   —

Solution n° 2 : picriquée.

       Alcool méthylique. 150   —
       Acide picrique. 15   —

Appliquer sur le taffetas de soie ou sur la baudruche une première couche de la solution adhésive n° 1. Mélanger ensuite la solution adhésive n° 1 et la solution picriquée n° 2 et passer une couche de ce mélange sur le taffetas ou la baudruche.

On obtient de cette manière un produit dosant 20 0/0.

M. Debuchy a donné aussi la formule d'un sparadrap picriqué qui fournit un très bon produit et dont le dosage est de 13 0/0 environ.

Emplâtre simple.	100 grammes
Cire jaune.	10 —
Gomme damar	15 —
Alcool méthylique.	150 —
Acide picrique	20 —

D. — Phénates.

Le phénol se combine aux bases pour donner des phénates, dont les plus usités sont :

Phénate de soude.

Ce corps est employé en solution qui porte dans le Codex le nom de phénol dissous ou solution de phénate de soude. Cette solution se prépare de la manière suivante :

Phénol.	70 gr.
Soude caustique liquide à 1,332	100 »
Eau distillée pour compléter un litre.	QS.

Diluez la lessive des savonniers dans 500 grammes d'eau environ ajoutez-y l'acide phénique et complétez le volume de un litre.

Elle s'emploie à la dose de 5 à 10 grammes par litre d'eau en lotion; comme antiseptique.

Phénate de mercure.

Ce corps a pour formule :

$$Hg\!<\!\begin{matrix} O.C^6H^5 \\ O.C^6H^5 \end{matrix}$$

D'après M. Desesquelle qui a fait sur les phénates de mercure une étude très intéressante (1) aucun des composés obtenus jusqu'ici ne répond à la formule théorique et les produits livrés au commerce sont très variables. Les uns se présentent sous forme de poudre noirâtre, d'autres sous forme de poudre amorphe blanche. Un seul fabricant, au dire de M. Hugo André, M. Merck, livrerait au commerce un produit cristallin renfermant la même proportion de mercure que le phénolate de mercure théorique, mais il n'a pas voulu dévoiler son secret de fabrication.

(1) *Journal de pharmacie et de chimie*, 1er mars 1894, page 227.

Ce sel étant de composition variable n'est pas employé ou peu usité.

Phénate de caféine.

Lorsqu'on mélange du phénol avec de la caféine, à molécules égales, on obtient une combinaison cristalline de phénate de caféine très soluble dans l'eau, dépourvu d'action irritante sur les muqueuses (A. Petit). Il peut être employé en injections hypodermiques, mais il est peu usité.

Phénates de camphre ou phénols camphrés.

Le phénol et, en général, les phénols ou leurs dérivés, mélangés avec le camphre, ont la propriété de fournir des mélanges liquides auxquels on a donné le nom générique de phénols camphrés.

Ces corps ont été étudiés surtout par M. Desesquelle ; quelques-uns d'entre eux ont été l'objet de recherches particulières dues à MM. Andoucet, Léger, Brétillon.

Propriétés générales. — Les phénols camphrés possèdent les propriétés suivantes : ils sont plus denses que l'eau, insolubles dans ce véhicule ; ils sont solubles dans l'alcool, l'éther, les huiles fixes et volatiles ; ils se mélangent facilement aux corps gras ou à la vaseline pour faire des onguents ; ils ont la propriété de dissoudre un certain nombre de corps (iode, cocaïne, etc.) ; ils sont doués de propriétés antiseptiques ; ils peuvent servir aux pansements et à la conservation des objets de chirurgie dont ils ne détériorent ni le bois ni le métal.

Les phénols camphrés constituent-ils des mélanges ou des combinaisons ? Il semble résulter des expériences faites par M. Léger (1) que ce sont des combinaisons très instables.

Préparation. — M. Léger a préparé plusieurs phénols camphrés, dont il a déterminé la composition d'après la méthode polarimétrique, en fondant dans des ballons bouchés les quantités théoriques de camphre et de corps à combiner ; il est parvenu à obtenir :

1° le phénol monocamphré ; le phénol hémicamphré.

2° la résorcine monocamphrée ; la résorcine bicamphrée.

3° le naphtol α camphré ; le naphtol β camphré.

4° l'acide salicylique camphré.

5° le salol camphré.

(1) *J. de Ph. et de chimie*, tome 22, V⁰ série, année 1890, p. 502.

On peut encore obtenir le thymol camphré et le pyrogallol camphré qui n'ont pas été étudiés par M. Léger.

Pour obtenir les divers phénols camphrés, il faut, d'après M. Desesquelle, employer les proportions suivantes qui donnent une bonne préparation :

Pour une partie de camphre, on prend pour préparer :

Le phénol monocamphré. . . .	1 de phénol.
— hémicamphré. . . .	0,50 »
La résorcine monocamphrée . .	5 p. de résorcine.
Le naphol β camphré.	0,50 de naphtol.
L'acide salicylique camphré . .	0,50 d'acide salicylique.
Le salol camphré	10 p. de salol.
Le thymol camphré.	5 p. de thymol.
Le pyrogallol camphré	25 p. de pyrogallol.

Usages. — Les phénols camphrés peuvent être avantageusement utilisés en chirurgie comme topiques et caustiques antiseptiques, dans les affections spécifiques de la peau et des muqueuses.

Le *phénate de camphre* préconisé par MM. Shingleton, Gaucher, Soulez est recommandé par MM. Chantemesse et Vidal comme caustique dans la diphtérie ; ils emploient à cet effet le mélange suivant :

Glycérine	25	grammes
Phénol	5	—
Camphre	20	—

Le *naphtol camphré α* et le *salol camphré* ont été expérimentés par MM. Bouchard et Périer, et plusieurs autres médecins comme antiseptiques ; l'application de ces deux corps sur les plaies n'est pas douloureuse grâce à l'action anesthésiante exercée par le camphre.

E. — Phénylamine.

La phénylamine ou aniline, est une monamine primaire phénolique que nous étudierons avec la fonction chimique de notre classification : *ammoniaques composés ou amines*.

F. — Acide orthophénolsulfureux.

Considérations générales. — C'est un acide sulfoconjugué du phénol résultant de la substitution du groupe (SO^3H) à un atome d'hydrogène du phénol C^6H^5OH ; il a pour formule :

$$C^6H^4(SO^3H)OH.$$

Lorsqu'on fait agir l'acide sulfurique sur le phénol, on obtient les rois acides sulfoconjugués du phénol, prévus par la théorie :

1° Acide orthophénolsulfureux ;

2° Acide métaphénolsulfureux ;

3° Acide paraphénolsulfureux.

Tous ces acides sont loin de jouer le même rôle et ne présentent pas les mêmes propriétés. L'acide orthophénolsulfureux seul est antiseptique ; c'est le seul employé en pharmacie..

Synonymes. — L'acide orthophénolsulfureux s'appelle aussi acide orthophénylsulfureux, aseptol, sulfocarbol, acide sulfocarbolique, acide phénylsulfurique, acide sulfophénique.

Ce dernier nom lui a été donné par M. Vigier qui a fait sur cet acide une étude particulière.

Il a pour formule : $C^6H^4{<}{}^{OH\ (1)}_{SO^3H\ (2)}$

Préparation. — On le prépare, d'après Solomanoff, en abandonnant pendant plusieurs semaines à la température ordinaire, un mélange de 100 p. de phénol et de 90 parties d'acide sulfurique. On sature ensuite l'excès d'acide par le carbonate de baryte et on concentre à basse température ou mieux dans le vide, pour éviter que la modification ortho passe à la modification para, ce qui se fait dès qu'on élève la température.

Caractères d'identité. — L'aseptol, à la température ordinaire, est un liquide sirupeux, de couleur rose œillet, d'une odeur piquante mais non désagréable. A — 8° ou à — 10°, il cristallise en aiguilles mamelonnées, très déliquescentes, solubles dans l'eau en toutes proportions, dans l'alcool et la glycérine.

Il se combine avec les bases pour donner des sels : le sulfophénate de magnésie, le sulfophénate de chaux, dont nous dirons un mot plus loin.

Action physiologique et thérapeutique. — L'aseptol est microbicide et antiseptique ; il n'est ni caustique, ni toxique. On a proposé de l'employer en solution de 2 à 4 0/0 pour remplacer l'acide phénique et l'acide salicylique dans le pansement des plaies et dans les affections des organes génito-urinaires.

Ce corps, dit d'Amesseux (d'Anvers) qui l'a particulièrement recommandé, est soluble dans l'eau en toutes proportions ; il est beaucoup moins caustique que l'acide phénique ; il se combine aux bases ; il n'est pas dangereux ; il possède les propriétés antifermentescibles, antiputrides et désinfectantes des acides phénique et salicylique même à un degré supérieur ; par conséquent il remplacerait avantageusement l'acide phénique dans le pansement des plaies et en obstétrique et mériterait d'attirer la faveur des médecins.

Modes d'administration et doses. — D'après M. Ferdinand Vigier, on peut l'employer comme antiseptique : à l'INTÉRIEUR, en limonade à la dose de 6 grammes pour 1000 grammes d'eau distillée ; à l'EXTÉRIEUR en solution de 1 à 10 grammes pour 100 grammes d'eau distillée.

SELS FOURNIS PAR L'ACIDE ORTHOPHÉNOLSULFUREUX.

L'acide phénylsulfurique donne plusieurs sels qu'on a préconisés dans ces derniers temps.

1° Le **sulfophénate d'alumine**, appelé sozal proposé comme antiseptique pour remplacer l'acétate d'alumine peu usité.

2° Le **sulfophénate de magnésie**, proposé par Tarozzi. On le prépare en décomposant le sulfophénate de baryte par le sulfate de magnésie. Il se présente en aiguilles blanches, presqu'inodores, solubles dans 2 parties d'eau et 5 p. d'alcool. Employé comme laxatif et antiseptique à la dose de 1 à 2 grammes (1).

3° Le **sulfophénate de chaux**, proposé par Tarozzi. On le prépare par l'action de l'acide sulfophénique sur le carbonate de chaux. C'est une poudre blanche, de saveur amère et astringente, facilement soluble dans l'eau et l'alcool. Il est recommandé comme antiseptique et astringent dans le choléra notamment. On l'emploie en solution aqueuse au 1/100 (2).

G. — Oxyquinaseptol.

Synonymes. — L'oxyquinaseptol, appelé aussi diaphtérine (de διαφθείρω, je détruis, en raison de la propriété qu'il possède de faire périr les microorganismes) a été préconisé au onzième congrès international de médecine par le professeur Emmerich, de Munich, en 1892.

Il a pour formule : $C^6H^4 \begin{cases} OH.C^9H^7AzO & (1) \\ SO^3H.C^9H^7AzO & (2) \end{cases}$

Préparation. — Nous ne croyons pas devoir insister sur la préparation de ce corps, sur laquelle le professeur Emmerich n'a d'ailleurs donné aucune indication.

(1) *Bulletino chimico-pharmaceutico*, 1894,22.
(2) *Bulletino chimico-pharmaceutico*, 1895.3, et *Apotheker Zeitung*, 1895, X, p. 121.

Caractères d'identité. — La diaphtérine est une poudre jaune, très soluble dans l'eau ; c'est un antiseptique puissant non toxique (Emmerich).

Usages. — Elle a été essayée dans la pratique chirurgicale par le Dr Kronacher qui recommande l'emploi de la solution au centième. Cette solution n'est ni irritante, ni caustique, mais au contact des instruments de chirurgie non nickelés elle donne naissance à un précipité semblable au tannate de fer, précipité qui recouvre les instruments d'un enduit noirâtre et colore en noir les bords des plaies.

On a vu précédemment que l'acide sulfurique, agissant sur le phénol, fournissait trois sortes d'acides sulfoconjugués isomères : l'acide orthophénolsulfureux ou aseptol, l'acide métaphénolsulfureux (sans intérêt), l'acide paraphénolsulfureux. Ce dernier acide ne présente pas d'intérêt par lui-même, mais il forme un dérivé le sozoïdol, qui a reçu quelques applications thérapeutiques.

H.— Acide paraphénolsulfureux.

L'acide paraphénolsulfureux, sans intérêt par lui-même, donne :
1° un dérivé iodé, le *sozoïodol*.
2° une combinaison avec le mercure, *l'hydrargyrol*.

Sozoïodol.

Le sozoïodol est appelé aussi : Acide di-iodoparaphénolsulfurique, acide di-iodoparaphénylsulfurique, acide di-iodoparaphénylsulfureux.

C'est un dérivé iodé de l'acide paraphénolsulfureux qui a pour formule : $C^6H^2I^2 < {}^{OH\ (1)}_{SO^3H\ (4)}$

Le sozoïodol a été introduit en thérapeutique par la fabrique de Trommsdorf d'Erfurt.

Caractères d'identité. — Le sozoïdol se présente en cristaux incolores, inodores, à réaction acide, facilement solubles dans l'eau.

Il se combine avec un grand nombre de métaux pour donner des sels employés sous les noms suivants : sozoïdol potassique, sozoïdol-mercure, peu solubles ; sozoïdol-sodium, sozoïodol-aluminium, sozoïodol-zinc, très solubles.

Action thérapeutique. — Le sozoïdol est un antiseptique puissant, proposé comme succédané inodore et non toxique de l'iodoforme. Ce corps et ces sels ont donné de très bons résultats pour le pansement des brûlures et des blessures, dans les maladies de la peau, eczéma, etc. ; dans les maladies des yeux, dans la blennorrhagie.

Modes d'administration et doses. — Voici, d'après Trommsdorf et Schwimmer, les formules les plus employées pour ces préparations :

1º Pour le pansement des brûlures et des blessures :

Pommade.

Sozoïodol potassique. . . . .   3 grammes.
Lanoline   30   —

Poudre.

Sozoïodol potassique.   5   —
Talc.   20   —

2º Pour les maladies de la peau :

Pommade.

Sozoïodol-mercure. . . . .   0 gr. 05.
Lanoline . . . .   25 grammes.

Poudre.

Sozoïodol sodique   2   —
Talc.   20   —

3º Dans les maladies des yeux : conjonctivite, etc. :

Collyre.

Sozoïodol sodique. . . . .   5 grammes
Eau distillée   100   —

Collyre.

Sozoïodol-zinc . . . .   2 grammes.
Eau distillée.   100   —

4º Dans la blennorhagie :

Sozoïdol-zinc. . . . .   1 gr. 5.
Eau distillée . . . .   100 grammes.
Teinture d'opium. . . . .   XX gouttes.

En injection 3 fois par jour.

5º Dans la syphilis :

Injection hypodermique.

Sozoïodol-mercure . . . .   0 gr. 8.
Iodure de potassium. . . . .   1 gr. 6.
Eau distillée . . . .   10 grammes.

Glycérolé.

Sozoïodol-zinc. . . . .   1 gramme
Eau distillée . . . . } àâ 10   —
Glycérine . . . .

Pour badigeonnage de la muqueuse nasale et des syphilides.

Hydrargyrol.

L'hydrargyrol est aussi appelé paraphénylsulfonate de mercure ; paraphénylthionate de mercure. Il a été proposé par Gautrelet.

Il résulte de la combinaison de l'acide paraphénolsulfureux avec le mercure. Pour le préparer, on maintient du phénol cristallisé en présence de l'acide sulfurique pendant 8 jours ; on neutralise par le carbonate de baryte, on filtre et on incorpore de l'oxyde mercurique récemment préparé ; on filtre au bout de 24 heures et on dessèche le produit à l'étuve.

L'hydrargyrol se présente en écailles rouge brun dont l'odeur rappelle celle du pain d'épice. Il a pour densité 1,830 ; il renferme 53 pour 100 de mercure. Il est soluble dans l'eau, la glycérine, insoluble dans l'alcool.

Les réactifs généraux du mercure, du phénol et de l'acide sulfurique sont sans action sur lui.

D'après Gautrelet, ce serait le meilleur des antiseptiques mercuriques et il présenterait les avantages suivants :

Stabilité parfaite, très grande solubilité dans l'eau, non caustique, ne précipitant pas les albuminoïdes, n'attaquant ni le fer, ni l'acier, ni le nickel, ni l'aluminium.

I. — Aristol dérivé du phénol.

Généralités. — Sous le nom générique d'**aristols** on désigne des composés formés par la combinaison de l'iode avec les phénols ou leurs dérivés non sulfonés.

Primitivement, sous le nom d'*aristol*, la maison Bayer et Cie désignait une combinaison du thymol et de l'iode (thymol biiodé) et elle avait pris un brevet pour monopoliser la dénomination d'aristol. Depuis, elle a préparé de nouveaux aristols qu'elle a lancés dans le commerce, de telle sorte qu'il existe aujourd'hui les divers aristols suivants :

Aristol dérivé du phénol.
—   du thymol.
—   de l'isobutylorthocrésylol.
—   de la résorcine.
—   du naphtol β.
—   de l'acide salicylique.

Ces divers aristols seront étudiés à la suite des phénols dont ils dérivent ; nous allons parler maintenant de l'aristol dérivé du phénol.

Synonymes. — L'aristol dérivé du phénol s'appelle aussi : iodure de phénol biiodé, iodophénol biiodé (1).

Caractères d'identité. — Le phénol biiodé est une poudre rouge violacée, inodore, insoluble dans l'eau, soluble dans l'alcool, la benzine, l'éther.

Préparation. — On l'obtient en traitant une solution de phénate de soude par une solution d'iode dans l'iodure de potassium.

Usages. — Il a une action thérapeutique comparable à celle du thymol biiodé ; mais il est encore peu employé.

J. — Salol.

Généralités. — On désigne sous le nom générique de **salols**, des éthers formés par la combinaison de l'acide salicylique et des phénols avec élimination d'eau.

Phénol + Acide salicylique = Salol + Eau.

M. Nencki, professeur à Berne, a démontré que si l'on fond à poids moléculaire égal du phénol et de l'acide salicylique et si l'on chauffe le mélange entre 120° et 130°, avec de l'oxychlorure de phosphore, on obtient un éther phénylique de l'acide salicylique ou éther phénylsalicylique ou salicylate de phénol.

$$C^6H^4\!\!<^{CO.OH}_{OH} + C^6H^5OH = C^6H^4\!\!<^{CO.OC^6H^5}_{OH} + H^2O$$

Acide salicylique   Phénol   Ether phénylsalicylique

Cet éther phénylsalicylique est de l'acide salicylique dans lequel un atome d'hydrogène est remplacé par le radical phényle C^6H^5.

(1) **Constitution.** — On peut le considérer comme formé par la condensation de deux molécules de phénol avec substitution dans chacune d'elles de l'hydrogène de l'hydroxyle par un atome d'iode. La réaction serait la

Cette découverte, faite par Nencki, a été la base de la formation des salols. En effet, si l'on fait agir l'acide salicylique sur les autres phénols, dans des conditions identiques, on obtient des éthers analogues à l'éther phénylsalicylique : avec le crésylol, on obtient un éther crésylique de l'acide salicylique ou *salicylate de crésol* ; avec le naphtol, on obtient un éther naphtolique de l'acide salicylique ou *salicylate de naphtol*, etc.

On peut aussi remplacer l'acide salicylique par ses isomères et les faire agir sur les phénols, pour obtenir de nouveaux salols ; on voit donc que la liste des salols est considérable.

Nous avons dit tout à l'heure que pour préparer les salols, il fallait faire réagir un phénol sur l'acide salicylique en présence de l'oxychlorure de phosphore. Mais, depuis la découverte faite par Nencki, on a reconnu qu'on pouvait remplacer l'oxychlorure de phosphore par les corps suivants : pentachlorure de phosphore, trioxychlorure de phosphore, oxychlorure de soufre, oxychlorure de carbone, bisulfates alcalins, etc. On a également observé que l'acide salicylique et les phénols pouvaient être remplacés dans certains cas par le salicylate de soude et par les phénates alcalins.

Nous n'insisterons pas sur ces notions théoriques qui sont du domaine du cours de chimie organique (1).

Salols intéressants. — Les salols intéressants au point de vue médico-pharmaceutique sont :

Le **salol** proprement dit appelé salicylate de phénol, salicylate de phényle, éther phénylsalicylique ; c'est une combinaison du phénol et de l'acide salicylique.

Le **crésalol** appelé salicylate de crésol, salicylate de crésyle, éther crésylsalicylique ; c'est une combinaison du crésylol et de l'acide salicylique.

Le **salithymol**, appelé salicylate de thymol, éther thymo-salicylique ; c'est une combinaison de thymol avec l'acide salicylique.

L'**alphol**, appelé salicylate de naphtol ; c'est une combinaison de naphtol avec l'acide salicylique.

Le **bétol**, appelé salicylate de naphtol, salicylate de naphtyle, sa-

suivante :

$$(C^6H^5OH)^2 + 4I = (C^6H^5OI)^2 + 2HI$$

2 molécules de phénol.   Aristol dérivé du phénol.

(1) On pourra consulter à ce sujet : *Moniteur scientifique de Quesneville*, 4ᵉ série, tome VI, 1ʳᵉ partie, 261ᵉ livraison de mars 1892, p. 169 et suiv.

linaphtol, naphtalol, naphtalol-salol ; c'est une combinaison de naphtol β et d'acide salicylique,

Le salophène ; c'est un éther salicylique de l'acetyl paraamidophénol.

Nous ne croyons pas devoir étudier en ce moment les différents salols intéressants au point de vue pharmaceutique ; nous ferons l'étude comparée de ces corps lorsque nous examinerons l'acide salicylique.

K. — Nosophène.

Le nosophène appelé aussi iodophène, est de la tétraiodophénol-phtaléine. La phénol-phtaléine est formée par la combinaison du phénol avec l'anhydride ortho-phtalique avec élimination d'eau ; si dans cette phénol-phtaléine, on remplace 4 atomes d'hydrogène par 4 atomes d'iode, on aura la tétraiodophénol-phtaléine ou nosophène qui a pour formule :

$$(C^6H^2I^2OH)^2C < \begin{array}{l} C^6H^4CO \\ O \end{array}$$

La nosophène s'obtient par l'action de l'iode sur les solutions de phénol-phtaléine.

Il se présente sous la forme d'une poudre peu compacte, d'un jaune pâle, inodore, insipide, insoluble dans l'eau et les acides, difficilement soluble dans l'alcool, plus facilement soluble dans l'éther et le chloroforme. Il fond à 255°, avec dégagement d'iode et contient 60 0/0 d'iode. C'est un acide faible qui donne avec les bases des sels stables. C'est un corps stable qui, introduit dans l'organisme, soit par les voies digestives, soit par injections hypodermiques, ne donne lieu à aucun dédoublement caractérisé par la mise en liberté de l'iode. C'est un antiseptique proposé comme succédané de l'iodoforme, qui a la propriété d'être inodore et qui n'est ni caustique ni toxique. Il a été étudié au point de vue thérapeutique par Seifert qui l'a employé en insufflations dans les narines, contre certaines affections de la muqueuse nasale, et étalé en fines couches contre les ulcères.

La nosophène, acide faible, forme des sels stables. Quelques-uns de ces sels ayant été introduits depuis quelque temps en thérapeutique, nous allons les examiner :

A. — Combinaison du nosophène avec le sodium.

Cette combinaison est appelée *nosophène sodique* ou *antinosine*. C'est une substance pulvérulente bleue, soluble dans l'eau à laquelle elle communique une teinte bleue, et douée de propriétés antiseptiques. Elle a été employée en solution à 0,1 à 0,2 0/0 contre le chancre mou ; en lavages et gargarismes (0,1 à 0,5 0/0) contre les affections aiguës de la muqueuse bucco-pharyngée, contre les suppurations chroniques fétides de l'otite moyenne ; en lavage (à 0,25 0/0) de la vessie dans le cas de cystite (Merck).

B. — Combinaison du nosophène avec le bismuth.

Cette combinaison est appelée sel bismuthique du nosophène ou plus simplement *eudoxine*, poudre brun-rougeâtre, sans odeur ni saveur, insoluble dans l'eau, se distinguant des autres sels bismuthiques en ce qu'elle se dissout dans les alcalis caustiques, avec production d'une coloration bleu-violet. Elle jouit de propriétés cicatrisantes très actives ; elle est dépourvue de toute action toxique et peut être administrée à l'intérieur même dans le cas de troubles gastriques ou intestinaux.

On l'administre en cachets à la dose de 0,75 à 1 gramme par jour, en 3 fois, pour les adultes, dans le cas de catarrhe intestinal. On peut porter la dose à 2 grammes par jour sans provoquer aucun effet secondaire fâcheux. Pour les enfants la dose est de 0 gr. 10 à 0 gr. 30 suivant l'âge.

§ 2. — Crésylol.

Synonymes. — Le crésylol, appelé aussi phénol crésylique, acide crésylique, crésol, hydrate de crésyle a pour formule :

$$C^7H^8O \text{ ou } C^7H^6OH \text{ ou } C^6H^4 \left< {}^{OH}_{CH^3} \right.$$

Il se présente sous trois modifications isomériques : l'orthocrésylol, le métacrésylol et le paracrésylol.

Préparation. — Le crésylol peut s'obtenir par plusieurs procédés :

PROCÉDÉ WILLIAMSON ET FAIRLIE. — Il consiste à distiller les goudrons de houille ou la créosote de houille, et à recueillir les parties qui passent entre 200 et 210°. On rectifie le produit en séparant cette fois le liquide bouillant exactement à 202°.

PROCÉDÉ WURTZ. — Il consiste à faire agir la potasse sur l'acide sulfotoluénique. Il se forme du sulfite de potasse et du crésylate de potasse. On reprend ce dernier produit par l'eau, on le décompose par l'acide chlorhydrique ; on a ainsi l'acide crésylique qu'on sépare en le dissolvant dans l'éther. On évapore ce dernier et on purifie le crésylol par rectification.

Procédé Friedel et Crafts. — Ce procédé synthétique consiste à faire passer un courant d'oxygène dans un mélange de toluène et de chlorure d'aluminium.

Caractères d'identité. — Le crésylol peut se présenter sous trois formes :

1° *A l'état pur cristallisé*. — Dans ce cas, c'est un véritable produit de laboratoire, constitué par du paracrésol. Il cristallise en prismes incolores, peu solubles dans l'eau, très solubles dans l'alcool, l'éther, la glycérine et l'ammoniaque ; il a une odeur qui se rapproche de celle du phénol et de l'urine ; fond à 36° et bout à 202°.

2° *A l'état impur*. — C'est sous cette forme qu'on le trouve dans le commerce ; il est liquide, incolore, réfringent, d'une odeur de créosote, légèrement caustique, bouillant à 203°, insoluble dans l'eau, assez soluble dans l'alcool, la glycérine, l'ammoniaque, très soluble dans l'éther. Ce produit renferme en proportions variables, les trois isomères du crésylol ; on sait, en effet, que les huiles de houille contiennent surtout du paracrésylol, une petite quantité de métacrésylol et qu'elles ne renferment qu'une faible proportion d'orthocrésylol.

3° *A l'état de mélange artificiel des trois crésylols isomères : ortho, méta, para*. — Ce produit porte le nom de *entérol* ; il est préparé d'après les proportions des trois crésols qui ont été signalées dans les produits physiologiques de l'intestin.

Action physiologique et thérapeutique. — Le crésylol est un antiseptique beaucoup plus actif que le phénol (Delplanque). D'après Jalan de la Croix, son pouvoir antiseptique est quatre fois plus grand et il est moins toxique que le phénol. Malgré ses avantages, il a été quelque temps délaissé à cause de son insolubilité dans l'eau.

L'entérol est employé pour l'antisepsie des voies digestives sous forme de pilules ou de capsules. On peut aussi l'employer sous forme de solution : 0,02 pour 100 gr. dont on donne 1 à 5 gr. par jour.

Composés solubles du crésylol.

Depuis quelques années, on a cherché à rendre soluble le crésylol à l'aide de différents corps et on a obtenu les produits suivants usités en thérapeutique : 1° le solvéol ; 2° le solutol ; 3° les créolines ; 4° le désinfectol ; 5° le lysol ; 6° le germol.

1. — Solvéol.

C'est du crésylol rendu soluble par addition de crésotinate de soude (1).

Caractères d'identité. — C'est une solution neutre de crésol miscible en toutes proportions avec l'eau et donnant en se dissolvant dans l'eau, un liquide clair, limpide et neutre, même avec des eaux calcaires.

Avantages. — A pouvoir désinfectant égal, le solvéol est beaucoup moins toxique et caustique que l'acide phénique ; il présente sur les sapocarbols (créoline, lysol, etc.) l'avantage de ne pas rendre glissantes les mains de l'opérateur ; il a une odeur très faible, conserve son activité même en présence de liquides albumineux et est, de toutes les substances tirées de la série aromatique, celle dont le pouvoir antiseptique se rapproche le plus de celui du sublimé, sans être toxique comme ce corps.

Modes d'administration et doses. — D'après Reich et Hammer on emploie : *pour l'antisepsie médicale, chirurgicale et obstétricale* une solution à 0 gr. 5 p. 100 de crésol, obtenue en mélangeant 37 centimètres cubes de solvéol dans 2 litres d'eau ; *pour désinfecter les chambres des malades*, en pulvérisations, une solution de 37 centimètres cubes de solvéol dans 480 centimètres cubes d'eau.

2. — Solutol.

Le solutol est un composé de crésylol rendu soluble par addition de crésylate de soude.

Ce corps, étant alcalin, ne peut pas être employé en chirurgie, mais il est utilisé comme microbicide précieux pour les grosses désinfections, telles que celles des crachats, excréments, étuves, voitures de transports des malades, du bétail, fumiers provenant d'animaux malades (Hammer).

3. — Créolines.

On trouve dans le commerce sous le nom de *créolines* ou *crésyls*, des produits employés comme antiseptiques et qui répondent à trois types dissemblables : créoline anglaise ou de Pearson ; créoline allemande ou d'Artmann ; crésyl Jeyes.

(1) Acide crésolinique : $C^6H^4 \begin{cases} OH \\ COOH \\ CH^3 \end{cases}$

Tous ces corps, dont la préparation est enveloppée de mystère, sont des produits complexes provenant d'un mélange de savon avec l'huile de goudron de houille. Il sont formés par un mélange en proportions variables, d'hydrocarbures et de phénols, particulièrement de crésylols. D'après Delplanche et Egasse, le crésylol serait le principe actif de ces préparations.

Caractères d'identité. — La créoline est un liquide épais, clair, d'un rouge foncé ou brun, à saveur aromatique et goudronneuse avec un arrière goût piquant, savonneux, brûlant, à odeur de goudron.

Elle est soluble en toutes proportions, dans l'alcool absolu, le chloroforme, l'éther, l'acide acétique, soluble partiellement dans la benzine. Elle forme, avec le sulfure de carbone, une émulsion brune et laisse déposer une couche goudronneuse qui devient jaunâtre, bleuâtre et huileuse. Elle ne se dissout pas dans l'eau et forme avec elle une émulsion laiteuse.

Les créolines anglaise et allemande diffèrent au point de vue physique, chimique et thérapeutique, ainsi que le montre le tableau suivant :

CRÉOLINE ANGLAISE OU DE PEARSON.	CRÉOLINE ALLEMANDE OU D'ARTMANN
Alcaline au tournesol.	Neutre au tournesol.
Agitée avec de l'eau, elle donne une émulsion qui persiste longtemps.	Agitée avec de l'eau, elle donne une émulsion persistant moins longtemps.
Composition (Weyl) :	Composition (Weyl) :
Carbures d'hydrogène . 56,9	Carbures d'hydrogène . 84,9
Phénols 23,6	Phénols 3,4
Acides 0,4	Acides 1,5
Sodium 2,4	Sodium 0,8
Renferme beaucoup de phénols	Renferme peu de phénols
Elle est très active.	Elle est moins active.

Action thérapeutique. — C'est un antiseptique puissant vanté dans un grand nombre de maladies : affections des yeux, du nez, du larynx, des muqueuses pharyngienne et buccale ; affections puerpérales, brûlures, pansement des plaies, etc.

Modes d'administration et doses. — On l'emploie sous diverses formes :

Eau créolinée.

Créoline.	5 à 20 grammes
Eau distillée.	1000 —

Agiter avant l'usage.

Pommade créolinée.

Créoline.	0,30 à 1 gramme
Axonge	30 —

Poudre créolinée.

Créoline.	2 à 4 grammes
Acide borique	100 —

Pilules pour désinfecter l'intestin (Spœth).

Créoline.	12 grammes
Alcool dilué. . . . . }	
Poudre de gomme adragante. . }	ââ 2 —
Suc de réglisse . . . . }	
Poudre de réglisse. . . . . . }	ââ 24 —

Pour 200 pilules ; 4 ou 6 par jour en 2 ou 3 fois.

Usages. — Les créolines sont surtout employées pour les grosses désinfections : locaux contaminés, abattoirs, écuries, etc. Elles forment avec l'eau une émulsion trouble, fortement odorante qui, en raison de son opacité, est peu propre aux usages chirurgicaux, parce qu'elle rend impossible la vue des instruments dans le bassin qui les contient. Pour rendre les objets ou espaces lavés complètement aseptiques, il faut employer des solutions de 5 à 15 p. 100, degré de concentration assez considérable, comme on le voit.

Les créolines étant très peu solubles dans l'eau, donnant des émulsions peu homogènes, de composition et d'activité variables, suivant la variété de créoline employée, tendent à être abandonnées et à être remplacées par le lysol dont nous parlerons plus loin.

4. — Désinfectol.

C'est une préparation analogue à la créoline, préconisée pour la désinfection.

Caractères d'identité. — D'après Henri Meyer, le désinfectol est un liquide huileux, brun noir, ressemblant à la créoline, mais moins odorant, ayant une réaction alcaline et formant avec l'eau des émulsions.

Il renferme : des hydrocarbures, des savons de résine, des combinaisons sodiques des phénols ; les savons et les phénates se trouvent en solution dans les hydrocarbures.

Action thérapeutique. — Beselin, à l'instigation d'Uffelmann, a étudié les propriétés désinfectantes de ce composé et d'après lui le désinfectol serait plus actif que la créoline, le sublimé et l'acide phénique ; une émulsion à 10 p. 100 serait supérieure à tous les désinfectants connus jusqu'ici.

Le désinfectol, de même que la créoline, est un produit complexe qui peut être avantageusement remplacé par le lysol.

5. — Lysol.

C'est un antiseptique préconisé par le docteur Gerlach ; son nom vient de λύσις, dissolution ; la terminaison ol rappelant le crésylol qui entre dans sa composition. On peut le considérer comme un savon à base de crésylol.

Préparation. — Il se prépare avec les portions de l'huile de houille qui passent à la distillation entre 190° et 210° et qui renferment par conséquent les composés doués des meilleures propriétés désinfectantes c'est-à-dire : les *crésylols*. On chauffe ces produits avec des matières grasses, une résine et un alcali. Il se forme ainsi une sorte de savon entièrement soluble dans l'eau.

Caractères d'identité. — Le lysol est un liquide brun, huileux, clair, doué d'une odeur de créosote, faiblement aromatique, alcalin, légèrement caustique, assez soluble dans l'eau en donnant des solutions limpides avec l'eau distillée ou l'eau de pluie, mais fournissant des solutions opalescentes avec les eaux calcaires, par suite de la formation d'un peu de crésylate de chaux ; ce qui n'influe en rien du reste sur les propriétés désinfectantes du composé. Pour l'usage chirurgical, il est préférable d'employer l'eau distillée, quand il s'agit de désinfecter les instruments afin de pouvoir les voir facilement dans les vases qui les contiennent.

La solution aqueuse de lysol se présente sous la forme d'un liquide clair jaunâtre, ayant une odeur aromatique perceptible dans une solution à 2 p. 100 mais diminuant notablement dans une solution plus diluée. Exposée à la lumière, elle prend au bout de quelques jours, une coloration plus foncée, tout en restant limpide.

Il est soluble en toutes proportions dans les alcools méthylique, éthylique et amylique, dans la benzine, le sulfure de carbone, le chloroforme, les huiles, les corps gras.

Action thérapeutique. — C'est un antiseptique supérieur à l'acide phénique et à la créoline. Cette dernière, comme on l'a dit, n'étant pas d'une composition constante, donne des résultats différents dans chaque série d'observations, tandis que le lysol, à n'importe quel degré de concentrations, reste toujours un liquide limpide, de composition homogène, renfermant 50 p. 100 de son poids de crésylol et 50 p. 100 de savon alcalin (Schœttelin, Cramer et Wehmer). De plus, à son action antiseptique et désinfectante, il joint sa qualité de savon, ce qui lui permet de former, sans s'altérer, de nombreuses combinaisons avec les matières organiques et minérales et de faire des échanges qui multiplient son activité bactéricide (J. Gaube). Sa toxicité est relativement insignifiante. En raison de son pouvoir antiseptique, cinq fois plus fort que celui de l'acide phénique d'après Schmitt de Nancy (1), de la commodité de son emploi, de son bas prix et de son peu de toxicité, le lysol est très usité en Allemagne depuis quelques années pour la désinfection des locaux contaminés : casernes, écuries, etc., etc. Il est aussi employé en France depuis quelque temps et si l'on s'en rapporte aux expériences du Dr Christmas (2), la valeur microbicide de ce produit dépasse de beaucoup celle de l'acide phénique et n'est dépassée que par le sublimé et le phénosalyl.

Modes d'administration et doses. — On l'emploie : en solution à 5 p. 100 pour désinfecter les instruments de chirurgie en employant de l'eau distillée, comme on l'a dit plus haut ; il faut aussi remarquer que le lysol, en sa qualité de savon, rend les instruments glissants et qu'il faut, avant de s'en servir, les tremper dans l'eau bouillie. En chirurgie pour le pansement des plaies, on emploie des solutions à 2 à 3 p. 100 ; en obstétrique et gynécologie, pour lavages et injections, des solutions de 2 à 3 p. 100.

Pour la grosse désinfection (latrines, abattoirs, navires, etc.), on emploie des solutions à 1 ou 2 p. 100.

G. — Germol.

Le Germol présente une grande analogie de propriétés physiques et chimiques avec le crésol. C'est un liquide neutre, limpide, rouge-

(1) *Revue médicale de l'Est* du 1er mars 1892.
(2) *Annales de l'Institut Pasteur* du 25 mai 1892.

brun, de consistance huileuse, d'odeur analogue à celle de la créoline, de saveur brûlante. Il est soluble dans l'eau et donne une émulsion laiteuse qui se colore en rose à l'air. Il est soluble dans l'alcool en toutes proportions. Bout à 190°, et a une densité de 1,945. Si l'on ajoute 10 cc. de germol à 60 cc. de lessive de potasse à 10 0/0 et qu'après repos de une heure et demie on ajoute 15 cc. d'acide chlorhydrique, 15 cc. de solution saturée de chlorure de sodium, on obtient une couche brun foncé qui peut être décantée et qui, fortement étendue d'eau, donne avec le perchlorure de fer une coloration gris-verdâtre passant au violet puis au brun sale. Le germol a été vanté comme antiseptique. Une solution étendue à 1 0/0 possède une action antiseptique sensible employée en Angleterre et en Allemagne.

Inconvénients de ces diverses préparations. — Les différentes préparations que nous venons d'énumérer (solvéol, solutol, lysol, etc.), malgré leurs prétentions de représenter des produits définis, offrent en réalité les inconvénients de tous les mélanges.

Pour établir nettement leurs titres, il faudrait connaître exactement les proportions des phénols contenus dans les huiles de houille employées ; mais il n'est pas possible d'admettre qu'une huile lourde présente toujours la même composition, lorsqu'elle est distillée simplement dans les mêmes limites de température. Cette teneur des huiles en phénols est intimement liée à la nature des goudrons générateurs ; or on sait que les diverses substances, contenues dans les goudrons de houille, s'y trouvent en quantités très variables selon la nature du combustible employé, le mode de distillation et la disposition des fours.

S'il est bien établi que c'est au crésylol qu'on doit l'activité de ces nouveaux désinfectants, il serait préférable de s'adresser directement au crésylol pour faire ces préparations. C'est ce que dit M. Choay dans une note intitulée : *les préparations à base de crésylol et de paracrésylol synthétique*, dans laquelle il propose de substituer le paracrésylol, obtenu synthétiquement par le procédé Friedel et Crafts, au lysol, créoline, etc. Ce corps, qui est du crésylol pur, est rendu soluble au moyen du savon amygdalin employé dans la proportion de 1 p. pour 2 p. de paracrésylol ; voici du reste la formule indiquée :

Paracrésylol de synthèse. . . . .   30 grammes
Savon amygdalin neutre et pulvérisé . .   15   —
Eau distillée.   1000   —

En employant le paracrésylol pur, on peut avoir des préparations rigoureusement dosées et ayant un effet thérapeutique constant, ce qu'il n'est pas possible d'obtenir avec les préparations faites avec les huiles de houilles, qui ne sont que des mélanges de crésylols impurs et de principes étrangers à points d'ébullition voisins.

Nous ajouterons avec M. Choay, que si l'hygiène peut tirer parti des huiles lourdes solubilisées qui possèdent des propriétés désinfectantes énergiques et incontestables, la thérapeutique médicale doit être plus sévère et substituer aux préparations de crésylol impur des préparations faites avec le paracrésylol que la synthèse permet d'obtenir chimiquement pur et dont l'action est toujours identique.

DÉRIVÉS DU CRÉSYLOL.

Le crésylol donne quatre dérivés intéressants : 1° le losophane ; 2° le crésalol ; 3° l'hétocrésol ; 4° la crésamine.

A. — Losophane.

Formule. — Le losophane est du métacrésylol triiodé ayant pour formule $C^7H^5I^3O$. Il représente du crésylol C^7H^8O, dans lequel 3 atomes d'hydrogène ont été remplacés par 3 atomes d'iode.

Préparation. — On le prépare en faisant agir l'iode sur l'acide orthoxyparatoluique en présence d'un alcali (1).

Caractères d'identité. — Le losophane cristallise en aiguilles blanches, insolubles dans l'eau, solubles dans l'éther, le chloroforme, peu solubles dans l'alcool ; à la température de 60°, il se dissout facilement dans les huiles grasses. La lessive de soude concentrée le transforme en une substance amorphe, de couleur vert noirâtre, insoluble dans l'alcool. Il fond à 121°5. Il renferme 90 0/0 d'iode.

Caractères de contrôle. — A l'état pur, il doit présenter les caractères suivants :

1° Il doit fondre à 121°5.

2° Traiter une petite quantité par l'eau bouillante et filtrer la solution. La solution filtrée ne doit pas donner de coloration violette, si on l'additionne de quelques gouttes d'une solution étendue de perchlorure de fer.

Action thérapeutique. — Il a été préconisé par le Dr Sualfed de Berlin dans le traitement des maladies de la peau non inflamma-

(1) Voir *J. de Ph. et de Ch.* du 15 décembre 1892.

toires : teignes, pytiriasis, etc. On le prescrit sous les deux formes suivantes :

Solution (Sualfed).

Losophane.	1 à 2 grammes
Alcool.	75	—
Eau	25	—

Pommade (Sualfed).

Losophane.	2 à 3 grammes
Vaseline	100	—

B. — Crésalol.

Le crésalol, appelé aussi salicylate de crésol, salicylate de crésyle éther crésylsalicylique, est un salol , obtenu par la combinaison du crésylol avec l'acide salicylique. Nous avons déjà parlé de ce corps lorsque nous avons donné des généralités sur les salols ; nous en ferons l'étude complète à propos de l'acide salicylique.

C. — Hétocrésol.

L'hétocrésol ou cinnamate de métacrésol est une combinaison d'acide cinnamique et de métacrésol. C'est une poudre blanche cristalline, insoluble dans l'eau, l'huile et la glycérine, difficilement soluble dans l'alcool, très soluble dans l'éther.

Il est préconisé pour le pansement des plaies tuberculeuses. On saupoudre directement la plaie avec la poudre d'hétocrésol ou on l'applique en solution éthérée à 1 pour 10 ou 1 pour 20.

D. — Crésamine.

Mélange d'éthylène-diamine et de tricrésol qui lui-même est un mélange d'ortho de para, de métacrésol. On le trouve dans le commerce en solution aqueuse jaunâtre renfermant 25 0/0 de tricrésol et 25 0/0 d'éthylène-diamine. La crésamine est bactéricide et peut être employée contre certaines dermatoses, eczéma, lupus, soit en solution, soit en pommade. Ces 4 produits sont encore très peu employés.

§ 3. — Thymol.

Formule. — Le thymol, appelé aussi phénol cymilique, acide thymique, est un dérivé monosubstitué du cymène, ayant pour formule :

$$C^{10}H^{14}O \text{ ou } C^6H^3 \Big\langle {\begin{matrix} CH^3 \\ OH \\ CH(CH^3)^2 \end{matrix}}$$

Etat naturel. — On le trouve dans l'essence de thym qui est formée par un mélange de cymène, de thymène et de thymol.

Préparation. — Le thymol, qui forme environ la moitié de l'essence de thym, se dépose quelquefois de l'essence elle-même ; mais pour l'obtenir, on opère ordinairement de la manière suivante : on agite l'essence de thym avec une solution concentrée de soude caustique ; il se forme du thymate de soude. On étend d'eau la liqueur alcaline et on la sature par de l'acide chlorhydrique. Le thymol se sépare et on le purifie par distillation à 230°.

Caractères d'identité. — Le thymol est un corps solide, cristallisé en prismes rhomboïdaux, ayant une odeur agréable mais différente de celle du thym, une saveur piquante et poivrée, peu soluble dans l'eau, très soluble dans l'alcool, l'éther, l'acide acétique concentré ; il fond à 44°, bout à 203° et forme avec les alcalis des combinaisons solubles dans l'eau et analogues à celles que produit le phénol. Il se combine avec le camphre pour donner une substance liquide, huileuse.

Caractères spécifiques. — On le reconnaît aux caractères suivants :

1° A ses caractères d'identité.

2° Dissous dans l'acide acétique concentré et additionné d'un mélange d'acide sulfurique et d'azotate de potasse, il se colore en vert puis en bleu.

3° Une solution de thymol dans la moitié de son poids d'acide acétique cristallisable, chauffé avec un volume égal d'acide sulfurique prend une coloration violette rougeâtre ; cette réaction est très sensible.

4° Sa solution alcoolique, traitée par le perchlorure de fer, prend une coloration verdâtre qui passe au jaune brun.

5° Si on dissout un peu de thymol dans une solution de potasse caustique et qu'on y mélange quelques gouttes de chloroforme, il se développe aussitôt une belle coloration violette qui passe au rouge violet par agitation.

6° Si l'on dissout un peu de thymol dans une solution de potasse et qu'on ajoute une quantité suffisante de solution d'iode iodurée, de manière à colorer le liquide en jaune, sans qu'il y ait trop d'iode libre et si l'on chauffe légèrement, il se produit une belle coloration rouge. Cette coloration s'augmente lentement, mais elle n'est pas stable ; elle disparaît avec le temps et par l'action d'une forte chaleur en faisant place à un précipité incolore. Cette réaction est très sensible.

Caractères de contrôle. — Le thymol du commerce est quelquefois mélangé d'un carbure, le thymène. Pour en déceler la présence, on ajoute à 1 gramme de thymol, 5 grammes d'une solution alcoolique de soude à 10 p. 100 puis on chauffe légèrement entre 30° et 40° ; si le thymol est pur le liquide reste limpide et incolore ou devient légèrement rouge puis brun ; s'il contient du thymène, le liquide se trouble et dépose des gouttelettes huileuses.

Action physiologique. — Son action physiologique est analogue à celle du phénol ; c'est un antiseptique énergique occupant dans le tableau des antiseptiques dressé par Miquel, le 30° rang après le phénol ; il semble être dix fois moins toxique que le phénol. Il produit sur les muqueuses des effets astringents et caustiques de même nature que le phénol.

Action thérapeutique. — On l'emploie comme antiseptique, désinfectant, cautérisant, dans la parfumerie hygiénique à cause de son odeur agréable, ce qui lui donne un grand avantage sur le phénol.

Modes d'administration et doses. — On l'emploie : à l'INTÉRIEUR en potion, avec addition d'un peu de glycérine ou d'alcool pour favoriser sa dissolution ; en pilules, pastilles, cachets, à la dose de 1 gramme à 8 grammes par 24 heures, donnée en plusieurs fois.

A l'EXTÉRIEUR, en lotions, injections, inhalations, pommades, glycérés. Au 1000°, les solutions de thymol sont astringentes et se prescrivent sans inconvénient en injections et inhalations ; à 4/1000° elles sont désinfectantes ; au 5°, dans la glycérine, le thymol est cathérétique ; en pommade à la dose de 1 à 2 grammes pour 30 grammes.

On peut employer le thymol au lieu de l'arsenic, contre les douleurs provenant des dents cariées (Hartmann). On remplit la cavité dentaire avec un tampon de coton saupoudré avec quelques parcelles de thymol. Le thymol ainsi employé n'irrite pas les muqueuses, peut être facilement éliminé par le rinçage de la bouche ; il présente aussi l'avantage de ne pas être toxique et de ne pas augmenter la douleur au début.

DÉRIVÉS DU THYMOL

Aristol.

Le thymol donne, en se combinant avec l'iode, un dérivé iodé intéressant, auquel on a donné le nom d'aristol. On l'a appelé aussi *annidaline*, mais ce dernier nom n'a pas été conservé.

L'aristol, dérivé du thymol, est un biiodure de dithymol ou un diiododithymol (1).

Préparation. — L'aristol, découvert par Messinger et Vortmann, fabriqué par Bayer d'Elberfeld, se produit par l'action d'une solution d'iode dans l'iodure de potassium sur une solution alcaline de thymol.

Simple en apparence, cette préparation est très délicate ; aussi importe-t-il d'entrer dans quelques détails sur la manière de l'exécuter. On peut suivre à cet égard différents procédés :

1° PROCÉDÉ QUINQUAUD ET FOURNIOUX :

α Iode. . . . . 60 grammes
  Iodure de potassium. . . . . 80 —
  Eau distillée. . . . . q. s. pour faire 300 c.c.
β. Thymol cristallisé . . . . 15 grammes
  Lessive de soude. . . . . 52 —
  Eau distillée. . . . . q. s. pour faire 300 c.c.

On mêle les deux solutions en agitant ; il se forme un précipité rouge qu'on recueille sur un filtre, qu'on lave à l'eau distillée et qu'on sèche à une température ne dépassant pas 50° et à l'abri de la lumière. Le lavage à l'eau distillée est indispensable et il faut en employer 100 à 120 fois le poids de l'aristol préparé, si l'on veut débarrasser celui-ci de l'iodure de sodium qu'il retient et qu'on enlève difficilement en totalité.

2° PROCÉDÉ VALBY :

Thymol cristallisé . . . . 30 grammes
Soude caustique . . . . 100 —
Eau distillée. . . . . 1000 —

(1) **Constitution.** — On peut le considérer comme le résultat de la juxtaposition de deux molécules de thymol avec substitution dans chacune d'elles de l'hydrogène de l'oxhydryle OH par un atome d'iode : $(C^{10}H^{13}.OI)^2$.

Après avoir dissous le thymol à une température de 30° à 35°, on projette dans cette solution de l'iode métallique en agitant. Il se forme un précipité rouge ; l'iode disparaît et on cesse la projection d'iode lorsqu'il ne se forme plus de précipité. La fin de l'opération est du reste indiquée par une faible coloration due à la formation d'un peu d'iodure de sodium à la faveur duquel un peu d'iode se dissout. On opère alors comme dans le procédé précédent.

3° PROCÉDÉ BOULÉ :

Thymol cristallisé	5 grammes
Soude caustique.	5 —
Iodure de potassium.	5 » 80
Eau distillée.	50 —

On chauffe jusqu'à dissolution du thymol et après refroidissement on verse 250 c.c. d'une solution concentrée d'hypochlorite de soude et on agite ; on termine l'opération comme dans le procédé Quinquaud et Fournioux. La solution d'hypochlorite doit être 4 fois plus forte que la liqueur de Labarraque du Codex et contenir 10 fois son volume de chlore.

L'aristol préparé par ces procédés contient environ 45 0/0 d'iode.

On trouve dans le commerce deux produits connus sous les noms d'iodo-thymol et de thymol biiodé, absolument identiques à l'aristol allemand, ainsi que cela résulte des expériences de Crinon (1) et de Louis Reuter d'Heidelberg (2). Faisons remarquer, avec M. Bardet (3), que les aristols français et allemand étant identiques, quoique désignés sous des noms différents, le pharmacien peut les substituer l'un à l'autre comme il peut délivrer l'analgésine au lieu et place de l'antipyrine.

Caractères d'identité. — L'aristol ou iodothymol, ou thymol biiodé, se présente sous la forme d'une poudre amorphe, rouge brun, insoluble dans l'eau et la glycérine, peu soluble dans l'alcool, à peu près complètement soluble dans l'éther, le sulfure de carbone et les huiles fixes. Il possède une odeur faible d'iode et de thymol ; il est décomposable par la chaleur ; aussi ses solutions doivent-elles être faites à froid. Il est altérable à la lumière.

Caractères spécifiques. — On le reconnaît aux caractères suivants :

1° A ses caractères d'identité ;

(1) *Rép. de pharmacie*, 1890, p. 401, sous le titre : Aristol allemand et aristol français.

(2) *Rép. de pharmacie*, 1891, p. 149.

(3) *Formulaire des nouveaux remèdes*, 1892, p. 23.

2° Chauffé dans un tube à essai, il dégage des vapeurs violettes d'iode.

3° Sa dissolution alcoolique ne donne aucune coloration avec le perchlorure de fer à froid ; par évaporation, il se forme un résidu noir soluble dans le chloroforme avec une coloration brune.

4° Une solution de 0 gr. 05 d'aristol dans 10 centimètres cubes d'acide acétique additionnée de son volume d'acide sulfurique pur et légèrement chauffée prend une coloration violette intense (*Réaction du thymol*). Ce dernier essai n'a pas une très grande valeur à cause de la mise en liberté d'une partie de l'iode (Goldmann).

Caractères de contrôle. — L'aristol mal préparé ou mal purifié peut contenir les ALTÉRATIONS suivantes :

Alcali libre. — Agiter l'aristol avec de l'eau distillée ; la liqueur filtrée colorera en bleu le papier rouge de tournesol s'il y a de l'alcali libre.

Iode libre. — Agiter l'aristol avec une solution d'iodure de potassium à 1 0/0. Le liquide filtré doit être incolore et ne pas bleuir après addition de quelques gouttes d'eau amidonnée ; dans le cas contraire, il y a de l'iode à l'état libre.

Iodure de sodium. — On traite l'aristol par l'acide azotique fumant et on ajoute au liquide quelques gouttes d'eau amidonnée : pas de coloration (pur) ; coloration bleu (iodure de sodium).

Iodures alcalins et combinaisons organiques d'iode. — On traite l'aristol par l'éther absolu : l'aristol pur se dissout entièrement sans laisser de résidu ; s'il reste un résidu, il est composé des iodures alcalins et des combinaisons organiques de l'iode.

Il faut observer avec MM. Crinon et Reuter, que l'aristol du commerce n'est pas complètement soluble dans l'éther et qu'après traitement par ce véhicule il reste un résidu soluble dans l'eau qui dégage de l'iode par addition d'acide azotique nitreux. Ce résidu est du reste peu abondant (1 milligr. pour 3 gr. d'aristol traité). Il est formé par une combinaison organique d'iode qui, après incinération complète, ne laisse aucun résidu (1).

Conservation. — Étant altérable à la lumière, il doit être conservé dans des flacons jaunes.

Action thérapeutique. — C'est un bon antiseptique préconisé par Eichoff et Boymond comme succédané de l'iodoforme. D'après Eichoff, Richtmann, Quinquaud et Fournioux, il est supérieur à l'iodoforme parce qu'il est inodore et très peu toxique. On l'emploie en

(1) Voir Reuter, *Répertoire de Pharmacie*, 1891, p. 150.

dermatologie (eczéma, lupus, etc.), pour le traitement des ulcérations
et des plaies en général, dans les cas de gangrène et de tuberculose
pulmonaire.

Modes d'administration et doses. — On l'administre à l'INTÉ-
RIEUR : à la dose de 0 gr. 30 à 0 gr. 40 par jour en pilules de 10 centigrammes (Huchard) ; à l'EXTÉRIEUR : en poudre fine ou sous les
formes suivantes :

Ether aristolé.	Ether 100 p. Aristol 10 p.
Collodion aristolé	Collodion 9. Aristol 1 p.
Pommade.	Aristol. . . . . 10 gr. Huile d'olive. . . . . 20 — Lanoline. . . . . 70 —
Crayons.	Aristol. . . . . 5 — Gomme arabique. . . . . q. s. pour faire 5 crayons de 5 c. de long (employés dans l'endométrite).
Suppositoires vaginaux.	Aristol. . . . . 0,10 à 0,50. Beurre de cacao . . . . . q. s. pour un suppositoire.
Savon aristolé	Aristol. . . . . 3 gr. Alcool. . . . . 5 — Ether . . . . 5 — Savon mou. . . . . 30 —
Gaze aristolée	Préparée avec la solution éthérée d'aris- tol.

Incompatibles. — Avec les corps qui possèdent de l'affinité
pour l'iode : alcalis, ammoniaque, oxydes métalliques, sublimé etc.
(Langgaard).

Empoisonnements. — Il n'est pas toxique.

Salithymol.

Comme tous les phénols, le thymol peut se combiner avec l'acide
salicylique pour former un salol ou éther thymo-salicylique, appelé
aussi salithymol, salicylate de thymol.

Ce corps sans intérêt, se présente sous forme de poudre cristallisée, de saveur douceâtre, peu soluble dans l'eau, très facilement dans
l'alcool.

Camphothymol.

Ce corps s'obtient par fusion de parties égales de camphre et de
thymol.

Il se présente sous la forme d'une substance transparente, huileuse, insoluble dans l'eau. Il a des propriétés analogues à celles du menthophénol, dont nous avons parlé au sujet du menthol, mais elles sont moins brutales et moins actives. Il pourrait être employé en dermatologie, car il n'est pas irritant.

§ 4. — Iodure de carvacrol.

Ce corps est une sorte d'aristol obtenu comme l'iodothymol, en remplaçant le thymol par son isomère le carvacrol.

Caractères d'identité. — L'iodure de carvacrol, appelé aussi iodocarvacrol, se présente sous la forme d'une poudre jaune brunâtre, insoluble dans l'eau, peu soluble dans l'alcool, soluble dans l'éther, le chloroforme et les huiles fixes. Chauffé dans des tubes capillaires à 50°, il se ramollit et vers 90° environ se transforme en un liquide brun ; il est indécomposable par la lumière.

Usages. — Il peut être employé dans les mêmes cas et sous les mêmes formes que l'aristol.

§ 5. — Europhène.

Constitution. — L'europhène, appelé aussi iodhydrate ou iodure d'isobutyl-orthocrésylol, est une combinaison de l'iode avec l'isobutyl-orthocrésylol. C'est probablement un corps du type aristol.

Caractères d'identité. — L'europhène est une substance amorphe, jaunâtre, à odeur safranée, paraissant résineuse au toucher, insoluble dans l'eau et la glycérine, assez soluble dans l'alcool, l'éther, le chloroforme et l'huile, il se décompose facilement en donnant naissance à de l'iode libre ; c'est là une propriété dont il convient de tenir compte lorsqu'on prescrit ce médicament. Cette décomposition assez lente en solution alcoolique est plus rapide en solution éthérée.

Conservation. — Il doit être conservé dans un endroit sec à l'abri de la lumière et dans des flacons jaunes.

Action thérapeutique. — C'est un antiseptique, proposé pour remplacer l'iodoforme et l'aristol ; comme eux, il ne paraît avoir d'action curative manifeste que dans le cas où il est appliqué sur des surfaces humides ou sécrétantes. Il a été étudié au point de vue pharmacologique, par W. Siebel, et au point de vue thérapeutique, par Eichoff.

Il n'est pas toxique et possède un poids spécifique 5 fois moindre que celui de l'iodoforme, en sorte qu'à poids égaux, il peut servir à panser 5 fois autant de surface que ce dernier.

Modes d'administration et doses.— On l'emploie en pommades et en solutions à la dose de 1 à 2 p. 100 ; sous forme de gaze ou de ouate. Pour préparer ces dernières, on se sert d'une solution éthéro-alcoolique : l'opération doit être conduite très rapidement en raison de la facilité avec laquelle il se dépose de l'iode libre. On l'emploie aussi en suppositoires ; ils se préparent en dissolvant l'europhène dans l'huile d'amande douce et en mélangeant avec du beurre de cacao.

Incompatibles. — Avec l'amidon : si on mélange l'europhène avec une graisse et de l'amidon, la masse ne tarde pas à devenir bleu foncé ; la présence de quelques gouttes d'eau accélère le phénomène. Par contre, le talc n'exerce aucune action chimique sur l'europhène et on peut l'employer lorsqu'on a besoin d'une pâte de consistance épaisse. Il est aussi incompatible avec les oxydes métalliques (oxyde de zinc, de mercure) et les sels de mercure (1).

§ 6. — Naphtol.

Synonymes. — Le naphtol, appelé aussi naphtylol, phénol naphtylique, est un phénol monoatomique ayant pour formule : $C^{10}H^7OH$.

Il dérive de la naphtaline $C^{10}H^8$ par la substitution d'un oxhydrile OH à un atome d'hydrogène.

Il existe sous deux modifications isomériques qui diffèrent entre elles par les caractères résumés dans le tableau ci-contre :

(1) Goldmann. Voir *J. de Ph. et Ch.*, 5e série, t. 24, 1891, p. 118.

	NAPHTOL β. Appelé aussi isonaphtol.	NAPHTOL α.
Historique.	Découvert par Schœffer	Découvert par Griess.
Préparation.	Obtenu par fusion de la β sulfonaphtaline avec la soude.	Obtenu par la fusion de l'α sulfonaphtaline avec la soude.
Caractères d'identité.	Se présente sous forme de petites lamelles cristallines blanc nacré ou d'une poudre cristalline, fusible à 123°.	Se présente en aiguilles blanches, brillantes, inodores, fusibles à 94°.
	Très peu soluble dans l'eau, plus soluble dans l'eau alcoolisée ; très soluble dans l'alcool, l'éther, le chloroforme, la benzine, les huiles, les alcalis, la glycérine, la vaseline liquide.	Solubilité identique à celle du naphtol β.
Caractères spécifiques.	*Dissous dans l'eau faiblement alcoolisée, il donne les réactions suivantes :*	*Dissous dans l'eau faiblement alcoolisée, il donne les réactions suivantes :*
Avec le chlorure de chaux liquide.	Coloration jaune.	Coloration bleu violacée.
Avec l'hypobromite de soude.	Coloration jaune disparaissant dans un excès de réactif.	Coloration et même précipité violet sale (Léger).
Avec le perchlorure de fer.	Coloration vert émeraude persistante.	Coloration jaune fugace ou précipité d'abord blanc qui peu à peu se transforme en une poudre d'un rouge violet qui n'est autre que le dinaphtol.
Avec le réactif de Millon : nitrate acide de mercure + acide nitrique. Additionner le soluté alcoolique d'un volume égal d'AzO³H, puis on y fait tomber quelques gouttes d'azotate acide de mercure.	Coloration rouge passant au violet.	Coloration vert sale.
Avec : Sucre + SO⁴H² Mettre 1 c.c. d'eau sucrée avec 2 gouttes d'un soluté alcoolique à 20 0/0. Le liquide se trouble par précipitation du naphtol ; en additionnant le mélange d'une ou 2 gouttes de SO⁴H², en agitant on obtient :	Aucune coloration.	Coloration violette. Par addition d'H²O à la liqueur, précipité violet (Codex).
Avec : Vanilline + SO⁴H² Dissoudre 0,1 de vanilline dans 2 c.c. de SO⁴H², ajouter 0,1 de naphtol, agiter, on obtient :	Coloration vert émeraude qui passe plus tard au jaune rouge.	Au bout d'une ou 2 minutes coloration bleu-rouge très stable.
Chauffé sur lame de platine.	Se volatilise sans résidu.	Se volatilise sans résidu.

Action physiologique. — Ces deux naphtols sont doués de propriétés physiologiques remarquables et peuvent arrêter le développement des germes dans les cultures à la dose de 0,40 pour 1000 avec le naphtol β, d'après le professeur Bouchard.

Maximowitsch a montré que le naphtol α tout en étant moins toxique que le naphtol β, est doué d'un pouvoir antiseptique supérieur ; mais comme c'est le naphtol β qui a été vulgarisé tout d'abord en thérapeutique par M. Bouchard, c'est celui qu'on prescrit en général et qui doit être délivré par le pharmacien quand l'ordonnance ne spécifie pas le produit. Depuis quelque temps, M. Bouchard emploie le naphtol α qui est moins toxique que le naphtol β, aussi, est-il très important, pour le médecin, de désigner naphtol α ou naphtol β, puisqu'en dehors de toute indication, le pharmacien délivre le naphtol β.

Action thérapeutique. — Le naphtol est un antiseptique puissant ; il a été préconisé en dermatologie par Kaposi, Lassar, Hensiger, Rapon, Hardy ; comme désinfectant intestinal, dans le catarrhe gastrique, les diarrhées putrides et la fièvre typhoïde (Bouchard).

Modes d'administration et doses. — On administre les deux naphtols : A l'intérieur à la dose de 2 à 3 grammes ; on peut même aller jusqu'à 6 grammes par jour, si on emploie le naphtol α moins toxique que le β. On le prescrit sous forme de *cachets* de 0 gr. 20 à 0 gr. 30 (c'est la meilleure forme) ; en *potions*. Pour préparer ces potions, on dissout à chaud 1 p. de naphtol dans 20 fois son poids d'huile d'amandes douces, et avec cette huile naphtolée, on prépare un looch huileux d'après la formule ordinaire. Cette forme pharmaceutique n'est pas à recommander à cause de la saveur brûlante désagréable du naphtol.

D'après Maximowitsch, le naphtol α étant 3 fois moins toxique et trois fois plus antiseptique que le naphtol β, doit toujours être préféré à ce dernier. Lorsqu'on veut aseptiser l'intestin il convient d'administrer le naphtol α en solution dans l'huile de ricin, cette solution ayant l'avantage d'agir à la fois comme évacuant et comme antiseptique. Il propose à cet égard la formule suivante :

Naphtol α	3 gr.
Chloroforme	0 gr. 10
Essence de menthe.	0 gr. 10
Huile de ricin	100 gr.

Administrer par cuillerées à bouche chez les adultes, par cuillerées à café chez les enfants.

A l'EXTÉRIEUR sous forme : d'*alcool naphtolé* (alcool à 60° 1 litre, naphtol β 3 à 5 grammes) ; de *pommade naphtolée* (vaseline 30 grammes, naphtol β, 2 à 4 grammes) ; d'*eau naphtolée* (eau distillée bouillie 1 litre, naphtol β 0 gr. 20).

Le naphtol en applications cutanées (sous forme de pommade, d'alcool, d'eau) présente quelques dangers signalés par le Dr Anfrecht de Magdebourg, et produit quelquefois des néphrites.

Le naphtol a été proposé par le Dr Fernet, en injections intra-pulmonaires, pour le traitement de la tuberculose pulmonaire. Il emploie le mélange suivant :

Naphtol β pulvérisé. . . . . 0 gr. 40
Gomme adragante . . . . 0 gr. 20
Eau distillée bouillie . . . . 30 grammes

On injecte environ 0 gr. 30 de ce mélange par semaine dans le parenchyme pulmonaire (Société de thérapeutique, séance du 27 mars 1895).

Observation. — La solubilité du naphtol β peut être augmentée par l'acide borique ; d'après M. Anotta, une solution saturée d'acide borique en dissoudrait 0 gr. 70 à 0 gr. 80 par litre.

Pour favoriser la solubilité du naphtol, on pourrait employer l'alcool, les alcalis et les sels alcalins, mais les alcalis forment avec le naphtol des combinaisons qui ont une action antiseptique inférieure à celle du naphtol. Comme moyen terme, M. Carles propose de diluer la solution alcoolique à l'aide de l'eau de savon. Il propose encore de dissoudre le naphtol dans l'alcool camphré au lieu de l'alcool ordinaire ; le camphre conserve au sein de l'eau la propriété qu'il a de liquéfier le naphtol et il rend alors ce corps sinon plus soluble du moins plus facilement miscible à l'eau.

Incompatibles. — Avec l'antipyrine, qui le liquéfie (1) ; avec le camphre, qui donne lorsqu'on le triture avec lui un naphtol camphré.

DÉRIVÉS DU NAPHTOL

Le naphtol donne les dérivés suivants intéressants au point de vue médico-pharmaceutique : — 1° l'asaprol ; — 2° l'aristol dérivé du naphtol ; — 3° le naptol camphré ; — 4° le bétol ; — 5° le benzonaphtol ; — 6° la microcidine ; — 7° l'orphol ou naphtolate de bismuth.

(1) Voir au sujet des combinaisons des phénols avec l'antipyrine la note de Patein et de Barbey, *Rép. de Ph.*, 1891, pages 257 à 266.

A. — Asaprol.

Formule. — L'asaprol (α privatif, $\sigma\alpha\pi\rho\sigma\varsigma$, pourri) est le dérivé α monosulfoné du naphtol β, à l'état de sel calcaire ; c'est un β sulfo-naphtalate de chaux, ayant pour formule :

$$\left(C^{10}H^6 < {OH \atop SO^2} \right)^2 Ca + 3H^2O$$

Préparation. — On le prépare par la combinaison de la chaux avec le dérivé monosulfoné α du naphtol β.

Caractères d'identité. — L'asaprol se présente sous forme d'une poudre blanchâtre, légèrement rosée, sans odeur, douée d'un goût successivement amer puis douceâtre, très soluble dans l'eau plus difficilement soluble dans l'alcool.

Caractères spécifiques. — On le reconnaît aux caractères suivants :

1° Traité par le perchlorure de fer, il donne une coloration bleue.

2° Traité par l'acide nitrique, il donne une coloration jaune.

3° Traité par l'acide chromique, il donne un précipité brun.

4° Traité par l'acétate de plomb, il donne un précipité blanc soluble dans les acides.

Action physiologique et thérapeutique. — Il possède des propriétés antiseptiques reconnues par Bang au cours de ses recherches faites en vue de la conservation des boissons alimentaires. Depuis, il a été étudié, dans un but thérapeutique, par MM. Stackler et Dubief au laboratoire de M. Dujardin-Beaumetz à l'hôpital Cochin. Des expériences faites et communiquées par M. Schützenberger à l'Académie des sciences il semble résulter :

1° Que l'asaprol est un antiseptique puissant qui, à la dose de 0 gr. 10 dans 5 centimètres cubes de bouillon, retarde les cultures des microorganismes du choléra, de l'herpès tonsurant, de la fièvre typhoïde.

2° Que l'asaprol à la dose de 0 gr. 15 dans 5 centimètres cubes de bouillon, arrête les cultures des microbes ci-dessus mentionnés ainsi que celles du streptococcus aureus, et de la bactérie du charbon. Il faut élever la dose à 0 gr. 30 pour arrêter celle du bacille pyocyanique.

3° Que l'asaprol ingéré à la dose de 1 à 4 grammes serait avantageux dans plusieurs manifestations de l'arthritisme. Il agirait comme antithermique dans divers états infectieux, dans la fièvre typhoïde et dans les rhumatismes polyarticulaires aigus (1).

D'après MM. Dujardin-Beaumetz et Stackler (2), l'asaprol serait antiseptique, antithermique, antirhumatismal, analgésique. Ils le préconisent comme succédané du salicylate de soude ; il serait mieux toléré que ce sel par les dyspeptiques et les albuminuriques, et ne produirait pas d'accidents cérébraux.

Ils en recommandent l'emploi dans le rhumatisme aigu ou subaigu, rhumatisme musculaire, goutte, influenza, vers intestinaux.

Modes d'administration et doses. — On peut l'employer à la dose de 2 à 4 grammes chez l'adulte, 1 à 2 grammes chez les enfants, en potions, cachets ou paquets de 0 gr. 50 à 1 gramme, à prendre dans de la tisane ou du lait (1/2 litre ou 1 litre) ; en lavements 0 gr. 20 à 2 grammes selon l'âge contre les oxyures et les lombrics.

Incompatibles. — Il est incompatible avec l'antipyrine, le sulfate de quinine, les sulfates solubles, le bi-carbonate de soude, l'iodure de potassium, et les corps qui précipitent les sels de chaux.

Usages. — L'abrastol ou asaprol, est particulièrement employé pour la conservation des matières alimentaires, et en particulier pour le traitement et la conservation des vins (3).

---

(1) V. *J. de Ph. et de Ch.*, 12° ann., 5° série, t. XXVI, n° 2, 15 juillet 1892, p. 68.

(2) *Bulletin de thérapeutique*, 15 et 30 juillet 1893.

(3) Nous ne ferons pas ici l'étude de ce corps à ce point de vue spécial : ceux qui désireraient la faire, pourront consulter les ouvrages suivants :

1° *Journal de Pharmacie et de Chimie*, numéro du 15 janvier 1894, p. 85 : Recherche de l'Abrastol dans le vin, par Sanglé-Ferrière.

2° *Journal de Pharmacie et de Chimie*, numéro du 15 février 1894, p. 121 : Recherches sur l'action chimique exercée sur le vin par l'Abrastol, par Scheurer-Kestner.

3° *Journal de Pharmacie et de Chimie*, numéro du 15 mai 1894, p. 516 : De l'Abrastol dans le vin, par Briaud.

4° *Journal de Pharmacie et de Chimie*, du 15 mars 1895, p. 298 : Recherches de l'Abrastol dans les denrées alimentaires.

5° *Répertoire de Pharmacie*, 1894, p. 58 : Recherches sur l'action chimique exercée sur les vins par l'Abrastol.

6° *Répertoire de Pharmacie*, 1894, p. 256 : Solubilisation de l'exalgine par l'asaprol.

7° *Répertoire de Pharmacie*, 1894, p. 261. Recherche de l'Asaprol dans les

B. — Aristol dérivé du naphtol.

En faisant l'histoire du phénol ordinaire, nous avons dit que sous le nom générique d'*aristols* on désignait des composés formés par la combinaison de l'iode avec les phénols ou leurs dérivés non sulfonés.

Le naphtol β en se combinant avec l'iode donne un aristol appelé naphtol biiodé ou iodo-naphtol β.

Ce corps obtenu par M. Braille, pharmacien à Paris, n'a pas été encore expérimenté au point de vue antiseptique (1).

C. — Naphtols camphrés.

En faisant l'histoire du phénol ordinaire, nous avons parlé des combinaisons que le camphre forme avec les phénols, et parmi ces combinaisons nous avons signalé celles formées par les naphtols : le naphtol α camphré, le naphtol β camphré ;

Le naphtol β camphré, que l'on obtient en triturant une partie de naphtol β avec deux de camphre, est un liquide sirupeux qui possède des propriétés antiseptiques remarquables. Son action a été très avantageuse dans le traitement du furoncle, du coryza et de l'angine diphtérique ; elle a été surtout remarquable dans la tuberculose locale de la bouche (Fernet).

Pour l'appliquer, on se sert d'un pinceau et on badigeonne les parties sur lesquelles on veut agir. Comme l'application est quelquefois douloureuse, il est utile d'ajouter un peu de cocaïne au mélange ou de lotionner au préalable la partie avec une solution de cocaïne à 2 0/0.

D. — Naphtoxols.

Les naphtoxols sont des corps analogues aux camphoxols, menthoxols. On les obtient en dissolvant une solution de naphtol à 2 pour vins.

8º *Répertoire de Pharmacie*, 1895, p. 60 : Asaprol réactif de l'albumine, albumose. peptones. pepsine.

9º *Répertoire de Pharmacie*, 1895, p. 106 : Recherche de l'Abrastol dans les denrées alimentaires... (Briaud).

(1) *Union pharmaceutique*, octobre 1891, p. 437.

100 dans un mélange de 65 parties d'eau oxygénée à 3 0/0 avec 35 parties d'alcool.

Employés comme antiseptiques.

E. — Eunols.

Les eunols sont des combinaisons obtenues en faisant agir l'eucalyptol sur les naphtols. Si on fait agir l'eucalyptol sur le naphtol α on obtient l'eunol α, si on le fait agir sur le naphtol β, on obtient l'eunol β. Ils sont employés comme antiseptiques.

F. — Bétol et alphol.

Nous avons déjà signalé ces corps en traitant des généralités sur les salols (phénol ordinaire), nous en ferons l'étude complète lorsque nous examinerons l'acide salicylique.

G. — Benzonaphtol.

Synonymes et formule. — Le benzonaphtol est appelé aussi benzoate de naphtol β, benzyle-naphtol. Il a pour formule :

$$C^6H^5COO.C^{10}H^7.$$

Préparation. — Le benzonaphtol, préparé en 1869 par Maikopar a été décrit par lui dans un travail intitulé : *sur les naphtols isomères et leurs dérivés benzoïques* (1). Il le préparait en chauffant le naphtol β avec le chlorure de benzoyle. Les détails de la préparation n'ayant pas été donnés par Maikopar, la question a été étudiée à nouveau par MM. Yvon et Berlioz.

Ces auteurs ont donné un procédé de préparation qui a été adopté avec quelques modifications, par le supplément du Codex. On prend.

Naphtol β. . . . . 250 grammes
Chlorure de benzoyle pur 270   —

Dans un ballon de verre de 2 litres environ de capacité, on introduit le mélange de naphtol β pulvérisé et de chlorure de benzoyle ; on chauffe lentement au bain de sable, de façon à porter la température peu à peu à 70°. On maintient cette température pendant une demi-heure, et on laisse refroidir. Par refroidissement le liquide se prend en une masse très dure, constituée par du benzoate de naphtol mélangé avec du naphtol non combiné.

(1) *Journal Russ. Chem. Ger.*, 1869, p. 22.

Purification. — Pour purifier le benzoate de naphtol, on le pulvérise et on le chauffe au bain-marie vers 50° à 60°, avec une solution faible de lessive de soude (50 gr. de lessive de soude par litre d'eau distillée).

Après 20 minutes de digestion, on décante, on verse le magma dans une allonge, et on essore à la trompe.

On recommence cette opération deux ou trois fois, si cela est nécessaire, jusqu'à ce que le produit ne donne plus les réactions du naphtol libre (notamment ne se colore plus en bleu par la potasse ou le chloroforme). On dissout finalement le benzoate de naphtol, dans l'alcool à 90° bouillant, et on laisse cristalliser.

La réaction produite est exprimée par l'équation suivante :

$$C^6H^5COCl \quad + \quad C^{10}H^7OH \quad = \quad HCl \quad + \quad C^5H^5CO^2C^{10}H^7$$

Chlorure de benzoyle.   Naphtol β   Acide chlorhydrique.   Benzoate de naphtol.

Caractères d'identité. — Le benzonaphtol, cristallisé dans l'alcool, se présente sous forme de petits cristaux microscopiques de couleur blanchâtre. On peut aussi l'obtenir en aiguilles prismatiques assez volumineuses par une cristallisation lente et ménagée.

Il a une odeur et une saveur presque nulles.

Il est presque insoluble dans l'eau ; à 22°, 100 grammes d'eau en dissolvent 0,01 centigramme ; sa solubilité dans l'alcool est plus grande et croît rapidement avec la température ; à 22°, 100 grammes d'alcool à 90° en dissolvent 0 gr. 388 et le même poids d'alcool bouillant en dissout 13 gr. 625.

Il est très soluble dans le chloroforme qui est son meilleur dissolvant ; à 15°, 100 grammes en dissolvent 29 gr. 292.

Il fond à 107° d'après Maikopar, à 110° d'après Berlioz et Yvon.

Caractères spécifiques. — Chauffé avec de l'acide sulfurique, le benzonaphtol se dissout, et la solution prend une coloration violette, puis rouge ; le liquide présente alors une fluorescence verdâtre à la lumière réfléchie. Si l'on ajoute de l'ammoniaque dans la solution sulfurique de benzonaphtol, la fluorescence est jaune-clair, au lieu d'être verdâtre.

Le benzonaphtol se dissout dans l'acide sulfurique avec une coloration jaune à froid, violette à chaud, et en produisant une fluorescence verte. Cette solution devient brune par AzO^2K, puis rouge et bleu (Dragendorff).

Le mélange de benzonaphtol avec l'acide sulfurique est coloré en rouge-violet par le sucre de canne ; en violet, puis en bleu par le glucose (Dragendorff).

Une solution alcoolique d'acétone à 20 0/0, colore le benzonaphtol en jaune (Dragendorff).

Caractères de contrôle. — Bien purifié, il ne doit pas contenir de naphtol. Pour en déceler la présence, on peut employer deux procédés (*Yvon et Berlioz*) :

1° Une pastille de potasse caustique placée dans une solution chloroformique de benzonaphtol bien sec ne doit pas se colorer en bleu après une simple ébullition.

Pour faire cette réaction, il est indispensable d'employer du chloroforme exempt d'alcool ; la coloration bleu, indiquant la présence du naphtol libre doit être visible immédiatement ; celle qui se produirait après un certain temps pourrait être due à la décomposition partielle du produit pendant la réaction : il ne faut pas oublier en effet que le benzonaphtol se modifie facilement en présence des alcalis, surtout si l'on fait intervenir la chaleur.

2° Une solution alcoolique de benzonaphtol, additionnée d'un volume égal d'acide azotique et de quelques gouttes de nitrate acide de mercure ne doit pas se colorer en rouge cerise ; s'il y a du naphtol libre, cette coloration rouge se produira.

Le benzonaphtol peut contenir quelquefois de l'acide benzoïque libre.

Pour le déceler, on peut suivre le procédé suivant :

Agiter 1 gramme de benzoate de naphtol avec 5 cc. d'alcool, décanter le liquide, et l'agiter avec une solution contenant 0 gr. 415 d'iodure de potassium et 0 gr. 107 d'iodate de potasse de 5 cc. d'eau bouillie. Enfin ajouter 5 cc. de sulfure de carbone.

Si le sel contient de l'acide benzoïque libre, de l'iode sera mis en liberté et colorera le sulfure de carbone.

Si le sel contient de l'acide benzoïque libre, il y aura formation de benzoate de potasse, et la solution alcoolique de ce sel, donne avec le perchlorure de fer, la réaction caractéristique de l'acide benzoïque : précipité rouge de benzoate de fer, soluble dans l'acide chlorhydrique.

Action physiologique. — Le benzonaphtol, introduit dans le tube digestif, se décompose en naphtol β qui reste dans l'intestin et en acide benzoïque qui est éliminé partie en nature, partie à l'état d'acide hippurique (1).

D'après M. Gilbert, il n'agit comme antiseptique qu'après avoir été

(1) Voir *Société méd. des hôpitaux*, séance du 6 mars 1892.

décomposé en acide benzoïque et naphtol ; or ce dédoublement n'est pas opéré par le suc gastrique ; il n'a lieu que dans l'intestin sous l'influence des alcalis qui s'y trouvent. C'est donc un antiseptique exclusivement intestinal ; il est, par conséquent, inférieur au naphtol-β qui peut être regardé comme un antiseptique gastro-intestinal ; mais il a sur lui l'avantage d'être dépourvu de toute saveur et action irritante. Il agit comme le bétol (salicylate de naphtol), mais il doit lui être préféré, d'abord à cause de la supériorité antiseptique de l'acide benzoïque sur l'acide salicylique, ensuite parce que l'acide benzoïque offre moins d'inconvénients que l'acide salicylique chez les albuminuriques.

De ces considérations générales, M. Gilbert tire les conclusions suivantes :

1° Pour l'antisepsie gastro-intestinale, il faut employer le naphtol-β ;

2° Pour l'antisepsie intestinale (entérites microbiennes, obstructions permanentes des voies biliaires, altérations hépatiques profondes), on doit employer le benzonaphtol de préférence au bétol pour les raisons indiquées plus haut.

3° Pour l'antisepsie gastrique, il faut employer le lavage.

Action thérapeutique. — C'est un antiseptique surtout intestinal qui peut, à cause de sa faible toxicité, être employé à doses assez fortes.

Modes d'administration et doses. — Étant insoluble dans l'eau, il doit être administré à la dose de 3 à 5 grammes par jour, en cachets de 0 gr. 25 à 0 gr. 50, absorbés à des intervalles réguliers dans le courant de la journée ; on peut aussi le donner en suspension dans un véhicule liquide (eau sucrée) (1).

II. — Microcidine.

M. Berlioz a donné ce nom à une substance antiseptique à base de naphtol-β ; c'est un mélange formé en grande partie de β-naphtolate de soude, le reste consiste en produits à fonctions phénoliques.

Préparation. — On la prépare par l'action de la soude sur le naphtol-β à haute température.

Caractères d'identité. — La microcidine est une poudre blanc

(1) Bibliographie : Sur un nouvel antiseptique intestinal : le benzonaphtol. (*J. de Ph. et Chimie*, 5° série, tome 24, année 1891, page 479.) (*Répert. de Ph.* Année 1891, 10 novembre, page 497).

grisâtre, à odeur piquante rappelant celle du naphtol, et à saveur très caustique. Elle est soluble dans trois fois son poids d'eau. Les solutions concentrées sont brunâtres, les solutions faibles sont presque incolores. Elles ont une réaction fortement alcaline encore très accusée dans une solution à un pour 1200. Elle est soluble dans l'alcool.

Action physiologique et thérapeutique. — Elle a un pouvoir antiseptique très grand ; sa toxicité est très faible ; elle n'est pas caustique, elle est peu coûteuse et n'altère ni les instruments ni les linges. Son pouvoir antiseptique est inférieur à celui du bichlorure de mercure et du naphtol, mais il est environ 10 fois plus grand que celui de l'acide phénique et 20 fois supérieur à celui de l'acide borique. Elle s'élimine en grande partie par les urines. Elle est antipyrétique (1).

Modes d'administration et doses.— La microcidine, non toxique, douée d'un pouvoir antiseptique énergique, mérite de prendre place parmi les antiseptiques utiles et inoffensifs ; mais elle est passible d'une objection grave : c'est un produit non défini et dont la constitution au point de vue chimique n'est pas nettement déterminée. C'est un corps complexe, qui n'aura probablement qu'une existence éphémère, et comme le disent très justement MM. Bardet et Schmitt, il ne fait qu'ajouter une nouvelle unité à un total déjà trop considérable de produits antiseptiques indéfinis.

1. — Naphtolate de bismuth, ou orphol.

Le naphtol ou acide naphtolique, en se combinant avec le bismuth, donne un naphtolate de bismuth, auquel on a donné le nom d'*Orphol*.

Il se présente sous forme d'une poudre grisâtre d'un goût agréable et légèrement aromatique, non caustique, renfermant 26,5 pour 100 de naphtol-β et 73,5 de bismuth.

Il se dédouble dans l'intestin, en ses deux composants, naphtol et bismuth, et convient, comme antiseptique intestinal, dans le traitement de la diarrhée infantile, des ulcères de l'estomac, du typhus, des catarrhes intestinaux chroniques, etc.

On l'emploie à la dose maxima *pro die*, de 3 grammes pour les enfants, de 6 grammes pour les adultes, pris par fraction de 1 gramme, dans du lait, du miel ou de l'eau (2).

(1) Polaillon, Rapport présenté à l'Acad. de Méd., 1891.
(2) *Pharmaceutische Centralhalle*, 1896, p. 369, d'après *Répertoire de Phar-*

Le naphtol et ses dérivés, sont, comme on vient de le voir, des médicaments préconisés, pour obtenir l'antisepsie gastro-intestinale.

L'antisepsie interne, introduite dans la pratique thérapeutique, par MM. Bouchard et Dujardin-Beaumetz, est théoriquement fort séduisante. Elle a pour but, en effet, de débarrasser l'estomac et l'intestin, ces paradis des microbes, des toxines suscitées par ces microbes.

On a employé pour la pratiquer les produits aromatiques, naphtol, salol, benzonaphtol, etc. etc., qui avaient pour but d'empêcher, de détruire les fermentations visqueuses.

A l'appui de l'utilité de l'emploi de ces subtances, on disait que leur usage présentait les avantages suivants :

1° Elles font disparaître l'odeur fétide des gardes-robes.

2° Elles diminuent la toxicité des matières fécales.

3° Elles abaissent le taux de la toxicité des urines.

Dans une communication très intéressante qu'il a faite à la Société de thérapeutique, le 27 novembre 1895, M. Bardet est venu combattre l'antisepsie intestinale qu'il avait autrefois chaudement défendue, et il a donné à l'appui de sa nouvelle opinion, des arguments combattus ou approuvés par divers auteurs (Ferrand, Constantin Paul, Grimbert, Dignat, Petit), dans les séances du 11 décembre, 18 décembre 1895 de la Société de thérapeutique.

La question a été également étudiée par MM. Gilbert et Dominici, à la Société de biologie, séance du 21 décembre 1895.

Nous ne croyons pas devoir insister sur les discussions auxquelles la question a donné lieu dans ces diverses sociétés ; mais l'opinion la plus sensée, qui a été exprimée, nous a semblé être celle donnée par notre collègue, M. Petit : « Comment se fait-il. a-t-il dit, que, si le salol, le benzonaphtol, et les autres antiseptiques intestinaux sont réellement dangereux, on n'en ait pas signalé davantage les inconvénients depuis le temps qu'on les emploie ? »

La question de l'antisepsie interne, préconisée avec enthousiasme pendant longtemps, fortement battue en brèche aujourd'hui, mérite d'être de nouveau examinée (1).

macie, 10 août 1896, p. 354.

(1) On pourra consulter à cet égard :

Journal de Pharmacie et de Chimie, numéro du 15 décembre 1895, p. 568.

Journal de Pharmacie et de Chimie, numéro du 1er janvier 1896, p. 91.

Répertoire de Pharmacie, numéro du 10 janvier 1896, p. 28, 29, 30, 31, 32.

Bulletin de la Société de thérapeutique, séances du 27 novembre, 18 dé

SECTION II

ÉTUDE DES PHÉNOLS DIATOMIQUES OU DIPHÉNOLS.

Sommaire. — Nomenclature des diphénols intéressants au point de vue médico-pharmaceutique.

§ 1. — *Pyrocatéchine*. — *Dérivés de la pyrocatéchine*. — Gaïacol. — Dérivés du gaïacol : Benzoate de gaïacol, Gaïacol carboxylique, Gaïacol biiodé, Ethylénate de gaïacol, Valérianate de gaïacol, Sulfogaïacolate de chaux, Sulfogaïacolate de potasse, Gaïacolate de pipéridine. — Vératrol. — Guéthol. — Gayacétine.

§ 2. — *Résorcine*. — Etude de ce corps. — *Dérivés de la résorcine* : Résorcine biiodée, Résorcine camphrée,. Thiorésorcine, Eucalyptolrésorcine, Résopyrine.

§ 3. — *Hydroquinone*. — Étude de ce corps.

§ 4. — *Eugénol*. — Étude de ce corps.

§ 5. — *Hydronaphtol*. — Étude de ce corps.

Les diphénols intéressants au point de vue médico-pharmaceutique se rattachent soit au noyau benzénique substitué ou non, soit au noyau naphtalénique. Ce sont :

1° Diphénols dérivés de la benzine :

a) série ortho : *Pyrocatéchine*.

b) série méta : *Résorcine*.

c) série para : *Hydroquinone*.

2° Diphénol dérivé de l'allylbenzine $C^6H^5.C^3H^5$: *Eugénol*.

3° Diphénol dérivé de la naphtaline : *Hydronaphtol*.

§ 1. — Pyrocatéchine.

Formule. — La pyrocatéchine, diphénol appartenant à la série *ortho*, a pour formule :

$$C^6H^6O^2 \text{ ou } C^6H < {}^{OH(1)}_{OH(2)}$$

Préparation. — On l'obtient par la distillation du cachou ou autres substances tanniques.

cembre 1895.
Société de biologie, séances du 7 décembre, 21 décembre 1895.
Société de biologie, 1898 (Communication de Gilbert et Gabrun).

Usages. — Elle est plus antiseptique que la résorcine et pourrai t être employée dans les mêmes cas qu'elle ; mais elle est inusitée.

DÉRIVÉS DE LA PYROCATÉCHINE.

La pyrocatéchine fournit quatre dérivés intéressants :
1° Le gaïacol : éther monométhylique de la pyrocatéchine.
2° Le vératrol : éther diméthylique   --
3° Le guéthol : éther éthylique   --
4° La gaïacétine : combinaison du sodium avec l'éther glycolique de la pyrocatéchine.

1° — Gaïacol.

Historique. — Le gaïacol a été obtenu par Sainte-Claire Deville et Pelletier en distillant la résine de gaïac.

Synonymes. — Le gaïacol, appelé aussi méthylpyrocatéchine, hydrure de gaïacyle, est un éther monométhylique de la pyrocaté-chine, ayant pour formule :

$$C^7H^8O^2 \text{ ou } C^6H^4\diagdown{}^{OCH^3}_{OH}$$

Préparation. — 1° Par extraction de la créosote de hêtre. — Il existe dans la créosote de hêtre, dans la proportion de 25 pour 100 environ ; on l'obtient, d'après le procédé de Hlasievitz, en distillant cette dernière et en recueillant les produits qui distillent entre 200° et 205°.

Pour le purifier, on agite les produits distillés avec de l'ammonia-que et on laisse cristalliser la dissolution ammoniacale de gaïacol. Ce composé ammoniacal est ensuite dissous dans une solution alcoolique de potasse ; on obtient ainsi du gaïacol potassique. Ce gaïacol potas-sique est dissous dans l'éther à chaud et dédoublé ensuite par l'acide sulfurique. Enfin le produit est distillé et on recueille seulement ce qui passe à 200°.

Ce gaïacol, retiré de la créosote par distillation fractionnée, est toujours fortement mélangé avec divers phénols, notamment les crésylols et le créosol. C'est ce qui a été démontré par MM. Béhal et Choay (1).

(1) Voir C.R. de l'Acad. des Sc., 31 janvier 1893, p. 197.

Il résulte en effet, de leurs expériences, que les gaïacols du commerce sont des produits très variables, dont les points d'ébullition varient de 200° à 207° et dont les densités oscillent entre 1,046 et 1,171. La plupart d'entre eux ne renferment pas 50 pour 100 de gaïacol chimiquement pur, le reste étant formé en majeure partie de crésylol et de créosol.

Les gaïacols commerciaux étant des produits à composition inconstante, doivent être abandonnés et sont remplacés aujourd'hui par le gaïacol cristallisé, officiellement adopté par le Supplément du Codex.

2° PAR SYNTHÈSE. — Le gaïacol cristallisé officinal est préparé synthétiquement au moyen de la pyrocatéchine, en suivant la méthode indiquée par MM. Béhal et Choay (1), et sur laquelle nous ne croyons pas devoir insister.

Caractères d'identité. — 1° GAIACOL DE LA CRÉOSOTE. — Ce gaïacol est un liquide incolore, doué d'une odeur aromatique agréable, d'une saveur désagréable, soluble dans 60 fois son poids d'eau, soluble en toutes proportions dans l'alcool, l'éther, les huiles grasses, le sulfure de carbone, insoluble dans la glycérine. Il a une densité de 1,117 et bout à 200°.

2° GAIACOL SYNTHÉTIQUE. — Il se présente en cristaux prismatiques, du système rhomboédrique, incolores, fusibles à 28°5 en donnant un liquide qui reste en surfusion jusqu'à très basse température.

Fondu, il a pour densité 1.143 à 15° ; il bout à 205°. Il est soluble dans 60 fois son poids d'eau à 20°, dans 7 fois son poids de glycérine officinale (D $=$ 1.243) ; miscible avec son poids de glycérine de densité 1.262. Il est très soluble dans l'alcool, l'éther, l'acide acétique, et un grand nombre de dissolvants organiques.

Il cristallise par évaporation spontanée de sa solution dans l'éther de pétrole. Il est volatil sans résidu.

Caractères spécifiques. — On le reconnaît aux caractères suivants :

1°. 0 gr. 50 de gaïacol, dissous dans 10 c.c. d'alcool à 90°, donnent, avec une goutte de perchlorure de fer dilué à 1/20°, une belle coloration bleue semblable à celle de la liqueur cupropotassique ; cette coloration se détruit rapidement. Si on ajoute un excès de perchlorure de fer, la liqueur passe au vert et ensuite et rapidement à l'acajou (Supp. Codex) ;

2° Agité avec deux fois son volume d'éther de pétrole, il forme un

(1) Voir C.R. de l'Acad. des Sc., 31 janvier 1893 p. 197.

mélange se séparant rapidement en deux couches limpides (Supp. Codex);

3° Dissous à chaud dans son volume de lessive de soude caustique, il donne, après refroidissement, une masse blanche cristalline.

Caractères de contrôle. — Pour reconnaître la pureté du gaïacol cristallisé officinal, le Codex conseille les essais suivants :

1° Chauffer le gaïacol suspect sur une lame de platine : s'il est pur, il doit se volatiliser sans résidu ; s'il est impur, il laissera un résidu ;

2° Agiter le gaïacol suspect avec deux fois son volume d'éther de pétrole : si le gaïacol est pur, il se forme un mélange qui se sépare rapidement en deux couches limpides ; si le gaïacol est impur, il se forme un mélange qui reste trouble.

Conservation. — Il doit être conservé dans des flacons jaunes bouchés à l'émeri.

Action physiologique et thérapeutique. — 1° Il a les mêmes propriétés que la créosote et a été proposé par Sahli (de Berne), Labadie-Lagrave, Bourget, pour remplacer ce dernier médicament dans le traitement de la phtisie pulmonaire.

2° Il a été proconisé par M. Richardière contre la gangrène pulmonaire, et employé dans ce cas en inhalations d'oxygène gaïacolé. Pour préparer ces inhalations, on fait dissoudre du gaïacol dans le liquide que contient le flacon laveur dans lequel passe l'oxygène.

3° MM. Bard, Guinard, Stourme l'ont indiqué comme antipyrétique et l'ont employé sous forme de badigeonnages.

Un grand nombre d'expérimentateurs ont constaté l'action hypothermisante des badigeonnages de gaïacol ; quant à l'interprétation du phénomène, les avis ne sont pas concordants (1).

Les uns pensent que l'action hypothermique est due à l'absorption du gaïacol ; les autres soutiennent que cette action est due à une autre cause. On n'est même pas d'accord sur la manière dont se produit l'absorption du gaïacol. Cependant, d'après MM. Linossier et Lannois, qui ont fait autrefois sur la question des expériences très sérieuses, il semble résulter :

1° Le gaïacol, appliqué en badigeonnages, est absorbé par la peau et cette absorption se produit, au moins pour une grande partie, à l'état de vapeurs ;

2° L'absorption est rapide ; un quart d'heure après le badigeonnage, on peut déceler la présence du médicament dans l'urine ; pen-

(1) Voir *Rép. de Ph.*, année 1893, p. 312, 356, 539 ; année 1894, p. 168.

dant une heure et demie, la proportion s'accroît peu à peu et atteint son maximum de une heure et demie à quatre heures après le badigeonnage ; l'élimination est à peu près complète après 24 heures.

3° On peut retrouver, dans l'urine totale des 24 heures, jusqu'à 55 pour 100 du gaïacol appliqué sur la peau, après des badigeonnages de 2 à 4 grammes. La quantité absolue retrouvée dans l'urine a atteint 2 gr. 2 après un badigeonnage de 4 grammes ; et 3 gr. 3 après un badigeonnage de 10 grammes.

4° L'absorption cutanée est donc telle qu'elle permet de saturer l'organisme de gaïacol, sans recourir à la voie digestive ou à la voie hypodermique (1).

Les badigeonnages au gaïacol présentent certains avantages et certains dangers signalés par M. Bard (2).

Sous l'influence de ces badigeonnages, il se produit une détente dans la température, la disparition du délire et le malade éprouve très nettement une sensation de mieux.

Sans parler de l'action irritante produite sur la peau des malades ayant une susceptibilité particulière, sans insister sur les sueurs profuses qui suivent ordinairement les badigeonnages, M. Bard dit que les véritables dangers de ces badigeonnages résultent de l'action hypothermique immédiate qu'ils produisent et qui peut se manifester dès la première application, surtout si la dose de gaïacol appliquée est trop considérable ; un abaissement exagéré de la température peut entraîner des catalepsies et même la mort. Il arrive quelquefois que la température des malades, après l'abaissement qui s'est produit, remonte brusquement, en même temps que reparaissent avec une nouvelle intensité les phénomènes morbides. Enfin, chez certains sujets névropathes ou dégénérés, il peut se produire des symptômes de dépression nerveuse qui font penser à une intoxication.

D'après M. Pise, de Montélimar, les badigeonnages au gaïacol produisent une action analgésique, qui peut être mise à profit pour l'application des pointes de feu.

Le procédé proposé par M. Pise (3) consiste à imbiber une compresse

(1) Voir *Rép. de Ph.*, Absorption cutanée du gaïacol, Linossier et Lannois, 10 mai 1894, d'après *Lyon médical* du 1er avril 1894. — V. *Journ. de Ph. et Ch.*, 1er mai 1896, p. 440. *De l'absorption des médicaments par la peau saine*, par MM. Linossier et Lannois.

(2) *Province Médicale*, du 21 septembre, et *Rép. de Ph.*, 10 janvier 1896, p. 15.

(3) Séance de l'Académie de médecine, du 25 février 1896.

avec 1 à 4 grammes de gaïacol cristallisé et fondu, d'appliquer la compresse sur la peau et de la recouvrir avec un morceau de taffetas gommé. L'analgésie est obtenue au bout de quelques minutes et dure plusieurs heures.

Le gaïacol a été proposé comme anesthésique local par M. Lucas-Championnière dans la séance de l'Académie du 30 juillet 1895. Ce chirurgien a constaté que les injections sous-cutanées d'huile d'olive gaïacolée au 1/10 déterminent l'anesthésie comme la cocaïne. On peut, à l'aide de ces injections, produire une anesthésie qui permet l'extraction des dents et l'ouverture des abcès. Le seul accident à redouter consiste dans une plaque de sphacèle limitée qu'on peut, d'ailleurs, éviter si la piqûre est faite un peu profondément. Les doses de gaïacol qu'injecte M. Lucas-Championnière varient de 5 à 20 centigrammes. M. André, pharmacien de 1re classe, ancien interne des hôpitaux de Paris, a publié sur le gaïacol, employé comme anesthésique local, un intéressant article (1) dans lequel il étudie les propriétés anesthésiques de ce corps et confirme, par des expériences personnelles, l'action annoncée par M. Lucas-Championnière.

Dans la séance de l'Académie de médecine du 19 mai 1896, M. Reclus a présenté sur les propriétés anesthésiques comparées du gaïacol et de la cocaïne, un travail d'ensemble duquel il semble résulter que le gaïacol est un anesthésique local, plus lent, et surtout moins puissant que la cocaïne et que ce dernier médicament doit être préféré dans l'anesthésie locale (2).

Modes d'administration et doses. — Le gaïacol cristallisé peut être employé sous les formes suivantes :

1° En perles ou capsules, contenant chacune 10 centigrammes (0 gr. 10) de gaïacol. Dose moyenne : 2 à 4 par jour;

2° En injections hypodermiques, sous forme d'huile d'olive stérilisée gaïacolée au 1/15, au 1/10, au 1/5, à parties égales ;

3° En badigeonnages : on amène facilement le gaïacol cristallisé à l'état liquide en plongeant le flacon dans l'eau tiède, au moment de l'emploi. Dose : 1 gramme.

4° En inhalations, sous forme d'oxygène gaïacolé par la méthode de Richardière.

(1) *J. de Ph. et de Ch.*, n° d'octobre 1895, p. 294.
(2) Voir *Bull. de l'Académie de médecine*, Séance du 15 mai 1896, rapportée in *Union pharmaceutique* de juin 1896, p. 256.

DÉRIVÉS DU GAIACOL

Le gaïacol donne plusieurs dérivés qui paraissent devoir prendre une certaine place en thérapeutique. Ces dérivés sont :

1° Le gaïacol benzoïque ou benzoate de gaïacol appelé benzozol :
2° Le gaïacol carboxylique ou carbonate de gaïacol ;
3° Le gaïacol cinnamique ou styracol ;
4° Le gaïacol biiodé, nouvel aristol ;
5° Ethylénate de gaïacol ;
6° Valérianate de gaïacol ou géosote ;
7° Sulfogaïacolate de chaux ou gaïacyl ;
8° Sulfogaïacolate de potasse ou thiocol ;
9° Gaïacolate de pipéridine.

A. — Benzoate de gaïacol.

Synonymes. — Le benzoate de gaïacol, appelé aussi benzoyl-gaïacol, gaïacol benzoïque, benzozol, est un éther benzoïque du gaïacol ayant pour formule :

$$C^6H^4\left\langle{}^{OCH^3}_{OC^7H^5O}\right.$$

Préparation. — On le prépare en traitant le gaïacol potassique par le chlorure de benzoyle.

Caractères d'identité. — Le benzozol se présente sous la forme de cristaux incolores, sans odeur ni saveur, presque insolubles dans l'eau et l'alcool froid, solubles dans le chloroforme, l'éther et l'alcool bouillant, fondant à 50°.

Actions physiologique et thérapeutique. — Ce corps a l'avantage considérable de ne se dissoudre que très lentement dans le suc gastrique, et par suite d'être moins irritant que le gaïacol ; aussi Sahli pense que c'est sous forme de benzozol que devrait être prescrit le gaïacol.

Modes d'administration et doses. — On peut l'administrer à la dose de 1 à 10 grammes par jour, sans inconvénients (Sahli) sous forme de cachets et sous les formes suivantes, d'après le journal d'Anvers :

$$
\text{Pilules} \left\{
\begin{array}{l}
\text{Benzozol. . . . . 0 gr. 2} \\
\text{Poudre de gomme adragante 0 gr. 5} \\
\text{Sirop simple . . . . q. s.} \\
\text{pour une pilule, à prendre 3, 4, 5 pilu-} \\
\text{les par jour.}
\end{array}
\right.
$$

$$
\text{Huile.} \left\{
\begin{array}{l}
\text{Benzozol. . . . . 9 gr. 2} \\
\text{Huile d'olives . . . . 90 gr. 8} \\
\text{à prendre 3 ou 4 fois par jour, par demi-} \\
\text{cuillerée (chaque dose correspond à} \\
\text{0 gr. 25 de benzozol).}
\end{array}
\right.
$$

$$
\text{Huile de foie de morue . .} \left\{
\begin{array}{l}
\text{Benzozol . . . . 9 gr. 2} \\
\text{Huile de foie de morue . . . 90 gr. 8} \\
\text{même dosage.}
\end{array}
\right.
$$

Le médicament, préparé avec de l'huile d'olives ou de l'huile de foie de morue répugne au malade. On peut masquer complètement le goût en faisant des pastilles de benzozol avec le cacao et le sucre (Pharm. Zeit).

B. — Gaïacol carboxylique.

Synonymes. — Le gaïacol carboxylique est appelé aussi gaïacol carbonique, acide gaïacol-carboxylique.

Préparation. — Il est obtenu en saturant à froid le gaïacol sodique d'acide carbonique et en chauffant ce mélange à 100° dans des vases clos. Le produit est dissous dans l'eau, et la solution aqueuse est décomposée par l'acide chlorhydrique : le gaïacol carboxylique cristallise de sa solution avec deux molécules d'eau.

Caractères d'identité. — Ce corps est cristallisé ; il fond vers 148° et donne avec le perchlorure de fer une coloration bleue.

Action thérapeutique. — Il est doué, paraît-il, de propriétés antiseptiques très marquées ; mais l'étude de ce composé est encore incomplète.

C. — Gaïacol cinnamique.

Synonymes. — Le gaïacol cinnamique, appelé aussi cinnamyl-gaïacol, styracol, est un éther cinnamique du gaïacol proposé par Koll.

Préparation. — On l'obtient en traitant le gaïacol par l'acide cinnamique et en reprenant par l'alcool bouillant.

Caractères et usages. — Ce corps, qui se présente sous la forme de longues aiguilles, est un antiseptique énergique qui paraît pouvoir être conseillé comme succédané de l'iodoforme dans les maladies blennorrhagiques et les suppurations. Il vient d'être essayé en remplacement du gaïacol dans le traitement de la phtisie ; mais c'est encore un médicament à l'étude.

D. — Gaïacol biiodé.

Le gaïacol biiodé est un nouvel aristol proposé par M. Vicario, de Paris. Ce corps n'a pas été encore étudié au point de vue thérapeutique (1).

E. — Ethylénate de gaïacol.

Ce corps, appelé aussi éther gaïacoléthylénique, se présente en aiguilles blanc jaunâtres, peu solubles dans l'eau, solubles dans l'alcool chaud, fondant à 138°.

Il a été proposé pour remplacer le gaïacol et s'emploie dans la tuberculose à la dose de 1 à 2 grammes par jour sous forme de cachets ou pilules (peu employé).

F. — Valérianate de gaïacol.

Le valérianate de gaïacol est appelé aussi éther valérianique du gaïacol ou *géosote*.

Il a pour formule $C^6 H^4 \begin{cases} O.CH^3 \\ O.CO.CH^2.CH (CH^3) \end{cases}$

C'est un liquide huileux, jaunâtre, d'une odeur particulière, d'une saveur à la fois douce et amère ne produisant pas de sensation de brûlure.

Il a pour densité 1,037 et bout entre 243 et 265°.

Il est peu soluble dans l'eau ainsi que dans les liquides alcalins et acides ; il est très soluble dans l'alcool, l'éther, la benzine, le chloroforme.

Sa solution alcoolique est colorée en jaune par le perchlorure de fer et en vert par le sulfate de cuivre.

La géosote a été proposée par le Dr Grawitz contre la tuberculose ; on l'emploie en capsules, contenant chacune 0 gr. 2, à la dose de 3 ou 4 capsules par jour soit 0 gr. 6 ou 0 gr. 8 de géosote. Elle a été employée, soit en injections interstitielles, soit en badigeonnages et

(1) Voir *Rép. de Ph.*, 1892, p. 56.

avec succès dans quelques cas de tuberculose chirurgicale, ostéo-périostite, inflammation tuberculeuse du genou, adénites tubercu-leuses ; enfin on s'en est servi utilement comme matière de panse-ment pour le traitement de quelques plaies non tuberculeuses.

G. — Sulfogaïacolate de chaux.

Le sulfogaïacolate de chaux est appelé aussi gaïacyl.

Il a été préparé par M. André, pharmacien de 1re classe, ancien interne des hôpitaux de Paris et étudié par le Dr O. Follovell (1).

C'est le sel calcique de l'acide gaïacylsulfureux, acide qui est le dérivé monosulfoné du gaïacol.

L'acide gaïacylsulfureux a pour formule : $C^6H^3 \begin{cases} OH \\ OCH^3 \\ SO^3H \end{cases}$

Le gaïacyl a pour formule : $\left(C^6H^3 \begin{cases} OH \\ OCH^3 \\ SO^3 \end{cases} \right)^2 Ca$

Il se prépare par le procédé décrit par M. André (2) et sur lequel nous ne croyons pas devoir insister.

Le gaïacyl est une poudre gris mauve, soluble dans l'eau, l'alcool, insoluble dans les huiles fixes.

Les solutions aqueuses sont de couleur rouge violet, d'une saveur d'abord astringente, puis légèrement sucrée ; elles ne sont ni toxiques, ni irritantes, ni caustiques.

On l'emploie en injections hypodermiques comme anesthésique local, en solution à 5 pour 100 ou à 10 pour 100.

Suivant les cas, on injecte soit la solution à 5 pour 100, soit la solution à 10 pour 100 et on fait deux piqûres dans la région à anes-thésier.

M. O'Follovell a employé le gaïacyl comme anesthésique local dans les cas suivants : art dentaire, extraction des dents ; petite chirurgie ; dans la thérapeutique des voies génito-urinaires ; dans le traitement du coryza aigu, et a tiré de ses observations les conclu-sions suivantes :

Le gaïacyl est un anesthésique efficace, d'un emploi très facile qu'on utilisera de préférence dans la pratique des opérations de

(1) Thèse de Paris, 8 juillet 1897 : *Anesthésie locale par le gaïacol, le car-bonate de gaïacol et le gaïacil.*

(2) *Journ. de Ph. et de Chimie* du 1er avril 1898, p. 324.

petite chirurgie et dans celle de l'art dentaire. « Je terminerai, dit-il, en ajoutant que tous mes malades ont été opérés assis, sans tenir compte s'ils étaient à jeun ou non, qu'aucun trouble circulatoire n'a été observé et que, localement, je n'ai eu à constater aucune eschare » (1).

H. — Sulfogaïacolate de potasse.

Le sulfogaïacolate de potasse est appelé aussi thiocol.

C'est le sel potassique de l'acide gaïacylsulfureux, acide qui est le dérivé monosulfoné du gaïacol.

Le thiocol a pour formule :

$$C^6H^3\begin{cases} OH \\ OCH^3 \\ SO^3K \end{cases}$$

Le thiocol se présente sous forme de poudre blanche d'une saveur légèrement amère d'abord, puis douceâtre, très soluble dans l'eau, n'irritant pas les muqueuses et s'absorbant facilement.

Schwarz a préconisé ce médicament contre la tuberculose ; on le prescrit en solution aqueuse édulcorée avec du sirop d'écorce d'orange amère et se dose de 10 à 15 grammes par jour.

On a mis en vente, sous le nom de *siroline*, du sirop d'écorces d'oranges amères renfermant 10 pour 100 de thiocol. Ce sirop peut être employé pur ou mélangé d'eau, de vin ou de lait.

Il s'emploie à la dose journalière de 3 ou 4 cuillerées à thé pour les adultes ; 1 à 2 chez les enfants.

I. — Gaïacolate de pipéridine.

Le gaïacolate de pipéridine est appelé aussi pipéridine gaïacolée.

Elle a été obtenue par Schidrowitz en faisant agir la pipéridine sur le gaïacol en solution dans le benzol ou l'éther de pétrole.

La pipéridine gaïacolée a pour formule $C^5H^{11}AzC^7H^8O^2$. C'est un corps cristallisé en aiguilles prismatiques ou en tablettes, solubles dans 27,5 d'eau environ, facilement soluble dans les dissolvants organiques, fusibles à 80°.

(1) Voir pour plus amples détails : Thèse de O' Followell ; — *Journal des nouveaux remèdes*, 8 juin 1898, p. 251 : note sur les propriétés pharmaceutiques et thérapeutiques du gaïacyl ; — *Journ. de Ph. et de Ch.*, n° du 1er avril 1898, p. 324 : *Le gaïacyl*, par André.

M. le Dr Chaplin et Tunnicliffe, médecin anglais, ont essayé le gaïacolate de pipéridine dans des cas de tuberculose pulmonaire et ils ont constaté que, administré à la dose de 0 gr. 30 à 1 gr. 80, répétée trois fois par jour, ce médicament est bien supporté par l'estomac et qu'il exerce une action favorable sur l'appétit et l'état général.

Ils ont observé aussi que ce médicament ne provoque pas de renvoi, ce qui tient probablement à ce qu'il traverse la cavité gastrique sans subir de modification et ne se décompose que dans le milieu alcalin du tube intestinal.

On l'emploie sous forme de cachets contenant chacun 0 gr. 25 à la dose de 3 à 15 par jour.

2° — Vératrol.

Le vératrol étudié par Merck, Rudolf, Koelle, Marasse a été préparé synthétiquement par MM. Béhal et Choay en partant de la pyrocatéchine et en la diméthylant.

Le vératrol est l'éther diméthylique de la pyrocatéchine, tandis que le gaïacol n'est que l'éther monométhylique de la pyrocatéchine. C'est ce que montrent les formules comparées de ces deux corps :

$$C^6H^3{<}^{OH}_{OH} \qquad C^6H^9{<}^{OCH^3}_{OH} \qquad C^6H^3{<}^{OCH^3}_{OCH^3}$$

Pyrocatéchine | Gaïacol | Vératrol

D'après M.M. Vermesch et Surmont (1) il y a une grande analogie entre les propriétés thérapeutiques du vératrol et celles du gaïacol :

1° Le vératrol agit comme antiseptique contre certains microbes pathogènes (bacille du choléra, de la fièvre typhoïde, de la diphtérie, bacille pyocyanique, bacille de la tuberculose) ;

2° Il est trois fois moins toxique que le gaïacol, mais il a une action irritante plus grande ;

3° Il est absorbé par l'organisme, par la voie respiratoire, par le tube digestif, par la voie sous-cutanée et par la peau en badigeonnages. Il est éliminé par les poumons, l'estomac, la muqueuse intestinale, les reins.

4° Appliqué en badigeonnages, il a une action antipyrétique un peu plus faible que celle du gaïacol ; mais associé à la teinture d'iode, il semble donner des résultats constants.

5° Il a une action analgésique sur les névralgies intercostales dont il fait cesser assez vite la douleur ; il paraît doué de propriétés anti-

(1) C.R. Société de biologie, 27 juillet 1895.

phlogistiques, car, appliqué en pommade dans un cas d'orchite aiguë, il a fait cesser la douleur à la deuxième onction.

D'après M. Vermesch, on peut l'employer sous les formes suivantes :

1° En capsules, renfermant chacune 0 gr. 10 de vératrol ;

2° En lavements (vératrol XX gouttes, jaune d'œuf n° 1, huile d'olives stérilisée 100 gr.) ;

3° En gargarisme (vératrol X gouttes dans un décocté émollient),

4° En pommade au 1/10 ;

5° En badigeonnages (pur ou associé à la teinture d'iode) ;

6° En injections sous-cutanées (en solutions huileuses).

Nous n'insisterons pas sur ce médicament qui n'est pas encore entré franchement dans le domaine thérapeutique (1).

3° — Guéthol.

Le guéthol ou guæthol, appelé aussi éther éthylique de la pyrocatéchine ou éthoxypyrocatéchine a pour formule $C^6H^4{<}^{OC^2H^5}_{OH}$.

Il diffère du gaïacol par la substitution de l'éthyle au méthyle, ainsi que le montrent les formules suivantes :

$$C^6H^4{<}^{OH}_{OH} \quad\Big|\quad C^6H^4{<}^{OCH^3}_{OH} \quad\Big|\quad C^6H^4{<}^{OC^2H^5}_{OH}$$

Pyrocatéchine | Gaïacol | Guéthol

Le guéthol est un liquide huileux, cristallisable à basse température, insoluble dans l'eau et la glycérine, soluble dans l'alcool, l'éther et le chloroforme.

D'après Von Mering, il a les mêmes propriétés que le gaïacol et peut être employé comme succédané de ce corps. Il possède même une action analgésique plus marquée. Pour calmer les douleurs, on peut l'employer en badigeonnages ; on peut encore appliquer une pommade au guéthol (Guéthol 5 gr. vaseline 30 gr.) ; on peut l'injecter hypodermiquement (sous forme d'émulsion au 1/10 dans la glycérine.

On l'emploie à l'intérieur contre la tuberculose sous forme de capsules gélatineuses, contenant chacune 0 gr. 10 de guéthol, à la dose

____

(1) Consulter à son sujet la thèse de M. Vermersh (Lille 1896), Société de biologie (séance du 27 juillet 1895) et le résumé de cette thèse (*Rép. de Ph.*, 1895, p. 387).

de 2 à 3 capsules, 3 fois par jour ; on l'emploie aussi sous forme de vin :

            Guéthol . . . .   10 gr.
            Alcool. . . . .   160 gr.
            Vin de Malaga. . . . .   Q. S pour 1000 c.c.

Prendre une cuillerée à bouche de ce vin 2 ou 3 fois par jour.

Le guéthol donne les sels suivants, préparés par Merck :

1° Le *benzoate* de guéthol $C^6H^4\!<^{O.C^2H^5}_{OCO.C^6H^5}$

Cristaux incolores, facilement solubles dans l'alcool et l'éther, fondant à 31°.

2° Le *butyrate* de guéthol $C^6H^4\!<^{O.C^2H^5}_{OCO.C^3H^7}$

Liquide incolore, soluble dans l'éther et l'alcool, bouillant à 263°.

3° Le *salicylate* de guétol $C^6H^4\!<^{O.C^2H^5}_{OC^6H^4OH}$.

Cristaux incolores solubles dans l'alcool et l'éther, fondant vers 40°.

4° Le *valérianate* de guéthol $C^6H^4\!<^{O.C^2H^5}_{OCO.C^4H^9}$

Liquide incolore, se mélange avec l'alcool, l'éther, le chloroforme, bouillant vers 262°.

5° Le *phosphate* de guéthol (triphosphate de guéthol)

$$\left[C^6H^4\!<^{OC^2H^5}_{O}\right]^3 PO$$

Cristaux incolores, fondant à 131-132°, insolubles dans l'alcool. Ces sels non encore étudiés, semblent, dit Merck, avoir une action antituberculeuse et antinévralgique .égale, sinon supérieure à celle du guéthol.

4° — Gayacétine.

La gayacétine ou gaïacétine est une combinaison de sodium avec l'éther oxyde mixte dérivé de la pyrocatéchine et de l'acide glycolique $CH^2OH.CO^2H$. Elle a pour formule $C^6H^4\!<^{O.CH^2.CO^2Na}_{OH}$.

On l'obtient en faisant agir un molécule d'acide chloracétique sur une molécule de pyrocatéchine en présence de soude libre ou carbonatée.

La gaïacétine se présente sous la forme d'une poudre blanche

IV   12

composée de cristaux prismatiques microscopiques, inodore, presque insipide, facilement soluble dans l'eau. Sa solution est colorée en bleu foncé par le perchlorure de fer.

Pour s'assurer de son identité et de sa pureté, on doit, d'après le Dr Homeyer, opérer de la manière suivante : on dissout 5 grammes de produit dans 15 grammes d'eau. La solution qui doit être limpide et neutre est additionnée d'acide sulfurique dilué jusqu'à ce qu'il ne se forme plus de précipité. On agite avec de l'éther pour enlever l'acide mis en liberté ; on décante la solution éthérée, on la lave avec de l'eau, puis on l'évapore. On prend alors avec soin le point de fusion de l'acide gaïacétinique. Si l'acide est pur, on doit trouver 130 à 131°.

Si l'on chauffe l'acide en question pendant longtemps à 140°-145°, il se dédouble en donnant de l'eau et la lactone correspondante dont la formule est $C^6H^4 \diagup^{O-CH^2}_{\diagdown O-CO}$ et qui fond à 56°.

La gaïacétine est prescrite dans la tuberculose pulmonaire, comme succédané du gaïacol. On en fait des tablettes contenant chacune 0 gr. 5 ; on l'administre aussi en prises de 0 gr. 5 à prendre 3 fois par jour un quart d'heure après le repas.

§ 2. — Résorcine.

Synonymes. — La résorcine, diphénol appartenant à la série *méta*, appelée aussi métadioxybenzol, métadiphénol, a pour formule :

$$C^6H^6O^2 \text{ ou } C^6H^4\diagdown^{OH_{(1)}}_{OH_{(3)}}$$

Préparation. — Elle se forme, quand on fait agir de la potasse fondante sur le galbanum ou d'autres résines.

Industriellement, on la prépare par l'action de la soude en fusion sur le disulfobenzolate de sodium.

La résorcine officinale doit être purifiée par cristallisation dans la benzine ; et pour lui enlever l'odeur de la benzine, elle doit être sublimée.

Caractères d'identité. — La résorcine se présente en cristaux blancs, lamelleux, d'une odeur particulière ressemblant à celle du phénol, d'une saveur douceâtre, amère et désagréable. Elle est neutre aux papiers réactifs. Elle est soluble dans l'eau, l'alcool, l'éther ; insoluble dans le chloroforme et le sulfure de carbone. Elle fond à

118° et bout à 276° (Calderon). Au contact de l'air, elle devient rouge. Elle coagule l'albumine et la fibrine.

Caractères spécifiques. — On la reconnaît aux caractères suivants :

1° A ses caractères d'identité ;

2° Sa solution, traitée par le perchlorure de fer, se colore en violet ;

3° Sa solution, traitée par l'acide sulfurique, contenant une trace d'acide nitrique se colore en jaune orangé, qui devient vert, puis bleu 30 minutes après et rouge pourpre à 100° (Kopp) ;

4° Si on ajoute à une solution de résorcine dans la soude de l'hydrate de chloral, il se produit une coloration rouge;

5° Lorsqu'on chauffe la résorcine cristallisée avec 2 ou 3 fois son poids d'anhydride phtalique, dans un tube à essai, en maintenant le mélange en ébullition pendant quelques minutes, on obtient une masse fondue. Cette masse, dissoute dans l'eau alcalinisée par la soude, forme une liqueur présentant la fluorescence verte de la fluorescéine (Supp. Codex) ;

6° Elle réduit la liqueur de Fehling (Supp. Codex);

7° Elle réduit l'azotate d'argent ammoniacal (Supp. Codex) ;

8° Sa solution, traitée par le sulfate ferreux ne donne aucune coloration (différence avec l'acide pyrogallique) ;

9° Sa solution, traitée par l'hypochlorite de soude, donne une coloration violette qui passe bientôt au jaune. Si l'on chauffe ou si l'on ajoute de nouveau de l'hypochlorite de soude, le liquide devient jaune, rouge foncé ou brun foncé. (Avec le phénol, l'acide salicylique ou l'acide benzoïque, on n'obtient pas de coloration violette ; le liquide reste incolore ou paraît fluorescent ; ce n'est qu'en chauffant qu'il devient légèrement jaunâtre) ;

10° Si à une solution de résorcine on ajoute d'abord de l'ammoniaque puis quelques gouttes d'hypochlorite de soude, le liquide prend une teinte rouge violacée fugitive qui passe au jaune, et si l'on chauffe, au vert foncé. (Les solutions d'acide salicylique ou benzoïque ne se colorent pas dans ces conditions ; la solution de phénol devient bleu verdâtre) (1).

Caractères de contrôle. — Chauffée sur une lame de platine, elle doit se volatiliser sans résidu ; sa solution aqueuse doit être

____

(1) H. Boddé, 1889, d'après *Arch. de Pharm.* (V. *Journ. de Ph. et Ch.*, 5e série, t. XX, 1839, p. 273.

incolore, neutre au tournesol ; bouillie, elle ne doit pas dégager d'odeur de phénol.

Conservation. — Se colorant au contact de l'air, elle doit être conservée dans des flacons jaunes bien bouchés et à l'abri de la lumière.

Action physiologique et thérapeutique. — Étudiée par Andrew, Brieger, Lichthein, Dujardin-Beaumetz et Callias, Murrel, Desnos et Péradon, elle a été proposée comme antithermique ou antipyrétique et comme antiseptique.

Comme antithermique, elle a été employée dans la fièvre typhoïde, la tuberculose aiguë, le rhumatisme articulaire aigu, la fièvre intermittente, l'érysipèle ; mais on la considère comme un mauvais et dangereux antipyrétique, car son action fugitive et peu durable est accompagnée de phénomènes secondaires nuisibles ; étant inférieure aux autres produits antithermiques, elle doit être abandonnée en cette qualité.

Comme antiseptique, elle a été appliquée de diverses façons en chirurgie, gynécologie, rhinologie, otologie et en syphilodermatologie : en badigeonnages et en pulvérisations dans la diphtérie ; dans les pansements des plaies en chirurgie, en solution ou sous forme de coton et de gaze ; dans les maladies de la peau, et notamment dans l'herpès tonsurant, l'eczéma, les éruptions scarlatiniformes et varioliques ; dans les catharres vésicaux et la blennorrhagie.

En résumé, la résorcine peut être utilisée comme antiseptique dans beaucoup de cas ; elle a l'avantage sur le phénol de n'être ni toxique, ni caustique, et d'avoir un pouvoir antiseptique supérieur à lui.

Modes d'administration et doses. — Elle s'emploie à l'EXTÉRIEUR sous les formes suivantes :

Solution...........	Eau distillée....... 100 p. Résorcine....... 2 à 10 — Pour badigeonnages, lavages, et pulvérisations.
Coton et gaze.......	Résorcine.......... 30 gr. Glycérine.......... 30 — Alcool à 80°......... 100 — Pour imprégner 1 kg. de gaze ou de coton cardé.
Pommade...........	Résorcine.......... 1 gr. Vaseline.......... 10 —

La résorcine, d'après M. Hartzell, dermatologiste américain de Philadelphie, mérite d'être employée plus souvent qu'on ne le fait d'ordinaire dans le traitement des maladies cutanées.

Outre ses propriétés kératoplastiques bien connues, cette substance exerce une action calmante manifeste qui peut être utilisée dans un grand nombre de dermatoses accompagnées de prurit ou de sensation de cuisson.

M. Hartzell l'a employée avec succès dans les affections suivantes : eczéma érythémateux, eczéma humide, séborrhée du cuir chevelu, épithélioma cutané, ulcère douloureux de la jambe (1).

Incompatibles. — La résorcine est incompatible avec l'antipyrine.

L'antipyrine donne, en effet, avec la résorcine des combinaisons intéressantes étudiées par MM. Patein et Dufau, sous le titre : Des combinaisons de l'antipyrine avec les diphénols ; influencé des positions respectives des oxhydriles (2).

La résorcine est employée comme réactif de l'albumine. D'après M. Carrez (3), elle constituerait un réactif très sensible, aussi sensible que l'acide nitrique.

DÉRIVÉS DE LA RÉSORCINE

La résorcine donne quelques dérivés, qui n'ont reçu aucune application bien importante, mais que l'on doit signaler :

Résorcine biiodée (aristol nouveau sans intérêt).

Résorcine camphrée obtenue en mélangeant 1 p. de camphre et 5 p. de résorcine.

Thiorésorcine, combinaison du soufre avec la résorcine.

Eucalyptolrésorcine, combinaison de l'eucalyptol et de la résorcine.

Résopyrine, mélange de résorcine et d'antipyrine.

(1) Voir les formules des préparations dans : *Union pharmaceutique*, numéro de juillet 1896, p. 326.
(2) *J. de l'h. et de Ch.*, 1895, 1er novembre, p. 402.
(3) Voir *Scalpel*, du 14 avril 1895, rapp. *Répert. de Ph.*, 10 mai 1895, p. 215.

§ 3. — Hydroquinone.

Synonymes. — L'hydroquinone, diphénol appartenant à la série *para*, appelé aussi paradioxybenzol, paradihydroxybenzol, a pour formule :

$$C^6H^6O^2 \text{ ou } C^6H^4 {<}^{OH_{(1)}}_{OH_{(4)}}$$

Préparation. — Elle se prépare en oxydant l'aniline au moyen de l'acide chromique.

Caractères d'identité. — L'hydroquinone se présente en cristaux incolores, d'une saveur douceâtre, peu soluble dans l'eau froide, soluble dans l'eau bouillante, l'alcool et l'éther, fondant à 177°.

Action physiologique et thérapeutique. — C'est un antiseptique et un antipyrétique anologue à la résorcine.

Comme *antithermique*, il présente les mêmes inconvénients que la résorcine, et à ce point de vue, il a été étudié par Brieger, Steffen et Seifert, Silvestrini et Picchini et par Traversa.

Comme *antiseptique*, il a été conseillé dans la blennorrhagie (Brieger) en injections ; dans les maladies infectieuses de la conjonctive et de la cornée, en compresses (Färster).

Modes d'administration et doses. — On l'emploie à l'INTÉRIEUR, à la dose de 0 gr. 20 à 1 gramme en solution ou en cachets. A l'EXTÉRIEUR, en solution de 1 à 2 pour 100.

Les solutions aqueuses d'hydroquinone brunissent à l'air par oxydation de l'hydroquinone ; dans cet état, elles sont caustiques. Il importe donc de n'employer que des solutions récemment préparées.

§ 4. — Eugénol.

Synonymes et composition. — L'eugénol, appelé aussi acide eugénique, acide caryophyllique, essence rectifiée de girofle, est une essence oxygénée ayant pour formule : $C^{10}H^{12}O^2$.

Préparation. — On le retire de l'essence de girofle, fourni par l'Eugenia caryophyllata (Myrtacées).

Caractères d'identité. — L'eugénol est un liquide oléagineux, ayant l'odeur et la saveur brûlante de l'essence de girofle, incolore, lorsqu'il est récemment préparé, mais bleuissant au contact de l'air et de la lumière. Il est insoluble dans l'eau, soluble dans l'alcool, l'éther. Il bout à 250°.

Caractères spécifiques. — On le reconnaît :

1° A ses caractères d'identité ;

2° Traité par l'acide sulfurique, il est coloré en rouge et se résinifie ;

3° C'est un acide monobasique faible dont les sels, traités par le perchlorure de fer, sont colorés en violet bleu.

Action physiologique et thérapeutique. — C'est un antiseptique qu'on a administré dans la phtisie ; on l'emploie aussi comme anesthésique dans l'art dentaire.

Modes d'administration et doses.— On l'emploie à la dose de 0 gr. 50 à 1 gramme, en capsules de 0 gr. 10 ou en potion.

Eugénoforme.

L'eugénoforme est obtenu par l'action du formol ou aldéhyde formique sur l'eugénol.

Il se présente en lamelles cristallines larges et incolores, fusibles vers 160° ; solubles dans l'eau, peu solubles dans l'alcool, insolubles dans l'éther.

C'est un antiseptique intestinal puissant, préconisé par Cohn-Vogel, pour la désinfection du tube digestif dans le choléra, la fièvre typhoïde, les catarrhes infectieux, ainsi que dans toutes les affections provoquées par des micro-organismes.

On peut l'employer à la dose de 0 gr. 50 à 1 gr. matin et soir, dose qui peut être doublée après quelques jours.

§ 5. — Hydronaphtol.

Constitution et formule. — L'hydronaphtol est un diphénol correspondant à la naphtaline. Il a pour formule $C^{10}H^6 {<}^{OH}_{OH}$

Caractères d'identité. — L'hydronaphtol cristallise en écailles clinorhombiques ; il a une saveur et une odeur aromatiques ; il est peu soluble dans l'eau, soluble dans l'alcool, l'éther, le chloroforme, la benzine, les huiles fixes, il ne se volatilise pas à la température ordinaire et il n'est ni toxique, ni caustique, ni irritant.

Action physiologique. — Des expériences de P. Fowler et de Thomas H. Bryce, il résulte que l'hydronaphtol est un antiseptique énergique, son pouvoir antiseptique serait 3 à 4 fois supérieur à celui de l'acide phénique et il lui est préférable parce qu'il n'est ni irritant ni corrosif. Il serait même supérieur, comme antiseptique, au sublimé et le remplacerait avec avantage pour le lavage des instruments de chirurgie dont il n'attaquerait pas l'acier (soit en solution, soit en vapeur) ; il n'attaque ni les couleurs ni les tissus.

Action thérapeutique. — Il est préconisé pour le traitement des dermites parasitaires, en particulier pour le traitement de la teigne tonsurante. Clarke l'ordonne comme antiseptique dans la fièvre typhoïde, la dysenterie et le choléra infantile.

Modes d'administration et doses. — A l'INTÉRIEUR: en cachets à la dose de 0 gr. 12 à 0 gr. 15 toutes les 2 heures pour les adultes ; 0 gr. 03 à 0 gr. 06 pour les enfants.

A l'EXTÉRIEUR : en solution. Son peu de solubilité dans l'eau ne permettant pas d'obtenir des solutions aqueuses à 1/400 et au-dessus, Brice se sert de la préparation suivante:

Hydronaphtol. 1 p.
Alcool rectifié . . . . 9 —
Glycérine . . . . 90 —

Cette solution, titrée au 100ᵉ, se présente sous forme d'un liquide brun ; elle peut servir à faire des solutions aqueuses à n'importe quel degré de concentration. Il suffit généralement de 1 p. de solution pour 3 parties d'eau pour obtenir des effets antiseptiques énergiques.

SECTION III

ÉTUDE DES PHÉNOLS TRIATOMIQUES OU TRIPHÉNOLS.

SOMMAIRE. — Généralités sur les triphénols. — Pyrogallol ou acide pyrogallique.

Généralités. — Les triphénols ou phénols triatomiques ou dioxyphénols sont des corps résultant de la substitution de 3 oxhydriles à 3 atomes d'hydrogène du noyau benzénique.

Les triphénols correspondant à la benzine ont pour formule :

$$C^6H^3 \begin{cases} OH \\ OH \\ OH \end{cases}$$

Ces triphénols peuvent exister sous trois modifications isomériques ; le plus important de ces composés est le pyrogallol.

Pyrogallol.

Synonymes. — Le pyrogallol, appelé aussi acide pyrogallique, dioxyphénol, trioxybenzol, acide dioxyphénique, a pour formule :

$$C^6H^6O^3 \text{ ou } C^6H^3 \begin{cases} OH_{(1)} \\ OH_{(2)} \\ OH_{(3)} \end{cases}$$

Préparation. — On le prépare en chauffant l'acide gallique (acide trioxybenzoïque) vers 215°. Il se dédouble en acide carbonique et pyrogallol.

Caractères d'identité. — L'acide pyrogallique cristallise en aiguilles blanches nacrées, très amères, très solubles dans l'eau, dans l'alcool et l'éther ; très oxydable au contact de l'air, sa solution aqueuse brunit rapidement en absorbant l'oxygène. Il fond à 115°, bout à 210° et se volatilise sans résidu.

Caractères spécifiques. — On le reconnaît aux caractères suivants :

1° A ses caractères d'identité ;

2° Il réduit les sels d'or et d'argent ; d'où son emploi en photographie pour développer l'image ;

3° L'eau de chaux le colore en rouge pourpre ;

4° Le chlorure ferrique le colore en rouge ;

5° Le sulfate ferreux le colore en bleu.

Conservation. — Étant oxydable au contact de l'air, il doit être conservé dans des flacons bien bouchés.

Action physiologique et thérapeutique. — Il est employé contre les chancres phagédéniques, le psoriasis, l'eczéma subaigu, l'herpès tonsurant, le lupus, les cancroïdes, les hypertrophies épithéliales.

Modes d'administration et doses. — On l'emploie à l'EXTÉRIEUR seulement en pommade (de 5 à 20 pour 100) ; en teinture alcoolique (10 pour 1000).

Il ne doit être appliqué que sur des surfaces peu étendues, parce qu'après absorption de doses élevées, il peut donner lieu à des phénomènes d'intoxication générale. Étant difficile à manier, il doit être employé avec une très grande prudence.

Il entre dans quelques teintures employées pour noircir les cheveux ou la barbe.

Les solutions et les pommades au pyrogallol noircissent rapidement au contact de l'air ; aussi le professeur Unna de Hambourg a

proposé d'employer ce médicament dissous dans le collodion additionné de baume du Canada dans les proportions suivantes :

Pyrogallol . . . . 1 gr.
Baume du Canada . . . . 2 gr.
Collodion . . . . 17 gr.

D'après les essais faits par M. Bompied, le vernis, ainsi obtenu,
forme sur la peau un enduit très souple, dont la couleur ne s'altère
pas et qu'on peut enlever à l'aide de l'alcool ou d'un mélange d'alcool et d'éther.

On peut incorporer à ce vernis de l'oxyde de zinc, qui est très
employé en dermatologie ; les oxydes de mercure s'y décomposent
rapidement.

Empoisonnements. — L'acide pyrogallique est très toxique.

DÉRIVÉS DU PYROGALLOL.

Depuis quelque temps, on a proposé un certain nombre de préparations dérivées du pyrogallol. Ce sont :

1° Le pyrogallol oxydé ;

2° Le pyrogallate de bismuth ;

3° les éthers du pyrogallol : Eugallol ou monoacétate de pyrogallol ; lenigallol ou triacétate de pyrogallol ; saligallol ou disalicylate
de pyrogallol.

A. — Pyrogallol oxydé.

C'est une substance brune, qui se forme lorsqu'on soumet l'acide
pyrogallique pendant longtemps à l'action de l'air et des vapeurs
d'ammoniaque.

D'après Unna, ce corps n'aurait pas, comme l'acide pyrogallique,
l'inconvénient d'être toxique, d'irriter les téguments et de les
colorer en noir.

B. — Pyrogallate de bismuth.

Ce corps a été préparé par Voswinkel, en traitant une solution
d'acide pyrogallique par une solution de chlorure de bismuth dans
l'eau salée.

C'est une poudre jaune, insoluble dans l'eau et l'alcool, soluble dans les alcalis et dans l'acide chlorhydrique, contenant 50 pour 100 d'oxyde bismuthique, peu toxique et non caustique.

Il a été proposé pour obtenir l'antisepsie gastro-intestinale et pour le traitement des affections cutanées et des ulcérations.

C. — Éthers du pyrogallol.

L'introduction en thérapeutique de ces préparations est due au fait suivant : Les médicaments réducteurs employés avec de si bons résultats, en dermatologie, ont l'inconvénient d'être irritants. On réussit à supprimer cette action irritante en employant ces corps, non à l'état pur, mais à l'état de combinaison chimique avec d'autres corps. La décomposition qui met en liberté le corps actif, ne se produit que peu à peu. — Ce sont des combinaisons de ce genre qui ont été proposées par Krohmayer et Vieth (1) pour le pyrogallol et aussi pour le chrysarobine.

Nous parlerons seulement ici des nouvelles préparations dermatologiques du pyrogallol qui sont :

1° Eugallol ou monoacétate de pyrogallol ;

2° Lenigallol ou triacétate de pyrogallol ;

3° Saligallol ou disalicylate de pyrogallol.

1° Eugallol.

L'eugallol est du monoacétate de pyrogallol ou du pyrogallol monoacétique.

Il se présente sous la forme d'une masse sirupeuse, de couleur brune, soluble dans l'eau, l'alcool, l'éther, le chloroforme, l'acétone.

Comme l'acide pyrogallique, l'eugallol exerce une action très irritante sur la peau saine ; aussi est-il utile de limiter son action à la peau malade. On y parvient en faisant un badigeonnage soigneux à l'aide du mélange suivant :

Eugallol. . . . . } ââ 10 gr.
Acétone . . . . }

Après évaporation de l'acétone, il reste sur la peau un vernis solide et élastique.

L'eugallol a été préconisé pour remplacer le pyrogallol dans le psoriasis.

(1) *Monathefte für practische Dermatologie*, 1898.

2° Lenigallol.

Le lenigallol est du triacétate de pyrogallol ou du pyrogallol triacétique.

Il se présente sous forme d'une poudre blanche, insoluble dans l'eau, se dissolvant, mais à chaud seulement et en se dédoublant, dans les solutions aqueuses alcalines. Il n'est pas toxique.

On l'emploie sous forme de pâte préparée avec parties égales de lanoline ; ou encore d'après les formules suivantes :

1° Lenigallol. . . . .)
   Pâte à l'oxyde de zinc } àà 10 gr.
   Lanoline . . . . .)
contre les plaques de psoriasis.
2° Lenigallol . . 0,50 à 1 gr.
   Pâte à l'oxyde de zinc 100 gr.
contre l'eczéma aigu et sous-aigu.

L'action du lenigallol ne s'exerce que peu à peu sur la peau du malade ; elle est nulle sur la peau saine.

3° Saligallol.

Le saligallol est le disalicylate de pyrogallol.

C'est un corps solide, d'aspect résineux, soluble dans le chloroforme et dans l'acétone ; il forme, en séchant, un vernis fortement adhérent à la peau.

Il s'emploie en dermatologie de la même façon que l'eugallol.

Pour rendre la préparation plus active et aussi pour atténuer l'action trop irritante de l'eugallol, on emploie la formule suivante :

Saligallol . . . . 2 à 15 gr.
Eugallol . . . . 1 à 40 gr.
Acétone . . . . Q. S. pour faire 100 cc.

Disons, en terminant, que ces dérivés du pyrogallol dont nous venons de parler, sont très analogues aux préparations dermatologiques : — 1° de la chrysarobine, Eurobine, ou triacétate de chrysarobine ; Lénirobine ou tétraacétate de chrysarobine ; — 2° de la résorcine : Eurésol, ou monoacétate de résorcine ; ce dernier produit qui a l'aspect du miel et une consistance huileuse, peut être facilement appliqué dans des régions couvertes de poils.

SECTION IV

APPENDICE A L'ÉTUDE DES PHÉNOLS.

Sommaire : Coaltar ou goudron de houille. — Créosote ; étude des créosotes commerciales, travaux de Béhal et Choay. — Créosotal. — Etude des dérivés sulfonés et sulfurés employés en thérapeutique. — Considérations générales, nomenclature et étude de ces dérivés : Ichthyol. — Thiol. — Tuménols. — Thilanine.

Il convient de rapprocher de l'histoire des phénols, l'étude de deux corps intéressants qui doivent leur activité aux phénols ou à leurs dérivés : le coaltar ; la créosote.

§ 1. — Coaltar.

Synonymes. — Goudron de houille.

Préparation. — Le coaltar est un goudron provenant de la distillation de la houille.

Caractères d'identité. — C'est un liquide noir, épais, brillant, presqu'insoluble dans l'eau, à laquelle il communique une réaction franchement alcaline ; soluble partiellement dans l'alcool ; il bout et s'enflamme vers 90°.

Composition. — Il renferme des hydrocarbures (benzine, toluène, etc.), des phénols, divers composés azotés tels que la quinoléine, le pyrrhol, mais il est surtout riche en acide phénique.

Action thérapeutique. — Les propriétés désinfectantes de ce corps, indiquées par Chaumette en 1815, par Guibourt en 1833, ont été surtout utilisées et préconisées par Demeaux et Corne en 1859 et plus tard par Lebeuf.

Modes d'administration et doses. — On l'emploie en lotions, injections, sous forme d'émulsion qui, d'après le Codex, se prépare de la manière suivante :

> Teinture de bois de Panama coaltarée . . . . 1 p.
> Eau distillée . . . . 4 p.

Cette émulsion est au 1/5 ; au moment du besoin on l'étend d'eau suivant une proportion plus ou moins grande.

La teinture de bois de Panama coaltarée se prépare avec la teinture de bois de Panama et avec le coaltar :

A. Préparation de la teinture de bois de Panama :

Bois de Panama . . . . 100 gr.
Alcool à 80° . . . . 500 —

On fait macérer en un vase clos pendant 10 jours, en agitant de temps en temps ; on passe avec expression et· on filtre.

B. Préparation de la teinture de bois de Panama coaltarée :

Goudron de houille ou coaltar. . . . . 1 kilogr.
Teinture de bois de Panama . . . . 4 »

Dans un vase approprié et muni d'un couvercle, on place le goudron que l'on maintient à l'état fluide en opérant au bain-marie ; on ajoute alors la teinture et on agite de manière à bien délayer le goudron.On ferme le vase et on maintient à la chaleur du bain-marie pendant une heure en ayant soin d'agiter le mélange. On retire alors du feu et on agite jusqu'à complet refroidissement ; on passe ensuite à travers une toile.

§ 2. — Créosote.

La créosote, découverte en 1832 par Reichenbach, se retire du goudron de différents bois par des procédés industriels sur lesquels nous ne croyons pas devoir insister.

La créosote *officinale* doit provenir uniquement du goudron de hêtre.

Composition. — D'après MM. Behal et Choay, la créosote de hêtre est constituée par un mélange de monophénols et d'éthers monométhyliques de diphénols, dans les proportions suivantes :

Monophénols 40 0/0
Ethers monométhyliques de diphénols . . . 60 0/0

Les 40 p. 100 de monophénols comprennent :

Phénol ordinaire. 5, 20
Orthocrésylol 10, 40
Méta et paracrésylol. 11, 60
Ortho-éthylphénol. 3, 60
Métaxylénol (1, 3, 4). 2
Métaxylénol (1, 3, 5). 1
Phénols divers. 6, 20

Les 60 0/0 d'éthers monométhyliques de diphénols comprennent :

Gaïacol. 25
Créosol (méthylgaïacol) et homologues (éthylgaïacol
ou homocréosol, propylgaïacol, etc.). 35

D'après le supplément du Codex, une bonne créosote officinale doit présenter la composition moyenne suivante :

Gaïacol. 20
Créosol 40
Phénols monoatomiques (devant contenir environ
   15 p. 100 de crésylols) 40
                                Total 100

Caractères d'identité. — Le supplément du Codex, paru en 1895, a corrigé les indications données sur la créosote par le Codex de 1884 et a mentionné d'une manière très claire, mais peut-être pas suffisamment précise, les caractères et les réactions que doit présenter la créosote officinale.

La créosote de goudron de hêtre est un liquide complexe, légèrement oléagineux, très réfrigérent, incolore, mais se colorant en jaune à la lumière, caustique, doué d'une odeur forte et particulière, ainsi que d'une saveur brûlante, bouillant entre 200° et 220°, de densité comprise entre 1,08 et 1,09 ; peu soluble dans l'eau froide, plus soluble dans l'eau chaude, miscible avec l'alcool, l'éther, la benzine, le chloroforme et les huiles grasses, soluble dans la glycérine officinale.

Caractères spécifiques. — On reconnaît la créosote aux caractères suivants :

1° A ses caractères d'identité ;

2° Elle se dissout entièrement dans la solution concentrée de potasse ou de soude ;

3° X gouttes de créosote dissoutes dans 10 c.c. d'alcool à 90° donnent par addition d'une goutte de soluté de perchlorure de fer officinal à un vingtième, une coloration bleue-violette, qui passe au vert par une nouvelle addition de perchlorure de fer, puis devient vert sale par un excès du même réactif ; cette dernière coloration se détruit rapidement et devient acajou. (MM. Béhal et Choay regardent cette réaction comme illusoire) ;

4° Agitée avec 5 fois son volume d'ammoniaque officinale, elle ne se dissout qu'en très faible proportion et ,après repos, son volume n'a pas notablement diminué.

Caractères de contrôle. — La créosote, imparfaitement purifiée ou rectifiée, peut contenir les ALTÉRATIONS suivantes :

1° *Acides libres ou alcalis libres* ; dans ce cas, elle rougit ou elle bleuit le papier de tournesol. Or, une bonne créosote doit être neutre au tournesol.

2° *Hydrocarbures*. — Traiter la créosote par une solution concentrée de potasse ou de soude, elle se dissoudra. Ajouter de l'eau distillée à la liqueur, il se formera un liquide qui sera limpide, si la créosote est pure ; qui sera trouble, si la créosote contient des hydrocarbures.

3° *Bases odorantes*. — L'aspect d'une créosote donne, d'après M. Freyss, après quelques semaines d'exposition à la lumière, un certain indice sur sa pureté.

Une créosote, exposée au soleil pendant quelque temps, ne doit pas changer visiblement de coloration. Si cette coloration se produit, elle est due à des bases odorantes dont la présence se constate avec plus de précision de la manière suivante : Agiter un volume de créosote avec un volume d'acide sulfurique dilué de son poids d'eau et laisser reposer le mélange, qui se sépare en deux couches. On neutralise la couche aqueuse avec un petit excès de soude caustique : Pas de coloration et pas d'odeur appréciable (créosote pure) ; coloration et odeur narcotique très désagréable (créosote contenant des bases odorantes volatiles).

4° *Substances pyroligneuses*. — Dissoudre un volume de créosote dans son poids d'acide sulfurique pur et concentré : on obtient un liquide jaune (créosote pure) ; on obtient une coloration brun clair ou brune (substances pyroligneuses).

5° *Phénol*. — La créosote de hêtre contient normalement environ 5 pour 100 de phénol ; mais cette proportion peut être considérablement dépassée dans certains cas. A cause de la toxicité du phénol, il est important de vérifier, si sa proportion n'est pas trop élevée, surtout lorsque la créosote doit être employée en injections hypodermiques. Pour faire cette recherche on peut employer les procédés suivants :

α. Une partie de créosote suspecte versée dans un mélange formé de 3 p. de glycérine et 1 p. d'eau, ne doit pas se dissoudre ; si elle se dissout, elle contient de l'acide phénique.

β. Mélanger la créosote suspecte avec du collodion : si elle est pure, le collodion s'épaissit ; si elle renferme de l'acide phénique, le collodion est transformé en gelée.

γ. Agiter dans un tube 1 gramme de créosote et 1 gramme d'ammoniaque et chauffer : la créosote pure ne se mélange pas ; la créosote contenant de l'acide phénique se mélange (*Schmidt et Wolfrum*).

δ. D'après Merklen, le meilleur procédé pour la recherche de l'acide phénique est le suivant (1) : chauffer vers 60° dans un tube à essai

(1) *Union pharmaceutique*, 1892, p. 6.

4 c.c. de créosote avec 1 c.c. d'ammoniaque ; on agite puis on verse le mélange dans une grande capsule que l'on renverse en imprimant un mouvement circulaire de manière à faire écouler la plus grande partie du liquide. On retourne la capsule et l'on incline vers sa concavité un petit flacon de brome. Les vapeurs de brome viennent se mélanger avec les stries huileuses, et partout où il y a eu contact de l'acide phénique et du brome, il y a coloration bleue très franche, au lieu de la coloration brune tournant au vert que prend la créosote pure.

ε. Traiter la créosote suspecte par le perchlorure de fer (2 décg. de créosote, 20 gr. d'eau et 2 gouttes de perchlorure de fer) : coloration verte passant au brun foncé (pure) ; coloration bleue (ac. phénique).

FALSIFICATIONS. — Elle peut être falsifiée de plusieurs manières :

1° *Être remplacée par la créosote de houille*. — On reconnaît cette falsification aux caractères suivants :

CRÉOSOTE PURE.	CRÉOSOTE DE GOUDRON DE HOUILLE.
La densité de cette créosote est de 1,08 à 1,09.	La densité de cette créosote est plus faible.
Elle est neutre aux réactifs.	Elle est acide.
Agitée avec 5 fois son volume d'ammoniaque officinale, elle ne se dissout qu'en très faible proportion ; et après repos, son volume n'a pas notablement diminué (*Suppl. du Codex*).	Agitée avec 5 fois son volume d'ammoniaque officinale, elle se dissout abondamment ; et après repos, son volume a notablement diminué (*Suppl. du Codex*).

2° *Ne contenir ni gaïacol ni créosol*. — Cette falsification est assez commune depuis que le gaïacol est employé en thérapeutique. Pour la rechercher on procède comme suit : on mélange 1 c.c. de créosote avec 10 c.c. d'une solution alcoolique de potasse (1 pour 5) ; elle doit se prendre en une masse cristalline ; si non, elle ne contient ni gaïacol ni créosol.

3° *Renfermer de l'eau*, ajoutée frauduleusement.

La recherche de cette fraude peut être opérée de plusieurs manières :

A. — Chauffer dans un tube à essai 10 c.c. de créosote avec 2 gr. de chlorure de calcium cristallisé jusqu'à fusion de ce sel. On agite et on laisse refroidir. Si la créosote contenait de l'eau, le chlorure de calcium restera liquide ; si non, aussitôt refroidi, il repassera à l'état solide (Merklen).

B. — En déterminant la densité de la créosote ; plus la quantité d'eau sera forte, plus la densité de la créosote sera faible.

La recherche de la densité de la créosote doit être faite, d'après M. Freyss, à la température de $+15°$, car la densité de la créosote varie considérablement suivant la température.

4° *Renfermer de l'alcool.* — Pour reconnaître cette fraude, on agite la créosote avec de l'eau distillée : si la créosote est pure, il s'en dissout $1/80^e$ dans l'eau ; s'il y a de l'alcool, celui-ci se dissoudra en fortes proportions dans l'eau (Gilles).

5° *Renfermer des huiles fixes.* — On en reconnaît la présence en traitant la créosote par l'acide acétique : l'acide acétique dissout la créosote et ne dissout pas les huiles fixes, s'il y en a (Gilles).

Détermination de la composition. — La créosote officinale doit renfermer surtout du gaïacol et seulement des traces de crésylol et de créosol.

Les créosotes commerciales au contraire, sont souvent chargées d'acide phénique, si elles distillent avant 200° ; elles sont riches en crésylol et en phlorol, quand elles ne distillent qu'au-dessus de 210°. Dans ce dernier cas, dit M. Choay, elles sont absolument privées de gaïacol, par cette raison bien simple qu'elles ne sont que les déchets de la préparation du gaïacol.

Les grandes variations que l'on remarque dans les créosotes de hêtre, de différentes sources, entraînent nécessairement des actions physiologiques diverses, qui dépendent de leur pureté et de leur teneur en monophénols et diphénols.

M. Freyss rapporte que parmi les créosotes qu'il a analysées, il a trouvé des variations de 3 à 30 0/0 de gaïacol, de 10 à 40 0/0 de créosol, à côté d'une quantité très variable de monophénols (1).

Bien qu'on admette généralement que le principe actif de la créosote est le gaïacol, il est probable que les autres phénols, contenus dans la créosote ont une action spéciale et que suivant les cas, deux créosotes, de diverses provenances, pourront donner des effets physiologiques absolument différents.

Il est à désirer, dans l'intérêt des malades, que les créosotes em-

(1) *Moniteur scientifique* du mois d'avril 1896.

ployées en thérapeutique aient une composition identique et nous ne saurions trop insister sur l'urgence d'essayer consciencieusement chaque créosote avant de la délivrer. On a proposé, pour faire cet essai, différents procédés :

1. Procédé Béhal et Choay. — Il repose sur les principes suivants :

1° L'acide bromhydrique diméthyle complètement, à la pression ordinaire, dans des conditions spéciales, les éthers méthyliques des phénols.

2° Les monophénols sont facilement entraînables par la vapeur d'eau.

3° Les polyphénols ne sont pas sensiblement entraînés par la vapeur d'eau.

4° L'éther enlève complètement à une solution aqueuse la pyrocatéchine et l'homopyrocatéchine ; il enlève également les monophénols.

5° La benzine permet de séparer, à peu près rigoureusement, la pyrocatéchine de l'homopyrocatéchine.

Le mode opératoire est le suivant :

On fait passer un courant d'acide bromhydrique dans la créosote en présence d'une certaine quantité d'eau et l'on chauffe ; il y a diméthylation des éthers des polyphénols. On distille à la vapeur d'eau ; les monophénols passent à la distillation, les diphénols restent dans le résidu.

On épuise les deux liquides au moyen de l'éther ; l'un de ces épuisements permet d'obtenir les monophénols, l'autre donne les diphénols. On sépare la pyrocatéchine de l'homopyrocatéchine au moyen de la benzine.

Ce procédé de dosage peut être appliqué au gaïacol commercial.

Ce mode opératoire a été légèrement modifié par M. Adrian (1).

Dosage du gaïacol. — La méthode de Béhal et Choay, méthode analytique reposant sur des données vraiment scientifiques, est peu suivie pour plusieurs raisons : elle demande beaucoup de temps ; elle exige une certaine quantité de produit ; enfin elle ne peut être utilement pratiquée que par des mains exercées. Aussi se contente-t-on

(1) Du dosage du gaïacol par la déméthylisation, inséré au *Journal des nouveaux remèdes*, numéro du 24 février 1897, p. 97.

généralement de doser le gaïacol dans la créosote, au lieu de déterminer la composition immédiate.

M. Adrian d'abord, M. Fonzes-Diacon ensuite, ont proposé des méthodes rapides et faciles d'analyse des créosotes et des gaïacols liquides du commerce, dont nous allons indiquer le principe.

2. Méthode Adrian. — C'est une méthode colorimétrique basée sur la coloration que donne l'acide nitreux sur le gaïacol contenu dans les créosotes.

La coloration orangée caractéristique est d'autant plus nette que la créosote contient plus de gaïacol ; les parties constituantes contenues dans les créosotes officinales, en dehors du gaïacol, ne donnent pas cette coloration (1).

Cette méthode, qui n'est pas rigoureusement scientifique, donne cependant une approximation suffisante pour se rendre compte de la valeur commerciale d'une créosote ou d'un gaïacol liquide.

3. Méthode Fonzes-Diacon. — C'est encore une méthode colorimétrique basée sur la coloration que prennent les gaïacols liquides ou les créosotes quand on y ajoute du cyanure de potassium et du sulfate de cuivre ; on obtient ainsi toute une gamme de couleurs variant du rouge orangé au jaune vert (2).

4. Méthode de Freyss. — La recherche de la densité faite dans certaines conditions, que nous allons indiquer, permet d'évaluer rapidement la quantité de gaïacol contenu dans une créosote.

Voici le mode opératoire à suivre, d'après M. Freyss : Prendre un ballon à fractionner de 125 c.c. muni d'un tube pour condenser les vapeurs ; introduire dans ce ballon 100 c.c. de créosote ; on distille et on recueille dans une éprouvette graduée les fractions qui passent à 200° ; de 200° à 205°, de 205° à 210°, de 210° à 215°, de 215° à 220° et on note le nombre de centimètres cubes obtenu pour chaque fraction. La distillation doit être faite très régulièrement, goutte à goutte ; sa durée est d'une demi-heure. En opérant sur une créosote présentant la composition indiquée par le Codex (20 0/0 de gaïacol ; 20 0/0 de créosol ; 40 0/0 de monophénols), M. Freyss a obtenu à la distillation les nombres de centimètres cubes suivants :

(1) M. Adrian emploie dans sa méthode un premier procédé indiqué *J. des nouveaux remèdes* du 8 janvier 1897, p. 1. Méthode rapide et facile d'analyse du gaïacol et des créosotes. Il a modifié ce procédé et en emploie un nouveau indiqué au *J. des nouveaux remèdes*, numéro du 8 juin 1897, p. 331 : note complémentaire sur l'analyse du gaïacol.

(2) Voir la description du procédé ˮ: *Bulletin de la Société chimique* du 5 mars 1898 ; *Répertoire de pharmacie*, 10 avril 1898, p. 152.

A 200°   0
De 200° à 205° . . . .   25 cc.
De 205° à 210° . . . .   45 cc.
De 210° à 215° . . . .   18 cc.
De 215° à 220° . . . .   12 cc.
                                 Total . . . . 100 cc.

On peut admettre que la majeure partie du gaïacol contenu dans la créosote, se trouve dans les produits qui ont distillé entre 200° et 210°. Pour avoir la quantité de gaïacol contenue dans cette partie et par conséquent pour savoir la quantité de gaïacol renfermée dans la créosote essayée, on prend la densité de cette partie et on évalue la quantité de gaïacol, d'après la table suivante, dressée par M. Freyss :

Si la densité de cette partie est de :

1,077, la créosote essayée contient 10 p. 100 de gaïacol.

1,078	—	13	—
1,079	—	16	—
1,080	—	19	—
1,081	—	21	—
1,082	—	23	—
1,083	—	25	—
1,084	—	26	—
1,085	—	27	—
1,086	—	28	—
1,087	—	30	—
1,088	—	32	—
1,089	—	34	—
1,090	—	36	—

Conservation. — Étant altérée à l'air et à la lumière, elle doit être conservée dans des flacons jaunes bouchés à l'émeri.

Action thérapeutique. — La créosote de goudron de bois, antiseptique puissant, est employée surtout contre la tuberculose pulmonaire. Elle est particulièrement utilisée dans les cas à marche lente, apyrétiques, à foyers limités, sans hémorrhagies, avec crachats abondants.

Sous son influence, on voit la toux diminuer au bout d'une quinzaine de jours, les crachats devenir moins abondants ; l'appétit et les forces se relèvent, le poids corporel augmente. En un mot, on obtient les signes d'une amélioration progressive.

Modes d'administration et doses. — On l'administre à l'INTÉRIEUR, à la dose de 0,50 à 2 grammes par jour, sous les formes suivantes :

Eau créosotée à 1 pour 100.

Elixir créosoté (Dujardin-Beaumetz) :

Créosote . . . . 3 grammes
Alcool 100   —
Vin de Banyuls 300   —
Sirop de sucre. 100   —

A prendre matin et soir une cuillerée à soupe dans un verre d'eau

Elixir créosoté ou *rhum créosoté* (formule du
Supplément du Codex).

Créosote officinale . . . . 15 gr.
Rhum. . . . . 985 gr.

Mélangez et filtrez.

Une cuillerée à bouche renferme environ 0 gr. 20 de créosote.

Vin créosoté (Dujardin-Beaumetz).

Créosote . . . . 18 grammes
Alcool. 250   —
Sirop de sucre. 100   —
Vin de Malaga. . . . . qs pour 1 litre.

A prendre une cuillerée dans un verre d'eau.

Huile de foie de morue créosotée (Bouchard) :

Créosote . . . . 50 grammes
Huile de foie de morue. . . . . qs pour 1 litre.

Une cuillerée à bouche contient 0 gr. 75 de créosote. A prendre une à deux cuillerées matin et soir.

Capsules créosotées.

Créosote . . . . 10 gr.
Huile de foie de morue . . . . 90 gr.

à diviser en 200 capsules (chaque capsule contient 0 gr.05 de créosote).

L'administration de la créosote, sous forme de capsules, n'est pas recommandable, car il est facile de dissimuler, sous une couche de gélatine, un produit souvent impur et même un produit inerte.

Les perles ou capsules de créosote, qui sont d'un usage courant en pharmacie, sont généralement préparées dans l'industrie.

Pour faciliter leur conservation et aussi pour diminuer la causticité de la créosote, on ajoute à cette créosote une huile quelconque (huile de faîne, huile de foie de morue, huile d'amandes douces, etc.).

Mais il arrive qu'on trouve dans le commerce des perles ne renfermant que des traces de créosote. Il importe donc que le pharmacien les examine avant de les mettre en vente, qu'il dose la quantité de créosote qu'elles renferment, afin de savoir si cette quantité est conforme à celle portée sur l'étiquette.

Pour procéder à ce dosage, il pourra suivre le procédé indiqué par M. Sapin, et qui s'exécute de la manière suivante (1) :

Mettre dans un flacon 50 perles ou capsules à essayer, les recouvrir d'eau et les laisser macérer quelques heures à froid.

L'enveloppe gélatineuse formée en général de sucre, de gomme et de gélatine, se gonfle fortement et il suffit de chauffer légèrement au bain-marie pour liquéfier la masse.

Les perles se déchirent et l'huile, tenant en dissolution la créosote, vient surnager.

On obtient ainsi deux couches liquides bien nettes : 1° Une couche supérieure, formée d'huile tenant en dissolution la créosote.

2° Une couche inférieure, formée de gélatine liquéfiée.

On retire du feu sans agiter et on laisse refroidir.

Par refroidissement, la couche inférieure gélatineuse se solidifie. On traite par 25 c.c. d'éther la couche supérieure liquide, formée d'huile tenant en dissolution la créosote, on agite légèrement et on décante dans un ballon taré.

On liquéfie de nouveau la couche inférieure gélatineuse solidifiée et on la traite à nouveau par 25 c.c. d'éther, pour en enlever la créosote dissoute dans l'huile qui pourrait être restée emprisonnée dans cette gélatine ; et après avoir agité légèrement, on décante cette nouvelle liqueur éthérée dans le ballon taré.

Les liqueurs éthérées, réunies dans le ballon taré, sont distillées au bain-marie de façon à chasser l'éther qu'elles renferment et ne conserver que la créosote dissoute dans l'huile.

On sèche le ballon et on le pèse. On a ainsi le poids de l'huile et de la créosote contenues dans les 50 capsules.

Il reste à séparer l'huile de la créosote pour savoir le poids de la créosote contenue dans les 50 capsules.

____

(1) *Revue pharmaceutique de Flandres,* 1895, p. 298.

Pour cela, on traite le mélange par 10 c.c. d'alcool à 94° ; on laisse reposer et on décante. La créosote se dissout dans l'alcool. On traite à nouveau par 10 c.c. d'alcool le mélange pour dissoudre la créosote qui serait restée en dissolution dans l'huile. On décante à nouveau. On réunit les liqueurs alcooliques, qui contiennent la créosote en dissolution, on chauffe pour évaporer l'alcool et on pèse le résidu. Le poids de ce résidu indiquera la quantité de créosote contenue dans les 50 capsules.

Comme vérification, on peut chauffer l'huile de manière à chasser le peu d'alcool qu'elle aurait pu retenir ; on pèse cette huile : en retranchant ce poids du poids représentant le poids primitif trouvé pour le mélange d'huile et de créosote, on a le poids de la créosote contenue dans les 50 capsules.

Le procédé de M. Sapin n'est pas d'une rigueur absolue, mais il donne des résultats suffisamment précis.

Pilules créosotées.— On emploie la créosote sous cette forme depuis quelque temps. On a discuté pour savoir quel serait le meilleur excipient à employer pour la confection de ces pilules : les uns ont conseillé la magnésie, les autres le savon amygdalin, d'autres la gomme adragante, la gomme arabique (1). Un excellent excipient, conseillé par M. E. Ferrand et M. Crinon et qui donne de très bons résultats, paraît être le savon animal neutre, indiqué par M. Martindale, savant pharmacologiste anglais ; on prend :

Créosote de hêtre. . . . . 8 grammes
Savon animal. 8   —

On introduit le tout dans un flacon à large ouverture, on bouche et on agite pour bien mélanger. On fait digérer au bain-marie jusqu'à fusion et on laisse refroidir. Cette masse représente la moitié de son poids de créosote.

On peut avoir ainsi d'avance de la créosote solidifiée, mais le savon que l'on emploie doit être sec et neutre. Cette masse se mêle facilement à toute autre substance et sans décomposition ; la créosote n'y est pas altérée comme dans le mélange avec la magnésie et les pilules gardent toujours une consistance convenable.

Le Supplément du Codex prescrit d'employer comme excipient le savon amygdalin ou savon médicinal et voici comment il conseille d'opérer :

(1) Voir à ce sujet, *Union ph.*, 1889, p. 344-394, 426-444.

Créosote officinale . . . .   10 grammes
Poudre de savon amygdalin (desséché à l'é-
    tuve). . . . .   q. s.
F. S. et 100 pilules molles, contenant chacune 0,10 (dix centigram-
mes de créosote).

Les pilules créosotées contiennent ordinairement 0 gr. 10 de créosote et on en donne de 10 à 20 par jour suivant les cas.

Injection hypodermique. — A. *Formule Gimbert :*

Huile d'olive stérilisée. . . . .   14 grammes
Créosote de hêtre.   1   —

Injecter très lentement, tous les deux jours, en mettant au moins
1/2 heure à l'opération.

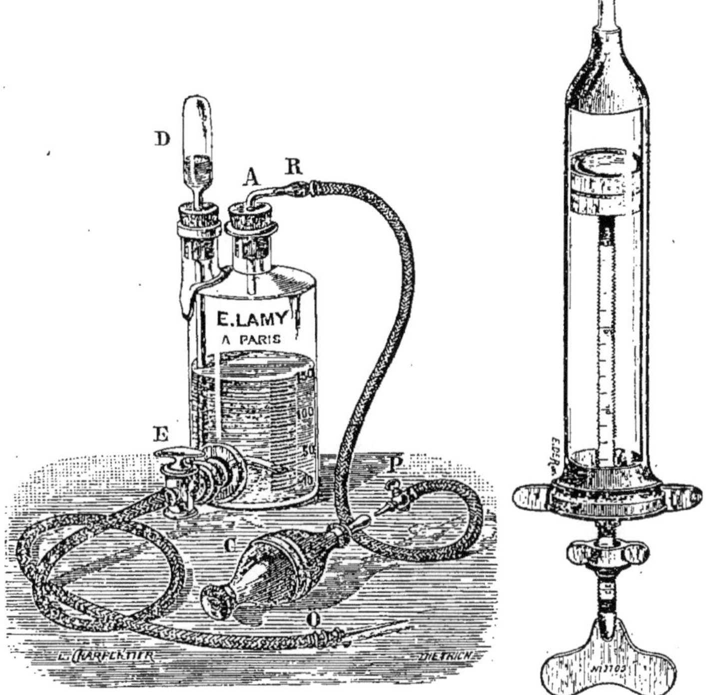

Fig. 2. — Appareil de Burlureaux et Guerder.   Fig. 3. — Seringue
de Gimbert.

Ces injections lentes de créosote ont été employées sur une grande échelle par M. Burlureaux, au Val-de-Grâce ; elles peuvent être faites à l'aide de l'appareil de MM. Burlureaux et Guerder construit par M. Lamy (1), à l'aide de la seringue de Gimbert.

Injection hypodermique. — B. Formule Lépine.

Huile d'amandes douces. . . . . 4 grammes
Vaseline liquide. 2   —
Créosote 4   —

Chaque centimètre cube contient 0 gr. 40 de créosote ; on peut faire 2 injections par jour.

Lavements. — L'introduction de la créosote par la voie rectale tend à se généraliser de plus en plus. C'est, en effet, le moyen le plus simple, le moins désagréable et le moins fatigant d'administrer des doses considérables et précises de ce médicament (2 à 4 gr. par jour, en un ou deux lavements, matin et soir ; soit 60 à 120 gr. par mois) et assurer ainsi l'imprégnation permanente de l'économie.

On a proposé différents moyens, pour émulsionner la créosote :

1° Emploi de l'eau gommeuse.

2° Emploi du saccharure de caséine.

3° Solution à l'aide du bois de Panama.

4° Solution créosotée huileuse tenue en suspension dans l'eau au moyen d'un jaune d'œuf.

Ce dernier moyen est particulièrement recommandé ; mais il offre certains inconvénients : préparation longue, difficulté de se procurer des œufs à certains moments de l'année, défaut d'homogénéité, quand on prépare à la fois un assez grand nombre de lavements, etc.

5° M. Paul Turchet, interne en pharmacie des hôpitaux de Grenoble et après lui, M. le Dr Annequin, médecin de l'hôpital de Grenoble ont proposé, pour émulsionner la créosote, le lait, qui est une émulsion naturelle, stable et facile à se procurer.

A la suite d'essais nombreux qu'il a entrepris, M. Paul Turchet est arrivé aux résultats suivants :

1° Une bonne créosote mêlée au lait frais, dans les proportions de 1 à 10 0/0, n'y produit aucun changement. La proportion peut même être élevée au quart.

(1) Voir pour la technique *Thérapeutique antiseptique* de M. Trouessart, p. 149, technique développée dans le *J. de méd. et chir. pratiques*, t. LXII, 1892, p. 49, art. 15020.

S'il se produit un coagulum de caséine ou d'autres albuminoïdes, c'est qu'on a affaire à une créosote inférieure du commerce renfermant de l'acide phénique.

2° La créosote pure se mêle intimement au lait par simple agitation ; celui-ci conserve son homogénéité. Après plusieurs jours de repos, la couche butyreuse, qui monte à la surface, ne laisse percevoir aucune gouttelette ou léger disque jaunâtre de créosote. La simple agitation suffit pour que le mélange redevienne parfaitement homogène.

3° Le lait créosoté se mêle bien à l'eau par agitation, sans qu'il se forme de coagulum et sans séparation de la créosote. On peut donc préparer des solutions titrées de lait créosoté.

4° Les solutions mères de lait créosoté et même les solutions étendues d'eau se conservent très bien.

En résumé, le lait permet d'obtenir une émulsion de créosote pour ainsi dire naturelle, d'une stabilité indéfinie et qui n'est nullement altérée par l'addition d'eau, même en grande quantité.

M. Paul Turchet conseille d'employer, pour la préparation de ces lavements, une solution titrée de lait créosoté au 1/30 ainsi composée :

> Créosote pure de hêtre . . . . 16 grammes.
> Lait frais q. s. pour. . . . . 1/2 litre.

30 grammes de lait contiendront par conséquent un gramme de créosote. On met deux cuillerées à soupe de ce lait par lavement (ce qui correspond environ à 1 gr. de créosote) et on emploie 250 grammes d'eau par lavement.

On pourrait encore ajouter la créosote directement au lait, en se rappelant qu'il y a 43 gouttes de créosote dans un gramme de créosote. Il suffirait de compter ces 43 gouttes dans un quart de verre de lait, d'agiter et d'ajouter la quantité d'eau voulue, 250 grammes.

M. Paul Turchet a cherché à vulgariser l'emploi du lait pour l'introduction de médicaments par la voie rectale.

Pour le gaïacol, ce serait un très bon excipient. On pourra donc prescrire le gaïacol en solution titrée au 1/30 ou préparer extemporanément les lavements comme ceux de créosote.

M. Paul Turchet a remarqué que pour l'administration par la bouche de la créosote, du gaïacol, de l'eucalyptol, etc., le lait frais diminue très sensiblement le goût désagréable de ces substances, tout en les faisant mieux tolérer par la muqueuse buccale. C'est ainsi, par exemple, que 15 gouttes (environ 0 gr. 35 de créosote) mêlées par agitation à un bol de lait se prennent très facilement. En répétant ces doses plusieurs fois dans la journée, on peut arriver ainsi à agir efficacement et très simplement contre le bacille de la tuberculose (1).

A L'EXTÉRIEUR on l'emploie sous les formes suivantes :

Eau créosotée à 1 0/0.

Vaseline créosotée.

Créosote.	0,25 à 0,50
Vaseline.	60 grammes

Pommade créosotée :

Créosote.	1 gramme
Axonge	15 —

Pulvérisations et inhalations :

Essence d'eucalyptus	2 p.
Créosote	1 p.

Créosote sulforicinée. — Elle se prépare, d'après le Supplément du Codex, de la manière suivante :

Créosote officinale	10 grammes
Topique sulforiciné.	90 —

Dissolvez à froid et filtrez.

Le mélange doit rester limpide et renferme 10·0/0 de créosote.

Incompatibles. — Eau albumineuse.

Empoisonnements. — Elle est toxique, et produit les mêmes symptômes que l'acide phénique.

Premiers secours. — Administrer les mêmes secours que pour l'acide phénique.

Créosote alpha.

On désigne sous le nom de créosote alpha une créosote préparée par synthèse, et titrée à 25 0/0 de gaïacol cristallisé.

Elle est préparée par la maison Champigny, en mélangeant en proportions invariables, les éléments normaux et absolument purs

(1) L'emploi de la créosote à l'intérieur a fait l'objet d'une étude très importante de M. Burlureaux, présentée à la Société de thérapeutique dans la séance du 11 janvier 1899, sous le titre : La médication créosotée (V. *Répertoire de Pharmacie* du 10 février 1899, p. 89).

des créosotes de bois. Elle a, par conséquent une composition constante.

Elle est particulièrement recommandée pour les injections sous-cutanées.

DÉRIVÉS DE LA CRÉOSOTE

On a proposé pour remplacer la créosote, différents produits dérivés de celle-ci :

1° Le créosotal ou carbonate de créosote.

2° Le phosote ou phosphate de créosote ;

3° Le taphosote ou tannophosphate de créosote ;

4° L'éosote ou valérianate de créosote ;

5° Le créoso-magnésol, sorte de combinaison de la magnésie avec la créosote ;

6° Le créosolide, combinaison des phénols diatomiques de la créosote avec le magnésium ;

7° Le crésoforme, produit de condensation de la créosote et de la formaldéhyde.

1° Créosotal.

Le créosotal a été proposé pour remplacer la créosote par M. J. Brissonnet, professeur à l'École de médecine et de pharmacie de Tours.

Préparation. — Il s'obtient en faisant passer un courant d'acide chloro-carbonique dans une solution de créosote sodée.

Composition. — Le créosotal est une créosote carbonatée formée par un mélange de carbonates de gaïacol, de créosol, de crésol, de phlorol (éthers carboniques).

Caractères d'identité. — C'est un liquide visqueux à la température ordinaire, devenant fluide sous l'influence d'une chaleur même modérée ; il a une couleur ambrée, analogue à celle de la créosote et une odeur faible de créosote lorsqu'il est pur. Sa densité est 1,165.

Il est insoluble dans l'eau, la glycérine et l'alcool faible ; il est soluble en toutes proportions dans l'alcool à 95°, l'éther, le chloroforme et la benzine ; soumis pendant quelque temps à l'ébullition, il brunit peu à peu. Il renferme les 9/10 de son poids de créosote.

Actions physiologique et thérapeutique. — Il se dédouble dans l'estomac en ses composés : créosote et acide carbonique ; il ne trouble pas les fonctions digestives et peut être absorbé à hautes doses sans malaises (10, 15 grammes et même 20 grammes par jour). D'après M. Brissonnet, il présenterait les avantages suivants : il est presque aussi actif que la créosote à poids égal, puisqu'il en contient les 9/10 de son poids ; il est neutre ; il peut être donné à des doses beaucoup plus fortes que la créosote qui ne peut être administrée qu'à petites doses tant elle est caustique ; il pourrait remplacer avantageusement la créosote dans le traitement de la tuberculose.

L'étude physiologique et thérapeutique du créosotal est encore incomplète mais il semble, *à priori*, que ce médicament pourrait prendre une place importante dans le traitement de la tuberculose et remplacer avec avantage la créosote (1).

2° Phosote ou phosphate de créosote.

On peut l'obtenir par divers procédés, en particulier en traitant la créosote par l'anhydride phosphorique en présence de sodium.

C'est un liquide incolore, sirupeux, d'une densité de 1,25 environ, n'ayant pas, ou ayant très faiblement l'odeur et le goût de la créosote.

Il contient 80 0/0 de créosote et 20 0/0 d'anhydride phosphorique.

Ce corps préparé par M. J. Brissonnet, professeur suppléant à l'École de médecine et de pharmacie de Tours, a été étudié au point de vue thérapeutique par le Dr Barthélémy, médecin à St-Lazare et par le Dr Bourreau de Tours.

Reconstituant par son acide phosphorique, entièrement dédoublé dans l'intestin, cédant à l'organisme toute sa créosote le phosphate de créosote paraît devoir prendre en thérapeutique une place importante.

Les expériences cliniques entreprises sur ce médicament semblent démontrer, qu'à la dose de 6 grammes par jour, il produit chez le malade une augmentation de poids, la disparition ou du moins la diminution notable de l'expectoration et des râles humides.

Enfin, fait intéressant à noter au point de vue physiologique, sous l'action de ce médicament, l'excrétion urinaire augmente de 20 0/0 et l'hypoacidité de l'urine fait place à de l'hyperacidité.

Or, il est généralement admis qu'une trop faible acidité de l'urine favorise le développement des bacilles de la tuberculose tandis que l'hyperacidité s'oppose à la pullulation des microbes spécifiques.

(1) V. *Rép. de Ph.*, numéro du 10 février 1893, p. 49.

Cela justifie l'emploi du phosphate de créosote contre la tuberculose.

On l'emploie en capsules contenant 0 gr. 25, à la dose de 0 gr. 50 à 1 gramme par jour.

3° Taphosote ou Tanno-phosphate de créosote.

Ce corps a été préparé par M. J. Brissonnet.

Il se présente sous l'aspect d'un liquide ambré, sirupeux, qu'on administre comme le phosphate de créosote.

Contenant à la fois du tannin de l'acide phosphorique et de la créosote, il semble que son emploi puisse devenir encore plus général que celui du phosphate de créosote, parce que les tuberculeux sont le plus souvent diarrhéiques et que le tannin est indiqué contre la diarrhée.

4° Valérianate de créosote ou Eosote.

Cette nouvelle préparation a été expérimentée par M. le Dr Grawitz, dans le service de M. le Dr Gerhard, professeur de clinique médicale à la Faculté de médecine de Berlin, chez des phtisiques et des sujets atteints de diverses affections gastro-intestinales.

Le valérianate de créosote est liquide, incolore et inodore, et c'est précisément cette absence d'odeur qui permet d'employer ce médicament chez les malades auxquels répugne la créosote.

On l'administre en capsules de 0 gr. 20 à la dose de 3 à 9 capsules par jour. Ce nouveau médicament n'est pas encore franchement entré dans le domaine thérapeutique.

5° Créoso-magnésol.

MM. Romeyer, pharmacien en chef de l'hôpital de Grenoble et Testevin, médecin-major de 1re classe, viennent de proposer un nouveau corps auquel ils ont donné le nom de créoso-magnésol.

Ce corps est un mélange de créosote et de magnésie, mélange qui constitue, pour ainsi dire, une combinaison, mais une combinaison qui n'est pas parfaitement définie.

Ce mélange se prépare par un procédé spécial, qui permet d'obtenir une masse contenant 80 0/0 de créosote.

Il présenterait, d'après ses auteurs, les avantages suivants :

1° Il ne serait pas irritant pour la muqueuse stomacale et intestinale ;

2° Il diminuerait l'expectoration et la toux ;

3° Il faciliterait le relèvement des fonctions digestives et amènerait ainsi rapidement une amélioration de l'état général des malades.

4° Il peut être employé, pour l'administration pratique de la créosote, sous forme de pilules contenant chacune 0 gr. 10 de créoso-magnésol.

Chaque pilule renfermerait 0 gr. 08 de créosote, 0 gr. 017 de magnésie, 0 gr. 002 de potasse et pèserait 12 à 13 centigrammes (1).

Le créoso-magnésol semble être une préparation défectueuse, d'après Fonzes-Diacon (2). Il résulte, en effet, des expériences qu'il a faites (3) que les pilules préparées avec la magnésie et la créosote ou avec du créoso-magnésol, cèdent difficilement leur créosote à l'organisme.

6° Créosolide.

Le Dr Denzel a désigné sous ce nom la combinaison des phénols diatomiques de la créosote avec le magnésium.

Le créosolide se présente sous la forme d'une poudre blanche à odeur et à saveur peu accusées, non caustique.

Arrivé dans l'estomac, le créosolide est décomposé, et ses composés principaux, le gaïacol et le créosol, sont mis en liberté, sous forme de particules extrêmement fines. Il est employé contre la tuberculose :

1 gr. de créosolide équivaut à 2 gr. de créosote.

On le prescrit à la dose de 0 gr. 50, quatre fois par jour.

7° Crésoforme.

C'est un produit de condensation de la créosote et de la formaldéhyde, insoluble dans l'eau et les autres dissolvants, employé comme désinfectant.

---

(1) Consulter pour plus de renseignements : *Union pharmaceutique* du mois de novembre 1896, p. 489 ; *Répertoire de pharmacie* du mois de décembre 1896, p. 531.

(2) Voir *Bulletin de Pharmacie du Sud-Est*, janvier 1898, p. 40.

(3) Thèse de Montpellier (doctorat) : *Étude expérimentale du gaïacol et de quelques-uns de ses éthers*, 1897.

CHAPITRE IV

ÉTUDE DES DÉRIVÉS SULFONÉS ET SULFURÉS, EMPLOYÉS EN THÉRAPEUTIQUE.

Les dérivés sulfonés employés en thérapeutique sont assez nombreux. Leur étude en a été faite ou en sera faite à propos des composés dont on peut les considérer comme dérivés par substitution.

Mais il est un certain nombre de dérivés sulfonés ou sulfurés dont la constitution est indéterminée, et pour l'étude desquels nous sommes obligés de réserver un chapitre spécial.

Ces composés sont obtenus par l'action de l'acide sulfurique ou du soufre sur divers produits (notamment les goudrons), et que nous désignerons sous le nom générique de dérivés sulfonés et sulfurés employés en thérapeutique.

Le nombre des nouveaux médicaments sulfonés et sulfurés va en s'augmentant tous les jours à tel point qu'une certaine confusion tend à s'établir sur leur composition respective ; il importe donc, avant d'en faire l'étude, de résumer leur histoire en quelques mots.

Le premier de ces composés, introduit en thérapeutique, est l'**Ichthyol** que l'on prépare en sulfonant (c'est-à-dire en faisant agir l'acide sulfurique) le produit de la distillation d'une roche bitumineuse particulière (produit qui contient du soufre).

Après lui, est venu le **Thiol** qui se prépare avec l'huile de gaz ordinaire, qui est successivement sulfurée (en la chauffant avec la fleur de soufre) et sulfonée (c'est-à-dire soumise à l'action de l'acide sulfurique).

Ces deux produits, *Ichthyol* et *Thiol*, contiennent du soufre combiné en dehors du soufre qui est apporté par l'acide sulfurique.

Après ces deux corps sont venus les **Tuménols**. Ce sont des produits que l'on prépare en sulfonant (c'est-à-dire en faisant agir l'acide sulfurique) sur des huiles minérales obtenues par la distillation sèche de schistes bitumineux, différents de ceux qui servent à la préparation de l'Ichthyol.

Après les tuménols, a paru la **thilanine ou lanoline sulfurée,** produit sulfuré et non sulfoné obtenu en chauffant la lanoline avec la fleur de soufre.

L'acide thiolinique obténu en sulfurant et en sulfonant successivement l'huile de lin (1).

Le thionaphtyloxyde préparé par Wechsler en partant du thio-β-naphtol (2).

Comme on peut le voir, tous ces médicaments ont entre eux des liens de parenté bien manifestes, il semblait donc bien inutile d'en lancer de similaires tant que l'expérience n'avait pas apporté des indications précises sur leurs propriétés thérapeutiques.

Ces considérations générales posées, étudions ces différents corps.

§ 1. — Ichtyhol.

Préparation. — L'ichthyol est préparé en sulfonant le produit de la distillation d'une roche bitumeuse particulière, des environs de Seelfeld, appelée *stinskstein*, renfermant des poissons fossiles, et neutralisant ensuite par la soude, la potasse ou l'ammoniaque.

La matière première, servant à préparer l'ichthyol, c'est-à-dire le produit de la distillation des roches bitumeuses du Tyrol, contient du soufre naturellement ; l'ichthyol est donc à la fois un produit sulfoné et sulfuré.

Le nom d'ichthyol sous lequel on désigne indifféremment le sel de soude, de potasse ou d'ammoniaque manque de précision. Il serait préférable, bien qu'il ne s'agisse pas d'une espèce chimique bien définie, d'appeler ce dérivé sulfoné, acide ichthyolsulfonique ou par abréviation, acide ichthyolique : les sels seraient des ichthyolates ; c'est du reste ce qui se fait plus ou moins dans la pratique. L'*ichthyolate d'ammoniaque,* désigné vulgairement sous le nom d'*ichthyol,* est celui qui est le plus couramment employé en thérapeutique.

Caractères d'identité. — L'ichthyol est un liquide épais brun, d'odeur et de saveur bitumineuse, complètement soluble dans l'eau, incomplètement soluble dans l'alcool et l'éther mais soluble dans un mélange de ces deux véhicules.

Il renferme 10 0/0 de soufre ; d'après Nothnagel et Rossbach, sa valeur dépendrait de sa richesse en soufre.

Action physiologique et thérapeutique. — Il a été préco-

(1) *J. de ph. et de ch.,* t. XXVI, 12° année, 5° série, 1892, n° du 1er juillet, p. 20.
(2) *J. de ph. et de ch.,* t. XXVI, 12° année, 5° série, 1892, n° du 1er juillet, p. 20.

nisé par Unna (1883) dans le traitement des affections cutanées, dans l'eczéma et surtout dans l'eczéma circonscrit et humide des bras et des mains. Il a été aussi employé avec moins de succès, dans le psoriasis, l'acné, le prurigo, le lichen ; dans les douleurs rhumatismales articulaires et musculaires avec des résultats variables. Freund le recommande vivement dans le traitement des maladies inflammatoires de l'appareil génital des femmes ; Nussbaum et Lorenz l'ont préconisé contre l'érysipèle ; Koster l'a employé contre la blennorrhagie ; Gade l'a utilisé dans la néphrite et le diabète ; Hoffmann et Lange l'ont employé comme antituberculeux et antiscrofuleux.

Si l'on en croyait ces résultats, on pourrait supposer que l'ichthyol est une sorte de panacée, mais si l'on s'en rapporte à un long mémoire de Bouchareff, ce produit n'aurait aucune valeur comme médicament interne.

En résumé, d'après l'opinion émise par M. Bardet (1), l'ichthyol paraît être un produit non défini, ayant une valeur médiocre, ne renfermant pas de principe actif réel et susceptible tout au plus de rendre des services comme topique dans les affections génitales et dans les maladies de la peau.

Modes d'administration et doses. — On l'emploie : à l'INTÉRIEUR en pilules ou en capsules à la dose de 1 à 2 grammes par jour; à l'EXTÉRIEUR sous les formes suivantes :

Pommade	{ Axonge ou vaseline. . . . . 10 à 30 gr.
	(Ichthyol . . . . 10 à 20 gr.
Savon	| Contenant 20 à 50 0/0 d'Ichthyol.
	Amidon pulvérisé. . . . . . . 40 gr.
	Eau froide. . . . . 20 gr.
	Ichthyol. . . . . 40 gr.
	Mêlez, ajoutez ensuite 1 gr. à 1 gr. 50
Vernis (Unna).	d'une solution d'albumine préparée à
	une douce chaleur. Ce vernis sèche
	vite à la chaleur de la peau, n'adhère
	pas et s'enlève facilement à l'eau
	froide.

Emplâtre mousseline, contenant 5 °/₀ d'ichthyol.
Solution alcoolique éthérée à 2 °/₀.
Solution glycérinée à 5 °/₀.

DÉRIVÉS DE L'ICHTHYOL.

On a introduit, en thérapeutique, dans ces dernières années, des

(1) *Formulaire des nouveaux remèdes,* 1892, p. 157.

produits nouveaux, se rattachant à l'ichthyol et dont il convient de faire l'histoire. Ces produits sont :

1° L'anytine et les anytols.

2° L'ichtalbine.

1. — Anytine et anytols.

Lorsqu'on traite certaines huiles minérales, huiles de résines, etc. etc., par l'acide sulfurique concentré, on obtient des combinaisons sulfonées, solubles dans l'eau, ou dont les sels alcalins sont solubles dans l'eau. Tel est par exemple, l'ichthyol (ichthyolate d'ammoniaque), mélange complexe obtenu en sulfonant le produit de la distillation de certaines roches bitumineuses et en saturant par l'ammoniaque.

Si on enlève à ces produits neutres ou neutralisés les substances solubles dans l'alcool, le résidu que l'on obtient n'est plus soluble dans l'eau. On a conclu de là que la matière, enlevée par l'alcool, pouvait communiquer à diverses substances insolubles dans l'eau la propriété de se dissoudre dans ce véhicule.

Cette matière spéciale enlevée par l'alcool, que l'on doit considérer, au point de vue chimique, comme le sulfonate du carbure employé, a été appelé par Helmers acide ichthyosulfonique ou anytine.

L'anytine a la propriété de rendre solubles dans l'eau certains carbures : les phénols, les crésols, la plupart des huiles volatiles et des camphres.

Helmers appelle *anytols* tous les produits rendus solubles dans l'eau par l'anytine.

Donc, un anytol est le mélange de l'anytine avec ce corps solubilisé.

Ainsi, on appelle crésol-anytol le mélange de crésol et d'anytine.

—   gaïacol-anytol le mélange de gaïacol et d'anytine.

—   eucalyptol-anytol, le mélange de l'eucalyptol avec l'anytine, etc., etc.

Tous ces corps ont été étudiés par L. Löffler (1).

Parmi ces corps, on a préconisé le métacrésol-anytol : Kögler l'emploie en badigeonnage contre l'érysipèle ; Löffler le préconise pour la désinfection des mains du chirurgien et pour le traitement local de la diphtérie.

(1) Voir *J. de ph. et de ch.*, 1er juillet 1898, p. 11, d'après *Apoteker Zeitung*, XIII, p. 185, 1898.

2. — Ichtalbine.

L'ichtalbine est une combinaison d'ichthyol et d'albumine, appelée aussi albuminate d'ichthyol, préparé par H. Vieth.

On la prépare en mélangeant une solution aqueuse d'ichthyol avec une solution aqueuse d'albumine. On obtient un précipité qu'on lave à l'alcool puis à l'eau et qu'on dessèche ensuite.

L'ichtalbine est une poudre fine, grisâtre, inodore et insipide contenant 40/0 d'ichthyol.

L'emploi de l'ichthyol à l'intérieur présente quelques inconvénients :

Son odeur désagréable et les renvois qu'il provoque font que le malade se résout difficilement à en faire un usage répété.

L'ichtalbine ne présente pas ces inconvénients ; elle traverse l'estomac sans décomposition, de telle sorte qu'elle ne cause ni renvois, ni nausées. C'est seulement dans l'intestin qu'elle est dissoute et décomposée peu à peu, avec mise en liberté d'ichthyol. On conçoit donc qu'elle puisse être employée à la place de l'ichthyol lui-même.

D'après Sack (de Heidelberg) l'ichtalbine jouit des mêmes propriétés que l'ichthyol administré par la voie buccale, c'est-à-dire qu'elle favorise les évacuations alvines, stimule l'appétit et améliore la nutrition générale.

La dose chez les adultes est de 1 à 2 grammes, de 1 gramme chez les enfants, à prendre 3 fois par jour avant le repas.

D'après Wolffberg (1) l'ichtalbine peut être employée avec succès en thérapeutique oculaire : Iritis, glaucome, traumatismes et inflammations de la conjonctive, etc.

§ 2. — Thiol.

M. Jacobsen a fait breveter un produit très analogue à ichthyol, destiné à lui faire concurrence et qu'il désigne sous le nom de thiol.

Préparation. — Le thiol est un produit sulfoné et sulfuré, analogue à l'ichthyol, et qu'on prépare avec de l'huile de gaz ordinaire qui est successivement sulfurée (en la chauffant avec de la fleur de soufre), et sulfonée (en la traitant par l'acide sulfurique). On neutralise ensuite par l'ammoniaque. Ainsi qu'on le voit, le thiol est comme l'ichthyol, un produit à la fois sulfuré et sulfoné.

(1) Voir *Annales de Merck*, 1898, p. 86.

Dans le commerce, le thiol se présente sous deux formes : 1° *à l'état sec*, en lamelles noires, brunes, à odeur de goudron ; solubles dans l'eau, peu solubles dans l'alcool et la benzine, mais solubles dans la benzine de pétrole, le chloroforme, l'éther et l'acétone ; 2° *à l'état liquide*, corps rouge brun, de consistance sirupeuse (35 à 40 0/0 de thiol), soluble en toutes proportions dans l'eau.

Action thérapeutique. — Les propriétés chimiques et thérapeutiques du thiol sont analogues à celles de l'ichthyol ; il s'emploie aux mêmes doses et sous les mêmes formes que lui.

§ 3. — Tuménols.

Historique. — Sous le nom de tuménols on désigne plusieurs produits médicamenteux, présentant beaucoup d'analogies avec l'ichthyol et préconisés par le professeur Neisser de Breslau contre certaines affections de la peau.

Ils se préparent, en sulfonant, c'est-à-dire en faisant agir l'acide sulfurique sur les huiles minérales obtenues par la distillation sèche de schistes bitumineux.

Les schistes bitumineux employés diffèrent de ceux employés pour la préparation de l'ichthyol. Ils sont, en effet, très riches en hydrocarbures non saturés et ne renferment pas de soufre, tandis que ceux employés pour la préparation de l'ichthyol renferment du soufre.

On connaît trois sortes de tuménols qui sont :

1° *Le tuménol commun.* — C'est le tuménol bon marché ; il constitue un mélange de tuménolsulfone et d'acide sulfotuménolique. Il se présente sous la forme d'une masse consistante peu odorante.

2° *Le tuménolsulfone ou huile de tuménol.* — Liquide épais, jaune foncé, insoluble dans l'eau, soluble dans l'éther, la ligroïne, le benzol.

3° *L'acide sulfotuménolique, poudre de tuménol.* — Poudre jaunâtre foncé possédant une saveur amère.

Action thérapeutique. — Les tuménols ont une action thérapeutique, qui se rapproche de celle de l'ichthyol, mais qui n'est pas due à la même cause.

En effet, dans l'ichthyol, la valeur thérapeutique de ce produit est due à sa richesse en soufre, tandis que dans les tuménols, l'action thérapeutique est due aux hydrocarbures non saturés qu'ils renferment.

Le professeur Neisser conseille l'emploi du tuménol dans certains cas d'eczéma, dans les brûlures du premier et du second degré, dans les cas d'ulcérations superficielles et même profondes et enfin pour calmer les démangeaisons.

Modes d'administration et doses. — On l'emploie sous les formes suivantes :

Teinture
Tuménol	5 gr.
Ether	
Alcool et eau	ââ 15 —
ou glycérine . .	

Pâte
| Tuménol . . . . 5 à 10 — |
| Amidon ou mélange d'amidon |
| et d'oxyde de zinc. . . . . . . 100 — |

Pommade
| Tuménol . . . . 2 à 5 — |
| Oxyde de zinc et sous-nitrate |
| de bismuth. . . . . ââ 2,5 — |
| Cold-cream et pommade |
| rosat . . . . ââ 25 — |

§ 4. — Thilanine ou Lanoline sulfurée.

Ce produit rappelle beaucoup un vieux médicament. appelé *Baume de soufre simple* ou *huile de lin soufrée*, que l'on obtenait en chauffant de la fleur de soufre avec de l'huile de lin.

Préparation. — On la prépare par l'action du soufre sur la lanoline.

Caractères. — La thilanine, d'après Siebeh, est une véritable combinaison de ces deux corps ; elle renferme 3 0/0 de soufre. Elle se présente sous la forme d'une masse jaune brunâtre, d'une consistance de lanoline, douée d'une odeur propre.

Usages. — Elle est préconisée par le Dr Saalfed en dermatothérapie ; elle calme, dit-on, les démangeaisons et n'est pas irritante.

§ 5. — Thran médical.

Le thran médical, employé surtout en Allemagne, est un produit analogue aux corps précédents et qu'on obtient en chauffant vers 250° avec de la fleur de soufre une huile de poisson, connue sous le nom de thran.

Quand le soufre est combiné, on rend le produit soluble en saponifiant par la soude ou la potasse ; on obtient ainsi un produit complexe dont les propriétés se rapprochent de celles du lysol, des créolines.

Nous ne croyons pas devoir insister sur les autres dérivés sulfonés et sulfurés des phénols dont les propriétés thérapeutiques n'ont pas été suffisamment étudiées.

CHAPITRE V

ÉTUDE DES ÉTHERS

PRÉLIMINAIRES ET DIVISION.

Sommaire. — Généralités sur les éthers. — Classification. — Nomenclature des éthers intéressants au point de vue médico-pharmaceutique.

Généralités. — On appelle éthers des composés résultant de l'union d'un acide avec un alcool ou de l'union d'un alcool avec un alcool, avec élimination d'eau.

Division. — Ces composés se divisent en deux groupes principaux :

Éthers salins. — Ceux qui résultent de l'union d'un acide avec un alcool, avec élimination d'eau :

$$\text{Acide} + \text{Alcool} - \text{Eau} = \text{Ether salin.}$$

Éthers oxydes. — Ceux qui résultent de l'union d'un alcool avec un autre alcool identique ou différent, avec élimination d'eau :

$$\text{Alcool} + \text{Alcool} - \text{Eau} = \text{Ether oxyde.}$$

Ces éthers se subdivisent à leur tour en un certain nombre de groupes énumérés dans le tableau suivant :

Éthers salins *formés par l'union d'un acide et d'un alcool, avec élimination d'eau.* | Formés par l'union d'un acide monobasique avec un alcool monoatomique. | *Éthers simples,* dérivant d'un hydracide.
Éthers composés, dérivant d'un oxacide minéral ou organique

Éthers salins *formés par l'union d'un acide et d'un alcool, avec élimination d'eau* (suite).	Formés par l'union d'un acide monobasique avec un alcool polyatomique.	*Éthers simples* dérivant d'un hydracide. *Éthers composés*, dérivant d'un oxacide minéral ou organique. *Éthers à fonctions mixtes.* — (Éthers alcools).
	Formés par l'union d'un acide polybasique avec un alcool monoatomique ou polyatomique.	*Éthers neutres.* *Éhers acides.*
Éthers oxydes *formés par l'union d'un alcool avec un alcool identique ou différent, avec élimination d'eau*	Dérivant de 2 alcools indentiques.	*Éthers oxydes* proprement dits.
	Dérivant de 2 alcools différents.	*Éthers mixtes.*

Examinons les différents éthers, appartenant aux divers groupes, intéressants au point de vue médico-pharmaceutique. Parmi ces éthers nous trouvons :

Ethers salins simples : Ether méthylchlorhydrique. — Ether éthylchlorhydrique. — Ether éthylbromhydrique. — Ether éthyliodhydrique.

Ethers salins composés : *à oxacides minéraux* : Ether éthylazoteux. — Ether amylnitreux. — Ether trinitrique ; *à oxacides organiques* : Ether éthylacétique. — Ether éthylformique.

Ethers à fonction mixte. — Parmi ces éthers, nous n'en avons qu'un seul intéressant au point de vue médico-pharmaceutique, c'est un éther acide de la glycérine appelé acide glycérophosphorique ou phospho-glycérique.

Ethers oxydes proprement dits : Ether sulfurique.

SECTION I

ÉTUDE DES ÉTHERS SALINS SIMPLES.

Sommaire : § 1. — Ether méthylchlorhydrique ou chlorure de méthyle.
§ 2. — Ether éthylchlorhydrique ou chlorure d'éthyle.
§ 3. — Ether éthylbromhydrique ou bromure d'éthyle.
§ 4. — Ether éthyliodhydrique ou iodure d'éthyle.

§ 1. — Ether méthylchlorhydrique.

Synonymes. — L'éther méthylchlorhydrique, appelé aussi chlorure de méthyle, formène monochloré, méthane monochloré a pour formule : CH^3Cl

Il résulte de l'union de *l'alcool méthylique* et de *l'acide chlorhydrique* avec élimination d'eau :

$$CH^3OH + HCl = CH^3Cl + H^2O$$

Alcool   Acide   Ether
méthylique chlorhy- méthylchlo-
        drique.   rhydrique.

Préparation. — Elle se fait par des procédés de laboratoires ou industriels.

Préparation dans les laboratoires. — Dans les laboratoires, on le prépare par l'action de l'acide chlorhydrique sur l'alcool méthylique, ou mieux encore, en faisant agir sur l'alcool méthylique de l'acide chlorhydrique naissant produit par un mélange d'acide sulfurique et de chlorure de sodium. Pour faire l'opération, on prend un ballon de 500 centimètres cubes muni d'un tube de sûreté droit à entonnoir et d'un tube de dégagement de gaz. Ce tube est mis en communication avec un flacon laveur contenant une solution de potasse diluée, destinée à arrêter l'acide chlorhydrique entraîné. L'appareil se termine par un tube à dégagement conduisant le gaz produit dans une éprouvette placée sur une cuve à mercure.

On introduit dans le ballon l'alcool méthylique (30 gr.) que l'on maintient dans l'eau froide et on verse, peu à peu, avec précaution, l'acide sulfurique (90 gr.).

Lorsque le mélange sera refroidi, on ajoute, par petites portions, le chlorure de sodium pulvérisé (60 gr.) en refroidissant toujours le ballon et en agitant après chaque addition de sel.

On laisse réagir les matières, puis on chauffe doucement.

Réaction.— L'acide sulfurique attaque le chlorure de sodium pour donner du sulfate de sodium et de l'acide chlorhydrique.

$$2NaCl + SO^4H^2 = SO^4Na^2 + 2HCl$$

L'acide chlorhydrique formé agit sur l'alcool méthylique et le transforme en éther méthylchlorhydrique et en eau :

$$CH^4O + HCl = CH^3Cl + H^2O$$

Cette méthode, très employée dans les laboratoires, présente l'inconvénient de fournir un gaz fortement mélangé d'éther méthylique ou oxyde de méthyle, lequel résulte de l'action de l'acide sulfurique sur l'alcool méthylique ; en effet on a :

$$CH^4O + CH^4O = CH^3.O.CH^3 + H^2O$$

Alcool   Alcool   Oxyde de
méthylique. méthylique.   méthyle.

Pour avoir de l'éther méthylchlorhydrique pur et en abondance, il vaut mieux employer le procédé de Groves qui consiste à faire passer un courant de gaz chlorhydrique sec dans un mélange de 2 parties d'alcool méthylique et une partie de chlorure de zinc, mélange que l'on chauffe à 50°. On lave le gaz qui se dégage dans une petite quantité d'eau, on le sèche sur le chlorure de calcium et on le recueille sur le mercure.

Liquéfaction. — Le gaz, préparé par les méthodes précédentes, se liquéfie lorsqu'on le refroidit à l'aide d'un mélange réfrigérant énergique ; il doit, au préalable, être exactement desséché.

Cette liquéfaction s'opère à l'aide de l'appareil suivant : à la suite d'un flacon laveur à potasse L, on dispose une colonne à dessécher E, remplie de chlorure de calcium sec, laquelle est elle-même suivie d'un appareil à condensation, où le gaz traverse un tube A B C D muni d'un ajutage d'écoulement *np*. La réfrigération est obtenue au moyen d'un mélange de glace pilée et de chlorure de calcium cristallisé que l'on place dans la cloche à douille V.

Le gaz se dessèche sur le chlorure de calcium en passant dans la colonne E, puis se refroidit et se liquéfie dans le tube en U ; le liquide produit s'écoule dans le vase *m* qui est lui-même entouré du même mélange réfrigérant, et dont le col a été préalablement étiré à la

lampe. Lorsque ce dernier vase est garni d'une quantité suffisante
de produit, on le sépare du tube np, et, sans le sortir du mélange réfrigérant, on le scelle à la lampe dans la partie étranglée.

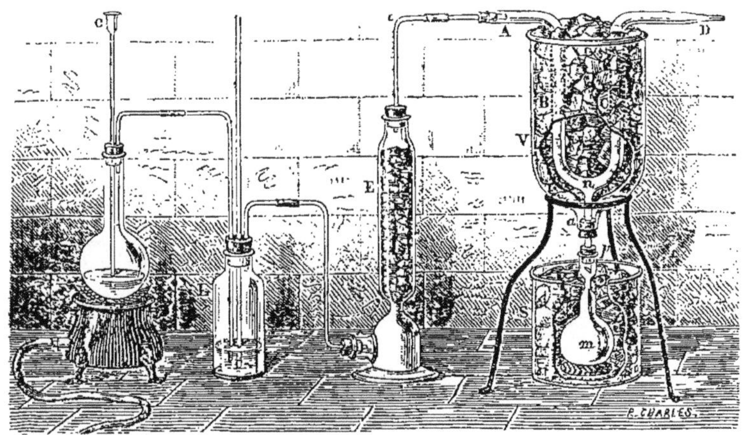

Fig. 4. — Appareil pour la liquéfaction du chlorure de méthyle.

Préparation dans l'industrie. — L'éther méthylchlorhydrique,
livré au commerce, est très rarement préparé dans des laboratoires ;
il est surtout fabriqué industriellement par le procédé Vincent, qui
consiste à décomposer par la chaleur le chlorhydrate de triméthylamine, chlorhydrate obtenu par la calcination en vase clos des
vinasses de betteraves, et à absorber dans l'acide chlorhydrique les
gaz alcalins dégagés.

Réaction. — Sous l'action de la chaleur, le chlorhydrate de triméthylamine se décompose en donnant : de la triméthylamine, de l'ammoniaque, du chlorure de méthyle, d'après l'équation suivante :

$$3\left(Az\begin{cases}CH^3\\CH^3\\CH^3\end{cases}CHl\right) = 2\left(Az\begin{cases}CH^3\\CH^3\\CH^3\end{cases}\right) + AzH^3 + 3CH^3Cl.$$

<table>
<tr><td align="center">Chlorhydrate
de triméthylamine</td><td align="center">Triméthylamine</td><td align="center">Ammoniaque</td><td align="center">Chlorure
de méthyle</td></tr>
</table>

Marche de l'opération. — Les gaz, qui se dégagent, sont lavés à
l'acide chlorhydrique faible qui retient la triméthylamine et l'ammoniaque en donnant du chlorhydrate de triméthylamine et du chlorhydrate d'ammoniaque. Le chlorure de méthyle gazeux, non retenu

par l'acide chlorhydrique, est comprimé dans de grands cylindres où il se liquéfie.

Caractères d'identité. — Le chlorure de méthyle est gazeux à la température ordinaire ; mais si on le soumet à une pression de 5 à 6 atmosphères, il se liquéfie. C'est à l'état liquide qu'on le trouve dans le commerce, dans des cylindres en cuivre ou dans des bouteilles analogues aux siphons à eau de Seltz.

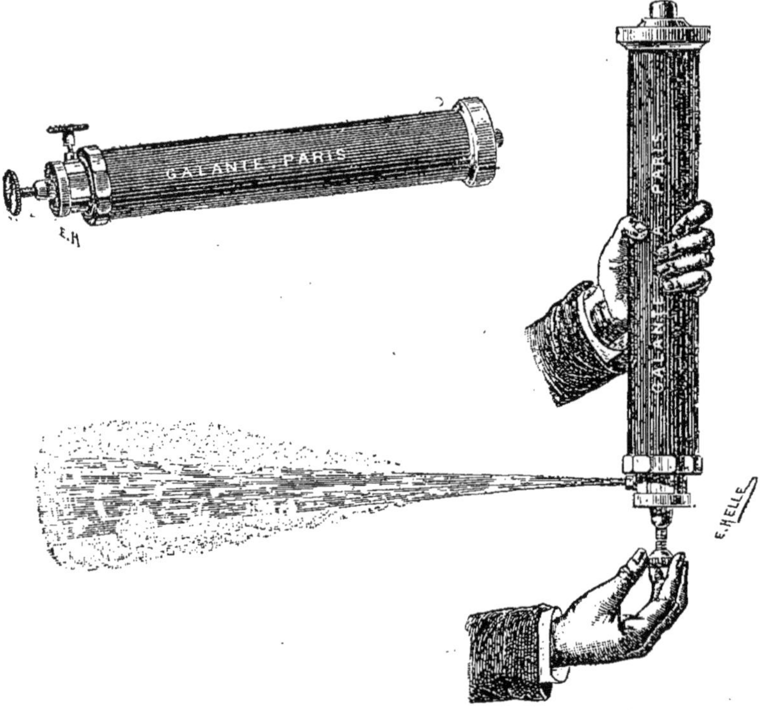

Fig. 5. — Appareil pour la pulvérisation du chlorure de méthyle.

Usages. — Il est employé pour obtenir l'anesthésie locale. A l'aide du froid produit par la pulvérisation de ce corps, M. Debove a obtenu le premier la disparition presque instantanée des douleurs de la sciatique. Depuis, on emploie avec succès, les pulvérisations de chlorure de méthyle contre l'élément douleur dans diverses affections, torticolis, lumbago, crises gastriques des ataxiques, etc.

Il n'est pas toujours facile de graduer l'étendue de la réfrigération du chlorure de méthyle, car les vapeurs de chlorure de méthyle projetées peuvent aller sur une partie que l'on ne veut pas anesthésier. On peut y parvenir cependant à l'aide de la méthode de Bailly de Chambly (Oise). Au lieu de diriger directement sur la peau le jet de chlorure de méthyle on le projette sur des tampons hémisphériques ou cylindriques, formés au centre de deux tiers de ouate hydrophile sèche et à la périphérie d'un tiers de bourre de soie ou de baudruche ; on les tient avec des pinces en bois. L'auteur donne à la pince munie du tampon le nom de *stype* et à l'opération le nom de *stypage*.

Bien mieux, au lieu de projeter le jet de gaz sur le tampon, on peut tremper celui-ci dans le chlorure de méthyle liquéfié maintenu dans cet état à l'aide d'un récipient spécial appelé *thermo-isolateur* qui permet même de le transporter au domicile des malades. En maintenant ce tampon ainsi préparé sur la peau pendant quatre à cinq secondes, celle-ci blanchit, durcit et se creuse. L'anesthésie est alors assez complète pour que l'on puisse pratiquer des ponctions d'abcès, des incisions, des scarifications, des cautérisations au galvano-cautère ou au thermo-cautère, pointes de feu, opérations de la fistule à l'anus, etc., ainsi que l'ont fait MM. Labbé, Cazin, Polaillon.

En résumé, dit M. Vidal, la méthode de Bailly, qui permet de graduer l'étendue de la réfrigération par le chlorure de méthyle, est un perfectionnement ingénieux de la méthode de Debove.

A l'origine, l'application du chlorure de méthyle était assez difficile, car le médecin n'avait à sa disposition que des appareils incomplets et encombrants ; aujourd'hui on emploie pour ces pulvérisations l'appareil construit par Galante (fig. 5).

§ 2. — Ether éthylchlorhydrique.

Synonymes et formule. — L'éther éthylchlorhydrique, appelé aussi éther chlorhydrique, chlorure d'éthyle, chloréthyle, chélène ou kélène, a pour formule : C^2H^5Cl.

Il résulte de l'union de l'alcool éthylique et de l'acide chlorhydrique avec élimination d'eau :

$$C^2H^5.OH + HCl = C^2H^5Cl + H^2O$$

Préparation. — On peut le préparer par l'action de l'acide chlorhydrique sur l'alcool éthylique, ou mieux encore, en faisant agir sur l'alcool éthylique de l'acide chlorhydrique naissant, produit par un mélange d'acide sulfurique et de chlorure de sodium.

1º On introduit l'alcool dans une cornue ou un ballon d'un demi-litre de capacité que l'on maintient dans l'eau froide et on verse, peu à peu, avec précaution, l'acide sulfurique, en agitant continuellement.

2º Lorsque le mélange sera refroidi, on ajoute par petites portions, le chlorure de sodium pulvérisé, en refroidissant toujours le ballon et en agitant après chaque addition de sel.

3º On adapte au col du ballon ou de la cornue un réfrigérant de Liebig que l'on fait communiquer avec un flacon contenant un peu d'eau destinée à empêcher l'évaporation du chlorure d'éthyle. — On laisse réagir les matières et on distille en bain de sable chauffé à environ 125º.

Réaction. — L'acide sulfurique attaque le chlorure de sodium pour donner du sulfate de sodium et de l'acide chlorhydrique :

$$2\,NaCl + SO^4H^2 = SO^4Na^2 + 2\,HCl.$$

L'acide chlorhydrique formé agit sur l'alcool éthylique et le transforme en éther éthylchlorhydrique et en eau :

$$C^2H^5.OH + HCl = C^2H^5Cl + H^2O.$$

Purification. — Pour purifier le produit et le débarrasser des traces d'acide chlorhydrique ou sulfurique qu'il peut retenir, on agite le liquide recueilli dans le flacon avec une solution de potasse à 5 0/0 et on décante ; on agite ensuite le liquide éthéré avec 3 ou 4 fois son volume d'eau distillée pour le laver.

Pour séparer l'éther chlorhydrique de l'eau, on introduit le mélange dans un entonnoir à robinet ; il se forme deux couches : une couche inférieure, formée d'eau et une couche supérieure contenant l'éther chlorhydrique dont la densité est de 0,874 et qui est par conséquent plus léger que l'eau. On sépare par décantation la couche inférieure de la couche supérieure. On sèche l'éther recueilli en le laissant en contact pendant 24 heures avec du chlorure de calcium fondu.

Enfin, après l'avoir décanté, on l'introduit dans une cornue tubulée, on ajoute le 10º de son poids d'huile d'amandes douces et on le distille au bain-marie sans dépasser la température de 15º.

Caractères d'identité. — L'éther chlorhydrique est un liquide incolore, neutre, mobile, d'une odeur agréable et pénétrante, d'une saveur sucrée et alliacée, soluble dans l'eau (1 p. 1 pour 50).

Il a une densité de 0,874 à + 5º et bout à 12º 5.

Il brûle avec une flamme verte.

Conservation. — Il est très altérable ; il doit être conservé dans des flacons bien bouchés, placés à l'abri de la lumière, et doit être préparé en petites quantités à la fois.

Action thérapeutique. — Ce corps est employé en thérapeutique comme anesthésique local, sous le nom de *kélène :* il agit soit par le froid qu'il produit dans sa vaporation rapide, soit par son action propre.

Modes d'administration. — Il se vend dans l'industrie dans des ampoules ou tubes scellés, de formes variées, suivant les fabricants.

MM. Gilliard, Monnet et Cordier de Lyon le livrent dans des tubes remplis environ aux trois quarts, effilés et fermés à la lampe ; M. Bengué le délivre dans des ampoules, d'une forme un peu différente, bouchées par un obturateur métallique vissé. Ces deux appareils s'emploient de la même façon : on les place dans la main et après les avoir débouchés, on les dirige sur le point à anesthésier ; la chaleur de la main suffit à vaporiser le liquide qu'ils contiennent.

Les appareils, que nous venons d'indiquer, ne donnent pas une évaporation assez rapide et le froid qu'ils produisent n'est pas assez considérable pour amener l'anesthésie.

MM. Godé et Fribourg ont inventé un appareil destiné à la pratique des pulvérisations de chlorure d'éthyle et qui présente, d'après M. Bardet (1), des avantages importants.

Cet appareil est un siphon à chlorure d'éthyle, disposé de telle sorte qu'un courant d'air arrive autour du jet des vapeurs du liquide anesthésique qui s'échappent lorsqu'on ouvre le robinet. Cet appareil a quelque analogie avec le pulvérisateur Richardson, mais il est construit d'une façon un peu différente, puisqu'il est destiné à la pulvérisation d'un liquide très volatil à la température ordinaire.

D'après M. Bardet, le côté le plus pratique de l'instrument est la facilité avec laquelle on peut remplir de chlorure d'éthyle le récipient qui le contient ; il suffit, pour cela, de mettre ce récipient en communication avec un petit siphon en verre qui sert d'appareil d'approvisionnement.

PRÉPARATIONS A BASE DE CHLORURE DE MÉTHYLE.

Depuis quelque temps, on a introduit en thérapeutique, pour obtenir l'anesthésie locale, un mélange de chlorure de méthyle et de

(1) Société de thérapeutique du 8 mai 1895.

IV

chlorure d'éthyle auquel on a donné le nom d'*anestille*, *anesthyle* ou *coryl ;* ce mélange paraît devoir rendre quelques services.

On vend également sous le nom de *météthyle* un nouvel anesthésique local, préparé par Henning de Berlin. D'après l'analyse, faite par Anfrecht (1), le météthyle serait formé, en grande quantité, de chlorure d'éthyle, avec un peu de chlorure de méthyle et de chloroforme.

Le météthyle est un liquide limpide, incolore, mobile, de réaction neutre. Son odeur rappelle de loin celle du chloroforme ; sa saveur est à la fois sucrée et brûlante. Il est miscible à l'alcool, l'éther, le chloroforme et brûle avec une flamme colorée en vert sur les bords, sans laisser de résidu. Il bout à la température de 10° 5 et a une densité de 0,9173 à 4°. Il est décomposé par les alcalis en alcool, acide chlorhydrique et acide formique.

Employé comme anesthésique local.

Enfin MM. Bardet, Bolognési et Touchard ont proposé deux nouveaux anesthésiques locaux qu'ils désignent sous les noms :

1° *de chlorure d'éthyle à la cocaïne ;*

2° *de chlorure d'éthyle à l'eucaïne.*

Ces anesthésiques sont constitués par du chlorure d'éthyle dans lequel se trouve en dissolution de la cocaïne ou de l'eucaïne, dans la proportion de 1 à 5 pour 100.

Rappelons, en passant, que la cocaïne est un anesthésique et un analgésique, retirée de la coca, et que l'eucaïne est un corps synthétique, proposée comme succédané de la cocaïne et jouissant, comme elle, de propriétés anesthésiques et analgésiques.

Le chlorure d'éthyle à la cocaïne ou à l'eucaïne est contenu dans des tubes analogues à ceux dans lesquels on renferme le chlorure d'éthyle.

Dans une communication faite à la Société de thérapeutique du 4 janvier, M. Bardet dit qu'il a été amené à se servir de ce chlorure d'éthyle cocaïne ou eucaïne à la suite des circonstances suivantes : Désirant pratiquer de petites opérations sur des muqueuses, il fit, sans succès, des badigeonnages avec une solution aqueuse de cocaïne ; les badigeonnages avec une solution alcoolique ne réussirent pas davantage. Mais M. Bardet observa, qu'en faisant succéder une application de chlorure d'éthyle à l'application de la solution de cocaïne, il obtenait une anesthésie réelle et durable.

(1) *Pharmaceutische Zeitung*, p. 200.

Les solutions de cocaïne ou d'eucaïne dans le chlorure d'éthyle sont susceptibles de faire pénétrer, non seulement dans les muqueuses, mais aussi dans la peau, une certaine quantité d'alcaloïde.

Dans l'emploi de ces solutions, ce n'est pas le froid dû à l'évaporation du dissolvant qui produit l'anesthésie, ce n'est qu'au bout de quelques instants, après l'action réfrigérante, que l'anesthésie a lieu, c'est-à-dire, lorsqu'il y a eu absorption d'alcaloïde.

Les solutions en question permettent de pratiquer de petites opérations, telles que l'extraction des dents abcédées, les abcès cutanés, les furoncles, les kystes sébacés, les panaris, etc...

D'après MM. Bolognési et Touchard, les solutions les plus convenables sont celles qui contiennent 2 à 4 pour 100 d'alcaloïdes ; à titre égal, les solutions cocaïnées sont plus énergiques.

Pour anesthésier une région, on place le tube à une distance de 20 à 30 centimètres et on lance le jet sur la région.

On peut encore, pour les opérations portant sur les dents, placer de chaque côté de la gencive, un tampon de ouate imbibé de chlorure d'éthyle cocaïné ou eucaïné.

D'après Bolognési et Touchard, l'emploi du chlorure d'éthyle cocaïné ou eucaïné présente, au point de vue de l'intoxication possible, moins de dangers que les injections de cocaïne pratiquées dans les gencives.

Ces préparations anesthésiques peuvent rendre les plus grands services aux stomatologistes et aux dentistes ; en petite chirurgie, pour toutes les interventions cutanées, il constitue un excellent anesthésique local doué d'une action prompte et certaine (1).

§ 3. — Ether éthylbromhydrique.

Synonymes. — L'éther éthylbromhydrique, ordinairement appelé éther bromhydrique, bromure d'éthyle, a pour formule : C^2H^5Br.

Il résulte de l'union de *l'alcool éthylique et de l'acide bromhydrique* avec élimination d'eau :

$$C^2H^5OH + HBr = C^2H^5Br + H^2O.$$

Alcool éthylique	Acide bromhy- drique.	Ether éthylbrom- hydrique.

(1) Voir au sujet de ces préparations :

1° Etude de Bolognési et Touchard : Un nouvel anesthésique local, le chlorure d'éthyle à la cocaïne ou à l'eucaïne (*Journal des Nouveaux remèdes* du 8 février 1899, p. 49) ;

2° Etude de M. Legrand : De l'anesthésie locale par le chlorure d'éthyle à la cocaïne (*Journal des Nouveaux remèdes* du 8 mars 1899, p. 97).

Préparation. — On le préparait autrefois par le procédé de Personne, qui consistait à introduire dans une cornue entourée d'eau froide, 20 grammes de phosphore rouge et 200 grammes d'alcool concentré ; on ajoutait ensuite peu à peu 200 grammes de brome. L'acide bromhydrique, qui tendait à se former, réagissait à mesure sur l'alcool ; on laissait digérer, puis on distillait. En ajoutant de l'eau au produit distillé, l'éther bromhydrique se séparait et se rassemblait au fond. On décantait cet éther, on le faisait digérer sur du chlorure de calcium pour le dessécher et on le rectifiait par distillation.

Aujourd'hui, on le prépare par le procédé du Codex qui consiste à faire réagir l'acide bromhydrique naissant, produit par un mélange d'acide sulfurique et de bromure de potassium, sur de l'alcool :

Bromure de potassium cristallisé	120 grammes
Acide sulfurique officinal.	120 —
Alcool à 95°	70 —

On introduit l'alcool dans un ballon ou dans une cornue d'un demi-litre de capacité environ que l'on maintient dans l'eau froide et on verse peu à peu et avec précaution l'acide sulfurique en agitant continuellement. Lorsque le mélange est refroidi, on ajoute par petites parties le bromure de potassium pulvérisé, en refroidissant toujours le ballon et en agitant après chaque addition de sel. On adapte alors au col du récipient un réfrigérant de Liebig que l'on fait communiquer avec un flacon contenant un peu d'eau destinée à empêcher l'évaporation du bromure d'éthyle. On laisse réagir les matières et on distille au bain de sable chauffé à 125° environ.

Purification. — Pour purifier le produit et le débarrasser des traces d'acides bromhydrique et sulfurique qu'il peut contenir, on agite le liquide recueilli dans un flacon avec une solution de potasse à 5 pour 100 et on décante. On agite ensuite le liquide éthéré avec 3 ou 4 fois son volume d'eau distillée pour le laver.

Pour séparer l'éther bromhydrique de l'eau, on introduit le mélange dans un entonnoir à robinet ; on reçoit l'éther bromhydrique qui, plus dense, s'écoule le premier, dans un flacon placé au-dessous et on le sèche en le laissant en contact avec du chlorure de calcium fondu durant 24 heures.

Enfin, après l'avoir décanté, on l'introduit dans une cornue tubulée ; on ajoute 1/10 de son poids d'huile d'amandes douces et on le distille au bain-marie, sans dépasser la température de 39 degrés.

Réaction. — L'acide sulfurique attaque le bromure de potas-

sium, pour donner du sulfate de potassium et de l'acide bromhy
drique :

$$2KBr + SO^4H^2 = SO^4K^2 + 2HBr$$

L'acide bromhydrique formé agit sur l'alcool éthylique et le transforme en éther éthylbromhydrique et en eau :

$$C^2H^5OH + HBr = C^2H^5Br + H^2O$$

Caractères d'identité. — L'éther bromhydrique est un liquide incolore, très réfringent, d'une odeur alliacée, neutre aux réactifs colorés, insoluble dans l'eau, très soluble dans l'alcool et l'éther. Il a une densité de 1,473 et bout à 38°5.

Caractères spécifiques. — On le reconnaît aux caractères suivants :

1° A ses caractères d'identité ;

2° Il brûle difficilement, avec une flamme verte non fuligineuse en répandant une forte odeur d'acide bromhydrique ;

3° Traité par une solution alcoolique de potasse, il est saponifié et donne du bromure de potassium et de l'alcool.

Caractères de contrôle. — D'après la pharmacopée helvétique, si l'on agite volumes égaux de bromure d'éthyle et d'acide sulfurique, l'acide ne doit pas se colorer en jaune dans le courant d'une heure. Si l'on agite volumes égaux de bromure d'éthyle et d'eau, il ne doit pas se produire de changement de volume ; l'eau ne doit pas avoir de réaction acide et être troublée par l'azotate d'argent (*présence d'acide bromhydrique*).

Conservation. — Etant très altérable, il doit être conservé dans des flacons bien bouchés, placés à l'abri de la lumière et il doit n'être préparé que par petites quantités à la fois.

Action thérapeutique. — On l'emploie comme anesthésique, antihystérique, antiépileptique.

Modes d'administration et doses. — On administre à l'INTÉRIEUR, en inhalations réitérées, c'est un bon anesthésique général (1). A l'EXTÉRIEUR, il est employé en pulvérisations, pour obtenir l'anesthésie locale, anesthésie précieuse qui permet de pratiquer presque sans douleur un grand nombre d'opérations.

(1) Bourneville et d'Ollier, *Gazette médicale de Paris*, 1881, p. 177. — Roux : *Traitement de l'épilepsie et de la manie par le bromure d'éthyle*, thèse de Paris, 1882.

§ 4. — Ether éthyliodhydrique.

Synonymes. — L'éther éthyliodhydrique, ordinairement appelé éther iodhydrique, iodure d'éthyle, a pour formule : C^2H^5I.

Il résulte de l'union de l'*alcool éthylique* et de l'*acide iodhydrique* avec élimination d'eau :

$$C^2H^5OH + HI = C^2H^5I + H^2O$$

Préparation. — On le prépar par le procédé du Codex :

Iode sublimé . . . . 40 grammes
Alcool à 95°. 60   —
Phosphore rouge. 5   —

On introduit le phosphore et l'alcool dans une cornue tubulée placée sur un bain de sable ; on ajoute peu à peu l'iode ; on adapte à la cornue un ballon à long col ; on laisse les matières en contact pendant 24 heures et on distille ensuite vers 80 degrés environ.

Réaction. — L'iode se combine au phosphore pour donner de l'iodure de phosphore ; cet iodure de phosphore est décomposé à son tour par l'eau de l'alcool et fournit de l'acide iodhydrique. L'acide formé réagit sur l'alcool pour donner de l'iodure d'éthyle et de l'eau :

$$C^2H^5OH + HI = C^2H^5I + H^2O$$

Purification. — Pour le purifier et le débarrasser des traces d'iode et d'acide iodhydrique qu'il pourrait contenir, on l'agite avec une solution faible de bisulfite de soude jusqu'à décoloration complète et on décante. On agite le liquide éthéré décanté avec 3 ou 4 fois son volume d'eau distillée pour le laver.

Pour séparer l'éther iodhydrique de l'eau, on introduit le mélange dans un entonnoir à robinet et on reçoit l'éther iodhydrique qui, étant plus dense que l'eau, s'écoule tout d'abord dans un flacon. On le sèche ensuite en le laissant en contact pendant 24 heures avec du chlorure de calcium fondu.

Enfin, après l'avoir décanté, on le distille au bain-marie.

Caractères d'identité. — L'iodure d'éthyle est un liquide incolore, d'une odeur éthérée et alliacée, neutre aux papiers réactifs, insoluble dans l'eau, très soluble dans l'acool et l'éther. Sa densité est de 1,975 ; il bout à 72 degrés.

Caractères spécifiques. — On le reconnaît aux caractères suivants :

1° A ses caractères d'identité ;

2° Il brûle difficilement ; lorsqu'on le verse sur des charbons ardents, il répand des vapeurs violettes sans prendre feu.

Conservation. — Il est très instable; il se décompose spontanément même à la lumière diffuse, et se colore en brun rouge par l'iode mis en liberté ; aussi doit-on le conserver dans des flacons pleins, bouchés et placés à l'abri de la lumière.

Action thérapeutique. — Il est employé comme antiasthmatique (G. Sée).

Modes d'administration et doses. — On l'administre à l'INTÉRIEUR en inhalations, VI à XII gouttes chaque fois et 10 à 12 fois par jour (G. Sée) dans la dyspnée cardiaque, dans la dyspnée accompagnant la bronchite chronique ou dans la dyspnée laryngée (1).

L'iodure d'éthyle peut être employé en badigeonnages.

Il résulte, en effet, des expériences de MM. Linossier et Lannois que c'est un excellent moyen pour introduire l'iode dans l'organisme.

En effet, si on emploie en badigeonnages 9 à 10 grammes d'iodure d'éthyle, on retrouve 0 gr. 820 milligrammes d'iode dans les urines ; ce qui équivaut à 1/10° de la préparation employée.

Par l'emploi de la teinture d'iode ou de l'iodoforme, on obtient une résorption d'iode inférieure, de sorte que l'iodure d'éthyle doit être préféré, lorsqu'il s'agit d'obtenir, par l'application cutanée, une action de l'iode sur l'organisme tout entier.

La résorption de l'iode est notablement favorisée par un isolement hermétique de la région cutanée sur laquelle on a pratiqué le badigeonnage ; d'où l'indication de la recouvrir par l'application d'un pansement ouaté recouvert d'une feuille de gutta-percha.

On fera le badigeonnage avec 1 à 2 grammes d'iodure d'éthyle et l'on recouvre ensuite avec le pansement ouaté recouvert de gutta-percha.

(1) G. Sée, Traitement des accès d'asthme par l'iodure d'éthyle, in *Bullet. de thérapeutique*, XCIV, p. 104, 1878.

SECTION II

ÉTUDE DES ÉTHERS SALINS COMPOSÉS

Sommaire : — *1er groupe. — Éthers salins composés à oxacides minéraux.*
  I. — Ether éthylazoteux ou azotite d'éthyle.
  II. — Ether amylnitreux ou nitrite d'amyle.
  III. — Ether trinitrique ou trinitrine ou nitroglycérine.
2e groupe. — Éthers salins composés à oxacides organiques.
  I. — Ether éthylacétique ou acétate d'éthyle.
  II. — Ether éthylformique ou formiate d'éthyle.

1er GROUPE. — ÉTUDE DES ÉTHERS SALINS COMPOSÉS A OXACIDES MINÉRAUX.

§ 1. — Ether éthylazoteux.

Synonymes. — L'éther éthylazoteux, appelé ordinairement, éther nitreux, azotite d'éthyle, a pour formule : $C^2H^5AzO^2$.

Il résulte de l'union de l'*alcool éthylique* et de l'*acide azoteux* avec élimination d'eau.

$$C^2H^5OH + AzO^3H = C^2H^5AzO^2 + H^2O$$

Alcool éthylique   Acide azoteux   Ether éthylazoteux   Eau

Usages. — Il est considéré comme excitant, nervin, carminatif, diurétique, anesthésique. On l'emploie surtout à l'état de mélange avec l'alcool; ce mélange, appelé *alcool nitrique, acide azotique alcoolisé, esprit de nitre dulcifié*, est obtenu par l'action de l'acide azotique sur l'alcool à 90°.

Nous avons déjà dit, en traitant de cette préparation (1) que l'alcool nitrique était un mélange d'alcool, d'acide azotique et des produits d'oxydation de l'acide azotique sur l'alcool, produits parmi lesquels se trouve l'éther azoteux qui communique au mélange une odeur de pomme reinette remarquable.

L'azotite d'éthyle a été préconisé par M. Peyrusson, de Limoges,

(1) Dupuy, *Cours de pharmacie*, t. I, p. 481.

comme désinfectant et antiputride (1). Il suffirait, pour désinfecter des salles d'hôpital, casernes, etc., d'employer pour 100 mc. de local à désinfecter le mélange suivant : alcool à 90°, 4 p ; acide azotique à 36° 1 p ; placer le mélange dans une capsule de porcelaine au-dessus d'un vase d'eau chaude.

§ 2. — Ether amylnitreux.

Synonymes. — L'éther amylnitreux, appelé aussi azotite d'amyle, nitrite d'amyle, a pour formule : $C^5H^{11}AzO^2$.

Il résulte de l'union de *l'alcool amylique* et de *l'acide azoteux* avec élimination d'eau :

$$C^5H^{11}OH + AzO^2H = C^5H^{11}AzO^2 + H^2O$$

Alcool amy-   Acide   Ether amylni-   Eau
lique   azoteux   treux.

Préparation. — On le prépare en chauffant légèrement un mélange d'alcool amylique et d'acide azotique, placé dans une grande cornue mise en communication avec un ballon tubulé. On cesse de chauffer dès que la réaction commence ; comme elle est très vive, il est bon de la modérer en refroidissant la cornue. Il passe à la distillation du nitrite d'amyle, de l'alcool amylique non altéré, de l'acide cyanhydrique.

Purification. — Pour purifier le produit obtenu, on le distille au bain-marie chauffé à l'eau bouillante ; on additionne le produit distillé de potasse caustique pour séparer l'acide cyanhydrique, enfin on distille une troisième fois et on recueille les produits passant entre 96 et 100 degrés.

Caractères d'identité. — Le nitrite d'amyle est un liquide légèrement coloré en jaune, d'une odeur désagréable ; il a une densité de 0,877, bout à 95 degrés ; sa vapeur est un peu rutilante, et détone à 260 degrés.

Le chlore, ajouté dans le nitrite d'amyle, provoque des changements de couleur successifs ; la liqueur passe du jaune pâle au rouge, au vert olive et enfin au vert pâle.

Caractères spécifiques. — On le reconnaît aux caractères suivants :

1° A ses caractères d'identité ;

2° Chauffé avec de la solution de potasse caustique, il répand l'o-

(1) *Comptes rendus Ac. des Sciences*, 9 août 1880 et 28 février 1881 : Sur l'action désinfectante des vapeurs de l'éther azoteux.

deur d'alcool amylique ; si l'on ajoute à cette solution alcaline de l'iodure de potassium, ensuite de l'acide acétique jusqu'à réaction faiblement acide, il se dépose de l'iode et l'empois d'amidon est coloré en bleu (*Pharmacopée helvétique*).

Caractères de contrôle. — Si l'on chauffe 1 cc. de nitrite d'amyle avec 3 cc. d'un mélange à parties égales d'alcool et d'azotate d'argent et de quelques gouttes d'ammoniaque, on ne doit pas obtenir de coloration noire ; s'il y avait une coloration, elle indiquerait la présence du valéral (*Pharmacopée helvétique*).

Conservation. — Il se décompose facilement sous l'action de la lumière ; il faut le conserver dans des vases bien bouchés et placés dans l'obscurité ; ordinairement on l'enferme dans de petites ampoules de verre contenant 5 gouttes de ce liquide.

Action physiologique. — Il a été étudié par de nombreux expérimentateurs, soit en France soit à l'étranger ; il possède la propriété d'accélérer les battements du cœur et de congestionner l'encéphale.

Action thérapeutique. — D'après Ermengen (1), on peut l'employer dans quatre classes d'affections : dans les accidents syncopaux, comateux, caractérisés par la faiblesse de l'innervation cardiaque, l'anémie ou la congestion des centres cérébro-spinaux ; dans les maladies caractérisées par les spasmes des vaisseaux ; dans les maladies caractérisées par le spasme des muscles volontaires ou involontaires ; dans les maladies caractérisées par l'élévation extrême de température.

On l'a employé dans l'angine de poitrine, les maladies du cœur, l'asthme essentiel, la syncope, la laryngite striduleuse, la coqueluche, l'hystérie, la syncope chloroformique, etc.

Modes d'administration et doses. — On l'emploie en inhalations à la dose de IV à V gouttes qu'on peut renouveler souvent ; les effets de cette subtance étant vifs mais passagers, chaque ampoule ne contient que V gouttes de ce médicament. Pour utiliser ces ampoules, on les vide sur un mouchoir au moment de s'en servir et on respire de suite.

Le nitrite d'amyle doit être employé avec beaucoup de prudence; car son action physiologique varie singulièrement avec les individus ; on devra donc toujours tâter la susceptibilité du malade et augmenter les doses progressivement.

(1) *Etude sur le nitrite d'amyle*, Louvain, 1876.

M. le professeur Hayem a fait à la Société médicale des hôpitaux de Paris, dans la séance du 11 octobre 1895, une communication importante sur les inhalations de nitrite d'amyle à hautes doses qu'il nous paraît intéressant de faire connaître :

On sait que le nitrite d'amyle émet des vapeurs abondantes à la température ordinaire ; on a, depuis quelque temps, l'habitude de faire respirer ces vapeurs aux malades atteints de certaines affections cardiaques, mais les médecins qui recourent à cette médication conseillent d'employer avec prudence les inhalations de nitrite d'amyle, qui est un méthémoglobinisant actif du sang et qui, à ce titre, doit être considéré comme dangereux ; aussi, recommande-t-on généralement aux malades de n'en respirer que 4 à 6 gouttes par séance. Les expériences de M. Hayem lui ont montré qu'il était possible d'employer sans inconvénient des doses plus considérables ; en une seule séance, un malade peut respirer 60, 80 et même 100 gouttes de nitrite d'amyle, sans qu'il se produise aucun accident. Ses essais ont porté sur des malades atteints de pneumomie et de tuberculose ; les résultats obtenus chez les tuberculeux ont été peu favorables; tandis que ceux obtenus chez les pneumoniques ont été plus satisfaisants.

M. Hayem verse d'emblée une quinzaine de gouttes de nitrite d'amyle sur une compresse, qui est maintenue à 2 ou 3 centimètres en avant du nez et de la bouche du malade, et on fait respirer celui-ci largement. Dès que les premières gouttes sont évaporées, on en reverse 15 nouvelles gouttes, qu'on renouvelle encore une fois.

A la suite de ces inhalations, les phénomènes suivants se produisent ; rougeur de la face, accélération du pouls et des mouvements respiratoires, pression des tempes ; plus tard, la face devient un peu livide ; les extrémités tendent à se cyanoser, et il se produit un léger engourdissement ; ces derniers symptômes disparaissent rapidement.

Dans les cas ordinaires, une seule inhalation par jour suffit ; dans les cas graves, on fait une inhalation le matin et une deuxième le soir. Ce traitement est continué pendant tout le cours de la maladie, et même pendant les deux ou trois jours qui suivent la défervescence.

Certains malades sont plus sensibles que d'autres à l'action du nitrite d'amyle ; les effets du médicament doivent donc être surveillés.

L'emploi du nitrite d'amyle n'empêche pas de recourir aux autres médications : cognac, bains froids, etc.

Le nitrite d'amyle ne semble pas abréger la durée de la maladie, ni abaisser la température, ni avoir de propriétés antipneumococciques ; ses effets sont exclusivement pulmonaires ; il diminue la dyspnée et rend les crachats moins visqueux ; son action s'exerce surtout sur la circulation pulmonaire ; le cœur est excité ; ses battements deviennent plus énergiques. ce qui ne peut manquer de produire une heureuse répercussion sur la circulation du poumon hépatisé.

Les malades qui, dès le début, accusent de l'intolérance pour le nitrite d'amyle, sont surtout des névropathes. Quant à la toxicité du médicament, elle est moindre aujourd'hui qu'à l'époque de son introduction dans la thérapeutique, probablement parce qu'on est parvenu à préparer un produit plus pur qu'autrefois.

§ 3.— Ether trinitrique.

Synonymes. — L'éther trinitrique, appelé aussi trinitrine, nitroglycérine, est un éther de la glycérine ayant pour formule :

$$C^3H^5(AzO^3)^3$$

Il résulte de l'union d'une molécule de *glycérine* (alcool triatomique) et de trois molécules d'*acide azotique* avec élimination d'eau :

$$C^3H^5(OH)^3 + AzO^3H = C^3H^5(AzO^3)^3 + 3H^2O$$

Glycérine   Acide azotique   Ether trinitrique   Eau

Observons en passant, que l'expression nitroglycérine est un terme impropre, car la trinitrine est un éther nitrique et non un dérivé nitré.

Préparation. — D'après Kopp, on la prépare de la façon suivante : on fait un mélange de volumes égaux d'acide azotique fumant et d'acide sulfurique concentré, puis on y verse de la glycérine, environ la moitié du poids de l'acide azotique, en refroidissant et en agitant constamment ; on laisse reposer quelques minutes et on verse le mélange dans 5 ou 6 fois son volume d'eau froide. La nitroglycérine vient se réunir au fond du vase ; on la lave avec soin.

Caractères d'identité. — La trinitrine est une substance liquide, oléagineuse, incolore quand elle est pure, ayant une odeur nulle à froid, mais à chaud elle devient âcre et désagréable, peu soluble dans l'eau, soluble dans l'alcool et l'éther. Elle cristallise par le froid. Elle détone sous l'influence d'un choc ou d'une élévation de température. Ses effets explosifs sont très souvent mis à profit dans les mines ; mais, pour la rendre plus maniable, on la mélange avec des substances poreuses inertes (silice, alumine) ; elle constitue alors *la dynamite.*

Conservation. — Elle se conserve difficilement ; au contact de l'eau, elle se détruit peu à peu et donne de l'azote, de l'acide glycérique et de l'acide oxalique.

Action physiologique et thérapeutique. — Introduite récemment en thérapeutique, elle a été particulièrement étudiée par les médecins anglais Brady, Murrell, Martindale, etc. ; en France par Huchard, Marieux. Les médecins homéopathes la prescrivent sous le nom de *glonoïne* ou de *glonoïn.* On l'emploie comme antihystérique, antispasmodique, antinévralgique ; elle a été conseillée dans l'angine de poitrine, dans les maladies du cœur avec asystolie ; dans la maladie de Bright, dans les vertiges anémiques.

Modes d'administration et doses. — Elle se prescrit habituellement d'après les formules données par M. Huchard :

Solution alcoolique de trinitrine au centième.

Trinitrine. . . . .   1 gramme
Alcool à 90°   100   —
A prendre II à III gouttes par jour.

Solution de trinitrine.

Solution alcoolique de trinitrine au centième . . .   XXX gouttes
Eau distillée . . . .   300 grammes
A prendre 3 cuillerées à bouche par jour.

Injection hypodermique.

Solution alcoolique de trinitrine au centième. . .   XXX gouttes
Eau distillée de laurier cerise . . . .   10 grammes
La seringue contient 3 gouttes de la solution de trinitrine.

Empoisonnements. — C'est un médicament très toxique qui doit être manié avec une extrême prudence.

2ᵉ GROUPE. — ÉTUDE DES ÉTHERS SALINS COMPOSÉS A OXACIDES ORGANIQUES.

§ 1. — Ether éthylacétique.

Synonymes. — L'éther éthylacétique, ordinairement appelé éther acétique, acétate d'éthyle, a pour formule :

$$C^2H^5.C^2H^3O^2 \text{ ou } CH^3.CO.O.C^2H^5.$$

Il résulte de l'union de *l'alcool éthylique* et de *l'acide acétique* avec élimination d'eau :

$$C^2H^6O + C^2H^4O^2 = C^2H^5. C^2H^3O^2 + H^2O$$

Alcool   Acide acétique   Ether acétique   Eau

Préparation. — On le prépare en faisant réagir sur l'alcool l'acide acétique naissant produit par un mélange d'acide sulfurique et d'acétate de sodium ; on prend :

Acétate de sodium sec et concassé.	60 grammes.
Alcool à 95° (44cc)	36 »
Acide sulfurique (43cc).	80 »

On opère dans un appareil distillatoire composé d'une cornue et d'un réfrigérant de Liebig.

On introduit dans la cornue l'acétate de sodium ; d'un autre côté, on mêle peu à peu l'acide sulfurique à l'alcool en agitant continuellement dans un ballon plongé dans l'eau froide. Quand le mélange est refroidi, on le verse dans la cornue par petites portions en agitant de façon à éviter un échauffement marqué et on distille.

Réaction. — L'acide sulfurique décompose l'acétate de sodium pour donner du sulfate de sodium et de l'acide acétique :

$$2 (C^2H^3NaO^2) + SO^4H^2 = SO^4Na^2 + 2 (C^2H^4O^3)$$

Acide acétique

L'acide acétique formé réagit sur l'alcool éthylique et le transforme en éther acétique et en eau :

$$C^2H^6O + C^2H^4O^2 = C^2H^5.C^2H^3O^3 + H^2O$$

Purification. — L'éther recueilli est toujours mélangé d'acide acétique, d'alcool et d'eau, qui ont passé à la distillation.

Pour purifier cet éther, on l'agite :

1° Avec une solution concentrée de chlorure de calcium (30 gr.

de sel pour 100 d'eau). Ce traitement enlève à l'éther l'alcool non combiné passé à la distillation et une partie de l'eau qu'il contient.

2° On ajoute ensuite peu à peu, et avec précaution, de la chaux éteinte délayée dans l'eau, en s'arrêtant dès que la liqueur aqueuse, qui est plus dense, possède, après agitation, une réaction alcaline.

Ce traitement a pour but de neutraliser l'acide acétique libre.

L'éther, ainsi purifié, est décanté dans une petite cornue dans laquelle on place quelques grammes de chlorure de calcium desséché et pulvérisé, qui a pour but de lui enlever les dernières traces d'eau qu'il peut contenir et par conséquent de la sécher. Enfin l'éther desséché est distillé au bain-marie dans un appareil analogue à celui employé pour la préparation (cornue et réfrigérant de Liebig).

Caractères d'identité. — L'éther acétique est un liquide mobile, incolore, à odeur acétique, peu soluble dans l'eau, très soluble dans l'alcool et l'éther. Il a une densité de 0,910 à 0°, bout à 74° et brûle avec une flamme jaune.

Action thérapeutique. — Il est peu employé ; on l'ordonne cependant en frictions et en embrocations à l'extérieur.

§ 2. — Ether éthylformique.

Synonymes. — L'éther éthylformique, appelé aussi éther formique, formiate d'éthyle, a pour formule : $C^2H^5.CHO^2$ ou $H.CO.O.C^2H^5$.

Il résulte de l'union de l'*alcool éthylique* et de l'*acide formiqu* avec élimination des éléments de l'eau :

$$C^2H^6O + CH^2O^2 = C^2H^5.CHO^2 + H^2O$$

Alcool éthylique   Acide formique   Ether formique   Eau

Préparation. — Il se prépare en distillant un mélange de formiate de soude sec avec 6 parties d'alcool et 10 parties d'acide sulfurique, préalablement mélangés.

Caractères d'identité. — C'est un liquide à odeur de rhum, soluble dans l'eau, rapidement décomposé par les alcalis, brûlant avec une flamme jaune, bleue sur les bords.

Action physiologique. — Ce corps, d'abord étudié par Chambert puis par Byasson, produit des effets comparables à ceux du chloral et du chloroforme. D'après G. P. Drossbach (1), les vapeurs, fortement diluées d'air, de formiate d'éthyle pur, empêcheraient sûrement le développement des colonies bactériennes et cela par le dédoublement en alcool et en acide formique qui se produit.

(1) *Wien. med. Presse*, 1894, p. 2042.

Il ne provoque du reste aucun effet nuisible lorsqu'il est inhalé ; les maladies des voies respiratoires, catarrhe laryngé et pharyngite, sont au contraire favorablement influencées.

Ce corps n'est pas encore employé en thérapeutique ; des recherches ultérieures démontreront peut-être qu'il peut être avantageusement employé dans les maladies infectieuses des organes de la respiration.

SECTION III

ÉTUDE DES ÉTHERS A FONCTION MIXTE

Parmi les éthers à fonction mixte, deux nous intéressent au point de vue médico-pharmaceutique. Ce sont des éthers phosphoriques de la glycérine ; *l'acide glycérophosphorique* et les *lécithines*.

On sait que la glycérine possède trois fonctions alcool et que l'acide phosphorique possède trois fonctions acide.

L'éthérification *d'une* fonction alcool de la glycérine par *une* fonction acide de l'acide phosphorique nous conduit à l'acide glycérophosphorique, dont la formule est :

$$PO^4 \begin{cases} H \\ H \\ (C^3H^5)(OH)^2 \end{cases}$$

L'acide glycérophosphorique possède donc une fonction éther, deux fonctions alcool et deux fonctions acide.

Si dans cet acide glycérophosphorique nous éthérifions les deux fonctions alcool par deux molécules d'acides gras de poids moléculaire élevé (acide stéarique, palmitique, oléique) et que nous saturions les fonctions acides par une base organique, la choline. nous obtenons toute une catégorie de composés appelés lécithines, différant entre eux par la nature de l'acide gras éthérifiant.

§ 1. — Acide glycérophosphorique.

Synonymes et formule. — L'acide glycérophosphorique est aussi appelé acide phosphoglycérique. C'est un éther phosphorique acide de la glycérine. Il a pour formule :

$$PO^4 \begin{cases} H \\ H \\ (C^3H^5)(OH)^2 \end{cases}$$

Préparation. — On le prépare en maintenant pendant six jours consécutifs, à une température de 100° à 110°, un mélange de 30 p. d'acide phosphorique à 60 p. 100 et de 36 p. de glycérine à 28°.

On obtient ainsi de l'acide glycérophosphorique brut. On ne possède pas encore de procédés permettant de l'obtenir chimiquement pur. C'est en effet un composé très instable qui se décompose en régénérant ses composants, quand on cherche à le concentrer. De plus, lorsqu'on fait agir l'acide phosphorique sur la glycérine, il se passe une réaction complexe, et il se produit, en même temps que l'acide phosphoglycérique, des sels acides, qui restent dissous dans l'acide phosphoglycérique.

L'acide phosphoglycérique du commerce n'est qu'un mélange, en solution aqueuse, d'acide phosphorique, de glycérine, de phosphoglycérate acide et d'une quantité variable, mais toujours faible d'acide phosphoglycérique libre.(1).

Il ne faut donc pas songer à employer l'acide phosphoglycérique libre ; on ne peut songer à l'utiliser qu'après l'avoir combiné à des bases, c'est-à-dire sous forme de glycérophosphates.

COMBINAISONS DE L'ACIDE PHOSPHORIQUE AVEC LES BASES.

L'acide glycérophosphorique, peu intéressant par lui-même, donne en se combinant avec les bases, des composés très intéressants, les glycérophosphates, actuellement très employés en thérapeutique.

Avant d'aborder l'étude des divers glycérophosphates, il nous a paru nécessaire de présenter des considérations générales sur les sels et d'indiquer les principaux travaux dont ils ont été l'objet, depuis leur introduction en pharmacie jusqu'à nos jours.

Glycérophosphates.

En se combinant avec les métaux, l'acide phosphoglycérique ou acide glycérophosphorique donne des sels, appelés phosphoglycérates ou glycérophosphates, sels solubles dans l'eau, mais peu solubles ou insolubles dans l'alcool.

Comme l'acide glycérophosphorique possède deux fonctions acides, nous aurons deux catégories de sels : les *glycérophosphates neutres* et les *glycérophosphates acides*.

(1) Adrian et Trillat, *J. de ph. et de chimie,* 1er mars 1898, p. 226. Étude de la réaction de l'acide phosphorique sur la glycérine.

Les principaux glycérophosphates, employés ou proposés en thérapeutique, sont les suivants :

1° Le glycérophosphate neutre de sodium.

2°   —   —   de lithium.

3°   —   —   de calcium.

4°   —   —   de magnésium.

5°   —   —   de fer.

6°   —   de caséïne sodique.

7°   —   de quinine.

Préparation. — Les glycérophosphates *neutres* se préparent soit en saturant l'acide glycérophosphorique par la base voulue ou son carbonate ou même son phosphate, soit, dans le cas des glycérophosphates alcalins, en traitant le glycérophosphate de chaux par un carbonate alcalin.

Les glycérophosphates *acides* se préparent, soit en traitant le glycérophosphate neutre correspondant par la quantité voulue d'acide sulfurique (méthode applicable aux cas où le sulfate formé est insoluble), soit en traitant le glycérophosphate acide de baryum par le sulfate du métal dont on veut obtenir le glycérophosphate, si ce sulfate est soluble.

Caractères d'identité et spécifiques. — Il existe un certain nombre de caractères communs aux glycérophosphates neutres et aux glycérophosphates acides. D'autres caractères, au contraire, ne se retrouvent pas dans les deux catégories de sels et peuvent servir à les différencier.

A. — *Caractères communs aux glycérophosphastes neutres et aux glycérophosphates acides.* — 1° Les glycérophosphates ne précipitent pas par les réactifs ordinairement employés pour la recherche des phosphates : mixture ammoniaco-magnésienne (sulfate de magnésie, chlorhydrate d'ammoniaque et ammoniaque), acétate d'urane, molybdate d'ammoniaque, perchlorure de fer.

Il faut cependant faire remarquer que lorsqu'on chauffe un mélange de glycérophosphates avec la solution de molybdate d'ammoniaque, rendue acide par un excès d'acide azotique, il se forme toujours, au bout de quelques instants, un léger dépôt jaune de phosphomolybdate, dû à un commencement de dédoublement occasionné par l'action de l'acide nitrique à chaud ; mais cette réaction n'a pas lieu à froid.

L'acétate d'urane, qui est sans action sur les glycérophosphates étudiés jusqu'à ce jour, exerce au contraire sur le glycérophosphate

de chaux une action spéciale : si à une solution de glycérophosphate de chaux, on ajoute de l'acétate d'urane, on obtient une solution qui reste limpide pendant les premiers instants, mais qui finit
par se troubler et s'épaissir. Au bout de quelques minutes, on trouve
un précipité gélatineux très volumineux. Ce précipité n'est pas du
phosphate d'urane, mais une combinaison moléculaire entre l'urane
et le glycérophosphate de chaux, combinaison encore peu étudiée.

2º Tous les glycérophosphates précipitent par l'acétate de plomb ;
le précipité est presque insoluble dans l'acide acétique, soluble dans
l'acide azotique et dans l'acétate d'ammoniaque.

3º Ils contiennent tous plus au moins d'eau provenant de l'humidité et de l'eau de cristallisation. On les débarrasse de leur humidité en les chauffant à 130° ; quant à l'eau de cristallisation, il est
nécessaire de chauffer à 160°-170°.

4º Les glycérophosphates alcalins et alcalinoterreux sont transformés par la calcination en pyrophosphates correspondants. Si on
transforme, par les procédés connus, les pyrophosphates obtenus
par calcination en orthophosphates, et si on dose ces derniers par
l'acétate d'urane, on trouve la quantité d'acide phosphorique renfermée dans le glycérophosphate.

5º Ils donnent un précipité blanc avec l'azotate d'argent, précipité *soluble dans l'eau en excès*.

6º Ils donnent un précipité blanc avec le sous-acétate de plomb
liquide, précipité soluble dans l'acide acétique.

7º Calcinés avec précaution en présence de carbonate de potassium et d'azotate de potassium, ils donnent un résidu qui, repris
par l'eau acidulée par l'acide azotique, fournit, lorsqu'on le chauffe
à l'ébullition avec le molybdate d'ammoniaque, le précipité jaune,
caractéristique des phosphates.

Parmi les caractères que nous venons d'énumérer, les plus importants au point de vue pratique sont ceux qui permettent de différencier les glycérophosphates des phosphates. Aussi croyons-nous
utile de les résumer sous forme de tableau.

RÉACTIFS.	PHOSPHATES.	GLYCÉROPHOSPHATES.
Azotate d'argent.	Précipité jaune soluble dans l'ammoniaque et l'acide azotique.	Pas de précipité (en solution étendue).
Molybdate d'ammoniaque.	Précipité jaune en chauffant légèrement.	Précipité jaune, après ébullition prolongée.
Acétate d'urane.	Précipité ocreux jaune, insoluble dans l'acide acétique, soluble dans les acides minéraux.	Ne précipitent qu'après ébullition prolongée.
Perchlorure de fer.	En liqueur acétique, précipité blanc sale, gélatineux, soluble dans l'acide chlorhydrique, insoluble dans l'acide acétique.	Pas de précipité.

B. — Caractères différentiels entre les glycérophosphates neutres et les glycérophosphates acides. — 1° GLYCÉROPHOSPHATES NEUTRES :

1° Ces sels neutres sont très peu stables ;

2° L'alcool les décompose rapidement, surtout à chaud ;

3° L'ébullition de la solution aqueuse les précipite complètement ;

4° Les chlorures de baryum et de calcium déterminent la formation d'un précipité dans les solutions concentrées de glycérophophates neutres.

2° GLYCÉROPHOSPHATES ACIDES. — Les phosphoglycérates acides présentent des propriétés générales qui les différencient nettement des phosphoglycérates neutres :

1° Lorsqu'ils ont été desséchés, à une température de 130°, ils peuvent être réduits en poudre : mais, comme ils sont très hygrométriques, cette poudre ne tarde pas à s'agglomérer et à prendre une apparence vitreuse d'une consistance analogue à celle de la cire ;

2° Ils sont très solubles dans l'eau froide et dans l'eau additionnée d'alcool ;

3° Les solutions aqueuses ne sont précipitées que difficilement par l'alcool et très faiblement par la chaleur. On sait, au contraire, que les solutions de glycérophosphates neutres sont précipitées par l'alcool et qu'une température peu élevée suffit pour séparer la presque totalité des sels dissous ;

4° Les solutions même concentrées ne précipitent pas par les chlorures de baryum et de calcium.

Caractères de contrôle. — Les glycérophosphates, fournis par le commerce, laissent souvent beaucoup à désirer au point de vue de leur pureté. En particulier les sels neutres, et notamment le glycérophosphate de chaux, qui est le plus employé, sont rarement purs à l'heure actuelle ; cependant leur qualité est très supérieure à celle qu'elle était au début. MM. Adrian et Trillat ont établi qu'ils contenaient une quantité d'impuretés variant entre 1 et 7,5 pour 100. Ces impuretés sont constituées par des phosphates et de la glycérine, corps qui sont le résultat d'une décomposition au cours des opérations.

La caractérisation, et surtout le dosage des glycérophosphates neutres ou acides fournis par le commerce, présentent donc, pour le pharmacien, une importance considérable.

Le contrôle des glycérophosphates doit comprendre les opérations suivantes :

1° Essai préalable (examen des caractères d'identité et spécifiques) ; 2° dosage de l'humidité ; 3° détermination du résidu de la calcination ; 4° dosage de l'acide phosphorique.

Il serait très intéressant de faire l'étude des nombreux procédés de dosage qui ont été proposés ; mais comme cette étude sera faite dans le cours d'analyse chimique, nous nous contenterons de renvoyer aux sources bibliographiques indiquées en note (1).

Action physiologique et thérapeutique. — Les phosphoglycérates sont des médicaments, récemment introduits en thérapeutique, qui constituent la base d'une nouvelle forme de la médication phosphatée, proposée par M. Albert Robin.

Depuis une quinzaine d'années, on a cherché à découvrir, dans les phosphates organiques de la viande, des végétaux ou du lait, des corps pouvant fournir à l'organisme du phosphore sous une forme déjà vivante, pour ainsi dire, et par suite assimilable.

Les glycérophosphates représentent, à ce point de vue, la meil-

---

(1) *J. de Ph. et de Ch.*, n° du 15 février 1898. p. 163 Adrian, et Trillat Dosage des glycérophosphates ; *J. de Ph. et de Ch.*, n° du 1er mars 1898 p. 225, Adrian et Trillat : Dosage des glycérophosphates ; *J. de Ph. et de Ch.*, n° du 1er juin 1898, p. 531, Adrian et Trillat : Dosage des glycéro-phosphates acides ; *J. de Ph. et de Ch.*, n° du 1er janvier 1898. p. 5, Astruc : Contribution à l'étude des glycérophosphates ; *J. de Ph. et de Ch.*, n° du 1er mars 1898. p. 234, Fallières : Titrage des phosphoglycérates ; *J. de Ph. et de Ch.*, n° du 15 avril 1898, p. 378, Imbert et Pagès : Etude critique des procédés de dosage volumétrique des glycérophosphates.

Bulletin de Pharmacie du Sud-Est, n° février 1898, p. 85 : Sur un nouveau procédé du titrage du glycérophosphate de chaux.

leure forme, car c'est, d'après les chimistes les plus compétents, sous cette forme que le phosphore existe non seulement dans le système nerveux, mais encore dans les différents milieux (1).

C'est sous la forme de glycérophosphates que les os trouvent, dans les liquides nourriciers, le phosphore dont ils feront les phosphates qui forment le squelette. C'est probablement sous la forme de glycérophosphate que le fer se trouve dans le globule sanguin.

Dans la séance de l'Académie de médecine du 24 avril 1894, M. Albert Robin a exposé les raisons qui l'avaient conduit à étudier l'emploi des phosphoglycérates en thérapeutique, raisons que nous allons résumer le plus brièvement et le plus complètement possible.

M. Robin a constaté que certains neurasthéniques éliminent, par l'urine, des quantités relativement considérables de phosphore incomplètement oxydé, qui se trouve surtout sous forme d'acide phosphoglycérique et qui provient vraisemblablement de dénutrition exagérée de la lécithine nerveuse.

Supposant qu'il était préférable de fournir à l'organisme du phosphore à l'état de combinaison organique, aussi rapprochée que possible de celle qu'il affecte dans le système nerveux, M. Robin a employé les phosphoglycérates de chaux, de soude et de potasse, soit isolés, soit par la voie hypodermique.

Il a constaté que ces composés sont des agents thérapeutiques puissants, accélérant la nutrition générale par l'intermédiaire de leur action stimulante sur le système nerveux et qu'ils sont formellement indiqués dans les cas où il s'agit de combattre une dépression nerveuse.

Il a vu que les injections sous-cutanées de phosphoglycérates pouvaient être pratiquées avec succès dans les cas d'asthénie nerveuse.

Dans ceux d'albuminurie phosphaturique et de phosphaturie, dans l'ataxie locomotrice, elles ne produisent guère qu'une diminution des douleurs fulgurantes.

M. Albert Robin a poursuivi les recherches entreprises par lui dans le but de fixer les indications et les contre-indications de ces médicaments. Au lieu de s'en tenir à la simple constatation des résultats cliniques et d'accumuler des statistiques d'une portée tout individuelle et qui seraient susceptibles de provoquer des statistiques contradictoires, il a eu recours à l'analyse chimique, qui lui a permis

(1) *Bulletin de thérapeutique*, 1893, t. CXXVIII, p. 413, Vaudin : *Recherches sur le phosphate de chaux au point de vue physiologique.*

de déterminer les effets produits par les glycérophosphates sur les échanges organiques. Ses essais ont été faits sur des malades auxquels le glycérophosphate de chaux était surtout administré par voie hypodermique ; mais des faits nombreux semblent lui avoir montré que l'action est la même dans les cas où l'administration a lieu par la voie stomacale.

Nous n'entrerons pas dans les détails du long travail que M. Albert Robin a publié dans le *Bulletin de thérapeutique* du 15 mai 1895 ; nous nous bornerons à reproduire les quelques propositions suivantes, qui terminent et résument, pour ainsi dire, ce travail :

1° Les glycérophosphates accélèrent les échanges envisagés d'une manière générale, aussi bien ceux de la matière organique que ceux de la matière inorganique, avec peut-être une certaine prédominance pour ces derniers ;

2° Ils accélèrent principalement les échanges azotés, et cela dans toutes les étapes de ceux-ci. Ils favorisent le courant d'assimilation des matières albuminoïdes et leur intégration cellulaire. Ils augmentent parallèlement les actes de la désassimilation azotée et accroissent l'utilisation de l'azote désintégré. Il n'est donc pas un des actes de la nutrition azotée qui ne soit amélioré ;

3° Ils influencent peu la formation de l'acide urique ; mais le fait de l'augmentation des échanges azotés a pour conséquence d'abaisser le plus souvent son rapport à l'urée, d'où encore une preuve de l'amélioration de ceux-ci ;

4° Ils agissent sur les échanges sulfurés, comme sur la nutrition azotée, en ce sens qu'ils les augmentent et qu'ils accroissent l'oxydation des produits sulfurés désintégrés. Et, comme le rapport du soufre à l'azote croît dans presque tous les cas, il en résulte aussi que les organes riches en soufre, comme le foie, sont particulièrement le siège d'une nutrition plus active ;

5° Ils n'ont pas d'effet marqué sur les fermentations intestinales ;

6° L'augmentation du chlorure de sodium confirme le fait clinique d'un accroissement de l'appétit ;

7° Tout en favorisant, très probablement, l'assimilation nerveuse des phosphates alimentaires, les glycérophosphates modèrent la dénutrition du système nerveux, agissent sur celui-ci comme un moyen d'épargne et aident à la reconstitution en se fixant en presque totalité dans l'organisme. Cette action d'épargne est corroborée par la diminution de la désassimilation de la magnésie, l'autre dominante minérale du tissu nerveux ;

8° Ils augmentent les échanges calciques et ceux de la substance osseuse, sans influencer les échanges phosphorés.

En résumé, il résulte des expériences de M. Albert Robin, confirmées par des essais tentés dans différents services hospitaliers de Paris, que les phosphoglycérates sont des médicaments capables d'obvier aux débauches phosphorées de l'organisme, provoquées par les déperditions exagérées de l'acide phosphoglycérique ou de ses dérivés, à la suite du surmenage et des nécessités de la vie actuelle. Ils sont indiqués dans les cas de dépression nerveuse et de débilité ; neurasthénie, convalescence des maladies graves, phosphaturie, rachitisme, etc.

Ajoutons avec M. Bardet : Les glycérophosphates sont des médicaments susceptibles d'enrayer la desintégration de l'organisme et de fournir à celui-ci, sous une forme assimilable, le phosphore dont il a besoin. Ils trouveront leur emploi toutes les fois que l'organisme aura tendance à se déminéraliser et à voir s'appauvrir sa réserve saline et on peut les considérer, pour ainsi dire, comme des médicaments alimentaires.

On a voulu faire des glycérophosphates une sorte de spécifique contre la neurasthénie ; c'est à la fois trop et trop peu, dit M. Bardet.

La neurasthénie est due à plusieurs causes, parmi lesquelles un mauvais état de la nutrition, caractérisé le plus souvent par une déminéralisation énergique. Dans ce cas, les glycérophosphates produisent de bons effets, et l'on comprend que l'on ait pu dire que les neurasthéniques étaient les malades les mieux indiqués pour une médication phosphorique active.

Mais il y a des cas où l'état neurasthénique ne sera nullement produit par une déminéralisation ; dans ces cas nombreux, où l'état de dépression du sujet tient surtout à un défaut de statique du système nerveux, les phosphoglycérates ne produiront aucun effet favorable.

Il est donc imprudent d'accorder à ces préparations une spécificité sur une affection à causes très diverses, car c'est courir vers des échecs certains.

1° Les glycérophosphates ne seront employés dans la neurasthénie que lorsque les symptômes seront vraiment dus à la perte des phosphates, ce que l'analyse de l'urine devra préalablement démontrer.

2° Ils seront également indiqués dans les autres maladies où la perte des phosphates est constatée, c'est-à-dire dans le diabète, dans l'anémie, la scrofule, le rachitisme.

Jusqu'à présent on avait employé les glycérophosphates neutres ; mais d'après M. Bardet (1), les glycérophosphates acides devraient être surtout employés.

En effet, les glycérophosphates acides renferment, à poids égal, une plus grande quantité de phosphore que les sels neutres ; d'autre part, ils sont plus solubles et plus stables ; il peuvent être mis impunément en présence de l'alcool, ce qui permet de les faire entrer, sans altération, dans la composition d'élixirs médicamenteux.

En raison de leur grande solubilité, on peut les faire entrer dans les sirops ou des potions.

De plus, l'action stimulante, si remarquable de l'acide phosphoglycérique, est singulièrement exaltée dans les phosphoglycérates acides de chaux et de magnésie, comme semblent le démontrer les expériences physiologiques de M. Bardet.

Il importe cependant de faire remarquer qu'en raison de leur réaction fortement acide, les phosphoglycérates ne peuvent pas être employés en injections hypodermiques, car ils produiraient de l'irritation ; mais dans tous les autres cas, il semble, dit M. Bardet, qu'il y a désormais avantage à employer les sels acides de préférence aux sels neutres, et à réserver ces derniers pour l'usage hypodermique.

Les phosphoglycérates doivent-ils être employés séparément ou à l'état de mélange ? C'est là une question importante sur laquelle il convient de s'arrêter un instant.

Le phosphore se trouve dans l'organisme à l'état de composés très divers : le cerveau, les nerfs, le sang, les muscles, les glandes, les os renferment des phosphates de chaux, de magnésie, de soude, de fer. Si donc, on veut remédier aux pertes du phosphore, ce serait une grosse erreur que de le fournir uniquement sous forme de glycérophosphate de chaux, par exemple.

La médication, comme la perte, doit être beaucoup plus complexe, et de même que Charcot recommandait l'usage des polybromures dans la médication bromurée, de même on doit logiquement faire une médication polyglycérophosphatée (2).

Il y a également intérêt à associer aux glycérophosphates des médi-

---

(1) V. *Journ. Nouveaux remèdes*, 24 juin 1898, p. 284.
(2) *Op. cit.*, Bardet, n° du 8 février 1896, p. 71.

caments susceptibles d'exercer une action similaire sur la nutrition, comme l'a démontré M. Albert Robin.

Les formules proposées pour l'administration des glycérophosphates sont les suivantes :

Cachets.

Glycérophosphate de chaux.	0 gr. 50
— de soude. . . . . ⎫	
— de potasse . . . . ⎬ ââ 0 gr. 10	
— de magnésie . . . . ⎭	
— de fer	0 gr. 05
Poudre de fève de St-Ignace.	0 gr. 03

Pour un cachet.
En prendre deux par jour.

Pour les dyspeptiques par insuffisance, on peut ajouter à chaque cachet :

Pepsine et paillettes (titre 50)	0 gr. 15
Maltine	0 gr. 05

Chez les anémiques, la dose de glycérophosphate de fer peut être augmentée.

Pour les enfants, on peut mettre le médicament sous forme de sirop, mais à la condition de prendre un sirop très sucré, sans quoi les glycérophosphates se décomposeraient rapidement, et de renouveler fréquemment la préparation.

Sirop.

Glycérophosphate de chaux	6 grammes
— de soude . . . . . ⎫	
— de potasse . . . . ⎬ ââ 2 —	
— de magnésie . . . ⎭	
— de fer	1 —
Teinture de fève de St-Ignace	XXX gouttes
Teinture de Kola	10 gr.
Sirop de cerises pour compléter. . . .	200 gr.

A prendre 2 à 3 cuillerées à bouche par jour.

Nous avons terminé les considérations générales que nous avions à présenter sur les glycérophosphates.

Il nous reste maintenant, pour terminer l'étude de ces composés, à examiner les différents glycérophosphates employés en thérapeutique et dont nous avons déjà donné la nomenclature : glycérophosphates de chaux, de soude, de lithine, de magnésie, de fer.

Le glycérophosphate de quinine sera étudié dans le chapitre réservé aux sels de quinine.

A. — Glycérophosphate de chaux.

Synonymes et formule. — Le glycérophosphate de chaux est appelé aussi glycérophosphate de calcium, phosphoglycérate de chaux, phosphoglycérate de calcium.

Il a pour formule : $C^3H^7Ca\ PO^6$ ou $PO \begin{cases} O \\ O \\ O \end{cases} \begin{matrix} >Ca \\ (C^3H^5)\ (OH)^2. \end{matrix}$

D'après Pelouze, il serait anhydre. D'après Portes et Prunier, il contiendrait deux molécules d'eau. D'après Petit et Polonovski, il ne contiendrait qu'une seule molécule d'eau.

Dans leur belle étude sur les glycérophosphates, MM. Adrian et Trillat ont pu obtenir par une méthode, que nous indiquerons plus loin, du glycérophosphate de chaux cristallisé. Ils ont déterminé la formule de ce sel, qui correspond à un sel anhydre, et cette formule concorde avec celle de Pelouze.

Préparation. — Ce corps peut se préparer par trois méthodes données : 1° l'une par MM. Portes et G. Prunier (1) ; 2° l'autre donnée par M. Lambotte (2); 3° la dernière, enfin, proposée par MM. Adrian et Trillat (3).

1° PROCÉDÉ PORTES ET G. PRUNIER. — On prend :

Acide phosphorique liquide à 60 0/0 . .   3.000 grammes
Glycérine pure à 28° . . . .   3.600   —

On maintient le mélange à une température de 100° à 110° pendant six jours consécutifs , en agitant trois ou quatre fois par jour. La masse commence à se colorer au bout du deuxième jour et à émettre des vapeurs. Le cinquième jour, elle est de couleur brune et cesse de fumer. Le septième jour, le mélange est mis à refroidir ; la masse devient alors visqueuse et transparente.

Après refroidissement complet on sature par le carbonate de chaux, puis à la fin par un lait de chaux. On filtre la solution de

<hr>

(1) V. *J. de Ph. et de Ch.*, t. XXIX, 5ᵉ série, 1894, p. 393.
(2) V. *Journal de Ph. d'Anvers*, 1895, dont un extrait a été rapporté dans le *Répertoire de pharmacie* du 10 avril 1895, p. 152.
(3) V. *J. de Ph. et de Ch.*, n° 1ᵉʳ décembre 1897, p. 484.

phosphoglycérate de chaux ainsi obtenue et, pour en séparer le sel, on la précipite par l'alcool à 90°.

Le précipité formé se dépose très rapidement.

Après décantation au bout d'une heure, on fait égoutter le précipité et on l'essore complètement.

On le redissout ensuite dans l'eau froide et on évapore le soluté filtré à une basse température.

Que se passe-t-il dans la préparation ? Lorsqu'on chauffe la glycérine avec l'acide phosphorique, on obtient de l'acide phosphoglycérique et cet acide saturé par le carbonate de chaux et ensuite par un lait de chaux donne du phosphoglycérate de chaux.

2° PROCÉDÉ DE LAMBOTTE. — Le procédé, indiqué par MM. Portes et G. Prunier présente l'inconvénient d'être très long. M. Lambotte propose d'adopter la méthode suivante, qui permet d'obtenir plus rapidement le phosphoglycérate. On prend :

Acide phosphorique glacial en poudre . . . . . 250 gr.
Glycérine officinale. . . . . 500 gr.

Délayer l'acide dans la glycérine ; chauffer à feu nu dans une capsule et porter à l'ébullition. L'acide se dissout rapidement dans la glycérine, la masse se colore en émettant d'abondantes vapeurs et la réaction est terminée au bout d'une demi-heure environ.

On laisse refroidir un peu la masse ; on la dissout dans l'eau et on laisse refroidir la dissolution.

A la dissolution froide, on ajoute de la chaux éteinte en poudre ou du lait de chaux, en quantité suffisante pour neutraliser (il faut environ 127 gr. de chaux éteinte) (1).

Après neutralisation, on filtre sur une flanelle mouillée. On délaie de nouveau le magma laissé sur le filtre avec de l'eau et on filtre de nouveau.

Toutes les liqueurs filtrées ayant été réunies, on les traite par l'alcool fort, en quantité suffisante pour précipiter tout le glycérophosphate de chaux. On filtre au papier pour séparer le glycérophosphate précipité.

On traite à nouveau par le nouvel alcool fort ce glycérophosphate,

(1) M. Lambotte conseille de conserver plutôt une légère acidité que de l'alcalinité, parce qu'au moyen du lavage, qui sera ultérieurement pratiqué, il sera facile d'enlever l'excès d'acide phosphoglycérique, tandis que, s'il y a excès de chaux, celle-ci sera précipitée par l'alcool avec le glycérophosphate de chaux, de sorte qu'on aura un produit alcalin.

afin de le débarrasser des traces de glycérine qu'il peut encore renfermer. On filtre de nouveau et on dessèche à l'air libre ou à l'étuve le glycérophosphate obtenu.

Comme on le voit, le procédé de M. Lambotte qui n'exige que quelques heures, est beaucoup plus rapide que celui proposé par MM. Portes et Prunier qui demande de sept à huit jours. Il fournit un glycérophosphate qui présente sensiblement les caractères de celui préparé par le procédé Portes et Prunier.

3° PROCÉDÉ ADRIAN ET TRILLAT. — On mélange, à parties égales, l'acide phosphorique liquide et la glycérine ; on place le mélange dans un récipient émaillé que l'on porte sur un bain de sable porté à la température de 200°.

La masse liquide s'échauffe peu à peu et atteint une température variant de 130 à 150°. On chauffe pendant 24 heures. Au bout de ce temps, la réaction est terminée ; le produit est devenu noirâtre et visqueux ; il commence à se dégager des vapeurs à odeur irritante. La teinte noirâtre disparaît ultérieurement par un traitement au noir animal.

Au lieu d'employer le carbonate de chaux comme moyen de saturation, on emploie le phosphate tribasique de chaux. Aucune mousse ne se forme à la surface du liquide pendant la saturation et il ne se produit pas d'échauffement.

Le phosphate tribasique est transformé par l'acide phosphorique libre en phosphate bibasique. L'acide glycérophosphorique, au contraire ne donne pas cette réaction, en sorte que l'on sature ainsi seulement l'acide phosphorique libre.

La deuxième partie de la saturation est obtenue par un lait de chaux, qui transforme l'acide glycérophosphorique en glycérophosphate de chaux, tandis que le phosphate bibasique est transformé en phosphate tribasique, lequel est utilisé pour de nouvelles opérations.

On filtre ensuite et le liquide filtré est fortement concentré par évaporation directe.

Quand la masse a pris une consistance pâteuse, on lui fait subir le traitement suivant à l'alcool : on la coule dans 10 p. d'alcool et on chauffe à l'ébullition pendant une heure. Après filtration, on essore et on répète une deuxième fois le même traitement, s'il y a lieu.

Le phosphoglycérate de chaux est ensuite séché au bain-marie. Ce traitement à l'alcool a pour but de débarrasser le glycérophosphate de la glycérine et des impuretés qu'il contient.

MM. Adrian et Trillat ont pu obtenir du phosphoglycérate de chaux cristallisé en purifiant le phosphoglycérate de chaux commercial par un traitement à l'alcool bouillant et en le précipitant de sa solution aqueuse. Le précipité formé, vu au microscope, est composé de fines aiguilles régulières ; si on les abandonne en les exposant à l'air, elles se déforment peu à peu et finissent par se transformer en poudre amorphe.

Caractères d'identité.— Le glycérophosphate de chaux se présente sous la forme d'une poudre blanche, très ténue, légère, soluble dans l'eau dans des proportions très variables, d'après les différents auteurs.

D'après Portes et Prunier, la solubilité serait 6,66 pour 100 ; d'après Petit et Polonovski, elle serait de 5,5 pour 100 ; certains auteurs ont trouvé des chiffres variant entre 5 à 7 pour 100.

MM. Adrian et Trillat ont trouvé que cette solubilité ne serait que de 4.53 pour 100, chiffre inférieur à ceux qui ont été donnés par les auteurs plus haut cités. Ils font remarquer que la solubilité des phosphoglycérates du commerce est généralement d'autant plus élevée qu'ils retiennent plus de glycérine ou d'acide phosphoglycérique libre. Il est à observer aussi que les coefficients de solubilité correspondent aux phosphoglycérates de chaux qui sont acides au papier de tournesol.

D'après Pelouze, Portes et Prunier, le phosphoglycérate de chaux est presque insoluble dans l'eau bouillante. MM. Adrian et Trillat ont trouvé que la solution aqueuse saturée de phosphoglycérate de chaux est partiellement précipitable par la chaleur à une température peu élevée.

Cette action de la chaleur sur la solution est très remarquable. Le phénomène de précipitation commence à se produire à la température de 32° ; elle devient très abondante à 40° ; elle est presque totale à la température d'ébullition. Cette propriété fournit un moyen de purifier le produit ; elle permet, en effet, d'éliminer la glycérine libre, l'acide phosphoglycérique ainsi que l'acide phosphorique libre, qui peut provenir de la décomposition de ce dernier.

Suivant leur mode de préparation, et suivant leur degré de pureté, la composition chimique des glycérophosphates de chaux est très variable et, dans leur étude sur ce composé, MM. Adrian et Trillat ont montré que sur quatorze échantillons analysés : trois étaient neutres au papier de tournesol, six étaient acides au tournesol et neutres à l'hélianthine, quatre étaient alcalins, un était acide au tournesol et à l'hélianthine.

Caractères spécifiques. — On le reconnaît aux caractères suivants :

1° La solution aqueuse *précipite* par l'alcool, par les oxalates, par les carbonates, par les phosphates, par les sels de plomb ;

2° La solution aqueuse *ne précipite pas* par l'azotate d'argent, par le molybdate d'ammoniaque à froid, par la mixture ammoniaco-magnésienne, par l'acétate d'urane (mais au bout de quelques instants on obtient un précipité gélatineux) ;

3° La solution aqueuse chauffée donne un précipité qui se présente sous forme d'écailles blanches.

Caractères de contrôle. — Le glycérophosphate de chaux, mal préparé, peut contenir les ALTÉRATIONS suivantes :

1° *Un excès de chaux.* Dans ce cas, sa solution aqueuse sera alcaline;

2° *Un excès de glycérine.* Pour la déceler, traiter le sel par l'alcool absolu. Ce dernier, évaporé, ne doit pas laisser de résidu de glycérine.

On le FALSIFIE souvent avec du carbonate de chaux et du phosphate de chaux.

Pour reconnaître le *carbonate de chaux*, on traite le sel suspect par un acide : il se produira une effervescence.

Pour reconnaître le *phosphate de chaux*, traiter le glycérophosphate suspect par de l'eau acidulée par l'acide acétique. La solution donnera un précipité ocreux avec l'acétate d'urane et un précipité gélatineux blanc sale avec le perchlorure de fer, si l'échantillon soumis à l'essai contenait du phosphate de chaux.

Le glycérophosphate de chaux doit enfin répondre aux caractères suivants :

Chauffé à 130° jusqu'à poids constant, il perd 3 pour 100 d'humidité.

Le résidu, humecté d'acide azotique, puis desséché et calciné au rouge vif, donne un reste de 55,5 à 56,5 pour 100 de pyrophosphate.

Il doit fournir un titre de 30 à 31 pour 100 d'acide phosphorique.

Cette détermination sera faite à l'aide d'un des procédés indiqués précédemment (Procédé Adrian et Trillat, Procédé Petit et Polonovski. Procédé Falières. Procédé Astru c).

Conservation. — Le phosphoglycérate de chaux doit être conservé dans des flacons secs et biens bouchés.

Action physiologique. — Il possède l'action physiologique des phosphoglycérates indiquée par MM. Albert Robin et Bardet.

Action thérapeutique. — Le glycérophosphate de chaux est employé dans toutes les maladies où il s'agit de combattre une dépression nerveuse (neurasthénie, asthénie nerveuse, albuminurie phosphatique, phosphaturie, etc., etc.).

Modes d'administration et doses. — On l'emploie à la dose de 0 gr. 50 à 2 gr., par jour sous forme de cachets, de sirop, de soluté gazeux, en injections hypodermiques.

Les diverses formes pharmaceutiques, sous lesquelles le glycérophosphate de chaux est administré, peuvent être facilement préparées par le pharmacien. A cet égard, on pourra adopter les formules suivantes, données par M. le professeur Gay de Montpellier, qui paraissent suffire à tous les besoins de la pratique médicale et qui peuvent, en tous cas, servir de types :

1° *Soluté de glycérophosphate de chaux.*

Dissolvez, filtrez.

    Glycérophosphate de chaux. . . . . . 10 à 30 grammes
    Eau distillée q. s. pour 1000 cc de solution.

La dissolution est parfois incomplète ; l'addition d'une trace d'acide citrique la facilite et rend la liqueur rapidement limpide. (On ajoutera 1 gramme de cet acide par 10 grammes de sel.)

Il ne faut pas substituer l'eau commune à l'eau distillée.

La liqueur a une saveur terreuse peu agréable : elle ne se conserve pas longtemps sans altération. L'addition de 2 à 3 grammes de chloroforme par litre, sauf les cas où ce corps pourrait être médicalement contre-indiqué, corrige la saveur et aide à la conservation, en empêchant le développement des moisissures.

L'association de l'arsenic au phosphore est souvent utile. On la réalise en ajoutant au soluté 0 gr. 10 à 0 gr. 50 d'arséniate de soude.

2° *Soluté gazeux de glycérophosphate de chaux :*

Glycérophosphate de chaux . . . . . 10 à 30 grammes
Acide citrique   5   —
Bicarbonate de soude.   4   —
Eau distillée, q. s. pour 1000 cc. . .

Dissolvez dans la bouteille le phosphoglycérate et l'acide citrique ; ajoutez le bicarbonate et bouchez aussitôt.

Il ne faut pas employer l'acide tartrique, qui donnerait lieu à un précipité.

On peut aussi préparer une solution gazeuse en plaçant le sel, avec 1 à 3 grammes d'acide citrique, dans la bouteille, remplissant celle-ci au moyen d'un siphon d'eau de seltz et bouchant aussitôt. L'addition d'arséniate de soude est encore ici possible.

3° *Sirop de glycérophosphate de chaux :*

On ne peut préparer de sirops très riches en glycérophosphate de chaux, à cause de la faible solubilité de ce sel dans l'eau froide.

Glycérophosphate de chaux . . . . 10 grammes
Acide citrique   1   —
Sucre blanc   610   —
Eau   340   —

Dissolvez le sel et l'acide dans l'eau, puis faites fondre le sucre à froid.

On obtient environ 950 gr. de sirop, qu'on porte à 1 kilogramme par addition de sirop simple ou d'un sirop aromatique, tel que le sirop d'écorce d'orange amère ou d'un extrait dissous dans la glycérine.

Exemple :

Extrait de kola. . . . . 10 grammes
Extrait d'orange amère   5   —
Glycérine   50   —

Dissolvez à chaud les deux extraits dans la glycérine ; laissez refroidir : mêlez au sirop précédent et filtrez.

Ce sirop peut encore être arsénié, par l'addition de 0 gr. 10 à 0 gr. 50 d'arséniate de soude, qu'on dissout en même temps que le glycérophosphate de chaux. Chaque cuillerée à soupe (20 grammes) contient alors 0 gr. 20 de glycérophosphate de chaux, 0 gr. 20 d'extrait de kola et de 0 gr. 001 à 0 gr. 005 d'arséniate de soude.

Il n'est pas rationnel de présenter le phosphoglycérate de chaux sous forme d'élixir, puisque l'alcool précipite le sel de son soluté aqueux. La confection de mixtures comprenant des teintures alcooliques ou alcoolats n'est pas davantage possible. Dans la préparation des formes galéniques, il faudra enfin veiller avec soin à la pureté du produit. MM. Petit et Polonovski (1) ont récemment appelé l'attention sur l'impureté possible des produits commerciaux. Ils citent, entre autres, un échantillon qui n'était qu'un mélange de phosphate de soude et glycérine. On devra exiger du sel les caractères de pureté que nous avons indiqués.

Solutés pour injections hypodermiques.

On a quelquefois besoin, pour pratiquer des injections hypodermiques, d'avoir des solutions stérilisées.

Les solutions de glycérophosphate de chaux, disent certains praticiens, ne peuvent pas être stérilisées par la chaleur, parce que la température élevée à laquelle on est obligé de les soumettre précipiterait le sel de chaux.

M. Lambotte estime, au contraire, qu'on ne doit pas considérer cette précipitation comme constituant un obstacle à la stérilisation, attendu que le précipité fourni se redissout complètement par le refroidissement.

Pour préparer les solutions stérilisées, on fait une solution à 5 pour 100 qu'on filtre et qu'on chauffe entre 100 et 120 degrés. On laisse ensuite refroidir. Si l'on doit conserver ces solutions dans des ampoules, on doit fermer les ampoules avant le chauffage ; il n'y a pas à craindre qu'elles éclatent par l'élévation graduelle de la température.

B. — Glycérophosphate de soude.

Ce sel a pour formule : $PO\begin{cases} ONa \\ ONa \\ OC^3H^5\,(OH^2) \end{cases} + H^2O$

Il se prépare par double décomposition en traitant le glycérophosphate de chaux par le carbonate de soude.

Il se présente sous forme d'une masse vitreuse déliquescente, soluble en toutes proportions dans l'eau, insoluble dans l'alcool. Mêmes caractères spécifiques, même action physiologique, même action thérapeutique que le glycérophosphate de chaux.

D'après Brissemoret et Joanin, ce sel devrait être le seul employé pour les injections hypodermiques.

(1) *Journ. de Ph. et de Ch.*, 5, XXX, 193.

C. — Glycérophosphate de lithine.

Il a pour formule : $PO \begin{cases} OLi \\ OLi \\ OC^3H^5(OH)^2 \end{cases}$

Il se présente sous forme de poudre blanche soluble dans 3 parties d'eau.

Caractères spécifiques, action physiologique, thérapeutique, etc., comme le glycérophosphate de chaux.

D. — Glycérophosphate de magnésie.

Il a pour formule : $PO \begin{cases} O \\ O \end{cases} \!\!\!\! >Mg \qquad + 2H^2O$
$OC^3H^5(OH)^2$

Poudre blanche, cristalline, soluble dans 10 p. d'eau.

E. — Glycérophosphate de fer.

Il a pour formule : $PO \begin{cases} O \\ O \end{cases} \!\!\!\! >Fe \qquad +2H^2O$
$OC^3H^5(OH)^2$

Poudre verdâtre, soluble dans 10 p. d'eau.

Mêmes caractères spécifiques, action physiologique et thérapeutique analogue à celle du glycérophosphate de chaux.

Les différents glycérophosphates que nous venons d'examiner peuvent être différenciés les uns des autres à l'aide d'un tableau publié par Mundorff dans le *Pharmaceutische Zeitung* du 30 mai 1896, p. 368, et que nous reproduisons plus bas :

O. MUNDORFF. — *Réactions pour différencier les divers glycérophosphates.*

RÉACTIFS	GLYCÉROPHOSPHATE DE				
	POTASSE	SOUDE	CHAUX	MAGNÉSIE	FER
Eau distillée à 15 degrés	facilement soluble	facilement soluble	incomplètement soluble	se dissout lentement	se dissout lentement
Eau distillée bouillante	do	do	soluble à 50°	soluble	facilement soluble
Alcool à 90°	insoluble	insoluble	insoluble	insoluble	insoluble
Ether	do	do	do	do	do
Glycérine	soluble	soluble	soluble	solubl	soluble
Acide chlorhydrique	rien	rien	rien	riene	rien
Acide sulfurique concentré	rien	rien	précipité blanc	rien	rien
Lessive de soude	rien	rien	do	précipité blanc gélatineux	précipité gélatineux brun
Ammoniaque	rien	rien	rien	précipité blanc gélatineux	précipité gélatineux brun
Azotate d'argent	précipité blanc virant bientôt vers le rouge brun	comme avec le sel potassique	précipité rouge brun, noircissant rapidement	comme avec le sel calcique	rien
Mixture de magnésie	précipité blanc	précipité blanc	rien	rien	précipité gélatin. brun
Molybdate d'ammoniaque, acide azotique à chaud	précipité jaune	précipité jaune	coloration jaune faible, précipité apr. 24 h.	comme avec le sel calcique	précipité blanc à froid
Perchlorure de fer	précipité jaune	précipité jaune	rien	rien	rien
Ferrocyanure de potassium	rien	rien	rien	rien	précipité bleu
Ferricyanure de potassium	rien	rien	rien	rien	coloration verte

F. — Glycérophosphate de caséine sodique.

Le glycérophosphate de caséine sodique est désigné aussi sous le nom de *sanatogène*.

Le sanatogène est une nouvelle substance nutritive ou alimentaire étudiée par Vis et Treupel (1).

C'est un composé de caséine, qui se distingue de toutes les autres préparations alimentaires, en ce que la caséine est dissoute grâce à l'addition du glycérophosphate de soude à 5 pour 100. La teneur du sanatogène sec en azote est de 91,23 pour 100 ; c'est donc une préparation très riche en albuminoïdes.

Ce qui différencie le sanatogène des autres préparations analogues, c'est qu'il n'appartient pas au groupe des albumoses, mais que l'on a affaire à un albuminoïde non modifié ; c'est le glycérophosphate de soude qui est employé comme dissolvant et ce glycérophosphate exerce une action stimulante sur le système nerveux central.

Des recherches de Schlesinger, le sanatogène se digère très bien. Il est indiqué toutes les fois où, chez des sujets avec appétit défaillant, il est urgent de donner des albuminoïdes en grande quantité (2).

On l'administre à la dose d'une cuillerée à café, à chaque repas, mélangé à une petite quantité d'eau et dilué, *ad libitum*, avec du potage chaud, du cacao, etc.

§ 2. — Lécithine.

On désigne sous le nom de lécithine une substance qui existe dans le cerveau, les nerfs, les globules sanguins, le jaune d'œuf et qui paraît aussi très répandue dans le règne végétal.

Elle a été retirée par Gobley du jaune d'œuf, d'où son nom (λεκιθος, jaune d'œuf) et a été étudiée par Strecker. En général, toute lécithine, chauffée avec les acides et les bases, est susceptible de se dédoubler en acides gras (stéarique, palmitique, oléique), en acide phosphoglycérique et en névrine ou choline.

Il existe, d'après Strecker, plusieurs variétés de lécithine, dérivées de plusieurs acides gras, sur lesquelles nous ne croyons pas devoir insister ; nous nous bornerons simplement à parler de la

(1) V. *Journ. Nouveaux remèdes*, numéro du 8 août 1898, p. 346.
(2) *Klin. ther. Wochenschrift*, 1898, n° 17, p. 574, n° 27, p. 1015, d'après *Nouveaux remèdes*, numéro du 8 août 1898, p. 345 et 346.

lécithine retirée du jaune d'œuf et que l'on appelle : ovolécithine. Le jaune d'œuf en contient environ 8 pour 100.

Préparation. — La lécithine, retirée du jaune d'œuf, et qu'on appelle ovolécithine, se prépare en traitant les jaunes d'œufs par l'éther, puis évaporant ; le résidu repris par l'alcool donne la lécithine.

C'est là le mode général de production ; mais pour avoir de la lécithine pure, il faut employer le procédé indiqué par Strecker et sur lequel nous ne croyons pas devoir insister.

Caractères d'identité. — La lécithine pure se présente sous forme de poudre blanche, insoluble dans l'eau, soluble dans l'alcool et les huiles fixes, moins soluble dans l'éther.

Composition. — Elle se compose : d'acide glycérophosphorique, d'acide gras et de choline. On la considère comme le distéaroglycérophosphate de choline.

Action thérapeutique. — Elle a été préconisée contre la tuberculose, le rachitisme, la neurasthénie, et dans tous les cas où il y a lieu d'exciter la nutrition générale, par MM. Lancereaux et Panlesco, par MM. Claude et Zaki.

Modes d'administration et doses. — On la prescrit : en cachets, pilules, capsules à la dose de 10,25 et même 50 centigrammes par jour. On peut encore l'administrer en injections hypodermiques ; on l'injecte alors en solution huileuse stérilisée, à la dose de 11 à 15 centigrammes, tous les deux jours.

La lécithine pure étant d'une préparation très délicate, on a fait observer avec raison qu'on pourrait, à sa place, administrer le jaune d'œuf (1).

Comme le jaune d'œuf se dissout dans la glycérine, il conseille de prescrire le mélange suivant :

Jaune d'œuf	300 grammes
Lait	60 —

Battez et passez à l'étamine avec expression ; ajoutez ensuite :

Glycérine	300 grammes
Eau de laurier cerise.	10 —
Sucre	180 —
Chlorure de sodium.	12 —

Faites dissoudre à froid.

On obtient ainsi une préparation inaltérable, contenant 0 gr. 55 de lécithine par cuillerée à bouche.

(1) *Journal des praticiens*, numéro du 1er juin 1901.

SECTION IV

ÉTUDE DES ÉTHERS OXYDES PROPREMENT DITS

SOMMAIRE : Ether sulfurique, éther ordinaire ou oxyde d'éthyle. — Préparation . — Théorie de l'éthérification de Williamson. — Ethers commerciaux de densité 0,735 ; 0,724 ; 0,758 ; 0,720. — Précautions à prendre pour la distillation de l'éther.

Oxyde d'éthyle

Synonymes. — L'éther sulfurique, appelé éther ordinaire, éther hydrique, éther vinique, éther (sans épithète), oxyde d'éthyle, a été décrit par Valerius Cordus en 1540 et étudié par Schéele, Dumas, Boullay et Wiliamson. Il a pour formule : $(C^2H^5)^2O$ ou $C^4H^{10}O$.

Il résulte de l'union de deux molécules d'*alcool éthylique* avec élimination d'eau :

$$C^2H^5OH \quad + \quad C^2H^5OH \quad = \quad (C^2H^5)^2O \quad + \quad H^2O$$

Alcool éthylique   Alcool éthylique   Ether   Eau

Préparation. — Dans les laboratoires et dans l'industrie, on le prépare par l'action de l'acide sulfurique sur l'alcool éthylique.

Préparation dans les laboratoires. — L'appareil dans lequel on opère se compose d'un ballon B d'un litre, portant au moyen d'un bouchon à 3 trous, un thermomètre T, un tube coudé *d*, relié à un réfrigérant RR', et un tube de verre communiquant avec un flacon à tubulure inférieure M, dont l'écoulement est réglé par un robinet *r*. Le ballon est disposé sur un fourneau recouvert d'une toile métallique. Le tube du réfrigérant RR' est fixé par sa partie inférieure au col d'un ballon tubulé N, servant de récipient et plongé dans l'eau froide.

Aprés avoir introduit dans le ballon 200 grammes d'alcool (10 parties) et ajouté peu à peu, en agitant, 140 grammes d'acide sulfurique (7 parties), on chauffe doucement. Lorsque la température indiquée par le thermomètre dépasse 130°, l'ébullition commence et de l'éther plus ou moins mélangé d'alcool passe à la distillation. Ouvrant alors le robinet *r*, on laisse écouler très lentement dans le ballon de l'alcool à 95° dont on a préalablement garni le flacon tubulé. En réglant le chauffage et l'arrivée de l'alcool, on maintient à la fois le niveau constant dans le ballon et la température du mélange voisine de 140°.

De l'alcool nouveau remplaçant continuellement celui qui distille à l'état d'éther, la réaction peut se poursuivre sans discontinuer tant que l'acide sulfurique n'a pas été trop altéré.

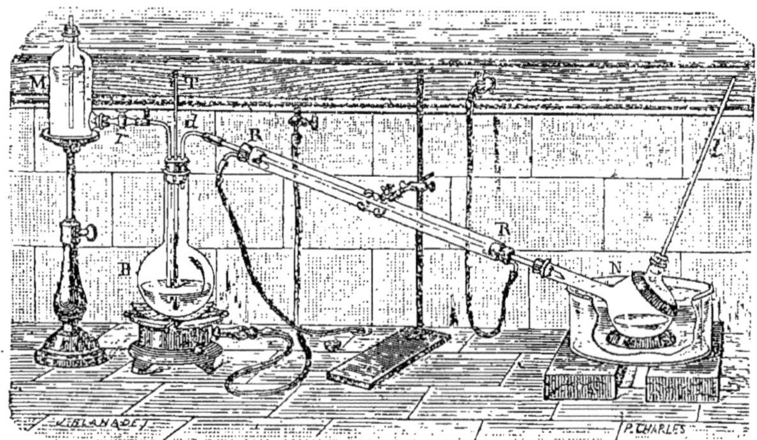

Fig. 6.

Un point important est d'éviter tout accident dû à l'écoulement de la vapeur d'éther, qui s'échappe de l'extrémité de l'appareil, et à sa combustion au contact du foyer ; on l'écarte de ce dernier en adaptant un tube très long, l, à la tubulure du ballon servant de récipient.

Purification. — Le liquide condensé est de l'éther ordinaire souillé d'eau, d'alcool, d'acide sulfureux, etc. On l'agite, dans un flacon fermé, avec son volume d'eau additionnée de quelques grammes d'hydrate de chaux. Ce dernier corps neutralise l'acide sulfureux tandis que l'alcool passe en dissolution dans l'eau. On décante l'éther qui surnage et on le distille au bain-marie. On perd moins de produit quand on fait précéder le traitement par l'eau d'une distillation au bain-marie tiède qui sépare la plus grande partie de l'alcool.

Préparation industrielle. — La préparation de l'éther, réalisée dans les appareils ordinaires de laboratoire, n'est pas sans présenter quelques dangers ; en outre, elle ne donne que des rendements insuffisants. Ce corps est en réalité un produit industriel ; sa fabrication se fait dans un appareil spécial, et la rectification s'opère dans un appareil à colonne analogue à celui qu'on emploie pour purifier l'alcool (1).

Réaction. — Que se passe-t-il lorsqu'on fait agir dans ces conditions l'acide sulfurique sur l'alcool? En d'autres termes, quelle est la théorie de la transformation de l'alcool en éther? Cette théorie a été donnée par Williamson.

Lorsqu'on fait agir l'acide sulfurique sur l'alcool il se passe deux phases dans la réaction :

1re *phase* : L'alcool réagit sur l'acide sulfurique, en formant de l'acide éthylsulfurique :

$$C^2H^5OH \ + \ SO^4\!\!<^H_H \ = \ SO^4\!\!<^H_{C^2H^5} \ + \ H^2O$$

Alcool   Acide sulfurique   Acide éthylsulfurique   Eau

2e *phase* : L'excès d'alcool décompose, à la température de 140°, l'acide éthylsulfurique, en régénérant l'acide sulfurique et en formant de l'éther :

$$SO^4\!\!<^H_{C^2H^5} \ + \ C^2H^5OH \ = \ SO^4\!\!<^H_H \ + \ {C^2H^5 \atop C^2H^5}\!\!>0$$

Acide éthylsufurique   Alcool   Acide sulfurique   Éther

On voit donc que l'acide sulfurique ne se détruit pas dans la réaction et que, théoriquement, tout au moins, il peut changer en éther ordinaire un poids d'alcool illimité. En fait, il éthérifie de 25 à 30 fois son poids d'alcool et disparaît dans des réactions secondaires, telles que sa réduction à l'état de gaz sulfureux par l'action de la matière organique à haute température.

La théorie, donnée par Williamson, pour la formation de l'éther, théorie justement célèbre et admise par tous les chimistes, et qui se produirait en deux phases, formant un cycle complet de transformations indéfiniment renouvelées, semble être beaucoup plus complexe qu'on ne l'avait cru tout d'abord. C'est ce que M. le professeur Prunier a démontré d'une manière remarquable (2).

Ethers commerciaux. — On trouve en pharmacie et dans le commerce, un certain nombre d'éthers :

(1) Voir Berthelot et Jungfleisch, *Traité de chimie organique*, t. I, p. 268.
(2) Voir pour les détails : *Journ. de Ph. et de Chimie*, du 1er juin 1897, p. 513 : Contribution à l'étude de la préparation de l'éther ordinaire ; *Journ. de Ph. et de Chimie*, 1er juillet 1897, p. 12 : Contribution à l'étude de la préparation de l'éther ordinaire ; *Les médicaments chimiques*, t. II, p. 124.

1° **Ether** *à* 0,720 *à* + 15° *ou* 0, 736 *à* 0°. — Cet éther constitue *l'éther officinal.*

2° **Ether** *à* 0,724 + *à* 15°. — Cet éther appelé *éther rectifié du commerce*, désigné aussi sous le nom d'éther dit sulfurique, contient encore trois centièmes d'alcool et des traces d'eau.

C'est un liquide incolore, très mobile, d'une odeur suave, pénétrante, d'une saveur brûlante, neutre aux réactifs colorés, très volatil, très inflammable, s'évaporant sans laisser de résidu, sans laisser percevoir d'odeur étrangère et en produisant par évaporation un très grand abaissement de température.

3° **Ether** *à* 0,735 *à* + 15°. — Cet éther n'est pas suffisammen t rectifié ; il contient de l'eau, environ 8 0/0, et très souvent aussi d'autres produits étrangers et particulièrement ce corps complexe (mélange de sulfate d'éthyle et de plusieurs carbures isomères du gaz oléfiant) qu'on désignait autrefois sous le nom *d'huile douce de vin.* Cet éther doit, d'après le Codex, être exclusivement réservé pour l'usage vétérinaire.

4° **Ether** *à* 0,758. — Cet éther est encore plus impur que le précédent, et ne doit jamais être employé pour les usages pharmaceutiques. Il ne faut pas le confondre avec l'éther à 0,758, employé principalement pour la préparation des teintures et des extraits éthérés, et qui se prépare suivant le Codex en ajoutant de l'alcool à 90° à *l'éther rectifié du commerce* (d. = 0,724).

Ether rectifié du commerce . . . . 700 grammes
Alcool à 90° 300   —

Mêlez et conservez dans un flacon bien bouché.

Ether officinal.

Préparation. — On le prépare en purifiant l'éther rectifié du commerce de densité 0,724 par le procédé suivant, indiqué par Regnauld et Adrian, et adopté par le Codex : on lave l'éther rectifié du commerce de densité 0,724 avec 2 fois son volume d'eau distillée, en agitant fortement. Après un repos suffisamment prolongé pour laisser l'éther venir à la surface, on le décante et on le met en contact, pendant 36 heures, en ayant soin d'agiter fréquemment, avec le dixième de son poids d'un mélange à parties égales de chlorure de calcium fondu et de chaux éteinte calcinée. On décante et on distille au bain-marie, en recueillant seulement les 9 premiers dixièmes du produit qui passe à la distillation. Par ces divers traitements, on enlève à l'éther rectifié du commerce les trois centièmes d'alcool et les traces d'eau qu'il contenait.

Caractères d'identité. — L'éther officinal, bien rectifié et bien purifié, est un liquide mobile, à odeur suave et pénétrante, à saveur brûlante et fraîche. Sa densité à 0° est de 0,736 et à 15° de 0,720. Il bout à 34°5 ; sa densité de vapeur est très forte (2,565).

Il est soluble dans 9 parties d'eau et peut dissoudre lui-même 1,36 de son poids de ce liquide. Il est soluble en toutes proportions dans l'alcool, les huiles fixes et volatiles, le chloroforme, la benzine. Il dissout l'iode, le bromé, le phosphore, les graisses, les acides gras, les alcaloïdes, etc.. Il est très volatil, très inflammable et produit en s'évaporant un froid considérable.

Il importe d'insister, au point de vue pratique, sur la grande inflammabilité de l'éther. Ce corps, étant combustible et s'enflammant à une température relativement peu élevée, doit être manié avec les plus grandes précautions.

Si on veut distiller de l'éther, soit pour le purifier, soit pour recueillir les produits fixes ou moins volatils qu'il tient en dissolution, on ne distillera jamais à feu nu, car la facilité avec laquelle la vapeur d'éther s'enflamme peut occasionner des accidents graves. On distillera dans une cornue ou un ballon muni d'un réfrigérant de Liebig bien refroidi et à grande surface et on placera le vase qui contient l'éther à distiller, dans une marmite de bain-marie sans liquide.

On fait chauffer de l'eau dans un local autre que celui où se trouve l'appareil distillatoire, puis cette eau étant portée à 80° environ on la transporte, par petites quantités, dans le bain-marie vide. L'éther s'échauffe peu à peu et bientôt entre en ébullition. On ajoute, de temps en temps, de l'eau chaude dans le bain-marie de façon à entretenir l'ébullition. Lorsque, par refroidissement du bain, la distillation s'affaiblit, on enlève au moyen d'un siphon une partie de l'eau tiède et on la remplace aussitôt par de l'eau bouillante apportée de la pièce voisine. La vapeur d'éther, qui échappe à la condensation, ne peut ainsi atteindre un foyer en combustion et l'opérateur est à l'abri de tout accident grave, si pour une cause quelconque la cornue ou le ballon viennent à se briser.

Il est un autre point sur lequel il importe d'attirer l'attention : la vapeur d'éther, étant plus dense que l'air (2,565), s'écoule dans celui-ci en ne se diffusant que lentement, à peu près comme le ferait un liquide ; il en résulte que cette vapeur peut, en s'étendant à la surface du sol, ou sur la paillasse d'une cheminée, aller gagner à une grande distance un foyer allumé qui l'enflamme et la traînée de vapeur transmet aussitôt la combustion à la masse d'éther liquide qui la fournit.

En outre, la tension de la vapeur d'éther est assez considérable pour que les faits, dont nous venons de parler, se produisent non seulement lorsque l'éther est chauffé à l'ébullition, mais même à la température ordinaire. Ajoutons que cette tension à basse température est suffisante pour que l'air se charge de vapeurs d'éther au point de former un mélange gazeux combustible, produisant, avec un excès d'air, des mélanges détonants.

L'écoulement de la vapeur d'éther dans l'air est trop souvent méconnu, il est cependant très important et c'est à lui que l'on doit attribuer le plus grand nombre d'incendies et d'explosions occasionnées par l'éther (1).

Caractères de contrôle. — L'éther, mal purifié ou imparfaitement rectifié, peut renfermer de l'huile douce de vin, de l'acide sulfurique, de l'eau, de l'alcool et plus tard de l'aldéhyde et de l'eau oxygénée.

Huile douce de vin. — L'éther pur, versé sur la main, doit s'évaporer promptement et entièrement sans laisser de résidu odorant ; versé sur une feuille de papier, il ne doit pas laisser de tache transparente ; dans le cas contraire, il contiendrait de l'huile douce de vin.

Acide sulfurique. — L'éther ne doit pas être acide ; agité avec de l'eau, celle-ci ne doit pas précipiter par le chlorure de baryum ; dans le cas contraire, il contiendrait de l'acide sulfurique.

Alcool et eau. — 1° L'éther pur traité par du sulfate de cuivre desséché ne communiquera aucune teinte à ce sulfate qui restera blanc ; si l'éther contient de l'alcool ou de l'eau, le sulfate de cuivre desséché deviendra bleu. 2° L'éther pur traité par un cristal de fuschine restera incolore ; s'il y a de l'eau ou de l'alcool, il se colorera en violet.

Aldéhyde. — 1° Traiter l'éther par de la potasse caustique et laisser en contact pendant une heure : Pas de coloration, si l'éther est pur ; coloration jaune, s'il contient de l'aldéhyde.

2° Traiter l'éther par le nitroprussiate de sodium en solution alcaline (potasse) avec ou sans addition ultérieure d'acide acétique. Belle couleur rouge s'il y a des aldéhydes (Legal).

(1) Voir à ce sujet : *Manipulations de chimie* de Jungfleisch.

Eau oxygénée. — 1° Agitez l'éther avec quelques gouttes d'acide sulfurique dilué et un peu de bichromate de potassium : Pas de coloration, si l'éther est pur ; coloration bleue, s'il contient de l'eau oxygénée.

2° Traiter l'éther par une solution d'iodure de potassium amidonnée et ajouter une goutte de sulfate ferreux : Pas de coloration, si l'éther est pur ; coloration bleue, s'il contient de l'eau oxygénée.

Après avoir déterminé si l'éther contient ou ne contient pas d'impuretés, c'est-à-dire après avoir fait un essai qualitatif, il importe de faire un essai quantitatif, pour déterminer la proportion relative d'éther, d'alcool et d'eau contenue dans un échantillon commercial donné.

A cet effet, on met à profit, les travaux de Regnauld et Adrian.

Ces auteurs ont reconnu que si on traite de l'alcool hydraté par du carbonate de potasse sec, employé en quantité convenable, ce carbonate de potasse s'empare de l'eau et ramène l'alcool au titre 98°.

Il suffira donc, lorsqu'on veut déterminer la proportion d'alcool dans un éther hydraté, de traiter cet éther par le carbonate de potasse sec, qui s'emparera de l'eau, et on obtiendra ainsi un mélange d'éther et d'alcool à 98°. On prendra alors la densité du liquide et on déterminera la composition de ce liquide en se reportant à la table spécialement dressée par MM. Regnauld et Adrian en vue de ce mode d'essai.

Cette table (1) indique, sur une première ligne horizontale, les densités d'éther pur et d'alcool à 98° centésimaux, jusqu'à 37 pour 100 d'alcool.

Dans chaque colonne verticale, le chiffre supérieur, représentant le mélange d'éther et d'alcool à 98°, les chiffres placés au-dessous constituent la série des densités qui correspondent à des quantités d'eau croissantes.

Il suffit donc de deux lectures aréométriques, exécutées avant et après la dessiccation au carbonate de potasse, pour avoir le dosage exact de l'alcool et de l'eau existant dans le mélange primitif.

Conservation. — Il doit être conservé à l'abri de la lumière, dans un lieu frais et dans un flacon bien bouché et incomplètement rempli.

Action physiologique. — L'éther a été, après le protoxyde d'azote, le premier anesthésique employé. Son action est semblable

(1) Voir dans Prunier, *Médicaments chimiques*, t. II, p. 133.

à celle du chloroforme ; nous dirons cependant que la période d'excitation est plus longue et plus intense et que la période d'anesthésie et de sommeil dure moins longtemps. Il est préféré encore par quelques chirurgiens, notamment par ceux de Lyon, pour obtenir l'anesthésie chirurgicale.

Action thérapeutique. — Il est employé d'après Fonsagrives : *comme réfrigérant*, dans les inflammations locales, les hémorrhagies, les brûlures, les hernies ; *comme antispasmodique*, contre l'éréthisme nerveux, la chorée, etc. ; *comme excitateur de la thermogenèse et de la circulation*, dans l'algidité sous toutes ses formes ; *comme anesthésique local ou général*, pour émousser la sensibilité normale ou morbide (moyen d'anesthésie locale, gastralgie, spasme douloureux, coliques néphrétiques et hépatiques) ; *comme agent dissolvant*, dans les coliques hépatiques, l'engorgement cérumineux du conduit auriculaire.

Modes d'administration et doses. — On l'emploie : à l'INTÉRIEUR, à la dose de X à XL gouttes sur du sucre, en potion, en sirop, en capsules, perles de gélatine renfermant II gouttes d'éther ; en injections hypodermiques à la dose de 1 à 2 grammes (1) ; à l'EXTÉRIEUR, comme topique ; en pulvérisations, inhalations, comme anesthésique.

Formules galéniques. — Il entre dans les formules galéniques suivantes mentionnées au Codex : éther sulfurique alcoolisé ou liqueur d'Hoffmann ; sirop d'éther ; potion antispasmodique ; potion antispasmodique opiacée.

Empoisonnements. — L'*éther inhalé* ou *ingurgité* en trop fortes proportions produit des empoisonnements analogues à ceux occasionnés par le chloroforme. On administrera dans ce cas les mêmes secours que pour le chloroforme.

(1) Dupuy, *Progrès médical*, 1873, p. 286 et 1881, p. 985 (Mlle Oconnkoff, thèse de Paris, 1877).

CHAPITRE VI

ÉTUDE DES ALDÉHYDES

PRÉLIMINAIRES . — DIVISION.

Généralités. — On appelle aldéhydes des corps composés de carbone, d'hydrogène et d'oxygène qui dérivent des alcools par élimination d'hydrogène et régénèrent les alcools par fixation d'hydrogène.

Seuls les alcools primaires et secondaires peuvent fournir des aldéhydes.

Les aldéhydes correspondant aux alcools primaires s'appellent *aldéhydes primaires* ou *aldéhydes* proprement dits.

Les aldéhydes correspondant aux alcools secondaires s'appellent *aldéhydes secondaires* ou *acétones*.

SECTION I

ÉTUDE DES ALDÉHYDES PROPREMENT DITS

S ommaire : — Définition. — Caractères. — Classification. — Nomenclature des aldéhydes intéressants au point de vue médico-pharmaceutique.

Aldéhyde formique. — Paraforme. — Glutol. — Amyloforme. — Dextroforme. — Formopyrine. — Urotropine. — Iodoformine. — Bromaline. — Tannoformes. — Acide méthylène-digallique. — Formaldéhyde-caséine. — Crésoforme.

Aldéhyde éthylique. — Produits de polymérisation fournis par l'aldéhyde (Paraldéhyde). — Produits de substitution fournis par l'aldéhyde (Aldéhyde trichlorée ou chloral. — Aldéhyde tribromée ou Bromal). — Produits formés par la combinaison du chloral avec d'autres corps : Hypnal. — Chloralamide. — Chloralammonium. — Chloralimide. — Ural. — Somnal. — Chloralose.

Croton-chloral et hydrate de Croton-chloral.

Camphre monobromé ou bromure de camphre.

Les aldéhydes primaires correspondent aux alcools primaires. Elles dérivent des alcools primaires, par élimination de 2 atomes d'hydrogène.

$$\text{Exemple}: \underset{\text{Alcool éthylique}}{C^2H^6O} - H^2 = \underset{\text{Aldéhyde éthylique}}{C^2H^4O}$$

Les principaux caractères de ces aldéhydes primaires sont les suivants :

1° Ils constituent le premier terme d'oxydation des alcools.

2° Par fixation d'hydrogène (H^2), ils reproduisent l'alcool primaire dont ils dérivent.

$$\text{Exemple}: \underset{\substack{\text{Aldéhyde}\\\text{éthylique}}}{C^2H^4O} + H^2 = \underset{\substack{\text{Alcool}\\\text{éthylique}}}{C^2H^6O}$$

3° Par fixation d'oxygène, ils donnent naissance à l'acide correspondant à l'alcool qui a servi à les former.

$$\text{Exemple}: \underset{\substack{\text{Aldéhyde éthylique}\\\text{correspondant}\\\text{à l'alcool éthylique}}}{C^2H^4O} + O = \underset{\substack{\text{Acide acétique}\\\text{correspondant}\\\text{à l'alcool éthylique}}}{C^2H^4O^2}$$

4° Ils sont caractérisés atomiquement par le groupement monovalent $H - C = O$ ou CO. H qui provient du groupe caractéristique des alcools primaires $CH^2.OH$ par perte de H^2.

5° Ils donnent trois sortes de condensations intramoléculaires :

A. Condensation simple avec union par le carbone ou aldolisation.

B. Condensation avec déshydratation ou crotonisation.

B. Condensation simple avec union par l'oxygène ou polymérisation.

6° Ils présentent les réactions suivantes qui servent à les caractériser :

A. — Ils forment avec les bisulfites alcalins des combinaisons cristallisables bien définies, solubles dans l'eau.

B. — Ils réduisent la liqueur de Fehling.

C. — Ils réduisent le nitrate d'argent ammoniacal.

D. — Ils recolorent la fuschine décolorée par l'acide sulfureux (Schmidt).

Pour préparer ce réactif, on fait une solution aqueuse à 1 pour 500 de fuchsine pure et on y fait passer, bulle à bulle, du gaz sulfureux, jusqu'à décoloration complète (il y a intérêt à ne pas mettre un grand excès d'acide sulfureux). 3 cc. de ce réactif donnent avec une seule goutte d'aldéhyde une coloration rouge égale en teinte à celle de la solution de fuchsine primitive non décolorée (Béhal).

M. Gautier conseille de préparer le réactif de la manière suivante :
On décolore une solution de fuchsine au millième par le bisulfite de soude et on le conserve à l'abri de l'air.

Si dans cette liqueur, on verse un aldéhyde, on obtiendra une coloration rouge violacé.

Les aldéhydes primaires se divisent, comme les alcools primaires, en plusieurs classes :

1° Aldéhydes monoatomiques, partagés en cinq classes, correspondant aux cinq classes des alcools monoatomiques.

2° Aldéhydes diatomiques, correspondant aux alcools diatomiques.

3° Il n'existe pas d'aldéhydes, tri, tétra, penta et hexatomiques correspondant aux alcools tri, tétra, penta, hexatomiques.

Les aldéhydes intéressants au point de vue médico-pharmaceutique sont :

Aldéhydes monoatomiques — 1re *Classe.* — Aldéhyde formique ; aldéhyde éthylique ; 2e *Classe.* — Aldéhyde allylique ou acroléïne ; 3e *Classe.* — Aldéhyde campholique, camphre des laurinées, camphre ordinaire, appartenant à la classe des carbonyles établie par M. Berthelot ; 4e *Classe.* — Pas d'aldéhyde intéressant ; 5e *Classe.* — Aldéhyde benzoïque, benzylal ou essence d'amandes amères ; aldéhyde cuminique, cuminal ou essence de cumin ; 6° *Classe.* — Aldéhyde cinnamique ou essence de cannelle.

Aldéhydes diatomiques. — Il n'existe aucune aldéhyde intéressante. Parmi les aldéhydes que nous venons de citer, nous étudierons seulement :

1° L'aldéhyde formique ;

2° L'aldéhyde éthylique, intéressante par elle-même et surtout par ses produits de polymérisation et de substitution.

3° Le croton chloral produit de substitution de l'aldéhyde butylique.

4° Le camphre monobromé, produit de substitution de l'aldéhyde campholique.

§ 1. — Aldéhyde formique.

Synonymes et formule. — L'aldéhyde formique est aussi appelée formaldéhyde, formol, méthylal, formaline ; il a pour formule CH^2O.

Préparation. — Ce corps, qui était fort rare jusqu'à ces derniers temps, se prépare aujourd'hui, en très grande abondance, par

IV   18

plusieurs procédés industriels : procédé Trillat (1) ; procédé Cambier et Brochet (C. R. A. d. Sc., séance du 8 octobre 1894) ; procédé Brochet (C. R. A. d. Sc., 27 janvier 1896).

Dans ces procédés, on utilise généralement la réaction d'Hoffmann, qui consiste à faire arriver des vapeurs d'alcool méthylique, au contact de l'air, sur du platine incandescent.

Caractères d'identité. — Le formol est un liquide bouillant à 21°, d'une odeur pénétrante, irritant les yeux, les muqueuses, soluble dans l'eau, dans l'alcool.

On le trouve, dans le commerce, à l'état de dissolution alcoolique à 40 pour 100. Cette solution possède une odeur de souris et est très irritante et provoque le larmoiement.

Caractères spécifiques. — 1° Cette solution, traitée par une dissolution aqueuse très étendue d'aniline, donne un trouble blanc nuageux caractéristique d'un hydroformaldéhydaniline (Trillat).

2° Si l'on ajoute à 1 centimètre cube d'une solution, même très étendue, de formaldéhyde, son volume d'une solution à 4 pour 100 de chlorhydrate de phénylhydrazine, on obtient, plus ou moins rapidement, suivant le degré de dilution, un trouble jaunâtre. Le précipité, lavé sur un filtre, se dissout dans l'alcool absolu, et la solution abandonne, par évaporation spontanée, des cristaux incolores en prismes ou tables rhombiques, isolés ou entrelacés, rappelant les cristaux d'azotate d'urée ou de cholestérine (2).

Caractères de contrôle. — Smith (3) recommande l'essai suivant de la formaldéhyde :

1° La solution doit contenir 35 à 40 pour 100 de formaldéhyde et être transparente, incolore, à odeur piquante, saveur caustique, réaction neutre ou faiblement acide, densité 1,08 à 15° ;

2° Elle doit être miscible, en toutes proportions, avec l'eau et l'alcool ; réduire la solution ammoniacale d'azotate d'argent et le réactif cupro-potassique ;

3° 2 cc. de la solution, additionnés de volume égal de solution de potasse et de 0,5 de résorcine, donnent à l'ébullition une coloration jaune d'abord, puis rouge. Cette réaction est caractéristique ;

4° En ajoutant 2 gouttes de formaldéhyde à un mélange de 5 cc. d'a-

(1) *Les produits chimiques employés en médecine*, p. 151.

(2) *Bulletin chimico-farmaceutico*, 1898, p. 321, d'après *Rép. de Ph.*, 10 août 1898, p. 362.

(3) *American Journal of Pharmacy*, 1898, p. 86. *Rép. de Ph.*, mars 1898, p. 129.

cide sulfurique à 1,84 et d'un peu d'acide salicylique, on obtient une coloration rouge foncé permanente ;

5° Si on évapore 1 cc. de solution à siccité au bain-marie, après addition préalable d'ammoniaque, il reste un résidu cristallin qui, humecté avec l'acide sulfurique dilué, donne l'odeur piquante de formaldéhyde (décomposition de l'hexaméthylènetétramine en formaldéhyde et ammoniaque) ;

6° 10 cc. de solution ne doivent pas exiger, pour être neutralisés, plus de 25 cc. de potasse normale (indicateur phénol-phtaléine) ;

7° La formaldéhyde ne doit pas colorer la flamme du bec de Bunsen, soit en jaune ou violet ;

8° La solution, diluée avec 3 volumes d'eau, ne doit être troublée ni précipitée par l'azotate d'argent, le chlorure de baryum, l'hydrogène sulfuré, le ferrocyanure de potassium, l'oxalate d'ammoniaque ;

9° 1 cc. additionné de 10 cc. de solution d'iode et de potasse, jusqu'à décoloration, ne doit donner ni précipité, ni odeur d'iodoforme.

Usages. — Ce corps jouit de propriétés antiseptiques très remarquables et paraît destiné à supplanter tous les antiseptiques, dès que son emploi sera rendu pratique.

Les vapeurs d'une solution d'aldéhyde formique à 10 0/0 suffisent à détruire tous les microbes et tous les germes de la bactéridie charbonneuse. D'après M. Miquel, l'aldéhyde formique réunit toutes les qualités d'un excellent désinfectant : 1° Promptitude d'action ; 2° pénétration considérable ; 3° action énergique aux basses températures ; 4° non-altérabilité des métaux et autres objets exposés à ses vapeurs ; 5° innocuité à l'inhalation à dose microbicide.

MM. Roux et Trillat ont fait des essais de désinfection par les vapeurs de formaldéhyde et voici les résultats de leurs recherches (1) :

1° Les vapeurs sèches de formaldéhyde à saturation détruisent, au bout de cinq heures d'action, les germes pathogènes sur des carrés de toile secs et bien exposés à ces vapeurs ;

2° Les échantillons de germes à peu près secs sont également tués dans les mêmes conditions ;

3° Ces germes sont détruits dans tous les points de la salle dans laquelle les vapeurs sont projetées, ainsi que dans les salles qui communiquent avec elle, malgré leur cubage considérable (737 mètres cubes) ;

(1) *Annales de l'Institut Pasteur*, mai 1896.

4° Les spores de champignons pathogènes sont détruites au même titre que les microbes lorsqu'elles sont sèches et même sous une certaine épaisseur ;

Les poussières des salles et les murs sont désinfectés, et dans les poussières du dehors, provenant du laboratoire ou du sol, on n'a vu persister que des spores du B. subtilis et B. mesentericus v., ce qui est de nulle importance au point de vue de la désinfection pratique.

5° Les points nettement en contact avec les vapeurs de formol sont bien désinfectés ; lorsque le contact est difficile, le résultat est plus précaire ; ainsi, sur les deux échantillons placés dans la poche d'un habit dont la patte avait été rabattue, l'un a été tué (staphylocoque), mais l'autre (B. coli) a résisté et a donné lieu à une culture maigre au 5° jour ;

Le staphylocoque, placé sous l'amoncellement des draps, a résisté, de même que le charbon placé au centre d'un matelas non défait ; la laine de ce dernier, prise au centre, a donné des cultures de streptocoques. Au contraire, l'échantillon placé dans un matelas simplement replié sur lui-même a été tué ;

6° Les échantillons humides ont été tués au même titre que les échantillons secs ou à peu près secs, lorsqu'ils étaient exposés de toute part aux vapeurs de formol ; mis en tubes à essai ouverts à un bout, certains échantillons ont été tués, d'autres ont résisté ;

7° Le bacille de la tuberculose a été tué dans les crachats secs ou dans les crachats triturés dans du sable stérilisé et desséché, mais même des crachats humides, récents, étendus sur des carrés de toile en couches de 1 mm. à 1 mm. 1/2 ont été désinfectés.

8° Ces faits amènent les auteurs à cette conclusion que, pour que la désinfection soit efficace, il faut que les vapeurs de formol puissent aborder le plus largement possible tous les points de l'objet.

On devra donc éviter les amoncellements de draps ou d'objets qui se tassent, étendre les linges ou les habits sur des cordes ou sur le sol ; on retournera les poches des habits et on éventrera les matelas pour en étendre la laine. Après la désinfection, on ménage des courants d'air dans la pièce, et on peut y entrer après un quart d'heure, les fenêtres étant ouvertes. Après deux jours de ventilation, il ne reste aucune odeur lorsqu'on ferme.

9° Ils ajoutent enfin que les vapeurs de formol n'ont détérioré aucun des objets de toute nature et de toute couleur placés dans le milieu à désinfecter, et que toute l'opération a paru facile, courte et demandant peu de surveillance.

Les vapeurs de formol, nécessaires à la désinfection, peuvent être produites par plusieurs procédés :

On peut préparer la formaldéhyde dans la pièce à désinfecter en se servant de procédés analogues aux procédés industriels, par exemple en faisant passer des vapeurs d'alcool méthylique sur du platine incandescent.

Ce procédé présente des inconvénients signalés par M. Brochet :

1º Au contact de l'air et du platine incandescent, la combustion de l'alcool méthylique est incomplète et donne des quantités très faibles d'aldéhyde formique (5 à 10 pour 100 du poids de l'alcool comburé) ; la majeure partie de cet alcool (85 à 90 pour 100) étant brûlée complétement à l'état d'eau et d'acide carbonique.

2º Bien que la proportion d'aldéhyde formique nécessaire à la désinfection d'un appartement soit peu élevée, on conçoit qu'il faudra employer une quantité assez considérable d'alcool méthylique, ce qui n'est pas sans offrir quelque danger d'incendie, étant donné que les appareils doivent être laissés sans surveillance dans les appartements.

3º Enfin, la combustion donne lieu à la formation d'une certaine quantité d'oxyde de carbone (3 à 5 pour 100 du poids de l'alcool employé), quantité qui est loin d'être négligeable.

Pour remédier à ces inconvénients, M. Brochet a proposé un autre procédé de préparation (1). Il consiste à faire passer un courant de gaz chauds à travers le trioxyméthylène ou paraforme concassé en petits fragments.

Sous l'influence de la chaleur le trioxyméthylène, qui est un produit de polymérisation de l'aldéhyde formique $(CH^2O)^3$ se dissocie en donnant de l'aldéhyde formique.

$$(CH^2O)^3 = 3CH^2O$$

Trioxyméthylène   Aldéhyde formique

Cet aldéhyde formique, entraîné par les gaz chauds, se trouve alors dans un état de dilution tel qu'il ne peut plus se polymériser par refroidissement.

Ce procédé, dit M. Brochet, possède les avantages suivants :

1º Il ne donne lieu à aucune production d'oxyde de carbone ;

2º Il permet de disposer l'appareil à l'extérieur des appartements à désinfecter et un tube métallique peut amener à l'endroit voulu le mélange antiseptique contenant une quantité exactement dosée d'aldéhyde formique ; .

(1) C. R. de l'Acad. des Sc., séance du 27 janvier 1896.

3° Un appareil, reposant sur le principe de ce procédé, ne présente aucun danger d'explosion ou d'incendie ; de plus, une simple aération permet d'enlever toute odeur dès que l'opération est terminée, tandis que, en employant la combustion incomplète de l'alcool méthylique, il persiste toujours une odeur spéciale, qui est due, non à l'aldéhyde formique, mais probablement à un produit particulier analogue à ceux qui donnent aux méthylènes commerciaux leur odeur spéciale.

L'aldéhyde formique, préparée par ce procédé, ne renferme pas de vapeur d'eau, ce qui constitue un grand avantage pour la stérilisation des objets qui supportent difficilement la chaleur humide à 115° (manuscrits, livres, lettres, aquarelles, fourrures, objets et étoffes d'origine animale).

Le Dr Miquel a proposé pour désinfecter les appartements, le mode d'emploi suivant du paraforme :

    Paraforme cristallisé. . . . . } âä PE
    Chlorure de calcium . . . .

On ajoute à ce mélange une quantité d'eau suffisante pour faire une pâte ; on étend cette pâte sur des bandelettes qu'on suspend dans la pièce à désinfecter.

Les vapeurs de formol peuvent être aussi fournies en transformant la solution de formaldéhyde livrée par le commerce en vapeurs par le procédé indiqué par M. Trillat. Ce procédé consiste à chauffer dans un autoclave, sous une pression de 3 à 4 atmosphères, une solution de formaldéhyde. Une demi-heure suffit pour transformer 5 kg. de solution aqueuse à 40 0/0 en vapeurs de formaldéhyde, sans formation d'aucun produit polymérisé dans l'autoclave.

D'après M. Trillat, le procédé, qu'il préconise, est d'une exécution simple ; il permet de saturer rapidement par des vapeurs aldéhydiques pures, de grands espaces, sans y introduire de gaz délétères comme l'oxyde de carbone, et d'atteindre, en les détruisant, les germes pathogènes les plus divers.

Walter et Schlossmann recommandent, pour la désinfection des appartements, un mélange d'aldéhyde formique, de glycérine et d'eau appelé glycoformol que l'on pulvérise à l'aide d'un appareil spécial construit par Lingner.

Le glycoformol semble être efficace d'après Hesse ; d'après Czaplewski, au contraire, l'addition de la glycérine à la formaldéhyde serait superflue, incommode et même nuisible. Outre son emploi pour la désinfection générale, le formol est employé pour la conservation des cadavres, pour la désinfection des plaies (solution à 1/4000).

Il a été proposé aussi pour la conservation du lait. D'après Thomson, 4 ou 5 gouttes ajoutées à 100 cc. de lait en assure la conservation pendant plusieurs semaines.

Recherche du formol dans le lait. — Pour rechercher cet agent conservateur, on distille 100 cc. de lait jusqu'à ce que l'on obtienne 20 cc. de produit distillé. On ajoute au produit distillé 5 gouttes d'azotate d'argent ammoniacal et on laisse dans l'obscurité 12 à 18 heures. S'il y a de l'aldéhyde formique dans le lait, on aura, suivant la quantité un précipité noir ou une coloration noire (Thomson).

On peut aussi caractériser l'aldéhyde formique en cherchant à recolorer la fuchsine décolorée par l'acide sulfureux. Pour cela, on suit le procédé indiqué par M. Denigès (1).

Mettre 10 cc. de lait dans un tube à essai, ajouter 1 cc. de fuchsine décolorée par l'anhydride sulfureux (V. plus bas formule du réactif employé). L'apparition d'une teinte carmin, assez intense, après une ou deux minutes de contact, permet déjà de supposer qu'il y a du formol dans le liquide essayé. Quoi qu'il en soit, on laisse le tube et son contenu au repos pendant 5 minutes ; au bout de ce temps, on ajoute 2 cc. d'acide chlorhydrique pur et on agite.

Si le lait ne contient pas de formol, le mélange est blanc jaunâtre comme le lait, alors même qu'il se serait formé une coloration rouge avant de verser l'acide ; si le lait a été additionné de formol, il se produit une teinte finale d'un bleu violacé, plus ou moins intense, suivant la proportion de formol, mais qui, avec les doses de cet aldéhyde nécessaires pour obtenir une stérilisation suffisante, est extrêmement marquée.

Réactif. — M. Denigès propose le réactif suivant qui lui a toujours donné de bons résultats :

Solution à 1/2 pour 100 de fuschsine (2) : 10 cc. Eau distillée : 250 gr.

Ajouter : bisulfite de soude à 40° B., 10 cc. ; acide sulfurique pur 10 cc. Lors de l'addition du bisulfite, la solution fuchsinée se trouble, le précipité qui se produit disparaît bientôt lorsqu'on verse l'acide et la décoloration se poursuit peu à peu. Au bout de quelques minutes, la liqueur n'est plus que jaunâtre ; après quelques heures, la teinte s'est suffisamment affaiblie pour que le réactif puisse servir. Cette teinte même tend à disparaître avec le temps et le liquide décoloré est inaltérable.

(1) *J. de Ph. et de Ch.*, numéro du 1er septembre1896, p. 193.
(2) La fuchsine dont il s'agit est le chlorhydrate de rosaniline et non la fuchsine acide. (V. à ce sujet article de Cazeneuve, in *Bull. Soc. chimique*, t. XV, p. 723 et *Rép. de Pharmacie*, 1896, p. 496.)

Si l'on veut aller vite dans la recherche du formol, M. Denigès conseille d'opérer de la façon suivante :

Porter à l'ébullition 2 ou 3 cc. de lait dans un tube à essai ; ajouter 10 à 15 cc. de réactif fuchsiné et faire refroidir lentement dans l'eau. Ajouter au mélange refroidi 1 cc. de HCl : le mélange sera blanc, si le lait ne renferme pas de formol ; il sera bleu violet dans le cas contraire.

Haussmann a proposé de préparer avec le formol des capsules gélatineuses ne se dissolvant pas dans le suc gastrique et ne pouvant se dissoudre que dans le suc pancréatique. Il suffit pour cela de tremper des capsules gélatineuses pendant dix-huit minutes dans une solution de formaldéhyde ; on les lave ensuite et on les fait sécher.

M. le Dr Rosenberg a proposé, pour le traitement de la coqueluche, d'employer des inhalations d'aldéhyde formique mentholé. Ce traitement consiste, à saturer de vapeurs d'aldéhyde formique et de menthol, la pièce où se trouve le coquelucheux.

Pour cela, il suffit, après avoir fermé les portes et les fenêtres de la chambre, de faire évaporer lentement, à l'aide d'une très faible source de chaleur, 5 à 10 cc. de solution méthylique de formol et de menthol qu'on a versés sur une soucoupe.

Le formol, dont les usages comme antiseptique se répand de plus en plus, présente un degré et des caractères de toxicité étudiés par MM. Bosc et Bataille et qui peuvent être ainsi résumés :

1° Le formol, introduit dans les veines, est très toxique ; il entraîne des lésions graves, surtout du côté du sang et de l'appareil respiratoire ;

2° Les vapeurs de formol, même à saturation, ne sont réellement nuisibles que lorsque leur action a été prolongée pendant un certain temps ; dans la pratique de la désinfection, elles sont sans danger ;

3° Les applications directes du formol, en solution même étendue , sur les tissus vivants sont dangereuses ; elles produisent une inflammation et une névrose rapide et étendue.

Incompatibles. — Le formol est incompatible avec l'ammoniaque, les bisulfites alcalins, la phénylhydrazine, les solutions alcalines d'argent et de cuivre, la gélatine (1).

____

(1) *Bull. of Pharm.*, t. IX, p. 206 et d'après *Apoteker Zeitung*, 1895, p. 779 et *J. de Ph. et de Ch.*, 15 décembre 1895, p. 534.

DÉRIVÉS DE L'ALDÉHYDE FORMIQUE

On sait que les aldéhydes peuvent donner des produits de polymérisation.

L'aldéhyde formique se condense, avec une extrême facilité, et parmi les produits polymérisés qu'elle fournit, nous citerons le *trioxyméthylène*, ou *paraforme*.

Le formol, en se combinant avec différents corps, donne un certain nombre de composés, que nous allons rapidement passer en revue. Ces composés sont :

1° Le *glutol*. — Combinaison du formol avec la gélatine.

2° L'*amyloforme*. — Combinaison du formol avec l'amidon.

3° Le *dextroforme*. — Combinaison du formol avec la dextrine.

4° La *formopyrine*. — Combinaison du formol avec l'antipyrine.

5° L'*urotropine*. — Combinaison du formol avec l'ammoniaque.

6° Les *tannoformes*. — Produits de condensation du formol avec les tanins.

7° L'*acide méthylène digallique*. — Produit de condensation du formol avec l'acide gallique. Cet acide, combiné au bismuth, donne le bismuth méthylène digallique ou Bismal.

8° La *formaldéhyde caséine*. — Produit de condensation du formol avec la caséine.

9° Le *crésoforme*. — Produit de condensation du formol avec la créosote.

A. — Paraforme.

Le paraforme est encore appelé trioxyméthylène, triformol.

C'est un produit de polymérisation de l'aldéhyde formique.

Il a pour formule $(CH^2O)^3$.

On le prépare en chauffant une solution aqueuse de formaldéhyde Le paraforme se précipite.

C'est une poudre blanche, cristalline, peu soluble dans l'eau.

Par action de la chaleur le paraforme se dissocie en régénérant l'aldéhyde formique :

$$(CH^2O)^3 = 3 \; CH^2O$$

paraforme   aldéhyde formique

Le paraforme a été préconisé par Aronson comme antiseptique intestinal. Il s'administre dans ce cas à la dose de 2 à 10 grammes par jour en cachets de 0 gr.10. On l'emploie aussi à l'extérieur pour les pansements, pour saupoudrer les plaies.

Mais il est surtout employé pour produire des vapeurs d'aldéhyde formique par les procédés que nous avons indiqués précédemment. On prépare dans ce but des pastilles de paraforme appelées, dans le commerce, pastilles paraformiques. Ces pastilles sont surtout utilisées dans les appareils appelés formolateurs, dont un des plus répandus est le formolateur Hélios.

Sous le nom d'*éca-iodoforme*, Thomalis emploie un mélange de paraforme et d'iodoforme qu'il préconise comme antiseptique supérieur à l'iodoforme (1).

B. — Glutol.

Le glutol est une combinaison de gélatine et d'aldéhyde formique. D'après le Dr Schleich, lorsqu'on fait dessécher de la gélatine en solution dans l'eau, en présence de vapeur d'aldéhyde formique, il se produit un corps nouveau, possédant des propriétés nouvelles. La gélatine perd ses caractères et devient une substance transparente, dure comme de la pierre, non modifiée par la chaleur, non dissoute par les acides minéraux ou organiques, ni par les sels, alcalis ou acides. Aussi l'aldéhyde formique, qui est entré en combinaison, est-il chimiquement inactif.

Ce nouveau corps, résultant de la combinaison de la gélatine et du formol, est appelé glutol.

Il peut se préparer par les procédés de Vulpius, de Mylius, sur lesquels nous n'insisterons pas (2).

Le glutol, réduit en poudre et placé sur une plaie, se décompose sous l'influence des tissus vivants ; il y a mise en liberté d'une petite quantité d'aldéhyde formique, qui suffisent pour stériliser complètement la plaie.

C. — Amyloforme.

L'amyloforme est une combinaison de formaldéhyde avec l'amidon. Ce corps inodore, non toxique, non caustique, insoluble dans tous les dissolvants, est employé comme antiseptique à la manière de l'iodoforme.

(1) V. *J. des Nouv. Remèdes*, 8 septembre 1897, p. 532.
(2) V. *J. de Ph. et de Ch.*, n° du 15 juin 1896, p. 597 à 599.

On peut en préparer une gaze qu'on peut stériliser à 180° sans décomposition (1).

L'amyloforme est un antiseptique analogue au glutol. D'après Schleich, l'amyloforme renfermerait toujours une certaine quantité d'amidon inaltéré, encrasserait les plaies, de telle sorte qu'il n'y aurait pas à compter sur l'action de la formaldéhyde qui y est combinée.

On emploie l'amyloforme en poudre pour saupoudrer les plaies et pour insufflations. On le trouve aussi sous forme de gaze à 10 pour 100.

D. — Dextroforme.

Le dextroforme est une combinaison de formaldéhyde avec la dextrine.

Il a sur l'amyloforme l'avantage d'être complètement soluble dans l'eau et la glycérine.

Le dextroforme est une poudre blanche, presque inodore et insipide, insoluble dans l'alcool absolu, l'éther et le chloroforme, soluble dans l'eau et l'alcool.

Sous l'action de la chaleur, il brunit peu à peu ; vers 200°, il commence à fondre ; vers 240°, il se décompose en donnant de l'acide formique, de l'acide acétique, etc. A la calcination, il laisse 0,27 0/0 de cendres.

C'est un antiseptique surtout préconisé dans le traitement de la gonorrhée. On l'emploie en solution à 5 0/0 que l'on prend en injections deux fois par jour, à la dose de 15 à 30 centimètres cubes.

E. — Formopyrine.

La formopyrine est une combinaison de l'antipyrine avec l'aldéhyde formique, étudiée par M. Marcourt (2).

C'est un corps cristallisé, insoluble dans l'eau froide, plus soluble dans l'eau bouillante, insoluble dans l'éther et la benzine ; soluble dans l'alcool, le chloroforme, l'acide acétique, fondant à 142° et formant avec les acides des combinaisons stables.

La formopyrine est inusitée pour le moment en thérapeutique.

(1) Zeitschrift öst Apoteker Vereines, 1896, p. 599. V. *R. de Ph.*, 10 octobre 1896, p. 438.
(2) *Bull. de la Société chimique*, du 20 avril 1896.

F. — Urotropine.

L'urotropine appelée aussi aminoforme, formine, formoline, est de l'hexaméthylène-tétramine, ayant pour formule :

$$(CH^2)^6 Az^4 + 6H^2O.$$

On la prépare par l'action de l'aldéhyde formique sur l'ammoniaque :

$$6(CH^2O) + 4AzH^3 = (CH^2)^6 Az^4 + 6H^2O$$

D'après Nicolaier (1) l'urotropine augmente la diurèse, fait disparaître la gravelle urique et modifie très rapidement la fermentation ammoniacale de l'urine dans la cystite. Elle est employée dans la phosphaturie (2). On peut l'employer à la dose de 1 gr. à 1 gr. 50 par jour, en dissolution dans l'eau ; elle a même pu être administrée sans inconvénients à la dose de 6 grammes par jour à des adultes.

Iodoformine.

L'urotropine combinée, à poids moléculaire égal, avec l'iodoforme donne l'iodoformine ou iodoforme sans odeur.

L'iodoformine, découverte par le docteur Pichengrün, a été livrée au commerce par l'usine de produits chimiques dirigée par M. Marquart à Beul-Boms (Allemagne).

L'iodoformine se présente sous la forme d'une poudre impalpable, inodore, blanchâtre, se colorant légèrement en jaune sous l'action de la lumière.

Elle contient 75 0/0 d'iodoforme.

Elle est insoluble dans l'eau, s'émulsionne dans la glycérine et se prête à la préparation des pommades par mélange à des matières grasses privées d'eau.

Elle fond à 128° en se décomposant.

Sous l'influence des alcalis ou des acides, elle se décompose en donnant de l'iodoforme.

Elle possède des propriétés antiseptiques qu'elle doit à ce que le liquide sécrété par les plaies la décompose avec mise en liberté de l'iode.

Elle a été employée avec succès par Trostorf dans le traitement du chancre mou, de la gangrène du prépuce et de la blennorrhagie chronique.

(1) V. *J. de Ph. et de Ch.*, 15 janvier 1896, p. 68.
(2) V. *J. Nouv. Remèdes*, 8 mai 1898, p. 193.

Elle présente sur l'iodoforme les avantages suivants : Elle n'a pas d'odeur ; elle est très siccative et ne forme pas, au contact des sérosités, ces croûtes dures et adhérentes, sous lesquelles la suppuration continue son œuvre ; enfin elle ne produit pas d'érythèmes d'après le Dr Iven.

Bromaline.

Lorsqu'on fait agir le bromure d'éthyle sur une solution alcoolique d'urotropine (formine, formoline), on obtient un corps appelé : Brométhylformine, bromaline, hexaméthylène tétramine-brométhylate.

Ce corps, préparé par M. Trillat, se présente en paillettes incolores, très solubles dans l'eau, sans saveur désagréable, fondant vers 200°.

La solution, sous l'influence des acides, ou chauffée avec le carbonate de soude, régénère le formol. Avec le nitrate d'argent elle donne un précipité de bromure d'argent.

Le Dr Bardet a essayé ce produit comme sédatif nerveux et l'a donné, à la dose de 2 à 4 grammes ; il est très bien supporté par les malades, produit les effets des bromures métalliques, sans provoquer aucun effet secondaire.

D'après les expériences du Dr Féré, médecin à Bicêtre, sur les épileptiques, ce corps agit comme sédatif nerveux, mais il paraît moins énergique que le bromure de potassium. M. Féré l'administre à la dose de 10 à 12 grammes par jour, ce qui correspond à 6 à 10 de bromure de potassium.

Ce médicament a été aussi employé en Allemagne et Rohrmann, qui l'a essayé à la clinique psychiatrique de Göttingnen, formule à son sujet l'opinion suivante : « La bromaline est destinée à jouer un rôle important dans la thérapeutique de l'épilepsie, et si elle ne peut pas détrôner les bromures métalliques, elle peut cependant les remplacer dans certains cas » (1).

G. — Tannoformes.

L'action spécifique des tanins sur l'organisme est connue depuis longtemps ; ces produits seraient, d'après M. Merck, beaucoup plus employés, si la plupart d'entre eux n'étaient pas si difficiles à extraire des végétaux qui les contiennent.

M. Merck a constaté qu'on peut enlever les substances tanniques

(1) V. Merck, *Annales*, 1898, p. 46.

aux extraits végétaux, en traitant ceux-ci par l'aldéhyde formique, en présence de l'acide chlorhydrique.

Il propose de désigner les combinaisons que l'on obtient ainsi sous le nom générique de tannoformes, que l'on ferait suivre du nom de la plante ayant fourni la matière tannique.

Les tannoformes sont donc, comme on le voit, des combinaisons obtenues en traitant les extraits des végétaux, riches en tanins, par l'aldéhyde formique, en présence de l'acide chlorhydrique.

M. Merck a préparé les tannoformes suivants :

1° Tannoforme de la noix de Galle ;

2° Tannoforme du chêne ;

3° Tannoforme de rathania ;

4° Tannoforme du québracho ;

5° Tannoforme des myrobolans.

Le tannoforme de la noix de Galle, spécialement étudié, serait d'après certains dermatologistes, très efficace pour combattre l'hyperhydrose, l'ulcère mou.

Le Dr Von OEfele le préconise dans le cas de prurit vaginal chez les diabétiques. Il s'emploie sous forme de poudre pure ou mélangée à 4 p. d'amidon (1).

H. — Acide méthylène-digallique.

L'acide méthylène-digallique serait, d'après Caro, un produit de condensation que l'aldéhyde formique donne avec l'acide gallique.

Cet acide sert à préparer un sel de bismuth, désigné par Merck, sous le nom de *bismuth-méthylène digallique* ou *bismal*.

Ce corps nouveau est considéré par le Dr Von OEfele comme un astringent puissant qu'il préconise surtout dans les diarrhées rebelles par exemple dans celles qui se produisent dans le cas de tuberculose et qu'il administre à la dose de 0 gr. 01 à 0 gr. 30 répétée de 3 à 5 fois par jour.

I. — Formaldéhyde-Caséine.

La formaldéhyde-caséine est un produit de condensation de la formaldéhyde et de la caséine.

Elle se présente sous forme de poudre jaunâtre, à odeur et saveur peu prononcées.

(1) V. *J. Ph. et Ch.*, 15 mars 1896, p. 296.

Elle possède des propriétés faiblement antiseptiques et n'est pas caustique. Elle s'emploie à l'état de poudre ou sous forme de gaze à la formaldéhyde-caséine. Cette gaze se prépare en saupoudrant la gaze humectée d'eau avec la formaldéhyde-caséine (1).

J. — Crésoforme.

Le crésoforme est un produit de condensation de la créosote et de la formaldéhyde qui a été proposé comme désinfectant.

§ 2. — Aldéhyde éthylique.

Synonymes. — L'aldéhyde éthylique, découvert par Dœbereimer, étudié par Liebig, est appelé aldéhyde ordinaire, éthylal, éthanal, hydrure d'acétyle, aldéhyde acétique, acétaldéhyde ; il a pour formule : C^2H^4O ou $CH^3.CHO$.

Préparation. — On peut le préparer par plusieurs procédés :

PROCÉDÉ LIEBIG. — En faisant agir sur l'alcool un mélange de bioxyde de manganèse et d'acide sulfurique (mélange qui produit de l'oxygène et oxyde l'alcool).

PROCÉDÉ DE STAEDELER. — En faisant agir sur l'alcool un mélange de bichromate de potasse et d'acide sulfurique étendu (mélange qui fournit de l'oxygène et oxyde l'alcool).

INDUSTRIELLEMENT, on l'extrait des produits très volatils que l'on sépare dans la rectification de l'alcool ordinaire.

Nous ne croyons pas devoir insister sur ces procédés de préparation peu employés dans les laboratoires : on en trouvera la description dans les ouvrages indiqués en note (2).

Caractères d'identité. — L'aldéhyde est un liquide incolore, très mobile, d'odeur agréable quoique suffocante, neutre aux réactifs, soluble en toutes proportions dans l'eau, l'alcool, l'éther ; il a une densité de 0,8009 à 0° et bout à 21° ; c'est un corps très oxydable et par conséquent un réducteur énergique.

Caractères spécifiques. — On le reconnaît aux caractères suivants :

(1) *Pharmaceutische Zeitung*, 1896, p.673. *Rép. de Ph.*, 10 décembre 1896, p. 537.

(2) *Manipulations de chimie* de Jungfleisch. — Trillat, *Les produits chimiques employés en médecine*, p. 151.

1° A ses caractères d'identité ;

2° A l'air, il s'oxyde rapidement et se transforme en acide acétique ;

3° Il forme avec les bisulfites alcalins (sulfite acide ou bisulfite de sodium) des combinaisons cristallines solubles dans l'eau ;

4° Si l'on projette de l'aldéhyde dans une solution d'azotate d'argent, il y a immédiatement réduction du sel d'argent et l'argent forme miroir sur la paroi du verre (*propriété utilisée dans l'argenture du verre dans les arts*) ;

5° Il réduit la liqueur cupro-potassique.

Action physiologique et thérapeutique.— Des expériences de Lussana et Albertoni et surtout de celles faites par Dujardin-Beaumetz et Audigé, il résulte que l'aldéhyde est un toxique très violent. C'est un agent difficile à manier ; on a essayé de l'employer comme anesthésique, mais ces essais dangereux ont été abandonnés.

PRODUITS DE POLYMÉRISATION DE L'ALDÉHYDE

L'aldéhyde, peu intéressant par lui-même au point de vue médical, forme des produits de polymérisation importants. On sait qu'il jouit de la propriété de se combiner à lui-même ou, en d'autres termes, il a la propriété de se polymériser facilement et il forme, selon les circonstances, les dérivés suivants : aldéhyde crotonique, aldol, métaldéhyde et paraldéhyde.

De tous ces dérivés, le seul intéressant au point de vue médico-pharmaceutique, est la paraldéhyde.

Paraldéhyde.

Formule. — La paraldéhyde, découverte par Wiedenbusch, est une modification polymérique de l'aldéhyde ou un produit de polymérisation correspondant à la condensation de trois molécules d'aldéhyde ; elle a donc pour formule : $(C^2H^4O)^3$.

Préparation. — Elle se prépare de diverses manières : d'une façon générale, on la produit quand on mélange à l'aldéhyde éthylique de l'acide sulfurique, chlorhydrique ou sulfureux, du chlorure de zinc, etc., etc. On fait cristalliser la paraldéhyde à basse température et on comprime fortement les cristaux dans du papier sans colle.

Caractères d'identité. — La paraldéhyde est liquide à la température ordinaire mais elle peut se solidifier à + 10°. Elle a une odeur rappelant celle de l'acide nitreux ou celle des buveurs, une saveur âcre et désagréable.

Elle se dissout dans 8 fois son poids d'eau à 13° ; elle est plus soluble à froid qu'à chaud, car la solution préparée à froid se trouble quand on la chauffe ; elle est très soluble dans l'alcool et l'éther, elle bout à 125°.

Elle est très instable et repasse à l'état d'aldéhyde sous l'influence des mêmes agents qui avaient donné lieu à sa formation en présence de l'aldéhyde. Il suffit pour cela de la chauffer avec de l'acide sulfurique, de l'acide chlorhydrique, etc.

Caractères spécifiques. — On la reconnaît aux caractères suivants :

1° A ses caractères d'identité ;

2° Chauffée avec de l'acide sulfurique, elle passe à l'état d'aldéhyde que l'on caractérisera par les moyens déjà donnés.

Conservation. — Étant très altérable, elle doit être conservée à l'abri de la lumière.

Action physiologique. — Elle a été étudiée par un grand nombre de médecins et chimistes, Cervello, Albertoni, Morselli, Perretti, Dujardin-Beaumetz, Coudray. A la dose de 2 ou 3 grammes, elle produit un sommeil calme, souvent précédé d'agitation, durant plusieurs heures et suivi d'un réveil normal.

Comparée au chloral, la paraldéhyde a sur ce médicament les avantages suivants : elle est moins irritante, et par cela même mieux supportée par l'estomac ; ce n'est pas un poison du cœur ; elle agit mieux dans l'empoisonnement strychnique, mais elle est moins analgésique que le chloral, c'est-à-dire qu'elle calme moins la douleur ; aussi toutes les fois que l'insomnie est provoquée par des manifestations douloureuses, la paraldéhyde sera inférieure au chloral et surtout à la morphine. En revanche, dans les insomnies nerveuses et surtout celles provoquées par les abus alcooliques, la paraldéhyde est de beaucoup supérieure au chloral (Dujardin-Beaumetz).

Action thérapeutique. — Elle est employée comme hypnotique et d'après Dujardin-Beaumetz, elle mérite d'être placée entre le chloral et l'opium.

Modes d'administration et doses. — On l'administre à l'INTÉRIEUR à la dose de 2 à 4 grammes en une fois. La saveur de ce médicament étant désagréable, on a imaginé un grand nombre de formules pour la masquer ; tantôt on l'ajoute à une émulsion de gomme mélangée de sirop d'amandes ou de groseille, tantôt on la dissout dans l'huile ou l'alcool, tantôt enfin on l'aromatise avec un composé aromatique. On a imaginé aussi de l'administrer sous forme de capsules ; mais la quantité qu'il faut ingérer, en supposant que chacune d'elles contienne 0 gr. 20 de paraldéhyde, rend ce procédé peu pratique. Les formules les plus employées pour son administration sont les suivantes :

Elixir (Yvon).
Paraldéhyde	10 gr.
Alcool à 90°	48 —
Teinture de vanille	2 —
Eau	30 —
Sirop simple	60 —

Une cuillerée à bouche renferme 1 gr. de paraldéhyde.

Solution (Dujardin-Beaumetz).
Paraldéhyde	15 gr.
Eau distillée	250 gr.

Chaque cuillerée à bouche de cette solution contient 1 gr. de paraldéhyde. A prendre dans un grog, soit au rhum, soit au kirsch.

Injection hypodermique (Kereval et Nerkam).
Paraldéhyde	5 gr.
Eau de laurier-cerise	5 —
Eau distillée bouillie	15 —

Ces injections douloureuses donnant souvent lieu à des indurations inflammatoires et même à des abcès, doivent être proscrites. Chaque gramme renferme 0,20 de paraldéhyde.

Lavement.
Paraldéhyde	2 à 4 gr.
Jaune d'œuf	n° 1
Eau de guimauve	120 gr.

Suppositoires
Paraldéhyde	1 gr.
Paraffine	q. s.

pour 1 suppositoire.

Incompatibles. — Il existe entre la paraldéhyde et la strychnine un antagonisme curieux, mis en lumière par les expérimentateurs italiens et pleinement confirmé par les expériences de Coudray.

Cet antagonisme est mis en évidence par l'expérience suivante : on prend deux lapins ; à l'un on injecte dans le tissu cellulaire 2 grammes de paraldéhyde ; à l'autre on ne fait aucune injection de paraldéhyde. On injecte ensuite à ces deux lapins de la strychnine (cet animal est très sensible à ce médicament et il suffit de 2 dixièmes de milligramme pour entraîner la mort).

Au lapin non paraldéhydé, on injecte 1 milligramme de strychnine ; il va éprouver de suite les convulsions tétaniques qui caractérisent cet empoisonnement et succomber très rapidement. Au lapin paraldéhydé, on injecte 4 et même 6 milligrammes de strychnine sans déterminer d'accidents mortels. Le lapin paraldéhydé peut donc recevoir environ 30 fois plus de strychnine que la dose toxique mortelle.

Le chien est dans le même cas (1). Ce sont là des faits intéressants sur lesquels nous avons cru devoir dire un mot en passant.

PRODUITS DE SUBSTITUTION FOURNIS PAR L'ALDÉHYDE

L'aldéhyde donne des produits de substitution intéressants : avec le *chlore*, l'aldéhyde trichloré ou chloral ; avec le *brome*, l'aldéhyde tribromé ou bromal.

A. — Aldéhyde trichloré. — Chloral.

Synonymes. — L'aldéhyde trichloré ou chloral, appelé auss hydrure de trichloracétyle, découvert par Liebig, étudié par Dumas, Stœdeler, Liebreicht. Personne, a pour formule : C^2HCl^3O ou $CCl^3.CHO$

Il représente donc de l'aldéhyde dans lequel 3 atomes d'hydrogène ont été remplacés par 3 atomes de chlore.

Préparation. — On le prépare par l'action du chlore sur l'alcool absolu refroidi à 0°. Cette préparation assez délicate s'effectue dans les laboratoires ou l'industrie à l'aide d'appareils et avec des précautions spéciales indiquées dans les cours de chimie organique et sur lesquelles nous ne croyons pas devoir insister (2).

Réaction. — L'action du chlore sur l'alcool a été diversement interprétée par les chimistes ; on a admis longtemps que la réaction se passait de la manière suivante : par l'action du chlore, l'alcool subit une deshydrogénation qui le change en aldéhyde :

$$C^2H^6O + 2Cl = C^2H^4O + 2HCl$$

Le chlore en excès agit ensuite sur l'aldéhyde et le transforme en aldéhyde trichloré.

$$C^2H^4O + 6Cl = C^2HCl^3O + 3HCl$$

(1) Dujardin-Beaumetz, *Nouvelles médications*, p. 152.
(2) Voir à ce sujet, *Manipulations de chimie* de Jungfleisch.— Trillat : *Les produits chimiques employés en médecine*, p. 169.

Des travaux récents ont montré qu'en réalité la réaction était beaucoup plus complexe.

Caractères d'identité. — Le chloral est un liquide incolore, d'un aspect et d'un toucher gras, d'une odeur pénétrante et irritante, d'une saveur âcre, amère, caustique et aromatique à la fois, très soluble dans l'eau, l'alcool et l'éther. Abandonné à l'air humide ou mélangé avec de l'eau, le chloral anhydre s'hydrate et donne une masse cristalline qui est un hydrate bien défini, l'hydrate de chloral, ayant pour formule : C^2HCl^3O,H^2O.

Usages. — Le chloral est caustique et n'est pas usité : mais on emploie beaucoup en médecine l'hydrate de chloral.

PRODUITS FORMÉS PAR LA COMBINAISON DU CHLORAL
AVEC DIFFÉRENTS CORPS.

Hydrate de chloral. . . (Combinaison de chloral et d'eau).

Amylène chloral. . . . (Combinaison d'hydrate de chloral et d'amylène).

Hypnal . . . . (Combinaison de chloral et d'antipyrine).

Chloralamide . . . . . (Produit d'addition de chloral et de formiamide).

Chloral ammonium . . (Combinaison de chloral et d'ammoniaque).

Chloralimide. . . . . . (Obtenu en chauffant à 100° le chloral ammonium).

Ural. . . . . (Combinaison du chloral et de l'uréthane).

Somnal. . . . . (Obtenu avec l'alcool éthylique, le chloral et l'uréthane).

Chloralose. . . . . . . (Obtenu par l'action du glucose sur le chloral anhydre).

1° **Hydrate de chloral.**

Formule. — L'hydrate de chloral a pour formule :

$$C^2HCl^3O, H^2O$$

Préparation. — On ajoute à 100 grammes de chloral anhydre 12 gr. 25 d'eau distillée. La température du mélange s'élève d'abord puis elle baisse ; dès qu'elle baisse, l'hydrate cristallise.

Purification. — On peut le purifier par plusieurs procédés :

Procédé de Personne. — Personne a constaté que le chloral anhydre est très difficilement privé d'acide chlorhydrique par la distillation ; par conséquent, cet acide se retrouve dans l'hydrate. Pour avoir de l'hydrate pur, il propose de mélanger le chloral anhydre et impur avec la proportion d'eau nécessaire pour le changer en hydrate (c'est-à-dire 100 gr. pour 12,25) ; on fait digérer cet hydrate pendant quelques heures avec du carbonate de calcium et on distille au bain d'huile à 115° ou 120°. L'hydrate est alors très pur.

Procédé industriel. — Dans l'industrie, pour obtenir l'hydrate de chloral en cristaux, on emploie des dissolvants de nature variée : chloroforme, sulfure de carbone (Fluckiger), la benzine (Martin).

En général, pour préparer l'hydrate de chloral en cristaux translucides, assez volumineux et parfaitement secs, on fait d'abord re-cristalliser le produit dissous dans le chloroforme bouillant. Après refroidissement, on essore dans une turbine entièrement close et on sèche dans une étuve en présence de chlorure de calcium fondu, pour enlever toute trace de vapeur d'eau.

Caractères d'identité. — L'hydrate de chloral se présente en cristaux prismatiques, rhomboïdaux, incolores, généralement en masses saccharoïdes, d'une odeur chloroformée, piquante, d'une saveur amère. Il fond à 47°, bout à 98° et se volatilise sans laisser de résidu ; il est soluble dans un 1/4 de son poids d'eau froide, très soluble dans l'alcool, l'éther, le chloroforme.

Caractères spécifiques. — On le reconnaît aux caractères suivants :

1° A ses caractères d'identité ;

2° Traité par un alcali, il donne du formiate et 72,20 0/0 de chloroforme ;

3° Sa solution donne avec les bisulfites alcalins des combinaisons cristallisées ;

4° Mélangé à chaud avec de l'acide azotique et du bichromate de potassium, il produit une coloration bleue, que l'ammoniaque fait passer au rouge et la soude au vert clair (Faithorne);

5° Trituré avec du camphre, il devient liquide (Cazeneuve et Imbert) ;

6° Sa solution traitée par le sulfhydrate de calcium se colore en rouge ;

7° Sa solution traitée par l'acide sulfhydrique et l'eau de chaux successivement donne une coloration rose au bout de peu de temps (Hirschfeld).

Caractères de contrôle. — L'hydrate de chloral peut contenir, s'il a été mal préparé ou mal purifié, ou s'il a été falsifié, les substances suivantes :

1° *Acide chlorhydrique.* — α. Dans ce cas, la solution serait acide et précipiterait par l'azotate d'argent. S'il est pur, aucun de ces phénomènes n'a lieu.

β. Si on touche de l'hydrate de chloral avec une goutte d'essence de menthe poivrée, il se manifeste une coloration rouge, qui devient de plus en plus foncée et que l'ébullition ne détruit pas. L'intensité de la nuance est augmentée par l'addition d'une goutte d'acide sulfurique. M. Dumin von Wassoviez n'a vu se produire cette coloration d'une manière manifeste que dans le cas où le chloral contient de l'acide chlorhydrique (*Carl Jehn*).

2° *Alcoolate de chloral.* — α. On chauffe l'hydrate dans une petite capsule de porcelaine : s'il est pur, il ne s'enflamme pas ; s'il renferme de l'alcoolate, il s'enflamme.

β. On peut aussi chauffer un peu d'hydrate suspect avec un peu d'acide azotique dans un tube à essai : pas de vapeurs rutilantes si l'hydrate est pur ; il donne des vapeurs rutilantes s'il renferme de l'alcoolate.

γ. On dissout 1 gramme de chloral hydraté dans 6 grammes d'eau ; on ajoute 0 gr. 50 de potasse caustique ; on chauffe, on filtre et on ajoute une solution d'iode jusqu'à ce qu'il se produise une forte coloration jaune : après un repos d'une heure, il ne doit pas se déposer de cristaux jaunes d'iodoforme ; s'il s'en déposât cela prouverait que l'hydrate de chloral essayé contient de l'alcoolate de chloral (*Pharmacopée helvétique*).

3° *Substances étrangères.* — On chauffe un peu de chloral dans un tube à essai : il fond, puis se volatilise sans résidu s'il est pur ; il reste un résidu s'il renferme des substances étrangères.

Conservation. — Il doit être conservé dans des flacons bouchés à l'émeri et à l'abri de la lumière.

Action physiologique. — Il a des propriétés physiologiques tellement analogues à celles du chloroforme que plusieurs auteurs ont soutenu après Liebreicht (à qui l'on doit en 1860 la découverte des propriétés somnifères et anesthésiques du chloral) que l'hydrate de chloral n'agit que par les petites quantités de chloroforme naissant qu'il produit en se décomposant au contact du sérum alcalin qui le change en chloroforme et formiate de soude.

Ce fait, généralement admis, est contesté actuellement. En effet, bien que le milieu sanguin soit alcalin, on sait aujourd'hui que la majeure partie du chloral résiste, sans se dédoubler, et se retrouve en presque totalité dans les urines, où il arrive en combinaison avec l'acide glycuronique $C^6H^{10}O^7$. Cette combinaison, découverte par Musculus et Von Mering, a été dénommée par eux : Acide urochloralique.

En tout cas, il produit un sommeil chloralique, très analogue au sommeil chloroformique ; il survient 1/4 d'heure ou 20 minutes après l'ingestion du chloral et il est généralement calme, sans agitation et rêvasserie. Il possède aussi des propriétés antiseptiques très bien démontrées ; il détruit certaines odeurs et arrête la décomposition des liquides en voie de fermentation putride.

Action thérapeutique. — On l'emploie *comme hypnotique*, dans les affections mentales, l'éclampsie puerpérale, les convulsions infantiles, les sciatiques, le prurit des dermatoses, etc. ; *comme narcotique*, dans la chorée, le tétanos, le strychnisme, la rage, les névroses convulsives etc. ; *comme antiseptique*.

Modes d'administration et doses. — A l'intérieur à la dose de 1 à 5 gr. en potion, solution, sirop, capsules, perles gélatineuses. A l'extérieur en lotions, lavements, injections, suppositoires à la dose de 2 0/0, 2 à 3 gr. par suppositoire.

Pour masquer la saveur désagréable du chloral, Holland (1) recommande l'emploi de la limonade gazeuse. A 10 ou 15 gr. de sirop de chloral, on ajoute 60 gr. d'eau et 60 gr. de limonade gazeuse. Ce mélange est pris sans répugnance et l'action du chloral n'est pas modifiée par cette addition.

Formules galéniques. — Il entre dans le sirop de chloral du Codex ; une cuillerée à soupe ou 20 gr. de sirop contient 1 gr. d'hydrate de chloral.

Le chloral entre dans la formule du *bromidia*, médicament hypnotique, propagé en Europe par un spécialiste américain. Voici la formule généralement adoptée de ce médicament.

Bromure de potassium.	20 grammes.
Hydrate de chloral.	20 —
Extrait de chanvre indien.	0 gr. 20
Extrait de jusquiame	0 gr. 20
Eau distillée.	100 gr.

1/2 cuillerée ou une cuillerée à café toutes les heures jusqu'à obtention du sommeil.

Incompatibles. — Alcalis, carbonates alcalins qui le transforment en chloroforme et formiate alcalin.

(1) Voir *Bulletino chimico-farmaceutico*, XXXIV, 1895, p, 561.

Empoisonnements. — Administré à hautes doses, il est toxique et produit un empoisonnement caractérisé par les symptômes suivants : sommeil profond, abolition de la puissance musculaire, diminution ou abolition des actions réflexes et de la sensibilité ; face livide et gonflée, quelquefois rouge ; pouls lent ou faible et rapide ; diminution de la fréquence des mouvements respiratoires ; pupilles contractées pendant le sommeil, quelquefois dilatées ; extrémités et surface du corps froides ; température s'abaissant à 33° ; quelquefois, dans les cas prolongés, il peut y avoir sur la peau une éruption semblable à l'urticaire ; mort par arrêt de respiration ou paralysie du cœur.

Premiers secours. — 1° Faire vomir le malade.

2° Relever la température par des frictions sèches, couvertures chaudes, bouteilles d'eau chaude, briques chaudes fréquemment renouvelées.

3° Réveiller le malade en le stimulant de toutes les manières, en lui parlant fort, lui frappant le visage et la poitrine avec une serviette mouillée, en le pinçant, en lui sinapisant les jambes, etc.

4° Pratiquer toutes les manœuvres de la respiration artificielle et continuer pendant plusieurs heures si cela est nécessaire.

5° Lui faire inhaler du nitrite d'amyle, de temps en temps.

2° Amylène-chloral.

L'amylène-chloral est appelé aussi diméthyl-éthyl-carbinol-chloral ; Fuchs lui a donné aussi le nom de dormiol.

C'est une combinaison d'hydrate de chloral et d'amylène, molécule à molécule. Nous en avons déjà parlé à l'article hydrate d'amylène.

L'amylène-chloral se présente sous forme d'un liquide huileux, incolore, de densité 1,24, à odeur de camphre, à saveur brûlante.

Il est insoluble dans l'eau froide, soluble dans l'eau chaude en se décomposant. Il est soluble, en toutes proportions dans l'alcool, l'éther, l'acétone, les huiles grasses.

D'après les recherches de Fusch, de Koch, de Meltzer, ce corps serait un excellent hypnotique, supérieur au chloral, pouvant s'administrer sous forme de potion émulsive ou dans des capsules à la dose de 0 gr. 50, 1 gr. et même 2 gr. le soir (1).

(1) *Pnarmaceutische Zeitung*, 1898, p. 667 ; *Deutsche medic. Wochenschrift*, n° 48.

D'après Merck (1), de nouvelles recherches sont nécessaires pour établir la valeur de l'amylène chloral, au point de vue pratique.

3° Hypnal.

Considérations générales. — Avant de faire l'étude de l'hypnal, il importe de voir les combinaisons qu'on obtient en faisant agir le chloral sur l'antipyrine. Lorsqu'on fait réagir ces deux corps l'un sur l'autre, on peut obtenir trois combinaisons :

1° Une combinaison, obtenue par Reuter, en soumettant à 115° un mélange d'antipyrine et de chloral ; il l'a désignée sous le nom de Trichloraldéhyde-phényldiméthylpyrazolone, nom qui rappelle à la fois les noms des deux composants (*chloral* ou aldéhyde trichloré ; *antipyrine* ou phényldiméthylpyrazolone). D'après Reuter, ce corps ne jouit pas des propriétés calmantes de ses composants. 2° Un monochloral-antipyrine. 3° Un bichloral-antipyrine, obtenus par MM. Béhal et Choay.

Ces divers corps ont été étudiés au point de vue chimique, par MM. Blainville, Reuter, Bonnet, Béhal et Choay ; et au point de vue physiologique, par MM. Dujardin-Beaumetz, Bardet, Gley, Schmitt, G. Sée. Un seul de ces produits est employé en thérapeutique, c'est le **monochloral-antipyrine** *ou* hypnal.

Préparation. — L'hypnal se prépare en mélangeant le chloral hydraté et l'antipyrine ; il s'obtient facilement en suivant le procédé indiqué par M. Demandre, pharmacien à Dijon :

1° Chloral hydraté . . . . 47 gr. } Faites dissoudre.
    Eau distillée. . . . . . . 50 — }
2° Antipyrine. . . . . . . 53 gr. } Faites dissoudre.
    Eau distillée . . . . . 50 — }

On mêle les solutions de chloral et d'antipyrine, puis on verse le mélange dans un entonnoir à robinet. Après une heure de repos, on laisse écouler la couche inférieure, qui est huileuse, dans une capsule ; la couche supérieure, qui est aqueuse, est recueillie dans une autre capsule. Au bout de 24 à 36 heures, le liquide huileux se prend en une masse composée de cristaux transparents ; il se forme également quelques cristaux dans la solution aqueuse. On réunit tous ces cristaux et on les dessèche sur du papier à filtrer ou sous une cloche en présence de l'acide sulfurique.

(1) *Annales* de 1898, p. 32.

Caractères d'identité. — L'hypnal se présente en cristaux incolores, ayant une légère odeur de chloral et une saveur un peu amère, mais très peu marquée, peu solubles dans l'eau (1 pour 13), très solubles dans l'alcool, peu solubles dans l'éther. Il fond à 67° environ.

Une solution d'hypnal, traitée par le perchlorure de fer, rougit fortement. Les acides faibles ne réagissent pas sur lui ; les alcalis faibles le dédoublent en antipyrine et chloral ; le chloral, mis ainsi en liberté, se dédouble à son tour, sous l'influence de l'alcali, en chloroforme et formiate alcalin.

Fondu et maintenu pendant quelque temps à l'état de fusion, il se deshydrate, devient complètement insoluble dans l'eau, et forme alors un corps examiné par Reuter, corps qui ne donne plus de coloration rouge avec le perchlorure de fer.

Caractères spécifiques. — On le reconnaît aux caractères suivants :

1° A ses caractères d'identité ;

2° Sa solution rougit fortement lorsqu'on la traite par le perchlorure de fer.

Caractères de contrôle. — Il est important d'examiner l'hypnal et de voir s'il donne avec le perchlorure de fer une coloration rouge ; le composé, obtenu par Reuter, ne donne pas avec le perchlorure de fer de coloration rouge ; ce composé est inactif thérapeutiquement, il ne doit donc pas être donné au lieu et place de l'hypnal. L'hypnal est un composé bien défini : 1 gramme contient environ 0 gr. 55 de chloral et 0 gr. 45 d'antipyrine.

Action physiologique. — Il possède à la fois les propriétés hypnotiques du chloral et les propriétés analgésiques de l'antipyrine ; c'est donc un médicament qui est à la fois hypnotique et analgésique.

D'après le docteur Fraenkel, l'hypnal est un hypnotique supérieur au chloral, produisant les mêmes effets à des doses moitié et même trois fois plus faibles ; ses propriétés hypnotiques sont exaltées par les propriétés nervines de l'antipyrine. Ayant un goût très faible et une odeur presque nulle, il peut être employé particulièrement dans la médecine infantile. Il rend surtout des services dans les insomnies causées par la douleur. Il est dédoublable, en présence d'un alcali faible, par conséquent quand il est introduit dans l'intestin et dans le sang, en chloral et antipyrine.

Action thérapeutique. — Il s'emploie comme hypnotique, dans

l'insomnie, les névralgies dentaires, la laryngite striduleuse, l'é-
clampsie, la céphalée, etc., en un mot dans toutes les affections où le
sommeil est empêché par la douleur et où il se produit un spasme.

Modes d'administration et doses. — On l'administre à la dose
de 1 à 2 gr. et même 3 gr..sous les formes suivantes :

Potion	Julep gommeux.	60 gr.
	Hypnal.	2 —
	Chaque cuillerée contient 0 gr. 50 du médicament.	
Liqueur alcoolique (for-mule Fraenkel)	Chartreuse	4 gr.
	Eau distillée	15 —
	Hypnal.	1 —
Solution alcoolique (for-mule Bonnet).	Eau distillée	1000 gr.
	Hypnal.	100 —
	Sirop de punch	1000 —
	Cette solution renferme 1 gramme d'hypnal par cuillerée à bouche.	
Elixir (formule Bonnet).	Hypnal	100 —
	Eau distillée	650 —
	Eau de fleur oranger	50 —
	Alcool à 95°.	400 —
	Alcoolat d'écorces d'oranges amères.	200 —
	Sirop de sucre	600 —
	Teinture de safran	1 —
	Cet élixir contient 1 gramme d'hyp-nal par cuillerée.	
Cachets ou *capsules* . .	·Contenant 0,25 ou plus.	

4° Chloralamide.

Ce produit, préparé par la maison Schering de Berlin sur les
indications de M. le professeur Dr Von Mering, est formé en combinant molécule à molécule la formiamide avec le chloral anhydre.
Il a pour formule $CHCl^3O.COHAzH^2$.

Le chloral, étant un aldéhyde, ne peut pas former d'amide; par conséquent, le nom de chloralamide, donné à la combinaison du chloral
et de la formiamide, est un nom impropre. Le seul nom qui convienne
chimiquement au chloralamide est celui de *chloral formiamide*.

Caractères d'identité. — Le chloralamide se présente sous
forme de cristaux incolores, brillants, un peu amers, mais sans caus-

ticité. Il se dissout dans 9 parties d'eau froide et dans 1 p. 1/2 d'alcool à 95°. Il se dissout plus facilement dans l'eau chaude, mais il ne faut pas que la température de l'eau dépasse 60°, car au-dessus de 60° le chloralamide se dédouble. Il fond à 110° ou 115° ; il n'est pas décomposé par les acides ; il est décomposé par les alcalis, il est donc incompatible avec les alcalis et ne doit jamais être administré avec eux.

Caractères spécifiques. — On le reconnaît aux caractères suivants :

1° A ses caractères d'identité ;

2° Chauffé avec quelques gouttes d'acide sulfurique pur et une trace d'acide phénique, il entre en ébullition, se colore en rouge brun en dégageant une forte odeur de chloral.

Caractères de contrôle. — Il ne doit pas réduire la liqueur de Fehling (*présence d'aldéhyde*).

Action physiologique et thérapeutique. — Le chloralamide est un hypnotique expérimenté en Allemagne par Hagen, Reichman Hüfler, Rabœw, Schulze, et en France par Germain Sée ; il est particulièrement indiqué dans la neurasthénie, la gastralgie, l'asthme et surtout l'insomnie simple. Son action hypnotique est sans doute due à sa décomposition en chloral et formiamide qui s'opère au contact du sang alcalin.

Modes d'administration et doses. — On l'emploie à la dose de 2 à 3 grammes par jour chez les adultes ; chez les enfants qui sont très sensibles à l'action de ce médicament on ne doit pas dépasser la dose de 0 gr. 50 (1). On l'administre sous les formes suivantes :

Cachets, paquets, dragées. | A 0 gr. 25.

Potion . . . .
Chloralamide . . . . 2,50 à 3 gr.
Acide chlorhydrique dilué. . V gouttes
Eau distillée. . . . . 60 gr.
Sirop de groseilles. . . . . 10 —
A prendre en une seule fois (Peiper).

Lavement . . . .
Chloralamide . . . . 2,50 à 3 gr.
Acide chlorhydrique dilué. . II gouttes
Eau distillée . . . . 100 gr.

Injections hypodermiques. | 0 gr. 023 à 0 gr. 03 par injection.

(1) Voir Chouppe, *Bulletin médical*, p. 1570, 1889.

5° Chloral ammonium.

Synonymes. — Le chloral ammonium est appelé aussi chloral ammonique, alcool trichloroamido-éthylique. Il a pour formule :

$$CCl^3.CHOH.AzH^2$$

Préparation. — On l'obtient en faisant passer un courant rapide de gaz ammoniac sec à travers une solution de chloral anhydre dans le chloroforme jusqu'à cessation d'absorption. On évapore ensuite le chloroforme au bain-marie ; on exprime la masse dans du papier à filtrer et on dessèche dans le vide.

Caractères d'identité. — Le chloral ammonium est une poudre blanche, à odeur caractéristique de chloral et d'ammoniaque, presque insoluble dans l'eau, plus soluble dans l'eau alcoolisée.

Action physiologique et thérapeutique. — On attribue au chloral ammonium, comme au chloralamide, la propriété d'être un hypnotique qui n'aurait pas ou qui n'aurait qu'une action faible sur le cœur, et à ce titre, on le conseille dans les maladies de cœur. C'est là, dit M. Bardet, une hypothèse aventurée, car tous les chlorals agissent en se transformant en chloroforme et en formiates alcalins dont l'action hypnotique finale est la même ; la différence est dans l'intensité et dans la rapidité de l'action.

Modes d'administration et doses. — Ce corps, à peine étudié, peut s'employer aux mêmes doses que le chloral.

6° Chloralimide.

Préparation.—Le chloralimide est un corps obtenu par MM. Béhal et Choay en chauffant à 100° le chloral ammonique. Il a pour formule

$$CCl^3 - CH = AzH.$$

Caractères d'identité. — Le chloralimide se présente en longues aiguilles incolores, inodores, insipides, insolubles dans l'eau, très solubles dans l'alcool, l'éther, le chloroforme, les corps gras.

Il est inaltérable à l'air, la lumière et l'humidité ; il fond à 158°. Sous l'influence des acides minéraux, il se dédouble en chloral et en un sel ammoniacal correspondant à l'acide employé ; les acides organiques ne produisent pas ce dédoublement.

Action physiologique et thérapeutique. — Le chloralimide a été encore peu étudié au point de vue thérapeutique, mais quelques essais tentés ont montré qu'il avait, ainsi que sa composition l'annonçait, du reste, des propriétés hypnotiques, comme le chloral et comme d'ailleurs toutes les combinaisons multiples de ce corps qui n'ont d'autre avantage que d'en faciliter l'administration.

Il présente sur le chloral l'avantage d'être insipide, inodore et par suite d'être plus facile à ingérer, mais il a l'inconvénient d'être moins soluble.

Modes d'administration et doses. — On l'administre aux mêmes doses que le chloral, sous forme de cachets, pilules, capsules ou perles, élixir alcoolique, looch huileux.

7° Ural.

Synonymes. — L'ural appelé aussi uralium, chloral-uréthane est une combinaison de chloral et d'uréthane (*carbamate d'éthyle*).

Préparation. — On le prépare en faisant dissoudre l'uréthane dans le chloral anhydre.

Caractères d'identité. — L'ural se présente sous forme de cristaux incolores de saveur amère, peu solubles dans l'eau, solubles dans l'alcool, dans l'éther, fusibles à 106°.

Action physiologique et thérapeutique. — D'après le docteur Poppi, l'ural serait l'hypnotique le plus rapide et le plus fidèle ; d'après Hübner et Sticker, il serait inférieur à l'uréthane ; d'après Schmitt et Parisot, il ne vaudrait pas le chloral ; en résumé, dit M. Bardet, l'ural n'a aucun avantage sur ses composants, le chloral et l'uréthane ; son action hypnotique n'est pas supérieure ; il a une saveur très désagréable ; c'est donc un médicament médiocre.

Modes d'administration et doses. — En cachet à la dose de 2 à 3 grammes par jour.

8° Somnal.

Synonymes. — Le somnal a été préconisé par Radelauer comme un produit résultant de l'éthylisation du chloral-uréthane. Pour M. Ritsert, le somnal n'est pas une espèce chimique, mais une simple solution d'hydrate de chloral et d'uréthane dans l'alcool ; c'est à cause de cette composition que le somnal est aussi appelé **éthyl-chloral-uréthane.**

Préparation. — On le prépare en faisant réagir le chloral en solution alcoolique sur l'uréthane.

Caractères d'identité. — Le somnal cristallisé est très hygrométrique ; c'est pour cette raison que le fabricant le présente sous forme de solution alcoolique (1 p. d'alcool pour 3 p. de somnal), de telle sorte que le somnal du commerce est un liquide incolore, d'une saveur faiblement amère, soluble dans l'alcool et l'eau.

Action physiologique et thérapeutique. — C'est un hypnotique sur la valeur duquel les avis sont très partagés. D'après quelques auteurs, il semble réunir les propriétés de l'hydrate de chloral et de l'uréthane sans présenter les phénomènes secondaires fâcheux, inhérents à ces deux hypnotiques ; d'après d'autres, ce composé, non encore étudié, mérite à peine une mention. M. Myers a publié une étude sur le somnal (1) de laquelle il semble résulter que le somnal est un excellent hypnotique que l'on peut employer dans tous les cas où l'insomnie n'est pas due à une douleur vive où à la syphilis ; dans ces derniers cas, il échoue souvent.

Modes d'administration et doses. — Le somnal du commerce s'emploie à la dose de 2 à 3 grammes en potion dont voici la formule la plus courante :

Somnal	10 grammes
Eau distillée de menthe.	60 —
Eau distillée	60 —
Sirop simple.	30 —

A prendre une ou deux cuillerées le soir avant de se coucher.

9° Chloralose.

Synonymes. — Le chloralose, appelé aussi anhydroglucochloral, est un nouveau produit étudié par MM. Hanriot et Richet et proposé par eux à l'Académie des Sciences (2).

Préparation. — Il se prépare en faisant réagir le glucose sur le chloral anhydre.

Constitution. — D'après sa préparation, le chloralose est un anhydroglucochloral. Ce composé, en apparence unique, est en réalité formé du mélange de deux corps : 1° *corps* α qui cristallise en fines aiguilles, fondant à 184°-186°, se volatilisant sans décomposition ; on l'appelle plus particulièrement *chloralose.* — 2° *corps* β qui cristallise en belles lamelles nacrées, fondant à 229° et qu'on appelle *parachloralose.*

(1) Union pharmaceutique, 1892, p. 334.
(2) *Comptes rendus* du 9 janvier 1893, p. 63.

Action physiologique. — Ce corps possède deux propriétés physiologiques qui semblent contradictoires : il est hypnotique et augmente l'excitabilité de la moelle épinière.

Action thérapeutique. — Il a été étudié, au point de vue thérapeutique, par MM. Landouzy et Moutard-Martin. De leurs expériences il semble résulter que c'est un hypnotique qui peut être employé à la dose de 0 gr. 20 à 0 gr. 75 et qui amène le sommeil profond et calme, même chez les individus ayant eu vainement recours aux autres agents hypnotiques. Il n'est pas encore entré franchement dans le domaine thérapeutique.

Le chloralose est un médicament qu'il ne faut manier qu'avec une extrême prudence, car il a produit quelquefois des accidents : délire automatique, cécité, tremblement et même coma et cyanose.

C'est un remède actif, dont on pourra tirer de grands services, quand ses indications seront mieux précisées (Arnozan).

Nous signalerons, en passant, l'existence de nouveaux chloraloses, étudiés par M. Hanriot (1) :

1° Le galactochloral. — Combinaison du chloral anhydre avec la galactose.

2° Le lévulochloral. — Combinaison du chloral anhydre avec le levulose.

Ces corps nouveaux n'ont reçu aucune application médicale.

B. — Aldéhyde tribromé. — Bromal.

Synonymes. — L'aldéhyde tribromé, appelé bromal, découvert par Lœwig, a pour formule : C^2HBr^3O ou $CBr^3.CHO$.

Il représente donc de l'aldéhyde dans lequel 3 atomes d'hydrogène ont été remplacés par 3 atomes de brome ; c'est, comme on le voit, un produit de substitution de l'aldéhyde analogue à celui fourni par le chlore.

Préparation. — On le prépare en versant peu à peu dans 100 gr. d'alcool absolu 350 grammes de brome. Après quinze jours de repos, le mélange est distillé : il donne environ 330 grammes de liquide bouillant au-dessous de 140° qu'on met de côté. Celui qui reste dans la cornue, additionné de 20 grammes d'eau distillée chaude, donne en 24 heures une abondante cristallisation d'hydrate de bromal. Ces cristaux purifiés par une cristallisation nouvelle, sont distillés avec

(1) V. *C. R. A. d. S.*, 18 mai 1896.

l'acide sulfurique pur qui les déshydrate et les change en bromal.
Ce bromal est mélangé avec celui d'abord obtenu.

Caractères d'identité. — Le bromal est un liquide huileux, incolore, d'une odeur vive, soluble dans l'eau, dans l'alcool, ayant une
saveur analogue à celle du chloral mais plus désagréable. Il bout vers
172° ; il forme avec l'eau un hydrate ayant pour formule $C^2HBr^3O +$
H^2O, analogue à l'hydrate de chloral. Sous l'action des alcalis minéraux, il se transforme en bromoforme et en acide formique.

Action physiologique et thérapeutique. — Le bromal est
au chloral ce que le bromoforme est au chloroforme. Comme pour
le chloral, c'est son *hydrate* qu'on emploie. Les Anglais paraissent le
préférer au chloral parce que son action sur le cœur est moindre et
le sommeil moins profond. On le prescrit comme antispasmodique
et sédatif dans l'épilepsie, la chorée, le tabes dorsalis.

Modes d'administration et doses. — On l'administre aux
mêmes doses et de la même façon que le chloral ; il est peu employé
en France.

Empoisonnements. — Toxique comme l'hydrate de chloral ; il
produit les mêmes symptômes qui seront combattus par les mêmes
moyens.

<h3 style="text-align:center">§ 3. — Croton chloral.</h3>

Constitution et formule. — Le croton chloral appelé aussi
chloral crotonique, a été considéré d'abord (*Kramer et Pinner*)
comme un produit de substitution chloré de l'aldéhyde crotonique,
répondant à la formule :

$C^4H^3Cl^3O$ dérivant de l'aldéhyde crotonique C^4H^6O.

Aujourd'hui, depuis les travaux de M. Bocquillon, on le considère
comme un produit de substitution chloré de l'aldéhyde butylique ;
c'est de l'aldéhyde butylique trichloré ayant pour formule : $C^4H^5Cl^3O$
ou $C^3H^4Cl^3.CHO$.

On lui a conservé le nom de chloral crotonique ou croton chloral
bien que son véritable nom soit chloral butylique ou butyl-chloral.

Préparation. — On le prépare en faisant passer pendant longtemps un courant lent de chlore dans l'aldéhyde refroidi au-dessous
de 0°. Le liquide s'échauffe et se sépare en deux couches, l'inférieure
est agitée avec de l'acide sulfurique puis rectifiée.

Caractères d'identité. — Le croton chloral est un liquide incolore, oléagineux, d'odeur désagréable, bouillant à 165°, insoluble dans

l'eau et se combinant avec elle pour former un hydrate défini appelé hydrate de croton chloral ayant pour formule : $C^4H^5Cl^3O,H^2O$.

Usages. — Le croton chloral est inusité, mais on emploie quelquefois son hydrate.

Hydrate de croton chloral.

Formule et préparation. — Ce corps est obtenu, comme on vient de le voir, par l'action de l'eau sur le croton chloral anhydre ; sa formule est : $C^4H^5Cl^3O,H^2O$.

Caractères d'identité. — C'est une substance blanche agrégée en petites tablettes brillantes, à odeur pénétrante et durable, à saveur très désagréable, peu soluble dans l'eau, mais assez soluble dans l'eau additionnée de glycérine et d'alcool.

Absorbé, il subit l'action de l'alcalinité du sang ; il se dédouble en acide formique et en un composé analogue au chloroforme, l'allychloroforme, qui lui-même se transforme en un composé anesthésique, le bichlorallylène.

Action physiologique et thérapeutique. — Le croton chloral hydraté a été expérimenté par Liebreich ; il est employé comme anesthésique du cerveau et hypnotique, mais il est encore peu usité. Cependant il est appelé à rendre des services car son action diffère de celle du chloral ordinaire, de la morphine et des autres analgésiques (Dujardin-Beaumetz).

Modes d'administration et doses. — On l'administre à l'INTÉRIEUR à la dose de 0 gr. 50 à 1 gramme.

Incompatibles. — Comme l'hydrate de chloral.

Empoisonnements. — Toxique comme lui ; il produit les mêmes symptômes combattus par les mêmes moyens.

§ 4. — Camphre monobromé. — Bromure de camphre.

Généralités. — Le camphre du Japon, camphre des Laurinées, camphre ordinaire, appelé aussi aldéhyde campholique, est un produit très intéressant au point de vue chimique et pharmaceutique ayant pour formule : $C^{10}H^{16}O$.

Traité par le brome, il donne des produits de substitution et parmi ces produits il en est un intéressant au point de vue médico-phar-

maceutique , c'est le camphre monobromé ou bromure de camphre
qui a pour formule : $C^{10} H^{15} BrO$.

Caractères d'identité. — Le bromure de camphre est cristallisé
en longs cristaux prismatiques transparents, cassants, ayant l'odeur
et la saveur de l'essence de térébenthine camphrée, insolubles dans
l'eau, très solubles dans l'alcool, l'éther, le sulfure de carbone. Il
fond à 77°, bout vers 274° et subit une légère décomposition à cette
température.

Conservation. — Il doit être conservé dans des flacons bien bouchés, car à l'air humide, il se liquéfie et abandonne du brome (Gé-
rhardt).

Action thérapeutique.—On l'emploie comme antispasmodique,
sédatif, hypnotique (Bourneville, Louison, Raymond, Perret, etc.).

Modes d'administration et doses. — On l'emploie à la dose de
0 gr. 50 à 1 gr. 50 en pilules et dragées : on l'emploie aussi en injections hypodermiques d'après la formule suivante :

Injection hypodermique.
$\left\{\begin{array}{l}\text{Camphre monobromé} \dots \dots \quad 3\ \text{gr.} \\ \text{Alcool} \dots \dots \dots \dots \dots \quad 35\ — \\ \text{Glycérine} \dots \dots \dots \dots \quad 22\ — \end{array}\right.$

30 à 40 gouttes en injection.

Le camphre dissous dans un mélange de 65 p. d'eau oxygénée à
3 0/0 et 35 p. d'alcool donne un produit appelé **camphorol**, analogue au menthoxol et au naphtoxol.

Il est employé comme antiseptique, en solution diluée dans l'eau,
pour laver les plaies purulentes.

Lorsqu'on traite l'hydroquinone camphrée par l'amalgame d'aluminium ou par le zinc additionné d'un acide (acétique, sulfurique
ou chlorhydrique), on obtient un produit auquel on a donné le nom
d'oxycamphre.

L'oxycamphre est une substance cristalline, très soluble dans
l'eau.

On le trouve dans le commerce sous forme de solution alcoolique
à 50 pour 100, car il ne se conserve pas à l'état solide sans se décomposer.

D'après Rumpel, l'oxycamphre agit comme antidyspnéique dans
diverses maladies. Lésions organiques du cœur, emphysème, tuberculose pulmonaire, asthme bronchique nerveux.

On l'administre à la dose de 0,50 à 1 gr. —Dose journalière, 1,50
à 2 gr. — Dose maxima, 4 gr.

Merck conseille l'emploi de la formule suivante :

> Solution d'oxycamphre à 50 pour 100. .   10 grammes.
> Eau d'amandes amères.   4   —
> Cognac   20   —
> Eau distillée. 150   —

A prendre de deux à quatre cuillerées par jour.

SECTION II

ÉTUDE DES ACÉTONES

SOMMAIRE : Généralités. — Nomenclature des acétones intéressantes au point de vue médico-pharmaceutique. — Acétone ordinaire. — Méthylphénylacétone ou hypnone (*acétone mixte*).

Généralités. — Les acétones sont les aldéhydes des alcools secondaires, ou si on le préfère, les aldéhydes correspondant aux alcools secondaires, ou dérivant de ces alcools.

Leur origine et leurs propriétés générales les rapprochent beaucoup des aldéhydes ordinaires ; aussi peut-on dire que les aldéhydes et les acétones sont en réalité deux sections d'une même famille. Elles diffèrent des aldéhydes proprement dites parce que par oxydation, elles ne se transforment pas comme celles-ci en acides renfermant le même nombre d'atomes de carbone ; elles donnent des acides renfermant moins de carbone que l'alcool générateur.

Nomenclature. — Parmi les différentes acétones, deux sont utilisées en médecine : 1° l'acétone ordinaire, 2° la méthylphénylacétone.

§ 1. — Acétone ordinaire.

Synonymes. — L'acétone ordinaire, appelée diméthylkétone, méthylure d'acétyle, éther pyroacétique a pour formule :

$$C^3H^6O \text{ ou } CH^3. CO. CH^3.$$

Caractères d'identité. — C'est un liquide incolore, éthéré, soluble dans l'eau, l'alcool et l'éther, ayant pour densité de 0,814, bouillant à 56°.

Action thérapeutique. — On l'a essayée comme anesthésique et anthelminthique.

Modes d'administration et doses. — On l'administre comme anesthésique, à la dose de 15 à 30 gouttes, 3 à 4 fois par jour, dans une infusion aromatique tiède.

§ 2. — Méthylphénylacétone.

Synonymes. — La méthylphénylacétone, appelée aussi méthyl-phénylkétone, méthylbenzoïle, acétophénone, phénylméthylcarbo-nyle, hypnone, a été découverte par M. Friedel. Elle appartient à la classe des *acétones mixtes*, découvertes par Williamson, acétones qui, ainsi qu'on l'explique en chimie organique, dérivent de deux radicaux hydrocarbonés différents unis au carbonyle CO.

Constitution. — L'hypnone contient le radical hydrocarboné méthyle CH^3, de la série grasse, et le radical hydrocarboné phényle C^6H^5, de la série aromatique, unis au carbonyle (CO). Elle a pour formule :

$$C^8H^8O. \text{ ou } C^6H^5.CO.CH^3$$

Préparation. — On la prépare en distillant à sec un mélange à parties égales d'acétate et de benzoate de calcium.

Caractères d'identité. — L'hypnone est un liquide incolore, à odeur très vive qui rappelle à la fois celle de l'amande amère et de la fleur d'oranger, du foin coupé et du muguet. Elle est insoluble dans l'eau, soluble dans l'alcool, l'éther, la glycérine, l'huile d'aman-des douces, le chloroforme, la benzine et les huiles essentielles. Elle a une densité de 1,032 ; à 4° ou 5° elle se prend en une masse cristallisée en grandes lames fusibles à + 15°. Elle bout à 195°. Elle n'est pas inflammable, mais elle active la combustion des matières qu'elle imprègne.

Caractères spécifiques. — On la reconnaît aux caractères sui-vants :

1° A ses caractères d'identité.

2° Elle laisse sur le papier une tache huileuse persistante.

3° Avec l'acide azotique elle se colore en jaune.

4° Oxydée par le bichromate de potassium et l'acide sulfurique, elle donne de l'acide benzoïque et de l'acide carbonique.

5° Traitée à chaud par l'acide sulfurique, elle donne de l'acide ben-zoïque.

6° Traitée à chaud par le sulfure d'ammonium, elle forme de l'acide phénylacétique.

Action physiologique. — D'après MM. Dujardin-Beaumetz et Bardet, l'acétophénone est anesthésique, narcotique et hypnotique d'où le nom d'hypnone qu'ils lui ont donné. Ses propriétés hypnotiques ont été contestées par divers savants et notamment par MM. Laborde, Mairet et Combemale, Grasset, Magnein, Arloing.

Action thérapeutique. — Elle est employée comme anesthésique et narcotique.

Modes d'administration et doses. — On l'administre à la dose de 0 gr. 10 à 0 gr. 20 (IV à VIII gouttes) soit dans une infusion théiforme, soit en capsules contenant chacune 5 centigrammes (dose : 5 à 6 capsules). La dose maxima est de 0, 50 centigrammes.

On l'administre aussi sous forme de sirop, d'élixir, de looch, et on emploie les formules suivantes :

Sirop (Pierre Vigier). . .
- Hypnone. . . . . 1 goutte
- Alcool à 90° . . . . 1 gramme
- Sirop de fleur d'oranger. . . 1   »
- Une cuillerée à café représente une goutte d'hypnone.

Elixir (Pierre Vigier). . .
- Hypnone . . . . 1 goutte
- Alcool à 60°. . . . . 3 grammes
- Sirop de Menthe. 3   »
- Une cuillerée à café représente une goutte d'hypnone.

Looch (Constantin Paul) .
- Hypnone. . . . . 6 gouttes
- Glycérine. . . . . 10 grammes
- Looch 50   »

Toutes ces préparations, qui avaient pour but de masquer l'odeur persistante de l'hypnone, sont abandonnées, et cela surtout à cause de la grande quantité d'excipient dans laquelle on devait dissoudre la dose d'hypnone nécessaire pour provoquer le sommeil. Le meilleur mode d'administration est celui de la capsule.

SECTION III

ÉTUDE DES ALDÉHYDES A FONCTIONS MIXTES

Sommaire. — Nomenclature. — Aldéhyde méthylprotocatéchique ou vanilline.

Définition. — Les aldéhydes à fonctions mixtes s'obtiennent généralement en partant des alcools polyatomiques, ou plus directement en partant des alcools à fonctions mixtes. Ce groupe renferme des corps importants au point de vue chimique, tels que :

Aldéhyde-alcool, aldéhyde pyromucique ou furfurol.

Aldéhydes-phénols, aldéhyde salicylique et son isomère l'aldéhyde paraoxybenzoïque.

Aldéhyde-diphénol, aldéhyde protocatéchique.

Aldéhydes-éthers, aldéhyde anisique, aldéhyde pipéronylique.

Aldéhyde-éther-phénol, aldéhyde méthylprotocatéchique.

Parmi ces composés, le seul intéressant, au point de vue pharmaceutique, est l'aldéhyde méthylprotocatéchique appelé aussi aldéhyde vanillique ou vanilline.

Vanilline.

Formule. — La vanilline constitue presque entièrement ce qu'on appelle le *givre de vanille* : $C^8H^8O^3$.

C'est l'aldéhyde méthylprotocatéchique ou l'éther méthylique de l'aldéhyde protocatéchique ; elle a pour formule :

$$C^6H^3 \diagdown \diagup \begin{matrix} CHO \\ O.CH^3 \\ OH \end{matrix}$$

Préparation. — Ce corps peut s'extraire de la vanille, mais aujourd'hui on le prépare synthétiquement par oxydation de l'acétylisoeugénol par le bichromate de soude et l'acide sulfurique, et élimination successive du groupe acétyle par saponification à l'aide d'un alcali (Tiemann).

Caractères d'identité. — La vanilline se présente en cristaux prismatiques, incolores, d'une saveur piquante, d'une odeur de vanille prononcée, solubles dans 8 parties d'eau froide, très solubles dans l'eau bouillante, l'alcool, l'éther, le chloroforme, le sulfure de carbone, les huiles fixes et volatiles. Abandonnée longtemps à l'air, elle donne de petites quantités d'acide vanillique.

Avec le bisulfite de soude, elle forme une combinaison très soluble d'où elle est précipitée par l'acide sulfurique étendu.

Caractères spécifiques. — On la reconnaît aux caractères suivants :

1° A ses caractères d'identité.

2° Sa solution est colorée en bleu par le perchlorure de fer.

3° Sa solution, traitée par l'acide sulfurique concentré, se colore en jaune ; l'addition d'une trace d'acide azotique donne un belle coloration pourpre.

Action thérapeutique. — La vanilline est un stimulant aromatique conseillé dans l'hystérie, la frigidité, le rhumatisme chronique, les dyspepsies atoniques et putrides, etc., etc.

Modes d'administration et doses. — On l'administre à la dose de 0 gr. 05 à 0 gr. 25 dans une potion de 120 grammes pour obtenir un effet excito-moteur. On l'emploie aussi sous forme de sucre vanillé :

> Vanilline. . . . . 2 grammes.
> Sucre pulvérisé 98   —

Mélanger.

CHAPITRE VII

ÉTUDE DES ACIDES ORGANIQUES

PRÉLIMINAIRES. — DIVISION.

Sommaire. — Définition. — Classification.

Définition. — Les acides organiques sont des corps comparables
aux acides minéraux ; comme eux, ils forment des sels en réagissant
sur les bases, des éthers en réagissant sur les alcools, de telle sorte
qu'on peut les définir de la manière suivante : les acides organiques,
corps comparables aux acides minéraux, sont des composés capables de réagir sur les bases pour donner des sels et sur les alcools
pour former des éthers composés ; ils forment de plus le deuxième
degré d'oxydation des alcools et on les considère comme des hydrates des radicaux d'acides. Ils possèdent le groupement caractéristique CO.OH. Prenons, par exemple, l'acide acétique : il se combine
avec les bases pour donner des *sels* appelés acétates ; il se combine
avec divers alcools (méthylique, éthylique, etc.) pour donner des
éthers composés (méthylacétique, éthylacétique, etc.). C'est le deuxième
degré d'oxydation de l'alcool éthylique ; l'aldéhyde éthylique étant
le premier degré d'oxydation de cet alcool. Enfin il a pour formule :
$C^2H^4O^2$; mais comme on le considère comme l'hydrate du radical
acétyle C^2H^3O, il a aussi pour formule : $C^2H^3O.OH$.

Classifications proposées.— Les acides organiques, très nombreux, peuvent être classés de différentes manières.

Nous suivrons pour leur étude la classification suivante :

A. — **Acides à fonctions simples.**

- Monobasiques. — divisés en 5 familles correspondant aux familles des alcools générateurs.
- Bibasiques.
- Tribasiques.
- Tétrabasiques.
- Pentabasiques.
- Hexabasiques.

B. — **Acides à fonctions complexes.**

- Acides Alcools.
- — Phénols.
- — Éthers.
- — Aldéhydes.

TITRE I

ÉTUDE DES ACIDES A FONCTIONS SIMPLES

MONOBASIQUES

SECTION I

ACIDE ACÉTIQUE

Sommaire. — Acide acétique (hydraté : acide pyroligneux, vinaigre, vinaigre radical). — Acide acétique normal ou cristallisable. — Dérivé de l'acide acétique : acide trichloracétique. — Combinaisons que l'acide acétique forme avec les bases minérales et organiques appelées acétates. — Méthodes générales de préparation. — Caractères spécifiques. — Nomenclature des acétates intéressants. — Étude des acétates formés par la combinaison de l'acide acétique avec les bases minérales : acétate de sodium, d'ammonium, de zinc, de cuivre, de plomb.

L'acide acétique est le premier acide connu. A l'état pur, correspondant à la formule $CH^3.CO.OH$, il est appelé acide acétique monohydraté, acide acétique cristallisable, acide acétique pur, acide acétique normal. Mélangé avec l'eau, il forme des corps particuliers qui ont reçu des noms différents d'après leur provenance :

1° Acide acétique hydraté, provenant de la distillation du bois (*acide pyroligneux*).

2° Acide acétique hydraté, provenant de la fermentation acétique du vin et autres liquides alcooliques (*vinaigre*).

3° Acide acétique hydraté, provenant de la distillation de l'acétate de cuivre (*vinaigre radical*).

Avant de faire l'étude de l'acide acétique cristallisable, disons un mot des composés hydratés formés par le mélange de cet acide avec l'eau.

Acide pyroligneux.

Préparation. — L'acide pyroligneux est un mélange d'acide acétique cristallisable et d'eau, obtenu par la distillation sèche du bois, par des procédés sur lesquels nous ne croyons pas devoir insister. Lorsqu'il a été purifié, il porte le nom d'*acide pyroligneux purifié* ou *acide acétique du commerce à* 1,060.

Caractères d'identité. — C'est un liquide incolore, à odeur et saveur très prononcées de vinaigre, ayant une densité de 1,060 ; il est volatil sans résidu et contient 50 pour 100 d'acide acétique cristallisable. 100 grammes doivent saturer 44 gr. 16 de carbonate de soude pur et anhydre.

Caractères de contrôle. — Mal purifié, il peut contenir les altérations suivantes : acides sulfurique et chlorhydrique, sulfate, acétate de soude, matières empyreumatiques, eau en excès. Ces altérations sont reconnues par les méthodes indiquées plus loin à l'article : acide acétique cristallisable.

Usages. — Il est employé en lotions, en olfactions ; on l'emploie aussi pour préparer les divers acétates (acétates de potasse, soude, etc.).

Vinaigre.

Composition. — Le vinaigre est un mélange d'acide acétique cristallisable et d'eau obtenu par la fermentation acétique du vin ou autres liquides spiritueux (cidre, poiré, bière, etc.). Nous n'insisterons pas sur l'étude de ce corps qui a été faite dans le cours de pharmacie galénique à l'article : vinaigres médicinaux (1).

Vinaigre radical.

Composition. — Le vinaigre radical est un mélange d'acide acé-

(1) Dupuy, *Cours de pharmacie*, t. I, p. 514.

tique cristallisable et d'eau, obtenu par la distillation sèche de l'acétate de cuivre. Il présente une odeur particulière due à la présence de l'acétone formée aux dépens de l'acide acétique. Il ne figure plus au Codex.

Acide acétique normal.

Synonymes et formule. — L'acide acétique normal, appelé aussi acide acétique pur, acide acétique cristallisable, acide acétique monohydraté, a pour formule : $C^2H^4O^2$ ou $CH^3.CO.OH$.

C'est un acide à fonction simple, monobasique.

Préparation. — On le prépare, dans les **laboratoires**, en décomposant l'acétate de sodium par l'acide sulfurique concentré de densité 1,84.

Réaction. — L'acide sulfurique déplace l'acide acétique et il se forme du sulfate de sodium :

$$2 (C^2H^3NaO^2) + SO^4H^2 = SO^4Na^2 + 2 (C^2H^4O^2).$$

Les produits et l'appareil employés pour faire l'opération sont :

Produits. — Acétate de soude desséché et fondu.   8 parties
Acide sulfurique à 1,84 6   —

Appareil. — C'est un appareil distillatoire formé d'une cornue et d'un ballon tubulé (fig. 7), ou formé d'une cornue et d'un réfrigérant (fig. 8).

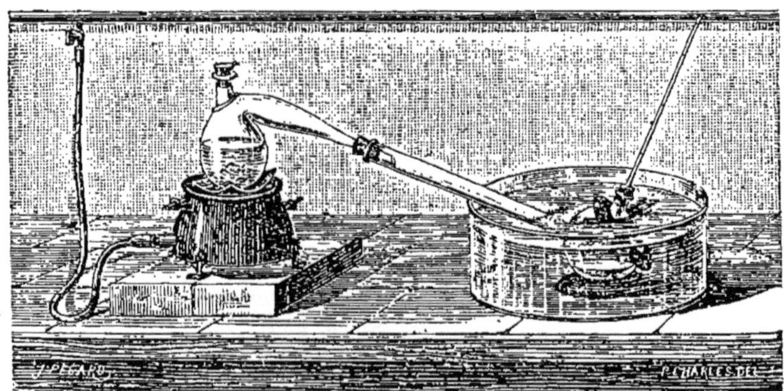

Fig. 7.

On verse dans la cornue l'acétate de sodium puis l'acide sulfurique, on agite et on chauffe doucement afin de dissoudre le sel et d'accomplir la réaction ; on élève ensuite la température pour opérer la distillation de l'acide acétique formé et le séparer du sulfate de sodium qui reste dans la cornue. Il est indispensable, surtout vers la fin de l'opération, de modérer l'action de la chaleur, pour éviter toute altération de la matière organique.

On prépare l'acide acétique dans l'**industrie** au moyen de l'acide pyroligneux purifié à l'aide de procédés décrits dans les *Traités de chimie industrielle* et sur lesquels nous n'insisterons pas.

Caractères d'identité. — L'acide acétique monohydraté est un liquide incolore, solide au dessous de $+ 16°$ et cristallisant en lames minces, incolores et transparentes, à odeur vive, piquante et caractéristique. Il a une densité de 1,063 ; il est fusible à $+ 17°$ et bout à 120.

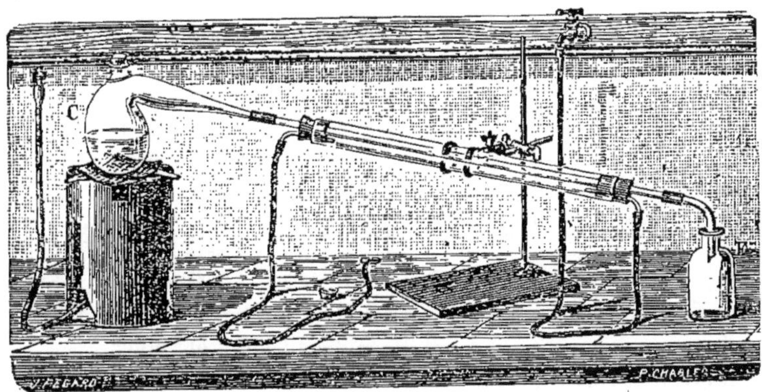

Fig. 8.

Il est soluble dans l'eau en toutes proportions, donnant lieu à une contraction. Le maximum de contraction correspond à un liquide contenant 77 à 78 parties d'acide pour 100 du mélange. Si l'on veut reconnaître la force d'un acide acétique dilué dont la densité est connue, on peut consulter la table suivante qui donne la densité des différents mélanges d'acide acétique et d'eau.

Densité des mélanges d'acide acétique et d'eau à 15°.

Centièmes d'acide acétique.	Densité	Centièmes d'acide acétique.	Densité	Centièmes d'acide acétique.	Densité	Centièmes d'acide acétique.	Densité	Centièmes d'acide acétique.	Densité
1	1.0007	21	1.0298	41	1.0533	61	1.0691	81	1.0747
2	1.0022	22	1.0311	42	1.0543	62	1.0697	82	1.0746
3	1.0037	23	1.0324	43	1.0552	63	1.0702	83	1.0744
4	1.0052	24	1.0337	44	1.0562	64	1.0707	84	1.0742
5	1.0067	25	1.0350	45	1.0571	65	1.0712	85	1.0739
6	1.0083	26	1.0363	46	1.0580	66	1.0717	86	1.0736
7	1.0098	27	1.0375	47	1.0589	67	1.0721	87	1.0731
8	1.0113	28	1.0388	48	1.0598	68	1.0725	88	1.0726
9	1.0127	29	1.0400	49	1.0607	69	1.0729	89	1.0720
10	1.0142	30	1.0412	50	1.0615	70	1.0733	90	1.0713
11	1.0157	31	1.0424	51	1.0623	71	1.0737	91	1.0705
12	1.0171	32	1.0436	52	1.0631	72	1.0740	92	1.0696
13	1.0185	33	1.0447	53	1.0638	73	1.0742	93	1.0686
14	1.0200	34	1.0459	54	1 0646	74	1.0744	94	1.0674
15	1.0214	35	1.0470	55	1.0653	75	1.0746	95	1.0660
16	1.0228	36	1.0481	56	1.0660	76	1.0747	96	1.0644
17	1.0242	37	1.0492	57	1.0666	77	1.0748	97	1.0625
18	1.0256	38	1.0502	58	1.0673	78	1.0748	98	1.0604
19	1.0270	39	1.0503	59	1.0679	79	1.0748	99	1.0580
20	1.0284	40	1.0523	60	1.0685	80	1.0748	100	1.0564

Il est soluble en toutes proportions dans l'alcool et l'éther.

Il est très corrosif et mis en contact avec la peau, il désorganise rapidement l'épiderme. Sa vapeur est inflammable et brûle avec une flamme pâle. Il dissout la fibrine, l'albumine, le camphre et les résines.

Caractères spécifiques. — On le reconnaît aux caractères suivants :

1° A ses caractères d'identité.

2° Lorsqu'on ajoute à de l'acide acétique un peu d'acide sulfurique concentré et qu'on chauffe, le mélange noircit ; en même temps, il se dégage de l'anhydride sulfureux et de l'anhydride carbonique.

3° L'acide acétique saturé ou neutralisé par un alcali, ou les acétates en solution concentrée, donnent avec l'azotate d'argent, un précipité blanc cristallisé d'acétate d'argent, soluble dans l'ammoniaque et dans l'eau bouillante.

4° L'acide acétique, ou les acétates, additionnés d'un peu d'alcool et de quelques gouttes d'acide sulfurique, dégagent, lorsqu'on chauffe le mélange, une odeur agréable d'éther acétique.

5° L'acide acétique saturé ou neutralisé par un alcali, ou les acétates sont colorés en rouge intense par le perchlorure de fer. Cette coloration se détruit quand on ajoute de l'acide chlorhydrique.

6° L'acide acétique saturé ou neutralisé par un alcali, ou les acétates alcalins chauffés au rouge dans un tube à essai avec de l'anhydride arsénieux donnent des vapeurs blanches à odeur alliacée et repoussante de cacodyle ou arséniure de méthyle.

7° Ajoutons que les acétates traités par l'acide sulfurique sont décomposés et dégagent de l'acide acétique à odeur piquante.

Caractères de contrôle. — Mal purifié, il peut contenir les ALTÉRATIONS suivantes :

Acide sulfurique. — Décelé par le chlorure de baryum.

Acide chlorhydrique. — Décelé par le nitrate d'argent (précip. blanc, soluble dans AzH^3, l'hyposulfite de soude ou le cyanure de potassium).

Acide azotique. — Décelé par l'indigo qui est décoloré à chaud.

Acide sulfureux. — Ajouter à l'acide suspect du zinc et de l'acide sulfurique, puis tremper dans la liqueur un papier imprégné d'acétate de plomb : s'il y a de l'acide sulfureux, il se trouve réduit par l'hydrogène naissant et changé en hydrogène sulfuré qui colore en brun le sel de plomb du papier.

Matières empyreumatiques ou organiques. Évaporer l'acide dans une capsule de porcelaine : s'il est pur, il doit se volatiliser sans résidu ; s'il laisse un résidu brun, il contient des matières organiques ou empyreumatiques.

Eau en excès. — Pour la déceler, on détermine le titre de l'acide : 100 grammes d'acide pur sont saturés par 88 gr. 33 de carbonate de soude pur et anhydre.

Conservation. — Il doit être conservé dans des flacons bien bouchés à l'émeri.

Action physiologique. — Il stimule fortement la muqueuse nasale ; appliqué sur la peau, il est, suivant son degré de concentration et la durée du contact, astringent, rubéfiant, vésicant et caustique. Pris à l'intérieur il est tempérant, diurétique.

Action thérapeutique. — On l'emploie : comme moyen vésicant (vésicatoire de Beauvoisin) : comme caustique (contre les excroissances épidermiques, les verrues) ; comme moyen de stimulation de la muqueuse olfactive (syncopes, malaises avec défaillance, asphyxies) ; comme antiseptique.

Formules galéniques. — Il entre dans les préparations suivantes inscrites au Codex : vinaigres anglais, antiseptique, phéniqué, camphré, de colchique, de scille.

Incompatibles. — Bases salifiables, carbonates.

Empoisonnements. — Il est corrosif ; ingéré, il peut détruire la muqueuse de l'œsophage et de l'estomac et amener même la perforation. Il produit en général tous les symptômes d'un poison irritant et il est à observer que l'haleine et les matières de vomissement ont une odeur caractéristique d'acide acétique.

Premiers secours. — On administrera les mêmes secours que ceux donnés dans les empoisonnements par l'acide sulfurique : magnésie à volonté, lait, huile, gruau épais.

DÉRIVÉ DE L'ACIDE ACÉTIQUE

L'acide acétique donne un dérivé de substitution intéressant, l'acide trichloracétique introduit dans ces dernières années en thérapeutique.

Acide trichloracétique.

Formule et synonymes. — L'acide trichloracétique, appelé acide acétique trichloré a pour formule : $C^2HCl^3O^2$. ou $CCl^3.CO.OH$.

Il dérive de l'acide acétique $C^2H^4O^2$ par substitution de 3 atomes de chlore à 3 atomes d'hydrogène.

Préparation. — On le prépare en oxydant le chloral par l'acide azotique. On traite le chloral hydraté par 3 fois son poids d'acide azotique fumant ; on expose le mélange deux jours au soleil et on chauffe ; on distille et recueille ce qui passe de 190° à 195°. La réaction finale est exprimée par l'équation :

$$CCl^3.CHO + O = CCl^3.CO.OH$$

Caractères d'identité. — L'acide trichloracétique se présente sous forme de cristaux incolores, à odeur agréable et légèrement mordante, solubles dans l'eau et l'alcool ; il est déliquescent, fond à 55° et bout à 195°.

Caractères spécifiques. — On le reconnaît aux caractères suivants :

1° A ses caractères d'identité.

2° Chauffé en présence des alcalis, il se dédouble en acide carbonique et en chloroforme.

Conservation. — Étant très déliquescent, il doit être conservé dans des flacons bien bouchés et à l'abri de l'humidité.

Action physiologique et thérapeutique. — D'après Bodlœnder et Mayen, il aurait une action hypnoanesthésique analogue à celle du chloral. Cette action est niée par Hermann et Tomaszewiez. D'après Fillippovitch, ce serait un antiseptique puissant ; d'après Erhmann, cet acide serait un caustique excellent préférable à l'acide chromique, parce que la cautérisation qu'il produit est plus localisée et que les eschares sont plus nettes. Erhmann le préconise en thérapeutique rhinolaryngologique, c'est-à-dire dans les affections de la gorge et du nez, en applications directes.

Modes d'administration et doses. — On l'emploie :

A. *Comme antiseptique.* A l'EXTÉRIEUR en solution aqueuse 2 à 5 0/0 pour le pansement des plaies, l'érysipèle, le chancre mou, etc. (Fillipovitch) ; à l'INTÉRIEUR en solution aqueuse à la dose de 0 gr. 12 à 0 gr. 30, trois fois par jour chez les adultes ; et de 0,03 à 0,06, trois fois par jour chez les enfants contre le catarrhe et le cancer de l'estomac (Fillipovitch).

B. *Comme caustique.* Il est d'un emploi très facile parce qu'on peut l'employer pur ; comme il est très déliquescent, il suffit de plonger le bout d'une sonde en argent dans un flacon contenant des cristaux d'acide. Employé contre les verrues.

C. *Comme astringent.* Ehrmann recommande la formule suivante :

    Iode. . . . . 0 gr. 15
    Iodure de potassium. . . . . 0 gr. 20
    Acide trichloracétique . . . . 0 gr. 15 à 0 gr. 30
    Glycérine . . . . 30 gr.

en badigeonnages à appliquer sur les parties malades avec un tampon d'ouate.

Rossolino recommande l'emploi de la solution d'acide trichloracétique à 3 pour 100 contre l'épistaxis rebelle au lieu du perchlorure de fer ordinairement appliqué. On entoure l'extrémité d'une sonde avec un tampon de coton imprégné de cette solution et on pratique un badigeonnage. On peut, afin d'éviter la sensation de brûlure intense, ajouter une solution de cocaïne à 20 pour 100. L'hémorrhagie cesse immédiatement.

COMBINAISONS DE L'ACIDE ACÉTIQUE AVEC LES BASES

L'acide acétique forme, en se combinant avec les bases, des sels bien définis où il joue le rôle d'acide monobasique, sels appelés acétates.

Préparation. — Les acétates se préparent par trois méthodes générales :

1º Par l'action de l'acide acétique sur les oxydes.

2º Par l'action de l'acide acétique sur les carbonates.

3º Par double décomposition à l'aide de l'acétate de plomb et d'un sulfate soluble du métal dont on veut obtenir l'acétate ; il se précipite du sulfate de plomb et l'acétate reste en solution.

Caractères spécifiques. — On reconnaît les acétates à l'aide des divers réactifs indiqués aux caractères spécifiques de l'acide acétique.

Diverses sortes d'acétates. — L'acide acétique peut donner trois sortes d'acétates :

1º *Acétates neutres.* — Ce sont ceux dans lesquels tout l'hydrogène basique est remplacé par un métal. L'acide acétique ayant pour formule $C^2H^4O^2$, la formule générale de ces acétates sera $C^2H_3MO^2$.

2º *Acétates acides.* — Ils peuvent être considérés comme des acétates neutres renfermant de l'acide acétique de cristallisation. Ils ont pour formule générale $C^2H^3MO^2$, $C^2H^4O^2$.

3º *Acétates basiques.* — Ils peuvent être considérés comme des acétates neutres combinés avec des hydrates ou des oxydes. Ils ont pour formule générale $C^2HM^3O^2$, $nMOH$ ou $C^2H^3MO^2$, nMO.

Division. — Nous diviserons les acétates, employés en pharmacie, en deux classes :

A. — *Acétates formés par la combinaison de l'acide acétique avec les bases minérales* : acétate de potasse, de soude, d'ammoniaque, de zinc, de cuivre (sous-), de plomb (neutre), de plomb liquide (sous-).

B. — *Acétates formés par l'acide acétique avec les bases organiques* : acétate de morphine.

Pour le moment, nous étudierons seulement les sels formés avec les bases minérales ; quant aux autres, nous les examinerons plus tard en faisant l'histoire des bases organiques.

§ 1. — Acétate de potasse.

Formules et synonymes. — L'acétate de potasse, appelé acétate de potassium, terre foliée de tartre, terre foliée végétale, a pour formule : $CH^3.CO^2K$.

Préparation. — On le prépare en saturant l'acide acétique par le carbonate de potassium et en concentrant la liqueur :

> Carbonate de potasse pur . . . . 1000 grammes.
> Acide acétique à 1,060 (1) 1740   —
> Eau distillée 1740   —

Dissolvez le carbonate de potasse par petites portions dans l'acide acétique étendu préalablement de son poids d'eau, en agitant pour faciliter la dissolution ; laissez la liqueur faiblement acide et évaporez dans une capsule d'argent ou de porcelaine. Lorsque la liqueur sera arrivée à un certain degré de concentration, on voit se former, à sa surface, une pellicule légère, boursouflée, dont l'épaisseur augmentera successivement. Rejetez cette pellicule sur les bords de la capsule à l'aide d'une spatule, et quand la liqueur sera entièrement évaporée, laissez encore pendant quelques instants l'acétate de potasse exposé à l'action de la chaleur, afin de le bien dessécher, mais en évitant de le fondre ; puis enfermez-le encore chaud dans des flacons que vous boucherez hermétiquement.

Quand on opère sur des quantités un peu considérables il faut, lorsque la solution a été évaporée à pellicule, la diviser en petites parties que l'on évapore séparément à siccité.

Caractères d'identité. — Préparé comme il vient d'être dit, l'acétate de potasse est appelé par le Codex, acétate de potasse sec. Il est blanc, léger, sans odeur d'empyreume, très déliquescent à l'air, très soluble dans l'eau et dans l'alcool ; il ne doit pas présenter de réaction alcaline, résultat que l'on obtient en tenant toujours les dissolutions faiblement acides pendant l'évaporation.

Caractères spécifiques. — On le reconnaît :

1° A ses caractères d'identité.

2° Il donne les réactions caractéristiques des acétates.

3° Il donne les réactions caractéristiques des sels de potassium.

Caractères de contrôle. — L'acétate de potassium du commerce est souvent préparé avec des acétates de calcium ou de plomb que l'on décompose par le tartrate ou le sulfate de potassium ; aussi contient-il souvent du sulfate de calcium, du tartrate de calcium ou de l'acétate de plomb.

On reconnaît *les sels de calcium*, en traitant l'acétate suspect par l'alcool qui ne les dissout pas ; le résidu sera essayé par les réactifs du calcium, de l'acide sulfurique et de l'acide tartrique.

On reconnaît *le plomb* en dissolvant l'acétate suspect dans l'eau

______

(1) Acide acétique du commerce ou acide pyroligneux purifié contenant 50 0/0 d'acide acétique cristallisable.

distillée et en essayant la dissolution avec les réactifs du plomb (iodure de potassium, hydrogène sulfuré, etc.).

Conservation. — Etant très déliquescent, il doit être conservé dans des flacons bien secs, bien bouchés et à l'abri de l'humidité.

Action physiologique. — Il est diurétique et tempérant ; introduit dans la circulation, il y est brûlé et finalement rejeté par les urines à l'état de carbonate.

Action thérapeutique. — Très usité autrefois comme désobstruant, antilaiteux et même fébrifuge, il est aujourd'hui très rarement employé comme fondant, apéritif, diurétique.

Modes d'administration et doses. — A L'INTÉRIEUR : 4 à 20 gr. en boisson dans de la tisane et en potion.

Incompatibles. — Acides, sels acides, sels d'argent, persels de fer, sels de mercure, fruits acides.

Empoisonnements. — Il n'est pas toxique.

§ 2. — Acétate de soude.

Formules et synonymes. — L'acétate de soude, appelé aussi acétate de sodium, terre foliée minérale, a pour formule :

$$CH^3.CO^2Na + 3H^2O.$$

Préparation. — On le prépare en saturant l'acide acétique du commerce de densité 1,060 par le carbonate de soude, concentrant la liqueur jusqu'à ce qu'elle marque 1,29 au densimètre ou qu'il se forme une légère pellicule à la surface et laissant cristalliser.

Caractères d'identité. — L'acétate de sodium cristallise en prismes clinorhombiques, contenant trois molécules d'eau de cristallisation, incolores, à saveur amère et piquante, solubles dans 3 parties d'eau froide, dans son propre poids d'eau bouillante et dans 5 parties d'alcool à 80°.

Il est efflorescent dans l'air sec et déliquescent dans l'air humide.

Il fond au-dessous de 100° dans son eau de cristallisation et forme, après fusion ignée, une masse cristalline lamelleuse, qui est *la terre foliée minérale* des anciens chimistes.

Caractères de contrôle. — Préparé avec du carbonate de sodium et de l'acide acétique impurs, ou avec de l'acétate de calcium que l'on décompose par le sulfate de soude, l'acétate de sodium peut renfermer les ALTÉRATIONS suivantes :

Sulfate de sodium. — Sera décelé à l'aide du chlorure de baryum qui donnera un précipité blanc insoluble dans les acides et les bases.

Chlorure de sodium. — Sera décelé à l'aide de l'azotate d'argent qui donnera un précipité blanc soluble dans l'ammoniaque, l'hyposulfite de soude, le cyanure de potassium.

Métaux étrangers (fer, plomb, cuivre : traces). — Seront reconnus à l'aide de l'hydrogène sulfuré qui donnera un précipité noir.

Conservation. — Il doit être conservé dans des vases bien bouchés.

Action physiologique et thérapeutique. — Il agit comme diurétique, contro-stimulant, laxatif.

Modes d'administration et doses. — A la dose de 4 à 20 gr. en potion (peu usité).

Incompatibles. — Comme l'acétate de potassium.

§ 3. — Acétate d'ammoniaque.

Synonymes et formule. — L'acétate d'ammoniaque, appelé aussi acétate d'ammonium, a pour formule :

$$CH^3.CO^2 (AzH^4).$$

Préparation. — On le prépare en saturant de gaz ammoniac l'acide acétique cristallisable. Il forme une masse cristalline, incolore, déliquescente, soluble dans l'eau et dans l'alcool.

En pharmacie, on emploie l'acétate d'ammoniaque en solution, que l'on désigne sous le nom d'acétate d'ammoniaque liquide ou **Esprit de Mindererus.**

L'acétate d'ammoniaque liquide se prépare par le procédé suivant (Codex) :

Acide acétique à 1,060 (1)	300 grammes.
Eau distillée.	700 —
Sesquicarbonate d'ammoniaque.	qs. (environ 160).

Mélangez l'eau et l'acide dans une capsule de porcelaine ; chauffez légerement ; ajoutez par petits fragments le sesquicarbonate d'ammoniaque jusqu'à réaction faiblement alcaline ; laissez refroidir ; filtrez et conservez dans un flacon bouché.

On peut aussi le préparer en saturant l'acide acétique à 1,060 par l'ammoniaque liquide officinale à 0,925 de densité.

(1) Acide acétique du commerce ou acide pyroligneux purifié contenant 50 0/0 d'acide acétique cristallisable.

L'acétate d'ammoniaque liquide est également désigné par le Codex sous le nom d'esprit de Mindererus. Cette appellation n'est pas rigoureusement exacte. En effet, l'esprit de Mindererus ancien était obtenu en traitant l'esprit de corne de cerf par le vinaigre rectifié.

L'esprit de corne de cerf était un carbonate d'ammoniaque, obtenu par la distillation de la corne de cerf, et qui contenait, outre le carbonate d'ammoniaque, de nombreux produits pyrogénés, doués de propriétés stimulantes diffusibles.

C'était probablement en grande partie à cette association avec une huile empyreumatique que le carbonate d'ammoniaque impur et par suite l'esprit de Mindererus devaient leurs vertus excitantes ; il n'est donc pas étonnant que l'acétate d'ammoniaque chimiquement pur des nouvelles pharmacopées n'ait pas répondu entièrement à l'attente des thérapeutistes.

Rappelons, en passant, que l'esprit de Mindererus a été inventé par Raymond Minderer, médecin militaire d'Augsbourg qui vivait au commencement du XVIIe siècle.

Quoi qu'il en soit, l'esprit de Mindererus et l'acétate d'ammoniaque liquide sont considérés aujourd'hui comme synonymes ou équivalents et prescrits indifféremment sous ces deux noms.

Caractères d'identité. — L'acétate d'ammoniaque liquide est un liquide incolore ayant une saveur urineuse et une faible odeur d'acide acétique, soluble dans l'eau et dans l'alcool, ayant une densité de 1,036 et contenant un cinquième de son poids d'acétate d'ammoniaque solide.

Caractères spécifiques. — On le reconnaît aux caractères suivants :

1° A ses caractères d'identité.

2° Il donne les réactions caractéristiques des acétates.

3°   —   —   sels d'ammonium.

Caractères de contrôle. — Mal préparé ou préparé avec des produits impurs, il peut présenter LES ALTÉRATIONS suivantes :

Densité trop faible. — On s'en assure à l'aide d'un densimètre ; la liqueur doit marquer 1,036 au densimètre.

Acide ou ammoniaque libres. — On essaye la préparation avec les deux papiers bleu et rouge de tournesol : si les deux papiers ne changent pas de couleur, le produit est conforme au Codex ; si le papier bleu rougit (*acide libre*), si le papier rouge bleuit (*ammoniaque libre*).

Sulfates. — La liqueur traitée par le chlorure de baryum précipitera en blanc.

Chlorures. — La liqueur traitée par l'azotate d'argent précipitera en blanc, soluble dans l'ammoniaque, l'hyposulfite de soude et le cyanure de potassium.

Sels de chaux. — La liqueur précipitera en blanc par l'oxalate d'ammoniaque.

Conservation. — Il doit être conservé dans des flacons bien bouchés.

Il arrive souvent que l'acétate d'ammoniaque liquide perd, au bout de quelque temps, une partie de l'ammoniaque qu'il contient et devient acide. Il y a là un véritable phénomène de dissociation. Lorsqu'on a constaté cette légère altération, on peut y remédier en ajoutant au liquide, soit une petite quantité de sesquicarbonate d'ammoniaque, soit un peu d'ammoniaque liquide pour le ramener à la neutralité.

Action physiologique. — Il a une action physiologique analogue à celle de l'ammoniaque ; c'est un stimulant diffusible que l'on peut employer toutes les fois qu'il s'agit d'exciter la circulation et la calorification, de réveiller les forces assoupies, comme dans le typhus, les affections torpides du système nerveux, certains empoisonnements, l'ivresse.

Action thérapeutique. — On l'emploie comme stimulant, diaphorétique et diurétique.

Modes d'administration et doses. — On l'administre à l'intérieur en potion à la dose de 5 à 30 grammes.

Incompatibles. — Alcalis, acides.

§ 4. — Acétate de zinc.

Formule. — L'acétate de zinc a pour formule :

$$(CH^3.CO^2)^2Zn + 3H^2O.$$

Préparation. — On le prépare en traitant le sulfate de zinc par du carbonate de sodium pour obtenir du carbonate de zinc, et on dissout le carbonate de zinc formé dans l'acide acétique :

Sulfate de zinc . . . . 100 grammes.
Carbonate de sodium cristallisé. 110   —

On fait dissoudre séparément les deux sels dans l'eau et on mêle les liqueurs dans une grande capsule à la température de l'ébullition. Il se fait du sulfate de sodium soluble et du carbonate de zinc insoluble qui se dépose. On lave le carbonate de zinc qui s'est déposé pour

Je débarrasser du sulfate de soude qu'il peut retenir. Ce carbonate de zinc lavé est dissous dans l'acide acétique nécessaire pour en opérer la dissolution. On concentre la liqueur et on l'abandonne à la cristallisation.

Caractères d'identité.— L'acétate de zinc cristallise en lamelles blanches, nacrées, onctueuses au toucher, d'une saveur styptique, très solubles dans l'eau, entrant en fusion à 100°.

Caractères spécifiques. — On le reconnaît aux caractères suivants :

1° A ses caractères d'identité.

2° Il donne les réactions caractéristiques des acétates.

3°   —   —   des sels de zinc.

Caractères de contrôle. — Il peut renfermer, s'il a été préparé avec du carbonate de zinc impur (contenant du sulfate de soude), un peu de sulfate de soude. La présence de ce sel sera décelée par le chlorure de baryum qui donnera un précipité blanc (sulfates) et par la coloration jaune de la flamme (soude).

Conservation. — Ce sel doit être conservé dans un flacon bien bouché. Au bout de quelque temps, les cristaux d'acétate de zinc perdent leur transparence par efflorescence et disparition progressive de l'acide acétique. Il se produit une dissociation spontanée signalée par M. Gay (1).

Action thérapeutique.— On l'emploie comme émétique, antispasmodique, astringent.

Modes d'administration et doses. — On l'administre : A l'INTÉRIEUR, à la dose de 0,50 à 1 gramme (peu usité). A l'EXTÉRIEUR, à la dose de 0,10 à 0,50 pour 100 (collyres), de 0,50 à 2 pour 100 (injections, lotions). C'est l'élément actif de l'injection de Ricord.

Incompatibles. — Acides minéraux, carbonates et sulfures solubles.

§ 5. — Sous-acétate de cuivre.

Synonymes. — Le sous-acétate de cuivre, appelé aussi acétate basique de cuivre, vert-de-gris, verdet de Montpellier, est un acétate basique de composition variable, mélange de divers acétates basiques de cuivre hydratés, répondant à la formule :

$$(CH^3CO^2)^2Cu,Cu(OH)^2,5H^2O.$$

(1) Thèse d'agrégation. Paris, 1884.

Préparation. — On le prépare industriellement, dans le midi de la France, en disposant de minces couches de marc de raisin sur des lames de cuivre et abandonnant le tout à l'obscurité dans des caves. Au bout de quelque temps, le sucre contenu dans le marc de raisin s'est converti en acide acétique et a attaqué les lames de cuivre. On détache la couche de vert-de-gris formé et on la pétrit en boules.

Caractères d'identité. — Le sous-acétate de cuivre se présente en masses amorphes, d'un vert bleuâtre, à saveur âpre et métallique, incomplètement soluble dans l'eau.

Caractères spécifiques. — On le reconnaît aux caractères suivants :

1° A ses caractères d'identité.

2° Il donne les réactions caractéristiques des acétates.

3°   —   des sels de cuivre.

Caractères de contrôle. — Il peut renfermer certaines ALTÉRATIONS provenant d'un mode défectueux de préparation et qui seront reconnues par un examen attentif : parcelles de cuivre ; débris de marc de raisin ; matières ligneuses.

Action thérapeutique. — Il est employé comme escharotique.

Modes d'administration et doses. — On l'administre : à l'INTÉRIEUR à la dose de 0 gr. 005 à 0 gr. 01 (inusité) ; à l'EXTÉRIEUR, en poudre, pommade, onguent, collyre.

Formules galéniques. — Il entre dans les formules galéniques suivantes : emplâtre d'acétate de cuivre ; onguent ægyptiac ; collyre de Lanfranc.

Empoisonnements. — Il est toxique et produit des empoisonnements analogues à ceux décrits à l'article cuivre et qui sont combattus comme il a été indiqué à propos de ce métal.

§ 6. — Acétate neutre de plomb.

Synonymes et formule. — L'acétate neutre de plomb, appelé aussi sel de Saturne, sucre de Saturne, a pour formule :

$$(C^2H^3O^2)^2Pb + 3H^2O.$$

Préparation. — On le prépare en saturant de l'acide acétique du commerce à 1,060 par de la litharge, évaporant la solution et laissant cristalliser.

Caractères d'identité. — L'acétate neutre de plomb se présente en petits cristaux blancs agglomérés sous forme de prismes rhomboïdaux obliques, à sommets dièdres, s'effleurissant à l'air, ayant une saveur sucrée puis astringente, solubles à + 15° dans 1,69 d'eau froide et dans 8 parties d'alcool.

Caractères spécifiques. — On le reconnaît aux caractères suivants :

1° A ses caractères d'identité.

2° Il donne les réactions caractéristiques des acétates.

3° Il donne les réactions caractéristiques des sels de plomb.

Caractères de contrôle. — Il peut contenir, s'il a été préparé avec de la litharge impure, les ALTÉRATIONS suivantes :

Carbonate de plomb. — Le sel suspect traité par un acide fera effervescence.

Cuivre. — Le sel suspect, dissous dans l'eau distillée, donnera une solution que l'on essaiera par les réactifs du cuivre (ammoniaque, lames de fer, etc.).

Conservation. — Etant efflorescent et pouvant être attaqué par l'acide carbonique de l'air, il doit être conservé en vases bouchés et à l'abri de l'air.

Action physiologique. — Il exerce sur les tissus l'action styptique et coagulante des sels de plomb en général, action indiquée à l'étude du plomb et sur laquelle nous ne reviendrons pas.

Action thérapeutique. — On l'emploie contre les diarrhées colliquatives, les hémorrhagies passives, les sueurs des phtisiques, comme astringent et siccatif.

Modes d'administration et doses. — On l'administre : à L'INTÉRIEUR à la dose de 0 gr. 01 à 0 gr. 10 pour une dose et de 0 gr. 40 par 24 heures, en pilules ou en solution ; à L'EXTÉRIEUR en collyre, injection, pommade à doses variables. Il est très important, lorsqu'on veut avoir des solutions limpides, de les faire avec de l'eau distillée bouillie ; car l'acide carbonique et les sels contenus dans les eaux douces précipiteraient une partie de l'oxyde de plomb à l'état de carbonate, de sulfate, etc.

Incompatibles. — Acides sulfurique, phosphorique, chlorhydrique et leurs sels solubles, tannin, iodures alcalins, borax, aloès, eau commune, lait, préparations opiacées.

Empoisonnements. — Il est toxique ; mêmes symptômes et mêmes secours que pour les sels de plomb, en général.

§ 7. — Acétate de plomb basique.

Synonymes. — L'acétate de plomb basique est aussi appelé sous-acétate de plomb liquide, extrait de Saturne.

Préparation. — On le prépare en dissolvant la litharge dans une solution étendue d'acétate neutre de plomb d'après le procédé suivant (Codex) :

Acétate de plomb neutre cristallisé. . .   3.000 grammes
Litharge pulvérisée . . . .   1.000   —
Eau distillée . . . .   7.500   —

Versez l'eau distillée dans une terrine que l'on chauffe au bain-marie pendant quelques instants ; ajoutez l'acétate de plomb, et après dissolution, la litharge. Continuez à chauffer en agitant sans cesse jusqu'à dissolution complète de cet oxyde. Filtrez et conservez à l'abri de l'air dans des flacons bouchés. La liqueur devra marquer 1,32 au densimètre à + 15°.

Cette préparation peut se faire à froid en réduisant la proportion d'eau à 7.000 grammes. Prolongez alors le contact des matières en agitant souvent jusqu'à dissolution complète de la litharge. Filtrez, etc. Si on fait cette préparation dans un vase de cuivre, il faut, suivant le conseil de Soubeiran, placer au fond du liquide, un morceau de plomb qui précipite le cuivre s'il vient à s'en dissoudre.

Composition. — Lorsqu'on fait dissoudre la litharge dans l'acétate neutre de plomb, il se fait différents acétates basiques, alcalins au papier de tournesol, dont l'existence, en tant qu'espèces chimiques, n'est pas bien démontrée et parmi lesquels on distingue généralement :

Un acétate bibasique $(C^2H^3O^2)^2Pb$, PbO
Un acétate tribasique $(C^2H^3O^2)^2Pb$, 2PbO
Un acétate sexbasique $(C^2H^3O^2)^2Pb$, 5PbO, H²O.

C'est la solution de ces différents acétates basiques qui constitue le sous-acétate de plomb liquide des pharmacies. En résumé, le sous-acétate de plomb liquide est une solution d'acétate bibasique, tribasique et sexbasique de plomb.

Caractères d'identité. — Le sous-acétate de plomb liquide est un liquide incolore, de saveur douce et sucrée puis astringente, à réaction alcaline, soluble dans l'eau et dans l'alcool, marquant 1,32 au densimètre (35° Baumé).

Versé dans l'eau de puits ou de source, qui renferme toujours de l'anhydride carbonique, des sulfates et des carbonates, il se forme un abondant précipité blanc, composé de sulfate et de carbonate de plomb. Cette solution laiteuse constitue l'*eau blanche*.

Caractères spécifiques. — On le reconnaît aux caractères suivants :

1° A ses caractères d'identité.

2° Il donne les réactions caractéristiques des acétates.

3°   —   —   des sels de plomb.

On pourra distinguer la solution d'acétate neutre de plomb et le sous-acétate de plomb liquide aux caractères suivants :

SOLUTION D'ACÉTATE NEUTRE DE PLOMB	SOUS-ACÉTATE DE PLOMB LIQUIDE
Réaction légèrement acide.	Réaction alcaline.
Ne précipite pas par une solution de gomme.	Précipité par une solution de gomme.

Caractères de contrôle. — Le sous-acétate de plomb liquide doit avoir une densité de 1,32 : s'il a une densité inférieure à 1,32, il renferme trop d'eau ; s'il a une densité supérieure à 1,32, il renferme trop de sel de plomb. Il peut, s'il a été préparé dans des vases de cuivre, renfermer du cuivre. On en décèlera la présence en le traitant par l'ammoniaque : s'il est pur, il donnera un précipité blanc, sans aucune coloration de la liqueur surnageante ; s'il renferme du cuivre, la liqueur surnageante sera colorée en bleu.

Conservation. — Absorbant l'acide carbonique de l'air, qui le précipite à l'état de carbonate de plomb, il doit être conservé à l'abri de l'air dans des flacons bouchés.

Modes d'administration et doses. — Il est exclusivement employé pour l'usage externe, en lotions, collyres, injections, pommades, cérats, à doses variables.

Mêlé à de l'eau de puits, de source ou de rivière, qui contiennent des sulfates et des carbonates, il donne une liqueur laiteuse contenant du sulfate et du carbonate de plomb insolubles appelée **Eau blanche**. Ce sulfate et ce carbonate de plomb insolubles constituent dès lors une sorte de réserve, qui se dissout peu à peu au contact des liquides des plaies ou de ceux de la transpiration cutanée et qui entretient les effets astringents du médicament en même temps que sa propriété de pénétrer dans l'organisme par absorption. Il se produit quelque chose de semblable dans les injections anti-blennorrhagiques composées de sulfate de zinc et d'acétate de plomb.

Incompatibles. — Comme l'acétate neutre de plomb.

Formules galéniques. — Il entre dans les formules galéniques suivantes : lotion à l'acétate de plomb ; eau blanche ; lotion dite de Goulard ou eau végéto-minérale ; cérat de Goulard.

Empoisonnements. — Il est toxique, mêmes symptômes et mêmes secours que pour les sels de plomb en général.

SECTION II

ACIDE VALÉRIANIQUE

Sommaire. — Acide valérianique. — Divers acides valérianiques. — Acide valérianique ordinaire ou acide valérianique officinal. — Combinaisons que l'acide valérianique forme avec les bases minérales et organiques appelées valérianates ou valérates. — Méthodes générales de préparation, caractères spécifiques et nomenclature des valérianates intéressants. — Étude des valérianates formés par les combinaisons de l'acide valérianique avec les bases minérales : valérianate d'ammonium, de zinc.

Généralités. — L'acide valérianique a pour formule : $C^4H^9.CO^2H$. La théorie prévoit quatre isomères, qui sont aujourd'hui connus :

1° L'acide valérianique normal, ou acide valérique normal, désigné dans la nouvelle nomenclature sous le nom de pentanoïque.

2° L'acide valérique actif ou acide méthyléthylacétique, désigné dans la nouvelle nomenclature sous le nom de méthyl 2 butanoïque 1.

3° L'acide isovalérique, ou acide valérianique ordinaire, acide isopropylacétique, désigné dans la nouvelle nomenclature sous le nom de méthyl 2 butanoïque 4.

4° L'acide triméthylacétique ou acide pivalique, désigné dans la nouvelle nomenclature sous le nom de diméthylpropanoïque.

Parmi ces acides, le plus important au point de vue chimique et le seul intéressant au point de vue médico-pharmaceutique, est l'acide isovalérique dont nous allons faire l'étude.

Synonymes et historique. — L'acide isovalérique, appelé aussi acide valérianique ordinaire, acide isopropylacétique, est appelé à tort par le Codex acide valérianique normal, acide valérique normal.

Cet acide se rencontre tout formé dans la valériane ; il correspond à l'alcool amylique inactif qui le donne par oxydation.

Chevreul l'a découvert en 1817 dans l'huile de marsouin et lui donne le nom d'acide phocénique.

C'est le plus important des acides valériques et le Codex le regarde comme l'acide valérianique officinal.

Formule. — Il a pour formule $CH^3.CH(CH^3).CH^2.CO^2H$.

Préparation. — 1ᵉʳ MODE. — On le prépare au moyen de la racine de valériane, racine qui contient à la fois : de l'acide valérianique, de l'aldéhyde valérianique, de l'essence de valériane. On opère d'après le procédé suivant indiqué au Codex :

Racine de valériane concassée. . . .	10.000 grammes.
Acide sulfurique officinal	1.000 —
Bichromate de potasse.	600 —
Eau distillée.	50 litres.

Dissolvez le bichromate de potasse dans 10 litres d'eau ; ajoutez l'acide sulfurique ; versez la solution et le reste de l'eau sur la racine de valériane et faites digérer pendant 24 heures ; distillez ensuite, et lorsque le premier quart du liquide aura passé avec l'huile essentielle, versez le produit distillé dans la cucurbite, recommencez la distillation et continuez-la jusqu'à ce que l'eau qui passe ne présente plus de réaction acide. Saturez alors la liqueur distillée avec du carbonate de soude ; réduisez, par évaporation, la solution en consistance sirupeuse ; ajoutez un léger excès d'acide sulfurique étendu et laissez reposer le liquide dans une éprouvette. L'acide valérianique se rassemblera à la surface, sous forme de couche huileuse ou oléagineuse. Décantez cet acide et rectifiez-le dans une cornue en verre munie d'un récipient.

Quelles sont les réactions qui se passent dans cette préparation ? On peut à cet égard distinguer plusieurs temps :

1ᵉʳ *temps.* — Lorsqu'on traite la racine de valériane par le bichromate de potasse et l'acide sulfurique, on a pour but d'oxyder l'aldéhyde valérianique, contenue dans la racine de valériane (au moyen de l'oxygène fourni par l'action de l'acide sulfurique sur le bichromate de potasse), de manière à transformer cet aldéhyle valérianique en acide valérianique :

$$C^5H^{10}O + O = C^5H^{10}O^2.$$

Aldéhyde   Acide
valérianique   valérianique

2ᵉ *temps.* — Par distillation, on obtient tout l'acide valérianique contenu dans la racine de valériane et celui qui a été formé par oxydation de l'aldéhyde valérianique.

3ᵉ *temps.* — Lorsqu'on sature la liqueur obtenue par le carbonate de soude, l'acide valérianique décompose le carbonate de soude, met l'acide carbonique en liberté et forme du valérianate de soude.

4e temps. — Lorsqu'on ajoute un léger excès d'acide sulfurique étendu à la liqueur, l'acide sulfurique décompose le valérianate de soude ; il se fait du sulfate de soude très soluble et l'acide valérianique est mis en liberté.

5e temps. — Lorsqu'on verse le liquide dans une éprouvette, l'acide valérianique, qui a une densité faible et inférieure à celle de l'eau, se rassemblera à la surface sous forme d'une couche huileuse ou oléagineuse.

6e temps. — La rectification a pour but de débarrasser le produit du sulfate de soude qu'il aurait pu retenir.

2e MODE. — L'acide valérianique s'obtient aussi très facilement en oxydant l'alcool amylique de fermentation par le bichromate de potasse et l'acide sulfurique (1).

Caractères d'identité. — L'acide valérianique est un liquide incolore, oléagineux, doué d'une odeur particulière et désagréable, et laissant sur le papier une tache huileuse. Il se dissout dans 30 fois son poids d'eau à + 20°, en toutes proportions dans l'alcool et l'éther. Sa densité à 0° est égale à 0,955 ; il bout à 175°. Sa vapeur est inflammable et brûle avec une flamme blanche fuligineuse.

Caractères spécifiques. — On le reconnaît aux caractères suivants :

1° A ses caractères d'identité.

2° L'acide sulfurique ordinaire charbonne l'acide valérianique à chaud en dégageant de l'acide sulfureux. Concentré, il le dissout avec dégagement de chaleur en formant probablement une combinaison sulfoconjuguée.

Caractères de contrôle. — Il peut contenir les ALTÉRATIONS et FALSIFICATIONS suivantes :

Eau et alcool ordinaire. — On les séparera par distillation à 100° ; l'acide valérianique bout à 175°.

Alcool amylique et aldéhyde valérique. — Saturer l'acide suspect par le carbonate de soude, qui fournit un sel soluble dans l'eau ; on le sépare ainsi de l'alcool amylique et de l'aldéhyde valérique, lesquels, n'étant pas solubles dans l'eau, surnagent la liqueur.

Acide butyrique. — L'acide suspect, chauffé avec un peu d'alcool et d'acide sulfurique, dégagera une odeur d'ananas (butyrate d'éthyle).

____

(1) Voir à ce sujet *Manipulations de chimie* de Jungfleisch.

Conservation. — Il doit être conservé dans un flacon bien bouché.

Action thérapeutique. — Il est employé comme antispasmodique, mais surtout à l'état de sels (valérianates).

COMBINAISONS DE L'ACIDE VALÉRIANIQUE AVEC LES BASES

L'acide valérianique forme, en se combinant avec les bases, des sels bien définis, où il joue le rôle d'acide monobasique, sels appelés valérianates ou valérates.

Préparation. — Les valérianates peuvent être préparés par deux méthodes générales :

1° Par l'action de l'acide valérianique sur les oxydes.

2° Par l'action de l'acide valérianique sur les carbonates.

Caractères spécifiques. — On les reconnaît aux caractères suivants :

1° Ils sont presque tous onctueux au toucher ; inodores à peu près quand ils sont secs ; dégageant l'odeur de l'acide valérianique, quand ils sont humides.

2° Ils ont une saveur sucrée qui devient brûlante.

3° La plupart sont solubles dans l'eau et présentent un mouvement giratoire quand on les projette sur l'eau ; beaucoup sont solubles dans l'alcool.

4° Ils sont décomposés par les acides minéraux et par beaucoup d'acides organiques (acétique, tartrique, citrique), avec séparation d'acide valérianique.

5° Par distillation sèche, ils fournissent de la *valérone* (acétone de l'acide valérique), liquide incolore, à odeur éthérée agréable ; de l'amylène accompagné d'autres hydrocarbures.

Division. — Nous diviserons en deux classes les valérianates employés en pharmacie :

A. — *Valérianates formés par la combinaison de l'acide valérianique avec les bases minérales* : valérianate d'ammoniaque, de zinc.

B. — *Valérianates formés par la combinaison de l'acide valérianique avec les bases organiques* : valérianate d'atropine, de quinine, d'antipyrine (*base pyridique*).

Pour le moment, nous étudierons seulement les sels formés par l'acide valérianique avec les bases minérales ; quant aux valérianates formés avec les bases organiques, nous les examinerons lorsque nous ferons l'histoire de ces bases.

§ 1. — Valérianate d'ammoniaque.

Formule. — Le valérianate d'ammoniaque, appelé aussi valérianate d'ammonium, a pour formule : $C^4H^9.CO^2(AzH^4)$.

Préparation. — On le prépare en saturant l'acide valérianique par l'ammoniaque (Codex). On dispose sous une cloche tubulée une soucoupe dans laquelle on verse de l'acide valérianique, on fait arriver par la tubulure un courant de gaz ammoniac sec ; il se formera aussitôt du valérianate d'ammoniaque.

Caractères d'identité. — Le valérianate d'ammoniaque cristallise en prismes incolores, neutres, très déliquescents, d'une saveur douce et sucrée, d'une odeur rappelant celle de la valériane, très solubles dans l'eau et l'alcool. Chauffé, il perd facilement de l'acide valérianique ; il est décomposé facilement par les acides ; projeté sur l'eau il est animé d'un mouvement giratoire qui ne cesse qu'au moment où il se dissout.

Caractères spécifiques. — On le reconnaît aux caractères suivants :

1° A ses caractères d'identité.

2° Il donne les réactions caractéristiques des valérianates.

3°   —   —   des sels d'ammonium.

Caractères de contrôle. — Le valérianate d'ammoniaque perd spontanément une partie de son ammoniaque ; dans ce cas, il devient acide. Cette altération sera facilement reconnue en faisant dissoudre le sel suspect dans l'eau distillée, essayant la solution à l'aide d'un papier de tournesol : si le sel est pur, le papier ne sera pas rougi ; si le sel est altéré ou acide, le papier rougira.

Conservation. — On doit le conserver en flacons bien bouchés et à l'abri de l'humidité.

Action physiologique. — C'est un stimulant diffusible dont l'activité ne semble pas considérable. D'après Rabuteau, il se convertit en carbonate d'ammonium dans l'économie, et ne serait pas vénéneux ainsi que le démontrent les expériences de Laboureur, Fontaine et Vulpian.

Action thérapeutique. — On l'emploie comme antispasmodique et antinévralgique.

IV   22

Modes d'administration et doses. — On l'administre à l'INTÉRIEUR à la dose de 0,05 centigrammes à 1 gramme en potions, pilules ; en lavement de 300 grammes à la dose de 0,05 à 0,50 centigrammes.

Le valérianate d'ammoniaque est administré le plus fréquemment sous forme de solution ou *valérianate d'ammoniaque liquide,* ce qui est sans contredit la meilleure forme pharmaceutique pour son administration.

On emploie souvent le valérianate d'ammoniaque liquide de Pierlot. Cette préparation spécialisée peut être remplacée par la formule suivante, qui a été adoptée pendant longtemps :

Eau distillée	95 grammes
Acide valérianique	3 —
Carbonate d'ammoniaque.	q.s. pour saturer.
Extrait alcoolique de valériane.	2 grammes

M. le professeur Perrens propose de préparer le valérianate d'ammoniaque liquide par le procédé suivant :

Eau distillée..		475 grammes
Acide valérianique..		15 —
Carbonate d'ammoniaque . . . qs environ		15 à 20 —
Extrait alcoolique de valériane		10 —

Dissoudre l'acide valérianique dans 300 grammes d'eau sans se préoccuper des gouttes huileuses qu'on remarque à la surface du liquide et que le carbonate d'ammoniaque fera facilement disparaître. On ajoute ensuite le carbonate d'ammoniaque par fragments ; il se produit une effervescence. Quand cette effervescence a cessé, on s'assure au moyen du papier de tournesol que tout l'acide est neutralisé et l'on filtre. La filtration est très rapide et les fragments de carbonate d'ammoniaque non dissous restent sur le filtre. D'autre part, on dissout l'extrait alcoolique de valériane dans le reste de l'eau, soit 175 grammes ; on mélange cette solution à la première ; on filtre de nouveau et on complète au besoin avec de l'eau distillée pour parfaire le poids exact de 500 grammes.

M. Boulouthian, pharmacien, qui a fait une étude complète sur la solution ou liqueur de valérianate d'ammoniaque (1), a proposé la formule suivante, qui paraît très pratique :

Valérianate d'ammoniaque cristallisé . . .	4 grammes
Eau distillée.	60 —

Carbonate d'ammoniaque pur pour neutraliser de 2 à 2 gr. 50.

(1) V. *Un. Ph.,* 1895, p. 490.

Ajoutez :

Teinture alcoolique de valériane. . . . . .   30 grammes
Extrait fluide de valériane.   10   —

Cette formule, d'après M. Boulouthian, donne une préparation d'une parfaite limpidité, qui renferme le valérianate d'ammoniaque neutralisé et les parties actives de la racine de valériane. Grâce à l'extrait fluide et à la teinture, sa richesse alcoolique lui assure une conservation de longue durée et concourt de même à la constance de sa neutralité.

Incompatibles. — Acides et alcalis.

Empoisonnements. — Il n'est pas toxique.

§ 2. — Valérianate de zinc.

Synonymes. — Le valérianate de zinc, appelé aussi valérate de zinc, a pour formule : $(C^5H^9O^2)^2Zn + 12H^2O$.

Préparation. — On le prépare en saturant l'acide valérianique par le carbonate de zinc, d'après le procédé indiqué au Codex :

Prenez une certaine quantité d'acide valérianique que vous étendrez de 30 à 40 fois son volume d'eau distillée, mettez-y ensuite, par petites portions, de l'hydrocarbonate de zinc bien lavé et encore humide (*préparé d'après le procédé indiqué au Codex au moyen du sulfate de zinc cristallisé et du carbonate de soude pur cristallisé*), jusqu'à ce qu'il y en ait un léger excès. Chauffez doucement ; lorsque le carbonate refusera de se dissoudre, filtrez la liqueur chaude et faites-la évaporer à l'étuve.

Caractères d'identité. — Le valérianate de zinc se présente sous la forme de paillettes nacrées que l'eau mouille difficilement et dont elle ne dissout à froid que 2 0/0 ou 1/50 de son poids. Il est soluble dans l'alcool, très peu soluble dans l'éther.

Caractères spécifiques. — On le reconnaît aux caractères suivants :

1° A ses caractères d'identité.

2° Il donne les réactions caractéristiques des valérianates.

3°   —   —   des sels de zinc.

Caractères de contrôle. — Le valérianate de zinc a été quelquefois remplacé par du butyrate de zinc imprégné d'acide valérianique. Cette fraude peut être reconnue par le procédé de Laroque et Hurant basé sur la différence d'action que les acides valérianique et butyrique exercent sur une dissolution concentrée d'acétate de cuivre. En effet, l'acide butyrique forme immédiatement avec cette solution un précipité blanc bleuâtre qui en trouble la transparence. L'acide valérianique, au contraire, n'y produit aucun changement visible ; mais, par l'agitation, on voit se former dans le mélange des gouttelettes verdâtres, d'apparence huileuse qui se précipitent en partie et qui, en partie, viennent nager à la surface du liquide où elles s'attachent aux parois du vase, à la manière des graisses. Ces gouttelettes, qui sont du valérianate de cuivre anhydre, persistent de 5 à 6 minutes et quelquefois plus, puis elles se convertissent, en s'hydratant, en poudre cristalline d'un blanc bleuâtre.

Pour faire l'essai du valérianate suspect, on en distille 2 ou 3 grammes avec un léger excès d'acide sulfurique faible. Les acides butyrique et valérianique distillent ; et c'est sur le produit condensé que l'on répète les expériences que nous venons d'indiquer.

Conservation. — Etant inaltérable à l'air, il sera conservé dans des flacons bouchés.

Action physiologique. — Ce sel ne possède probablement pas d'autres propriétés que celles de la valériane ; la céphalée, les vertiges fugaces, l'incertitude dans la station, etc., symptômes observés et mis sur son compte par Devay, sont fort analogues à ceux que détermine la valériane elle-même (Gùbler).

Action thérapeutique. — Il est employé comme antispasmodique et antinévralgique.

Modes d'administration et doses. — On l'administre à la dose de 0 gr. 10 à 0 gr. 40 par jour en plusieurs prises. On peut en donner jusqu'à 1 gr. 50 par jour en pilules ou en cachets.

Incompatibles. — Acides et alcalis.

SECTION III

ACIDE BENZOÏQUE

SOMMAIRE. — Acide benzoïque (préparé : par voie sèche, par voie humide au moyen du benjoin. — Au moyen de l'urine des herbivores , au moyen du toluène chloré). — Combinaisons que l'acide benzoïque forme avec les bases minérales et organiques appelées benzoates. — Méthodes générales de préparation, caractères spécifiques et nomenclature des benzoates intéressants. — Étude des benzoates formés par la combinaison de l'acide benzoïque avec les bases minérales. — Benzoates de sodium, d'ammonium, de lithium, de calcium, de mercure.
Étude de la saccharine : saccharine de Péligot (inusitée); saccharine de Falhberg. — Constitution, formule, préparation, caractères d'identité, spécifiques, de contrôle, conservation. — Action physiologique et thérapeutique. — Usages industriels. — Crystallose. — Glucine. — Dulcine.

Formule. — L'acide benzoïque, étudié par Lemery, plus tard par Liebig et Wœhler, puis par Mittcherlisch, par Péligot,est le plus important des acides aromatiques. Il a pour formule :

$$C^7H^6O^2 \text{ ou } C^6H^5CO^2H.$$

Préparation. — On le prépare : 1° par des procédés de laboratoire ; 2° par des procédés industriels. Dans les **laboratoires**, on le prépare au moyen du benjoin ; on emploie à cet effet deux procédés : 1° procédé par voie sèche ; 2° procédé par voie humide.

1° PROCÉDÉ PAR VOIE SÈCHE. — Il consiste à soumettre le benjoin à l'action d'une chaleur ménagée. L'acide benzoïque, obtenu par ce procédé, s'appelle *acide benzoïque par sublimation* ou *fleurs de benjoin*. On opère d'après la méthode indiquée au Codex :

Benjoin. . . . . 1000 grammes.
Sable fin 1000   —

Réduire le benjoin en poudre grossière et le mélanger exactement avec le sable. Introduire le tout dans un vase en terre dit camion qui puisse supporter l'action de la chaleur. Re-

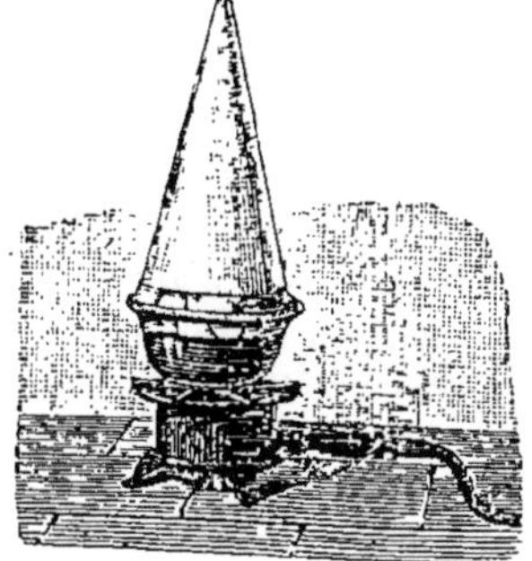

Fig. 9.

couvrir ce vase d'une feuille de papier à filtrer que l'on collera sur les.

bords de manière à le tendre. Placer ensuite sur le vase un long cône de carton ouvert à sa pointe, qui puisse s'adapter exactement par sa base aux bords du camion et luter les jointures avec du papier collé.

On chauffe ensuite sur un feu modéré de telle sorte que le fond du vase seulement soit exposé à l'action de la chaleur, pendant une heure ou deux : on laisse refroidir et on détache le cône.

Réaction. — L'acide benzoïque, dont les vapeurs ont été filtrées en quelque sorte à travers le papier, se condense sous forme de longues aiguilles blanches à la surface intérieure du cône en carton au-dessus de la lame de papier. D'après M. Jungfleisch, la feuille de papier à filtrer ne sert pas seulement à filtrer l'acide benzoïque, elle empêche les projections qui pourraient venir du camion, de souiller les cristaux d'acide benzoïque formés et condensés dans le cône ; elle empêche aussi ces derniers, lorsqu'ils se détachent du cône, de retomber sur le résidu.

On est guidé dans la conduite de l'opération, par les vapeurs blanches qui se dégagent par l'ouverture laissée libre au sommet du cône ; lorsque ces vapeurs sont abondantes. on ralentit le feu ; on l'active, au contraire, si elles sont peu apparentes.

Le résidu de l'opération, réduit en poudre, et chauffé de nouveau, fournit encore de l'acide benzoïque mais moins blanc que celui précédemment obtenu. 1.000 grammes de benjoin peuvent donner par ce procédé 40 grammes d'acide benzoïque.

La méthode par voie sèche ne permet d'extraire du benjoin qu'une faible partie de l'acide benzoïque qu'il contient ; aussi emploie-t-on avec avantage la méthode par voie humide, qui donne un rendement beaucoup plus considérable.

2° PROCÉDÉ PAR VOIE HUMIDE. — Dans ce procédé, indiqué par Schèele, on fait bouillir le benjoin avec un lait de chaux ; il se forme du benzoate de calcium que l'on décompose par un acide. L'acide benzoïque obtenu par ce procédé s'appelle *acide benzoïque par voie humide.* On opère d'après la méthode indiquée au Codex :

<blockquote>
Benjoin en poudre . . . . 1000 grammes
Chaux éteinte. 500   —
Eau . . . . Q. S.
</blockquote>

On mêle la chaux éteinte avec le benjoin ; on délaye le mélange dans 6 litres d'eau et on fait bouillir pendant une demi-heure dans une chaudière en fonte ou dans une capsule, en remuant continuellement. On filtre sur une toile. On délaye le résidu dans une nouvelle quantité d'eau ; on fait bouillir et on filtre à nouveau. On répète ces opérations une troisième fois, puis on réunit les liqueurs. On les évapore de manière à les réduire à 5 litres environ, puis on y ajoute de l'acide chlorhydrique officinal jusqu'à réaction franchement acide. L'acide benzoïque se sépare et cristallise par refroidissement. Comme cet acide retient une petite quantité de matière résineuse qui le souille il est nécessaire de le purifier par une cristallisation dans l'eau bouillante ; on sèche les cristaux à l'étuve.

Réaction. — La chaux forme avec l'acide benzoïque du benjoin, du benzoate de chaux soluble. L'acide chlorhydrique décompose ce sel, forme du chlorure de calcium soluble et de l'acide benzoïque peu soluble qui se dépose presque complètement pendant le refroidissement.

Dans l'**industrie**, on le prépare par deux méthodes :

1° AU MOYEN DE L'URINE DES HERBIVORES, urine qui contient de l'acide hippurique. Si on fait bouillir cette urine avec de l'acide chlorhydrique, l'acide hippurique est décomposé et donne de l'acide benzoïque et du glycocolle. L'acide benzoïque obtenu dans ces conditions s'appelle *acide benzoïque des herbivores* ou *acide benzoïque d'Allemagne.*

2° AU MOYEN DU TOLUÈNE CHLORÉ que l'on oxyde par l'acide azotique étendu. C'est par ce procédé que l'on prépare la presque totalité de l'acide benzoïque employé aujourd'hui.

Caractères d'identité. — L'acide benzoïque est un corps blanc inodore, quand il est pur. Obtenu par sublimation, il est cristallisé en aiguilles blanches et brillantes, douées d'une odeur aromatique agréable. Cette odeur est due à de l'huile volatile et à de la résine qui imprègnent cet acide. Pour le purifier, on doit le faire bouillir avec de l'acide azotique peu concentré ou avec de l'acide sulfurique étendu. Ces acides oxydent les substances étrangères et n'attaquent pas sensiblement l'acide benzoïque (Righini). Obtenu par précipitation à froid, il est mal cristallisé. Il est peu soluble dans l'eau froide, assez soluble dans l'eau bouillante, très soluble dans l'alcool et l'éther. Il fond à 121°, se sublime à 145° et bout à 249°.

Caractères spécifiques. — On reconnaît l'acide benzoïque et les benzoates aux caractères suivants :

1° Les acides minéraux précipitent l'acide benzoïque de ses sels.

2° Chauffés avec un excès de chaux hydratée, l'acide benzoïque et les benzoates alcalins se décomposent et il se dégage de la benzine mais pas d'ammoniaque (*caractère distinctif avec l'acide hippurique*).

3° Un mélange d'alcool, d'ammoniaque et de chlorure de baryum ne précipite pas par l'addition d'acide benzoïque ou d'un benzoate alcalin (*caractère distinctif avec l'acide succinique*).

4° Les benzoates alcalins traités par le perchlorure de fer donnent un précipité rouge de benzoate de fer, soluble dans l'acide chlorhydrique.

Caractères de contrôle. — L'acide benzoïque peut être FALSIFIÉ par du carbonate de chaux, de l'acide hippurique, de l'acide cinnamique, du sucre, de l'amiante, de l'acide borique.

On peut considérer comme impur tout acide benzoïque qui ne se dissout pas entièrement dans l'alcool et qui ne se volatilise pas sans résidu, mais l'on peut caractériser les corps étrangers qu'il peut contenir par les procédés suivants :

Carbonate de calcium. — L'acide benzoïque suspect traité par les acides fait effervescence et sa dissolution donne, avec l'oxalate d'ammoniaque, un précipité blanc, si l'acide renferme du carbonate de calcium.

Sucre. — L'acide benzoïque suspect traité par l'acide sulfurique noircit, s'il y a du sucre.

Acide hippurique. — Si on chauffe l'acide benzoïque suspect avec de l'acide azotique et si on évapore à siccité, on obtient un résidu qui exposé à l'action des vapeurs ammoniacales prend une teinte violette s'il y a de l'acide hippurique (*Cette réaction indiquée par les auteurs n'est pas très nette*).

Acide cinnamique. — α. Si on fait bouillir l'acide benzoïque suspect avec de l'acide sulfurique et du bichromate de potassium, il dégage des vapeurs d'essence d'amandes amères.

β. Si on ajoute à l'acide benzoïque suspect du permanganate de potasse et qu'on triture dans un mortier à froid, ou qu'on chauffe à 60° environ, il se dégage des vapeurs d'essence d'amandes amères.

Amiante, acide borique et autres substances fixes. — Chauffer l'acide benzoïque suspect sur une lame de platine : il se volatilisera sans résidu s'il est pur, et avec résidu s'il est impur.

Conservation. — Étant inaltérable à l'air, il peut être conservé dans des flacons bouchés.

Action physiologique. — Il possède les propriétés du benjoin, mais son action est irritante. Ingéré, il cause une sensation de chaleur âcre dans la bouche, l'arrière-gorge et l'estomac. L'inhalation de sa vapeur irrite les voies respiratoires et provoque la toux. Porté dans le sang, il stimule la circulation. Il se transforme dans l'économie en acide hippurique que l'on retrouve dans les urines.

Action thérapeutique. — Il est employé comme stimulant diffusible, comme tonique des muqueuses et particulièrement de celles des voies respiratoires, comme modificateur de la sécrétion urinaire.

Modes d'administration et doses. — On l'administre à l'INTÉRIEUR en pilules de 0 gr. 10 chacune, au nombre de 2 à 8 par jour.

COMBINAISONS DE L'ACIDE BENZOÏQUE AVEC LES BASES

L'acide benzoïque, acide à fonction simple, monobasique, forme, en se combinant avec les bases, des sels définis appelés benzoates.

Préparation. — Les benzoates se préparent par trois méthodes générales :

1º Par l'action de l'acide benzoïque sur les oxydes.

2º   —   les carbonates.

3º Par double décomposition à l'aide d'un benzoate alcalin et d'un sel du métal dont on veut obtenir le benzoate.

Caractères spécifiques. — La plupart des benzoates sont facilement solubles dans l'eau et dans l'alcool, et leurs solutions se reconnaissent aux caractères spécifiques indiqués à propos de l'acide benzoïque.

Division. — Nous diviserons en deux classes les benzoates employés en pharmacie :

A.— *Benzoates formés par la combinaison de l'acide benzoïque avec les bases minérales* : benzoate de soude, d'ammoniaque, de lithine, de chaux, de mercure.

B. — *Benzoates formés par la combinaison de l'acide benzoïque avec les bases organiques.* — Aucun sel intéressant au point de vue pharmaceutique.

§ 1. — Benzoate de soude.

Synonymes. — Le benzoate de soude appelé aussi benzoate de sodium a pour formule : $C^7H^5NaO^2$ ou $C^6H^5.CO^2Na$.

Préparation. — On le prépare en saturant une solution d'acide benzoïque par la soude caustique liquide à 1,332 appelée aussi lessive des savonniers (Codex) :

Acide benzoïque . . . . 100 grammes.
Soude caustique liquide 1,332. . . . . . Q. S.

Délayer l'acide benzoïque dans un peu d'eau, chauffer légèrement et ajouter la soude caustique en quantité suffisante pour neutraliser la liqueur. Évaporer et faire cristalliser la solution en la plaçant sous une cloche, au-dessus d'un vase renfermant de l'acide sulfurique.

Caractères d'identité. — Le benzoate de soude forme des aiguilles légèrement efflorescentes, très solubles dans l'eau, peu solubles dans l'alcool.

Caractères spécifiques. — On le reconnaît aux caractères suivants :

1° A ses caractèrJs d'identité.

2° Il donne les réactions caractéristiques des benzoates.

3° — — — des sels de sodium.

Caractères de contrôle. — D'après les auteurs classiques, la solution de benzoate de soude pur doit donner les caractères suivants :

1° Elle ne doit précipiter ni par le chlorure de baryum, ni par le carbonate neutre de sodium.

2° Elle ne doit pas décolorer le permanganate de potassium.

3° Elle doit être neutre aux réactifs colorés : phtaléine et tournesol.

4° Elle ne doit pas noircir ou rendre gris noirâtre ou gris foncé ou simplement gris le calomel (Lafay) (dans le cas contraire le benzoate serait alcalin).

« Le pharmacien, dit M. Lafay (1), doit essayer avec soin le benzoate de soude. Il peut à la rigueur accepter un produit très légèrement acide, mais la moindre alcalinité ne doit pas être tolérée. »

Conservation. — Etant efflorescent, il doit être conservé dans des flacons bien bouchés.

Action thérapeutique. — Il est employé contre la diathèse urique, la goutte ; il est préconisé contre la coqueluche, le muguet, la diphtérie.

Modes d'administration et doses. — On l'administre à l'intérieur en cachets, solutions, sirops ou pilules à la dose de 0,20 à 2 gr.

Incompatibles. — Acides et sels acides.

§ 2. — Benzoate d'ammoniaque.

Synonymes. — Le benzoate d'ammoniaque, appelé aussi benzoate d'ammonium, a pour formule :

$$C^7H^5(AzH^4)O^2 \text{ ou } C^6H^5.CO^2(AzH^4).$$

_____

(1) Lafay, Quelques faits relatifs à la pharmacologie du benzoate de soude, *J. de Ph. et de Ch.*, 1er mars 1896, p. 236.

Préparation. — On le prépare en dissolvant l'acide benzoïque dans l'ammoniaque liquide (Codex) :

Acide benzoïque. . . . . 100 grammes.
Ammoniaque liquide officinale . . . . . Q. S.

Mettre dans un ballon 80 grammes environ d'ammoniaque ; ajouter l'acide benzoïque ; chauffer doucement en agitant le mélange. L'acide se dissoudra, et par refroidissement, on obtiendra des cristaux de benzoate d'ammoniaque.

Caractères d'identité. — Le benzoate d'ammoniaque se présente sous forme de paillettes blanches, un peu déliquescentes, très solubles dans l'eau. A l'air, il perd une partie de son ammoniaque et se change en benzoate acide. Il éprouve le même effet quand il est en solution aqueuse.

Caractères spécifiques. — On le reconnaît aux caractères suivants :

1° A ses caractères d'identité.

2° Il donne les réactions caractéristiques des benzoates.

3°   —   —   —   des sels d'ammonium.

Caractères de contrôle. — Il doit être entièrement volatil et ne renfermer ni soude, ni chaux, bases dont la présence sera décelée par les réactifs spéciaux de ces corps.

Conservation. — Il doit être conservé dans des flacons bien bouchés et à l'abri de l'air.

Action thérapeutique. — **Modes d'administration et doses**. — **Incompatibles**. — Semblables à ceux du benzoate de soude.

§ 3. — Benzoate de lithine.

Synonymes et formule. — Le benzoate de lithine, appelé aussi benzoate de lithium, a pour formule : $C^6H^5.CO^2Li + H^2O$.

Préparation. — On le prépare en décomposant le carbonate de lithium par l'acide benzoïque (Codex) :

Acide benzoïque. . . . . 100 grammes.
Carbonate de lithine. 30   —
Eau distillée. 270   —

Mettre l'eau et le carbonate de lithine dans une capsule de porcelaine, chauffer sans attendre la dissolution complète du sel, ajouter peu à peu l'acide benzoïque, tant qu'il y aura effervescence. La solution, concentrée légèrement, abandonne des cristaux de benzoate de lithine que l'on sèche à l'air libre.

Caractères d'identité. — Le benzoate de lithine est cristallisé en aiguilles prismatiques, solubles dans l'eau et l'alcool faible.

Caractères spécifiques. — On le reconnaît aux caractères suivants :

1° A ses caractères d'identité.

2° Il donne les réactions caractéristiques des benzoates.

3°   —   —   des sels de lithium.

Caractères de contrôle. — Il ne doit pas renfermer de chaux dont la présence sera décelée à l'aide de l'oxalate d'ammoniaque.

Conservation. — On le conserve à l'abri de la lumière, dans des flacons bien bouchés.

Action thérapeutique. — Il est employé dans les mêmes cas que les benzoates de sodium et d'ammonium ; il leur est cependant quelquefois préféré, parce que l'urate de lithium est plus soluble que les autres urates alcalins.

Modes d'administration et doses. — Incompatibles. — Semblables à ceux du benzoate de soude.

§ 4. — Benzoate de chaux.

Synonymes. — Le benzoate de chaux, appelé aussi benzoate de calcium, a pour formule : $(C^7H^5O^2)^2Ca + 4H^2O$.

Préparation. — On le prépare en saturant l'acide benzoïque par la chaux (Codex) :

> Acide benzoïque . . . . 100 grammes.
> Chaux vive. . . . . Q. S.

Préparer un lait de chaux dans lequel on délaiera l'acide benzoïque ; faire bouillir quelques minutes et filtrer. La solution évaporée donne des cristaux de benzoate de calcium que l'on sèche à l'étuve à une chaleur modérée.

Caractères d'identité. — Le benzoate de calcium cristallise en grains cristallins, efflorescents, blancs, solubles dans 20 parties d'eau froide et dans une faible proportion d'eau bouillante.

Caractères spécifiques. — On le reconnaît aux caractères suivants :

1° A ses caractères d'identité.

2° Il donne les réactions caractéristiques des benzoates.

3°   —   —   des sels de calcium.

Conservation. — Il doit être conservé dans des flacons bien bouchés.

Action thérapeutique. — **Modes d'administration et doses**. — **Incompatibles**. — Semblables à ceux du benzoate de soude.

§ 5. — Benzoate de mercure.

Formule. — Le benzoate de mercure a pour formule :
$$(C^7H^5O^2)^2Hg.$$

Préparation. — On le prépare en traitant le nitrate acide de mercure par le benzoate de soude.

Pour faire cette préparation, on suit le procédé indiqué par Lieventhal (1) : dissoudre 125 grammes d'oxyde mercurique dans 250 p. d'acide nitrique de 1,20 de densité, en chauffant légèrement ; on ajoute à la solution 4000 p. d'eau et on filtre. D'autre part, on dissout 188 p. de benzoate de soude dans 4000 p. d'eau et on filtre. On mélange peu à peu ces deux solutions en agitant. Il se fait un volumineux précipité que l'on rassemble sur une toile. On le lave soigneusement avec de l'eau distillée froide, on exprime et on dessèche à une douce chaleur. Il se fait du benzoate de mercure et de l'azotate de soude soluble. Le lavage a pour but d'entraîner ce dernier et d'en débarrasser complètement le benzoate de mercure.

Caractères d'identité. — Le benzoate de mercure se présente sous la forme d'une poudre blanche, difficilement soluble dans l'eau, l'alcool, l'éther, le chloroforme, facilement soluble dans l'eau tenant en dissolution des chlorures ou des iodures alcalins.

Caractères spécifiques. — On le reconnaît aux caractères suivants :

1° A ses caractères d'identité.

2° Sa solution dans le chlorure de sodium, additionnée de perchlorure de fer, devient brun clair.

3° Sa solution dans le chlorure de sodium donne toutes les réactions des sels mercuriques.

4° Sa solution dans le chlorure de sodium précipite l'albumine.

Action physiologique et thérapeutique. — Il a été recommandé, en particulier par le Dr Balzer, dans le traitement de la blennorrhagie et de la syphilis.

(1) V. *J. de Ph. et Ch.*, 5e série, t. XX, année 1889, p. 312.

Modes d'administration et doses. — On l'emploie : en *pilules,* à la dose de 0 gr. 01 à 0 gr. 02 par jour ; en *injection hypodermique.* La formule la plus employée est celle de Balzer :

Eau distillée . . . .   40 grammes.
Benzoate de mercure . . . .   0,30 centig.
Sel marin   0,10   —
Chlorhydrate de cocaïne.   0,15   —

Cette solution contient par centimètre cube : 0 gr. 0075 de sel de mercure ; 0 gr. 0037 de cocaïne. Grâce à la cocaïne qu'elle renferme, elle n'occasionne pas chez les malades la cuisson produite par les solutions non cocaïnées. On injecte par jour, pendant environ un mois, un centimètre cube de la solution.

Cette solution, limpide lors de sa préparation, s'affaiblit progressivement, par suite de la réaction qui a lieu entre la cocaïne et le sel mercuriel ; il faut donc opérer avec une solution fraîchement préparée.

Le benzoate de mercure, employé contre la syphilis par Balzer, avait été, depuis quelque temps, un peu abandonné. On sait, en effet, qu'un certain nombre de médecins préfèrent recourir aux injections de sels mercuriels insolubles, le calomel notamment, dans le traitement de la syphilis.

Les injections de sels insolubles sont assurément très efficaces, mais elles sont douloureuses et peuvent provoquer des accidents sérieux. Les injections de sels solubles, au contraire, donnent des résultats qui sont aussi satisfaisants au point de vue thérapeutique ; deplus, elles ne provoquent pas de phénomènes douloureux ni d'accidents post-opératoires.

Se fondant sur ces considérations, M. Gallois estime que les préparations mercurielles solubles ont été délaissées à tort et il a essayé de les réhabiliter dans une communication récente qu'il a faite à la Société de thérapeutique dans la séance du 9 décembre 1896 (1).

M. Gallois propose d'employer une solution, dont la formule a été donnée par Stoukowenkoff, formule très analogue à celle donnée par Balzer :

Benzoate neutre de mercure. . . . .   0 gr. 25
Chlorure de sodium. . . . . }
Chlorhydrate de cocaïne. . . . . } ââ 0 » 06
Eau distillée stérilisée. . . . .   30 »

(1) Sur les injections intra-musculaires solubles de benzoate de mercure dans le traitement de la syphilis.

Cette solution, qui est très claire, laisse parfois. déposer quelques cristaux par suite de la réaction qui a lieu entre la cocaïne et le sel mercuriel ; cependant elle peut se conserver longtemps. Toutefois, il vaut mieux opérer avec une solution fraîchement préparée.

M. Gallois injecte généralement 1 gramme de cette solution par jour (une seringue de Pravaz par injection) pendant un mois environ. L'injection doit être faite dans la partie supérieure de la région fessière, en plein muscle fessier, pour éviter toute douleur.

Ces injections provoquent tout au plus, une ou deux heures après, une sensation légère de contusion et quelquefois un peu de rougeur. Elles sont moins douloureuses que celles faites avec des préparations insolubles et ne produisent pas de nodules comme ces dernières.

Si on compare cette injection à d'autres injections faites avec des sels solubles, le peptonate de mercure par exemple, on voit qu'elle présente des avantages sur l'injection faite avec ce dernier sel, car elle ne provoque pas de nodule tandis que le peptonate de mercure en produit, ce qui empêche rapidement toute continuation de traitement.

L'inconvénient du traitement de la syphilis par les sels solubles, et en particulier par le benzoate de mercure, c'est d'exiger un traitement quotidien ; mais cet inconvénient disparaît par ce fait que le traitement est surtout indiqué dans les cas graves.

§ 6. — Benzoate de bismuth.

L'acide benzoïque donne, en se combinant avec le bismuth, un benzoate basique de bismuth, inscrit au supplément du Codex, p. 25.

Préparation. — On le prépare de la manière suivante :

    Acide benzoïque . . . . 100 grammes.
    Oxyde de bismuth hydraté . . . . Q. S.

(Correspondant environ à 175 gr. d'oxyde anhydre.)

Placez dans une capsule l'acide benzoïque délayé dans 1 litre d'eau distillée et ajoutez l'oxyde de bismuth.

Chauffez en remuant sans aller jusqu'à l'ébullition. Employez un léger excès d'acide benzoïque, de manière à conserver finalement la liqueur acide. Laissez refroidir. Recueillez le précipité sur une toile et lavez à froid à plusieurs eaux, sans prolonger le contact, afin d'éviter la décomposition du produit. Desséchez ensuite le benzoate basique à une température ne dépassant pas 80°.

Caractères d'identité.— Le benzoate basique de bismuth est une poudre blanche, sans saveur, à peu près insoluble dans l'eau, soluble dans les acides chlorhydrique et azotique, avec séparation d'acide benzoïque.

Traité par la soude, il se forme du benzoate de soude et l'oxyde de bismuth se dépose.

Caractères de contrôle. — D'après le supplément du Codex, l'essai du benzoate basique de bismuth doit se faire de la manière suivante :

1. Traiter le sel par la soude : il se forme du benzoate de soude et l'oxyde de bismuth se dépose.

2º Le sel calciné doit donner à la calcination 64 à 65 pour 100 d'oxyde de bismuth.

Action thérapeutique. — Le benzoate de bismuth a été proposé par Finger pour remplacer l'iodoforme. Il possède, en effet, grâce à l'acide benzoïque qu'il renferme, des propriétés antiseptiques qui, jointes à ses propriétés absorbantes, en rendent l'emploi doublement précieux.

Vigier a proposé récemment de le substituer au salicylate de bismuth pour l'usage interne, surtout lorsque le rein est malade. Il s'emploie, comme ce dernier sel, pour pratiquer l'antisepsie gastro-intestinale dans la dyspepsie putride, la dilatation de l'estomac, la fièvre typhoïde.

Modes d'administration et doses. — On l'administre à l'INTÉRIEUR à la dose de 1 à 6 grammes par jour, en prises ou cachets ; à l'EXTÉRIEUR sous forme de poudre, en application sur les parties malades.

Ainsi que nous l'avons déjà dit, l'acide benzoïque ne donne aucun sel intéressant avec les bases organiques.

Rappelons qu'il forme avec les phénols ou leurs dérivés des composés intéressants : le *benzonaphtol* ou *benzoate de naphtol β* et le *benzosol* ou *benzoate de gaïacol* examinés à l'article phénols et sur lesquels nous ne croyons pas devoir insister à nouveau.

DÉRIVÉS DE SUBSTITUTION DE L'ACIDE BENZOÏQUE

Saccharine.

Généralités. — Le nom de saccharine s'applique à deux corps très différents : à un corps préparé par Péligot ; à un corps préparé par Fahlberg.

La **saccharine de Péligot** a pour formule $C^6H^{10}O^5$. Elle s'obtient par l'action de la chaux sur une solution bouillante de glucose. Cette matière, dont le goût est amer au lieu d'être sucré, n'est pas employée en médecine.

La **saccharine de Fahlberg** doit être regardée, au point de vue de sa constitution chimique, comme un dérivé de l'acide benzoïque.

Considérons le dérivé monosulfoné ortho de l'acide benzoïque ;

$$C^6H^4 \!\!<^{CO.OH\ (1)}_{SO^2\ OH\ (2)}.$$

Ce corps possède deux fonctions acides, qu'il pourra théoriquement utiliser vis-à-vis d'une molécule d'ammoniaque AzH^3 pour donner une *imide* :

$$C^6H^4 \!\!<^{CO.}_{SO^2}\!\!>AzH$$

Cette imide est la saccharine de Fahlberg.

Saccharine de Fahlberg.

Synonymes. — La saccharine de Fahlberg est désignée sous les noms suivants : sucre de houille, acide anhydro-ortho-sulfamido-benzoïque, anhydride de l'acide ortho-sulfamine benzoïque, sulfimide benzoïque.

Formule. — Elle a pour formule : $C^6H^4 \!\!<^{CO}_{SO^2}\!\!>AzH$.

Préparation. — La préparation, très compliquée de la saccharine, comprend quatre phases :

1° Traitement du toluène ou méthyl-benzine par l'acide sulfurique pour obtenir l'orthosulfotoluène ou acide ortho-toluol-sulfonique ;

2° Transformation de l'orthosulfotoluène en chlorure d'orthosulfotoluène au moyen du perchlorure de phosphore ;

3° Transformation du chlorure d'orthosulfotoluène en amidosulfotoluène au moyen de l'ammoniaque ;

4° Oxydation de l'amidosulfotoluène au moyen du permanganate de potasse ; on obtient ainsi un orthoamidosulfobenzoate de potassium. Ce sel est décomposé par un acide ; on obtient alors l'acide orthoamidosulfobenzoïque ou acide orthosulfamine benzoïque

$C^6H^4{<}{SO^2AzH^2 \atop COOH}$. Cet acide se dédouble immédiatement en eau H^2O et en son anhydride qui constitue la saccharine.

Nous n'insisterons pas sur cette préparation dont les détails sont décrits dans les ouvrages indiqués en note (1).

Caractères d'identité. — La saccharine se présente sous la forme d'une poudre blanche amorphe qui, examinée au microscope, montre quelques prismes courts et épais. Elle est inodore ; mais lorsqu'elle est en masse et quand elle est légèrement chauffée, elle dégage une légère odeur d'amandes amères. Elle a une saveur sucrée ; mais cette saveur, plus persistante que celle du sucre, est suivie rapidement d'une impression de sécheresse et d'âcreté dans l'arrière-gorge, avec un léger goût d'amandes amères. Son pouvoir sucrant est 250 à 300 fois supérieur à celui du sucre ordinaire.

Elle est peu soluble dans l'eau froide, plus soluble dans l'eau bouillante, soluble dans l'alcool, l'éther, la glycérine, le sirop de glucose, l'acétone ; peu soluble dans la benzine et le chloroforme. Elle fond à 224° ; mais ce point de fusion est très fortement abaissé par la présence de ses isomères et de quelques autres principes susceptibles de prendre naissance simultanément. A une température plus élevée elle se décompose en donnant des vapeurs blanches et irritantes, puis brûle avec une flamme fuligineuse. Elle a une réaction acide assez marquée ; elle déplace l'acide borique de ses combinaisons et forme avec les alcalis et les alcaloïdes des sels définis, cristallisés, solubles parmi lesquels nous citerons : le saccharinate de quinine, le saccharinate de morphine, le saccharinate de strychnine (sels peu usités ou inusités). Elle diffère des sucres par sa constitution et ses propriétés ; en effet, elle est sans action sur la lumière polarisée, elle ne fermente pas ; elle ne réduit pas la liqueur de Fehling.

Caractères spécifiques. — On la reconnaît aux caractères suivants :

1° A ses caractères d'identité.

2° Chauffée avec le carbonate de soude et le nitrate de soude purs, elle s'oxyde, et le soufre qu'elle contient se convertit en sulfate, facile à caractériser à l'aide du chlorure de baryum.

3° Si on la chauffe avec l'acide sulfurique et la résorcine et si on

(1) *J. de Ph. et de Ch.*, 5ᵉ série, t. XVIII, année 1888, p. 172-225 ; — *Répertoire de pharmacie*, année 1890, p. 49-50 51 (Schmitt, professeur à la faculté libre de médecine et de pharmacie de Lille) ; — *Moniteur scientifique* de Quesneville, 4ᵉ série, t. VI (1ʳᵉ partie), 1872, numéro de mars, article de M. Trillat, p. 180.

dilue avec une solution alcaline le liquide obtenu, il se produit une fluorescence verte. (Cette réaction, contestée par quelques auteurs, réussit très bien en opérant comme suit : prendre 0,05 de saccharine, 0,10 de résorcine, ajouter 2 ou 3 gouttes d'acide sulfurique et chauffer ; ajouter ensuite un grand excès de carbonate de soude).

4° Chauffer la saccharine avec la soude caustique ; elle se change en sulfate et en salicylate de soude. Traiter ensuite par l'eau acidulée qui décompose le salicylate de soude. Traiter par l'éther pour dissoudre l'acide salicylique formé. Evaporer l'éther et caractériser l'acide salicylique par le perchlorure de fer ; on obtient une coloration violette.

Caractères de contrôle. — Elle est quelquefois falsifiée par du carbonate de chaux, du sulfate de chaux, etc. Pour reconnaître ces falsifications, chauffer la saccharine suspecte ; elle se volatilise sans résidu, si elle est pure ; elle laisse un résidu si elle est impure.

Conservation. — Elle doit être conservée dans des flacons bouchés.

Action physiologique et thérapeutique. — D'après Stutzer, Mosso et Aducio, Sckalnoswski, la saccharine, introduite dans l'organisme animal, est éliminée en totalité par les reins et n'a aucune action fâcheuse sur l'organisme. D'après Worms, elle ne convient pas à tous les estomacs (2). Chez beaucoup de personnes, elle produit de l'inappétence et une sensation de barre gastrique.

Les accidents, qu'elle occasionne, démontrés par de nombreux expérimentateurs, peuvent tenir à trois causes : à l'impureté du produit, qui renferme souvent des acides ortho et parasulfobenzoïque ; à une action antifermentescible qui suspend le pouvoir digestif des sucs gastrique et pancréatique ; à la perméabilité ou à la non-perméabilité des reins.

Usages dans l'alimentation. — Ce corps possédant un pouvoir sucrant énorme (250 à 300 *fois plus considérable que celui du sucre ordinaire*) on a cherché à utiliser cette propriété, au point de vue industriel, et à l'introduire dans les substances alimentaires.

Les corps savants, les conseils d'hygiène de tous les pays, consultés sur l'usage de la saccharine dans l'alimentation, ont émis des opinions qui varient avec les latitudes et avec les conditions économiques qui régissent la contrée, de telle sorte que la quetion de savoir dans

(1) Lindo, *Annali di chimica e di farmacologia* ; et Arosi, *Répert. de ph.*, année 1889, p. 469.

(2) Voir *Communication à l'Académie de médecine*, du 1er avril 1888.

quelle mesure l'emploi de ce sucre artificiel peut être toléré reste toujours pendante.

Le Conseil d'hygiène de la Seine et le Comité consultatif d'hygiène publique de France proscrivent la saccharine de l'alimentation générale, comme pouvant avoir des dangers pour la santé publique (1). L'entrée de la saccharine en France a été prohibée par le décret du 1er décembre 1888. Toutefois, le Comité consultatif d'hygiène publique de France, dans la séance du 13 avril 1891, a donné un avis favorable sur la question de la fabrication de la saccharine en France (2).

En 1893, le Comité consultatif d'hygiène publique de France a été de nouveau appelé à donner son avis sur les conditions de vente de ce corps. MM. Ogier et Pouchet se sont livrés à des expériences nombreuses, dans le but d'apprécier l'action de la saccharine. Son ingestion retarde, d'une façon notable, les effets de la digestion, et son introduction dans l'alimentation est, par suite, susceptible de présenter de réels inconvénients. Le Comité veut éviter des falsifications auxquelles son emploi non réglementé dans l'alimentation donnerait lieu de la part d'industriels peu scrupuleux qui l'utiliseraient à la place du sucre. Toutefois, il pense qu'il serait excessif d'en prohiber, d'une façon absolue, la fabrication ; il est, en effet, des cas, assez rares d'ailleurs, où ce produit rend des services ; il peut rentrer dans certains médicaments ; les médecins en prescrivent quelquefois l'usage, à des doses faibles, aux diabétiques, auxquels le sucre est nuisible et qui peuvent, grâce à l'emploi de la saccharine, retrouver dans certains aliments la saveur du sucre qui leur est interdit. Ce que le Comité veut empêcher, c'est l'emploi de la saccharine comme succédané du sucre dans l'alimentation ; mais il estime, pour les raisons qui viennent d'être énoncées, qu'il n'y a pas lieu d'interdire la fabrication d'un produit qui peut, dans certains cas, rendre des services en thérapeutique.

L'Académie de médecine de Madrid proscrit l'emploi de la saccharine dans l'alimentation (3) ; la Belgique a mis des droits énormes sur elle (150 fr. par kilog.) ; l'Italie et le Portugal sont entrés dans la même voie ; ces deux États n'en tolèrent l'usage que comme

(1) Voir rapport du préfet de police sur l'introduction de la saccharine dans les substances alimentaires, *Union pharm.*, année 1888, p. 331.

(2) Voir *Répertoire de pharmacie*, 10 novembre 1893, page 5 : Liberté de la fabrication de la saccharine.

(3) V. *Un. Ph.*, 1889, p. 135 : l'Académie de médecine de Madrid et la saccharine.

médicament et en octobre 1889, un décret royal interdit la fabrication de la saccharine et de tous ses dérivés ; l'Angleterre en a proscrit l'usage pour la brasserie ; l'Autriche la tolère comme condiment et l'Allemagne ne s'est pas encore prononcée sur son innocuité et les applications qui en dérivent. En résumé, comme aliment, la saccharine est proscrite dans la plupart des pays.

La question de savoir si la saccharine doit être considérée comme un médicament ou comme une substance susceptible d'entrer dans l'alimentation vient encore d'être posée devant les tribunaux. A ce sujet MM. Pouchet et Bardet ont publié une consultation très remarquable et dont voici les conclusions (1) :

1° La saccharine est un médicament ; elle n'est pas un produit alimentaire. Quand elle est utilisée par les marchands de préparations alimentaires, elle n'est qu'un produit de fraude destiné à donner au consommateur l'illusion du sucre ;

2° Elle ne peut être légalement employée que pour les usages pharmaceutiques ;

3° Toutes les préparations à base de saccharine ne peuvent être préparées et vendues que par les pharmaciens, reconnus par la loi comme étant les seuls intermédiaires entre le malade et le médecin.

Usages en thérapeutique. — Elle est utilisée comme médicament, et, administrée à petites doses, elle peut rendre des services aux diabétiques, auxquels elle procure, jusqu'à un certain point, l'illusion du sucre ; nous disons illusion, car elle est éliminée en nature et en totalité par les urines et les matières fécales, sans subir aucune modification dans l'organisme.

Modes d'administration et doses. — Elle s'emploie à la dose de 1 à 2 grammes par jour (de Buck) ; d'après quelques auteurs, la dose maxima par jour ne doit pas dépasser 0 gr. 10 ; une dose de 0 gr. 05 équivaut à un morceau de sucre. On l'administre sous les formes suivantes :

	Saccharine	3 gr.
	Bicarbonate de soude	2 —
Tablettes	Mannite.	50 —
	Mucilage	Q. S.
	Pour 100 tablettes.	
Sirop	Saccharine	10 gr.
	Bicarbonate de soude	12 —
(Constantin Paul)	Eau distillée.	1000 —

(1) *Journal des Nouveaux remèdes*, numéro du 24 juillet 1899, p. 313.

Liqueur. . . . .) (Constantin Paul)	Saccharine	6 gr.
	Bicarbonate de soude	4 —
	Alcool à 40°.	100 —
	Essence de menthe	20 gtts
	Une cuillerée à café de cette liqueur contient 0 gr. 25 de saccharine.	
Chartreuse. . . . .) (A. Petit)	Elixir de chartreuse non sucré	100 gr.
	Alcool à 50°.	900 —
	Saccharine	3 —
	Bicarbonate de soude	1,50
Essence de saccharine. . .) (Fischer)	Saccharine	10 gr.
	Carbonate de sodium pour dissoudre la saccharine. . .	Q. S.
	Eau distillée.	500 gr.
	Cognac	30 —

20 gouttes de ce liquide suffiraient pour édulcorer une tasse de café.

La saccharine jouit de propriétés antiseptiques ; aussi peut-elle être prescrite avec avantage comme dentifrice dans les affections mycosiques de la bouche ; dans les catarrhes dyspepsiques, gastriques et intestinaux ; pour le lavage de l'estomac et de la vessie. Droixne de Huy recommande beaucoup le lait sacchariné dans la dyspepsie des enfants, et la saccharine en lavements dans les diarrhées putrides. On l'emploie aussi en injections contre la gonorrhée et la cystite.

On l'emploie comme antiseptique à la dose de 0 gr. 10 pour 100. Comme antiseptique de la bouche, on peut utiliser les élixirs dentifrices suivants :

A. — Saccharine . . . .   0 gr. 10
       Eau de Botot . . . .   100 gr.

B. — Saccharine . . . .   3 grammes
       Bicarbonate de soude . . . . . .   4 —
       Alcool à 40°. . . . .   100 —
       Essence de menthe . . . .   20 gouttes
       Teinture de cochenille. . . . . .   Q. S.

Crystallose.

Le commerce vend sous le nom de crystallose le sel de soude de la saccharine, qui possède comme celle-ci un pouvoir sucrant considérable.

La crystallose a pour formule : $C^6H^4{<}^{CO}_{SO^2}{>}AzNa + 2H^2O$.

Nous rapprocherons de l'étude de la saccharine et de la crystallose celle de deux produits ayant aussi un pouvoir sucrant considérable et proposés comme succédanés de la saccharine, quoique ce rapprochement ne soit pas justifié par leur constitution chimique : la *glucine* et la *dulcine*.

Glucine.

Elle est constituée par l'acide sulfo-amidotriacique ou par son sel de soude.

Elle s'obtient par l'action des aldéhydes grasses ou aromatiques sur la chrysoïdine et par transformation des produits de condensation et dérivés mono et bisulfonés, par les agents sulfurants. Elle a une saveur sucrée qui se rapproche plus de la saveur du sucre que celle de la saccharine. Son pouvoir sucrant est inférieur à celui de la saccharine ; elle sucre 100 fois plus que le sucre ordinaire. Elle n'exercerait, paraît-il, aucune action nuisible sur la digestion, le cœur et les reins, même après un emploi de quelques semaines (1).

Dulcine.

La dulcine est appelée aussi : sucrol, paraphénétol-carbamide.

Elle a été obtenue d'abord par Toms en chauffant en vase clos, à la température de 160° un mélange équimoléculaire d'urée et de paraphénétidine.

La dulcine est une poudre cristalline brillante, peu soluble dans l'eau froide, soluble dans l'eau chaude, l'alcool, l'éther et le benzol ; fondant à 160°, disent quelques auteurs, à 173°, d'après d'autres (Prunier).

Elle possède un goût sucré pur, sans saveur désagréable accessoire.

On la reconnaît au caractère suivant donné par Morpurgo :

Si l'on ajoute à la dulcine 2 gouttes d'acide phénique et 2 gouttes d'acide sulfurique concentré, un peu d'eau, quelques gouttes d'ammoniaque ou quelques gouttes de solution de soude caustique et si l'on chauffe, on voit se former une zone bleue ou bleu violet au point de contact des deux liquides.

(1) *Pharm. post.*, XXVIII, p. 447.

La dulcine possède un pouvoir sucrant 200 fois supérieur à celui du sucre de canne ; elle possède une saveur aussi sucrée et plus agréable que celle de la saccharine et son prix est moins élevé.

On peut avec 5 centigrammes sucrer une potion de 150 grammes et on n'a pas besoin, pour la dissoudre, d'ajouter du bicarbonate de soude, comme pour la saccharine.

Elle est moins toxique que la saccharine ; cependant, elle n'est pas inoffensive ; avec 1 gramme par jour, les chiens éprouvent des vomissements, de l'inappétence et de l'ictère ; l'urine devient sombre ou rouge-brunâtre.

Le docteur Pachkis recommande la dulcine comme un condiment d'un goût agréable pouvant être employé pour sucrer le lait, le café, les compotes, etc., et il ajoute qu'il ne produit aucun trouble dans l'organisme animal ou humain, opinion qui paraît très contestée.

TITRE II

ÉTUDE DES ACIDES A FONCTIONS SIMPLES

BIBASIQUES.

SECTION I

ACIDE OXALIQUE

Sommaire. — Acide oxalique. — Combinaisons que l'acide oxalique forme avec les bases minérales et organiques appelées oxalates. — Méthodes générales de préparation, caractères spécifiques et nomenclature des oxalates intéressants. — Étude des oxalates formés par les combinaisons de l'acide oxalique avec des bases minérales : oxalate acide de potassium (sel d'oseille), oxalates d'ammonium, de cérium, de fer.

Formule. — L'acide oxalique est un acide à fonction simple, bibasique, ayant pour formule : $C^2H^2O^4$ ou $CO^2H\text{-}CO^2H$.

Préparation. — Il peut se prépararer par trois procédés :

1° On le retire directement de certains végétaux qui le contiennent à l'état salin, par exemple des plantes du genre Rumex ou du genre Oxalis.

2° En oxydant les sucres ou l'amidon par l'acide azotique.

3° En oxydant la cellulose par les hydrates alcalins. Comme source de cellulose, on emploie la sciure de bois.

Nous n'insisterons pas sur ces procédés, dont les deux derniers surtout sont utilisés dans l'industrie, procédés décrits dans les cours de chimie organique.

Caractères d'identité. — L'acide oxalique est cristallisé en prismes rhomboïdaux obliques contenant deux molécules d'eau de cristallisation ; il a donc pour formule : $C^4H^2O^4 + 2H^2O$.

Il est incolore, inodore, à saveur acide mordicante, soluble dans 15,5 d'eau à $+ 10°$, soluble dans l'alcool. Il est décomposable en partie par la chaleur sans se charbonner et sans laisser de résidu. Soumis à l'action de la chaleur, il produit les phénomènes suivants : à 98° il fond dans son eau de cristallisation ; il se sublime en partie vers 160° en même temps qu'une autre partie se décompose en anhydride carbonique, oxyde de carbone, eau et acide formique.

Caractères spécifiques. — On reconnaît l'acide oxalique et les oxalates aux caractères suivants :

1° Traités par le chlorure de baryum, ils donnent un précipité blanc d'oxalate de baryum.

2° Traités par le chlorure de calcium, ils donnent un précipité blanc d'oxalate de chaux, insoluble dans l'acide acétique, soluble dans HCl et AzO^3H. Ce précipité, lavé et calciné au rouge sur une lame de platine, donne de la chaux qui, en présence de l'eau, bleuit énergiquement le papier rouge de tournesol.

3° Chauffés avec de l'acide sulfurique, ils dégagent de l'oxyde de carbone et de l'anhydride carbonique.

4° Les agents d'oxydation transforment l'acide oxalique en anhydride carbonique.

Caractères de contrôle. — L'acide oxalique commercial contient souvent les ALTÉRATIONS et les FALSIFICATIONS suivantes :

Acide sulfurique, *Sels de cuivre,* *Sels de plomb,* *Sels de potasse,* *Sels de chaux,*	Essayé par les réactifs de ces corps, il donnera des réactions s'il les contient, et pas de réaction s'il est pur.

Acide azotique. — Dans ce cas, l'acide oxalique jaunit et ronge le bouchons des flacons qui le contiennent.

Sel d'oseille. — On calcine une pincée d'acide oxalique suspect : s'il est pur, il ne laisse pas de résidu ; s'il est impur, il laisse un résidu alcalin.

Sulfate de magnésie ou sulfate de potasse. — Dissoudre une pincée d'acide suspect dans l'alcool : solution complète s'il est pur, solution incomplète s'il est impur.

Conservation. — Etant inaltérable à l'air, on le conserve simplement dans un flacon. Ses solutions concentrées ne s'altèrent pas ; mais les solutions faibles renferment, au bout de quelque temps, des moisissures qui le détruisent, de sorte que ces solutions ne sont plus acides (Fleury).

Action physiologique et thérapeutique. — Il a été employé quelquefois comme tempérant et rafraîchissant ; comme succédané des acides tartrique et citrique, mais comme il est très toxique (à la dose de 4 grammes), il est·très rarement usité.

Empoisonnements. — Il est toxique et produit, en cas d'empoisonnement, les symptômes suivants : la mort peut être instantanée, mais généralement on observe : douleur cuisante à l'estomac, crampes dans les membres, vomissement de matières noirâtres, liquides, contenant du sang altéré, sensation de constriction dans la gorge avec toux sèche ; diarrhée ; bouche sensible et généralement blanche. Il peut y avoir du tétanos ou du coma.

Premiers secours. — Administrer comme antidote de l'eau de chaux. On évitera de donner de la potasse, de la soude ou de l'ammoniaque, ou leurs carbonates. Donner ensuite huile de ricin (30 gr.) pour dégager l'intestin.

COMBINAISONS DE L'ACIDE OXALIQUE AVEC LES BASES

L'acide oxalique, acide bibasique, forme trois séries de sels, appelés *oxalates* :

1° *Oxalates acides* ou *bioxalates* ayant pour formule générale : C^2HMO^4.

2° *Oxalates neutres* : $C^2M^2O^4$ ou $C^2M'M''O^4$.

3° *Quadroxalates*, combinaisons de bioxalates (sels acides) avec l'acide oxalique, ayant pour formule générale : C^2HMO^4, C^2H^2O .

Préparation. — Ces sels se préparent par deux méthodes générales :

1° En faisant agir l'acide oxalique sur une base.

2° Par double décomposition, au moyen de l'oxalate d'ammonium et d'un sel soluble du métal dont on veut obtenir l'oxalate ; ce dernier mode de préparation s'applique aux oxalates insolubles.

Caractères spécifiques. — On les reconnaît aux caractères spécifiques indiqués pour l'acide oxalique.

Division. — Les oxalates employés en pharmacie se divisent en deux classes :

A. *Oxalates formés par la combinaison de l'acide oxalique avec les bases minérales* : oxalate acide de potasse ; oxalate neutre d'ammoniaque ; oxalate de cérium ; oxalate de fer.

B. *Oxalates formés par la combinaison de l'acide oxalique avec les bases organiques.* — Pas d'intéressants.

§ 1. — Oxalate de potasse.

L'oxalate acide de potasse appelé aussi bioxalate de potasse, sel d'oseille, est en réalité un mélange d'oxalate acide de potasse et de quadroxalate de potasse. C'est un corps très toxique, employé pour enlever les taches de rouille et d'encre, et qui, se trouvant un peu partout, occasionne souvent des empoisonnements. Il est inusité en médecine ; on l'emploie quelquefois comme astringent, rafraîchissant, léger caustique.

§ 2. — Oxalate neutre d'ammoniaque.

Ce sel cristallisé en prismes rhomboïdaux droits solubles dans l'eau, est très usité en analyse minérale, comme réactif de la chaux ; il est inusité en médecine.

§ 3. — Oxalate de cérium.

Ce corps, qui se présente sous la forme d'une poudre blanche insoluble dans l'eau, a été proposé par Simpson et étudié depuis par Lee, Morris, etc., etc., et enfin par Mills à qui l'on doit le travail le plus important qui ait été publié sur ce sujet. On le regarde comme un sédatif de l'estomac et on l'a conseillé dans le pyrosis et la dyspepsie à la dose de 0 gr. 5 à 0 gr. 10 en pilules. Il est à peu près inusité.

§ 4. — Oxalate de fer.

L'oxalate de fer, appelé aussi oxalate ferreux, est un oxalate neutre ayant pour formule : $C^2FeO^4 + 2H^2O$.

C'est une poudre jaune, peu soluble dans l'eau, conseillée comme tonique ferrugineux à la dose de 0 gr. 10 à 0 gr. 20 en pilules ou pastilles ; il est à peu près inusité.

SECTION II

ACIDE CAMPHORIQUE

Sommaire : Acide camphorique.— Variétés d'acides camphoriques : dextrogyre, lévogyre, inactif. — De l'acide camphorique droit. — Etude de ce corps.

Formule. — L'acide camphorique est un acide bibasique, ayant pour formule : $C^{10}H^{16}O^4$.

On connaît trois espèces d'acides camphoriques isomères : l'acide camphorique droit ou ordinaire qui dévie à droite le plan de polarisation de la lumière ; l'acide camphorique gauche, qui dévie à gauche le plan de polarisation ; l'acide camphorique inactif qui n'exerce aucune action sur la lumière polarisée et qui peut être considéré comme inactif par compensation, parce qu'il se produit par la combinaison des deux autres. Celui dont nous nous occuperons est **l'acide camphorique droit.**

Préparation. — On le prépare en oxydant le camphre par l'acide azotique.

Quand la réaction est terminée, c'est-à-dire quand il ne se dégage plus de vapeurs rutilantes, on distille l'excès d'acide. On traite le résidu par le carbonate de soude, et le camphorate de soude formé est décomposé ensuite par l'acide chlorhydrique. On le purifie par cristallisation dans l'eau.

Caractères d'identité. — L'acide camphorique se présente en cristaux incolores, d'une saveur amère et un peu acide, très peu soluble dans l'eau froide, soluble dans l'eau bouillante, l'alcool, l'éther.

il fond à 178°. Il se sublime à une haute température, en produisant l'anhydride camphorique. Il forme avec les bases des sels solubles appelés camphorates.

Action physiologique et thérapeutique. — D'après Reichert et Niesel, l'acide camphorique possède une action anti-catarrhale ; aussi ont-ils conseillé de l'employer dans les affections du larynx, des bronches, de la vessie et de l'urèthre. D'après Hartleib, les gargarismes avec une solution à 1 pour 100 d'acide camphorique ont rendu des services dans l'angine et la pharyngite catarrhales.

Sormani et Brugnatelli ont montré qu'il arrête le développement du bacille tuberculeux. Witowski et Furbringer ont, les premiers, mis en relief son action contre les sueurs des phtisiques. Cette action a été étudiée à nouveau par Hartleib, Dreesmann, Leu, Weil, Combemale. D'après le Dr Combemale, l'acide camphorique réussit contre les sueurs pathologiques (rhumatisme, fièvre typhoïde à forme sudorale, cavernes syphilitiques, dyspepsie). De plus, il possède des propriétés antiseptiques ou plutôt destructives des produits solubles microbiens (ptomaïnes, leucomaïnes). Il agit aussi sur les diarrhées ordinaires et les diarrhées diphtériques en calmant les douleurs de l'entérite tuberculeuse.

D'après Bohland, il peut être employé avec avantage dans la cystite ; il arrête la fermentation ammoniacale et modifie heureusement les phénomènes inflammatoires. Il agit surtout dans la cystite chronique consécutive aux lésions de la moelle, mais il n'a aucune efficacité sur les cystites aiguës.

Modes d'administration et doses. — On peut l'employer : A l'intérieur à la dose de 2 et même 3, 4, 5, 6 grammes par jour, sous forme de cachets ou de potion alcoolisée ; en gargarismes à 1,2,3 pour 100 dans l'angine et la pharyngite catarrhales.

TITRE III

ÉTUDE DES ACIDES A FONCTIONS COMPLEXES

ACIDES-ALCOOLS

SECTION I

ACIDE LACTIQUE

Sommaire. — Acide lactique de fermentation. — Combinaisons que l'acide lactique forme avec les bases minérales et organiques, appelées lactates. — Méthodes générales de préparation, caractères spécifiques et nomenclature des lactates intéressants. — Étude des lactates formés par la combinaison de l'acide lactique avec les bases minérales : lactate de calcium, de zinc, de fer.

On sait qu'il existe quatre acides lactiques répondant à la formule brute $C^3H^6O^3$; ces acides sont :

1o L'acide lactique de fermentation ou acide éthylidénolactique ;

2o L'acide paralactique ;

3o L'acide éthylénolactique ;

4o L'acide hydracrylique.

Parmi eux un seul nous intéresse au point de vue médico-pharmaceutique, c'est l'acide lactique de fermentation, appelé encore acide éthylidénolactique, acide lactique ordinaire, propanol-2-oïque.

Il a pour formule $CH^3\text{-}CHOH\text{-}CO^2H$. Il a été découvert par Scheele.

Préparation. — On le prépare en décomposant le lactate de calcium par l'acide sulfurique (Codex) :

Lactate de chaux purifié. . . . .   1.000 grammes
Acide sulfurique officinal.   350   —
Eau distillée . . . .   Q. S.

On fait dissoudre le lactate de chaux dans l'eau chaude ; on ajoute par petites portions l'acide sulfurique étendu d'eau. Il se forme un précipité de sulfate de chaux. Pour rendre ce sel insoluble, on verse dans la liqueur le 1/4 de son volume d'alcool. On filtre, on exprime le dépôt, on retire l'alcool par distillation, on concentre le liquide aqueux au bain-marie et on abandonne au refroidissement pendant vingt-quatre heures. On a soin de filtrer l'acide lactique si, pendant le refroidissement, il a déposé des cristaux aiguillés de sulfate de chaux.

L'acide lactique, ainsi obtenu, peut servir à la préparation des lactates ; mais, comme il peut contenir de la chaux, il doit être purifié si on veut l'employer à l'état d'acide lactique.

Purification. — Pour le purifier, on le sature à l'ébullition par du carbonate de zinc ; on obtient ainsi du lactate de zinc, que l'on fait cristalliser à plusieurs reprises. On dissout alors le lactate de zinc pur dans l'eau et on précipite le métal par un courant d'hydrogène sulfuré. On filtre et on concentre au bain-marie, en consistance sirupeuse.

Ajoutons que lorsqu'on veut obtenir de l'acide lactique, absolument incolore, il faut terminer l'évaporation dans le vide.

Caractères d'identité. — L'acide lactique est un liquide sirupeux, incolore, doué d'une saveur acide franche, soluble en toutes proportions dans l'eau, l'alcool, l'éther ; ce dernier l'enlève à sa solution aqueuse. Il attire l'humidité de l'air. Sa densité est à + 20° de 1,315 ; il est sans action sur la lumière polarisée. Chauffé, il perd d'abord de l'eau, puis il se change en un premier anhydride, l'acide dilactique ; enfin à 250°, il se change en un autre anhydride, le lactide.

Caractères spécifiques. — On reconnaît l'acide lactique et les lactates aux caractères suivants :

1° Chauffés avec de l'acide sulfurique concentré, ils sont décomposés et dégagent beaucoup d'oxyde de carbone.

2° Traités par l'acide azotique, ils sont transformés en acides acétique, formique et oxalique, ou en acétates, formiates et oxalates.

3° Les hypochlorites alcalins les transforment en acide oxalique et en acide formique, ou en oxalate et formiate.

4° Si on traite l'acide lactique au moyen du phénol et du perchlorure de fer, on obtient une couleur améthyste virant au jaune (Réaction d'Uffelmann).

Cette réaction, considérée comme spécifique pour l'acide lactique, n'est en rien caractéristique, dit M. le professeur Prunier, car elle se produit aussi bien avec les acides malique, tartrique et citrique. Mais, il y a plus : d'après M. Berg, la réaction peut se passer de la présence du phénol et doit, en outre, être étendue à toute la série des acides-alcools.

En réalité, dit Engel, on ne connaît pas de réactions caractéristiques de l'acide lactique. On peut cependant reconnaître facilement sa présence en se basant sur les caractères microscopiques de deux de ses sels, celui de calcium et celui de zinc.

Le lactate de calcium cristallise en fines aiguilles groupées sous forme de touffes (fig. 10).

Le lactate de zinc cristallise sous forme d'aiguilles groupées en amas globuleux lorsque la cristallisation s'est faite rapidement. Si la cristallisation s'est opérée lentement, on obtient des prismes droits

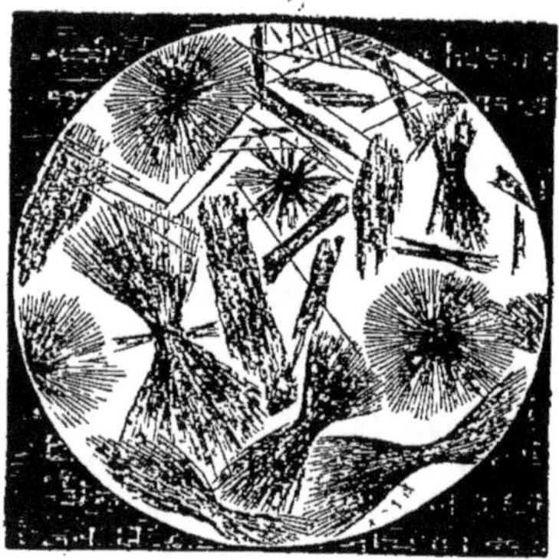

Fig. 10.

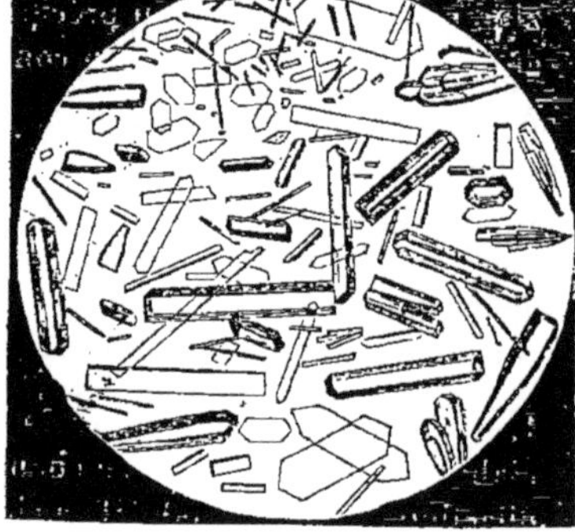

Fig. 11.

s'amincissant souvent à leurs extrémités, tandis que le milieu grossit ; ils apparaissent alors sous forme de masses tronquées ou de tonneaux (fig. 11).

Caractères de contrôle. — Mal purifié, il peut retenir du sulfate de chaux : dans ce cas, il précipitera par le chlorure du baryum (*acide sulfurique*) et par l'oxalate d'ammoniaque (*chaux*). Il peut également retenir de l'oxyde de zinc : dans ce cas, il précipitera en blanc par l'hydrogène sulfuré.

Conservation. — Attirant l'humidité de l'air, il doit être conservé dans des flacons bien bouchés. Il subit aussi souvent la fermentation butyrique, sous l'influence du Bacillus amylobacter ; il se transforme alors en acide carbonique, acétique et butyrique. C'est là un fait intéressant à retenir, car au bout de quelque temps, cet acide peut être complètement altéré.

Action thérapeutique. — L'acide lactique, alors qu'on pensait qu'il était l'acide du suc gastrique, était très employé dans certaines formes de dyspepsies, surtout lorsqu'il y a pesanteur épigastrique après le repas ; mais depuis que l'on sait que cette opinion physiologique est des plus contestables et qu'on regarde l'acide chlorhydrique comme l'acide du suc gastrique, il a perdu de sa faveur.

MM. Hayem et Lesage ont préconisé l'acide lactique dans la diarrhée verte des enfants. A ce propos, faisons remarquer qu'il ne faut pas confondre cette diarrhée verte, qui est de nature microbienne, avec une autre diarrhée de même couleur qui est bilieuse et qui est justiciable du bicarbonate de soude à dose élevée (4 à 5 gr. par jour pour un enfant de 3 k.) (1).

M. le professeur Hayem a également recommandé l'acide lactique dans les diarrhées chez les adultes ; il le préconise comme agent curatif et prophylactique dans le choléra épidémique.

D'après Bérenger-Féraud, l'acide lactique est un médicament prophylactique des attaques de goutte (2).

Il a été indiqué dans le diabète sucré ; mais d'après M. le professeur Bouchard, il serait sans efficacité. On l'a conseillé également dans la gravelle phosphatique, mais son efficacité est contestée.

Il a été préconisé par Mosetig dans le traitement des néoplasmes et du lupus, à cause de la propriété qu'il possède de détruire les granulations fongueuses et les tissus pathologiques.

On l'a recommandé pour détruire les cancroïdes de la peau, contre les papillomes, les épithéliomas superficiels, pour dissoudre les membranes diphtéritiques, pour toucher les ulcères tuberculeux du larynx (Krause-Sellineck, Hering, Bouchard) ; dans les rhinites hypertrophiques (Astier) ; dans le traitement des suppurations de l'oreille, des fongosités de la caisse, des formes granuleuses d'otite, etc., etc. (3). Il entre dans la composition de certains topiques recommandés pour le traitement local des durillons, des cors et des verrues.

Modes d'administration et doses.—On l'emploie à l'INTÉRIEUR : en solution à la dose de 2 grammes pour 100 d'eau ; en limonade (acide lactique 2 gr., sirop simple 50, eau 100 — A donner par cuillerées à café aux nourrissons) ; en potion (acide lactique 5 à 20 gr., eau

(1) Voir pour l'emploi de l'acide lactique dans la diarrhée verte des enfants, le travail de Lesage : Supplément à la *Médecine moderne* du 28 août 1890. *Revue de médecine*, 1887, n° 12, et 1888, n° 1, résumé dans Manquat, *Traité de thérapeutique*, t. I, p. 273.

(2) Voir *Bulletin de thérapeutique* du 30 décembre 1891 et *Rép. de ph.*, 10 février 1892, p. 67. *Union ph.*, janvier 1892, p. 18.

(3) Aysagner et Baratoux : *Congrès d'otologie et de laryngologie*, 1887.

aromatique 20 à 30 gr., eau de fontaine 1000 gr. Dujardin-Beaumetz.
— Prendre 100 grammes environ par jour). A l'extérieur, pur ou
étendu, en gargarismes, applications comme topique dissolvant.

Incompatibles. — Alcalis.

COMBINAISONS DE L'ACIDE LACTIQUE AVEC LES BASES

L'acide lactique forme, en se combinant avec les bases, des sels
définis, appelés lactates, où il joue le rôle d'acide monobasique.

Préparation. — Les lactates se préparent par trois méthodes
générales :

1° Par l'action de l'acide lactique sur les oxydes ;

2° Par l'action de l'acide lactique sur les carbonates ;

3° Par double décomposition à l'aide du lactate de calcium ou de
baryum et d'un sulfate métallique.

Caractères spécifiques. — On reconnaît les lactates à l'aide
des divers réactifs indiqués aux caractères spécifiques de l'acide lactique.

Diverses sortes de sels. — L'acide lactique peut donner plusieurs sortes de lactates :

1° *Les lactates ordinaires*, répondant à la formule générale :
$C^3H^5O^3M$;

2° *Les lactates acides et les lactates doubles*, qui paraissent renfermer deux molécules d'acide lactique unies entre elles ;

3° *Les lactates basiques*, dans lesquels non seulement l'hydrogène
basique mais l'hydrogène alcoolique est remplacé par un métal.

Nomenclature. — Les lactates employés en pharmacie, sont :

A. *Lactates formés par la combinaison de l'acide lactique avec les
bases minérales* : lactate de chaux, de zinc, de fer.

B. *Lactates formés par la combinaison de l'acide lactique avec les
bases organiques* : lactate de quinine.

Nous étudierons seulement les sels formés par l'acide lactique avec
les bases minérales, et nous examinerons plus tard les lactates formés avec les bases organiques, lorsque nous ferons l'histoire de ces
bases.

§ 1. — Lactate de chaux.

Synonymes. — Le lactate de chaux, appelé aussi lactate de calcium, a pour formule : $(C^3H^5O^2)^2Ca + 5H^2O$.

Préparation. — On le prépare en abandonnant du lait à la fermentation spontanée en présence du carbonate de chaux. Il se fait une fermentation lactique qui transforme le sucre du lait en acide lactique, lequel est saturé par la chaux du carbonate de chaux.

Nous n'insisterons pas sur cette préparation, exposée avec tous les détails théoriques qu'elle mérite dans les cours de chimie organique.

Caractères d'identité. — Le lactate de chaux bien purifié se présente en masses opaques, grenues, blanches, sans odeur ni saveur sensibles. Il est soluble dans 9,5 d'eau froide, en toutes proportions dans l'eau bouillante ; très peu soluble dans l'alcool froid, soluble en toutes proportions dans l'alcool bouillant, insoluble dans l'éther.

Caractères spécifiques. — On le reconnaît aux caractères suivants :

1° A ses caractères d'identité ;

2° Il donne les réactions caractéristiques des lactates ;

3°   —   —   des sels de calcium.

Modes d'administration et doses. —Employé quelquefois en tablettes, pilules, sirops à la dose de 0.10 à 1 gramme : il sert surtout à préparer l'acide lactique et la plupart des lactates métalliques.

Incompatibles. — Alcalis, carbonates alcalins, sulfates solubles.

§ 2. — Lactate de zinc.

Formule. — Le lactate de zinc a pour formule :

$$(C^3H^5O^3)^2Zn + 3H^2O.$$

Préparation. — On le prépare en saturant à chaud une solution d'acide lactique par de l'hydrocarbonate de zinc bien lavé et encore humide, obtenu par le procédé du Codex ; on filtre la liqueur chaude, on la concentre par évaporation si cela est nécessaire, et on fait cristalliser.

Caractères d'identité. — Le lactate de zinc cristallise en aiguilles groupées en amas globuleux, lorsque la cristallisation s'est faite rapidement ; si la cristallisation s'est faite lentement, on obtient, comme nous l'avons déjà dit, des prismes droits, s'amincissant souvent à leurs extrémités, tandis que le milieu grossit ; ils apparaissent alors sous forme de masses tronquées ou de tonneaux. Il est soluble dans 58 parties d'eau froide et dans 6 parties d'eau bouillante ; il est presque insoluble dans l'alcool. A 160° il perd son eau de cristallisation et supporte sans altération une température de 210°.

Caractères spécifiques. — On le reconnaît aux caractères suivants :

1° A ses caractères d'identité ;

2° Il donne les réactions caractéristiques des lactates ;

3°   —   —   des sels de zinc.

Conservation. — Etant inaltérable à l'air et à la lumière, on le conserve simplement dans des flacons bouchés.

Action thérapeutique.— Herpin de Genève a proposé de l'employer comme antiépileptique et antihystérique.

Modes d'administration et doses. — On l'administre à l'INTÉRIEUR à la dose de 0 gr. 10 à 3 grammes en poudre sucrée ou en pilules.

Incompatibles. — Alcalis, carbonates alcalins et sulfures solubles.

§ 3. — Lactate de fer.

Synonymes. — Le lactate de fer, appelé aussi lactate de protoxyde de fer, lactate ferreux, a pour formule :

$$(C^3H^5O^3)^2 Fe + 3H^2O.$$

Préparation. — On le prépare en décomposant le lactate de chaux par le sulfate de fer (Codex) :

Lactate de chaux purifié	1000 grammes
Sulfate ferreux pur cristallisé.	980 —
Eau distillée.	Q. S.

Faire dissoudre séparément les deux sels et mêler les deux solutions ; il se dépose du sulfate de chaux, que l'on rend insoluble en ajoutant à la liqueur le 1/4 de son volume d'alcool. On filtre, on s'assure que la liqueur ne précipite ni par le sulfate de fer ni par le lactate de calcium. On concentre alors au bain-marie et on abandonne la liqueur dans une étuve. Le lactate ferreux se dépose sous forme de croûtes verdâtres.

Caractères d'identité. — Le lactate ferreux se présente sous forme de croûtes verdâtres, solubles dans 48 p. d'eau froide, dans

12 p. d'eau bouillante, peu solubles dans l'alcool. Sa solution est acide et brunit promptement à l'air ; elle contient alors du lactate ferrique. Il est inaltérable à l'air lorsqu'il est sec

Caractères spécifiques. — On le reconnaît aux caractères suivants :

1° A ses caractères d'identité ;

2° Il donne les réactions caractéristiques des lactates ;

3°   —   —   des sels ferreux.

Caractères de contrôle. — Il peut, lorsqu'il a été conservé à l'air humide, se transformer en sel ferrique ; dans ce cas, le lactate de fer suspect donnera les caractères des sels de fer au maximum.

Conservation. — S'oxydant facilement à l'air, il doit être conservé dans des flacons bouchés à l'abri de l'air et de la lumière.

Action physiologique et thérapeutique. — Il a été longtemps considéré comme supérieur aux autres préparations de fer, en raison de son acide que l'on croyait être le principe acidifiant du suc gastrique. Aujourd'hui, dit Méhu, on ne reconnaît d'autres avantages à ce médicament que ceux d'avoir une saveur peu atramentaire, une grande solubilité et d'être, avec le tartrate ferreux, le sel de protoxyde de fer qui se conserve le mieux au contact de l'air, lorsqu'il est sec.

Modes d'administration et doses. — On l'administre à l'INTÉRIEUR, en poudre, dragées ou tablettes à la dose de 0 gr. 05 à 1 gr.

Dans ces derniers temps, on a proposé l'emploi d'un lactate de fer effervescent ; il se prépare de la manière suivante :

Lactate de fer. . . . . 20 grammes
Acide citrique. 40   —
Bicarbonate de soude 80   —
Sucre 30   —

On mélange les substances et on chauffe au bain-marie à 190°. La masse se boursoufle et on lui donne la forme granulée. La saveur de ce produit est agréable ; il est facilement supporté par les personnes délicates. Il est hygrométrique et doit être conservé en flacons bien bouchés (1).

Incompatibles. — Alcalis et leurs carbonates, sulfures solubles, tannin, décoctés astringents.

(1) P. Césaris, *Rép. de Ph.*, 10 octobre 1893, p. 463. — *Bulletino chimico-farmaceutico*, XXXII, 1893, 212 et Merck's, *Report and Pharmacie Journal*, août 1893, p. 137.

SECTION II

ACIDE TARTRIQUE

Sommaire.— Acide tartrique. — Variétés d'acides tartriques : droit ; gauche ; inactif par compensation (acide racémique) ; inactif par nature (acide mésotartrique). — De l'acide tartrique droit, le seul intéressant au point de vue médico-pharmaceutique. — Combinaisons que l'acide tartrique forme avec les bases minérales et organiques, appelées tartrates. — Classification des tartrates : neutres, acides, doubles. — Méthode générale de préparation, caractères spécifiques et nomenclature des tartrates intéressants. — Étude des tartrates formés par les combinaisons de l'acide tartrique avec les bases minérales. — Tartrate acide de potassium. — Tartrates neutres de potassium, de sodium. — Tartrate double de potassium et de sodium. — Émétiques : tartrates stibico-potassique, borico-potassique, ferrico-potassique, ferrico-ammonique.

Formule. — L'acide tartrique, découvert par Scheele, est un acide à fonction complexe (acide-alcool bibasique et dialcoolique) ayant pour formule : $C^4H^6O^6$ ou $CO^2H.CHOH.CHOH.CO^2H$.

Divers acides tartriques. — L'acide tartrique peut exister sous plusieurs modifications, ayant la même formule chimique, différant entre elles surtout par leurs formes cristallines, leurs pouvoirs rotatoires, la solubilité de leurs sels, présentant entre elles des propriétés communes et des transformations réciproques sur lesquelles nous n'insisterons pas, parce que tous ces points théoriques, très intéressants au point de vue chimique, ne présentent au point de vue pharmaceutique qu'une importance secondaire. Nous rappellerons seulement qu'on distingue quatre sortes d'acides tartriques :

L'acide tartrique droit ou *dextrogyre*, dont les cristaux sont hémièdres à droite. Il dévie à droite le plan de la lumière polarisée ; c'est l'acide ordinaire, le seul que nous étudierons.

L'acide tartrique gauche ou *lévogyre* dont les cristaux sont hémièdres à gauche. Il dévie à gauche le plan de polarisation de la lumière.

L'acide racémique, ou *inactif par compensation*, appelé *acide paratartrique*. Il est sans action sur la lumière polarisée, mais on peut le dédoubler en acide tartrique droit et en acide tartrique gauche, acides actifs tous les deux sur la lumière polarisée.

L'acide tartrique inactif, ou acide *inactif par nature,* acide *méso-tartrique.* Il est sans action sur la lumière polarisée, mais il diffère essentiellement de l'acide racémique, parce qu'il ne peut pas être dédoublé en acide tartrique droit et en acide tartrique gauche.

Acide tartrique droit.

Etat naturel. — Cet acide est très répandu dans la nature ; il existe à l'état libre ou à l'état salin dans la plupart des fruits acides et notamment dans le jus de raisin. Combiné à la potasse, il forme le bitartrate de potasse qui constitue le tartre brut des vins.

Préparation. — On extrait l'acide tartrique du tartre, que l'on trouve dans les tonneaux ayant contenu du vin. Ce tartre est un mélange de tartrate acide de potassium et d'un peu de tartrate de calcium. On transforme ce sel en tartrate de calcium au moyen du carbonate de calcium, puis on le décompose par l'acide sulfurique. Il se forme du sulfate de chaux insoluble et de l'acide tartrique.

Nous n'insisterons pas sur cette préparation qui se pratique surtout dans l'industrie, et dont les diverses phases sont exposées dans les cours de chimie organique.

Caractères d'identité. — L'acide tartrique cristallise en prismes rhomboïdaux obliques et hémièdres, durs, transparents, incolores, inodores, d'une saveur acide, agréable, très solubles dans l'eau et dans l'alcool.

Il dévie le plan de polarisation à droite et la valeur de ce pouvoir change beaucoup avec la concentration de la liqueur et se modifie suivant des lois différentes, pour les diverses parties du spectre.

Il fond à 170°, puis, si on élève la température, il se boursoufle en laissant un charbon volumineux et en produisant deux acides pyrogénés, l'acide pyruvique $C^3H^4O^3$ et l'acide pyrotartrique $C^5H^8O^4$.

Caractères spécifiques — L'acide tartrique et les tartrates se reconnaissent aux caractères suivants :

1° Soumis à la calcination, ils sont décomposés, donnent un charbon et répandent une forte odeur de caramel ;

2° Chauffés avec l'acide sulfurique, ils donnent une liqueur brune et dégagent un mélange d'oxyde de carbone et d'acide sulfureux contenant de petites quantités de gaz carbonique ;

3° Leurs solutions agissent sur la lumière polarisée et dévient à droite le plan de polarisation ;

4° L'acide tartrique forme, avec les dissolutions concentrées de sels de potasse, un précipité blanc cristallin de bitartrate de potasse. Il faut, pour obtenir cette réaction, employer un grand excès d'acide tartrique et agiter la liqueur avec une baguette de verre.

	ACIDE TARTRIQUE DONNE :	TARTRATES DONNENT :
5° Avec de l'eau de chaux.	Précipité soluble dans un excès d'acide ou dans le chlorhydrate d'ammoniaque.	Précipité soluble dans un excès d'acide ou dans le chlorhydrate d'ammoniaque.
6° Avec le chlorure de baryum.	Pas de précipité.	Précipité blanc.
7° Avec le chlorure de calcium.	Pas de précipité.	Précipité blanc.
8° Avec l'azotate d'argent.	Pas de précipité.	Précipité blanc.

9° L'acide tartrique, en solution alcaline ou les tartrates alcalins, réduisent les sels d'argent à l'ébullition. Cette action réductrice est utilisée aujourdui pour l'argenture des glaces ;

10° Les tartrates réduisent également les sels d'or et les sels de platine ;

11° Si l'on ajoute à l'acide tartrique ou à un tartrate en dissolution aqueuse un sel de protoxyde de fer et quelques gouttes d eau oxygénée, on obtient une coloration violette par addition d'un alcali (Béhal).

Caractères de contrôle. — L'acide tartrique du commerce peut renfermer les ALTÉRATIONS suivantes :

Acide sulfurique. — Sera décelé par le chlorure de baryum (précipité blanc).

Sulfate de chaux. — Sera décelé par le chlorure de baryum et l'oxalate d'ammoniaque.

Traces de plomb et de cuivre. — Seront décelées par les réactifs du plomb et du cuivre.

Nous croyons devoir insister, d'une manière particulière, sur la présence du plomb dans l'acide tartrique et aussi, par la même occasion, dans l'acide citrique.

La présence de ce métal dans ces deux acides a été signalée depuis longtemps par M. Carles. Cet auteur a montré les inconvénients qui peuvent en résulter, non seulement au point de vue hygiénique et pharmaceutique, mais encore dans les recherches toxicologiques, lorsqu'on emploie le tartrate d'ammoniaque comme dissolvant du sulfate de plomb dans les recherches de ce métal.

L'industrie prépare et fait cristalliser les acides tartrique et citrique par l'évaporation de leurs solutions dans des baquets en plomb ; aussi n'est-il pas surprenant de rencontrer ce métal combiné dans les deux acides. Mais, ce qu'on savait moins, l'attention n'ayant pas été attirée sur ce point, c'est l'existence simultanée du plomb métallique. Ce dernier provient du roulage que font les agitateurs pendant l'évaporation des liqueurs et des débris qui se détachent avec le produit cristallisé, lors de sa sortie des cristallisoirs.

A la suite du refus fait par l'Administration de la guerre d'accepter une livraison d'acide tartrique, parce qu'il contenait du plomb à l'état libre et à l'état combiné, M. Guillot, pharmacien-major de 2ᵉ classe, d'une part, et M. Buchet, directeur de la Pharmacie centrale de France, ont donné, pour la recherche et le dosage de ce métal à l'état libre et combiné, des procédés que nous allons décrire :

A. *Recherche du plomb combiné.* — On dissout l'acide suspect dans l'eau distillée ; on sature la solution par l'ammoniaque ; on l'acidule par l'acide chlorhydrique et on traite par l'hydrogène sulfuré : on obtient un précipité noir, s'il y a du plomb (*sulfure de plomb*). Le sulfure, recueilli et lavé, est dissous dans l'acide azotique. La solution azotique évaporée au bain-marie donne les caractères des sels de plomb (1).

B. *Recherche du plomb libre.* — On dissout l'acide dans de l'eau distillée bouillante ; s'il y a du plomb métallique, il ne se dissout pas et reste comme résidu insoluble. Ce métal est aisé à reconnaître par la facilité avec laquelle il est rayé par l'ongle, il prend l'éclat métallique par le frottement et laisse une trace noire sur le papier (2).

On peut opérer le dosage du plomb à l'état libre ou combiné par la méthode donnée par M. Buchet (3) :

A. *Dosage du plomb métallique.* — Dissoudre 200 grammes des acides suspects dans 3 fois leur poids d'eau distillée. La solution est addition-

----

(1) Guillot, *J. de Ph. et Ch.*, 1892, 12ᵉ année, 5ᵉ série, t. XXV, p. 541.
(2) Guillot, *J. de Ph. et Ch.*, 1892, 12ᵉ année, 5ᵉ série, p. 542.
(3) *Union ph.*, 1892, p. 204.

née d'ammoniaque en léger excès, de façon à assurer la solution complète du sulfate de plomb qu'on trouve quelquefois cristallisé dans la solution tartrique et qui se dissout alors dans le tartrate d'ammoniaque formé. Après vingt-quatre heures de repos, la liqueur est décantée et mise à part. On reçoit le dépôt, s'il y en a, sur un petit filtre et on le lave soigneusement. On traite ensuite le filtre et son contenu par l'acide azotique. On obtient ainsi, s'il y a du plomb, de l'azotate de plomb.

La solution nitrique est concentrée puis additionnée d'acide sulfurique et de deux fois son volume d'alcool ; il se forme un précipité de sulfate de plomb. Le précipité de sulfate de plomb lavé à l'alcool est filtré et pesé après calcination.

B. *Dosage du plomb combiné.* — Le plomb combiné existe, d'après M. Buchet, à l'état de sulfate de plomb et la dose de ce plomb combiné augmente généralement avec la quantité d'acide sulfurique qui se trouve dans l'acide tartrique ou citrique du commerce.

Pour doser le plomb combiné, **M.** Buchet conseille d'opérer comme suit : dissoudre 200 grammes d'acides suspects dans trois fois leur poids d'eau distillée. Ajouter à la solution de l'ammoniaque en excès pour dissoudre d'une manière complète le sulfate de plomb combiné s'il y en a (sulfate qui se dissoudra dans le tartrate d'ammoniaque formé). Prendre cette solution de sulfate de plomb dans le tartrate d'ammoniaque, l'aciduler par quelques gouttes d'acide chlorhydrique, puis y faire passer un courant d'hydrogène sulfuré jusqu'à refus. On laisse déposer douze heures, on filtre pour recueillir le sulfure de plomb ; on lave ce sulfure et on le reprend par l'acide azotique. La solution nitrique concentrée est additionnée d'acide sulfurique et de deux fois son volume d'alcool. Le précipité de sulfate de plomb lavé à l'alcool est pesé après calcination.

D'après les expériences faites par M. Buchet, les acides tartrique et citrique provenant de diverses sources renfermaient par kilogramme : 0 gr. 01 à 0 gr. 07 de plomb métallique ; 0 gr. 01 à 0 gr. 08 de plomb combiné.

Ces quantités faibles peuvent être quelquefois plus considérables; aussi importe-t-il, pour le pharmacien. de s'assurer de la pureté des acides tartrique et citrique qu'il emploie dans son officine, car il ne faut pas oublier que le plomb est un métal toxique et que s'il est proscrit avec juste raison de l'alimentation, il ne doit pas être toléré dans les médicaments.

FALSIFICATIONS. — Il peut être falsifié par la crème de tartre, le bisulfate de potasse, l'alun. On reconnaîtra facilement ces falsifications en chauffant au rouge sur une lame de platine, un peu d'acide tartrique suspect : il se carbonise et brûle sans résidu s'il est pur ; il se carbonise et brûle en laissant un résidu s'il contient des substances étrangères (crème de tartre, bisulfate de potasse, alun). La présence de ces corps pourra du reste être décelée par les réactifs ordinaires des tartrates, de l'acide sulfurique, des sels de potassium et des sels d'alumine.

Conservation. — L'acide tartrique cristallisé se conserve très bien dans des flacons bouchés, car il est inaltérable à l'air. Mais l'acide tartrique en solution et les tartrates dissous constituent au contraire des milieux très favorables au développement des germes organisés. Au bout de peu de jours, ces solutions se recouvrent de myceliums, appartenant aux penicillium glaucum, aux aspergillus, etc. Sous l'influence de ces moisissures, ces solutions fermentent en donnant de l'acide acétique et de l'acide carbonique (Nicklès). Elles peuvent aussi, en présence du ferment, le bacillus amylobacter, subir la fermentation butyrique ; il se forme de l'acide carbonique, de l'acide acétique et de l'acide butyrique (1). Enfin, disons pour être complet, que l'émétique (*tartrate double de potasse et d'antimoine*) lorsqu'il est dissous dans l'eau est souvent le siège du développement de myceliums ; sous leur influence, l'acide est décomposé, comme dans les cas précédents et il se dépose de l'oxyde d'antimoine.

Action physiologique. — Il a sur l'économie l'action des acides végétaux ; il est désaltérant, tempérant, diurétique. Brûlé dans l'économie, il se transforme finalement en carbonate alcalin et il est éliminé sous cet état par les urines auxquelles il donne une réaction alcaline.

Action thérapeutique. — On l'emploie comme rafraîchissant, acidule, tempérant.

Modes d'administration et doses. — On l'administre à l'INTÉRIEUR, en potion, limonade, sirop à la dose de 2 à 6 grammes.

Formules galéniques. — Il entre dans les formules galéniques suivantes : poudre d'acide tartrique, limonade tartrique, sirop tartrique.

Incompatibles. — Sels de plomb, de chaux, de baryte, de potasse, eau commune ; aussi pour ses dissolutions doit-on toujours se servir d'eau distillée.

---

(1) Gay, thèse pour l'agrégation, Paris, 1884.

COMBINAISONS DE L'ACIDE TARTRIQUE AVEC LES BASES

L'acide tartrique, acide bibasique, donne avec les bases minérales des sels appelés tartrates que l'on peut diviser en deux classes :

1° Les tartrates *acides*, résultant du remplacement d'un atome d'hydrogène basique de l'acide tartrique par un atome d'un métal monovalent. Ils ont pour formule générale $CO^2H.(CHOH)^4.CO^2M$. Le seul tartrate acide intéressant au point de vue pharmaceutique est le *tartrate acide de potasse*.

2° Les tartrates *neutres*, résultant du remplacement des deux atomes d'hydrogène basique de l'acide tartrique par deux atomes d'un même métal monovalent ou de métaux différents et monovalents. Leur formule générale est $CO^2M'.(CHOH)^2.CO^2M'$ dans le premier cas ; $CO^2M'.(CHOH)^2.CO^2N'$ dans le second cas. Ces derniers tartrates neutres possédant, dans leur molécule deux métaux différents, sont désignés sous le nom de tartrates *doubles*.

Les tartrates neutres intéressants au point de vue pharmaceutique sont : le *tartrate neutre de potasse*, le *tartrate neutre de soude*, le *tartrate de potasse et de soude*.

Avec les bases organiques, l'acide tartrique ne donne pas de sels intéressants.

Préparation. — Les tartrates se préparent par deux méthodes générales :

1° En saturant l'acide tartrique par les hydrates ou les carbonates métalliques.

2° Par double décomposition entre un tartrate alcalin et un sel métallique.

Caractères spécifiques. — On reconnaît les tartrates aux caractères généraux et spécifiques que nous avons donnés à l'article : acide tartrique.

A. — ÉTUDE DES TARTRATES ACIDES

Tartrate acide de potasse.

Synonymes. — Le tartrate acide de potasse, appelé aussi tartrate de potasse acide, bitartrate de potasse, crème de tartre, a pour formule : $C^4H^4O^6KH$.

Préparation. — Le tartrate acide de potassium se dépose spontanément du vin et constitue ce qu'on appelle le tartre brut des tonneaux ; il est alors coloré en jaune ou en rouge. On le purifie en le faisant cristalliser à plusieurs reprises, après l'avoir décoloré au moyen de l'argile ou du noir animal.

Caractères d'identité. — Le tartrate acide de potassium est un sel blanc formé de cristaux confus qui dérivent d'un prisme rhomboïdal. Il a une saveur acidulée, craque sous la dent ; il est inaltérable à l'air ; il est soluble dans 250 grammes d'eau froide, dans 15 grammes d'eau bouillante ; il est insoluble dans l'alcool et rougit le papier de tournesol.

Caractères spécifiques. — On le reconnaît aux caractères suivants :

1° A ses caractères d'identité ;
2° Il donne les réactions caractéristiques des tartrates ;
3°   —   —   sels de potassium.

On le distingue du tartrate de potasse neutre parce qu'il est acide tandis que le second est neutre.

Caractères de contrôle. — Il peut contenir les ALTÉRATIONS et les FALSIFICATIONS suivantes :

Tartrate de chaux (en quantités souvent insignifiantes). — Se reconnaît avec les réactifs du calcium.

Sable, chlorures, sulfates. — Pour déceler ces substances, on traite le tartrate suspect par une petite quantité d'eau bouillante : A. le sable n'est pas dissous ; B. les chlorures et sulfates dissous sont décelés par le chlorure de baryum (*sulfates*) et l'azotate d'argent (*chlorures*).

Conservation. — Étant inaltérable à l'air, il est conservé simplement dans des flacons bouchés.

Action thérapeutique. — Il est employé comme diurétique, apéritif, purgatif, dentifrice.

Modes d'administration et doses. — On l'administre à l'INTÉRIEUR en solution : comme diurétique à la dose de 2 à 4 grammes ; comme apéritif à la dose de 8 grammes ; comme purgatif à la dose de 15 à 30 grammes.

Incompatibles. — Acides, sels acides, sels de chaux et de plomb.

Formules galéniques. — Il entre dans les formules galéniques suivantes : poudre dentifrice acide ; tisane impériale ; dans de nombreux électuaires laxatifs.

B. — ÉTUDE DES TARTRATES NEUTRES

§ 1. — Tartrate neutre de potasse.

Synonymes et formule. — Le tartrate neutre de potasse appelé aussi tartrate neutre de potassium a pour formule : $C^4H^4O^6K^2$.

Préparation. — On le prépare en saturant le tartrate acide de potassium par le carbonate de potassium :

Bitartrate de potassium.	1000 grammes
Eau.	4000 —

On porte le mélange à l'ébullition dans une bassine d'argent et on y ajoute du carbonate de potasssium par petites portions jusqu'à ce qu'il n'y ait plus d'effervescence et que la liqueur soit devenue neutre au tournesol. On filtre puis on évapore le liquide jusqu'à ce qu'il marque 1,45 au densimètre ; on abandonne ensuite à la cristallisation dans une étuve.

Caractères d'identité. — Le tartrate neutre de potasse est un sel blanc, formé de prismes clinorhombiques, d'une saveur amère désagréable, très soluble dans l'eau, peu soluble dans l'alcool. Il est neutre au tournesol ; les acides lui enlèvent la moitié de sa base et précipitent du tartrate acide de potassium.

Caractères spécifiques. — On le reconnaît aux caractères suivants :

1° A ses caractères d'identité ;

2° Il donne les réactions caractéristiques des tartrates ;

3°   —   —   des sels de potassium.

Caractères de contrôle. — Préparé avec des sels impurs ou mal purifiés, il peut renfermer les ALTÉRATIONS suivantes :

Carbonates. — Dans ce cas, il fait effervescence avec les acides,

Sulfates. — *Chlorures.* — *Plomb.* — *Cuivre.* — Pour les déceler on fait une solution que l'on acidule avec l'acide azotique et on essaie cette solution filtrée par le chlorure de baryum (*sulfates*), par l'azotate d'argent (*chlorures*). On peut encore calciner le sel suspect de manière à détruire l'acide tartrique, on dissout ensuite dans l'eau distillée et on traite la solution par le chlorure de baryum (*sulfates*), par l'azo- tate d'argent (*chlorures*) et par l'hydrogène sulfuré (*plomb et cuivre*).

Conservation. — Etant inaltérable à l'air, il se conserve dans des flacons bien bouchés.

Action thérapeutique. — On l'emploie comme diurétique et laxatif.

Modes d'administration et doses. — On l'administre à L'INTÉRIEUR en solution à la dose de 2 à 4 grammes comme diurétique ; à la dose de 15 à 30 grammes comme purgatif.

Incompatibles. — Acides et sels acides, sels de chaux et de plomb.

§ 2. — Tartrate neutre de soude.

Synonymes. — Le tartrate neutre de soude appelé aussi tartrate neutre de sodium a pour formule : $C^4H^4O^6Na^2 + 2H^2O$.

Préparation. — On le prépare en saturant l'acide tartrique par le carbonate de sodium.

Caractères d'identité. — Le tartrate neutre de sodium cristallise en prismes rhombiques transparents, ayant une saveur faible, inaltérables à l'air, solubles dans l'eau, insolubles dans l'alcool. Il fond facilement dans son eau de cristallisation.

Caractères spécifiques. — On le reconnaît aux caractères suivants :

1° A ses caractères d'identité ;

2° Il donne les réactions caractéristiques des tartrates ;

3°   —   —   sels de sodium.

Caractères de contrôle. — **Conservation.** — **Action thérapeutique.** — **Modes d'administration et doses.** — **Incompatibles.** — Comme le tartrate neutre de potasse.

§ 3. — Tartrate double de potasse et de soude.

Synonymes. — Le tartrate double de potasse et de soude appelé tartrate de potassium et de sodium, appelé aussi sel de Seignette, sel de la Rochelle, sel polychreste soluble, a pour formule :

$$C^4H^4O^6KNa + 4H^2O.$$

Préparation. — On le prépare en saturant la crème de tartre (bitartrate de potasse) par du carbonate de sodium (Codex) :

Bitartrate de potasse pulvérisé . . . . . 100 grammes
Carbonate de soude 75   —
Eau distillée 350   —

Mettre dans une capsule de porcelaine l'eau et la crème de tartre et porter à l'ébullition. Ajouter le carbonate de soude par petites portions à la fois en agitant continuellement jusqu'à ce qu'il ne se produise plus d'effervescence. Filtrer, évaporer jusqu'à ce que la liqueur marque 1,38 au densimètre et laisser cristalliser par refroidissement ; les eaux-mères fournissent de nouveaux cristaux.

Caractères d'identité. — Le tartrate de soude et de potasse cristallise en gros prismes rhomboïdaux à 8 faces, contenant 4 molécules d'eau ayant l'apparence d'un tombeau, ce qui a fait donner à ce sel le nom de sel des tombeaux. Il a une saveur un peu amère ; il se dissout dans 1 p. 2 d'eau froide ; il est insoluble dans l'alcool ; fond entre 70° et 80° dans son eau de cristallisation ; il est légèrement efflorescent.

Caractères spécifiques. — On le reconnaît aux caractères suivants :

1° A ses caractères d'identité ;

2° Il donne les réactions caractéristiques des tartrates ;

3°   .   —   —   sels de potassium et de sodium.

Caractères de contrôle. — Il peut contenir les ALTÉRATIONS et FALSIFICATIONS suivantes :

Cuivre (accidentellement). — Pour le déceler, on fait passer un courant d'hydrogène sulfuré dans la solution du sel suspect : précipité noir (cuivre) ; pas de changement (sel pur).

Sulfates. — Seront décelés à l'aide du chlorure de baryum (p. blanc).

Chlorures. — Seront décelés à l'aide de l'azotate d'argent (p. blanc).

Conservation. — Étant légèrement efflorescent, il doit être conservé dans des flacons bien bouchés.

Action thérapeutique. — Il est employé comme purgatif. Sa saveur, qui n'a rien de désagréable, est surtout masquée par le lait : aussi est-il recommandé par quelques médecins dans la médecine des enfants.

Modes d'administration et doses. — On l'administre à la dose de 15 à 60 grammes.

Formules galéniques. — Il entre dans la composition de la poudre gazogène laxative (sedlitz powder) des anglais.

Incompatibles. — Comme le tartrate de potasse, il est incompatible avec les acides, les sels acides, les sels de chaux et de plomb.

ÉMÉTIQUES

L'acide tartrique possède deux fonctions acides et deux fonctions alcool. La saturation d'une fonction acide par une base alcaline et l'éthérification d'une fonction alcool par des hydrates du type MO(OH) fonctionnant comme acides nous conduisent à une catégorie de composés spéciaux désignés sous le nom générique d'*émétiques*. Cette dénomination vient de ce qu'on a pris pour type de ces composés le tartrate stibico-potassique ou émétique.

Les différents émétiques, intéressants au point de vue médico-pharmaceutique, sont : le tartrate stibico-potassique ; le tartrate borico-potassique ; le tartrate ferrico-potassique ; le tartrate ferrico-ammonique.

Préparation. — On prépare les émétiques par deux méthodes générales :

1° En faisant bouillir une solution de crème de tartre avec les oxydes ou les carbonates des métaux (*préparation des tartrates de potasse et d'antimoine, borico-potassique, ferrico-potassique*).

2° Par l'action de l'acide tartrique sur les oxydes (*préparation du tartrate ferrico-ammonique*).

§ 1. — Tartrate d'antimoine et de potasse.

Synonymes. — Le tartrate d'antimoine et de potasse, appelé aussi tartrate d'antimoine et de potassium, tartrate stibico-potassique, tartrate d'antimonyle et de potassium, tartre stibié, émétique, a pour formule : $C^4H^4O^6K(SbO) + H^2O$.

Préparation. — On le prépare en faisant bouillir pendant une heure ou deux du bitartrate de potassium avec de l'oxyde d'antimoine. D'après le Codex, cette opération comprend deux temps :

1er TEMPS. — *Préparation de l'oxyde d'antimoine* :

Protochlorure d'antimoine solide. . . .	100 grammes
Sesquicarbonate d'ammoniaque.	80 —
Eau distillée.	1000 —

Faire dissoudre dans une capsule de porcelaine et à une douce chaleur, le carbonate d'ammoniaque dans l'eau prescrite. Ajouter à la solution de protochlorure d'antimoine et faire bouillir pendant une demi-heure environ, en ajoutant de l'eau distillée, pour remplacer celle qui s'évapore. La liqueur étant encore légèrement alcaline et l'effervescence ayant cessé, laisser déposer, décanter, laver le précipité d'oxyde d'antimoine et faire sécher.

Réaction. — L'acide carbonique se dégage ; il se fait du chlorhydrate d'ammoniaque soluble et de l'oxyde d'antimoine se précipite.

2ᵉ TEMPS. — *Préparation de l'émétique.*

Oxyde d'antimoine préparé par voie humide, comme il vient d'être dit. . . .	75 grammes
Bitartrate de potasse pulvérisé.	100 —
Eau distillée.	750 —

Faire avec le bitartrate de potassium, l'oxyde d'antimoine et quantité suffisante d'eau bouillante une pâte liquide qu'on laisse réagir pendant 24 heures. Ajouter le reste de l'eau et faire bouillir jusqu'à dissolution complète, en ayant soin de remplacer l'eau à mesure qu'elle s'évapore. Filtrer et concentrer la liqueur à 1,21 au densimètre. L'émétique cristallise par refroidissement.

Caractères d'identité. — L'émétique cristallise en octaèdres qui s'effleurissent à l'air ; il possède une saveur âcre et désagréable ; il est soluble dans 14 p. d'eau froide, dans 2 p. d'eau bouillante, dans 19 p. de glycérine ; insoluble dans l'alcool, l'éther, le chloroforme. Chauffé à 100°, il perd son eau de cristallisation. Chauffé dans un creuset bien sec et bien luté, il se convertit en un alliage de potassium et d'antimoine qui détone lorsqu'on y verse de l'eau, ou même au contact de l'air humide, et qui est connu sous le nom de *Charbon fulminant de Serullas*.

Caractères spécifiques. — On le reconnaît aux caractères suivants :

1° A ses caractères d'identité ;

2° Il donne les réactions caractéristiques des tartrates ;

3°   —   —   sels de potassium ;

4° La solution est légèrement acide et possède une saveur nauséeuse ;

5° Traitée par les acides chlorhydrique, sulfurique, azotique, elle donne un précipité blanc de sous-sel d'antimoine, soluble dans un excès d'acide ;

6° Traitée par la potasse, elle donne un précipité floconneux d'oxyde d'antimoine soluble dans un excès de potasse ;

7° Légèrement acidifiée et traitée par l'hydrogène sulfuré, elle donne un précipité jaune orangé de sulfure d'antimoine ;

8° Traitée par le tannin, elle donne un précipité blanc jaunâtre ;

9° Légèrement acidulée, elle forme sur une lame d'étain qu'on y plonge, un dépôt noir d'antimoine.

Caractères de contrôle. — Il peut contenir certaines ALTÉRATIONS provenant soit de l'impureté des matières employées à sa préparation, soit d'un mode défectueux de préparation : crème de tartre, oxyde d'antimoine non combinés, tartrate de chaux, chlorure de potassium, arséniates, sels de chaux et de fer. Il est quelquefois FALSIFIÉ avec du sulfate de potasse. Pour rechercher ces divers corps, on procède de la manière suivante :

Dissoudre 1 gr. d'émétique dans 14 gr. d'eau distillée : dissolution complète, pure : dissolution incomplète, le sel est impur et peut contenir *crème de tartre, oxyde d'antimoine, tartrate de chaux.*

Essayer la dissolution rendue acide par l'acide acétique au moyen des réactifs suivants :

Chlorure de baryum : précipité blanc, *sulfates.*

Azotate d'argent : précipité blanc, *chlorures ;* précipité rouge brique, *arséniates.*

Oxalate d'ammoniaque : précipité blanc, *sels de calcium.*

Cyanure jaune : coloration bleue, *fer.*

Conservation. — Étant efflorescent, il doit être conservé dans des flacons bien bouchés. Rappelons que sa solution est souvent le siège du développement de mycelium ; sous son influence, l'acide est décomposé et il se dépose de l'oxyde d'antimoine.

Action physiologique. — Appliqué sur la peau, soit en poudre, soit en solution, il détermine une inflammation pustuleuse analogue aux pustules de la variole et laissant souvent une cicatrice indélébile. Sur les muqueuses, les phénomènes inflammatoires sont plus intenses. Une friction, faite sur la peau avec le tartre stibié, détermine l'apparition d'ulcérations sur la muqueuse intestinale (Nothnagel et Rossbach) ; de même l'ingestion du tartre stibié dans l'estomac est suivie parfois d'une éruption pustuleuse de la peau (Bœckh, Chrichton, Gleaver). Ces phénomènes s'expliquent par l'élimination de la substance par la peau et le tube digestif.

Le tartre stibié est le type des médicaments vomitifs ; il est l'émétique par excellence, comme l'indique son nom le plus usuel.

Action thérapeutique. — On l'emploie : comme agent vomitif. Il faut prendre soin de ne pas l'administrer aux malades affaiblis et aux enfants, à cause des phénomènes de collapsus qu'il peut produire.

Il est quelquefois prescrit, à doses nauséeuses comme expectorant dans les affections du poumon, bronchites, tuberculose.

Il était autrefois employé comme contro-stimulant ou antiphlogistique interne dans la pneumonie, la pleurésie, la péricardite, le rhumatisme articulaire aigu ; mais il est presque abandonné aujourd'hui à cet égard.

Il était employé comme agent ecthymogène pour produire la pustulation stibiée et réaliser une révulsion cutanée profonde et durable. Actuellement, il est rarement usité à l'extérieur comme révulsif dans les maladies de l'encéphale, méningite aiguë, démence paralytique, ou contre les affections chroniques et aiguës des bronches.

Modes d'administration et doses. — On l'administre : à l'INTÉRIEUR comme *vomitif* à la dose de 0 gr. 05 à 0 gr. 20 dans un peu d'eau ou dans un julep gommeux ; comme *éméto-cathartique*, en lavage à la dose de 0 gr. 05 à 0 gr. 10 dans un litre de limonade tartrique, de bouillon d'herbes, de bouillon de veau, d'orge ou de petit lait ; comme *contro-stimulant*, à la dose de 0 gr. 30 à 0 gr. 60 dans un julep gommeux. On l'emploie quelquefois en lavement à la dose de 0 gr. 05 dans 200 grammes d'eau ; quelquefois aussi en injection hypodermique à la dose de 0 gr. 05 (Lehmann, Ellinger) ; à l'EXTÉRIEUR : en pommades, emplâtres, de 4 à 10 grammes pour 30 d'axonge ou de vaseline ; en suppositoires, comme révulsif des affections cérébrales (*Formulaire des hôpitaux civils de Paris*) à la dose de 0 gr. 10 pour 4 grammes de beurre de cacao.

Formules galéniques. — Il entre dans la formule de la pommade stibiée, appelée aussi pommade d'Autenrieth.

Incompatibles. — Acides, sels acides, alcalis, carbonates, sulfates alcalins, astringents, infusions astringentes, quinquina, rhubarbe, cachou, tannin, eau de chaux, eau calcaire. L'opium diminue son action.

Empoisonnements. — Il est toxique ; en cas d'empoisonnements, il produit les symptômes suivants : saveur métallique dans la bouche, nausées, vomissements continus, chaleur ardente et sensation de constriction dans la gorge ; difficulté dans la déglutition, douleur dans la bouche et le pharynx avec desquamation de la muqueuse, douleur à l'estomac, diarrhée violente ; crampes dans les bras et les jambes, avec transpiration visqueuse ; congestion de la tête et de la face, grande dépression, faiblesse considérable ; pouls faible ; respiration courte et douloureuse ; collapsus, mort. Quelquefois il y a absence de vomissements ; parfois encore convulsions tétaniques et éruption pustuleuse de la peau semblable à celle de la variole.

Premiers secours. — 1° Dans le cas où il n'y aurait pas de vomissements (ce qui est rare), les favoriser en titillant la luette au moyen d'une barbe de plumé huilée, ou en administrant de la poudre d'ipéca, ou de l'eau tiède en grande abondance;

2° Donner en grande abondance du café fort ou une solution de 2 gr. de tannin dans 100 gr. d'eau répétée aussi souvent qu'elle est rejetée ;

3° Donner des émollients : blanc d'œuf, tisane d'orge, d'arrow root, lait, etc. ;

4° Stimuler l'individu par tous les moyens possibles (frictions sèches et aromatiques, etc.) ;

5° Envelopper le sujet dans une couverture chaude, bouteilles d'eau chaude aux pieds.

§ 2. — Tartrate borico-potassique.

Synonymes. — Le tartrate borico-potassique, appelé aussi tartrate de potasse et d'acide borique, tartrate de boryle et de potassium, crème de tartre soluble, sel de Lassonne a pour formule :

$$C^4H^4O^6K \ (BoO).$$

Préparation. — On le prépare en dissolvant l'acide borique dans la crème de tartre (Codex) :

Bitartrate de potasse pulvérisé.	100 grammes	
Acide borique cristallisé.	25	—
Eau.	250	—

Mettre ces substances dans une capsule en argent ou en porcelaine, évaporer en agitant continuellement et en ayant soin de ménager le feu à la fin, jusqu'à ce que le mélange soit réduit en consistance semi-liquide. Distribuer la liqueur en couches minces sur des assiettes que l'on placera dans une étuve chauffée à 40° ou 50°. Détacher le sel lorsqu'il sera sec et conserver en flacons bouchés.

Caractères d'identité. — La crème de tartre soluble se présente en écailles amorphes, transparentes, à saveur acide, très solubles dans l'eau, insolubles dans l'alcool et l'éther. Elle éprouve parfois une modification moléculaire, qui la rend peu soluble dans l'eau (*Soubeiran*) ; on remédie à cet inconvénient en faisant dissoudre le sel et en évaporant de nouveau.

Caractères spécifiques. — On le reconnaît aux caractères suivants :

1° A ses caractères d'identité ;

2° Il donne les réactions caractéristiques des tartrates ;

3° — — des sels de potassium et de l'acide borique, mais pour les obtenir il faut calciner le sel pour détruire l'acide tartrique.

Caractères de contrôle. — Il peut renfermer les mêmes ALTÉRATIONS (fer, cuivre, chlorures, sulfates), que le bitartrate de potasse ; on les recherche de la même façon.

FASIFICATIONS. — On le remplace quelquefois par un mélange d'acide borique et de bitartrate de potasse. Pour reconnaître cette fraude, on délaye la crème de tartre soluble dans l'alcool et on enflamme l'alcool ; l'alcool brûle sans coloration (sel conforme), l'alcool brûle avec une flamme verte (le sel est un mélange et non une combinaison d'acide borique et de bitartrate de potasse).

Action thérapeutique. — On l'emploie comme la crème de tartre ordinaire à titre de tempérant, diurétique, purgatif.

Modes d'administration et doses. — On l'administre à l'INTÉRIEUR en solution : comme diurétique à la dose de 5 à 15 grammes ; comme purgatif 15 à 30 grammes.

Incompatibles. — Acides, sels acides, sels de chaux et de plomb.

§ 3. — Tartrate ferrico-potassique.

Synonymes. — Le tartrate ferrico-potassique, appelé aussi tartrate de fer et de potasse, tartrate de fer et de potassium a pour formule : $C^4H^4O^6K(FeO)$.

Préparation. — On le prépare en dissolvant l'oxyde ferrique dans la crème de tartre ou bitartrate de potasse (Codex) :

Bitartrate de potasse pulvérisé. . . . . . 100 grammes
Peroxyde de fer hydraté . . . . Q. S.

L'hydrate ferrique étant obtenu sous forme de gelée humide d'après le procédé indiqué au Codex page 245, on détermine la quantité d'eau qu'il renferme en en desséchant 10 grammes. On met dans une capsule en porcelaine la quantité de cet hydrate qui correspond à 43 grammes d'oxyde ferrique sec et on y ajoute la crème de tartre pulvérisé. On fait digérer le tout pendant deux heures sans dépasser la température de 60° et on filtre. On distribue la liqueur en couches minces sur des assiettes que l'on place dans une étuve chauffée à 40° ou 50° On détache le sel lorsqu'il est sec et on le conserve dans des flacons bien bouchés.

Pour l'obtenir sous forme d'écailles, on étend, à l'aide d'un pinceau, une solution sirupeuse de ce sel sur des plaques de verre que l'on place dans une étuve modérément chauffée.

Caractères d'identité. — Le tartrate ferrico-potassique est amorphe, en écailles brillantes, d'un grenat foncé, d'une saveur légèrement atramentaire ; il est soluble dans l'eau, insoluble dans l'alcool.

Caractères spécifiques. — On le reconnaît aux caractères suivants :

1° A ses caractères d'identité ;

2° Il donne les réactions caractéristiques des tartratres ;

3°　　　—　　　—　　　des sels de potassium ;

4°　　　—　　　—　　　des sels ferriques ; mais il convient à ce propos de faire une remarque : la présence de l'acide tartrique empêche les réactions du fer de se produire ; il importe donc pour déceler la présence de ce métal, de suivre des procédés particuliers :

1ᵉ Méthode. — Calciner le tartrate ferrico-potassique : l'acide tartrique est détruit et par conséquent ne peut plus masquer les réactions des sels de fer. On traite le produit de la calcination par l'eau distillée aiguisée d'acide chlorhydrique, de manière à former du chlorure ferrique et on caractérise alors le fer par les réactifs de ce métal.

2° Méthode. — Dissoudre le sel dans l'eau et le faire bouillir avec du chlorure de calcium : il se formera, par double décomposition du chlorure de fer, du chlorure de potassium solubles et du tartrate de chaux insoluble ; dans ces conditions, l'acide tartrique ne pourra plus masquer les réactions des sels de fer. On filtre la solution, on y ajoute de l'acide azotique pour peroxyder le fer et le transformer en sel ferrique ; on caractérisera les sels de fer par leurs réactifs propres.

Caractères de contrôle. — Il peut être mélangé de matières étrangères ajoutées frauduleusement. Pour les déceler, on agite un gramme de tartrate suspect dans 16 grammes d'eau distillée : il se dissout sans résidu s'il est pur ; il se dissout incomplètement s'il est impur.

Conservation . — Il doit être conservé dans des flacons bien bouchés et à l'abri de la lumière. Il est surtout indispensable de conserver les solutions de cette manière, car le tartrate ferrico-potassique, comme tous les sels ferriques à acide organique, ne tarde pas à être réduit en sel ferreux lorsqu'on expose sa solution à la lumière ; une partie de l'acide est en même temps brûlée (1).

Action physiologique et thérapeutique. — Analogues à celles des ferrugineux.

Modes d'administration et doses.—On l'emploie à l'INTÉRIEUR, à la dose de 0 gr. 50 à 4 grammes.

Formules galéniques. — Il est la base d'une foule de préparations pharmaceutiques mentionnées dans le Codex de 1866 (Boules de Nancy, teinture de mars tartarisée) non reproduites au Codex de 1884. Il entre dans l'eau ferrée gazeuse ; le sirop de tartrate ferrico-potassique du Codex.

Incompatibles. — Acides minéraux, eau de chaux, préparations végétales astringentes.

§ 4. — Tartrate ferrico-ammonique.

Synonymes. — Le tartrate ferrico-ammonique, appelé aussi tartrate de fer et d'ammoniaque, tartrate de fer ammoniacal, tartrate de fer et d'ammonium a pour formule :

$$(C^4H^4O^6) \ (FeO) \ AzH^4 + 2H^2O.$$

Préparation. — On le prépare en dissolvant le peroxyde de fer dans une solution d'acide tartrique, avec le concours de l'ammoniaque (Codex) :

    Solution officinale de perchlorure de fer à 1,26.   625 gr.
    Acide tartrique pulvérisé . . . .   150 »
    Ammoniaque liq. officinale. . . . .   Q. S.

On prépare avec le perchlorure de fer et suffisante quantité d'ammoniaque, du peroxyde de fer hydraté, en prenant toutes les précautions indiquées à ce sujet dans le Codex, p. 245. On lave le précipité gélatineux et on le met au bain-marie avec l'acide tartrique dans une capsule de porcelaine. Quand le mélange est devenu jaune ocreux, on y ajoute, peu à peu, un léger excès d'ammoniaque, jusqu'à ce que la liqueur devienne limpide. On la concentre en consistance sirupeuse sans dépasser la température de 60°, puis à l'aide d'un pinceau, on l'étend sur des plaques de verre qu'on place dans une étuve modérément chauffée. On détache le sel lorsqu'il est sec et on le conserve dans des flacons bien bouchés.

(1) Gay, Thèse de l'École supérieure de pharmacie de Paris, 1884.

Caractères d'identité. — Le tartrate ferrico-ammonique se présente sous forme d'écailles brunes, transparentes, très solubles dans l'eau, d'une saveur ferrugineuse faible ; il est hygrométrique et facilement décomposé par la chaleur.

Caractères spécifiques. — On le reconnaît aux caractères suivants :

1º A ses caractères d'identité ;

2º Il donne les réactions caractéristiques des tartrates ;

3º   —   —   des sels de potassium ;

4º   —   —   des sels de fer, mais il importe, pour déceler les sels de fer, dont les réactions sont masquées par la présence de l'acide tartrique, d'opérer comme il a été dit pour la recherche du fer dans le tartrate ferrico-potassique.

Caractères de contrôle. — Il est très rarement FALSIFIÉ ; s'il était mélangé de substances étrangères, on pourrait les déceler de la manière suivante : agiter 1 gr. de tartrate suspect avec 15 gr. d'eau distillée ; il se dissout sans résidu s'il est pur ; il se dissout incomplètement s'il est impur.

Conservation. — Etant hygrométrique, il doit être conservé dans des flacons bien bouchés et à l'abri de l'humidité. Ses solutions doivent aussi être conservées à l'abri de la lumière comme celles du tartrate ferrico-potassique et pour les mêmes raisons.

Action physiologique et thérapeutique. — Il possède les propriétés physiologiques et thérapeutiques des ferrugineux.

Modes d'administration et doses.— On l'emploie à l'INTÉRIEUR à la dose de 0,50 à 4 grammes.

Formules galéniques. — Il entre dans les formules galéniques suivantes : sirop de tartrate de fer ammoniacal ; tablettes de tartrate de fer.

Incompatibles. — Acides minéraux, bases minérales, eau de chaux, préparations astringentes.

SECTION III

ACIDE CITRIQUE

Sommaire. — Acide citrique. — Combinaisons que l'acide citrique forme avec les bases minérales et organiques appelées citrates. — Méthodes générales de préparation, caractères spécifiques et nomenclature des citrates intéressants. — Etude des citrates formés par la combinaison de l'acide citrique avec les bases minérales : citrates de sodium, de lithium, de magnésium, de fer ammoniacal (sel double).

Historique et formule. — L'acide citrique découvert par Schèele, est un acide à fonction complexe (acide-alcool tribasique et mono-alcoolique ayant pour formule $C^6H^8O^7 + H^2O$.

Préparation. — On le prépare principalement en Sicile de la manière suivante : on presse les citrons pour en obtenir tout le jus que l'on fait fermenter légèrement pour détruire les matières mucilagineuses qu'il contient ; on filtre, on porte à l'ébullition et on sature par du carbonate de chaux. On obtient ainsi un citrate de calcium qu'on lave et que l'on décompose par de l'acide sulfurique dilué. Il se forme du sulfate de chaux insoluble que l'on sépare par filtration et la liqueur évaporée donne par refroidissement de l'acide citrique.

Caractères d'identité. — L'acide citrique cristallise en gros prismes orthorhombiques contenant une molécule d'eau de cristallisation, translucides, friables, à saveur acide agréable, solubles dans l'eau, l'alcool, l'éther, sans action sur la lumière polarisée.

Chauffé à 100°, il perd son eau de cristallisation ; à 150° il fond ; à 175° il se transforme en un acide pyrogéné, l'acide aconitique, en perdant de l'eau ; à une température plus élevée, il perd de l'anhydride carbonique et se transforme en deux acides isomériques, les acides itaconique et citraconique.

Caractères spécifiques. — On le reconnaît aux caractères suivants :

1° A ses caractères d'identité ;

2° Traité par l'eau de chaux et à froid, pas de précipité ; mais à l'ébullition, il se forme un précipité qui se redissout par le refroidissement (*caractère distinctif d'avec l'acide tartrique*). — Le précipité de citrate de calcium se dissout dans la potasse ;

3° Traité par le sulfate de potassium, il ne précipite pas (*caractère distinctif d'avec l'acide tartrique*) ;

4° Traité par le chlorure de calcium, il ne précipite pas ; mais si on l'additionne d'ammoniaque ou de potasse, il précipite ;

5° Il réduit le chlorure d'or ;

6° Chauffé avec de l'acide sulfurique à une douce chaleur, il dégage de l'oxyde de carbone et de l'acétone ;

7° Il ne dévie pas la lumière polarisée ;

8° On dissout 10 milligrammes d'acide citrique dans 1 cc. d'eau ; on ajoute quelques gouttes de permanganate de potassium décinormal ; on chauffe jusqu'à disparition de la coloration et on ajoute 3 à 5 gouttes d'eau bromée saturée. Par refroidissement, il se forme un précipité blanc, qui, après addition de soude caustique, développe l'odeur de bromoforme.

Caractères de contrôle. — Il peut contenir les ALTÉRATIONS et FALSIFICATIONS suivantes :

ALTÉRATIONS : *Acide sulfurique.* — Sera décelé au moyen de chlorure de baryum (Pr. blanc).

Plomb et cuivre. — Seront décelés par l'hydrogène sulfuré qui donnera un précipité noir, et caractérisés par les réactifs spéciaux du plomb et du cuivre. Le plomb sera recherché et dosé par les procédés indiqués à l'acide tartrique.

FALSIFICATIONS : *Acide tartrique.* — On peut déceler l'acide tartrique par plusieurs procédés : 1° Dissoudre l'acide suspect dans l'eau distillée et traiter la solution par l'eau de chaux à froid ; pas de précipité (acide pur) ; précipité ou trouble, et au bout de peu de temps précipité floconneux (acide tartrique). — N. B. Le précipité étant soluble dans un excès d'acide tartrique, il faut verser goutte à goutte la dissolution acide dans l'eau de chaux.

2° Chauffer l'acide citrique avec de l'acide sulfurique, on obtient une *teinte jaune* si l'acide est pur ; on obtient une *couleur brune* s'il contient de l'acide tartrique.

3° Dissoudre l'acide citrique dans l'eau distillée et ajouter à cette solution une goutte de chromate jaune de potasse (*Salzer*) : la solution restera *jaune* si l'acide est pur ; elle deviendra *violette* si l'acide contient de l'acide tartrique par suite de la formation d'un sel de chrome violet.

4° Dans une solution de 0 gr. 5 de soude dans 20 centimètres cubes d'eau distillée, on dissout 0 gr. 1 d'acide citrique suspect et on ajoute une goutte de permanganate de potasse (1 p. 500) (*Salzer*) : la solution est violet permanent si l'acide est pur ; elle est décolorée au bout de 5 à 10 minutes, si l'acide contient de l'acide tartrique.

5° A 10 centimètres cubes de solution saturée à froid de bichromate de potassium et trouble, on ajoute 1 gramme d'acide suspect et on agite (*Cailletet*) : après 10 minutes, le mélange n'a pas changé de couleur si l'acide est pur ; le mélange devient noir, s'il y a de l'acide tartrique.

6° Dissoudre 1 gramme d'acide suspect dans l'eau distillée, ajouter 1 centimètre cube d'une solution de molybdate d'ammoniaque à 20 pour 100 puis 4 ou 5 gouttes d'eau oxygénée ; chauffer en agitant : la solution reste jaune si l'acide est pur ; elle devient bleue si l'acide contient de l'acide tartrique.

Acide oxalique. — Dissoudre le sel suspect dans l'eau et traiter la solution par le chlorure de baryum : il se formera un précipité d'oxalate de baryum soluble dans les acides chlorhydrique et azotique, insoluble dans l'acide acétique.

Conservation. — S'il est sec, il est inaltérable à l'air ; il peut donc être conservé dans des flacons bouchés ; sa dissolution aqueuse se couvre promptement de moisissures dont l'action n'a pas été étudiée. Ces solutions peuvent aussi, en présence du ferment, le bacillus amylobacter, subir la fermentation butyrique en donnant, d'après Personne, de l'acide carbonique, de l'acide acétique et de l'acide butyrique, en ne donnant au contraire que de l'acide carbonique, de l'acide acétique et de l'hydrogène, ainsi que semblent le démontrer les expériences de How.

Action physiologique. — Il a sur l'économie, l'action des acides végétaux ; il est désaltérant, tempérant, diurétique.

Action thérapeutique. — On l'emploie comme tempérant et rafraîchissant.

Modes d'administration et doses. — On l'administre à l'INTÉRIEUR en sirop, potion, limonade à la dose de 2 à 10 grammes.

Formules galéniques. — Il entre dans les formules galéniques suivantes : limonade citrique ; sirop d'acide citrique ; sirop de limon ; sirop d'orange ; potion antivomitive de Rivière (potion acide).

Incompatibles. — Alcalis, carbonates alcalins, les émulsions, le lait, etc.

COMBINAISONS DE L'ACIDE CITRIQUE AVEC LES BASES

L'acide citrique, acide tribasique, donne trois séries de sels appelés citrates :

1° *Citrates neutres* ou trimétalliques, ayant pour formule générale : $C^6H^5O^7M'^3$.

2° *Citrates acides* (monoacides) ou bimétalliques, ayant pour formule générale : $C^6H^5O^7M'^2H$.

3° *Citrates acides* (diacides) ou monométalliques ayant pour formule générale : $C^6H^5O^7M'H^2$.

Il forme également des citrates doubles, dont quelques-uns sont intéressants au point de vue pharmaceutique.

Préparation. — Ils se préparent en saturant de l'acide citrique par les carbonates ou les oxydes.

Caractères spécifiques. — Les citrates se reconnaissent aux caractères suivants :

1° Chauffés avec un excès d'acide sulfurique, ils ne se colorent que lentement en noir, mais dégagent de l'oxyde de carbone et de l'anhydride carbonique.

2° Chauffés à l'ébullition avec le permanganate de potassium en solution très alcaline (KOH), ils ne le réduisent pas ; ils se colorent seulement en vert (*Cette réaction permet de les distinguer facilement des tartrates qui au contraire s'oxydent facilement en décolorant le permanganate*).

3° Les citrates alcalins solubles précipitent le chlorure de calcium si les liqueurs ne sont pas trop étendues. Le précipité se forme à l'ébullition même dans les liqueurs étendues.

4° Le sulfate d'alumine, additionné d'un excès de citrate alcalin n'est pas précipité par l'ammoniaque ou la potasse.

5° Le perchlorure de fer additionné d'un excès de citrate alcalin, n'est pas précipité par l'ammoniaque ou la potasse.

6° Les citrates insolubles, traités par l'acide sulfurique, puis par l'alcool cèdent de l'acide citrique à ce dernier.

Citrates intéressants. — L'acide citrique ne donne avec les bases organiques aucun sel intéressant au point de vue médico-pharmaceutique ; il forme au contraire avec les bases minérales, des sels importants dont voici la nomenclature :

1° *Citrates neutres* : citrates de sodium ; de lithium ; de magnésium ;

2° *Citrates doubles* : citrate de fer ammoniacal.

§ 1. — Citrate de sodium.

Synonymes. — Le citrate de sodium, appelé aussi citrate de soude est un sel neutre, trimétallique, ayant pour formule :

$$C^6H^5O^7Na^3 + 11H^2O$$

Préparation. — On le prépare en saturant l'acide citrique par le bicarbonate de sodium :

Acide citrique.	57 grammes
Bicarbonate de sodium.	75 —

On fait dissoudre l'acide dans de l'eau, on ajoute le bicarbonate de sodium et quand l'effervescence a cessé, on évapore et on fait cristalliser.

Caractères d'identité. — Le citrate de sodium cristallise en pyramides à 6 faces ; sa saveur est peu amère ; mais elle laisse un arrière-goût alcalin, il est très soluble dans l'eau et efflorescent ; quand on le chauffe à 100° il perd les 7/10 de son eau de cristallisation.

Caractères spécifiques. — On le reconnaît aux caractères suivants :

1° A ses caractères d'identité ;

2° Il donne les réactions caractéristiques de l'acide citrique ;

3°   —   —   des sels de sodium.

Action thérapeutique. — Pris à petite dose, il est diurétique comme le tartrate neutre de soude. Il peut encore être employé comme tempérant et comme moyen d'alcaliniser les urines qui l'éliminent sous forme de carbonate (Foussagrives). Il a été conseillé comme purgatif par Guichon de Lyon, Potton, Bouvier et Bouchardat à la dose de 30 à 40 grammes. Il est peu usité.

§ 2. — Citrate de lithium.

Synonymes. — Le citrate de lithium, appelé aussi citrate de lithine est un sel neutre, trimétallique, ayant pour formule.

$$C^6H^5O^7Li^3 + 2H^2O$$

Préparation. — On le prépare en saturant l'acide citrique par du carbonate de lithine :

Acide citrique . . . . 186 grammes
Carbonate de lithine. . . . . 100 —

On dissout l'acide citrique dans 10 fois son poids d'eau ; on porte la liqueur à l'ébullition et on y projette peu à peu le carbonate de lithium. On évapore la solution et le citrate de lithium cristallise.

Caractères d'identité. — Le citrate de lithine cristallise en beaux prismes longs et incolores, solubles dans 25 p. d'eau froide, perdant leurs deux molécules d'eau de cristallisation à la température de 115°.

Caractères spécifiques. — On le reconnaît aux caractères suivants :

1° A ses caractères d'identité ;
2° Il donne les réactions caractéristiques des citrates ;
3°   —   —   des sels de lithium.

Caractères de contrôle. — D'après le Codex, 1 gramme de ce sel, calciné avec un excès d'acide sulfurique, doit laisser 0 gr. 223 de sulfate de lithium.

Conservation. — Étant déliquescent, il doit être conservé dans des flacons secs et bien bouchés.

Action thérapeutique. — Il est employé comme antigoutteux comme le carbonate de lithine.

Modes d'administration et doses. — On l'administre à la dose de 0 gr. 50 à 1 gr. 50. Il se transforme dans la circulation en carbonate de lithine.

§ 3. — Citrate de magnésium.

Synonymes. — Le citrate de magnésium appelé aussi citrate de magnésie est un sel neutre, trimétallique, ayant pour formule :

$$(C^6H^5O^7)^2Mg^3 + 14H^2O$$

Préparation. — On le prépare en saturant l'acide citrique avec de la magnésie ou du carbonate de magnésie (Codex) :

Acide citrique cristallisé . . . . 1000 grammes
Hydrocarbonate de magnésie . . . . . . 700 —
Eau distillée. . . . . 3000 —

Dissoudre l'acide citrique dans l'eau bouillante ; ajouter peu à peu l'hydrocarbonate de magnésie en ayant soin que le liquide reste un peu acide ; laisser déposer pendant quelque temps ; filtrer la solution encore chaude et la placer ensuite dans un endroit frais. Après 24 ou 36 heures, elle sera prise en une masse d'apparence caséeuse que l'on met sur une toile et qu'on soumet à la presse. Une fois l'eau-mère expulsée, on retire de la toile le citrate de magnésie, on le divise en tranches minces et on le sèche à une température de 20° à 25°.

Caractères d'identité. — Le citrate de magnésie est un sel d'un blanc mat, insipide, neutre, cristallisant très difficilement, soluble dans 2 fois son poids d'eau bouillante.

Caractères spécifiques. — On le reconnaît aux caractères suivants :

1° A ses caractères d'identité ;

2° Il donne les réactions caractéristiques des citrates ;

3°   —   —   des sels de magnésium.

Caractères de contrôle. — Le citrate de magnésie est quelquefois remplacé en totalité ou en partie :

1° *Par le citrate de sodium.* — A. Le sel suspect calciné ne donnera, dans ce cas, que du carbonate de soude soluble et alcalin. — B. Le sel suspect est très soluble dans l'eau et ne précipite pas par le carbonate de soude.

2° *Par du tartrate de magnésie.* — Le sel suspect chauffé sur des charbons, répandra l'odeur de caramel caractéristique des tartrates ; il donnera aussi les réactions des tartrates.

3° *Par du citrate de magnésie effervescent.* — On trouve dans le commerce un prétendu citrate de magnésie effervescent qui arrive d'Angleterre. Il est blanc, granulé et se dissout facilement dans l'eau en produisant une assez vive effervescence. Ce sel ne renferme ni acide citrique, ni magnésie ; ce n'est que du tartrate de soude avec un excès d'acide tartrique et de bicarbonate de soude, ajoutés pour produire le dégagement d'acide carbonique. D'après Draper, le véritable citrate de magnésie effervescent anglais est un mélange d'acide tartrique, de bicarbonate de soude et d'un peu de sulfate de magnésie. La composition de ce mélange est du reste assez variable, puisque sa solution aqueuse est tantôt acide, tantôt alcaline. Il importe, en tout cas, de se rappeler que le vrai citrate de magnésie ne donne pas par calcination l'odeur de caramel, qu'il ne donne pas les caractères des tartrates et qu'il fournit au contraire les réactions caractéristiques des citrates.

Conservation. — Le citrate de magnésie est rarement conservé dans les pharmacies à l'état solide ; sous cette forme, en effet, il n'est pas constamment soluble. Presque toujours on le fait de toutes pièces et en solution acide au moment du besoin ; cette solution contient généralement du citrate bimétallique : $(C^6H^5O^7)^2Mg^2H^2$.

Action thérapeutique et modes d'administration. — Il s'emploie comme purgatif sous forme de limonade purgative.

Les limonades purgatives au citrate de magnésie étant très fréquemment employées et à des doses variables, nous croyons devoir rappeler les diverses formules usitées pour les préparer :

NOMS DES SUBSTANCES	DOSES DES SUBSTANCES		
	pour une limonade à 50 gr.	pour une limonade à 40 gr.	pour une limonade à 30 gr.
Acide citrique	30	24	18
Carbonate de magnésie . . .	18	14.40	10.80
Eau distillée	300	300	300
Sirop de sucre	100	100	100
Alcoolature de citron	1 gr.	1	1

N. B. On peut édulcorer avec le sirop d'orange, de groseille, de cerise.

Préparation des limonades. — Faire dissoudre l'acide citrique dans l'eau, ajouter le carbonate de magnésie ; lorsque la réaction sera terminée, filtrer la solution et ajouter le sirop aromatisé.

Moyen de rendre gazeuses les limonades. — Si on veut rendre la limonade gazeuse, il faut, comme le conseille le Codex, remplacer 2 grammes de magnésie par 4 grammes de bicarbonate de soude ; les introduire dans la bouteille au moment de mettre le bouchon qui sera assujetti de la même manière que pour les eaux gazeuses.

La limonade purgative au citrate de magnésie s'altère au bout de peu de jours ; elle devient trouble et visqueuse. Elle contient alors des moisissures, d'aspect gélatineux, parmi lesquelles se trouvent des penicillium (Barnouvin). Cette décomposition est favorisée par la chaleur et par la présence de l'albumine que contiennent les sirops clarifiés au blanc d'œuf (Robiquet et Lefort). Ce médicament doit donc être préparé presque au moment du besoin, à froid et avec un sirop non clarifié à l'albumine.

On prépare très souvent et à l'avance, une poudre appelée : **Poudre pour limonade sèche au citrate de magnésie** que l'on enferme dans un flacon à large ouverture et dont on se sert pour préparer les limonades purgatives extemporanément. Cette poudre est ainsi composée (Codex) :

Magnésie calcinée.	6 gr. 50
Carbonate de magnésie officinal	6 grammes.
Acide citrique.	30 —
Sucre	60 —
Alcoolature de citron.	1 —

Pulvériser grossièrement ensemble le sucre et l'acide citrique ; ajouter les autres substances et enfermer la poudre dans un flacon à large ouverture et bouché. La dose ci-dessus représente 50 grammes de citrate de magnésie cristallisé.

Pour préparer une *limonade purgative gazeuse* avec cette poudre, on met la poudre avec l'eau froide dans une bouteille, que l'on bouche avec soin, en fixant le bouchon au moyen d'une ficelle. Pour préparer une *limonade purgative non gazeuse* avec cette poudre, on fait dissoudre la poudre à l'air libre dans l'eau froide et mieux encore dans l'eau chaude.

§ 4. — Citrate de fer ammoniacal.

Préparation. — Le citrate de fer ammoniacal est un sel double qui se prépare en dissolvant du peroxyde de fer dans du citrate d'ammonium (Codex) :

Acide citrique cristallisé..	100 grammes
Peroxyde de fer hydraté.	QS
Ammoniaque liquide officinale environ .	18 —

Mettre l'acide citrique dans une capsule de porcelaine avec la quantité d'hydrate ferrique (préparé d'après le procédé indiqué au Codex p. 245) qui correspond à 53 grammes d'oxyde sec ; ajouter ensuite l'ammoniaque et faire digérer le tout pendant quelque temps à 60°. On laisse refroidir, on filtre ; on rapproche en consistance sirupeuse et on distribue la liqueur en couches minces sur des assiettes que l'on place dans une étuve chauffée à 40° ou 50°. Si l'on veut obtenir le sel en écailles, on étend, à l'aide d'un pinceau, la liqueur sirupeuse sur des lames de verre que l'on place dans une étuve.

On peut aussi préparer ce sel par le procédé indiqué par Méhu (1) ; qui consiste à dissoudre dans l'ammoniaque le citrate ferreux cris-

(1) *Journal de pharmacie et de chimie*, t. XVIII, p. 85, et *Bulletin de la Société chimique*, t. XX, p. 453.

tallisé et à exposer la liqueur à l'oxydation spontanée à l'air libre.

On chauffe dans un matras un mélange à poids égaux de fil de fer, d'acide citrique et d'eau, en ayant soin d'entretenir une ébullition constante. Le fer se dissout avec dégagement d'hydrogène et bientôt il se dépose du citrate ferreux, blanc, sablonneux, cristallin, dense et par suite très facile à séparer de l'excès de fer. On recueille le sel sur une toile ou sur un filtre et on le lave rapidement à l'eau bouillante.

Ce citrate ferreux, encore humide, est arrosé avec de l'ammoniaque dans laquelle il se dissout en produisant un échauffement considérable. La liqueur d'abord d'un vert foncé, qui la fait paraître presque noire en masse, jaunit assez rapidement sur ses bords. On l'étend sur des assiettes plates ; au bout de deux jours son oxydation est complète. La dessiccation à l'air ou à l'étuve donne alors de belles paillettes de citrate de sesquioxyde de fer et d'ammoniaque, ou citrate ferrique ammoniacal, d'une composition constante, d'une solubilité complète et d'une conservation facile.

Composition et formule. — Préparé, d'après le procédé du Codex, le citrate de fer ammoniacal ne paraît pas avoir une composition nettement établie ; aussi le Codex de 1884 ne mentionne aucune formule pour représenter ce corps. Préparé d'après le procédé de Méhu, il a pour formule : $(C^6H^5O^7)^2Fe^2,2AzH^3 + 3H^2O$ (1).

Caractères d'identité. — Le citrate de fer ammoniacal est un sel incristallisable qui se présente ordinairement en écailles d'un brun rouge, très solubles dans l'eau, insolubles dans l'alcool. Obtenu par le procédé de Méhu, il est à peine hygroscopique et sa dissolution aqueuse résiste bien à l'ébullition ; une température un peu élevée le décompose facilement.

Caractères spécifiques. — On le reconnaît :

1° A ses caractères d'identité ;

2° Il donne les réactions caractéristiques des citrates ;

3°   —   —   des sels d'ammonium ;

4°   —   —   des sels ferriques, mais il convient de faire ici une remarque importante : la présence de l'acide citrique empêche les réactions du fer de se produire ; il importe donc, pour déceler la présence de ce métal, de suivre des procédés particuliers, analogues à ceux que l'on emploie pour la recherche des sels de fer dans les tartrates :

1re Méthode. — Calciner le citrate de fer ammoniacal ; l'acide citrique est détruit et par conséquent ne peut plus masquer les réactions

(1) *Dictionnaire* de Wurtz, 1er supplément, p. 506.

des sels de fer. On traite le produit de la calcination par l'eau distillée aiguisée par l'acide chlorhydrique de manière à transformer l'oxyde ferrique en chlorure ferrique et on le caractérise dans la solution par les réactifs des sels de fer.

2º MÉTHODE. — Dissoudre le sel dans l'eau et le faire bouillir avec du chlorure de calcium. Il se formera, par double décomposition, du chlorure de fer, du chlorure d'ammonium solubles, et du citrate de calcium insoluble ; dans ces conditions, l'acide citrique ne pourra plus masquer les réactions du fer. On filtre pour séparer le citrate de chaux insoluble ; on ajoute à la liqueur filtrée quelques gouttes d'acide azotique pour peroxyder le fer et le transformer en sel ferrique ; on caractérisera le fer par les réactifs de ce métal : 1º Sulfocyanure de potassium, belle coloration rouge sang ; 2º Ferrocyanure de potassium, précipité de bleu de Prusse ; 3º Ammoniaque, précipité rouge brun d'hydrate de sesquioxyde de fer.

Caractères de contrôle. — On lui substitue souvent du tartrate ferrico-potassique dont l'aspect est à peu près semblable. Pour reconnaître cette fraude, on triture le sel suspect avec de la chaux : il y a dégagement d'ammoniaque (sel conforme) ; il n'y a pas de dégagement d'ammoniaque (sel formé de tartrate de potasse et de fer). Le tartrate de potasse et de fer ainsi soupçonné sera décélé d'une manière complète par les caractères spécifiques de ce corps, caractères indiqués à l'article : tartrate ferrico-potassique.

Conservation. — Il doit être conservé dans des flacons très secs et bien bouchés.

Action physiologique et thérapeutique. — Introduit en thérapeutique par Béral, il possède les propriétés physiologiques et thérapeutiques générales des ferrugineux ; on l'emploie comme tonique reconstituant.

Modes d'administration et doses. — On l'administre à l'INTÉRIEUR à la dose de 0,30 à 1 gr. 50 en pilules, solution, sirop, vin.

Formules galéniques. — Il entre dans les formules galéniques suivantes : sirop de citrate de fer ammoniacal (20 grammes contiennent gr. 50 de sel) ; sirop de quinquina ferrugineux (20 grammes contiennent 0 gr. 20 de sel) ; vin ferrugineux (20 grammes contiennent 0 gr. 10 de sel).

Incompatibles. — Acides minéraux, alcalis, astringents végétaux.

TITRE IV

ÉTUDE DES ACIDES A FONCTIONS COMPLEXES

ACIDES PHÉNOLS.

SECTION I

ACIDES OXYBENZOÏQUES.

SOMMAIRE. — Acide salicylique. — Combinaisons de l'acide salicylique avec les bases : salicytates de sodium, de lithium, de mercure, de bismuth, de magnésie. Borosalicylate de soude, salactol, bismuthol. — Ethers fournis par l'acide salicylique : Ether methylsalicylique, éther diiodométhylsalicylique, salacétol, salol, tribromosalol, salophène, crésalol, salithymol, bétol, alphol. — Amides dérivés de l'acide salicylique : salicylamide. — Dérivés de substitution de l'acide salicylique : acide dithiosalicylique. — Composés formés par le mélange de l'acide salicylique ou des salicylates avec différents corps : diurétine, urophérine, eulyptol, antinervine, phénolsalyl. Acides métaoxybenzoïque et paraoxybenzoïque. — Orthoformes. — Nirvanine.

La substitution à deux atomes d'hydrogène de la benzine, du groupe CO^2H, et du groupe OH donne naissance à trois acides phénols isomères :

$$C^6H^4 <^{CO^2H}_{OH}.$$

On les appelle acides oxybenzoïques, les considérant comme dérivés de l'acide benzoïque par fixation d'un atome d'oxygène. Chacun des trois isomères est distingué par le préfixe ortho, méta ou para, de sorte que nous connaissons les acides orthoxybenzoïque, métaoxybenzoïque, paraoxybenzoïque.

De ces trois acides le premier, appelé aussi acide benzoïque, présente une grande importance tant par lui-même que par ses nombreux dérivés utilisés en thérapeutique. L'acide métaoxybenzoïque et l'acide paraoxybenzoïque nous intéressent seulement par leurs dérivés.

ACIDE SALICYLIQUE

Synonymes et formule. — L'acide salicylique appelé aussi acide orthoxybenzoïque, acide orthohydroxybenzoïque, est un acide à fonction complexe, acide-phénol, monobasique et monophénolique. Il a été découvert par Piria, étudié par Gerhardt et Cahours et a pour formule :

$$C^7H^6O^3 \text{ ou } C^6H^4 {<}^{CO.OH\,(1)}_{OH\,(2)}$$

Préparation. — Il se prépare industriellement et pendant longtemps il a été fabriqué par le procédé de Kolbe et de Lautermann qui consiste à fixer de l'acide carbonique sur le phénol par l'intermédiaire du phénol sodé :

$$\underbrace{C^6H^6O}_{\text{Phénol}} + \underbrace{CO^2}_{\substack{\text{Ac. carbo-}\\\text{nique}}} = \underbrace{C^7H^6O^3}_{\substack{\text{Acide}\\\text{salicylique}}}$$

Depuis, on le fabrique par divers procédés et en particulier par le procédé de Schmitt, qui est le seul suivi aujourd'hui. Nous ne croyons pas devoir insister sur ce procédé purement industriel exposé dans les cours de chimie organique et décrit dans les ouvrages énumérés (1).

Purification. — L'acide salicylique du commerce renferme habituellement les impuretés suivantes : *acide crésotique* (homologue supérieur de l'acide salicylique), si le phénol employé est impur ; *acide paraoxybenzoïque* et *acide oxyisophthalique* provenant de l'action de la soude à forte température ; enfin, particulièrement en présence des sels de fer, il se fait, par oxydation, des corps bruns ou jaunes, insolubles dans l'eau et qui colorent en jaune l'acide salicylique.

Pour le purifier on peut suivre plusieurs procédés : 1° On dissout l'acide salicylique dans l'eau bouillante et on ajoute à cette solution du carbonate de chaux de manière à le transformer en salicylate de chaux ; les impuretés restent dans les eaux-mères. On répète plusieurs fois ce traitement. Le salicylate de chaux est ensuite dissous dans l'eau ; on le décompose par un acide minéral, l'acide salicylique se précipite (Trillat).

---

(1) *J. de Ph. et Ch.*, 5° série, t. XXIV, année 1891, p. 367, sous le titre : *Industrie de l'acide salicylique* par le professeur Jungfleisch ; *Moniteur scientifique*, 4° série, t. VI, mars 1892, p. 166, sous le titre : *Antiseptiques et produits médicaux dérivés du goudron de houille* (Trillat).

2° On peut transformer l'acide salicylique en éther méthylsalicylique que l'on décompose ensuite par la soude caustique. Ce procédé donne lieu à une perte de produit considérable (procédé Kolbe).

3° On distille l'acide salicylique dans la vapeur d'eau surchauffée à 170° sous la pression ordinaire ou mieux sous une pression de 1/2 atmosphère (procédé Rautert).

4° On dissout l'acide salicylique à chaud dans 4 fois son poids de glycérine, et on délaye la solution dans un excès d'eau froide ; la matière colorante reste en dissolution et l'acide salicylique se précipite à l'état de pureté (procédé Thresh).

Caractères d'identité. — L'acide salicylique cristallise en aiguilles incolores, inodores, à saveur sucrée puis âcre. Il est soluble dans 450 p. d'eau froide, dans 12 p. 6 d'eau bouillante, dans 2 p. 4 d'alcool à 90°, dans 2 p. d'éther, dans le chloroforme et la glycérine, insoluble dans le sulfure de carbone. Il fond à 158° et commence à se sublimer vers 200°. A une température plus élevée, il se dédouble en anhydride carbonique et en phénol et répand l'odeur d'acide phénique.

Caractères spécifiques. — On reconnaît l'acide salicylique et les salicylates :

1° A leurs caractères d'identité.

2° Traités par le perchlorure de fer ils sont colorés en violet ; quand on additionne la liqueur d'ammoniaque, sa couleur passe au brun rougeâtre, puis à l'orangé, puis au brun verdâtre.

3° Traités par une solution de sulfate de cuivre, ils sont colorés en vert émeraude. Un peu d'alcool favorise la réaction. Les acides énergiques et l'ammoniaque ramènent au contraire la coloration bleue du sulfate du cuivre (Schulz).

4° L'azotate d'argent ne précipite pas l'acide salicylique, mais il précipite les salicylates alcalins.

Caractères de contrôle. — L'acide commercial, mal purifié, peut contenir les ALTÉRATIONS déjà indiquées : corps bruns ou jaunes qui le colorent ; acide crésotique ; acide paraoxybenzoïque ; acide oxyisophtalique. — Pour reconnaître ces altérations on peut suivre les procédés suivants :

Recherche des matières colorantes. — 1re MÉTHODE. — Faire dissoudre 7 grammes d'acide salicylique dans 5 cent. cubes d'alcool à 90°. La solution filtrée est évaporée à l'air libre dans un verre de montre (Kolbe) : si l'acide est pur, les cristaux sont brillants et incolores ; si l'acide est impur, les cristaux sont jaunâtres ; s'ils sont entourés d'une zone brunâtre, on doit les rejeter.

2ᵉ MÉTHODE. — Mettre dans un tube 0,50 d'acide salicylique et 5 cent. cubes d'acide sulfurique pur et concentré ; si l'acide est pur, le mélange ne se colorera pas ; si l'acide est impur le mélange se colorera.

Recherche de l'acide crésotique. — On suit le procédé indiqué par Fischer (1) : mettre dans un ballon de 200 cent. cubes, 3 grammes d'acide salicylique, 15 grammes d'eau et 2 grammes de carbonate de chaux pur. On chauffe à 100° et on concentre à 5 cent. cubes sans filtrer. On laisse refroidir, on sépare l'eau-mère qu'on évapore à 1 cent. cube. En frottant ce liquide avec une baguette de verre, on le fait cristalliser, on isole le produit cristallin, on le dissout dans 1 cent. cube d'eau, et on filtre sur du coton. La solution étant ramenée à son tour à 1 cent. cube, on y ajoute de l'acide chlorhydrique pur ; si l'acide salicylique renferme plus de 1 0/0 d'acide crésotique, il se sépare un mélange d'acides qui fond dans l'eau bouillante et se rassemble au fond du tube sous forme de gouttelettes huileuses épaisses. Quand l'acide salicylique ne renferme pas plus de 0,5 à p. 100 d'acide crésotique, l'essai ne réussit pas ; il faut que les proportions de ce dernier atteignent au moins p. 100.

Recherche de l'acide oxyisophtalique. — On distille l'acide salicylique suspect avec de l'eau. L'acide salicylique passe et l'acide oxyisophtalique reste dans l'appareil à distiller sous forme d'une poudre grise légère ou de petits mamelons. On le dissout dans beaucoup d'acide chlorhydrique ; on le filtre sur du charbon ; on peut alors l'obtenir sous forme d'aiguilles blanches qui entrent en fusion vers 300° à 305° en se décomposant.

FALSIFICATIONS. — Il est quelquefois falsifié par les substances suivantes :

Sucre. — L'acide suspect, traité par l'acide sulfurique concentré, se charbonnera et noircira.

Amidon. — L'acide suspect traité par l'eau iodée bleuira.

Sulfate de chaux. — L'acide suspect donnera les réactions de l'acide sulfurique et de la chaux.

Sulfate de potassium. — L'acide suspect donnera les réactions de l'acide sulfurique et du potassium.

L'acide salicylique étant volatil sans résidu, on pourra reconnaître la présence des matières étrangères frauduleusement ajoutées en incinérant une petite quantité d'acide suspect sur une lame de platine.

(1) V. *J. de Ph. et de Ch.*, 5ᵉ série, t. XX, année 1889, p. 258.

Conservation. — Il doit être conservé dans des flacons bien bouchés.

Action physiologique. — L'emploi médical de l'acide salicylique est de date récente (1875) et déjà de très nombreux travaux ont été publiés sur ce corps par Kolbe, Thiersch. Muller, Reiss, Kochler, G. Sée, etc.

Il a une action locale très manifeste ; ses poussières provoquent l'éternuement et la toux ; déposé à la surface des muqueuses, il les blanchit ; il produit au pharynx une sensation d'âcreté et de brûlure, irrite le tube digestif, cause des vomissements et quelquefois la diarrhée. Sa propriété essentielle est d'entraver les fermentations. Il s'oppose à la fermentation alcoolique, à l'action digestive de la diastase et de la pepsine, à la fermentation de l'urine, au développement des bactéries et vibrions, agents de la putréfaction. Ses propriétés ont été mises à profit pour la conservation des viandes, des pièces anatomiques, des sels d'alcaloïdes et pour le pansement des plaies.

Il possède la fonction *phénolique* et c'est à ce caractère phénolique qu'il faut attribuer les propriétés antiseptiques de l'acide salicylique.

L'expérience démontre, en effet, dit M. Engel, qu'il y a le plus ordinairement une relation intime entre les fonctions chimiques d'un corps et son action physiologique. La plupart des composés qui possèdent la fonction phénol jouissent de propriétés antiseptiques puissantes. Dans le cas particulier de l'acide salicylique, il est à remarquer que le voisinage du groupement (COOH), dans la position ortho, paraît augmenter considérablement le pouvoir antiseptique de la fonction phénol. Un fait analogue s'observe pour l'acide orthophénol-sulfureux (aseptol) qui jouit, comme on l'a dit en étudiant ce corps, d'un pouvoir antiseptique plus puissant que le phénol.

L'acide salicylique et les préparations salicyliques en général produisent, lorsqu'ils ont pénétré dans le système circulatoire, de la lourdeur de tête, des bourdonnements d'oreille, rappelant ceux de la quinine, un état vertigineux, des troubles de la vue et de l'ouïe etc. ; à doses élevées, on constate un délire halluciné, du collapsus cérébral, des convulsions ayant le caractère tétanique ; on observe de plus un ralentissement de la respiration, de la dyspnée, un ralentissement du cœur ; la température fébrile est abaissée ; la sécrétion urinaire augmentée (G. Sée, Schultze, Hérard, Oulmont, etc.). L'acide salicylique se transforme dans l'économie en acide salicylurique.

Action thérapeutique. — L'acide salicylique est employé comme antiseptique, antipyrétique, analgésique. A l'EXTÉRIEUR, il est usité comme antiseptique dans le traitement des plaies des affections parasitaires et prurigineuses de la peau, dans la diphtérie. — Dissous dans le collodion, il sert à détruire les productions cornées et épithéliales, cors, cancroïdes, verrues.

A l'INTÉRIEUR, il est employé comme antiseptique dans les dyspepsies avec fermentation. Comme antipyrétique, il est prescrit dans la fièvre typhoïde et la tuberculose. Comme analgésique, il est prescrit dans le rhumatisme aigu, la goutte, les névralgies.

Modes d'administration et doses. — On l'administre à l'INTÉRIEUR en cachets à la dose de 0 gr. 50 toutes les 2 heures et jusqu'à concurrence de 4 à 6 grammes par 24 heures. A la suite, on fait boire un liquide quelconque de façon à faciliter la solution de l'acide. — En potion à la dose de 1 gramme à 2 grammes additionné de 2 grammes de borate de soude pour le rendre soluble dans 150 p. de véhicule. Il est peu employé à l'INTÉRIEUR, on lui préfère avec raison le salicylate de soude. — A l'EXTÉRIEUR en poudre ; pur ou mélangé avec 1/3 ou 1/4 d'amidon, en pommade à 1/10, en solution à 1/10, 1/100, en solution glycérinée (acide salicylique 1 gr., glycérine 20, eau 80). Pour les pansements, lotions, injections, on emploie en général les lotions à 1 pour 500 ; il est usité aussi sous forme de coton ou de gaze salicylés.

L'acide salicylique est très peu soluble dans l'eau. On a proposé d'augmenter sa solubilité au moyen du borate de soude et du citrate d'ammonium. Ces moyens ne paraissent pas recommandables, car dans les solutions ainsi obtenues, les propriétés de l'acide salicylique sont un peu modifiées par la combinaison chimique. MM. Carcarro et Césaris (1) ont proposé d'associer l'acide borique et l'acide salicylique dans les proportions suivantes :

Acide borique	12 grammes
Acide salicylique	6 —
Eau.	1000 —

Faire la solution à une douce chaleur.

Cette solution à laquelle on donne le nom d'**acide boro-salicylique** présente, d'après les auteurs, l'avantage d'être inoffensive, d'agir comme microbicide ; d'après le Dr Négretto, son pouvoir antiseptique

(1) V. *Bulletin of Parmachy*, VII, 1893, p. 209.

est suffisant et satisfaisant pour les besoins de la pratique chirurgicale et peut remplacer le bichlorure de mercure.

On a aussi proposé, pour augmenter la faible solubilité de l'acide salicylique dans l'eau, l'emploi de la glycérine. La glycérine est en effet, un bon dissolvant de l'acide salicylique, bien que beaucoup d'auteurs ne mentionnent pas le fait. M. Barnouvin a publié sur les solutions d'acide salicylique deux notes très intéressantes (1), dans lesquelles il examine les divers cas qui peuvent se présenter dans la pratique :

1er Cas. — Désire-t-on avoir de simples solutions d'acide salicylique dans la glycérine ? On fera dissoudre à chaud 1 gramme d'acide salicylique dans 50 grammes de glycérine à 28° ; c'est là, pratiquement du moins, le maximum de solubilité de cet acide dans la glycérine. Cette formule peut être employée pour préparer les collutoires salicylés qui sont fréquemment prescrits.

2e Cas. — Désire-t-on avoir des solutions d'acide salicylique dans la glycérine et dans l'eau, ou, en d'autres termes, des solutions hydroglycériques d'acide salicylique ? M. Barnouvin a recherché les proportions d'eau et de glycérine qu'on pouvait employer pour obtenir des solutions limpides et il a trouvé que lorsqu'on emploie une solution de glycérine au centième (acide salicylique 1 gr., glycérine 100), on peut additionner cette solution d'une quantité d'eau quelconque et avoir des solutions toujours limpides.

Les solutions hydroglycériques sont très avantageuses, car elles permettent d'obtenir des solutions salicyliques plus concentrées qu'avec l'eau seule. Ces solutions, comparées aux solutions aqueuses, peuvent, en effet, contenir l'acide salicylique en proportion presque double.

Ces faits peuvent être féconds en applications et l'intervention de la glycérine employée dans les proportions ci-dessus indiquées (solution au 1/100) peut faciliter les applications de l'acide salicylique soit aux pansements chirurgicaux, soit à l'antisepsie générale. Comme exemple, nous donnerons la formule suivante de gargarisme antiseptique :

Acide salicylique . . . .   1 gramme
Glycérine à 28°   100   —
Eau distillée de menthe.   150   —

Faire dissoudre l'acide à chaud dans la glycérine et ajouter l'eau de menthe.

(1) *Union pharmaceutique*, 1889, p. 537, 1891, p. 465.

L'acide salicylique, par suite de la présence du groupe CO_2H dans sa molécule, peut donner naissance à différents dérivés parmi lesquels des *sels*, par substitution de l'hydrogène basique par un métal ; des *éthers*, par substitution de l'hydrogène basique par un radical alcoolique ou phénolique ; des *amides*, par substitution à l'oxhydrile du groupe CO.OH du radical amidogène AzH_2 ou d'un autre équivalent AzR_2. Un certain nombre de ces dérivés sont intéressants au point de vue médico-pharmaceutique.

L'acide salicylique pourra également donner des dérivés résultant de la *substitution* de l'hydrogène du *noyau* benzénique. Parmi eux, le dérivé sulfuré présente de l'intérêt.

Enfin par son mélange avec d'autres corps, l'acide salicylique peut donner naissance à des médicaments intéressants, regardés tout d'abord comme des dérivés définis de cet acide ; c'est d'ailleurs pour cette raison que leur étude sera faite dans ce chapitre.

COMBINAISONS DE L'ACIDE SALICYLIQUE AVEC LES BASES

L'acide salicylique, possédant à la fois une fonction acide et une fonction phénolique, sera susceptible de donner naissance à deux catégories de sels appelés salicylates :

1° *Salicylates neutres* ou *normaux,* dérivant de la fonction acide, et ayant pour formule générale : $C_6H_4{<}^{CO_2M'}_{OH}$. Ils représentent de l'acide salicylique dans lequel l'hydrogène basique seul est remplacé par un métal.

2° *Salicylates basiques* dérivant à la fois de la fonction phénolique et de la fonction acide et ayant pour formule générale : $C_6H_4{<}^{CO_2M'}_{OM'}$. Ils représentent de l'acide salicylique dans lequel l'hydrogène basique et l'hydrogène phénolique ont été remplacés par un métal.

Préparation. — Les salicylates se préparent par deux méthodes générales :

1° Par l'action de l'acide salicylique sur les carbonates.

2° Par double décomposition, à l'aide du salicylate de sodium et d'un sulfate (préparation du salicylate basique de quinine).

3° En décomposant les acétates des métaux dont on veut obtenir le salicylate par l'acide salicylique.

Cette méthode générale, proposée par M. le Professeur agrégé Barthe de Bordeaux, paraît donner des résultats très bons (1).

Caractères spécifiques. — On les reconnaît à l'aide des divers réactifs indiqués à propos des caractères spécifiques de l'acide salicylique.

Division. — Nous diviserons en deux classes, les salicylates employés en pharmacie :

A. — *Salicylates formés par la combinaison de l'acide salicylique avec les bases minérales* : salicylates de sodium, de lithium, de mercure, de bismuth ; les salicylates d'ammoniaque, de potasse, de fer, de zinc, de chaux ont été également expérimentés, mais s'emploient rarement.

B. — *Salicylates formés par la combinaison de l'acide salicylique avec les bases organiques* : salicylates de quinine, d'atropine, de cocaïne, d'ésérine, d'antipyrine, etc.

Pour le moment, nous étudierons seulement les sels formés par l'acide salicylique avec les bases minérales, et nous examinerons plus tard les salicylates formés avec les bases organiques, lorsque nous ferons l'histoire de ces bases.

§ 1. — Salicylate de sodium.

Synonymes. — Le salicylate de sodium appelé aussi salicylate de soude est un sel neutre ayant pour formule :

$$C^7H^5NaO^3 \text{ ou } C^6H^4\!\!<^{CO^2Na.}_{OH}$$

Préparation. — On le prépare en saturant une solution aqueuse d'acide salicylique par du carbonate de sodium pur ; on concentre le produit ; le salicylate cristallise par refroidissement.

Caractères d'identité. — Le salicylate de sodium est un sel blanc qui peut être cristallisé en aiguilles, mais qui le plus souvent, se présente sous la forme d'une poudre amorphe. Il est inodore, à peu près insipide. Il se dissout dans 10 parties d'eau froide et dans l'alcool faible ; il est insoluble dans l'alcool absolu et dans l'éther. Il renferme 80 0/0 d'acide salicylique. Il est neutre au tournesol ; il est inaltérable à la lumière s'il est pur, mais il brunit à l'air.

Caractères spécifiques. — On le reconnaît aux caractères suivants :

(1) Voir *Bulletin de la Société de Ph. de Bordeaux*, juin 1896, p. 168.

1° A ses caractères d'identité ;

2° Il donne les réactions caractéristiques des salicylates ;

3°   —   des sels de sodium.

Caractères de contrôle. — Il peut contenir les ALTÉRATIONS et FALSIFICATIONS suivantes : acide salicylique libre, traces de fer, bicarbonate de soude. Pour déceler ces corps, on dissout le salicylate suspect et on l'essaye :

1° *Par le papier bleu de tournesol*, qui rougira s'il y a de l'acide salicylique libre ;

2° *Par l'acide chlorhydrique ou sulfurique*, qui produiront une effervescence s'il y a du bicarbonate de soude ;

3° *Par les réactifs du fer*, qui donneront les réactions caractéristiques de ce métal.

Conservation. — Brunissant à l'air et pouvant moisir sous l'action de l'humidité, il doit être renfermé dans des vases très clos et très secs.

On a remarqué que la nature de l'eau qui servait à faire les solutions influait sur sa conservation. Quand c'est de l'eau ordinaire, la solution brunit en quelques heures ; dans l'eau distillée, aucune modification ne se produit (1).

Action physiologique. — Il a une action physiologique analogue à celle de l'acide salicylique ; il y a cependant cette différence que l'action toxique et les effets antiseptiques de ce sel sont moins actifs que ceux de l'acide. Le rapport d'énergie entre le salicylate de soude et l'acide salicylique est, d'après les uns, de 1 à 2 ; d'après les autres, de 1 à 3, c'est-à-dire que le sel est 2 ou 3 fois moins actif que l'acide.

Action thérapeutique. — On l'emploie surtout comme *antirhumatismal* et particulièrement dans le rhumatisme aigu. Sous son influence, les douleurs et le gonflement des jointures disparaissent ; la fièvre tombe et la maladie qui, abandonnée à elle-même, dure quelquefois de 2 à 3 semaines, est terminée en 3 ou 4 jours. Il est peu actif dans le rhumatisme chronique, l'arthrite déformante. D'après M. le professeur Grasset, il calme les névralgies et les douleurs fulgurantes de l'ataxie. On l'emploie, comme *antipyrétique*, dans un grand nombre d'affections fébriles : fièvre typhoïde, pneumonie, etc., etc.

Modes d'administration et doses. — On l'administre à l'INTÉRIEUR à la dose de 6 à 10 grammes par 24 heures et à dose progressive de 0 gr. 50 à 1 gramme par prise, en cachets, potion, solution.

---

(1) *J. de Ph. et de Ch.*, 9e année, 5e série, t. XIII, année 1888, p. 18.

Quand le médicament est mal supporté par l'estomac, on peut l'administrer en lavement avec une décoction émolliente. — A l'EXTÉRIEUR, on l'applique parfois en solution à 5 0/0, sur les jointures fluxionnées et,dit-on,les malades.s'en trouvent bien (Bochefontaine); l'eau pure, d'après Gubler, produirait le même effet.

Incompatibles. — A l'état pulvérulent, il est incompatible avec l'antipyrine ; au bout de quelques heures, le mélange devient huileux et manifeste une réaction alcaline. Cette décomposition n'a pas lieu en présence de l'eau ; on peut par conséquent associer les deux médicaments dans les solutions aqueuses (Pierre Vigier) (1). Il est incompatible également avec les acides ; Braille a en effet constaté que le sirop de groseille trouble les dissolutions de salicylate de sodium, en mettant de l'acide salicylique en liberté.

Empoisonnements. — Il n'est pas toxique.

Le salicylate de soude donne trois combinaisons qui ont été préconisées en thérapeutique :

1º Le **borosalicylate de soude**, combinaison de l'acide borique avec le salicylate de soude, analogue à l'acide borosalicylique, dont nous avons parlé au sujet de l'acide salicylique. Ce produit sert de base à diverses préparations antiseptiques (2).

2º Le **salactol**, combinaison de salicylate de soude et de lactate de soude préconisé contre la diphtérie et qu'on emploie en solution dans l'eau oxygénée, en badigeonnages et gargarismes (3).

3º Le **bismuthol**, combinaison de salicylate de soude, d'acide phosphorique et de bismuth qui serait un phosphosalicylate de soude et de bismuth.

Ce produit réunirait les propriétés antiseptiques et antipyrétiques du bismuth et de l'acide salicylique (4). Il est inodore, sans saveur désagréable, non irritant, non toxique et possède un pouvoir antiseptique énergique.

On peut l'employer en solution aqueuse, 1 à 4 pour 100 ; en poudre, mélangé au talc 1 pour 2, — 1 pour 5 ; en pommade 10 à 20 pour 100.

(1) *Union pharmaceutique*, 1889, p. 130.
(2) *Apoteker Zeitung*, IX, 1894, p. 877.
(3) *Apoteker Zeitung*, IX, 1894, p. 877.
(4) D'après le *Bulletino chimico farmaceutico*, XXXIV, 1895, 396,

§ 2. — Salicylate de lithium.

Synonymes. — Le salicylate de lithium, aussi appelé salicylate de lithine, est un sel neutre ayant pour formule :

$$C^7H^5LiO^3 \text{ ou } C^6H^4 {<}^{CO^2Li}_{OH.}$$

Préparation. — On le prépare en saturant une solution aqueuse d'acide salicylique par du carbonate de lithium : on concentre le produit, et par refroidissement, le salicylate de lithium cristallise.

Caractères d'identité. — Le salicylate de lithium cristallise en aiguilles réunies en masses soyeuses, blanches, inodores, à saveur piquante et sucrée, solubles dans l'eau et l'alcool, inaltérables à la lumière si le sel est pur, mais il brunit à l'air. Il contient 1 gramme de lithine par 6 grammes.

Caractères spécifiques. — On le reconnaît aux caractères suivants :

1° A ses caractères d'identité ;

2° Il donne les réactions caractéristiques des salicylates ;

3°   —   —   des sels de lithium.

Caractères de contrôle. — Il est quelquefois altéré : dans ce cas, il présente une teinte rose et une odeur phéniquée. Ce salicylate impur doit être rejeté.

D'après le Codex, un gramme de salicylate de lithium, calciné avec un excès d'acide sulfurique, laisse 0 gr. 381 de sulfate de lithine.

Conservation. — On doit le conserver en vases clos, car il brunit à l'air.

Action physiologique et thérapeutique. — On l'a préconisé comme succédané du salicylate de soude et du carbonate de lithine ; il jouit, dit-on, à la fois et des propriétés de l'acide salicylique et de celles du lithium. MM. Sée, Guénau de Mussy, Guyon l'ont employé dans les maladies des voies urinaires et ont obtenu l'arrêt de la fétidité des urines, dans le cas d'urines ammoniacales. Théoriquement, il est particulièrement indiqué dans les affections rhumatismales et goutteuses, dans la diathèse urique. D'après Vulpian, il est aussi efficace que le salicylate de soude dans le rhumatisme articulaire aigu.

Modes d'administration et doses. — On l'emploie à l'INTÉRIEUR en cachets à la dose de 2 grammes par jour en 4 cachets, en faisant boire en même temps un tiers de verre d'eau de Vichy (*Formulaire des hôpitaux civils de Paris*). Vulpian conseille d'administrer 4 grammes de ce sel par jour.

§ 3. — Salicylate de mercure.

Généralités. — Nous avons déjà dit que l'acide salicylique $C^6H^4{<}^{CO^2H}_{OH}$, acide phénol, pouvait donner naissance à deux catégories de sels : 1° *Salicylates normaux ou neutres*; 2° *Salicylates basiques*.

Il donne, en se combinant au mercure : deux salicylates mercureux (un salicylate neutre et un salicylate basique); deux salicylates mercuriques (un salicylate neutre et un salicylate basique). C'est là un fait que paraissent méconnaître la plupart des auteurs qui ont voulu préparer le *salicylate de mercure* sans désigner le sel qu'ils désiraient obtenir. Cependant comme le disent très justement MM. Lajoux et Grandval, c'est là une distinction très importante (1).

Salicylates mercureux.

Ces sels ne présentent aucun intérêt au point de vue pharmaceutique.

Salicylates mercuriques.

Le salicylate mercurique normal $\left(C^6H^4{<}^{CO^2}_{OH}\right)^2 Hg$, que l'on prépare en précipitant à froid la solution d'un sel mercurique par le salicylate de sodium, est inusité.

Le salicylate mercurique basique est le seul employé en pharmacie. Il a pour formule $C^6H^4{<}^{CO^2}_{O}{>}Hg$.

Préparation. — Ce corps peut s'obtenir par plusieurs procédés :

1° PROCÉDÉ DE PIESZCZEK qui n'est qu'une modification de celui de Kranzfeld (2). Il consiste à dissoudre 27 grammes de bichlorure de mercure dans 20 p. d'eau tiède et à laisser refroidir à 15°. On filtre

(1) *J. de Ph. et de Ch.*, 5ᵉ série, t. XX, année 1880, p. 5 et 6.
(2). *J. de Ph. et de Ch.*, 2ᵉ semestre, 1888, p. 564.

et on laisse tomber lentement le liquide filtré dans un mélange froid de 81 p. de lessive de soude officinale et de 200 parties d'eau environ, qu'on remue pendant toute la durée de l'opération. On laisse déposer. Il se fait un précipité d'oxyde jaune mercurique qu'on lave avec de l'eau distillée froide jusqu'à ce que les eaux de lavage ne donnent plus la réaction du chlore. On met cet oxyde mercurique dans un ballon, on le délaie avec assez d'eau distillée pour le rendre fluide et on y ajoute 15 grammes d'acide salicylique. On mélange bien et on porte le ballon sur un bain-marie bouillant. En agitant fréquemment le mélange, on voit la couleur jaune de l'oxyde de mercure disparaître rapidement et faire place à la couleur blanche du salicylate de mercure.

Il est important de ne pas laisser de grumeaux d'oxyde mercurique parce qu'ils s'entoureraient de salicylate et ne réagiraient pas. On les évite par un mélange convenable. La proportion d'acide salicylique employée est un peu supérieure à la proportion théorique ; on enlève cet excès d'acide en lavant le produit sur un filtre avec de l'eau chaude jusqu'à ce que le liquide filtré ne présente plus de réaction acide.

Le sel ainsi préparé est un sel basique contenant 59,16 p. 100 de mercure au lieu de 59,52, quantité théorique (1).

2° PROCÉDÉ DE GŒPEL DE HAMBOURG. — Il consiste à dissoudre au bain-marie 2 grammes d'oxyde mercurique dans l'acide acétique additionné d'un peu d'eau. La solution étendue à 200 grammes avec de l'eau distillée est précipitée par une solution de salicylate de sodium. Il se forme un précipité blanc de salicylate de mercure qu'on lave aussi longtemps que les eaux de lavage se colorent avec l'hydrogène sulfuré ou avec le perchlorure de fer (2).

3° PROCÉDÉ H. LAJOUX ET A. GRANDVAL. — On met dans l'eau bouillante l'acide salicylique ; sans interrompre l'ébullition et en agitant continuellement, on ajoute peu à peu de l'oxyde mercurique récemment préparé et bien lavé, en proportion strictement correspondante à l'acide. On n'ajoute une nouvelle quantité d'oxyde que lorsque la précédente est entrée en combinaison, ce dont on est averti par la disparition de la teinte jaune du mélange. Le produit obtenu est exempt d'acide salicylique en excès, ce qui évite les lavages.

Caractères d'identité. — Le salicylate de mercure est une poudre blanche, amorphe, sans odeur ni saveur, neutre, insoluble dans

---

(1) *J. de Ph. et de Ch.*, 5° série, t. XIX, année 1889, p. 587.
(2) *Pharm. Zeitung*, 1886, n° 26 et Schweiz, *Wochenschr. für Pharm.*, XXVII, 1889, 133, rapporté *Répertoire de Pharmacie*, 1889, p. 310.

l'eau et l'alcool, soluble dans les solutions de soude caustique, de chlorure de sodium, d'iodure de potassium, beaucoup plus soluble à chaud qu'à froid ; par le refroidissement, l'excès de sel se dépose à l'état amorphe. Traité par les acides chlorhydrique, sulfurique et acétique, il est décomposé en donnant des chlorures, des sulfates et des acétates de mercure et de l'acide salicylique. Traité par la potasse caustique, il se décompose et l'oxyde jaune de mercure se précipite.

Caractères spécifiques. — On le reconnaît :

1° A ses caractères d'identité ;

2° Dans le sel mercurique basique, il est à remarquer que le mercure est complètement dissimulé ; les réactifs sont impuissants à déceler sa présence (1). On parvient cependant à caractériser le métal par les deux procédés suivants :

1° Procédé. — *A l'aide de la pile de Smithson.* — Cette pile consiste en une lame d'étain sur laquelle on a enroulé une bande d'or.

On traite une petite quantité du sel par de l'acide azotique et cela à l'ébullition ; on additionne la liqueur avec de l'eau distillée et on y plonge le couple électrique étain et or. Au bout de quelques instants, un dépôt de mercure s'est formé sur la lame d'or et celui-ci se trouve blanchi. On déroule la bandelette d'or, on la lave avec un peu d'eau, puis avec l'acide chlorhydrique ; on la sèche après l'avoir lavée de nouveau à l'eau distillée. Cette lame d'or est introduite dans un petit tube bouché dans lequel on la porte au rouge. Le mercure se volatilise et vient se condenser dans la partie froide du tube, tandis que la lame d'or reprend sa couleur jaune. On introduit dans le tube un petit cristal d'iode et on chauffe très doucement ; les vapeurs d'iode transforment le métal en iodure rouge de mercure. Cet iodure rouge, étant dissous dans quelques gouttes d'iodure de potassium, donne une liqueur dans laquelle on peut caractériser le mercure à l'aide de ses caractères spécifiques.

2° Procédé. — On peut encore, pour rechercher le mercure, opérer de la façon suivante : le salicylate de mercure est traité comme précédemment par AzO^3H ; on sature l'acide par de la potasse et on traite par H^2S et à l'ébullition. Il se forme un précipité noir de sulfure de mercure. Ce précipité après lavage est dissous dans de l'eau régale qui donne une solution de chlorure mercurique, dans laquelle il est facile de caractériser le métal.

Action physiologique et thérapeutique. — Il est préconisé comme antisyphilitique (Dr Aranjo de Rio Janeiro et Szadeck) ;

____

(1) Lajoux et Grandval, *J. de Ph. et de Ch.*, 5° série, t. XX, 1889, p. 5.

comme antiblennorrhagique (Schwimmer de Budapest et le Dr Malécot) ; comme antiseptique (Dr Vacher d'Orléans).

Modes d'administration et doses. — On l'administre à l'INTÉRIEUR contre la syphilis à la dose de 0 gr.02 en pilules, à prendre 2 à 5 par jour après les repas. A l'EXTÉRIEUR contre le chancre syphilitique, on l'emploie, mêlé au sous-nitrate de bismuth ; ou en pommade faite au centième.

On l'emploie aussi :

A. *En injections intramusculaires* que l'on pratique avec la préparation suivante :

    Salicylate de mercure. . . . .   0 gr. 20
    Mucilage de gomme arabique. . . . .   0 gr. 30
    Eau distillée. . . . .   60 grammes

Ces injections ne produisent ni douleur, ni induration, ni phénomènes d'intoxication mercurielle. Faire 6 à 16 injections, en observant un intervalle de 2 à 3 jours entre deux injections successives. Ordinairement il suffit de 8 à 10 injections pour faire disparaître les symptômes syphilitiques (1).

B. *En injections contre la blennorrhagie.* 1° Contre la blennorrhagie aiguë, 3 injections par jour avec la solution :

    Eau distillée . . . .   100 grammes
    Salicylate de mercure . . . .   0 gr. 01

2° Contre la blennorrhagie chronique, 3 injections par jour avec la solution :

    Eau distillée . . . .   100 grammes
    Salicylate de mercure . . . .   0 gr. 05

L'emploi du salicylate de mercure comme *antiseptique* a été préconisé par le Dr Vacher d'Orléans. Ce sel présente, d'après lui, un pouvoir antiseptique aussi grand que celui du sublimé sans en avoir les inconvénients ; il pourrait donc le remplacer en chirurgie (2).

La difficulté de l'emploi de ce sel résidait dans son insolubilité dans l'eau ; M. Vacher a triomphé de cet obstacle en faisant réagir le salicylate de soude sur le sublimé ; la double décomposition qui se produit donne naissance à du salicylate de mercure et à du chlorure de sodium ; ce dernier sel contribue à dissoudre le salicylate de mercure.

(1) Szadeck, *Monatshefle für praxt. Dermatologie*, 1888, n° 10 et *der Fortschritt*, IV, 1888, 189 ; *Répertoire de Ph.*, 1889, février, p. 78.
(2) Voir séance de la Société de Chirurgie de Paris, 27 décembre 1890.

Comme antiseptique chirurgical, et pour l'usage externe, M. Vacher recommande d'employer les deux solutions suivantes :

Solution au millième.		*Solution aux 5 millièmes.*	
Sublimé corrosif. . .	1 gr.	Sublimé.	1 gr.
Salicylate de soude. .	2 »	Salicylate de soude. .	2 »
Eau distillée.	1000 »	Eau distillée.	5000 »

M. Vacher a employé le salicylate de mercure comme antisyphilitique et il l'administre de la manière suivante : à l'INTÉRIEUR, 15 à 20 grammes par jour de la solution au millième ci-dessus indiquée ; il l'emploie aussi en injections hypodermiques, faites avec une solution au centième ainsi composée :

Sublimé corrosif.	1 gramme
Salicylate de soude.	2 —
Eau distillée.	100 —

Chaque centimètre cube de la solution renferme environ 0 gr. 01 de salicylate de mercure. Ces injections ne déterminent ni douleur ni abcès.

§ 4. — Salicylate de bismuth.

Généralités. — Un grand nombre de chimistes admettent qu'il existe deux salicylates de bismuth, l'un acide, l'autre basique. D'après M. Garnaud (1), il n'existe qu'un seul salicylate de bismuth ayant pour formule :

$$C^7H^5O^3BiO \text{ ou } C^6H^4{<}^{CO^2(BiO)'}_{OH}.$$

Les salicylates de bismuth, contenant plus d'acide salicylique que le sel répondant à cette formule, sont des salicylates impurs, c'est-à-dire renfermant de l'acide salicylique libre.

D'après M. Thabuis (2) les salicylates de bismuth ne seraient point des sels proprement dits, mais seulement des combinaisons moléculaires d'oxyde de bismuth et d'acide salicylique, instables et variables dans leur composition.

On désigne sous le nom de *salicylate de bismuth officinal, salicylate de bismuth basique*, celui qui est préparé selon les indications du supplément du Codex et contient 61 pour 100 d'oxyde de bismuth.

(1) *Répertoire de Ph.*, 1891, p. 368 et *Union Pharmaceutique*, 1891, p. 107.
(2) Les salicylates de bismuth. — *J. de Ph. et de Ch.*, 1898, 15 décembre, p. 553. *Bull. de la Soc. de Pharm. de Bordeaux*, 1898, octobre, p. 301.

Préparation. — Ce corps peut se préparer par plusieurs procédés : Procédé Ragoncy, procédé Causse, procédé Duyk que nous ne décrirons pas, car, aujourd'hui, d'après le supplément du Codex, le salicylate basique de bismuth doit se préparer de la manière suivante :

> Acide salicylique. . . . . 100 grammes
> Oxyde de bismuth hydraté . . . . Q. S.

(correspondant environ à 150 gr. d'oxyde anhydre).

Placez dans une capsule l'acide salicylique délayé dans un litre d'eau distillée et ajoutez l'oxyde de bismuth.

Chauffez en remuant, sans aller jusqu'à l'ébullition. Employez un léger excès d'acide salicylique, de manière à conserver finalement la liqueur acide. Laissez refroidir. Recueillez le précipité sur une toile et lavez à froid à plusieurs eaux, sans prolonger le contact, afin d'éviter la décomposition du produit. Desséchez ensuite le salicylate basique à une température ne dépassant pas 80°.

Caractères d'identité. — Le salicylate basique de bismuth préparé par le procédé du supplément du Codex est une poudre blanche, sans odeur, à peu près insoluble dans l'eau, soluble dans les acides chlorhydrique ou azotique avec séparation de l'acide salicylique.

Il est décomposé par les bases, le carbonate de magnésie ; traité par l'acool bouillant ou par l'éther froid, il leur cède tout son acide salicylique. Il est également décomposé, au moins partiellement, par l'eau sucrée, la glycérine. Il contient 61 p. 100 d'oxyde de bismuth.

Chauffé vers 50°, il est décomposé, il perd la majeure partie de l'acide salicylique qui vient cristalliser sur les parties froides ; à 100° la séparation est complète. Chauffé brusquement, il dégage des vapeurs, entre en fusion et se décompose.

Caractères spécifiques. — On le reconnaît aux caractères suivants :

1° A ses caractères d'identité ;

2° Il donne les réactions caractéristiques des salicylates ;

3°   —   —   des sels de bismuth après calcination du sel pour chasser l'acide salicylique qui masque les réactions du bismuth.

Caractères de contrôle. — Le salicylate de bismuth peut contenir un excès d'acide salicylique libre ou même fréquemment être remplacé par des mélanges de sous-nitrate de bismuth et d'acide salicylique. Cette altération ou falsification sera reconnue par l'analyse, c'est-à-dire la détermination des proportions d'acide salicylique et d'oxyde de bismuth et la recherche de la présence de l'acide nitrique. Les méthodes ordinaires de recherche de l'acide salicylique libre ne peuvent convenir dans ce cas, car on sait que les dissolvants de cet acide l'enlèvent en totalité ou en partie du salicylate de bismuth préparé convenablement.

La présence de l'acide salicylique libre présente de nombreux inconvénients : si la quantité de cet acide est forte, elle peut devenir dangereuse, en raison des doses élevées auxquelles on administre le salicylate de bismuth ; de plus il peut arriver, si on prescrit, comme cela se fait souvent, un mélange de salicylate de bismuth avec du carbonate de chaux ou de salicylate de bismuth avec le bicarbonate de soude, qu'il se produise une effervescence. Si le mélange est mis en cachets, les cachets sont violemment rompus par le dégagement d'acide carbonique, lorsque le malade le plonge dans l'eau, et il y a même projection de la matière. On évitera ces inconvénients en employant un salicylate de bismuth basique ne contenant pas d'acide salicylique libre.

Action physiologique et thérapeutique. — Il a été recommandé d'abord dans la fièvre typhoïde : la facile décomposition de ce sel faisait espérer que l'acide salicylique formé agirait directement dans l'appareil digestif comme antiseptique et antithermique. Les résultats obtenus d'abord ne furent pas très satisfaisants ; cependant Vulpian, Desplats de Lille, Bouchard et quelques autres médecins s'en sont très bien trouvés.

Il est utilisé comme succédané du sous-nitrate de bismuth, soit à l'intérieur ou à l'extérieur. Outre l'action absorbante du sous-nitrate de bismuth, le salicylate possède, grâce à l'acide salicylique qu'il renferme, des propriétés antiseptiques qui en rendent l'emploi doublement précieux.

Il s'emploie pour pratiquer l'antisepsie gastro-intestinale, dans la dyspepsie putride, la dilatation de l'estomac, la fièvre typhoïde (Vulpian et Bouchard). On l'associe quelquefois utilement au naphtol, au salol, à l'acide borique.

A l'extérieur, on l'applique en poudre dans différentes affections eczémateuses, particulièrement dans l'impetigo des enfants ; il produit d'excellents effets.

Le salicylate de bismuth administré à l'intérieur a joui pendant quelque temps d'une très grande vogue, qui ne semble justifiée ni par les résultats obtenus ni surtout par les conceptions théoriques relatives à son emploi. Nous citerons au sujet de ce dernier point les conclusions formulées par M. Thabuis (1).

1° Les salicylates de bismuth sont des corps instables, variables dans leur composition et, par conséquent, infidèles dans leurs effets.

2° Ces corps sont non seulement décomposés par l'eau sucrée, l'alcool, la glycérine, etc.... et les acides, ils le sont aussi par les alcalis à froid et le carbonate de magnésie. Ce ne sont donc pas des sels proprement dits ; ce ne sont que des combinaisons moléculaires d'oxyde de bismuth et d'acide salicylique, vu la facilité avec laquelle il perd son acide salicylique, perte qui est en raison de la solubilité de l'acide dans le dissolvant employé.

Cette décomposition continue, qui va sans cesse en augmentant avec les lavages, a conduit les fabricants à ne livrer que des mélanges de sous-nitrate de bismuth et d'acide salicylique, comme on peut le vérifier en analysant tous les salicylates de bismuth actuellement sur le marché.

3° Dans ces conditions, en arrivant dans l'organisme, le salicylate de bismuth pur est immédiatement décomposé, soit par les acides de l'estomac avec mise en liberté d'acide salicylique insoluble, soit par les sucs alcalins du pancréas et de l'intestin, et se transforme en oxyde de bismuth et salicylate de soude, dont l'action antiseptique est nulle.

4° Il précipite les ferments albuminoïdes ; de là son action défavorable dans les affections de l'estomac.

5° D'après Vulpian, ce corps n'agirait que par l'acide salicylique libre qu'il contiendrait ; or, l'on sait combien est dangereuse et peu fidèle l'action de cet acide, et combien son action a été l'objet de contradictions.

6° Ses propriétés antidiarrhéiques ne paraissent pas supérieures à celles des autres sels de bismuth (Vulpian).

7° Les contre-indications nombreuses de l'acide salicylique, dyspepsie, affections rénales, vieillesse, athérome, grossesse, affections nerveuses, rendent son emploi et, par conséquent, celui de ses sels, sujets à caution.

8° L'accumulation de l'acide salicylique dans l'organisme peut être une cause de graves désordres.

9° Son action sur le sang dont il altère et détruit même les globules entrave l'hématose.

(1) *Loc. cit.*

10° Il produit la désassimilation, enlevant à l'organisme une certaine proportion d'azote, soit sous forme d'acide salicylurique ou d'indican, ce dernier étant toujours un produit de la métamorphose régressive des éléments organiques.

En conséquence, le salicylate de bismuth devrait être absolument rejeté de la thérapeutique à cause de l'incertitude de sa composition, des impuretés qu'il peut contenir, impuretés provenant de la préparation même de l'acide salicylique synthétique, le seul commercial, et l'on devrait revenir à l'emploi d'un médicament plus fixe et constant dans ses effets, le sous-nitrate de bismuth, et mieux encore l'hydrate d'oxyde de bismuth en pâte, récemment préparé, introduit dans la thérapeutique dès 1859, sous le nom de « crème de bismuth » par le Dr Quesneville, et dont le supplément du Codex de 1895 a consacré l'emploi.

Modes d'administration et doses. — On l'administre à l'INTÉRIEUR à la dose de 1 à 6 grammes par jour, en prises ou en cachets, à l'EXTÉRIEUR, sous forme de poudre en application sur les parties malades.

§ 5. — Salicylate de magnésie.

Le salicylate de magnésie n'étant pas encore franchement entré dans la thérapeutique, nous nous contenterons de le citer et de renvoyer à la publication de M. Van Gool pour son étude (1).

ÉTHERS FOURNIS PAR L'ACIDE SALICYLIQUE.

A. — Ethers alcooliques.

§ 1. — Ether méthylsalicylique.

L'éther méthylsalicylique est aussi appelé salicylate de méthyle, acide gaulthérique.

Il forme les neuf dixièmes au moins de l'essence de Gaultheria procumbens (éricacées) où il se rencontre mélangé à un carbure, le gaulthérylène $C^{10}H^{16}$.

L'éther méthylsalicylique résulte de la combinaison de l'acide sali-

(1) Van Gool, *J. de Ph. et de Ch.*, 1895, 15 octobre, p. 372.

cylique avec l'alcool méthylique avec élimination d'une molécule d'eau. C'est ce qu'exprime la formule suivante :

$$C^6H^4\underset{OH}{\overset{CO^2}{\big<}} + CH^3OH = C^6H^4\underset{OH}{\overset{CO^2CH^3}{\big<}} + H^2O$$

$$\underset{\substack{\text{Acide}\\\text{salicylique}}}{} \qquad \underset{\substack{\text{Alcool}\\\text{méthylique}}}{} \qquad\qquad \underset{\substack{\text{Ether}\\\text{méthylsalicylique}}}{}$$

Préparation. — On peut l'extraire de l'essence de Gaultheria procumbens, que l'on appelle aussi essence de Wintergreen, en recueillant ce qui passe à + 222°.

D'après Gerhardt, on peut le préparer en traitant l'alcool méthylique par le chlorure de salicyle.

Caractères d'identité. — Le salicylate de méthyle est un liquide incolore, d'une odeur forte et agréable, d'une densité de 1,15 à 1,20 (Adrian), de 1,18 (Prunier), bouillant à 222°, peu soluble ou à peu près insoluble dans l'eau, soluble dans l'alcool et l'éther.

Caractères spécifiques. — On le reconnaît aux caractères suivants (1) :

1° Il se colore en violet par l'addition de perchlorure de fer en solution aqueuse étendue.

2° Il se combine avec la potasse (car cet éther possède une fonction phénolique) pour former un sel qui cristallise en paillettes nacrées.

3° Si l'on fait agir sur lui un excès de potasse, surtout à chaud, il se décompose et se transforme en alcool méthylique et en un salicylate dans lequel l'addition d'un acide régénère l'acide salicylique.

4° Si l'on place dans un flacon bouché un volume de salicylate de méthyle et 5 à 6 volumes d'une solution concentrée d'ammoniaque, l'éther disparaît au bout de quelque temps ; la liqueur étant évaporée et le résidu distillé, on obtient une masse jaune qui, dissoute dans l'eau bouillante, cristallise en aiguilles. — Cette substance est la salicylamide qui, par l'action des acides, régénère l'ammoniaque sous forme de sel et l'acide salicylique.

5° Si l'on fait tomber le salicylate de méthyle sur de la chaux ou de la baryte anhydre, il se forme des carbonates de chaux ou de baryte et de l'anisol reconnaissable à son odeur.

Caractères de contrôle. — Le salicylate de méthyle peut contenir de l'alcool méthylique non éthérifié, si le produit n'a pas été lavé.

---

(1) Adrian, *J. de Ph. et de Ch.*, 1er mai 1898, p. 422, dans le *Journal des Nouveaux remèdes*, numéro du 24 mai 1898, p. 231.

Il peut également contenir soit de l'alcool méthylique, soit de l'alcool éthylique ajoutés par fraude.

La présence de ces corps étrangers abaisserait notablement la densité et le point initial d'ébullition du produit. Ajoutons qu'un simple lavage à l'eau distillée suffit pour débarrasser le salicylate de méthyle de ces produits étrangers et frauduleux (1).

Le salicylate de méthyle peut aussi être falsifié avec une huile fixe : dans ce cas, la densité du produit serait abaissée et si on le distille à 220°, il reste un résidu qui, fortement chauffé, dégage des vapeurs âcres caractéristiques d'acroléine (Adrian).

Enfin, on peut remplacer le salicylate de méthyle par l'essence de Wintergreen. Pour distinguer le salicylate de méthyle (essence artificielle) de l'essence de Wintergreen (essence naturelle), Adrian conseille d'employer le moyen suivant :

Prendre 5 cc. du produit et ajouter un volume égal d'acide sulfurique :

A. — Avec le salicylate de méthyle pur : pas d'élévation de température et l'éther se colore faiblement en jaune.

B. — Avec l'essence de Wintergreen : La température s'élève notablement et l'éther se colore en rose, puis en rouge brun. Cette coloration est due à l'action de l'acide sulfurique sur le gaulthérylène, terpène de formule $C^{10}H^{16}$, contenu dans l'essence de Wintergreen.

Conservation. — Le salicylate de méthyle doit être conservé dans des flacons jaunes bouchés à l'émeri.

Action thérapeutique. — Le salicylate de méthyle a été recommandé par Siredey, Lemoine, Linossier, Lannois contre le rhumatisme articulaire aigu et le rhumatisme musculaire ; dans les arthrites goutteuses, il semble être un des meilleurs calmants de la douleur. Il a été employé avec succès dans les névralgies, les névrites, contre les douleurs fulgurantes du tabes, les pseudo-névralgies du mal de Pott, les points pleurétiques des tuberculeux, les coliques hépatiques (Chombard-Héron).

Modes d'administration et doses. — On l'emploie en badigeonnages à la dose moyenne de 4 grammes ; on recouvre de ouate et de gutta-percha.

Le salicylate de méthyle s'absorbe rapidement par la peau, ainsi

____

(1) Adrian, *loc. cit.*

que l'ont constaté MM. Linossier et Lannois dans leurs expériences (1).

Le salicylate de méthyle peut être employé en inhalations, d'après
les expériences de M. Le Strat de Bordeaux, et depuis quelque temps
on prépare des inhalateurs spéciaux, pipes ou cigares, que l'on charge
de sciure de bois imbibée de salicylate de méthyle et dont les malades
atteints de rhumatismés se servent à la façon des cigares de goudron
si répandus dans la pratique populaire.

M. le Dr Gilbert Lasserre, à l'exemple donné par Dujardin-Beaumetz, Nothnagel et Rossbach, préconise l'emploi du salicylate de
méthyle à l'intérieur à la dose de 5 cc. soit 0 gr.50 par 24 heures ;
il conseille la formule suivante, qui lui a toujours donné de bons
résultats dans le rhumatisme aigu ou subaigu :

<pre>
Salicylate de méthyle . . . .   1 cc.
Sirop de punch. . . . . ⎫
Eau distillée . . . . ⎭ ââ   100 gr.
</pre>

F. s. a. A prendre par cuillerée à soupe dans les 48 heures (2).

M. Leredde a proposé d'employer le salicylate de méthyle contre
le prurit causé par diverses dermatoses et il conseille à cet effet la
pommade suivante (3) :

<pre>
Oxyde de zinc . . . . ⎫
Vaseline . . . . ⎭ ââ 20 grammes
Salicylate de méthyle.   1   —
</pre>

Quelques cliniciens ont proposé de substituer au salicylate de méthyle l'essence de Wintergreen naturelle, qui renferme 90 p. 100 de
ce corps. Il n'y a à cette substitution que des inconvénients. En effet,
l'essence de Wintergreen n'est pas un médicament toujours identique à lui-même ; elle renferme des substances dont l'action physiologique est inconnue ; son odeur est pluspénétrante et plus tenace
que celle du salicylate de méthyle pur ; elle est parfois irritante pour
la peau.

Il résulte de ces considérations que les médecins doivent éviter de
prescrire l'essence de Wintergreen à la place du salicylate de méthyle
et qu'on doit toujours préférer le produit pur de synthèse à l'essence

(1) *J. de Ph. et de Ch.*, [6] III-443, 1896, — [6] IV, 1896, p. 397,— [6] VII,
1898, p. 435.
(2) Voir au sujet de l'usage interne du salicylate de méthyle : Note de Vidal,
du 24 octobre 1897, note de Gilbert Lasserre du 24 novembre 1897 ; *J. des
Nouveaux remèdes.*
(3) V. *Union pharmaceut.*, année 1899, p. 230.

naturelle, ainsi que le conseille l'unanimité des savants qui se sont occupés de la question.

DÉRIVÉ DU SALICYLATE DE MÉTHYLE.

Ether diiodométhylsalicylique.

Le salicylate de méthyle fournit un dérivé iodé intéressant. Il résulte de la substitution de deux atomes d'iode à deux atomes d'hydrogène du noyau benzénique.

Il a pour formule $C^6H^2I^2{<}{\small\begin{matrix}CO^2.CH^3\\OH\end{matrix}}$.

On l'appelle éther diiodométhylsalicylique, diiodosalicylate de méthyle, sanoforme.

Il a été préparé par Sallinek et Courant en faisant agir l'iode sur l'essence de Wintergreen.

Le sanoforme est cristallisé en fines aiguilles incolores, inodores, fondant à 110°, insolubles dans l'eau, solubles dans 10 parties d'alcool chaud, solubles dans l'éther et la vaseline, propriétés qui permettent la préparation facile de gaze, de collodion et de pommade au sanoforme.

La stérilisation de la gaze au sanoforme est facile, puisque le point de fusion de ce corps est supérieur à 100° et qu'à cette température il ne se décompose ni ne se volatilise.

Il contient 62,7 p. 100 d'iode et d'après Langgard il ne serait pas toxique.

Il a été essayé avec succès dans l'ulcère mou et l'ulcère dur ; c'est un siccatif excellent. Il semble préférable à l'iodoforme, parce qu'il est inodore et ne provoque aucun phénomène d'intoxication locale ou générale.

D'après Arnheim, c'est un excellent antiseptique.

§ 2. — Salacétol.

Le salacétol appelé aussi salicylacétol a pour formule :

$$C^6H^4{<}{\small\begin{matrix}CO^2.CH^2.CO.CH^3\\OH\end{matrix}}.$$

Il peut être considéré comme l'éther salicylique de l'alcool $CH^2OH.CO.CH^3$.

Préparation. — Ce corps s'obtient par l'action de la monochlor-acétone sur le salicylate de soude.

Il renferme 75 et 25 p. 100 d'acétol.

Caractères d'identité. — Le salacétol cristallise en longues aiguilles fusibles à 71°, insolubles dans l'eau froide, très difficilement solubles dans l'eau chaude, solubles dans l'alcool chaud, peu solubles dans l'alcool froid, solubles dans l'éther, le sulfure de carbone, le chloroforme, le benzol, l'huile de ricin.

Caractères de contrôle. — MM. Eckenroth et Koch ont proposé pour doser l'acétone et l'acide salicylique dans le salacétol un procédé intéressant à signaler.

Le salacétol traité par la lessive de soude se saponifie ; il se forme du salicylate de soude et l'acétone est mis en liberté (1).

Par addition d'une solution d'iode, ce dernier est transformé en iodoforme, en même temps qu'il se produit du formiate de potasse, une melécule d'iodoforme correspond exactement à une molécule d'acétone. On peut donc, en s'appuyant sur cette réaction, doser l'acétone provenant du salacétol. On peut également doser l'acide salicylique, puisqu'on peut le séparer de ses combinaisons solubles (salicylate de soude) en les traitant par un acide fort, par exemple par l'acide chlorhydrique.

Conformément à ces considérations, les auteurs ont institué une méthode de dosage qui leur a permis de caractériser dans les produits de saponification du salacétol 29,78 p. 100 d'acétone (au lieu de 29,89) et 70,05 p. 100 d'acide salicylique (au lieu de 70, 11).

Pour faire une analyse rapide, les auteurs préconisent l'emploi d'une solution de soude normale au 1/10 en se servant de phénolphtaléine comme indicateur, ainsi qu'il suit :

On délaye 0 gr. 5 de salacétol dans une petite quantité d'eau et on ajoute quelques gouttes de phénolphtaléine. On fait tomber ensuite goutte à goutte la solution de soude et, aussitôt que se produit la coloration rouge, on chauffe le mélange jusqu'à décoloration. On continue l'addition de lessive de soude jusqu'à ce que, en chauffant, le liquide ne se décolore plus.

A ce moment tout le salacétol s'est dissous dans l'alcali et transformé en salicylate de soude et acétone. La dissolution ne se fait que peu à peu. Pour neutraliser 0,5 de salacétol, il faut 26 c.c. de solu-

______

(1) D'après MM. Helbing et Passmore, ce n'est pas de l'acétone qui se forme dans ces conditions, mais de l'alcool acétonique CH^2. OH. CO.CH^3 qui d'ailleurs donne également de l'iodoforme avec l'iode.

tion alcaline normale au 1/10. La quantité de solution alcaline employée dans un essai doit donc donner le degré de pureté du salacétol examiné.

Action physiologique et thérapeutique. — Le salacétol présente sur le salol les avantages suivants :

1° A poids égal, il contient plus d'acide salicylique que le salol ;

2° Il se dissout mieux ; sa solubilité augmente au fur et à mesure que l'on s'approche de la température du corps ;

3° Tandis que le salol ne développe ses propriétés antiseptiques qu'après avoir été en contact avec les tissus animaux pendant plusieurs heures, le salacétol le fait immédiatement ;

4° Les produits de dédoublement du salacétol ne sont pas toxiques. En effet, employé à l'intérieur, le salol donne naissance à de l'acide phénique qui agit comme irritant et même, mis en liberté, peut provoquer des phénomènes toxiques ; or, le produit de dédoublement du salacétol, l'acétol, ne tarde pas à se décomposer dans l'organisme animal où enfin le salacétol se transforme en acétone ; dans les deux cas, il n'exerce aucune influence nocive sur le fonctionnement normal du corps (1).

Ce dernier fait est très important au point de vue pratique, car le dédoublement du salol en phénol et en acide salicylique peut être dangereux à cause du phénol.

B. — Ethers phénoliques ou salols.

Généralités. — Nous avons vu, lorsque nous avons étudié les phénols, qu'on désigne, sous le nom générique de *salols*, des éthers formés par la combinaison de l'acide salicylique avec les phénols. Exemple : phénol + acide salicylique = salol + eau.

D'après Nencki, ces composés se préparent en fondant à poids moléculaire égal un phénol et de l'acide salicylique et en chauffant le mélange à 120 ou 130° avec de l'oxychlorure de phosphore. Depuis la découverte de Nencki, on a reconnu que l'oxychlorure de phosphore pouvait être remplacé par le pentachlorure de phosphore, le trioxychlorure de phosphore, l'oxychlorure de carbone, l'oxychlorure de soufre, les bisulfates alcalins, etc. On a remarqué de plus que les phénols et l'acide salicylique pouvaient être remplacés par des phénates alcalins et du salicylate de soude.

Si l'on fait agir l'acide salicylique sur le phénol ordinaire, on

____

(1) *J. des Nouveaux remèdes*, 8 janvier 1897, p. 11.

obtient un éther phénylique de l'acide salicylique ou salicylate de phényle dont la constitution est établie par la formule suivante :

$$C^6H^4{<}{}^{CO.OH}_{OH} + C^6H^5.OH = C^6H^4{<}{}^{CO.O(C^6H^5)}_{OH} + H^2O.$$

Acide salicylique   Phénol   Salicylate de phényle

On voit donc que ce salicylate de phényle est de l'acide salicylique dans lequel 1 atome d'hydrogène basique a été remplacé par le phényle C^6H^5 : c'est un salol du phénol.

De même avec le crésylol, on obtient un éther crésylique de l'acide salicylique ou salicylate de crésol appelé crésalol : c'est un salol du crésylol.

On obtient de même des salols avec le thymol, les naphtols, etc...

Les salols intéressants au point de vue pharmaceutique sont :

1° Le *salol* ou salicylate de phénol ;

2° Le *tribromosalol* ou salicylate de tribromophénol ;

3° Le *salophène* ou salicylate d'acétylparaamidophénol ;

4° Le *crésalol* ou salicylate de crésol ;

5° Le *salithymol* ou salicylate de thymol ;

6° Le *bétol* ou salicylate de naphtol-β ;

7° L'*alphol* ou salicylate de naphtol-α.

§ 1. — Salol.

Synonymes. — Le salol appelé aussi salicylate de phénol, salicylate de phényle, éther phénylsalicylique a pour formule :

$$C^6H^4{<}{}^{CO.O(C^6H^5)}_{OH}.$$

Caractères d'identité. — Il se présente sous la forme d'une poudre blanche cristalline, onctueuse, donnant au toucher la sensation d'une résine, ayant une odeur et une saveur offrant quelques analogies avec celles de l'essence de Wintergreen.

Il est insoluble dans l'eau, la glycérine et les huiles lourdes de pétrole. Il est soluble dans l'alcool, l'éther, le chloroforme, la benzine, l'essence de térébenthine, les huiles fixes et volatiles, la vaseline liquide, le baume de copahu, l'essence de santal (Lacroix).

Il fond à 42°

Fondu avec le camphre à parties égales, il donne un salol camphré liquide, étudié par M. Léger et dont on a déjà parlé en traitant des phénols camphrés.

Traité par les alcalis, il est saponifié et dédoublé en phénol et en acide salicylique.

Il contient pour 100 : 40 d'acide phénique et 60 d'acide salicylique.

Caractères spécifiques. — On le reconnaît aux caractères suivants :

1° A ses caractères d'identité ;

2° Traité par l'acide sulfurique à chaud, il donne une coloration jaune (Trillat) ;

3° Sa solution alcoolique prend, par l'addition d'une goutte de perchlorure de fer, la même coloration violette que l'acide salicylique ;

4° Chauffé avec l'ammoniaque, on obtient un liquide qui est coloré en rouge violet par le perchlorure de fer (Trillat) ;

5° 0 gr. 05 de salol, mélangés avec 0 gr. 08 de nitrate de sodium et 1c.c. d'acide sulfurique, donnent une coloration bleu vert (Trillat) ;

6° 0 gr. 05 de salol, mélangés avec 0 gr. 08 de nitrite de sodium et 1c.c. d'acide sulfurique, donnent une coloration rouge qui devient successivement brune et bleu verdâtre (Trillat).

Caractères de contrôle. — Le salol peut être altéré et contenir de l'acide salicylique libre ou être falsifié par des sulfates, des chlorures. Pour en faire l'essai, on doit opérer comme l'indique le supplément du Codex :

Agiter le salol avec 50 fois son poids d'eau froide et filtrer. Le liquide filtré ne doit pas :

1° Etre coloré en violet par une goutte de perchlorure de fer (acide salicylique libre) ;

2° Précipiter par le nitrate d'argent (chlorures) ;

3° Précipiter par le nitrate de baryte (sulfates).

Chauffé sur une lame de platine, le salol se volatilise sans laisser de résidu.

Conservation. — On le conserve dans des flacons secs et bien bouchés.

Action physiologique. — Le salol est beaucoup plus un médicament salicylé qu'un médicament phénolé ; ses partisans le donnent comme un succédané de l'acide salicylique d'autant plus actif qu'il agirait comme acide salicylique *statu nascenti* (1).

L'un des côtés intéressants de son histoire physiologique, c'est son dédoublement en ses deux constituants : acide salicylique et phénol, dédoublement qui se produit dans un milieu alcalin. Nencki pen-

____

(1) Soulier, *Traité de thérapeutique et de pharmacologie*, t. 1, p. 136.

sait que ce dédoublement ne pouvait s'opérer que dans l'intestin et sous l'influence du suc pancréatique ; mais M. le professeur Lépine a démontré qu'il pouvait se produire encore, mais plus lentement, sous l'influence des microbes de l'intestin. Enfin MM. Perrier et Patein ont démontré que le salol, absorbé par les plaies, subissait la même transformation sous l'influence de l'alcalinité du sang.

Action thérapeutique. — Il est employé : comme antirhumatismal et antinévralgique ; comme antipyrétique, dans les mêmes maladies où on emploie l'acide salicylique, mais il serait plus infidèle que ce dernier (Kœster) ; comme antiseptique intestinal, dans les diarrhées putrides, la dysenterie, le choléra (Hueppe et Lœwenthal) ; comme antiseptique des voies urinaires, dans le catarrhe vésical, la blennorrhagie (Dreyfous, Hirne, Lane) ; comme antiseptique, en chirurgie et en dermatologie pour remplacer l'iodoforme parce qu'il n'irrite pas la peau, qu'il ne provoque pas de phénomènes toxiques et surtout parce que son odeur n'est pas désagréable ; comme topique, dans le traitement des brûlures. On l'emploie en pharmacie pour l'enrobage des pilules (Ceppi et Yvon) (1).

Modes d'administration et doses. — Il s'emploie à l'INTÉRIEUR à la dose de 2 à 6,7 et même 8 grammes par jour sous forme de potion, de cachets, de tablettes, de saccharures. A l'EXTÉRIEUR, en poudre, pommade, collodion, suppositoire, etc., etc.

Formules pour l'administration du salol à l'intérieur :

	Salol.	4 gr.
	Sucre	4 —
	Gomme pulvérisée	10 —
Potion (Nicot)	Huile d'amandes douces. . .	15 —
	Teinture de quillaya saponaria.	3 —
	Eau distillée	150 —

On triture et mélange très intimement le sucre et le salol ; on ajoute la teinture au sirop et on procède ensuite comme pour la préparation du looch huileux.

	Salol	5 gr.
	Gomme arabique.	4 —
Emulsion (Jouisse)	Gomme adragante. . . .	0 gr. 20
	Teinture de tolu.	10 —
	Sirop simple.	30 —
	Eau distillée.	120 —

(1) Voir enrobage des pilules, Dupuy, *Cours de pharmacie*, t. II, p. 228.

Mélanger la teinture de tolu avec l'eau, puis après précipitation partielle, filtrer à travers un linge et faire l'émulsion. Chaque cuillerée à bouche contient 0 gr. 50 de salol.

Potion (Carles). Triturer finement le salol avec son poids de sucre et de gomme et délayer le tout ensuite dans un julep gommeux. Par le procédé de M. Carles, on obtient une potion dans laquelle le salol reste parfaitement en suspension et qui constitue un médicament agréable d'une administration facile ; cette forme pharmaceutique est beaucoup plus active que toute autre forme, les cachets par exemple. Il est très important de bien diviser le médicament, car c'est à cette cause surtout que doit être attribuée l'inégalité d'absorption et d'action du salol que l'on observe fréquemment (1).

Cachets	Salol.	4 gr.
	F.s.a. 4 cachets.	

Tablettes	Gomme adragante.	1 —
	Gomme arabique.	3 —
	Eau.	10 —
	Salol	25 —
	Sucre.	60 —
	Essence de citron	V gouttes
	F.s.a. 100 tablettes contenant chacune 0 gr. 25 de salol.	

Saccharure	Sucre vanillé.	80 gr.
	Salol.	20 —
	F.s.a. poudre impalpable. Une cuillerée à café contient 1 gr. de salol.	

Formules pour l'administration du salol à l'extérieur :

Poudre à pansements	Salol pulvérisé.	âà PE
	Amidon pulvérisé.	

Pommade	Vaseline blanche.	30 gr.
	Salol	4 —

Collodion (contre les gerçures des seins)	Salol	4 —
	Éther.	4 —
	Faire dissoudre et ajouter :	
	Collodion élastique.	30 —

Liniment (contre les brûlures).	Huile d'olive	60 —
	Salol.	10 —
	Eau de chaux.	60 —

(1) V. *Rép. de Pharmacie*, Carles : Quelles sont les causes d'inégalité d'absorption et d'action du salol, 1891, p. 376.

Suppositoires	Beurre de cacao	40 gr.
	Cire blanche	3 gr. 50
	Salol	10 —
	pour 10 suppositoires.	

Elixir dentifrice	Salol	3 gr.
	Alcool à 90°	130 —
	Essence de geranium . . .	ââ 0 gr. 50
	— badiane . . .	
	— menthe	1 gr.

Solution éthérée	Salol	1 gr.
	Ether	5 —

Cette solution a été préconisée par le Dr Talamon, en pulvérisation pour le traitement des pustules varioliques de la face, dans les formes légères.

MM. Reynier et Isch-Wall ont fait une communication à la Société de chirurgie, dans la séance du 12 juillet 1893, sur l'emploi du salol liquide en chirurgie.

Salol liquide. — Ils ont eu l'idée d'utiliser la propriété que possède le salol de se liquéfier à une température de 40° et de rester liquide à une température de 37 à 38°. A cette température, il est encore assez liquide pour pouvoir être injecté sous la peau ou dans une cavité à l'aide d'une seringue de Pravaz.

Salol iodoformé. — Le salol possède encore une autre propriété ; à la température de 41° ; il se mélange intimement avec l'iodoforme, et on obtient ainsi un produit liquide homogène, qui se prend en masse par refroidissement.

M. Reynier injecte le salol liquide ou le salol iodoformé dans les trajets fistuleux et dans les cavités purulentes, où le salol, en se cristallisant et se désagrégeant, joue le rôle d'agent antiseptique. Il pratique les mêmes injections dans les abcès froids de petite dimension, en ayant grand soin d'aspirer à plusieurs reprises le pus qui se reforme.

Le salol liquide peut encore être appliqué sur les sutures et jouer ainsi le rôle d'un vernis antiseptique imperméable, préférable à la traumaticine.

Salosantal. — On a préconisé tout dernièrement sous le nom de salosantal un médicament composé d'une solution de salol à 33 pour 100 dans l'essence de bois de santal, additionnée d'essence de menthe pour en masquer le goût.

Cette préparation s'ordonne à la dose de 10 à 20 gouttes après le repas, 3 fois par jour dans toutes les affections de l'urèthre et de la vessie dans lesquelles l'irritabilité de la muqueuse rend les interventions impossibles.

Werler l'emploie dans la cystite, l'uréthrite, la prostatite (1).

Observation. — Le salol, découvert par Nencki et introduit dans la thérapeutique par Sahli, a pris rapidement une certaine importance en médecine et cela non seulement parce qu'on lui a reconnu de réelles propriétés médicamenteuses, mais encore parce qu'on l'a considéré à l'origine comme dépourvu de toxicité.

Des accidents, signalés dans ces derniers temps, à la suite de l'ingestion de doses un peu élevées de ce corps, et tout récemment un cas d'intoxication suivi de mort, observé par Hesselbach, ont démontré que l'administration du salol n'était pas aussi inoffensive qu'on l'avait cru tout d'abord et qu'il fallait employer ce corps avec une certaine prudence.

Quelle est la cause de ces accidents ? On sait que le salol traverse l'estomac sans être modifié et que c'est seulement dans l'intestin qu'il se dédouble sous l'influence du suc pancréatique, en ses deux composants : phénol et acide salicylique. Les accidents observés dans l'emploi du salol à trop fortes doses présentant les caractères de ceux observés pour les empoisonnements par le phénol, il y a lieu de conclure que le phénol entrant dans la composition du salol fait de celui-ci, en devenant libre, un corps toxique.

Pour éviter ces accidents, on a conseillé, lorsqu'on emploie le salol à fortes doses, 6 à 8 grammes par jour, de prescrire en même temps du sulfate de soude destiné à transformer l'acide phénique, devenu libre, en sulfo-phénate de soude non toxique. On a aussi cherché à préparer un composé qui, tout en réunissant les propriétés du salol, ne donne pas en se dédoublant de produit toxique. Le salophène, que nous étudierons plus loin, semble réaliser ces conditions.

§ 2. — Tribromosalol.

Le tribromosalol, appelé aussi *cordol*, est le salol correspondant au tribromophénol. Il a pour formule :

$$C^6H^4{<}^{CO^2\,(C^6H^2Br^3)}_{OH.}$$

(1) *Annales de Merck,* 1898, p. 129.

Le tribromosalol ou cordol se présente sous la forme d'une poudre cristalline insoluble dans l'eau, difficilement soluble dans l'alcool et l'éther, fusible à 95°.

Il est dédoublé par de faibles proportions d'alcali, sans l'intervention du suc pancréatique.

Il a été préconisé, comme succédané du salol, et s'emploie comme antirhumatismal, antinévralgique et sédatif.

On l'emploie à la dose de 0 gr. 50 à 2 grammes. Cette dose peut être répétée 3 ou 4 fois par jour.

Avec le cordol on a préparé le *cordyle* (combinaison acétylique), la *cordéine* (combinaison méthylique), qui n'ont pas été encore très étudiés au point de vue thérapeutique.

§ 3. — Salophène.

Constitution. — Ainsi que nous l'avons déjà dit (1), le salophène est un éther salicylique de l'acétylparaamidophénol, ayant pour formule :

$$C^6H^4 \Big\langle {}^{OH}_{CO.OC^6H^4.AzH.CO.CH^3}$$

Caractères d'identité. — Le salophène se présente sous la forme de petites lamelles blanches, inodores, insipides et neutres.

Il est soluble dans l'alcool et l'éther, surtout à chaud ; il est presque insoluble dans l'eau, assez soluble à froid dans les alcalis.

Caractères spécifiques. — On le reconnaît aux caractères suivants :

1° A ses caractères d'identité ;

2° Traité par un alcali, il se dissout. Si on fait bouillir cette dissolution alcaline, elle bleuit d'abord à la surface, puis se décolore si on continue l'ébullition, pour se colorer à nouveau, dès qu'elle se retrouve au contact de l'air ;

3° Si on sature la solution alcaline avec de l'acide chlorhydrique et si on agite avec de l'éther, on obtient, après évaporation de ce dernier, un résidu présentant les propriétés et les caractères spécifiques de l'acide salicylique ;

4° Si on chauffe la solution alcaline préalablement saturée par l'acide chlorhydrique et additionnée d'alcool, on obtient l'odeur de l'éther acétique, qui caractérise la présence du groupe acétyle existant dans le composé.

(1) Voir article phénol, *Dérivés du phénol (salols)*, p. 131.

Action physiologique. — Sous l'influence des alcalis, le salophène se dédouble en acide salicylique et acétylparaamidophénol. C'est cette réaction qui s'accomplit dans l'intestin sous l'influence du suc pancréatique.

Action thérapeutique. — Il est préconisé par le Dr Guttmann, principalement dans le rhumatisme articulaire aigu.

On l'emploie aussi comme antiseptique intestinal à la place du salol ou du benzonaphtol.

Modes d'administration et doses. — On l'administre à la dose de 4 à 6 grammes par jour, sous forme de poudre, de tablettes, de potion, de cachets, comme le salol.

§ 4. — Crésalol.

Synonymes. — Le crésalol, appelé aussi salicylate de crésol, salicylate de crésyle, éther crésylsalicylique, est un corps analogue au salol et ayant pour formule :

$$C^6H^4{<}^{COO\ (C^6H^4.CH^3)}_{OH}$$

Ce crésalol, comme le crésylol lui-même, se présente sous trois modifications isomériques : l'*orthocrésalol* qui fond à 35° ; le *métacrésalol* qui fond à 74° ; le *paracrésalol* qui fond à 39°.

Caractères d'identité. — Ces trois crésalols se présentent sous forme d'une poudre blanche, légère, cristalline, insoluble dans l'eau, soluble dans l'alcool, l'éther, les huiles.

Action physiologique et thérapeutique. — Dans l'organisme, ces trois crésalols sont dédoublés en leurs composants : crésylol et acide salicylique (Nencki). Ce sont des antiseptiques analogues au salol.

On emploie particulièrement le paracrésalol ; il convient surtout quand on désire pratiquer l'antisepsie intestinale, à cause de son innocuité.

D'après Widner et Bircher, on peut employer, pour l'antisepsie externe, le méta ou le paracrésalol. En effet, tous les deux agissent favorablement sur les plaies ; ils sont aussi énergiques l'un que l'autre ; cependant le métacrésalol est préférable parce qu'il ne forme pas de grumeaux et que par suite, on l'insuffle plus facilement. Tous les deux sont supérieurs à l'iodoforme en ce qu'ils ne sont pas toxiques, diminuent davantage les sécrétions des plaies et ne répandent qu'une odeur qui n'a rien de désagréable.

Modes d'administration et doses. — Le paracrésalol est employé à l'INTÉRIEUR aux mêmes doses et dans les mêmes formes que le salol.

A l'EXTÉRIEUR, on emploie le méta ou le paracrésalol sous forme de gaze antiseptique crésalolée, que l'on prépare par le procédé suivant, indiqué par Widner et Bircher : mettre la gaze stérilisée à la vapeur et encore humide sur une plaque de verre que l'on fait passer sous un tamis mobile rempli de métacrésalol finement pulvérisé. On conserve cette gaze en flacon à large ouverture bouché à l'émeri.

§ 5. — Salithymol

Le salithymol est le salol correspondant au thymol. Il a pour formule :

$$C^6H^4 \big\langle^{CO.\,(OC^{10}H^{13})}_{OH.}$$

Il se présente sous la forme d'une poudre blanche, cristalline, de saveur faiblement douceâtre, peu soluble dans l'eau, très facilement soluble dans l'alcool.

Ce corps est encore peu usité en thérapeutique.

§ 6. — Bétol.

Synonymes. — Le bétol, appelé aussi salicylate de naphtol, salicylate de naphtyle, salinaphtalol, naphtalol, naphtalol-salol est une combinaison de naptol β et d'acide salicylique, analogue au salol et ayant pour formule :

$$C^6H^4 \big\langle^{CO.O(C^{10}H^7)}_{OH}$$

Préparé par Nencki, il a été étudié au point de vue thérapeutique, par Robert, Willens et Sahli.

Caractères d'identité. — Le bétol se présente en lamelles incolores, insipides, à réaction très faiblement acide, fusibles à 95°, insolubles dans l'eau froide, solubles dans 150 p. d'alcool à 95 cent. à la température de 15°, très solubles dans le chloroforme, assez solubles dans l'éther et la benzine.

Caractères spécifiques. — On le reconnaît aux caractères suivants :

1° A ses caractères d'identité ;

2° Sa solution alcoolique (faite à chaud) se colore en violet par le perchlorure de fer dilué ;

3° Sa solution chloroformique, additionnée de potasse caustique, donne à froid une coloration bleue qui s'accentue par la chaleur ;

4° Traité par l'acide sulfurique contenant du nitrate de sodium il donne une coloration verdâtre (Trillat) ;

5° Traité par l'acide sulfurique contenant du nitrite de sodium il donne une coloration rougeâtre (Trillat) ;

6° Chauffé avec un lait de chaux, on obtient, après filtration, un liquide bleu fluorescent qui, traité par le perchlorure de fer devient violet (Trillat) ;

7° En présence de l'acide sulfurique, il devient jaune-citron ;

8° En présence de l'acide azotique, il devient brun-olive ;

9° Soumis à l'ébullition avec un soluté de soude caustique, il se dédouble en acide salicylique et en naphtol β. Une addition d'acide sulfurique dilué précipite les deux corps du soluté ainsi obtenu. On lave le précipité sur le filtre et on le traite par une solution de carbonate de soude qui dissout l'acide salicylique et laisse intact le naphtol β. Tous les deux sont separément reconnus par leurs réactions caractéristiques (Supplément du Codex).

Caractères de contrôle. — Le bétol ne doit contenir ni d'acide salicylique libre, ni de naphtol β libre.

Pour s'en assurer, on suit le procédé indiqué par le supplément du Codex :

1° Traiter à froid le bétol suspect par une solution faible de carbonate de soude : s'il y a de l'acide salicylique libre, il sera dissous par la lessive de soude et le liquide filtré donnera les réactions de l'acide salicylique ;

2° Dissoudre un peu de bétol suspect dans le chloroforme. Cette solution chloroformique, essayée par la potasse ou avec l'azotate acide de mercure, ne doit pas donner les réactions du naphtol β.

Conservation. — Il doit être conservé dans des flacons secs et bien bouchés.

Action physiologique et thérapeutique. — Il a des propriétés identiques à celles du salol, il est inattaqué dans l'estomac, mais il est décomposé dans l'intestin en ses deux constituants : acide salicylique et naphtol β. Il est préconisé particulièrement comme antiseptique intestinal et dans le catarrhe de la vessie.

Modes d'administration et doses. — On l'administre à l'INTÉ-
RIEUR à la dose de 0 gr. 50 à 1 gramme trois fois par jour en poudre
ou en cachets.

M. Huchard emploie pour pratiquer l'antisepsie intestinale le bétol
seul ou mélangé au salol et au salicylate de bismuth. Ses formules ha-
bituelles sont les suivantes :

1° Salol . . . . $\Big\}$ āā 5 gr.
Bétol. . . . .
Salicylate de bismuth... . . . .

    F. s. a. 20 cachets. — 3 à 6 par jour.

2° Salol . . . . $\Big\}$ āā 10 gr.
Bétol . . . .

    F. s. a. 20 cachets. — 3 à 5 par jour.

3° Lavement (formule Marcigney) :
    Infusion légère d'eucalyptus. . . . . 500 gr.
    Borate de soude . . . . 5 —
    Bétol . . . . 2 —

Enfin, on peut administrer le bétol aux enfants en le mêlant au lait
(0 gr. 25 à 0 gr. 50 par tasse) ; sa saveur est si faible que les malades
ne s'aperçoivent pas de sa présence.

§ 7. — Alphol.

L'alphol est l'éther salicylique du naphtol α. Il est isomère avec le
bétol, et comme lui, il a pour formule :

$$C^6H^4<{{CO.(OC^{10}H^7)} \atop {OH}}$$

Il se dédouble dans l'intestin comme le salol et le bétol.

Il est employé dans le rhumatisme articulaire à la dose de 0,50
à 1 gramme.

AMIDES DÉRIVÉS DE L'ACIDE SALICYLIQUE

Un seul composé est intéressant, c'est le salicylamide.

Salicylamide.

Formule. — Le salicylamide est un amide de l'acide salicylique dérivant de l'acide salicylique par substitution du radical amidogène (AzH^2) à l'oxhydrile du groupement acide de l'acide salicylique.

Le salicylamide a pour formule : $C^6H^4 <^{CO.(AzH^2)}_{OH}$

Préparation. — On le prépare en faisant agir une solution aqueuse concentrée de gaz ammoniac sur l'éther méthylsalicylique (essence de Wintergreen).

Caractères d'identité. — Le salicylamide cristallise de sa solution éthérée en belles lamelles jaunes fondant à 142° ; il est soluble dans l'eau, l'alcool, l'éther, le chloroforme. Il est acide au tournesol. Il se dissout dans les carbonates alcalins, mais cristallise à nouveau lorsqu'on concentre ces solutions. Il peut cependant former des sels définis ; mais pour les obtenir, il faut faire réagir les bases libres (chaux, baryte, etc.) sur lui ; ces sels sont solubles dans l'eau.

Action physiologique et thérapeutique. — Le salicylamide, connu depuis longtemps, n'avait pas été encore expérimenté. Il vient d'être préconisé par un médecin canadien le Dr Nesbitt comme succédané de l'acide salicylique. D'après ce médecin, le salicylamide présente sur l'acide salicylique, les avantages suivants : il est plus soluble dans l'eau, agit plus sûrement et à dose moindre. On peut également employer les sels de salicylamide. Malgré toutes ces qualités, le salicylamide n'est pas encore utilisé en médecine et ne semble pas devoir détrôner de sitôt l'acide salicylique et les salicylates.

Modes d'administration et doses. — Le Dr Nesbitt le prescrit à la dose de 0 gr. 15 répétée toutes les deux heures ou à la dose de 0 gr. 25 toutes les trois heures, aux malades atteints de névralgies diverses ou de rhumatisme chronique. La dose maxima par jour est de 1 gramme.

DÉRIVÉS DE SUBSTITUTION DE L'ACIDE SALICYLIQUE

Un seul dérivé intéressant : l'acide dithiosalicylique.

Acide dithiosalicylique.

Formule. — L'acide dithiosalicylique, acide dérivant de l'acide salicylique, a pour formule brute : $C^{14}H^{10}O^6S^2$ et pour formule développée :

$$C^6H^3 \diagup \begin{matrix} CO.OH \\ OH \\ S \end{matrix}$$
$$|$$
$$C^6H^3 \diagup \begin{matrix} S \\ OH \\ CO.OH \end{matrix}$$

Préparation. — Il se prépare en chauffant du chlorure, du bromure ou de l'iodure de soufre avec l'acide salicylique. La réaction a lieu d'après la formule suivante :

$$2C^6H^4\diagdown\begin{matrix}CO.OH\\OH.\end{matrix} \ + \ S^2Cl^2 \ = \ 2HCl \ + \ \begin{matrix} C^6H^3\diagup\begin{matrix}C\ O\ H\\O\\S\end{matrix} \\ | \\ C^6H^3\diagup\begin{matrix}S\\O\ H\\CO.OH\end{matrix}\end{matrix}$$

Acide salicylique   Chlorure de soufre   Ac. chlorhydrique   Acide dithiosalicylique

Usages. — Ce corps a été proposé pour remplacer l'acide salicylique.

Sels. — Il donne en se combinant avec les bases :

1° **Le dithiosalicylate de soude.** — Poudre grise, hygroscopique, soluble dans l'eau, jouissant des mêmes propriétés thérapeutiques que le salicylate de soude, ayant sur ce dernier l'avantage d'agir à une dose plus faible, de ne pas provoquer les phénomènes d'étourdissement qui accompagnent souvent l'administration du salicylate à dose élevée. Il s'emploie en potion à la dose de 0 gr. 50 à 1 gr. par jour.

2° **Le dithiosalicylate de lithine.** — Sel peu usité, bien qu'il ait semblé donner des résultats plus satisfaisants que le sel de soude.

3° **Le dithiosalicylate de bismuth,** appelé aussi *thioforme.*

Le thioforme se présente sous forme d'une poudre inodore, de couleur jaune brunâtre, insoluble dans l'eau, l'alcool et l'éther.

Il renferme 70 à 72 p. 100 d'oxyde de bismuth. Lorsqu'on chauffe le thioforme, on observe un phénomène remarquable. Déjà, à une température relativement basse, la masse entre brusquement en ignition, produisant de vives étincelles. Il suit de là que, lorsqu'on veut doser l'oxyde de bismuth par incinération, il faut opérer avec de grandes précautions pour éviter des pertes de substance.

Traité à chaud par les alcalis, le thioforme est décomposé avec formation de dithiosalicylate alcalin.

On le reconnaît aux caractères suivants :

On traite le thioforme par l'eau chaude, on filtre pour séparer l'oxyde de bismuth qui se précipite et dans la solution filtrée, on recherche l'acide dithiosalicylique. Pour cela, on verse dans la solution quelques gouttes de perchlorure de fer : on obtient une coloration violette foncée.

D'après Thoms (1) l'essai du thioforme se fait de la manière suivante :

1° Agiter le thioforme avec de l'eau bouillante, filtrer et essayer le liquide filtré par le perchlorure de fer, comme il a été dit plus haut ;

2° On détermine ensuite la proportion d'eau et celle d'oxyde de bismuth qu'il renferme, par séchage à l'étuve (eau) ; par incinération (oxyde de bismuth) ;

3° Enfin, on traite par l'eau l'oxyde de bismuth résultant de l'incinération, on filtre et on évapore à siccité : il ne doit pas rester de résidu. S'il restait un résidu, cela prouverait que le thioforme renfermerait des combinaisons alcalines.

D'après Hoffmann, le thioforme peut être employé comme antiseptique et succédané de l'iodoforme ; ce serait un bon hémostatique pour les plaies saignantes ; il peut, dans ce cas, être employé en poudre sous forme de gaze thioformée ;

Ce serait aussi un anesthésique local pouvant remplacer la cocaïne dans certains cas, par exemple dans les maladies des yeux. On applique la poudre avec un pinceau.

COMPOSÉS FORMÉS PAR LE MÉLANGE DE L'ACIDE SALICYLIQUE OU DES SALICYLATES AVEC DIFFÉRENTS CORPS

Nomenclature. — Les composés formés par le mélange de l'acide salicylique ou des salicylates avec différents corps, comprennent : 1° la diurétine ; 2° l'eulyptol ; 3° l'antinervine ; 4° le phénolsalyl.

(1) *Apoteker Zeitung*, 1894, p. 760, rapporté *J. de Ph. et de Ch.*, 1er novembre 1894, p. 403.

§ 1. — Diurétine.

Composition. — La diurétine, fabriquée en Allemagne par la maison Knoll et Cie, a d'abord été présentée comme un composé défini, c'est-à-dire comme un salicylate double de soude et de théobromine ; mais il résulte des travaux de Vulpius et de M. Marette que ce n'est qu'un simple mélange à base de théobromine et de salicylate de soude.

La théobromine, préconisée comme diurétique par Gram de Copenhague et par Von Schrœder de Strasbourg, étant à peu près insoluble dans l'eau, on avait cherché à la solubiliser ; de là est venu l'emploi de la diurétine, forme commode pour administrer la théobromine en solution.

Caractères d'identité. — La diurétine est une poudre blanche, inodore, facilement soluble dans l'eau à chaud, un peu moins à froid.

Caractères spécifiques. — On la reconnaît à ses caractères d'identité.

Caractères de contrôle. — L'essai de la diurétine comprend, d'après Vulpius, trois opérations : 1° rechercher si le produit est complètement soluble dans l'eau ; 2° doser la théobromine qu'il contient ; 3° doser l'acide salicylique qu'il renferme.

Dosage de la théobromine. — Ce dosage s'opère par le procédé indiqué par Vulpius (1) : dissoudre en chauffant légèrement 2 grammes de diurétine dans 10 centimètres cubes d'eau. Ajouter quelques gouttes de teinture de tournesol et neutraliser avec de l'acide chlorhydrique normal ; il faut environ 5 centimètres cubes de cet acide. Rétablir une faible alcalinité par addition d'une goutte d'ammoniaque dilué et abandonner pendant trois heures à la température ordinaire. Recueillir la théobromine sur un filtre préalablement desséché à 100° et taré. Laver deux fois par aspiration en employant chaque fois 10 centimètres cubes d'eau froide. Dessécher à 100° et peser. Le poids de la théobromine ainsi obtenu est toujours de 0 gr. 82 à 0 gr. 83 pour 2 grammes de diurétine. Mais, il faut l'augmenter dans les conditions ci-dessus de 0 gr. 13, chiffre qui représente, d'après Vulpius, la quantité de théobromine restée en dissolution dans la liqueur filtrée et dans l'eau de lavage. On a ainsi un poids de théobromine égal à $0,83 + 0,13 = 0$ gr. 96 ; ce qui correspond à 48 p. 100. Pour essayer la théobromine ainsi séparée, il suffit de s'assurer : que le corps obtenu brûle sans résidu, qu'il se

(1) *J. de Ph. et Ch.,* 5° série, t. XXII, année 1890, p. 113.

sublime facilement, qu'il se dissout aisément et en totalité dans la lessive de soude (Vulpius).

Dosage de l'acide salicylique. — Pour opérer ce dosage, Vulpius conseille d'opérer de la manière suivante : porter les liquides filtrés dans un entonnoir à séparation ; ajouter 30 centimètres cubes d'éther et agiter soigneusement. Acidifier alors avec 2 grammes d'acide chlorhydrique à 25 p. 100 et agiter à nouveau. On laisse reposer. Quand la séparation est terminée on évapore l'éther et on pèse l'acide salicylique. Ce poids ne doit pas dépasser 0 gr. 77 (théoriquement 0, 762).

Actuellement, on rencontre quelques produits commerciaux qui renferment seulement 30 à 38 p. 100 de théobromine et jusqu'à 60 p. 100 de salicylate de soude ; ce sont là des produits qui doivent être rejetés, car la diurétine doit renfermer : 50 p. 100 de théobromine, 40 p. 100 d'acide salicylique. Si cet acide est en plus grande quantité, cela prouve que la diurétine contient trop de salicylate de soude.

M. Auguste Lambert se basant sur la propriété que possèdent les acides, même les acides faibles, de décomposer la diurétine, propose le procédé suivant pour en faire le dosage (1) : dissoudre la diurétine et faire passer dans la solution un courant d'acide carbonique, ou plus simplement encore, y verser de l'eau de Seltz. On recueille la théobromine précipitée, on la lave avec de l'eau saturée de théobromine, on la sèche et on la pèse.

Action physiologique et thérapeutique. — La diurétine est un diurétique fort employé en Allemagne et étudié en France par Mme Kowindjy-Pomerantz à l'hôpital Cochin (2).

Modes d'administration et doses. — On l'administre à la dose de 3 à 5 grammes par jour, en cachets, en paquets. On peut encore la prescrire dans une potion aromatisée avec le sirop d'écorces d'oranges amères ou le sirop de menthe.

Incompatibles. — D'après M. Lambert, la diurétine est incompatible avec les acides faibles, avec les sels à fonction acide (bicarbonates, biborates, phosphates dimétalliques) ; on ne peut donc pas l'associer aux sirops de fruits, ni au bicarbonate de soude.

Il n'y a, dit-il, aucun avantage à administrer la théobromine en solution alcaline, puisque, aussitôt arrivée dans l'estomac, elle doit être précipitée par l'acide du suc gastrique ; il n'y a donc par conséquent aucun avantage à l'administrer sous forme de diurétine, composé mal défini, instable et présentant de nombreuses incompatibilités chimiques.

(1) *J. de Ph. et Ch.*, 5e série, t. XXII, année 1890, p. 347.
(2) V. *Bull. de thérapeutique*, t. CXIX, 1890, p. 112.

Pour M. Lambert, la théobromine devrait être prescrite en cachets ou en lavement dissoute dans de l'eau de chaux.

§ 2. — Urophérine.

L'urophérine est un produit analogue à la diurétine : c'est un mélange de théobromine lithinée et de salicylate de soude. On l'appelle aussi : salicylate de théobromine et de lithine, ou encore lithion-diurétine de Merck.

D'après Gram, Hnatck, Schmid, l'urophérine est un excellent diurétique, employé à la dose de 3 à 6 grammes par jour.

On peut la prescrire en potions ou en cachets, d'après les formules suivantes :

Potion : Urophérine. . . . . 10 grammes
Eau distillée. . . . . 150 —

Une cuillerée à bouche 3 ou 4 fois par jour.

Cachets : Urophérine . . . . 1 gramme

Pour un cachet. En faire 10 semblables ; à prendre un cachet 3 ou 4 fois par jour et boire après le cachet un verre d'eau.

§ 3. — Eulyptol.

Constitution. — L'eulyptol a été présenté comme un corps bien défini (Schmelz) ; c'est en réalité un mélange ainsi formé, d'après Pannetier :

Acide salicylique . . . . 6 parties
Acide phénique. . . . . 1 —
Essence d'eucalyptus . . . . 1 —

Ce produit, recommandé comme antiseptique et antirhumatismal, est à peu près inusité.

§ 4. — Antinervine.

Constitution. — Radlauer de Berlin a lancé dans le commerce, il y a quelque temps, sous le nom d'antinervine ou de *salicylbromanilide*, une prétendue combinaison de bromacétanilide et de salicylanilide.

D'après Ritsert (1), l'antinervine n'est point un composé défini., ce serait un mélange dont la composition serait la suivante (moyenne des analyses de divers échantillons) :

Bromure d'ammonium . . . . 25 parties
Acide salicylique . . . . 25 —
Acétanilide . . . . 50 —

Caractères d'identité. — L'antinervine ou salicylbromanilide est une poudre cristalline blanche, inodore, d'une saveur acidule, peu soluble dans l'eau froide, soluble dans l'eau chaude, l'alcool, l'éther.

Action physiologique et thérapeutique. — Elle a été préconisée comme analgésique et antipyrétique (Bradfute et Filipi). Ce médicament, vu la proportion d'acétanilide qu'il renferme, demande à être manié avec prudence et d'après Ritsert, il serait dangereux chez les fébricitants dès qu'on atteint la dose de 0 gr. 80.

Modes d'administration et doses. — On l'administre en cachets ou en solution alcoolique aromatisée à la dose de 0 gr. 25 à 0 gr. 50 chez les fébricitants ; à la dose de 0 gr. 50 à 1 gr. 50 chez les névralgiques non fiévreux (2).

§ 5. — Phénolsalyl.

Composition. — Le phénolsalyl est un antiseptique préconisé par le Dr de Christmas et qui présente la composition suivante :

Acide phénique . . . . 9 gr.
Acide salicylique . . . . 1 —
Acide lactique . . . . 2 —
Menthol . . . . 0 — 10
Essence d'eucalyptus . . . . 0 — 50

Préparation. — On chauffe les trois acides jusqu'à liquéfaction ; on ajoute ensuite le menthol puis l'essence d'eucalyptus.

Caractères d'identité. — Le phénolsalyl est un liquide incolore, d'une odeur aromatique, soluble dans l'eau jusqu'à la proportion de 7 0/0, soluble en toutes proportions dans la glycérine et l'alcool.

Action physiologique et thérapeutique. — Il résulte d'un

(1) V. *J. de Ph. et Ch.*, 5ᵉ série, t. XXIV, année 1891, p. 59.
(2) Bardet, *Formulaire des nouveaux remèdes*, 1892.

rapport fait à l'Académie de médecine que ce corps possède un pouvoir antiseptique supérieur aux antiseptiques usuels, excepté le sublimé. Il a l'avantage de ne pas être toxique.

Les essais cliniques, faits avec lui, dans le service de M. Cornil à l'Hôtel-Dieu, ont porté sur une centaine de malades souffrant d'affections des organes génitaux : endométrite, érosion du col, vaginite, uréthrite. Dans plusieurs cas d'infection puerpérale, son pouvoir microbicide a fait vite disparaître la fièvre et les accidents de l'infection.

Modes d'administration et doses. — Pour les usages chirurgicaux, injections, lavages, etc. ; on l'emploie en solutions aqueuses à 1/2 ou 1 0/0. Ces solutions ne détériorent pas les instruments et elles n'ont aucune action irritante sur la peau.

Il s'applique facilement à la confection des gazes et des cotons ainsi que pour la conservation des soies, crins, catguts, etc. (1).

ACIDES MÉTAOXYBENZOÏQUE ET PARAOXYBENZOÏQUE

Ainsi que nous l'avons dit précédemment, les acides métaoxybenzoïque et paraoxybenzoïque ne présentent aucun intérêt par eux-mêmes. Il n'en est pas de même de certains corps, que l'on peut considérer comme dérivés théoriquement de ces acides.

Si nous remplaçons par le groupe AzH^2 un atome d'hydrogène en position para ou méta du noyau benzénique de l'un ou l'autre de ces deux acides, nous arrivons aux formules de deux corps appelés acide paraamido-métaoxybenzoïque et acide métaamido-paraoxybenzoïque :

$$C^6H^3 \diagup \begin{matrix} CO^2H & (1) \\ OH & (3) \\ AzH^2 & (4) \end{matrix} \qquad et \qquad C^6H^3 \diagup \begin{matrix} CO^2H & (1) \\ OH & (4) \\ AzH^2 & (3) \end{matrix}$$

Les différents éthers de ces acides ont été étudiés par Einhorn et Heinz. Ces auteurs ont trouvé que beaucoup de ces composés libres ou combinés avec l'acide chlorhydrique possédaient une action anesthésique locale plus ou moins marquée.

Mais ils ont constaté que seuls certains éthers des acides oxy-amido-benzoïques pouvaient être utilisés en thérapeutique, car les au-

---

(1) Consulter à ce sujet Duluroy : *Le phénolsalyl, son pouvoir bactéricide et son emploi en chirurgie et en gynécologie.* Thèse pour le doctorat en médecine, Paris, 1893.

tres sont ou insuffisamment anesthésiques, ou irritants ou caustiques et provoquent des phénomènes accessoires désagréables.

Après de nombreuses expériences chimiques et physiologiques, Einhorn et Heinz sont arrivés à préconiser, en première ligne, pour l'anesthésie locale, les éthers méthyliques des acides para-amido-méta-oxybenzoïque et méta-amido-para-oxybenzoïque.

Ils ont désigné, sous le nom d'*orthoforme* et livré tout d'abord au commerce, le dérivé para-amidé ayant pour formule :

$$C^6H^3 \begin{cases} CO.OCH^3 & (1) \\ OH & (3) \\ AzH^2 & (4) \end{cases}$$

Ce premier orthoforme, étant d'une préparation coûteuse, Einhorn et Heinz ont pu préparer en grand et à un prix de revient relativement faible, un nouvel orthoforme qui est le dérivé méta-amidé ayant pour formule :

$$C^6H^3 \begin{cases} CO.OCH^3 & (1) \\ OH & (4) \\ AzH^2 & (3) \end{cases}$$

Le premier orthoforme (para-amidé) s'appelle *orthoforme ancien*
Le deuxième orthoforme (méta-amidé) s'appelle *orthoforme nouveau*.

Ces orthoformes peuvent se combiner avec les acides ; mais comme ils se comportent à la façon de bases très faibles, leurs combinaisons avec les acides sont caustiques et ne peuvent, pour cette raison, être utilisées en médecine.

Pour renforcer en quelque sorte la basicité de ces produits, Einhorn et Heinz ont substitué dans le groupe amidogène AzH² le diéthylglycocolle et ils ont décrit et proposé un chlorhydrate d'un orthoforme particulier, doué de propriétés anesthésiques remarquables, et auquel ils ont donné le nom de *nirvanine* et dont la formule est :

$$HCl, C^6H^3 \begin{cases} CO.OCH^3 \\ OH \\ AzH.CO.CH^2Az(C^2H^5)^2. \end{cases}$$

En résumé, les produits nouveaux, proposés par Einhorn et Heinz comme anesthésiques locaux, sont :

1° L'orthoforme ancien ou éther méthylique de l'acide para-amido-méta-oxybenzoïque.

2° L'orthoforme nouveau ou éther méthylique de l'acide méta-amido-para-oxybenzoïque.

3° La nirvanine ou chlorhydrate de l'éther méthylique de l'acide éthyl-gycocolle-para-amido-oxybenzoïque.

§ 1. — Orthoformes.

Caractères d'identité. — L'orthoforme ancien et l'orthoforme nouveau, qu'on désigne aussi sous le nom d'orthoforme N « Creil » (noms et marques déposés), se présentent sous la forme d'une poudre cristalline, blanche, inodore, insipide, peu soluble dans l'eau.

Caractères spécifiques. — Ces deux orthoformes présentent des caractères spécifiques communs et différentiels, qui ont été indiqués par M. le professeur Denigès (1) et que nous résumerons ici :

Les deux orthoformes sont solubles dans les alcalis caustiques et la solution alcaline ainsi obtenue se colore en jaune rougeâtre lorsqu'on y ajoute une pincée de bioxyde de plomb ou de bioxyde de manganèse.

Pour différencier les deux orthoformes, M. Denigès propose les trois procédés suivants :

1° On prend environ 1 centigr. d'orthoforme, qu'on dissout avec quelques gouttes de lessive des savonniers ; puis on ajoute, goutte à goutte, une solution d'hypobromite de soude (celle dont on fait usage pour doser l'urée) ; les deux orthoformes donnent, dès les premières gouttes, une coloration rouge, mais, si l'on continue de laisser tomber les gouttes, on constate que la couleur va en s'atténuant avec l'ancien orthoforme (dérivé para-amidé), tandis qu'il se forme, avec le nouvel orthoforme (dérivé méta-amidé), un précipité rouge-sang, formé par un dérivé bromé.

Si l'on continue toujours l'addition de l'hypobromite, la couleur de l'ancien orthoforme se dégrade vers le jaune, et le précipité persiste avec le nouveau.

Si l'on fait bouillir le mélange et si l'on ajoute de l'ammoniaque goutte à goutte, on remarque que la liqueur contenant l'ancien orthoforme devient sensiblement incolore, tandis que, dans l'autre liqueur, on voit le précipité remonter à la surface, puis se dissoudre et former une solution de couleur orangé.

2° Si l'on ajoute à 1 centimètre cube de réactif au sulfate de mer-

---

(1) *Bulletin de la Société de pharmacie de Bordeaux*, numéro du 30 décembre 1898, p. 353, reproduit dans le *Journal de Ph. et de Ch.*, du 15 juin 1898, p. 580, dans le *Journal des nouveaux remèdes*, du 8 septembre 1899, p. 399.

cure, porté à l'ébullition, 1 centigramme d'orthoforme, le produit para-amidé donne une couleur violette fugace, devenant rapidement rouge-brun, tandis que le produit méta-amidé donne une coloration jaune, puis orangé.

3° Si l'on dissout 1 à 2 centigrammes d'orthoforme dans 10 à 15 gouttes de lessive des savonniers, si l'on ajoute 50 centimètres cubes d'eau, et si l'on attend quelques instants, après avoir agité, on constate que la liqueur contenant l'ancien orthoforme prend une coloration jaune verdâtre, tandis que l'autre se colore en rose ou en rouge.

Ces colorations se rapprochent de celles qu'a indiquées M. Denigès pour caractériser l'hydroquinone et la résorcine : la résorcine, qui est un dérivé méta-oxydé, comme l'ancien orthoforme, donne un anneau vert avec la soude, tandis que l'hydroquinone, dérivé para-oxydé, comme le nouvel orthoforme, donne un anneau rouge.

Action thérapeutique. — Les orthoformes sont des anesthésiques locaux ou des analgésiques locaux employés dans de nombreux cas : plaies douloureuses, carcinome du sein, crevasses du mamelon, hémorrhoïdes, cancer du rectum, ulcérations vésicales, ulcérations laryngées et pharyngées tuberculeuses ou spécifiques, ulcère rond, carcinome de l'estomac, brûlures profondes ou superficielles, aphtes, herpès, etc., etc. Ils sont recommandés à l'intérieur pour calmer les douleurs du cancer et de l'ulcère de l'estomac. Ils offrent tous les deux, et à un haut degré, les avantages que doit posséder un anesthésique local, c'est-à-dire être dépourvu de toute toxicité, être assez peu soluble pour ne se résorber que difficilement et lentement de façon à ce que l'action analgésique soit sans danger, continue et durable.

Modes d'administration et doses. — On l'administre à l'INTÉRIEUR en poudre à la dose de 0 gr. 50 à 1 gr. répétée trois fois par jour.

Pour l'usage EXTERNE, on l'emploi en poudre, en solution alcoolique saturée, en pommade (à 10 à 20 pour 100) pour mettre sur les plaies (1).

(1) Voir pour la bibliographie relative à l'emploi de l'orthoforme, *Annales de Merck*, 1898, p. 118.
Voir pour les emplois de l'orthoforme le *Journal des Nouv. remèdes*, année 1899 :
Numéro du 24 février, p. 90 : *L'anesthésie par l'orthoforme.*
Numéro du 24 mai 1899 : *L'orthoforme contre les douleurs de la stomatite chez les enfants*, p. 228 : *L'orthoforme associé au menthol contre la disphagie des tuberculeux*, p. 229 ; *L'orthoforme associé au calomel dans les injections de*

§ 2. — Nirvanine.

Caractères d'identité et spécifiques. — La nirvanine se présente sous la forme de prismes blancs, fondant à 185°, solubles dans l'eau.

D'après M. Denigès (1) elle présente les caractères spécifiques suivants :

A. *Réactions de précipitation.* 1° La solution aqueuse, additionnée goutte à goutte d'ammoniaque (solution ordinaire des laboratoires étendue au dixième), donne d'abord un précipité blanc qui disparaît à mesure qu'on continue les affusions de réactif. Lorsque le liquide s'est éclairci complètement, il suffit de le chauffer légèrement pour amener de nouveau la précipitation de la base, combinée à l'acide chlorhydrique dans la nirvanine : ce précipité se redissout par refroidissement.

2° Par addition d'un alcali caustique en liqueur diluée (potasse décinormale, par exemple), on constate également la formation d'un précipité blanc, soluble dans un excès de réactif. Ce précipité ne réapparaît pas par la chaleur, alors même qu'on n'aurait employé que la quantité d'alcali strictement nécessaire pour obtenir la clarification de la liqueur d'épreuve, d'abord trouble dans la première partie de l'essai. Mais on peut le reformer en ajoutant quelques gouttes d'une solution saturée de chlorhydrate d'ammoniaque à la liqueur clarifiée, froide ou chaude si l'alcali n'est pas en excès, chaude seulement s'il y a plus d'alcali qu'il n'en fallait pour la clarification.

3° Comme les alcaloïdes, la nirvanine précipite par l'iodure mercurico-potassique acétique (réactif de Tanret) ; par l'iodure de potassium iodé (réactif de Bouchardat) ; par l'eau bromée ; par les solutions citro ou acéto-picrique (réactifs d'Esbach). Ces précipités se dissolvent par addition d'alcool ou par l'action de la chaleur ; dans ce dernier cas, le précipité se reforme par refroidissement.

B. *Réactions colorées.* 1° Si à une solution de nirvanine, à 1/100 environ, on ajoute goutte à goutte et lentement de l'hypobromite de sodium, il se forme d'abord une coloration jaune foncé fugace, qui disparaît par un excès de réactif, en faisant place à la teinte jaune clair de l'hypobromite.

ce sel, p. 240.

Numéro du 8 juin 1899 : *L'orthoforme dans le traitement des maladies des voies urinaires et dans celui des maladies du larynx,* p. 261.

(1) *Bulletin de la Soc. de Pharmacie de Bordeaux,* 1899, février, p. 53.

2° La même solution, additionnée du dixième ou du vingtième de son volume de lessive des savonniers, agitée et portée à l'ébullition avec du peroxyde de plomb, donne, après filtration, un liquide jaune orangé.

3° Enfin, la nirvanine fournit une belle coloration bleu-violette avec le perchlorure de fer.

C. *Réaction mirochimique.* Le précipité que donne la nirvanine avec les réactifs citro ou acéto-picriques, d'abord amorphe, devient cristallin en quelques instants.

Il se présente alors au microscope sous l'aspect de longs cristaux jaunes aiguillés, effilés à l'une de leurs extrémités, parfois flexueux, ayant grossièrement la forme de longs triangles présentant comme une nervure médiane et généralement groupés par leur base autour d'un centre commun, d'où ils rayonnent en touffes d'un très joli effet.

Caractères de contrôle. — On s'est contenté jusqu'ici pour contrôler la pureté de la nirvanine d'y doser l'acide chlorhydrique combiné. M. Denigès a donné les méthodes suivantes :

1° On peut à la rigueur doser l'acide chlorhydrique, combiné dans la nirvanine, à l'aide d'une solution alcaline décinormale, en prenant la phtaléine comme indicateur : chaque centimètre cube de liqueur, $N/10$ de soude ou de potasse, correspond à 0 gr. 03165 de nirvanine.

Pour cela, 0 gr. 25 de cette substance sont dissous dans 10 cc. d'eau ; on ajoute de la phtaléine et de la potasse $N/10$ jusqu'à virage rosé, très faible. Si la nirvanine est pure, on doit employer 7 cc. de liqueur alcaline ; mais il est fréquent de dépasser ce chiffre théorique et d'atteindre 8,1 et même 8,2 à cause du manque de netteté du virage.

Lorsque la coloration rosée est obtenue, on complète le volume à 50 cc. On ajoute une pincée de carbonate de chaux pur, on agite et on filtre. On prélève 25 cc. du filtrat limpide auquel on ajoute 1 ou 11 gouttes de solution saturée de CrO^4K^2, et on verse lentement AzO^3Ag $N/10$ jusqu'à coloration rougeâtre permanente. La réaction est lente, mais elle s'effectue complètement, et avec de la nirvanine pure on emploie 3 c. 85 d'azotate d'argent décinormal.

2° On peut très facilement et sans se servir d'indicateur auxiliaire faire l'essai quantitatif de la nirvanine par alcalimétrie, en utilisant la propriété intéressante que possède ce produit d'être d'abord pré-cipité en solution aqueuse par la potasse, puis redissous par ce réactif lorsqu'on a employé exactement une quantité double de celle qui est nécessaire pour saturer théoriquement l'acide chlorhydrique combiné dans la substance essayée.

Ainsi 0 gr. 20 de nirvanine pure ont été dissous dans 10 cc. d'eau. La solution a été additionnée goutte à goutte de potasse décinormale ; le précipité d'abord formé s'est peu à peu dissous et le liquide s'est brusquement et complètement éclairci après avoir employé 12 cc. 6 de liqueur alcaline. Or, la dose de la même liqueur nécessaire pour saturer l'acide chlorhydrique contenu dans 0 gr. 20 de nirvanine est 6 cc. 3 $= \dfrac{12\ cc.6}{2}$.

Il suffira donc, dans cet essai, de multiplier le chiffre n de potasse dépensée par $\dfrac{0\ gr.\ 03165}{2} = 0$ gr. 015825 pour avoir la teneur de la prise d'essai en nirvanine pure ; dans l'exemple cité, nous avons ainsi : 12.6 $\times$ 0 gr. 015825 = 0 gr. 199, au lieu de 0 gr. 200.

Action thérapeutique. — La nirvanine a été préconisée comme anesthésique local pour anesthésier les muqueuses de l'œil, du nez et du pharynx. On peut aussi l'injecter hypodermiquement pour produire l'anesthésie d'une région, soit pour extraire une dent, soit pour pratiquer une petite opération. On se sert alors d'une solution à 2 pour 100.

La nirvanine semble être dix fois moins toxique que la cocaïne et son action semblerait persister plus longtemps que celle de la cocaïne.

Quelle est la valeur pharmacodynamique de la nirvanine ? C'est ce qu'a cherché à établir M. Joanin dans un travail qu'il a fait au laboratoire de pharmacologie de la Faculté de médecine de Paris (1).

De l'étude expérimentale à laquelle il s'est livré, M. Joanin conclut que la nirvanine ne présente aucun avantage pour le moment sur la cocaïne, l'holocaïne, l'eucaïne α, l'eucaïne β, et l'étude de son pouvoir anesthésique n'est pas encore assez complète pour qu'on puisse donner des conclusions fermes sur la valeur de ce produit.

(1) *J. des nouveaux remèdes* du 8 juillet 1899, p. 298.

SECTION II

ACIDE OXYNAPHTOÏQUE

Formule. — L'acide oxynaphtoïque a pour formule :

$$C^{11}H^8O^3 \text{ ou } C^{10}H^6{<}{\begin{smallmatrix}OH\\COOH\end{smallmatrix}}$$

On en connaît deux variétés : l'acide oxynaphtoïque α (variété employée) ; l'acide oxynaphtoïque β (variété difficile à préparer et dont les propriétés n'ont pas été étudiées).

Préparation. — L'acide oxynaphtoïque α, seule variété utilisée en thérapeutique, est obtenu par l'action de l'acide carbonique sous pression, à la température de 120 à 140°, sur l'α naphtolate de sodium.

Caractères d'identité. — Il cristallise en aiguilles fines, incolores dont l'odeur rappelle celle du naphtol ; respiré, il provoque l'éternuement. Il est très peu soluble dans l'eau froide, 1/30000 et cette solubilité diminue de moitié dans l'eau acidulée, mais elle augmente dans les solutions alcalines et en présence de sels à réaction alcaline, comme le borax ou le phosphate de soude avec lesquels on peut obtenir des solutions à 4 0/0. Il est très soluble dans l'alcool et l'éther. Chauffé avec précaution, il se volatilise sans décomposition, il n'est pas combustible.

Caractères spécifiques. — On le reconnaît aux caractères suivants :

1° A ses caractères d'identité ;

2° Sa solution alcoolique, traitée par le perchlorure de fer, se colore en bleu qui devient vert en solution étendue.

3° Sa solution alcoolique, traitée par l'acide azotique concentré, devient violette, puis bleue, puis rouge (*caractère distinctif d'avec l'acide oxynaphtoïque β qui se colore bien en bleu par le perchlorure de fer, mais qui avec AzO³H concentré donne une coloration violette qui passe au jaune, puis au vert* (de Buck).

Action physiologique et thérapeutique. — D'après Helbig et Lübbert, Ellenberger et Hofmeister, Magentein, l'acide oxynaphtoïque est un antiseptique énergique supérieur aux acides salicylique et phénique.

La présence de la gélatine et de l'albumine ne gêne en rien son pouvoir antiseptique ; mélangé à des liquides putrides il arrête rapidement les émanations nauséabondes ; aussi l'acide oxynaphtoïque pulvérulent pourrait servir à désinfecter et à désodoriser les latrines, urinoirs, crachoirs, etc., etc., et tous les liquides où la présence de l'albumine contre-indique l'emploi du sublimé ; malheureusement son prix encore élevé n'a pas permis d'en généraliser l'usage.

L'acide oxynaphtoïque, étant toxique à fortes doses, ne devra jamais servir à la conservation des substances alimentaires.

Il peut être employé dans le pansement des plaies sans plus de dangers que l'iodoforme et le sublimé. Si on veut l'employer à l'intérieur, il faut l'administrer en solutions très étendues ou en capsules.

Modes d'administration et doses. — Les doses à donner à l'INTÉRIEUR n'ont pas encore été fixées ; cependant d'après les expériences faites sur des animaux, plusieurs décigrammes ne seraient pas toxiques pour un adulte. — A l'EXTÉRIEUR, on l'emploie sous les formes suivantes (Helbig) :

Ouate antiseptique.	Acide oxynaphtoïque α. . .	3 gr. 5
	Alcool.	250 —
	Glycérine.	50 —
	Fuschine.	0,005
	Pour 200 grammes de ouate.	
Onguent oxynaphtoïque.	Acide oxynaphtoïque α. . .	1 p.
	Vaseline.	10 —
Collodion oxynaphtoïque.	Acide oxynaphtoïque α. . .	5 —
	Collodion.	95 —

SECTION III

ACIDE GALLIQUE

SOMMAIRE. — Acide gallique. — Etude des combinaisons ou des dérivés de l'acide gallique : Dermatol, airol, gallicine, iodogallicine, gallobromol.

Synonymes. — L'acide gallique appelé aussi acide trioxybenzoïque a été découvert par Schèele, étudié par Pelouze et Strecker. C'est

un acide à fonction complexe (acide phénol, monobasique et triphénolique) ayant pour formule :

$$C^7H^6O^5 + H^2O \text{ ou } C^6H^2{<}^{(OH)^3}_{CO^2H} + H^2O$$

Il existe à l'état libre dans certaines plantes ; mais il s'y trouve
plus généralement sous la forme de tannin ou acide tannique, qui
doit être considéré comme l'anhydride de l'acide gallique :

$$2\,(C^7H^6O^5) - H^2O = C^{14}H^{10}O^9.$$
Acide gallique   Tannin.

Préparation. — On le prépare soit en abandonnant à la fermentation une dissolution de tannin, soit en traitant le tannin par de l'a-
cide sulfurique étendu. Le tannin fixe les éléments de l'eau et se
dédouble en donnant deux molécules d'acide gallique, d'après la
réaction suivante :

$$C^{14}H^{10}O^9 + H^2O = 2\,(C^7H^6O^5)$$
Tannin   Eau   Acide gallique

Purification. — On purifie l'acide gallique, obtenu par l'un des
procédés indiqués plus haut, en le dissolvant dans l'eau bouillante,
décolorant la solution par le noir animal et faisant cristalliser.

Caractères d'identité. — L'acide gallique est un corps cristallisé
en longues aiguilles incolores, soyeuses, inodores, à saveur astringente et acidule, solubles dans 100 p. d'eau froide, dans 3 p. d'eau
bouillante, très solubles dans l'alcool, peu solubles dans l'éther.

Chauffé à 100°, il devient anhydre, à 200° il fond et se décompose
en donnant de l'acide carbonique et du pyrogallol ou acide pyrogallique qui se sublime ; il est donc combustible sans résidu.

C'est un acide monobasique et triphénolique. Il forme des sels neutres et des sels basiques renfermant jusqu'à 4 atomes de métal, sels
intéressants au point de vue chimique, mais sans importance au point
de vue médico-pharmaceutique.

Caractères spécifiques. — On le reconnaît aux caractères suivants :

1° Sa solution précipite en bleu le perchlorure de fer ;

2°   —   par l'émétique ;

3°   — ne précipite ni les alcaloïdes, ni la gélatine, ni l'albumine (caractère distinctif d'avec le tannin) ;

4° Sa solution réduit les sels d'or et les sels d'argent ;

5° Sa solution absorbe l'oxygène de l'air, en déposant des flocons
bruns et en dégageant de l'acide carbonique. En présence du carbo-

nate de chaux, ou mieux de l'eau de chaux, elle se colore en bleu puis en vert ;

6° Si on agite une solution d'acide gallique avec une solution de cyanure de potassium, il se produit une belle coloration rouge, qui disparaît par le repos, pour reparaître par l'agitation. On peut obtenir ce double effet 15 à 20 fois de suite ; finalement le liquide devient d'un brun stable (*Cette réaction permet de découvrir la présence de l'acide gallique dans le tannin du commerce*) (Sydney Young).

7° La solution d'acide gallique, additionnée de picrate d'ammonium se colore en rouge puis en vert quelques secondes après.

Caractères de contrôle.— L'acide gallique pur est combustible sans résidu.

Conservation. — Il doit être conservé dans des flacons bien bouchés.

Action physiologique. — Il possède les propriétés astringentes du tannin, mais très affaiblies.

Action thérapeutique. — On l'emploie comme astringent dans les mêmes cas que le tannin ; d'après Gubler, ce serait même pour l'usage interne, un meilleur astringent que le tannin à cause de sa plus grande stabilité, de son défaut d'action chimique sur les principes protéiques et de son innocuité pour la muqueuse digestive.

Modes d'administration et doses. — On l'administre à l'intérieur en cachets ou en pilules, en solution à la dose de 0,50 à 2 grammes par jour.

Incompatibles. — Sels de fer, alcalis, émétique.

COMBINAISONS OU DÉRIVÉS DE L'ACIDE GALLIQUE

L'acide gallique donne plusieurs combinaisons ou dérivés intéressants au point de vue médico-pharmaceutique ;

1° Le *dermatol* ou sous-gallate de bismuth ;

2° L'*airol* ou oxyiodogallate de bismuth ;

3° La *gallicine* ou éther méthylique de l'acide gallique ;

4° L'*iodogallicine*, corps voisin de l'airol, obtenu par l'action de l'oxyodure de bismuth sur la gallicine ;

5° L'acide méthylène-digallique, qui forme avec le bismuth, le bismuth méthylène-digallique ou *bismol* ;

6° Le *gallobromol* ou acide dibromogallique ;

7° Le *gallanol* ou anilide de l'acide gallique.

Le bismol a été étudié à propos de l'aldéhyde formique ; l'étude du gallanol sera faite dans le chapitre des alcalamides.

§ 1. — Dermatol.

Synonymes. — L'acide gallique forme, en se combinant avec le bismuth un gallate basique de bismuth, appelé aussi sous-gallate de bismuth, et désigné dans le commerce sous le nom de dermatol.

Formule. — Ce corps préparé par Fischer et préconisé par Heinz de Breslau a pour formule d'après Fischer :

$$C^6H^2 \underset{CO^2.Bi}{\overset{(OH)^3}{\lessgtr}} \underset{OH}{\overset{OH}{<}}$$

Préparation. — Le procédé de Fischer, légèrement modifié, a été adopté par le supplément du Codex et actuellement le dermatol se prépare de la manière suivante :

Azotate de bismuth officinal cristallisé. . .	100	grammes.
Acide acétique cristallisable.	200	—
Acide gallique.	33	—

Dissolvez l'azotate de bismuth dans l'acide acétique ; diluez avec 500 grammes d'eau distillée et filtrez.

Ajoutez au liquide filtré, et en remuant, l'acide gallique dissous dans 1500 grammes d'eau distillée chaude.

Il se forme un précipité jaune qu'on lave avec de l'eau tiède jusqu'à ce que l'eau de lavage ne présente plus de réaction acide, c'est-à-dire jusqu'à élimination complète de l'acide azotique.

On sèche ensuite la poudre entre 70° et 80°.

La réaction qui se passe, est exprimée par l'équation suivante :

$$Bi\,(AzO^3)^3,\,5H^2O + C^7H^6O^5 = 3H^2O + C^7H^5O^5.BiO.H^2O + 3\,(AzO^3H).$$

Caractères d'identité. — Il se présente sous la forme d'une poudre jaune de soufre, inodore, insipide, insoluble dans l'eau, l'alcool, l'éther, les acides dilués. Traité par l'acide chlorhydrique concentré il est transformé en chlorure de bismuth.

Il est dissous à chaud, mais à chaud seulement, par l'acide sulfurique et l'acide azotique.

La lessive de soude le dissout facilement sans qu'il y ait séparation d'oxyde de bismuth ; la solution, qui est jaune à l'origine, ne tarde pas à rougir en absorbant l'oxygène de l'air.

Il n'est pas hygroscopique ; il n'est altéré ni par l'air, ni par la lumière, ni par une température de 100° ; il peut donc être stérilisé. Il n'est ni toxique, ni irritant.

Caractères spécifiques et de contrôle.— D'après Fischer (1) il faut, pour s'assurer de la pureté et de l'identité du dermatol, recourir aux essais suivants :

1° Epuiser 1 gramme de dermatol par l'alcool ou l'éther ; ces deux dissolvants ne doivent pas enlever d'acide gallique (ce qu'on reconnaîtrait à l'aide des réactifs de cet acide).

2° Dissoudre 0 gr. 50 de dermatol dans 5 centimètres cubes de lessive de soude ; la solution doit être claire. Si le produit renfermait d'autres sels de bismuth, il y aurait précipitation d'hydrate d'oxyde de bismuth.

3° Calciner 1 gramme de dermatol dans un creuset de porcelaine, dissoudre le résidu dans l'acide sulfurique dilué et essayer à l'appareil de Marsh pour rechercher l'arsenic.

4° Dissoudre d'une part, une partie de diphénylamine dans 5 centimètres cubes d'acide sulfurique concentré, et d'autre part, 0 gr. 50 de dermatol dans 3 centimètres cubes d'acide sulfurique dilué. Mélanger soigneusement les deux solutions ; il ne doit pas se produire de coloration bleue ; dans le cas contraire, le dermatol contient de l'acide nitrique sous forme de sous-nitrate de bismuth.

5° Théoriquement, le dermatol doit renfermer 56,60 0/0 d'oxyde de bismuth.

Action physiologique et thérapeutique. — Le dermatol est un antiseptique excellent qui peut remplacer avantageusement l'iodoforme dans tous les cas où celui-ci est ordinairement employé ; il diminue rapidement les sécrétions des plaies et active énergiquement le développement des bourgeons charnus et la cicatrisation.

Son action à la fois antiseptique, excitante, astringente et non irritante permet d'obtenir de très bons effets dans le traitement des eczémas humides, des brûlures, des ulcères variqueux, ainsi que de quelques affections oculaires et auriculaires. A l'intérieur, il peut être substitué au sous-nitrate de bismuth et être employé dans les mêmes cas et aux mêmes doses.

Modes d'administration et doses. — On l'administre à l'INTÉRIEUR à la dose de 2 grammes par jour en potion comme le sous-nitrate de bismuth. — A l'EXTÉRIEUR, sous les formes suivantes (Heinz) :

Poudre dermatolée . . .
Dermatol	20 p.
Talc de Venise	70 —
Amidon.	10 —
pour saupoudrer les pieds.	

(1) V. *J. de Ph. et Ch.*, 5ᵉ série, t. XXIV, année 1891, p. 57.

Collodion dermatolé . .	{	Dermatol. . . . . 10 p.
		Collodion élastique . . . . . . 20 p.
		pour le traitement des petites plaies.
Glycéré dermatolé . . .	{	Dermatol. . . . . 10 à 20 p.
		Glycérine. . . . . 90 à 80 —
		employé en gynécologie.
Pommade dermatolée .	{	Dermatol . . . . 10 à 20 p.
		Vaseline. . . . . 90 à 80 —
		Dermatol . . . . 10 à 20 —
		Vaseline. . . . . 80 à 70 —
		Lanoline. . . . . 10 —
		Ces deux pommades sont employées pour le traitement des ulcères étendus.

Gaze dermatolée à 10 ou 20 p. 100 ; elle est supérieure à la gaze iodoformée parce qu'on peut la stériliser facilement.

Les formules recommandées par Heinz sont les suivantes :

Onguents dermatolés.

Vaseline lanolino-dermatolée.	Vaseline zinco-dermatolée.
Dermatol . . . . . 10 gr.	Dermatol. . . . . } ââ 2 gr.
Vaseline jaune. . . 70 —	Oxyde de zinc. . . }
Lanoline . . . . . 20 —	Vaseline jaune . . 20 gr.

Pâtes dermatolées.

Dermatol . . . . . . 2 gr.	Dermatol . . . . . 5 gr.
Oxyde de zinc . . . . 24 —	Oxyde de zinc. . . 22 gr. 50
Amidon . . . . 24 —	Amidon. . . . . . 22 gr. 50
Vaseline jaune . . . . 50 —	Vaseline jaune . . 50 gr.

Gélatine zinco-dermatolée.

Dermatol . . . . .   5 gr.
Oxyde de zinc . . .   5 —
Gélatine. . . . . }
Glycérine . . . . } ââ 30 —
Eau distillée . . . }

D'après M. le professeur Schmitt, de Nancy (1), le dermatol n'a pas toute la valeur qu'on lui attribue. Voici du reste les conclusions qu'il a formulées à propos de ce médicament :

____

(1) Voir *Revue méd. de l'Est*, 15 janvier 1892, p. 35 et suivantes.

1° La valeur antiseptique du dermatol, vis-à-vis des agents de suppuration, est des plus faibles ; il est insuffisant pour assurer l'antisepsie d'une plaie suppurante ; mais, en couche épaisse, il peut maintenir l'asepsie d'une plaie antérieurement aseptique ou désinfectée par un antiseptique énergique ;

2° Son insolubilité et son innocuité permettent de l'employer à l'intérieur, sans qu'il y ait lieu de faire grand cas de sa valeur antiseptique interne ;

3° A part la possibilité de le stériliser à une température élevée, le dermatol n'est en rien supérieur à l'iodoforme et ne saurait le remplacer.

<h2 style="text-align:center">§ 2. — Airol.</h2>

L'airol est un oxyiodogallate de bismuth, préconisé par Fritz Ludy (1).

Il a pour formule :

$$C^6H^2 \diagup{\!\!\!\!\!\!\equiv (OH)^3 \atop CO^2Bi} \diagdown{OH \atop I}$$

Caractères d'identité. — L'airol se présente sous la forme d'une poudre vert-grisâtre, inodore, insipide, inaltérable à la lumière. A l'air humide, il se colore peu à peu en rouge en se transformant en un composé plus basique, moins riche en iode.

Il est insoluble dans les dissolvants ordinaires. Il se dissout facilement dans la lessive de soude, en donnant un liquide qui rougit rapidement en absorbant l'oxygène de l'air.

Il se dissout dans les acides minéraux dilués. Traité par beaucoup d'eau froide, il se décompose peu à peu et donne le produit rouge dont nous avons parlé plus haut. Avec l'eau chaude, la décomposition est plus rapide.

Traité par un mélange d'eau et de glycérine, il donne une émulsion qui ne change pas de couleur, même après un certain temps.

Avec la vaseline et la lanoline anhydre, il donne des onguents stables. Il peut enfin être mélangé au beurre de cacao sans changer de couleur.

Caractères spécifiques. — On reconnaît l'airol aux caractères suivants :

(1) *Apoteker Zeitung*, 1895, p. 63. V. *J. de Ph. et de Ch.*, 15 février 1895, p. 183.

1° Si on le chauffe avec l'acide sulfurique concentré ou avec l'acide azotique, il dégage de l'iode ;

2° Si on le dissout dans l'acide chlorhydrique très dilué et si on l'agite avec le chloroforme et l'eau de chlore, le chloroforme se colore en violet (iode) ;

3° Si on ajoute à la solution dans l'acide chlorhydrique très dilué quelques gouttes de perchlorure de fer, on obtient une coloration vert foncé (Réaction de l'acide gallique) ;

4° Si l'on fait arriver dans la solution dans l'acide chlorhydrique très dilué un courant d'hydrogène sulfuré, on obtient un précipité noir de sulfure de bismuth.

Action thérapeutique. — L'airol a été préconisé comme succédané de l'iodoforme et serait, dit-on, un très bon antiseptique, plus efficace que le dermatol, que l'aristol et que le thioforme.

Il a été recommandé en ophtalmologie par M. le Docteur Gallemaerts (1) dans le traitement des ulcères et abcès de la cornée. Il a été employé avec succès dans le traitement des ulcères de la jambe, des chancres mous, des ongles incarnés, dans la blennorrhagie.

Modes d'administration et doses. — On l'emploie ordinairement sous forme de poudre ; cependant dans le traitement de la blennorrhagie, MM. Legueu et Lévy (2) conseillent d'opérer de la manière suivante : pratiquer d'abord un lavage de l'urèthre avec de l'eau boriquée, puis injecter 10 cc. d'une émulsion préparée avec la formule suivante :

Airol . . . . 2 grammes.
Glycérine . . . . 15 —
Eau distillée . . . . : . . . . 5 —

Renouveler l'injection tous les jours.

Ces injections, d'après MM. Legueu et Lévy, déterminent une certaine brûlure qui ne dure pas. Dès le premier jour de traitement, les douleurs de la miction s'atténuent et l'écoulement diminue. Chez plusieurs malades, il a disparu complètement au bout de 5 à 6 jours.

D'après Bruns (3) l'airol s'emploierait avec avantage, sous forme de pâte, dans la pratique chirurgicale.

On sait que les pansements secs sont préférables aux pansements

(1) Voir *Policlinique de Bruxelles* du 15 janvier 1896.
(2) Voir *Société française de dermatologie et de syphiligraphie* du 13 février 1896.
(3) Voir *Terapeutische Wochenschrift*, 1895, p. 545.

IV

humides. A cet effet Bruns à cherché le moyen d'obtenir une guérison des plaies suturées sous une couche antiseptique, sèche, adhérente, facilitant la réunion par première intention. Il emploie à cet effet une pâte ainsi composée :

> Airol . . . . 10 parties
> Glycérine. 10   —
> Mucilage de gomme arabique 10   —
> Bol blanc. 20   —

Cette pâte est appliquée en couche assez épaisse, avec une spatule sur la plaie suturée et les parties avoisinantes, en ayant soin de la faire pénétrer avec le doigt dans tous les orifices des points de suture, et on recouvre de coton hydrophile.

Cette pâte airolée sèche rapidement et est très suffisamment adhérente ; elle n'irrite pas les tissus et se laisse pénétrer par les sécrétions séreuses des plaies (1).

§ 3. — Gallicine.

La gallicine est l'éther méthylique de l'acide gallique. On l'appelle aussi éther méthylgallique, éther monométhylique de l'acide gallique. Elle résulte, par conséquent, de la combinaison de l'alcool méthylique avec l'acide gallique avec élimination d'une molécule d'eau.

La formule est :

$$C^6H^2 \lll \begin{matrix} (OH)^3 \\ CO^2CH^3 \end{matrix}$$

Préparation. — On la prépare en chauffant une solution d'acide gallique ou de tannin dans l'alcool méthylique avec de l'acide chlorhydrique gazeux ou de l'acide sulfurique concentré.

Caractères d'identité. — Le produit obtenu par cristallisation dans l'alcool méthylique se présente sous la forme de cristaux rhombiques anhydres ; celui qui provient de la cristallisation dans l'eau bouillante donne de fines aiguilles blanches et feutrées.

La gallicine fond vers 200° ; elle se dissout facilement dans l'eau bouillante, dans l'alcool méthylique ou éthylique chauds, dans l'éther.

Action thérapeutique. — Elle a été préconisée par le Dr Mellinger (2) dans certains catarrhes de l'œil (conjonctivite folliculaire ou

(1) *Rép. de Ph.*, année 1897, p. 318.
(2) *Pharmaceutische Centralhalle*, 1895, p. 236, d'après *J. de Ph. et Ch.*, 16 mai 1895, p. 503.

catarrhale, avec eczéma des paupières, kératite superficielle ou phlyc-
ténulaire).

Modes d'administration et doses. — On l'emploie sous forme
de poudre, comme le calomel, à l'aide d'un pinceau une ou deux fois
par jour. En raison de son faible poids spécifique, il est inutile d'en
porter plus de 1 gramme sur la prescription.

§ 4. — Iodogallicine.

Ce corps se rapproche par sa composition et ses propriétés, de
l'airol. On l'obtient en faisant agir l'oxyiodure de bismuth sur la
gallicine, qui est l'éther monométhylique de l'acide gallique.

Il a pour formule :

$$C^6H^2 \begin{cases} OH \\ OH \\ OBi{<}^{OH}_{I} \\ CO.OCH^3 \end{cases}$$

Caractères d'identité. — L'iodogallicine est une poudre légère,
amorphe, gris-foncé, insoluble dans les dissolvants ordinaires.

Elle est dédoublée par les acides en ses composants. Elle renferme
23,6 p. 100 d'iode, 38,4 p. 100 de bismuth.

Action thérapeutique. — On lui attribue des propriétés antiseptiques analogues à celles de l'airol.

§ 5. — Gallobromol.

Synonymes. — Le gallobromol est le nom pharmaceutique de
l'acide dibromogallique préparé pour la première fois par M. Grimaux.

C'est de l'acide gallique dans lequel 2 atomes d'hydrogène du
noyau benzénique ont été remplacés par 2 atomes de brome. Il a
pour formule :

$$C^6Br^2 {<}^{(OH)^3}_{CO^2H}$$

Caractères d'identité. — Le gallobromol se présente sous forme
d'aiguilles blanches, fines, très solubles dans l'alcool, l'éther et l'eau
bouillante, assez solubles dans l'eau froide (12 p. 100).

Action physiologique et thérapeutique. — D'après M. le
professeur Lépine de Lyon, ce corps paraît devoir être employé avec

avantage dans l'épilepsie, la chorée, les troubles nerveux et peut être administré à la dose de 1 à 10 grammes (1).

D'après MM. Cazeneuve et Rollet, il semblerait donner d'assez bons résultats dans le traitement de la blennorrhagie aiguë ou chronique. On l'emploie, dans ce cas, en solution au cinquantième ; les injections ou les lavages avec une solution au dixième sont trop douloureux (2).

SECTION IV

ACIDE TANNIQUE

Sommaire. — Généralités sur les tannins. — Des tannins commerciaux (à l'eau, à l'alcool, à l'éther). — Du tannin officinal. — Combinaisons que l'acide tannique forme avec les bases minérales et organiques : Tannate de mercure. — Produits divers dérivés du tannin : Tannoforme, tannigène, tannalbine, tannocol, tannocasum, tannon, captol.

Généralités. — On donne le nom de tannin ou d'acide tannique ou, si on le préfère, on a réuni sous le nom de tannin ou d'acide tannique un certain nombre de principes immédiats, très répandus dans l'organisme végétal, et notamment dans les écorces, les feuilles, etc.

Les tannins sont des corps amorphes, à réaction légèrement acide, solubles dans l'eau, de saveur astringente, précipitant l'albumine, la gélatine, les alcaloïdes végétaux, les sels ferriques.

Ces divers composés avaient été considérés tout d'abord comme identiques avec le tannin de la noix de galle ou acide gallotannique, mais une étude plus approfondie a permis de les séparer en plusieurs variétés, dont les plus importantes sont :

1° Le tannin de la noix de galle ordinaire ou des galles de Chine et de Turquie : *acide gallotannique.*

2° Le tannin du café ordinaire : *acide cafétannique.*

3° Le tannin du bois jaune : *acide morintannique.*

4° Le tannin du quinquina : *acide quinotannique*

5° Le tannin du cachou : *acide cachoutannique.*

(1) V. *Semaine médicale* du 28 juin 1893.
(2) V. *Lyon médical* du 16 juillet 1893.

On a classé les tannins en deux grandes classes, d'après la couleur du précipité qu'ils donnent avec les sels ferriques :

TANNINS PRÉCIPITANT EN BLEU LES SELS FERRIQUES	TANNINS PRÉCIPITANT EN VERT LES SELS FERRIQUES
Ces tannins se rattachent à l'acide gallique. On les trouve dans la noix de galle, dans les feuilles et écorces du chêne, du peuplier, du noisetier, du poirier ; dans les feuilles de l'Arbutus uva ursi, Arbutus unedo, etc.	Ils donnent, par hydratation, l'acide protocatéchique ou son produit de dédoublement la pyrocatéchine. On les trouve dans le cachou, le quiquina, la racine de rhubarbe, de Krameria triandra, de tormentille, etc. (1).

La variété la mieux connue des tannins et la plus importante au point de vue médico-pharmaceutique est le tannin de la noix de galle ou acide gallotannique.

Préparation industrielle. — Le tannin est retiré de la noix de galle à l'aide de l'eau, de l'alcool ou de l'éther. Suivant le procédé employé, on obtient des produits très différents tant au point de vue de l'aspect extérieur que des propriétés et de la valeur commerciale, ainsi que le montre le tableau suivant :

(1) Consulter à ce sujet : Thèse de M. le professeur Brœmer de Toulouse, *Les tannoïdes* ; diplôme supérieur de pharmacien de 1re classe, Lyon, année 1891.

	TANNIN A L'EAU	TANNIN A L'ALCOOL.	TANNIN A L'ÉTHER
Aspect.	Poudre brunâtre, légère, soluble dans l'eau, présentant la plupart des propriétés physiques et chimiques de l'acide tannique dont elle est en majeure partie constituée.	Poudre fine, moins colorée que le tannin à l'eau, soluble dans l'eau et l'alcool. Sensiblement aussi pur que le tannin à l'éther ; il n'en diffère que par sa coloration.	Masse spongieuse légère, qui, pulvérisée se présente en petites paillettes brillantes, légèrement teintées en jaune, entièrement solubles dans l'eau et l'alcool, insolubles dans l'éther anhydre.
Composition.	Ce produit contient toute la partie de la noix soluble dans l'eau et en outre une certaine proportion d'acide gallique et de matières colorantes brunes.	Ce produit, obtenu par un mélange d'eau et d'alcool, ne contient pas certaines impuretés du tannin à l'eau, impuretés insolubles dans l'alcool, mais il contient en revanche de la chlorophylle et des substances résineuses.	C'est de l'acide tannique presque pur.
Usages.	Vu sa coloration et ses impuretés, cette sorte de tannin a une valeur commerciale faible et est exclusivement réservée pour certains usages qui n'exigent pas un produit d'une grande pureté. On l'emploie pour la teinture si on n'a pas besoin d'obtenir des nuances claires, car il communique aux étoffes une coloration jaune. On l'emploie dans les vins pour les clarifier et les renforcer en tannin.	Utilisé quelquefois en pharmacie, lorsqu'il s'agit d'introduire la poudre dans des cachets médicamenteux. Employé dans la teinture quand on veut obtenir des nuances claires.	C'est le tannin officinal, le seul que l'on doive employer en pharmacie.

Il est important, surtout au point de vue commercial, de pouvoir différencier les tannins à l'eau, à l'alcool et à l'éther. Pour faire cette

recherche, on peut suivre le procédé indiqué par M. Adrian (1), ou
le procédé indiqué par M. Girard, directeur du laboratoire munici-
pal de Paris (2). Nous n'insisterons pas sur l'étude de ces procédés,
plus intéressants au point de vue commercial que pharmaceutique,
et nous passons de suite au tannin officinal, tannin obtenu au moyen
de l'éther.

Tannin officinal.

Synonymes. — Le tannin officinal, appelé acide tannique,
acide gallotannique, acide digallique, est un acide à fonction complexe (acide phénol, monobasique et pentaphénolique), découvert
par Lewis, étudié par Pelouze et Hugo Schiff. Il a pour formule :

$$C^{14}H^{10}O^9 \text{ ou } C^6H^2 {\textstyle\lessgtr}{(OH)^3 \atop CO^2}.C^6H^2{\textstyle\lessgtr}{(OH)^2 \atop CO^2H}$$

Préparation. — On l'extrait de la noix de galle, par dissolution dans l'éther aqueux, en suivant le procédé indiqué au Codex :

Noix de galle d'Alep en poudre fine.   100 grammes
Éther rectifié du commerce à 0.724.   600   —
Alcool à 90°.   30   —
Eau distillée   10   —

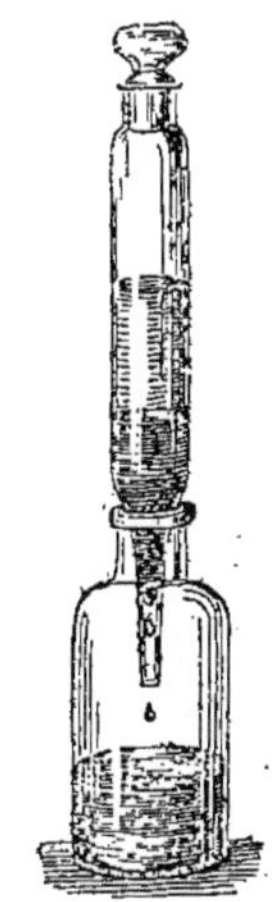

Fig. 12. — Ap-
pareil pour la pré-
paration du tannin

On introduit la noix de galle dans une allonge
bouchée à l'émeri entrant à frottement dans le goulot d'une carafe, et dont l'extrémité est bouchée
par un tampon de ouate.

On verse sur la noix de galle, tassée légèrement,
le mélange d'éther, d'alcool et d'eau, on laisse la
carafe et l'allonge toutes deux imparfaitement bouchées. Il s'écoulera peu à peu un liquide qui se
séparera en deux couches : la couche **inférieure**,
de consistance sirupeuse et de couleur ambrée, *est
une solution aqueuse très concentrée de tannin rete-
nant un peu d'éther et d'alcool*; la couche **supérieure**, très fluide et de couleur verdâtre, *est une
solution éthérée. Elle ne contient que quelques traces
de tannin.*

Pour provoquer ou rendre plus complète la séparation de ces deux couches, il suffit d'ajouter au
liquide une petite quantité d'eau et d'agiter vivement. On verse alors

(1) *Bulletin de la Société chimique*, année 1889, t, I, p. 595. Séance du
3 mai 1889, rapportée dans le *Moniteur scientifique*, année 1890, p. 826.
(2) *Union pharmaceutique*, 1891, p. 441.

tout le produit (couche inférieure et supérieure) dans une allonge à robinet, et quand les deux liquides seront nettement séparés, on laisse écouler la partie inférieure dans une capsule. On la lave à l'éther et on l'évapore dans des vases plats placés dans une étuve chauffée à 50°. Le dissolvant s'évapore et il reste le tannin.

Caractères d'identité. — Le tannin se présente sous la forme d'une poudre jaunâtre légère, spongieuse et boursouflée, inodore, astringente, très soluble dans l'eau, moins soluble dans l'alcool, presqu'insoluble dans l'éther. Il fond vers 210°, puis il se décompose, en donnant de l'anhydride carbonique, du pyrogallol et en laissant un résidu humide, contenant de l'acide métagallique.

Sa solution fermente à l'air, fixe les éléments de l'eau et se convertit en acide gallique. Par l'ébullition avec l'acide sulfurique, le tannin fixe également les éléments de l'eau et se convertit en acide gallique ; la même hydratation a lieu dans l'économie animale après l'ingestion du tannin. Il est facile de s'expliquer ces diverses transformations, en se rappelant que l'acide tannique est l'anhydride de l'acide gallique ; si on fixe de l'eau sur le tannin, on obtient de l'acide gallique :

$$C^{14}H^{10}O^9 + H^2O = 2(C^7H^6O^2).$$

Tannin   Eau   2 molécules
d'acide gallique.

Caractères spécifiques. — On le reconnaît aux caractères suivants :

1° Sa solution rougit le tournesol ;

2° Avec les sels ferriques, elle donne un précipité bleu noir ;

3° Elle précipite la gélatine, l'albumine, l'émétique, les alcaloïdes, l'acétate de plomb ;

4° Elle réduit les sels de cuivre, de mercure et d'argent ;

5° Elle transforme les peaux en une matière imputrescible appelée *cuir* (Lorsqu'on plonge un morceau de peau fraîche dans une dissolution de tannin, la totalité du tannin se fixe sur la peau en formant une combinaison rigide et imputrescible appelée cuir. C'est sur cette réaction qu'est fondée l'industrie du tanneur et du corroyeur). On peut, en se basant sur cette réaction, séparer l'acide gallique de l'acide tannique : le premier ne se fixant pas sur la peau, le second au contraire s'y fixant d'une manière complète.

Caractères de contrôle. — Le tannin peut renfermer les ALTÉRATIONS et les FALSIFICATIONS suivantes :

ALTÉRATIONS. — *Acide gallique.* — On peut le déceler par deux procédés : 1° dissoudre l'acide suspect dans l'eau ; traiter la solution par

un très léger excès de gélatine et filtrer : l'acide gallique n'est pas précipité et passe dans la solution. On le caractérise au moyen du perchlorure de fer qui donne un précipité bleu.

2° Procédé de Yung : dissoudre l'acide suspect dans l'eau, ajouter
une solution de cyanure de potassium : s'il y a de l'acide gallique, on
obtiendra une belle coloration rouge qui disparaîtra par le repos pour
reparaître par l'agitation. On peut obtenir ce double effet 15 ou 20 fois
de suite ; finalement le liquide devient brun stable. — Le cyanure de
potassium n'a pas d'action sur l'acide tannique ; par conséquent, si le
tannin est pur on n'obtiendra pas les réactions ci-dessus indiquées.

Falsifications. — *Matières étrangères diverses.* — Chauffer un peu
d'acide suspect sur une lame de platine : l'acide pur se volatilise sans
résidu ; l'acide impur se volatilise en laissant un résidu.

Conservation. — L'acide tannique sec est inaltérable à l'air, on
le conserve donc simplement dans des flacons bouchés. Mais, s'il est
humide, il absorbe de l'oxygène, dégage de l'acide carbonique et se
convertit en acide gallique.

Les solutions de tannin se conservent indéfiniment dans l'obscurité, même en présence de l'air ; elles s'oxydent cependant, si l'air
renferme une certaine quantité d'ozone ; dans ce dernier cas, la
liqueur passe au rouge brun et il se forme de l'acide oxalique (Gorup-
Bezanez). Mais, sans que l'ozone intervienne, les solutions tanniques
s'oxydent dès qu'on les expose à la lumière. M. Jodin (1) a remarqué
qu'en 28 jours, 10 centimètres cubes d'une solution alcoolique peuvent absorber 4 centimètres cubes d'oxygène et produire 1 centimètre cube 8 d'acide carbonique ; avec la solution aqueuse on obtient les mêmes résultats.

Observons, en passant, que les divers tannins extraits des végétaux, sont plus ou moins altérables ; ainsi l'acide cachoutannique
dissous dépose après quelque temps un résidu insoluble. Ces altérations des matières tanniques, au contact de l'air et de la lumière, ont
une grande importance au point de vue de la préparation des extraits
pharmaceutiques.

La solution aqueuse de tannin qui, ainsi qu'on vient de le dire, s'o-
xyde au contact de l'air et sous l'influence de la lumière, peut également, sans s'oxyder, se transformer en acide gallique. Cette solution
fermente en effet à l'air, subit la fermentation dite gallique et se
transforme en acide gallique.

(1) *J. de Ph. et de Ch.*, 4ᵉ série, t. I, p. 55, 1865.

Sous quelle influence se produit cette fermentation gallique? D'après M. Van Tieghem, qui a fait une étude approfondie de cette fermentation, elle se manifeste sous l'influence de deux moisissures : le Penicillium glaucum et l'Aspergillus niger qui se développent spontanément dans l'infusion de noix de galle ou dans la solution aqueuse de tannin.

Action physiologique. — Le tannin est le plus puissant des astringents végétaux. Appliquée sur la peau intacte, une solution de tannin ne produit pas de phénomène appréciable, en raison de la couche épidermique qui est difficile à traverser. Appliquée sur une muqueuse, cette solution détermine de la sécheresse, de l'astriction, un état de rudesse. Ces phénomènes, dit M. le professeur Berlioz de Grenoble, s'expliquent par la coagulation du mucus et l'absorption de l'eau des tissus par le tannin, absorption démontrée par les travaux de Henning, de Mitscherlich et Schroff.

Appliqué sur une plaie suppurante, le tannin coagule le liquide séro-purulent, dessèche les bourgeons charnus, prévient la décomposition putride du pus, coagule aussi la couche superficielle de la surface suppurante et forme ainsi un composé imputrescible qui donne lieu à une couche protectrice favorable à la cicatrisation.

En contact avec le sang, il le coagule immédiatement. Introduit dans le tube digestif, à doses faibles, il produit seulement une saveur acerbe, astringente et la sécheresse de la bouche. A forte dose, il détermine des douleurs gastriques, des vomissements et une constipation opiniâtre par diminution de sécrétion. Une partie du tannin ingéré se combine avec les matières albuminoïdes du tube digestif et ce composé insoluble passe dans les matières fécales ; le reste se transforme en acide gallique et s'élimine, sous cette forme, par les urines.

Action thérapeutique. — On l'emploie comme agent hémostatique, dans toutes les hémorrhagies (épistaxis, hématémèses, hémorrhagie de l'intestin) ; comme astringent, dans les diarrhées chroniques, séreuses, etc., dans les leucorrhées ; comme antiputride, dans la dyspepsie putride ; comme antipaludéen (fièvres, *action douteuse*) ; comme contre-poison des alcaloïdes.

Modes d'administration et doses. — On l'administre : à l'INTÉRIEUR à la dose de 2 à 4 grammes et plus en pilules, potion, etc. ; à l'EXTÉRIEUR, à la dose de 1 à 4 p. 100 en lotions, injections, pommades, crayons.

Formules galéniques. — Il rentre dans les formules galéniques suivantes : crayons de tannin, glycérés de tannin.

Incompatibles. — Alcaloïdes, sels métalliques, surtout ceux de fer, d'antimoine, de plomb, de mercure ; émétique, gélatine, albumine, émulsions, eau de chaux.

Empoisonnement. — Il n'est pas toxique.

COMBINAISONS DE L'ACIDE TANNIQUE AVEC LES BASES

L'acide tannique, acide-phénol monobasique et triphénolique, forme avec les bases des sels, appelés tannates, qui sont incristallisables et altérables à l'air.

Division. — Les tannates, intéressants au point de vue médico-pharmaceutique, se divisent en deux classes :

A. — *Tannates formés par la combinaison de l'acide tannique avec les bases minérales* : tannate de mercure.

B. — *Tannates formés par la combinaison de l'acide tannique avec les bases organiques* : tannate de pelletiérine ; tannate de quinine.

Nous allons étudier le tannate de mercure ; quant aux tannates formés avec les bases organiques, nous les examinerons lorsque nous ferons l'histoire de ces bases.

Tannate de mercure.

Historique. — Le tannate de mercure, introduit en thérapeutique par Lugasten en 1884, a été étudié, dès cette époque par Kaposy, Pauly de Casanow, Leblond, Julliez, etc. Ces auteurs ont admis la supériorité de ce corps sur le protoiodure et les autres mercuriaux dans le traitement de la syphilis. Il serait mieux supporté par le tube digestif, ne produirait pas de diarrhée, ne diminuerait pas l'appétit, n'occasionnerait pas, du moins aussi vite, les accidents buccaux qui sont un obstacle au traitement mercuriel ; son action curative serait efficace et rapide ; les récidives seraient moins fréquentes. L'étude de ce corps a été reprise par M. Allen (1) et à Montpellier, par M. Brousse, qui a obtenu aussi des résultats très favorables.

Préparation. — Ce corps peut se préparer par divers pro-

(1) V. *Médical record*, 1892, p. 6.

cédés : procédé de Ludwig (1) ; procédé Castelaz (2). Mais tous les tannates de mercure, préparés par ces procédés, ne sont des composés définis qu'au moment de leur précipitation ; presqu'aussitôt, ils se décomposent plus ou moins vite ; leur composition varie encore avec l'abondance des lavages auxquels ils ont été soumis ; d'où une première cause d'incertitude sur leur nature exacte.

Les tannates commerciaux, provenant d'origines diverses et vendus sous le nom de *tannate de mercure*, contiennent des quantités variables de mercure ainsi que le montrent les expériences faites par M. le professeur Gay de Montpellier (3). Quatre échantillons, d'origine différente, ont fourni à l'analyse les titres suivants en mercure métallique :

Echantillon A brun noir verdâtre . . . . 40,34 p. 100
         B — jaunâtre . . . . . . 40,51 —
         C — noir . . . . 54,04 —
         D — chocolat . . . . . . 60,94 —

En présence de semblables résultats, M. Gay a cherché un procédé de préparation capable de fournir un produit sinon mieux défini, du moins possédant un titre de mercure invariable et pourvu d'ailleurs de toutes les propriétés thérapeutiques indiquées plus haut. Voici en quoi consiste ce procédé :

Tannin à l'éther, pulvérisé. . . . . 76 gr. 20
Oxyde jaune mercurique pulvérisé. . . . . . 25 — 70

Mêlez les deux corps par trituration dans un mortier ; ajoutez 50 centimètres cubes d'eau distillée pour obtenir une pâte fluide ; abandonnez le mélange dans le mortier pendant deux jours ; pulvérisez la masse durcie ; exposez la poudre pendant 24 heures dans un dessiccateur à acide sulfurique.

Les quantités de corps mis en présence correspondent à la formule :

$$2C^{14}H^{10}O^9 + HgO = (C^{14}H^9O^9)^2Hg + H^2O$$

Ce produit contient 23,8 p. 100 de mercure métallique.

Caractères. — Ainsi préparé, le tannate de mercure se présente sous forme d'une poudre vert-olive, insoluble dans l'eau, mais aisément décomposable. Chauffé à l'étuve à 35-40°, il se colore en noir ; à 55° ou 60°, il se boursoufle et prend un aspect spongieux. Traité par l'eau froide, il abandonne peu à peu tout l'acide tannique combiné.

(1) V. *Nouveaux remèdes*, 1885, p. 117 et 118. Procédé indiqué dans *Pharmaceut. Centralhalle*, 1884 ; *Year book of Pharmacy*, 1885, p. 21.
(2) V. *J. de Ph. et de Ch.*, 5° série, t. XII, p. 352, 1885.
(3) V. *Répertoire de Pharmacie*, août 1893, p. 327.

Les alcalis étendus y déterminent la séparation du mercure ; les acides ne l'attaquent pas.

Sa couleur, dit M. Gay, semble indiquer qu'il s'est formé par réduction, au moins en partie, un sel mercureux, bien que le point de départ soit l'oxyde mercurique.

Action physiologique et thérapeutique. — Le tannate de mercure, préparé par le procédé de M. Gay, et expérimenté à la clinique syphilitique de la Faculté de médecine de Montpellier par M. Brousse, a donné d'excellents résultats dans le traitement de la syphilis.

Modes d'administration et doses. — On l'administre en pilules d'après la formule suivante :

Tannate de mercure . . . . 0,05 centigr.
Extrait de quinquina . . . . 0,10 —

F. s. a. une pilule dont le dosage en mercure métallique égale 0 gr. 017. Deux à 4 pilules par jour.

PRODUITS DIVERS DÉRIVÉS DU TANNIN

Généralités. — Le tannin donne, en se combinant ou en se mélangeant avec différents corps, plusieurs produits que l'on a essayé d'introduire en thérapeutique. Ces produits sont :

1° Les *tannoformes*, produits de condensation des tannins avec l'aldéhyde formique et dont nous avons parlé à l'article aldéhyde formique ;

2° Le *tannigène* ou acétyl-tannin (dérivé acétique du tannin) ;

3° La *tannalbine* ou tannate d'albumine (combinaison du tannin et de l'albumine) ;

4° Le *tannocol* (combinaison de tannin et de gélatine) ;

5° Le *tannocasum* (mélange de tannin et de caséine) ;

6° Le *tannon* ou *tannopine* (combinaison de tannin et d'urotropine) ;

7° Le *captol*, produit de condensation du tannin et du chloral ;

A part le captol, tous les produits que nous venons d'énumérer sont employés pour faciliter l'emploi des astringents et éviter leur action nuisible sur l'estomac.

Pour remplir son but, tout astringent de l'intestin ne doit exercer d'action ni sur l'estomac, ni sur la partie supérieure de l'intestin. Or, le tannin, que l'on emploie souvent comme astringent intestinal, est loin de présenter ces conditions. En effet, il est dissous par le suc gastrique de l'estomac, ce qui explique pourquoi il ne donne pas toujours les résultats qu'on en attend et pourquoi son usage prolongé peut produire des troubles sur la digestion stomacale.

On a cherché à éviter ces inconvénients et à trouver une combinaison tannique qui, insoluble dans l'estomac, soit peu soluble dans l'intestin et qui, pendant le parcours intestinal, cède graduellement son tannin. Schmiedeberg avait conseillé de se servir, au lieu de tannin, d'extraits végétaux astringents, lesquels renferment des matières gommeuses et mucilagineuses qui les préservent de l'action dissolvante du suc gastrique : cachou, kino, rathania. Ces extraits ne remplissent qu'imparfaitement le but poursuivi.

Plus récemment, M. Meyer a préparé un dérivé acétique du tannin, qu'il a appelé acétyl-tannin ou tannigène. Ce corps, en raison de son insolubilité dans les acides dilués, ne devait exercer son action astringente qu'une fois en contact avec les liquides de l'intestin qui le dissolvent peu à peu.

Gottlieb a porté ses recherches dans une autre direction. S'inspirant d'une vieille observation d'après laquelle les matières albuminoïdes, longtemps exposées à l'action de la chaleur, deviennent insolubles dans le suc gastrique, il a supposé que les combinaisons de tannin et d'albumine devraient être dans le même cas et sa supposition s'est trouvée justifiée. En effet, si l'on chauffe à 110° à 120° pendant six heures, le tannate d'albumine (qui fraîchement préparé se dissout facilement dans l'estomac), on obtient une combinaison qui devient insoluble dans l'estomac, mais qui reste soluble dans l'intestin. C'est à ce produit que Gottlieb a donné le nom de tannalbine.

Tous les autres produits proposés (tannocol, tannocasum, tannone) sont analogues à la tannalbine. Ils sont tous insolubles dans l'eau, inattaquables par les acides. Ils sont attaqués par les alcalis et cèdent progressivement leur tannin dans l'intestin, où le milieu est alcalin.

§ 1. — Tannoforme.

Ainsi que nous l'avons dit à propos de l'aldéhyde formique, on désigne sous le nom de tannoformes les produits de condensation du tannin avec l'aldéhyde formique. On connaît le tannoforme de chêne, le québracho-tannoforme, le rathania-tannoforme, le tannoforme de la noix de galle, etc., etc.. Ces produits paraissent être des méthyl-ditannin.

Caractéres d'identité. — Le tannoforme de la noix de galle se présente sous forme d'une poudre légère, blanc-rougeâtre, insoluble dans l'eau et dans la plupart des dissolvants organiques, soluble dans l'alcool et les solutions alcalines, insoluble dans l'eau acidulée (donc le suc gastrique).

Caractères spécifiques. — On le reconnaît aux caractères suivants :

Il donne avec l'acide sulfurique à chaud une coloration brune, qui devient verte, puis bleue. En ajoutant de l'alcool, la couleur bleue passe au rouge vineux.

Action thérapeutique. — Le tannoforme possède les propriétés astringentes du tannin et les propriétés antiseptiques de l'aldéhyde formique ; il réunit par conséquent les propriétés thérapeutiques des corps qui le constituent.

D'après les travaux de Landau, de Buck et Moor, Braun, Goldmann, Fasano, Erhmann, Ulmann, le tannoforme peut être employé comme astringent dans tous les cas où on emploie le tannin, et comme il possède des propriétés antiseptiques, c'est un astringent précieux pour l'intestin. Il produit sur la muqueuse intestinale un effet certain, anticatarrhal et antiphlogistique et non irritant. Il traverse l'estomac sans être décomposé et ne se dissocie que dans l'intestin. C'est à la fois un médicament astringent et antiseptique pour l'intestin dont il fait disparaître les sécrétions anormales. Eberson pense qu'il vaut le tannigène et la tannalbine comme astringent et qu'en outre, il possède l'avantage incontestable d'être antiseptique.

Le tannoforme est employé à l'intérieur dans les catarrhes aigus de l'intestin : diarrhées douloureuses, diarrhées verdâtres, entérite folliculaire, gastro-entérite, diarrhées des anémiques et des hysté-riques.

Modes d'administration et doses. — On l'emploi à la dose de 0 gr. 10 à 0 gr. 50 chez les enfants ; à la dose de 1 gramme chez les adultes. Ces doses peuvent être dépassées, car le tannoforme est absolument inoffensif, même à hautes doses.

A l'extérieur, il est très employé, à cause de son pouvoir desséchant et de ses propriétés antiseptiques et on le prescrit soit pur, soit mélangé à l'amidon, soit en pommade, dans l'ozène, dans les affections des organes génito-urinaires, dans les maladies de la peau, contre les sueurs exagérées des pieds et des mains. Comme antisudoral, il est très employé en Allemagne et recommandé aux bicyclistes et aux marcheurs à cet effet (1).

§ 2. — Tannigène.

Le tannigène est appelé aussi acétyl-tannin.

Préparation. — On l'obtient en chauffant du tannin avec un mélange à parties égales d'acide acétique cristallisable et d'anhydride acétique (Meyer).

Caractères d'identité. — C'est une poudre d'un jaune-grisâtre, inodore, insipide, légèrement hygroscopique, insoluble dans l'eau froide, peu soluble dans l'eau chaude, soluble dans l'alcool et les solutions alcooliques, fait intéressant à noter parce qu'il est possible de le diluer à l'occasion dans un élixir.

Il est facilement soluble dans les phosphates et peut, grâce à ce fait, être dissous dans le lait, qui contient beaucoup de phosphates.

Il est inattaqué par les acides et ne cède son tannin que dans les milieux franchement alcalins.

Action thérapeutique. — A doses relativement faibles, il agit sur l'intestin, diminue les sécrétions et augmente la sécrétion des matières fécales.

En France, Comby, Etienne et Hutinel ont beaucoup employé le tannigène chez l'enfant et Mathieu en a fait une étude thérapeutique très complète chez l'adulte (2).

Modes d'administration et doses. — Dans une étude très complète qu'il a faite sur le tannigène (3), Biedert conseille d'employer les doses suivantes :

0 gr. 10 trois fois par jour chez l'enfant ; 0 gr. 30 à 0 gr. 40 trois fois par jour chez l'adulte.

Il est important de donner le tannigène une heure après le repas ou tout au moins de le mélanger toujours aux aliments. Dans la diarrhée des enfants, on l'administre en le faisant dissoudre dans le lait. Il est avantageux de le donner conjointement avec l'acide lactique aujourd'hui couramment employé et qui n'a sans doute, dit Bardet, d'autre effet que de corriger l'anachlorhydrie due à l'irritation intestinale.

(1) Voir au sujet des applications thérapeutiques de tannoforme une étude complète et très bien faite de Grosse et d'Ulmann, résumée dans le *Journal des Nouveaux remèdes* du 8 septembre 1895, p. 355.
(2) *Traité de thérapeutique appliquée* d'Albert Robin, t. XIII.
(3) *Ther. Woch.*, 1896, n° 12, p. 265.

§ 3. — Tannalbine.

La tannalbine est du tanin albuminé ou du tannate d'albumine, qui a été chauffé pendant six heures à une température de 110 à 120°.

Ce produit est fabriqué par la maison Knoll et Cie, à Lindwigshafen-sur-Rhin, sur les indications du Dr Gottlieb, de Heidelberg (1).

Caractères d'identité. — La tannalbine se présente sous la forme d'une poudre jaunâtre, inodore, insipide, renfermant environ 50 p. 100 de tanin, insoluble dans le suc gastrique artificiel (milieu acide), soluble dans la lessive de soude à 1 pour 100 (milieu alcalin, suc pancréatique).

Caractères de contrôle. — On doit, d'après R. Tambach (2), procéder de la manière suivante à l'essai de la tannalbine :

1° La tannalbine, traitée par l'eau froide ou l'alcool froid, ne cède que quelques traces de matière à ces deux liquides ;

2° Agiter avec de l'eau froide la tannalbine, filtrer : le liquide filtré se colore en bleu intense par addition d'une goutte de perchlorure de fer ;

3° Soumettre la tannalbine à l'action de l'eau bouillante ; filtrer le décocté et laisser refroidir : ce décocté refroidi précipite par addition d'une solution d'albumine ;

4° Agiter de la tannalbine avec de la lessive de soude ; le mélange se prend en gelée. Si on chauffe ensuite jusqu'à l'ébullition et si on sature par de l'acide chlorhydrique, il se dégage de l'hydrogène sulfuré reconnaissable à son odeur ;

5° Pour compléter l'essai, on ajoute 2 gr. de tannalbine à 100 cc. d'eau renfermant 20 gouttes d'acide chlorhydrique et 0 gr. 25 de pepsine. On mélange avec soin et on maintient le tout à la température de 40° pendant trois heures. On recueille le produit non dissous sur un filtre taré ; on lave à trois reprises avec 10 cc. d'eau, on dessèche à 100° et on pèse. Le poids ne doit pas être inférieur à 1 gramme.

Action thérapeutique. — Il résulte des expériences faites par M. le docteur Von Engel, chef de clinique à l'hôpital général de Bruenn (Moravie), que la tannalbine est un astringent de l'intestin, dénué de tout danger, sans saveur et très actif.

(1) V. *J. de Ph. et Ch.*, 1er janvier 1898, p. 24.
(2) V. *J. de Ph.* du 1er janvier 1858, p. 25.

On l'emploie dans les diarrhées aiguës et chroniques, dans les diarrhées de phtisiques, en poudre à la dose de 1 gr. pour les adultes, de 0 gr. 50 pour les enfants. Cette dose peut être répétée 2 à 4 fois par jour.

Pour un certain nombre d'auteurs, la tannalbine est un excellent médicament dans les entérites chroniques et aiguës, simples ou tuberculeuses, pouvant être avantageusement employé dans la pratique infantile (choléra infantile), entérites aiguës, colites aiguës et chroniques); pour d'autres, au contraire, c'est un médicament beaucoup moins actif que le tannigène et inférieur, au point de vue de l'action, à ce dernier produit (1).

§ 4. — Tannocol.

Le tannocol est une combinaison de gélatine et de tanin. Ce produit, analogue à la tannalbine, se présente sous forme d'une poudre grisâtre, inodore, insipide, et presque insoluble dans l'eau.

Il renferme autant de gélatine que de tanin.

Il est très difficilement soluble dans les liquides acides, et en particulier dans le suc gastrique. Par contre, il se dissout dans les liquides alcalins, dans le suc intestinal avec mise en liberté du tanin.

On le considère comme un astringent puissant de l'intestin qui exerce son action uniquement dans cet organe.

Il a été préconisé pour le traitement des entérites aiguës et chroniques ainsi que des affections intestinales chez les enfants.

On l'emploie à la dose de 1 gramme plusieurs fois par jour pour les adultes ; de 0 gr. 50 pour les enfants (2).

§ 5. — Tannocasum.

Le tannocasum est un mélange de tanin et de caséine, proposé par le Dr G. Rominjn.

Ce composé est analogue à la tannalbine et au tannocol ; comme

(1) Voir au sujet de la tannalbine *Journal des Nouveaux remèdes* : n° du 8 mars 1897, p. 140 et 141 ; n° du 24 février 1898, p. 83 ; n° du 24 juillet 1899, p. 336 ; n° du 24 octobre 1898, p. 466 ; *Revue critique sur les nouveaux médicaments astringents*.

(2) *Pharmaceutische Zeitung*, 1899, p. 134 ; *J. de Ph. et de Ch.* du 1er mai 1899, p. 437.

eux, il se décompose dans l'intestin et comme eux, il est employé comme astringent de l'intestin (1).

§ 6. — Tannon.

Le tannon, appelé aussi tannopine, est une combinaison de tanin avec l'urotropine ou hexaméthylène-tétramine (combinaison du formol avec l'ammoniaque).

Il a été essayé et recommandé par Schreiber (de Göttingen).

Il se présente sous forme d'une poudre brun-clair, insipide, presque insoluble dans l'eau, les acides étendus, l'alcool, l'éther, soluble dans les alcalis étendus.

D'après Schreiber, Joachim, Fuchs, ce médicament serait très utile dans les entérites aiguës, surtout chez les enfants. On l'emploie à la dose de 1 gr. 3 ou 4 fois par jour, chez les adultes ; 0,20 à 0 gr. 50 chez les enfants.

§ 7. — Captol.

Le captol, proposé par le Dr Eichhoff, est un produit de condensation du tanin et du chloral.

Le captol se présente sous forme d'une poudre brun-foncé, hygroscopique, peu soluble dans l'eau froide et dans l'alcool. Il n'est pas modifié par les acides, mais les alcalis le décomposent avec coloration brun foncé.

On le reconnaît aux caractères suivants :

1° Chauffé avec de l'aniline et de la lessive de soude, il donne la réaction de l'isonitrile ;

2° La solution est colorée en bleu noir par les sels de fer ; mais la couleur disparaît par addition d'un acide, l'acide chlorhydrique ou oxalique.

Eichhoff recommande l'emploi de ce médicament contre les pellicules et la chute des cheveux. Primitivement, il le prescrivait en solution alcoolique à 1 ou 2 pour 100 contre la séborrhée du cuir chevelu. Depuis quelque temps, un parfumeur de Cologne en a fait, sur ces indications, une spécialité sous forme de teinture de captol composée (2).

(1) V. *J. des Nouveaux remèdes*, 24 mai 1899, p 227.
(2) V. *J. de Ph. et Ch.*, n° du 15 janvier 1898, p. 65, d'après *Apoteker Zeitung*, 1897, p. 734.

La formule de cette teinture serait, d'après Eichhoff :

Captol	1 gr.
Hydrate de chloral.	1 »
Acide tartrique	1 »
Huile de ricin.	0 » 50
Alcool à 65°.	100 »
Essence pour aromatiser.	Q. S.

TITRE V

APPENDICE A L'ÉTUDE DES ACIDES ORGANIQUES

Sommaire : Santonine. — Cantharidine. — Acide chrysophanique. — Chrysarobine. — Eurobine. — Lenirobine. — Topique sulforiciné.

Avant de terminer l'étude des acides organiques, nous étudierons deux composés se rapprochant des acides organiques, et qui ont une grande importance au point de vue médico-pharmaceutique : la *santonine* et la *cantharidine*.

Pour des raisons spéciales nous étudierons ici également l'*acide chrysophanique*, la *chrysarobine* et ses dérivés, le *topique sulforiciné*.

Santonine.

Synonymes. — La santonine, appelée aussi acide santonique, ou anhydride santonique, doit être considérée, au point de vue chimique, comme l'anhydride de l'acide santonique (acide-alcool monobasique, dialcoolique). Elle dérive, en effet, de l'acide santonique par perte d'une molécule d'eau, ainsi que le montre l'équation suivante :

$$C^{15}H^{20}O^4 — H^2O = C^{15}H^{18}O^3.$$

Acide santonique   Santonine

Formule. — Elle a pour formule : $C^{15}H^{18}O^3$,

Préparation. — La santonine, découverte par Kahler et Halms, se retire du semen contra, en suivant un procédé assez délicat, indiqué au Codex et sur lequel nous ne croyons pas devoir insister ; ce procédé étant peu suivi dans les laboratoires. La santonine est surtout fabriquée industriellement. Lors de l'exposition de 1878, son prix atteignait 150 francs le kilogramme ; en 1889, il était dix fois moindre ; il s'est maintenu tel depuis cette époque et aujourd'hui il est de 30 francs. Il est intéressant de connaître les causes d'un pareil changement survenu dans la valeur de ce vermifuge précieux ; à ce sujet, on pourra lire le très savant article publié par M. le professeur Jungfleisch, intitulé : *Sur la production de la santonine* (1).

Caractères d'identité. — La santonine se présente en cristaux prismatiques blancs, d'un aspect nacré, sans odeur et sans saveur, anhydres, fusibles à 170°, solubles dans 300 parties d'eau froide, dans 250 parties d'eau bouillante, dans 40 parties d'alcool à 90° froid, dans 3 parties d'alcool bouillant, dans 70 parties d'éther et dans 5 parties de chloroforme. Elle est volatile sans résidu.

C'est un acide faible ; elle s'unit aux bases pour donner des sels qui se dédoublent déjà par l'ébullition avec l'eau ; mais lorsqu'on la fait bouillir pendant longtemps avec de l'eau de baryte, elle s'hydrate et se convertit en acide santonique.

Caractères spécifiques. — On la reconnaît aux caractères suivants :

1° A ses caractères d'identité.

2• Chauffée légèrement avec une solution alcoolique de potasse, elle donne une liqueur rouge qui, concentrée et par refroidissement, laisse déposer un santoninate en belles aiguilles d'abord rouge cramoisi, mais qui perdent leur couleur successivement de haut en bas en finissant par devenir incolores.

3° Si on met dans une capsule de porcelaine quelques fragments de santoniné et 20 ou 30 milligrammes de cyanure de potassium pulvérisé et si on chauffe doucement jusqu'à fusion de la masse, il se forme alors une belle coloration rouge qui passe rapidement au brun jaune. La masse fondue, reprise par l'eau, donne une solution fluorescente brune par transparence et verte par réflexion ; cette fluorescence persiste assez longtemps (2).

4° Lorsqu'on broie 5 centigrammes de santonine avec 2 centimètres cubes d'acide sulfurique, qu'on ajoute 2 centimètres cubes d'eau et qu'on chauffe légèrement, la solution, en présence d'une trace de perchlorure de fer, devient d'abord jaunâtre puis passe au violet (3).

Caractères de contrôle. — Elle est FALSIFIÉE quelquefois par

(1) *J. de Ph. et de Ch.*, 5ᵉ série, t. XXIV, année 1891, p. 251.
(2). Cette réaction a été proposée par M. Schermer dans le *Vederlandsch Tijdschrift voor pharmacie*.
(3) *Pharmacopée helvétique*, édition 1893.

les corps suivants : acide borique, gomme, résine, sucre. On reconnaît les matières étrangères à l'aide des essais suivants :

1° Dissoudre la santonine suspecte dans l'alcool ou le chloroforme : si elle est pure, elle doit être complètement soluble.

2° Calciner la santonine suspecte sur une lame de platine : si elle est pure, elle doit se volatiliser sans résidu.

On lui a quelquefois mélangé par erreur de la *strychnine* ; aussi importe-t-il de s'assurer que la santonine ne contient pas de strychnine. Pour cela, il suffit de traiter la santonine suspecte par l'acide sulfurique et un peu de permanganate de potasse : si elle contient de la strychnine, il se produit une belle coloration bleue, qui passe au violet, au rouge et enfin au jaune.

Conservation. — Elle se colore en jaune sous l'influence de la lumière. Cette action singulière a été étudiée par plusieurs chimistes Berzelius avait remarqué que cette coloration peut se produire dans l'eau, l'alcool ou l'éther. Zantedeschi observa que la chaleur n'avait aucune action sur cette coloration. Fausto Sestini a de nouveau étudié l'action des rayons solaires sur la santonine et a isolé un produit de transformation particulier auquel il a donné le nom de *photosantonine*. Méhu a reconnu que la santonine jaune se comporte avec les dissolvants comme la santonine normale ; elle leur communique sa coloration, mais celle-ci disparaît rapidement dans l'obscurité, et surtout à la lumière. A cause de cette coloration, la santonine doit être conservée dans l'obscurité.

Action physiologique. — Elle exerce des effets remarquables sur le système nerveux qui se manifestent surtout du côté des organes des sens. Sous l'influence des doses thérapeutiques (5 à 30 cgr.), il se produit un trouble singulier de la vue, consistant à voir jaune les objets blancs, en orange ceux qui sont rouges, et en vert ceux qui sont bleus (Wittke). Si les doses sont plus élevées, il devient impossible de distinguer aucune couleur. En même temps, on observe des hallucinations de la vue ; mais l'accommodation reste intacte. Ces phénomènes ont été diversement interprétés par Napoli, Mialhe, Phipson, Rose. D'après Nothnagel et Rossbach, ce trouble de la vue (*xanthopsie*) doit être attribué à l'action de la santonine sur les organes chromatiques de la rétine.

Le sens de l'odorat est aussi modifié par la santonine. Un grand nombre d'expérimentateurs ont perçu une odeur particulière, rapprochée par quelques-uns de celle du patchouly, par d'autres de celle de la violette.

Action thérapeutique. — Elle est employée comme anthelminthique, et surtout pour tuer les ascarides lombricoïdes ; on l'a employée aussi contre les oxyures et le tœnia ; mais son action est douteuse.

Modes d'administration et doses. — On l'administre à la dose de 0 gr. 05 à 0 gr. 10 chez les enfants, et de 0 gr. 15 à 0 gr. 30 chez les adultes, soit en poudre mêlée à du sucre, soit en pastilles, en tablettes, en dragées.

Formules galéniques. — Elle entre dans les tablettes de santonine du Codex ; chaque tablette pèse 1 gramme et contient 0 gr. 01 de santonine.

Les tablettes commerciales étant fréquemment falsifiées, le pharmacien doit, avant de les délivrer, s'assurer : qu'elles contiennent de la santonine et qu'elles en renferment la quantité voulue.

Recherche de la santonine. — On traite une ou deux pastilles par le chloroforme qui dissout la santonine ; on évapore le liquide ; la santonine reste et on la caractérise à l'aide de ses caractères spécifiques.

Dosage de la santonine. — Pulvériser 5 grammes de ces tablettes, lessiver la poudre avec du chloroforme qui dissout la santonine. En évaporant le liquide dans une capsule tarée, on connaît le poids de santonine correspondant aux tablettes (Riecker).

Si le dosage doit être effectué sur des pastilles préparées avec du chocolat, on commence par enlever le beurre de cacao à l'aide du pétrole, puis on traite le résidu par le chloroforme et on opère comme précédemment (Agerna).

Empoisonnements. — La santonine prise à hautes doses (0,60 à 1 gr.), ou même prise à faibles doses par des individus susceptibles, donne lieu à des accidents toxiques (vomissements, coliques, syncope, fait voir les objets en jaune, colore les urines en jaune). On cite plusieurs exemples d'empoisonnement chez des personnes ayant absorbé de 0 gr. 07 à 0 gr. 15 de santonine ; il faut donc être très prudent dans l'emploi de ce médicament.

Premiers secours. — 1° Administrer un vomitif et un purgatif pour éliminer le poison ;

2° Donner des stimulants : eau-de-vie chaude avec de l'eau ;

3° Pour combattre la paralysie de la respiration, on aura recours à la respiration artificielle ;

Cantharidine.

Formule. — La cantharidine, découverte par Robiquet en 1812, principe actif des cantharides (*cantharis vesicatoria*), insecte coléoptère, a pour formule $C^{10}H^{12}O^4$.

Elle est isomère avec l'acide cantharique, considéré par MM. Berthelot et Jungfleisch, comme un acide-éther. L'acide cantharique est vraisemblablement un acide-éther, disent-ils, dérivé par déshydratation d'un acide bibasique et monoalcoolique, jusqu'ici non préparé, l'acide dicantharique.

Préparation. — On la prépare par le procédé Mortreux (Codex) :

Cantharides pulvérisées . . . .   Q. V.
Chloroforme rectifié du commerce. . . . .
Sulfure de carbone pur. . . . .   Q. S.

On épuise la poudre de cantharides par le chloroforme, qui dissoudra la cantharidine et les matières grasses. On distille au bain-marie pour retirer le chloroforme. On traite l'extrait chloroformique par le sulfure de carbone qui dissoudra les corps gras sans toucher à la cantharidine. On dissout la cantharidine dans le chloroforme chaud et on la fait cristalliser par refroidissement.

Ce procédé de préparation peut servir de procédé de dosage des cantharides, c'est-à-dire pour apprécier la quantité de cantharidine qu'elles contiennent. Rappelons en passant que, d'après le Codex, 100 grammes de cantharides pulvérisées doivent donner 0 gr. 50 de cantharidine.

Caractères d'identité. — La cantharidine se présente en petits prismes rhomboïdaux ou en lamelles incolores et brillantes, d'une saveur très âcre, inodores, insolubles dans l'eau, peu solubles à froid dans l'alcool et le chloroforme bouillant.

Elle est neutre aux papiers réactifs

Elle s'évapore rapidement à l'air, à la température ordinaire (ce qui explique pourquoi le Codex recommande d'employer toujours des cantharides fraîches et nouvelles, car les cantharides anciennes ont perdu à l'air une partie de leur cantharidine ; elles sont donc inactives). Elle fond à 218° en se sublimant déjà au-dessus de 120°. Elle se dissout dans les alcalis pour former des cantharidates.

Caractères spécifiques. — On la reconnaît aux caractères suivants :

A. Dissoute dans une faible solution d'alcali, elle donne un sel

qui cristallise par évaporation. La solution moyennement concentrée
de ce sel donne :

1° Avec le chlorure de calcium ou de baryum, un précipité blanc ;

2° Avec l'acétate de plomb, un précipité cristallin blanc ;

3° Avec l'azotate d'argent, un précipité blanc ;

4° Avec le sulfate de cuivre ou le sulfate de nickel, un précipité
vert ;

5° Avec les sels de cobalt, un précipité rouge ;

6° Avec le chlorure de palladium, un précipité cristallin et soyeux.

B. La cantharidine traitée par l'acide sulfurique se dissout. Si on
chauffe jusqu'à l'ébullition la dissolution acide et qu'on ajoute du bichromate de potasse, on observe une vive effervescence et on obtient
une masse verte (Eboli).

Caractères de contrôle. — La cantharidine pure est complètement insoluble dans le sulfure de carbone ; elle ne doit donc rien
céder à ce véhicule. Chauffée sur une lame de platine, elle doit se
volatiliser sans laisser de résidu.

Action physiologique et thérapeutique. — C'est de tous les
vésicants connus, le plus énergique. La plus petite quantité de cette
substance, déposée sur la peau, soulève l'épiderme en un temps très
court ; mais d'après Piccard, sa solution dans la glycérine n'est pas
vésicante. Elle est extrêmement vénéneuse, et comme elle ne possède
aucune propriété médicale particulière, elle est inusitée pour l'usage
interne. Comme elle est volatile à la température ordinaire, elle répand des vapeurs qui la rendent très dangereuse à manier.

Modes d'administration et doses. — On emploie quelquefois
pour l'usage externe, la pommade de cantharidine contenant 5 centigrammes de cantharidine pour 30 grammes d'axonge ou de vaseline.

On a proposé aussi d'employer la cantharidine à l'état de cantharidate comme succédané des cantharides. Une solution de 0,00017 de
cantharidate de potassium dans 200 grammes d'eau, imprégnant un
linge d'un centimètre carré de surface, produit une vésication à peu
près semblable à celle que donne l'emplâtre vésicatoire (Dragendorff
et Masing). MM. Delpech et Guichard ont cherché à utiliser cette
propriété en préparant un taffetas vésicant à base de cantharidate de
potassium dont voici la formule :

Gélatine . . . . 2 grammes.

Eau 10   —

Alcool 10   —

Cantharidate de potassium . . . .   0.20 centigrammes
Glycérine. . . . .   Q. S.

Pour préparer le cantharidate de potassium, on dissout 2 grammes de cantharidine dans 150 grammes d'alcool et on y ajoute une solution de 1 gr. 60 de potasse caustique dissoute dans très peu d'eau distillée. La liqueur se prend immédiatement en masse ; on isole le cantharidate par pression et filtration.

Pour préparer le taffetas vésicant, on étend avec un pinceau la solution dont on a donné plus haut la formule, sur une feuille mince de gutta-percha, de manière à ce que chaque décimètre carré contienne 1 centigramme de cantharidate alcalin. On humecte légèrement le vésicatoire avant de l'appliquer.

On a proposé aussi un collodion cantharidé, formé avec 0 gr. 25 de cantharidine pour 20 grammes de collodion élastique, qu'on étend sur la peau (Gobley).

Acide chrysophanique.

État naturel et préparation. — L'acide chrysophanique $C^{15}H^{10}O^4$ est une substance que l'on trouve dans l'écorce de Quassia bijuga (Pekolt), dans les feuilles de séné (Keussler), dans le parmelia parietina (Lyndsay), dans la rhubarbe (Dragendorff), et qui se prépare facilement par oxydation d'un principe particulier appelé chrysarobine, contenu dans la poudre d'araroba ou de Goa.

La chrysarobine dissoute dans la potasse et traitée par un courant d'air se transforme intégralement en acide chrysophanique d'après la formule :

$$C^{30}H^{26}O^7 + 2O^2 = 2 (C^{15}H^{10}O^4) + H^2O$$

Chrysarobine   Acide chrysophanique

Voici comment on opère d'après Liebermann et P. Seidler : on place la chrysarobine dans un flacon assez spacieux, on l'arrose avec une grande quantité de potasse étendue, et l'on fait entrer un courant d'air en agitant continuellement jusqu'à dissolution complète de la matière et coloration de la solution en bleu intense. On précipite l'acide chrysophanique formé par un acide ; on lave le précipité, on le sèche, et on l'épuise dans un appareil à déplacement par la ligroïne (éther de pétrole) qui l'abandonne par le refroidissement en belles lamelles jaunes.

Caractères d'identité — L'acide chrysophanique est solide, cristallisé en prismes de couleur, variant du jaune pâle à l'orange foncé, suivant le volume des cristaux, et fusible à 152°. Il est insoluble dans l'eau, soluble dans 224 parties d'alcool bouillant à 86° et dans 1125 parties d'alcool à 30°, soluble dans la benzine, dans l'acide acétique.

C'est un acide faible, très soluble dans les alcalis. A 195°, ces corps le convertissent en une matière colorante analogue à la purpurine, qui teint les mordants d'alumine en rouge grenat, ceux de fer en vert bleu très faible.

Traité par l'anhydride acétique et l'acétate de soude, il donne l'acide diacétylchrysophanique.

Traité par l'acide nitrique, il donne l'acide tétranitro-chrysophanique.

Traité par l'ammoniaque, il donne un amide chrysophanique.

Caractères de contrôle. — On peut quelquefois lui substituer de la chrysarobine ; il s'en distinguera par les réactions suivantes :

RÉACTIFS	ACIDE CHRYSOPHANIQUE	CHRYSAROBINE
Acide sulfurique concentré.	Coloration rouge.	Coloration jaune.
Fusion avec potasse.	Masse bleue.	Masse brune.
		Ne se dissout que dans la potasse concentrée avec fluorescence jaune verte.

Usages. — Au point de vue médical, c'est pour ainsi dire exclusivement le principe directement extrait de la poudre de Goa, c'est-à-dire, la chrysarobine qui a été employée jusqu'à présent ; mais par suite des oxydations auxquelles elle a été soumise, elle renferme toujours une petite quantité d'acide chrysophanique. On l'utilise contre l'herpès tonsurant, le pityriasis versicolor (Walter Smith) et surtout contre le psoriasis.

L'emploi de l'acide chrysophanique présente quelques inconvénients ; les pommades dans lesquelles on l'incorporait autrefois fusaient souvent au loin, produisaient des érythèmes ; aussi l'avait-on abandonné pour employer l'acide pyrogallique qui a aussi l'inconvé-

nient de pigmenter la peau et de produire quelquefois de graves into-
xications.

On a cherché un mode d'application qui permit de revenir à l'acide
chrysophanique qui est, sans contredit, le meilleur parmi les médicaments usités pour combattre le psoriasis.

Pick et Unna ont essayé de l'incorporer dans la gélatine ; mais ce
mode d'emploi n'a pas donné les résultats qu'on espérait. Le professeur Aupitz, de Vienne, a proposé de l'introduire dans une préparation spéciale connue sous le nom de *traumaticine.*

La traumaticine est une solution composée de 10 parties de gutta-
percha dissoute dans 90 parties de chloroforme. Cette solution, étendue sur les téguments, laisse déposer, par l'évaporation du chloroforme, une sorte de vernis sous forme de membrane qui reste soli-
dement adhérente.

M. le Dr Aupitz incorpore l'acide chrysophanique dans la traumaticine à la dose de 10 p. 100. Cette préparation est étendue au moyen
d'un pinceau sur les parties atteintes de psoriasis, et on voit bientôt
les effets du médicament se manifester par l'apparition du cercle
érythémateux qui entoure la partie malade et qui est l'indice de la
tendance à la guérison.

M. le Dr Besnier a modifié le mode d'application de l'acide chrysophanique ; il emploie deux solutions :

Solution n° 1. — Acide chrysophanique. . 10 gr. } Solution d'acide
            Chloroforme . . . . . . 90 — } chrysophanique dans le chloroforme.

Solution n° 2. — Gutta-percha. . . . . . 10 gr. } Traumaticine.
            Chloroforme . . . . . . 90 — }

Après avoir décapé la plaque psoriasique par des bains et des
frictions, il la badigeonne énergiquement avec un pinceau trempé
dans la solution n° 1. Puis, lorsque la plaque est bien infiltrée de
cette substance, elle est recouverte d'une couche de traumaticine
(solution n° 2) qui doit la déborder largement.

Ces applications ont sur les frictions générales de grands avantages. Elles sont faites exactement sur les parties malades, et n'ont
besoin d'être renouvelées que deux fois par semaine environ.

Chrysarobine.

La chrysarobine est une substance ayant pour formule $C^{30}H^{26}O^7$;
elle est extraite de la poudre de Goa par le procédé suivant :

On épuise la poudre de Goa ou d'araroba par de la benzine bouillante qui laisse environ 17,5 pour 100 de cellulose ; par le refroidissement, la benzine dépose les 2/3 environ du poids de la matière épuisée sous la forme d'une poudre jaune pâle que l'on purifie par plusieurs cristallisations dans l'acide acétique.

La poudre de Goa ou d'araroba, qui est la source la plus abondante de l'acide chrysophanique, est une poudre retirée d'un arbre connu sous le nom d'*angelim amer*, se rapprochant beaucoup, au point de vue botanique, dit le Dr Monteiro, d'un autre arbre fournissant un produit vermifuge, l'*Andira anthelmintica*, appartenant comme lui à la famille des légumineuses.

L'angelim amer, ainsi appelé à cause de son bois qui présente une amertume comparable à celle du quinquina, est un arbre droit, lisse, mesurant lorsqu'il a atteint son complet développement, 1 à 2 mètres de diamètre, 20 à 30 mètres de hauteur et que l'on rencontre dans les lieux humides des forêts de la province de Bahia. Il n'a pas d'autre usage que de fournir la poudre d'araroba.

Cette poudre est contenue dans les fentes plus ou moins étroites existant dans le bois. Pour l'extraire, on fend les arbres longitudinalement, et on gratte, avec le bord tranchant d'une hache, les deux côtés des fentes à la surface desquelles l'araroba est déposé.

L'araroba se présente sous la forme d'une poudre terne, ayant une couleur jaune comparable à la poudre de soufre, quoique un peu plus noire, et renferme souvent une grande quantité de particules ligneuses provenant du grattage des fentes desquelles on l'a retirée.

Les premières recherches chimiques faites sur l'araroba sont dues au professeur Attfield ; elles ont été continuées par Liebermann et Seidler. Attfield constata que cette poudre contenait 84 pour 100 d'une substance jaune cristallisée qu'il assimila à l'acide chrysophanique découvert par Rochleder et Heldt dans le lichen des murailles (Parmelia parietina) (1).

Quelque temps après, MM. Liebermann et Seidler montrèrent que le principe immédiat contenu dans la poudre d'araroba, n'était pas de l'acide chrysophanique, comme l'avait cru Attfield, mais qu'il était constitué par une substance particulière appelée chrysarobine (2), et démontrèrent que l'acide chrysophanique n'existe pas tout formé dans la poudre de Goa et qu'on ne peut l'obtenir avec cette matière qu'en soumettant à l'oxydation le principe actif qui en constitue la majeure partie, c'est-à-dire la chrysarobine.

(1) *Pharm. Journ. transact.* (3), t. V, p. 721.
(2) *Deutsch. chim. Gesellsch.*, 1878, p. 1603, et *Bull. Soc. chim.*, t. XXXII, p. 235.

Elle s'emploie comme l'acide chrysophanique et présente les mêmes inconvénients que lui. Kossobudski a conseillé récemment contre les hémorrhoïdes la pommade suivante qu'on applique 2 fois par jour :

Chrysarobine . . . .   0 gr. 80
Iodoforme . . . .   0 gr. 30
Extrait de belladone. . . . .   0 gr. 60
Vaseline . . . .   25 grammes

DÉRIVÉS DE LA CHRYSAROBINE

On a cherché, depuis quelque temps, à introduire en thérapeutique de nouvelles préparations dermatologiques de chrysarobine en s'appuyant pour justifier leur emploi, sur le fait suivant dont nous avons déjà parlé en traitant des nouvelles préparations dermatologiques du pyrogallol.

Les médicaments réducteurs, employés avec tant de succès en dermatologie, ont l'inconvénient d'être très irritants ; on réussit à supprimer cette action irritante en employant ces corps, non à l'état pur, mais à l'état de combinaison chimique avec d'autres corps. La décomposition, qui met en liberté le corps actif, ne se produit que peu à peu. Ce sont des combinaisons de ce genre qui ont été proposées par Krohmayer et Vieth et qu'ils ont appelées : *Eurobine* et *Lenirobine*.

1° Eurobine.

L'eurobine est un triacétate de chrysarobine. C'est une poudre insoluble dans l'eau, soluble dans l'éther, le chloroforme et l'acétone. On peut l'employer en solution dans ces dissolvants. Elle ne tache pas le linge.

Elle possède les mêmes propriétés thérapeutiques que la chrysarobine, mais ces propriétés sont plus actives. On peut donc employer l'eurobine en concentration moindre et éviter ainsi les inconvénients qu'il présente.

D'après Merck (1), le meilleur mode d'emploi de l'eurobine consiste en badigeonnages faits avec un mélange d'eugallol ou de saligallol d'après les formules suivantes (usage externe):

(1) V. *Annales*, 1898, p. 53.

N° 1. — Eurobine (ou triacétate de chrysarobine) .   1 à 20 gr.
          Eugallol (ou monoacétate de pyrogallol) .   1 à 50 —
          Acétone ou chloroforme, q s. pour 100 gr. de solution.

N° 2. — Eurobine (triacétate de chrysarobine). . .   5 à 20 gr.
          Saligallol (ou salicylate de pyrogallol) . .   5 à 10 —
          Acétone ou chloroforme,q s. pour 100 gr. de solution.

On peut aussi employer l'eurobine en pommade à 2 ou 3 pour 100 qui serait aussi active qu'une pommade à la chrysarobine à 10 pour 100.

2° Lenirobine.

La lenirobine est du tétraacétate de chrysarobine.

Elle irrite beaucoup moins la peau saine que ne le fait la chrysarobine et cependant elle possède les mêmes propriétés thérapeutiques.

D'après Krohmayer et Vieth, elle rend des services dans les cas de maladie de la peau légères (cas légers de psoriasis, eczémas chroniques, herpès tonsurant).

Bien que l'eurobine et la lenirobine irritent beaucoup moins la peau normale que la chrysarobine pure, il n'en faut pas moins éviter soigneusement de mettre les badigeonnages ou les pommades en contact avec la conjonctive ; il pourrait en résulter des inflammations.

Topique sulforiciné.

Préparation. — Le topique sulforiciné se prépare de la manière suivante :

          Huile de ricin . . . .   1.000 grammes
          Acide sulfurique officinal.   250   —

Versez l'huile de ricin dans un grand vase en verre, muni d'un robinet à sa partie inférieure et plongé dans un récipient rempli d'eau froide.

Lorsque l'huile de ricin est bien refroidie, ajoutez lentement l'acide sulfurique par petites quantités et en agitant avec soin entre chaque affusion, de manière à éviter une élévation notable de température.

Après douze heures de repos en lieu frais, ajoutez au mélange 1.500 gr. d'eau ; agitez avec soin et laissez déposer.

Il se forme dans le vase deux couches : 1° une couche inférieure, aqueuse ; 2° une couche supérieure, produit acide résultant de l'action sulfurique sur l'huile de ricin. A l'aide du robinet placé à la partie inférieure du vase de verre, on sépare du produit acide, la couche aqueuse réunie au fond du vase.

On lave ce produit acide, à plusieurs reprises, avec 1 litre 1/2 d'un soluté aqueux de sel marin à 10 p. 100, préalablement chauffé entre 60 et 70° en ayant soin, après chaque lavage, de laisser déposer et de séparer, au moyen du robinet, la couche aqueuse qui s'est formée, du produit acide qui la surnage.

Ces divers lavages ont pour but d'enlever au produit résultant de l'action de l'acide sulfurique sur l'huile de ricin l'excès d'acide sulfurique qu'il pouvait retenir.

Lorsque les lavages sont terminés, on neutralise en partie par de la lessive de soude le produit acide qui s'est formé.

On doit faire cette opération avec précaution et conserver au mélange une réaction très faiblement acide au tournesol. On obtient ainsi le topique sulforiciné.

Ce topique, ainsi obtenu, doit être recueilli et desséché de manière à le priver de l'eau qui le trouble.

Pour cela, on laisse reposer pendant quelques jours le topique sulforiciné obtenu ; on soutire la couche d'eau inférieure qui s'est séparée, et on filtre le topique sur papier. Ce topique filtré est trouble, car il contient encore un peu d'eau.

Pour le débarrasser de cette eau, il est nécessaire de le dessécher. Pour cela, on le mélange avec 30 grammes de carbonate de potasse pur et sec et réduit en poudre. On brasse très vivement et à plusieurs reprises.

Après repos, on filtre de nouveau sur papier et on recueille dans un flacon bien sec le topique sulforiciné qui est resté limpide et doit rester tel.

Synonymes. — Le topique sulforiciné est aussi appelé acide sulforicinique, sulforicinate de soude, solvine, polysolve, dissolvant universel, huile tournante ricinique, huile pour la teinture en rouge turc.

Caractères d'identité. — C'est un produit ayant la consistance d'un sirop très épais, de couleur jaune foncé, s'émulsionnant avec l'eau, dissolvant un très grand nombre de corps (naphtol 10 pour 100), (créosote 10 pour 100), (salol 15 pour 100), (acide phénique de 20 à 40 pour 100).

Ces solutions donnent également avec l'eau une émulsion parfaite.

Action thérapeutique. — Il est employé dans le traitement de la tuberculose laryngée ulcéreuse, de l'ozène, de la diphtérie, de la conjonctivite pseudo-membraneuse.

Usages. — Il sert à préparer le phénol sulforiciné, la créosote sulforicinée, le salicylate de phénol sulforiciné qui se préparent tous les trois de la même manière suivante ; d'après le supplément du Codex.

A. Phénol sulforiciné :

Phénol pur. . . . . 20 grammes
Topique sulforiciné 80   —

Dissolvez à froid et filtrez. Le mélange doit rester limpide et renferme 20 pour 100 de phénol.

B. Créosote sulforicinée :

Créosote pure . . . . 10 grammes
Topique sulforiciné 90   —

Dissolvez à froid et filtrez. Le mélange doit rester limpide et renferme 10 pour 100 de créosote.

C. Salol ou salicylate de phénol sulforiciné :

Salicylate de phénol . . . . 15 grammes
Topique sulforiciné. 85   —

Dissolvez à froid et filtrez. Le mélange doit rester limpide et renferme 15 p. 100 de salol.

CHAPITRE VIII

ÉTUDE DES AMINES OU AMMONIAQUES COMPOSÉES

Sommaire. — Généralités sur les amines. — Classification.

Définition. — On appelle ammoniaques composées ou amines des composés qui dérivent de l'ammoniaque AzH^3 par la substitution de radicaux alcooliques ou phénoliques à un ou plusieurs atomes de l'hydrogène de l'ammoniaque.

D'après cette définition, on le voit, on distingue deux grandes classes d'amines :

1º **Les amines alcooliques,** dérivant de l'ammoniaque AzH^3 par substitution de radicaux alcooliques à un ou plusieurs atomes de l'hydrogène de l'ammoniaque.

2º **Les amines phénoliques,** dérivant de l'ammoniaque AzH^3 par substitution de radicaux phénoliques à un ou plusieurs atomes de l'hydrogène de l'ammoniaque.

Les amines sont des composés très intéressants au point de vue chimique ; mais, au point de vue médico-pharmaceutique, elles sont moins importantes.

Parmi ces amines, les seules qui aient fait l'objet de quelques applications médicales sont :

A. *Dans les amines alcooliques* : la propylamine, la triméthylamine et l'amylamine.

B. *Dans les amines phénoliques* : la phénylamine ou aniline.

SECTION I

ÉTUDE DES AMINES ALCOOLIQUES

SOMMAIRE. — Triméthylamine. — (Sels de triméthylamine : chlorhydrate).— Propylamine. — Amylamine.

§ 1. — Triméthylamine.

Formule. — La triméthylamine est une monoamine tertiaire, dérivant de l'ammoniaque AzH^3 par substitution de 3 radicaux alcooliques méthyle à 3 atomes d'hydrogène de l'ammoniaque.

Elle a pour formule :

$$Az \begin{cases} CH^3 \\ CH^3 \\ CH^3 \end{cases} \text{ou } C^3H^9Az.$$

La triméthylamine est isomère avec la propylamine ; elles ont en effet toutes les deux pour formule : C^3H^9Az. Aussi, il est facile de comprendre pourquoi elles ont été souvent confondues ; on les trouve du reste toutes les deux dans la saumure de hareng, la vulvaire, etc.

Préparation. — On la prépare dans l'industrie par la distillation sèche des vinasses de betteraves. Nous n'insisterons pas sur cette préparation absolument industrielle.

Caractères d'identité. — La triméthylamine est un liquide incolore, ayant une forte odeur de poisson, très fortement caustique, très soluble dans l'eau et l'alcool, combustible, bouillant à + 8°.

Caractères spécifiques. — Elle possède les réactions caractéristiques de l'ammoniaque, c'est-à-dire qu'elle répand des vapeurs blanches au contact des vapeurs d'acide chlorhydrique, qu'elle précipite en jaune par le chlorure de platine.

On la distingue de l'ammoniaque de la manière suivante :

1° En examinant ses caractères d'identité ;

2° Elle ne dissout ni le chlorure d'argent, ni le chlorure de cuivre ;

3° Elle précipite les sels d'aluminium et le précipité est soluble dans un excès de réactif.

Sels de triméthylamine. — La triméthylamine, qui est un alcali artificiel, une amine remplissant les mêmes fonctions que l'ammoniaque, une base bleuissant facilement le papier de tournesol, forme avec les acides, des sels bien définis : le chlorhydrate, l'azotate et le sulfate de triméthylamine.

Chlorhydrate de triméthylamine.

Formule. — Le chlorhydrate de triméthylamine, le seul sel de triméthylamine qui ait été employé en médecine, a pour formule : C^3H^9Az, HCl.

Caractères d'identité. — C'est un corps cristallisé en prismes incolores, déliquescents, inodores, mais dégageant quand on le chauffe seul, ou quand on le chauffe avec une base forte, potasse ou soude, une odeur caractéristique de poisson pourri.

Caractères spécifiques. — On le reconnaît aux caractères suivants :

1° A ses caractères d'identité ;

2° Il donne les réactions caractéristiques de la triméthylamine ;

3° Il donne les réactions caractéristiques de l'acide chlorhydrique.

Action thérapeutique. — La triméthylamine et son chlorhydrate, très vantés, surtout en Russie, comme spécifiques de la goutte et des affections rhumatismales, préconisés en France par MM. Dujardin-Beaumetz, Brouardel, Martineau, ont joui un moment d'une vogue exagérée ; ils sont aujourd'hui peu employés.

Modes d'administration et doses.— La triméthylamine s'administre en potion à la dose de X à XXX gouttes ; le chlorhydrate de triméthylamine se donne en potion à la dose de 0 gr.50 à 1 gramme.

§ 2. — Propylamine.

Formule. — La propylamine est une monoamine primaire, dérivant de l'ammoniaque AzH^3 par substitution du radical alcoolique propyle à un atome d'hydrogène de l'ammoniaque.

Elle a pour formule :

$$Az\begin{cases}C^3H^7\\H\\H\end{cases} \quad ou \quad C^3H^9Az .$$

Elle a été découverte en 1853 par Chancel de Montpellier ; elle existe naturellement dans la saumure du hareng, la vulvaire, etc.

Caractères d'identité. — C'est un liquide incolore, volatil, d'odeur pénétrante ammoniacale rappelant en même temps celle de la saumure de hareng ; elle est alcaline, inflammable,très soluble dans l'eau ; elle donne au contact de l'acide chlorhydrique des fumées blanches et fournit comme les sels ammoniacaux, un précipité jaune avec le chlorure de platine.

Action physiologique. — Tous les auteurs qui ont écrit sur la propylamine, dit M. Fonssagrives, ont presque tous confondu cette amine avec la triméthylamine, en sorte qu'il faudrait instituer des essais comparatifs pour savoir si l'action physiologique de la propylamine est analogue à celle de la triméthylamine ou si elle diffère. Les essais faits, ayant surtout porté sur la triméthylamine, nous nous occuperons d'une manière plus spéciale de cette amine.

§ 3. — Amylamine.

Formule.— L'amylamine est une monoamine primaire, dérivant de l'ammoniaque AzH^3 par substitution du radical alcoolique amyle à un atome d'hydrogène de l'ammoniaque.

Elle a pour formule :

$$Az \begin{cases} C^5H^{11} \\ H \\ H \end{cases} \quad \text{ou } C^5H^{13}Az.$$

Caractères d'identité. — L'amylamine ressemble à la propylamine et à la triméthylamine. C'est un liquide inflammable, soluble en toutes proportions dans l'eau, bouillant à 90°.

Elle forme avec l'acide chlorhydrique un sel, le chlorhydrate d'amylamine qui a été étudié au point de vue physiologique par Rabuteau.

L'amylamine et son chlorhydrate sont inusités.

SECTION II

ÉTUDE DES AMINES PHÉNOLIQUES

SOMMAIRE. — Phénylamine ou aniline. — Des couleurs d'aniline introduites en thérapeutique : Bleu de méthylène, fuchsine, pyoktanines (jaune ou auramine, bleu ou violet de méthyle), safranine, vert malachite. — Etude du sulfaminol, dérivé sulfuré d'une amine aromatique la métaoxydiphénylamine.

§ 1. — Phénylamine.

Synonymes et formule. — La phénylamine (amine phénolique) appelée aussi amidobenzol, amidobenzine, kyanol, aniline, est une monoamine primaire, dérivant de l'ammoniaque AzH^3 par substitution du radical phénolique, le phényle, à un atome d'hydrogène de l'ammoniaque.

Elle a pour formule :

$$Az\begin{cases}C^6H^5 \\ H \\ H\end{cases} \quad ou \quad C^6H^7Az.$$

Préparation. — On la prépare industriellement en réduisant la nitrobenzine par des réducteurs variés, et en particulier par un mélange de fer métallique et d'acide acétique. La réaction produite est exprimée par la formule suivante :

$$\underset{\text{nitrobenzine}}{C^6H^5(AzO^2)} + 3H^2 = 2H^2O + \underset{\text{aniline}}{C^6H^5AzH^2}.$$

Nous n'insisterons pas sur cette préparation décrite dans les cours de chimie organique ; nous n'insisterons pas non plus sur l'importance de ce corps au point de vue industriel ; nous rappellerons seulement, en passant, que l'aniline est la base d'une industrie florissante, remarquable, non seulement par le chiffre des capitaux qui y sont engagés et la multiplicité des intérêts qui s'y rattachent, mais encore par la beauté des produits, la variété des recherches qu'elle a amenées et l'importance des travaux scientifiques auxquelles elle a donné lieu. C'est avec l'aniline que sont produites ces couleurs éblouissantes et si variées, dont l'importance et le nombre s'accroissent tous les jours, et dont quelques-unes ont été récemment introduites en thérapeutique.

Caractères d'identité. — L'aniline est un liquide huileux, incolore, doué d'une odeur spéciale, brunissant rapidement à l'air, peu soluble dans l'eau, soluble dans l'alcool, l'éther, la benzine.

Elle forme avec les acides des sels bien définis, parmi lesquels nous citerons le chlorhydrate et le sulfate d'aniline.

Oxydée, elle donne la rosaniline. Cette rosaniline donne, en se combinant avec l'acide chlorhydrique, un chlorhydrate de rosaniline appelé fuchsine.

Caractères spécifiques. — L'aniline se reconnaît aux caractères suivants :

1° A ses caractères d'identité ;

2° Elle précipite les sels de fer, d'alumine ;

3° Traitée par l'hypochlorite de chaux, elle se colore en violet ;

4° Traitée par l'hypochlorite de chaux, et une trace de sulfhydrate d'ammoniaque, elle donne une coloration rose (Pour obtenir cette coloration, il faut opérer de la façon suivante : dans une assez grande quantité d'eau, mettre 4 gouttes d'aniline, un peu de carbonate de chaux pour avoir une liqueur neutre, quelques gouttes d'une solution d'hypochlorite de chaux et ajouter dans ce mélange une trace de sulfhydrate d'ammoniaque ; on obtient une magnifique coloration rose).

Action physiologique. — L'aniline est une substance toxique à action primitivement convulsive, mais elle ne tarde pas à amener de la paralysie, des battements tumultueux du cœur, une respiration laborieuse, de la cyanose, etc., etc. (Ollivier et G. Bergeron).

Action thérapeutique. — Turnbull, Mackenzie, l'ont préconisée contre la chorée et Filberti contre l'épilepsie. Kremiansky l'a recommandée dans le traitement des maladies pulmonaires et il l'administre : 1° En *inhalations* :

Eau de menthe. . . . . 10 gr.
Aniline . . . . 100 gr.

2° En *mixture* :

Aniline . . . . } àà PE
Teinture de digitale. . . . . }

Donner 10 gouttes du mélange.

Kremiansky ajoute la teinture de digitale pour combattre la cyanose qui est souvent observée après l'administration de l'aniline.

Modes d'administration et doses. — Elle peut s'administrer à

L'INTÉRIEUR à la dose de 0 gr. 20 à 0 gr. 50 environ par jour ; elle est peu usitée.

Ainsi que nous l'avons dit précédemment, l'aniline donne des couleurs dont quelques-unes, introduites tout récemment en thérapeutique, méritent d'être étudiées.

ÉTUDE DES COULEURS D'ANILINE

Les couleurs d'aniline, intéressantes au point de vue médico-pharmaceutique sont : le bleu de méthylène ; la fuchsine ; les pyoktanines ; la safranine et le vert malachite.

A. — Bleu de méthylène.

Caractères d'identité. — Le bleu de méthylène, matière colorante dérivée de l'aniline, se présente sous la forme d'une poudre d'un brun kermès, inodore, soluble dans l'eau et l'alcool en donnant une coloration bleu intense.

Action physiologique et thérapeutique. — Il a été préconisé : comme analgésique, dans les névrites, les névralgies, les rhumatismes articulaire, musculaire et tendineux (Erlich et Lippmann, Combemale) ; contre la fièvre palustre (Guttmann et Erlich de Berlin) (1).

Ducastel a proposé le bleu de méthylène dans le traitement de l'épithélioma de la face (2) ; Chauffard et Castaigne l'ont proposé pour révéler l'insuffisance de la cellule hépatique chez certains malades (3).

On a aussi conseillé de l'employer dans la peptoscopie clinique. On sait que, dans certaines affections de l'estomac, il y a intérêt à rechercher si le suc gastrique contient une quantité normale d'acide chlorhydrique. Pour faire cette recherche, on emploie de nombreux

---

(1) Voir pour l'emploi du bleu de méthylène dans la fièvre palustre (Académie de médecine, séance du 12 avril 1897, Rapport de Laveran sur un travail de Cardamatis d'Athènes).

(2) Société de thérapeutique, séance du 11 novembre 1896.

(3) Voir à ce sujet : *Journal des Nouveaux remèdes*, 8 mai 1898, p. 209 : Valeur séméiologique de l'épreuve par le bleu de méthylène chez les hépatiques. *Union pharmaceutique*, 1897, p. 289 : Sur l'élimination du bleu de méthylène par l'urine, par Pinard, interne en pharmacie.

procédés sur lesquels nous n'insisterons pas, renvoyant à cet égard aux traités spéciaux (1).

M. Quintard d'Angers a proposé, pour opérer cette recherche, d'employer le bleu de méthylène, et il procède de la manière suivante : 1° administrer d'abord au malade un repas d'épreuve, composé d'un œuf avec un peu de pain et de lait, et destiné à exciter la sécrétion gastrique ; 2° administrer ensuite et immédiatement une capsule de gluten contenant une petite quantité de bleu de méthylène. Lorsque la dissolution du gluten est achevée, la matière colorante est absorbée et s'élimine par les urines auxquelles elle communique une coloration verte.

Le médecin peut donc confier l'opération aux malades et se borner à leur recommander d'observer le moment de l'apparition de la coloration verte de leurs urines. Cette apparition a lieu au bout de 2 h. 1/2 environ chez les sujets sains ; elle ne peut se produire qu'après 5, 6, 7 et 8 heures, chez les dyspeptiques.

M. Constantin Paul, se fondant sur la propriété que possède le bleu de méthylène de s'éliminer en nature par les urines et de les colorer en vert intense, a très ingénieusement proposé d'employer ce corps dans différents cas : si le médecin veut s'assurer que les malades prennent réellement les médicaments qu'il ordonne, il peut colorer les médicaments avec le bleu de méthylène ; s'il veut faire de l'expectation, tout en ayant l'air de faire suivre une médication active, comme cela est souvent nécessaire chez les névropathes, les hypocondriaques sur l'esprit desquels il est utile d'agir, il peut également administrer du bleu de méthylène (2). La dose de bleu de méthylène à employer dans ces deux cas est de 2 à 5 centigrammes. Avec 2 centigrammes, la coloration verte de l'urine est très nette.

M. le Dr Berthier, médecin-major, propose le bleu de méthylène contre l'hyperchlorhydrie et dit qu'il a obtenu de bons résultats de l'emploi de ce médicament pour combattre certains troubles nerveux de l'estomac, certaines gastralgies et certaines hyperesthésies de la muqueuse gastrique (3).

Modes d'administration et doses. — Il s'emploie à la dose de 0 gr. 50 à 1 gramme par jour en capsules gélatineuses ; à la dose de 2 0/0 en solution dans l'eau en injections hypodermiques.

(1) Bouveret, *Traité des maladies de l'estomac.* — Debove et Rémond, *Traité des maladies de l'estomac.*
(2) Société de thérapeutique, séance du 23 décembre 1891.
(3) *Bulletin médical* du 8 mars 1896.

B. — Fuchsine.

La fuchsine ou chlorhydrate de rosaniline a été conseillée dans l'albuminurie par Feltz, Bouchut, etc. On l'administre en pilules à la dose de 0 gr. 10 à 0 gr. 50 par jour.

Ce médicament est à peu près inusité, surtout depuis les recherches de M. le Professeur Dieulafoy : *Valeur thérapeutique de la fuchsine dans la maladie de Bright* (1). Dans ce travail critique, M. Dieulafoy a ébranlé les espérances que les premiers essais sur la fuchsine avaient fait concevoir sur la valeur thérapeutique de cette substance.

C. — Pyoktanines.

On donne le nom de pyoktanines à des matières colorantes d'aniline ou couleurs d'aniline dont on a proposé l'emploi comme antiseptiques en chirurgie et en oculistique.

Le nom de pyoktanines vient de πῦον, pus et de πτεινέω je tue. On les appelle encore : pyoktanins, proctènes et bactérioktènes.

On connaît deux sortes de pyoktanines, préparées par la maison Merck, de Darmstadt : 1° La pyoktanine jaune, appelée aussi auramine. — 2° La pyoktanine bleue, appelée aussi violet de méthyle, violet de Paris.

Nous résumons dans le tableau suivant les caractères et les usages de ces deux corps :

(1) *Gazette hebdomadaire de médecine*, 1879, t. XVI, p. 470 et 501.

	PYOKTANINE JAUNE.	PYOKTANINE BLEUE.
Synonymes . .	Auramine (1).	Violet de méthyle, violet de Paris.
Caractères d'identité . . .	Poudre jaune, inodore, donnant avec l'eau une coloration jaune intense, soluble dans l'eau et l'alcool. Ces solutions s'altèrent à la lumière.	Poudre verdâtre, inodore, donnant avec l'eau une coloration bleu intense, soluble dans l'eau et l'alcool. Ces solutions s'altèrent à la lumière.
Usages. . . .	Employée en oculistique comme antiseptique.	Employée en chirurgie comme antiseptique.
Modes d'administration et doses. . . .	Employée sous forme : de crayons ou de solutions à 1 p. 100 ou 1 p. 1000 ; de poudre à 1 à 2 p.100 ; de pommades, pansement (ouate ou gaze, etc.), à 1 p. 100.	Employée sous forme : de poudre à 1 ou 2 p. 100 ; de pommades, pansement (ouate, gaze, etc.), à 1 p. 100.

Action physiologique et thérapeutique. — Si l'on en croit les résultats obtenus par Stilling de Strasbourg, controversés par beaucoup de médecins, les pyoktanines seraient des antiseptiques très puissants, utiles dans la chirurgie générale et surtout dans la chirurgie oculaire. Ils ont un inconvénient grave : c'est de teindre en violet ou en jaune la peau des malades et le linge. Assurément, cet inconvénient serait faible si l'on ne possédait pas d'antiseptiques incolores aussi actifs que les pyoktanines ; mais, étant donné que ceux-ci sont loin d'être préférables à d'autres, il est certainement indiqué de les laisser à la teinture et de considérer leur emploi externe comme une fantaisie chirurgicale (2).

En 1891, Mosetig de Vienne avait annoncé des succès obtenus en faisant des injections de pyoktanine bleue à 5 pour 1000 dans les tis-

(1) Sous le nom de *benzophénonéide*, M. Galezowski emploie, dans le traitement des ulcères de la cornée et des kératites, une substance préparée en partant de l'aniline, soluble dans l'eau, et qui a à peu près les mêmes propriétés physiques et chimiques de l'auramine.

(2) **V.** Bardet, *Formulaire des nouveaux remèdes.*

sus cancéreux. Maheureusement, les essais parallèles faits en France par Ledentu, Reclus, Quénu n'ont donné aucun résultat et l'on a plutôt noté une action préjudiciable ; on a donc renoncé à considérer le pyoktanin comme utile dans le cancer.

Enfin, on a employé le pyoktanin contre les aphtes épizootiques ; d'après le vétérinaire en chef de la province de Silésie, le Dr Mehrdorf de Breslau, on peut le considérer comme un remède spécifique pour cette maladie, surpassant en efficacité tous les autres remèdes connus jusqu'à ce jour (1).

Pyoktanate de mercure. — On le prépare en traitant une solution de pyoktanin par une solution de bichlorure de mercure dans le chlorhydrate d'ammoniaque. On obtient un précipité moins coloré que le pyoktanin, contenant 55 pour 100 de mercure.

Ce médicament peut s'employer en solution à 0 gr. 50 à 1 gr. pour 100 gr. contre le favus et la gonorrhée ; on l'emploie aussi comme succédané de l'iodoforme et pour le traitement des brûlures graves. On peut en préparer une gaze antiseptique (2).

D. — Autres couleurs d'aniline essayées.

MM. Germain Sée et Moreau ont fait quelques expériences sur d'autres couleurs d'aniline, notamment la **safranine**, le **vert malachite** ; elles paraissent douées de propriétés antiseptiques énergiques et les quelques essais thérapeutiques tentés jusqu'ici semblent avoir donné des résultats encourageants.

Avant de terminer ce qui a rapport aux amines, nous étudierons un dérivé sulfuré d'une amine aromatique, introduit dans ces derniers temps en thérapeutique : le sulfaminol.

Sulfaminol.

Constitution. — Le sulfaminol, appelé aussi thiooxydiphényla-

(1) Pour avoir des renseignements plus complets, consulter la brochure publiée en 1891 par la maison Merk de Darmstadt sur les nouveaux remèdes, fabriqués par elle et introduits en thérapeutique, pages 39, 40, 41, 42.
(2) *Pharmaceutische Zeitung*, 1896, p. 413. *Rép. de pharmacie*, 10 septembre 1896, p. 411.

mine est une amine sulfurée, dérivant de la métaoxydiphénylamine, renfermant deux molécules de phényle et ayant pour formule :

$$C^6H^3OH \begin{matrix} AzH \\ < \\ S\text{-}S \end{matrix} > C^6H^4.$$

Préparation. — On le prépare en combinant le soufre avec la métaoxydiphénylamine.

Caractères d'identité. — Le sulfaminol est une poudre jaune clair, insipide et inodore, insoluble dans l'eau, soluble dans l'alcool, les alcalis, l'acide acétique, peu soluble dans les carbonates alcalins. Ces solutions sont colorées en jaune clair. Chauffé, il brunit et fond à 155°. Traité par l'acide azotique, il se colore en bleu.

Action physiologique. — Mis en contact avec les sucs de l'organisme, il se dédouble en soufre et en acide phénique.

Action thérapeutique. — D'après Merck, le sulfaminol est un antiseptique puissant pouvant être employé comme un bon succédané de l'iodoforme ; il lui serait même préférable, parce qu'il est inodore (Schmidt) et d'une innocuité absolue (Kobert).

Modes d'administration et doses. — Il s'emploie aux mêmes doses et sous les mêmes formes que l'iodoforme.

CHAPITRES IX, X, XI

ÉTUDE DES COMPOSÉS NITRÉS, NITROSÉS, AZOÏQUES

Les composés nitrés, les composés nitrosés et les composés azoïques forment, comme il a été dit au commencement de cette étude,
la 9°, la 10° et la 11° classe de la classification que nous avons adoptée. Les corps, qui appartiennent à ces différentes fonctions, sont très
importants au point de vue chimique ; quelques-uns, comme l'acide
picrique déjà examiné, sont intéressants au point de vue médico-
pharmaceutique, mais comme le plus grand nombre n'a pas reçu
d'applications thérapeutiques, nous ne croyons pas devoir les étudier ici.

CHAPITRE XII

ÉTUDE DES HYDRAZINES

Constitution. — Les hydrazines sont des composés ayant une
grande analogie de constitution avec les amines, dont elles possèdent
d'ailleurs les propriétés fondamentales. Elles appartiennent théoriquement au groupe diamidogène $H^2Az — AzH^2$ dont elles dérivent
par la substitution de radicaux gras ou aromatiques (alcooliques,
phénoliques ou acides) à un ou plusieurs atomes d'hydrogène. Elles
peuvent être représentées par les schémas suivants :

$$\frac{R}{H}{>}Az\text{-}Az{<}\frac{H}{H} \qquad \frac{R}{H}{>}Az\text{-}Az{<}\frac{R}{H}, \qquad \frac{R'}{R}{>}Az\text{-}Az{<}\frac{H}{H}.$$

Nous ne croyons pas devoir insister sur la théorie générale de ces
composés, exposée, avec tous les développements qu'elle comporte,
dans les cours de chimie organique ; nous nous bornerons simplement à dire que ces corps très intéressants, au point de vue chimique,
n'ont, au point de vue médico-pharmaceutique, qu'une importance
relative.

Nomenclature. — Parmi les hydrazines ou leurs dérivés introduits récemment en thérapeutique, nous citerons :

1° la Phénylhydrazine $\left\{\begin{array}{l}C^6H^5 \ (\textit{phényle}) \\ \qquad\qquad {>}Az\text{-}Az{<}\ \begin{array}{l}H\\H\end{array} \\ H\end{array}\right.$

2° la Phényl-acétyl-hydrazine appelée aussi : *pyrodine* ; *phénacéthy-
drazine* ; *acétyl-phénylhydrazine.* $\left\{\begin{array}{l}C^6H^5 \ (\textit{phényle}) \qquad C^2H^3O \ (\textit{acétyle}) \\ \qquad {>}Az\text{-}Az{<} \\ H \qquad\qquad\qquad H\end{array}\right.$

3° la Phényl-hydrazine lévulinique appelée aussi : *antithermine* ; *acide phényl-hydrazine lévulinique.*

$$\left.\begin{array}{c} C^6H^5\,(\textit{phényle}) \\[4pt] \\ H \end{array}\right\rbrace\!\!> Az\text{-}AzH - \underbrace{C^5H^8O^3}_{\substack{\textit{acide} \\ \textit{lévulinique}}}$$

4° L'orthine ou paraoxybenzoate d'hydrazine, appelée aussi : *acide ortho-hydrazin-paraoxybenzoïque.*

5° L'agathine appelée aussi: *salicylal-α méthylphénylhydrazine.*

§ 1. — Phénylhydrazine.

La phénylhydrazine a été essayée comme antiseptique et antipyrétique. Combinée à l'acide chlorhydrique, elle donne le chlorhydrate de phénylhydrazine préconisé par Marpmann comme antiseptique.

La phénylhydrazine et son chlorhydrate, étant très toxiques, sont inusités.

§ 2. — Phényl-acétyl-hydrazine.

Synonymes et préparation. — Ce corps appelé aussi pyrodine, hydracétine, acétylphénylhydrazine, est obtenu par l'action de l'acide acétique sur la phénylhydrazine.

Caractères d'identité. — La pyrodine se présente sous forme de cristaux brillants, incolores, inodores, sans saveur, peu solubles dans l'eau froide, très solubles dans l'alcool, le chloroforme, la benzine fondant à 128°4.

Caractères spécifiques. —On la reconnaît aux caractères suivants :

1° A ses caractères d'identité ;

2° Elle réduit la liqueur de Fehling, comme la phénylhydrazine :

3° Dissoute dans l'acide sulfurique, si on y ajoute une goutte d'acide nitrique concentré, elle se colore en rouge vif ;

4° Dissoute dans l'acide chlorhydrique, elle donne, après ébullition, refroidissement et dilution dans l'eau, une coloration jaune par addition d'une solution de chlorure de chaux ;

5° Avec le ferricyanure de potassium et le perchlorure de fer, elle donne un précipité bleu.

Action physiologique et thérapeutique. —D'après Dreschfield, Guttmann, Lépine et Lemoine, elle agit comme antipyrétique ; son action antithermique est, dit-on, plus énergique que celle de l'antipyrine, de l'antifébrine, et de la phénacétine. D'après M. le Professeur Schmitt de Nancy, son action persisterait moins longtemps ; de plus, il considère la pyrodine comme inconstante, très toxique et n'ayant aucun avenir thérapeutique.

Elle a été préconisée dans la pneumonie, la scarlatine, la fièvre typhoïde, la migraine, la névralgie. Elle possède aussi des propriétés antiseptiques.

Modes d'administration et doses. — On l'administre à l'INTÉRIEUR à la dose de 0 gr. 10 à 0 gr. 15 une fois ou deux par jour. L'usage de ce médicament ne doit pas être continué pendant plus de trois jours. On doit le donner avec la plus grande prudence, car à la dose de 25 centigrammes, à cause de son action toxique sur les globules du sang, il produit des accidents semblables à ceux de l'antifébrine. On l'emploie à l'EXTÉRIEUR en pommade à 10 pour 100 contre le psoriasis.

§ 3. — Phényl-hydrazine lévulinique.

Synonymes et préparation. — Ce corps appelé aussi antithermine, acide phénylhydrazine lévulinique, est obtenu en faisant réagir l'acide lévulinique sur la phénylhydrazine.

Caractères d'identité. — C'est une poudre blanche, insoluble dans l'eau, préconisée comme antithermique, analgésique, antiseptique.

Modes d'administration et doses. — Elle peut être employée à la dose de 0 gr. 30 à 0 gr. 40 par jour ; elle est inusitée.

§ 4. — Paraoxybenzoate d'hydrazine.

Synonymes et préparation. — Ce corps, appelé orthine, acide ortho-hydrazin-paraoxybenzoïque, se prépare en combinant l'hydrazine avec l'acide paraoxybenzoïque (isomère de l'acide salicylique).

Caractères d'identité. — L'orthine est un corps très instable ; aussi ne peut-elle être employée soit à l'état pur, soit à l'état de solution. Elle donne des sels stables, en particulier le chlorhydrate d'orthine.

Le chlorhydrate d'orthine se présente sous forme d'une masse blanche ; sa solution aqueuse est incolore et réduit énergiquement les sels basiques des métaux lourds.

IV

Action physiologique et thérapeutique. — Kobert a proposé l'orthine et son chlorhydrate comme antipyrétiques, mais les observations d'Unverricht ont démontré que l'action antipyrétique de ce médicament était très contestable ; que, de plus, il produit des sueurs profuses, du collapsus et des symptômes d'intoxication résultant de l'action qu'il exerce sur les globules sanguins. C'est donc un médicament à abandonner ou à employer avec la plus grande prudence à la dose de 0 gr. 30 à 0 gr. 50 (Kobert).

§ 5. — Agathine.

Constitution. — L'agathine est un produit de condensation d'aldéhyde salicylique et de méthylphénylhydrazine asymétrique, découvert par Roos, chimiste à Francfort-sur-Mein ; son nom scientifique serait donc salicylal-α-méthylphénylhydrazine.

Préparation. — On le prépare en faisant réagir à poids moléculaires égaux l'aldéhyde salicylique sur la méthylphénylhydrazine asymétrique (1).

Caractères d'identité. — L'agathine se présente sous la forme de petites lamelles cristallines blanches, insolubles dans l'eau, solubles dans l'alcool, l'éther, le benzol, la ligroïne, fusibles à 74 degrés. Elle est décomposée à chaud par l'acide chlorhydrique concentré.

Action physiologique et thérapeutique. — D'après les Drs Rosembaum, Ebeling, Schmidt, Larquer et Lowenthal, elle possède des propriétés analgésiques. Elle a été employée avec succès dans diverses affections nerveuses et rhumatismales, à la dose de 20 à 50 centigrammes répétée plusieurs fois par jour. L'effet n'est pas immédiat et ne se manifeste qu'au bout de quelques jours, lorsque le malade a pris en tout 4 à 6 grammes de médicament. A la dose de 1 à 1 gr. 50 par jour, elle est généralement bien tolérée . Parfois seulement, elle produit une céphalalgie passagère ou bien un peu de nausée cédant à l'emploi d'une limonade au citron. L'agathine est encore un médicament peu étudié et à peine employé (2).

---

(1) La formule de la méthylphénylhydrazine asymétrique est mise en relief par les deux formules suivantes :

Méthylphénylhydrazine symétrique	Méthylphénylhydrazine asymétrique
$\dfrac{C^6H^5}{H}{>}Az\text{-}Az{<}$	$\dfrac{C^6H^5}{C\,H^3}{>}Az\text{-}Az{<}\dfrac{H}{H}$

(2) V. *J. de Ph. et de Ch.*, 12e année, 5e série, t. XXVI, n° 2, 15 juillet 1892, d'après *Pharm. Ztg.*, XXXVII, p. 414, 1892.

Observation. — Les divers médicaments que nous venons d'examiner, phénylhydrazine, pyrodine, antithermine, orthine, agathine, ont une action toxique sur le sang ; aussi Heinz, à la suite d'expériences faites dans le laboratoire de Filehne, conseille-t-il de rejeter tous ces médicaments et de ne jamais les employer ni comme nervins, ni comme antipyrétiques.

La toxicité des dérivés de la phénylhydrazine diminue à mesure qu'on remplace les atomes d'hydrogène de la phénylhydrazine par des radicaux organiques ; il est à présumer que le dérivé dans lequel on substituera au dernier atome d'hydrogène un radical organique aura perdu toute action toxique ; mais ce dérivé n'est pas encore connu ; par conséquent il est prudent, ainsi qu'il a été dit plus haut, de ne pas employer les hydrazines en thérapeutique.

C'est à cette conclusion de Heinz que se rallie M. Joanin dans l'étude pharmacodynamique qu'il a faite au laboratoire de pharmacologie de la Faculté de médecine de Paris (1).

(1) Valeur pharmacodynamique des dérivés hydraziniques, parue dans le *Journal des Nouveaux remèdes* du 8 juillet 1899, p. 293.

CHAPITRE XIII

ÉTUDE DES BASES PYRIDIQUES ET QUINOLÉIQUES

Les bases pyridiques et quinoléiques sont des corps que l'on rencontre le plus souvent dans les produits de décomposition pyrogénée de beaucoup de composés azotés. Elles constituent deux séries qui se rattachent l'une à l'autre et qui sont voisines de la série aromatique.

SECTION I

ÉTUDE DES BASES PYRIDIQUES

SOMMAIRE : — Nomenclature. — Etude de la pyridine.

Les bases pyridiques ont été découvertes en 1851 par Anderson, dans l'huile animale de Dippel, produit de la distillation sèche des os. Parmi ces bases, nous citerons : la pyridine C^5H^5Az ; les picolines C^6H^7Az ; les lutidines C^7H^9Az ; les collidines $C^8H^{11}Az$, etc., etc.

Nous nous bornerons à dire un mot de la pyridine qui a reçu quelques applications médicales dans ces dernières années.

Pyridine.

Formule. — La pyridine a pour formule : C^5H^5Az.

Préparation. — On peut la préparer soit au moyen de l'huile animale de Dippel de laquelle on l'extrait par la méthode d'Anderson, soit synthétiquement par une méthode assez complexe sur laquelle nous n'insisterons pas (1).

(1) Voir à ce sujet Willm et Hanriot, *Traité de chimie minérale et organique,* t. IV, p. 559 et 561.

Caractères d'identité. — La pyridine est un liquide très mobile, incolore, d'une odeur spéciale est très pénétrante. Elle est miscible à l'eau en toutes proportions, mais la potasse et la soude la séparent de cette solution. C'est une base énergique, qui bleuit le papier de tournesol et donne avec l'acide chlorhydrique d'abondantes fumées blanches.

Caractères spécifiques. — On la reconnaît :

1° A ses caractères d'identité.

2° Elle précipite à froid les sels de zinc, de fer, de manganèse et d'aluminium.

Action thérapeutique. — Elle a été préconisée par M. le professeur G. Sée en 1885, dans le traitement de l'asthme (1).

Modes d'administration et doses. — On l'administre à l'INTÉRIEUR à la dose de 4 ou 5 grammes (sur une assiette) en inhalations dans une chambre ; c'est là le meilleur mode d'emploi. Les inhalations durent de 20 à 25 minutes et on les répète trois fois par jour. On peut aussi l'employer en capsules contenant 0 gr. 05 de médicament.

SECTION II

ÉTUDE DES BASES QUINOLÉIQUES ET DE LEURS DÉRIVÉS

Sommaire : — Nomenclature. — Ces bases donnent des dérivés intéressants . Diaphtérine ou oxyquinaseptol. — Quinosol. — Lorétine. — Analgène. — Benzanalgène. — Thalline. — Kairine. — Orexine. — Etude de ces dérivés.

Les bases quinoléiques se trouvent parmi les produits de la distillation sèche de la quinine, de la cinchonine, de la strychnine, etc., etc. Elles ont été, depuis quelque temps, l'objet de l'attention particulière des chimistes, car elles paraissent constituer le noyau de la plupart des alcaloïdes naturels. Le premier terme de cette série est la quinoléine découverte en 1845 par Gerhardt qui l'obtint en distillant la quinine ou la cinchonine avec la potasse. Parmi ces bases, nous citerons : la quinoléine, C^9H^7Az ; la lépidine, $C^{10}H^9Az$; la

(1) C. R. Académie des sciences, 1ᵉʳ juin 1885, .

dispoline, $C^{11}H^{11}Az$; la tétrahiroline, $C^{12}H^{13}Az$; la pentahiroline, $C^{13}H^{15}Az$.

Dérivés des bases quinoléiques. — Les bases quinoléiques donnent de nombreux dérivés de substitution ou d'addition dont quelques-uns sont intéressants au point de vue médico-pharmaceutique. Ces produits sont :

A. Dérivés de l'orthoxyquinoléine C^9H^6Az (OH) :

1° La *diaphtérine* ou *oxyquinaseptol*, combinaison de l'aseptol et de l'orthoxyquinoléine $[C^9H^6Az(OH)]^2.C^6H^4(OH)(SO^3H)$.

Ce corps a été étudié à propos de l'aseptol.

2° Le *quinosol*, sel potassique de l'acide orthoxyquinoléine-sulfurique $C^9H^5Az(OH)(SO^3K)$.

3° La *lorétine* ou acide métaiodo-orthoxyquinoléine anasulfonique $C^9H^4AzI(OH)(SO^3H)$.

4° L'*analgène* ou orthoxyéthylanamonoacétylamidoquinoléine $C^9H^5Az(OC^2H^5)(AzH.CO.CH^3)$.

5° Le *benzanalgène* ou orthoxyethylanamonobenzoylamidoquinoléine $C^9H^5Az(OC^2H^5)(AzH.CO.C^6H^5)$.

B. Dérivés des oxyhydroquinoléines $C^9H^{10}Az$ (OH) :

1° La *thalline* ou tétrahydroparaméthyloxyquinoléine $C^9H^{10}Az(O.CH^3)$.

2° La *kairine M* ou chlorhydrate d'orthoxytétrahydrométhylquinoléine : $C^9H^9Az(CH^3)(OH)$. HCl.

Ce corps n'est plus employé aujourd'hui en thérapeutique.

3° La *kairine A* ou chlorhydrate d'orthoxytétrahydroéthylquinoléine $C^9H^9Az(C^2H^5)(OH)$. HCl.

C. Dérivé de la dihydroquinazoline : $C^8H^8Az^2$:

L'*orexine* ou phényldihydroquinazoline : $C^8H^7Az^2(C^6H^5)$.

§ 1. — Quinosol.

D'après Vulpius, ce serait un sulfate d'oxyquinoline et de potassium. Il ne renferme pas de phénol, comme la diaphtérine. C'est un antiseptique qui serait, d'après le laboratoire de la Société de pharmacie de Londres, quarante fois plus puissant que le phénol.

On l'emploie comme antiseptique en solution aqueuse de 0 gr. 1 à 0 gr. 2 pour 100 (1).

Au quinosol nous devons rattacher l'**hydrargyroseptol** présenté

____

(1) *Journal de Ph. et Ch.*, n° du 15 mai 1895, p. 494.

comme une combinaison de quinosolate de mercure et de chlorure de sodium.

L'hydrargyroseptol se présente sous la forme d'une masse jaune, se gonflant dans un peu d'eau à la manière d'un mucilage, se dissolvant complètement dans 20 p. d'eau pour donner un liquide clair à odeur particulière, à saveur d'abord fade, puis brûlante.

La solution aqueuse est jaune citron. Elle donne, d'une part les réactions du quinosol (coloration verte avec le perchlorure de fer, si la solution est très diluée) ; d'autre part, les réactions du mercure (précipitation par H^2S, etc., etc.).

L'hydrargyroseptol, chauffé sur une lame de platine brûle sans laisser de résidu.

Il a été préconisé comme antisyphilitique.

§ 2. — Lorétine.

C'est un acide méta-iodo-ortho-oxyquinoline anasulfonique, découvert par M. Ad. Claus. C'est une poudre ressemblant à l'iodoforme, inodore, peu soluble dans l'eau et dans l'alcool, fournissant des sels avec les bases.

La lorétine et ses sels peuvent être employés comme succédanés de l'iodoforme et présentent sur ce dernier l'avantage de ne pas être toxique (1).

§ 3. — Analgène.

Il se présente sous forme d'aiguilles, fondant à 155 degrés, peu solubles dans l'eau froide, solubles dans l'alcool.

L'analgène a été préconisé contre les douleurs rhumatismales à la dose de 1 gramme (2).

§ 4. — Benzanalgène.

Ce corps est aussi appelé analgène et vendu sous ce nom dans le commerce, quoiqu'il diffère du composé précédent.

Il se présente sous forme de cristaux incolores fondant à 208 degrés, insolubles dans l'eau, solubles dans l'alcool chaud.

Il s'administre à la dose maxima de 5 grammes par jour.

(1) *Journal de Ph. et de Ch.*, 15 janvier 1894, p. 71.
(2) *Journal de Ph. et de Ch.*, 12e année, 5e série. t. XXV, n° du 1er mai 1892, p. 458.

§ 5. — Thalline.

Caractères d'identité. — La thalline est un liquide huileux, à odeur de coumarine, insoluble dans l'eau, soluble dans l'alcool, l'éther et les acides dilués.

Caractères spécifiques. — Les solutions acides, traitées par le perchlorure de fer, donnent une coloration vert émeraude, d'où le nom de θαλλος (vert). Elle se combine avec les acides et donne des sels, dont les plus usités sont le sulfate et le tartrate qui présentent les caractères suivants :

SULFATE DE THALLINE.	TARTRATE DE THALLINE.
Poudre cristalline blanche de saveur amère et piquante, à odeur d'anis.	Poudre cristalline blanche, de saveur amère et piquante, à odeur de coumarine.
Très soluble dans l'eau, moins soluble dans l'alcool, peu soluble dans l'éther.	Soluble dans l'eau et l'alcool, insoluble dans l'éther.
Ces solutions brunissent à la lumière.	
Donne avec le perchlorure de fer, une coloration verte.	Donne avec le perchlorure de fer une coloration verte.
C'est le sel le plus employé.	

Action physiologique. — Les sels de thalline, et en particulier le sulfate, ont été préconisés comme antithermiques et étudiés surtout par MM. Jacoud, Lépine, Huchard. D'après MM. Jacoud, Lépine, Robin, c'est un antipyrétique dangereux qui produit du collapsus, de l'hyperpyrexie, qui détruit les hématies et a une action toxique sur le système nerveux et les tissus riches en soufre et en phosphore.

Modes d'administration et doses. — On donne le sulfate de thalline à la dose de 0 gr. 25 à 0 gr. 50 en cachets, en potion, par fractions de 0 gr. 15 à 0 gr. 20 espacées chacune de 8 à 12 heures.

§ 6. — Kaïrine A.

Caractères d'identité. — La kaïrine A se présente sous la forme
d'une poudre cristalline jaune clair, à odeur musquée, à saveur
amère, soluble dans l'eau et l'alcool, insoluble dans l'éther et la glycérine.

Caractères spécifiques. — On la reconnaît aux caractères suivants :

1º A ses caractères d'identité ;

2º Traitée par l'acide azotique, elle se colore en brun rouge ;

3º Sa solution sulfurique diluée donne avec le nitrite de sodium une
coloration jaune rougeâtre intense et fort belle ;

4º Une goutte de perchlorure de fer ajoutée à sa solution alcoolique donne une coloration brun foncé ; le liquide se trouble ensuite
et laisse déposer des flocons brun foncé;

5º Traitée par l'eau chlorée ou bromée, elle se colore en rouge ;

6º Avec l'iodure de potassium, elle donne un précipité blanc ;

7º Avec l'hypochlorite de soude, elle donne un précipité rouge violacé ;

8º Avec l'acide picrique, elle donne un précipité jaune.

Action physiologique et thérapeutique. — La kaïrine est
un antipyrétique, mais elle est très peu employée parce qu'elle est
dangereuse ; elle amène en effet une dépression considérable et altère le sang en détruisant l'hémoglobine.

Modes d'administration et doses. — On l'administre en cachets de 0 gr.30 à 0 gr.50 toutes les heures ; la dose totale de 2 gr. 50
à 3 grammes ne doit pas être dépassée.

§ 7. — Orexine.

L'orexine est peu employée à l'état libre, elle s'emploie surtout sous
forme de *chlorhydrate* et de *tannate*.

A. — Chlorhydrate d'orexine.

Caractères d'identité. — Le chlorhydrate d'orexine cristallise
en aiguilles contenant deux molécules d'eau qu'il peut perdre ; alors
il s'effleurit. Il est amer et laisse après lui une sensation brûlante et
irrite la muqueuse nasale. Il est soluble dans l'eau chaude, l'alcool,
insoluble dans l'éther. Il fond à 80 degrés.

Caractères spécifiques. — On le reconnaît aux caractères suivants :

1° A ses caractères d'identité ;

2° Traité par l'ammoniaque ou les acides, il donne des précipités (Trillat) ;

3° Si on traite un mélange d'orexine et de nitrite de sodium par de l'acide sulfurique, on obtient une coloration brune qui devient verte (Trillat);

4° Si on traite un mélange d'orexine et de nitrate de sodium par de l'acide sulfurique, on obtient une coloration rouge, puis jaune (Trillat).

Conservation. — Etant efflorescent, il doit être conservé dans des flacons bien bouchés.

Action physiologique et thérapeutique. — Penzoldt et Hoffmann préconisent le chlorhydrate d'orexine comme un médicament capable d'activer les fonctions de l'estomac, d'où le nom d'ὀρεξις (appétit). Cette action a été contestée par M. le professeur Schmidt, de Nancy. D'après cet expérimentateur, le chlorhydrate d'orexine ne posséderait pas de propriétés digestives ; de plus, il serait toxique. Pour M. Bardet, c'est un mauvais médicament (1).

Modes d'administration et doses. — On peut l'employer à la dose de 0 gr. 30 à 0 gr. 50 une ou deux fois par jour, soit en pilules, soit en cachets à cause de son amertume. Penzoldt l'administre sous forme de pilules dont voici la formule :

Chlorhydrate d'orexine . . . . ⎫
Extrait de gentiane. . . . . ⎬ 2 grammes
Poudre guimauve . . . . ⎭ ãã Q. S.

Pour 20 pilules de 0 gr. 10 qu'on entoure de gélatine. A prendre 3 à 5 pilules une ou deux fois par jour dans une tasse de bouillon.

B. — Tannate d'orexine.

Le tannate d'orexine est une poudre jaunâtre, sans odeur ni saveur, insoluble dans l'eau, facilement soluble dans les acides faibles (tels que le suc gastrique).

Il agit favorablement sur la mobilité de l'estomac et sur la sécrétion

(1) *Formulaire des Nouveaux remèdes*, 1892, p. 287.

de l'acide chlorhydrique ; il active très fortement le travail de la digestion.

Bodenstein et Penzolat, Kolb, le conseillent dans l'anorexie. Ils recommandent son emploi dans la médecine infantile comme excitant de l'appétit à la dose de 0 gr. 20 deux fois par jour, deux heures avant le déjeuner ou le dîner, en cachets.

CHAPITRE XIV

ÉTUDE DES COMPOSÉS PYRROLIQUES ET DE LEURS DÉRIVÉS.

Sommaire : — Iodol. — Analgésine.

Parmi les corps de la série pyrrolique ou d'autres séries pouvant se rattacher à celle-ci, deux seulement sont intéressants au point de vue médico-pharmaceutique. Ce sont :

1o L'iodol ou tétra-iodopyrrol, dérivé de substitution du pyrrol.

2o L'analgésine ou phényldiméthylisopyrazolone, dérivé de substitution de l'isopyrazolone.

§ 1. — Iodol.

Synonymes. — L'iodol, découvert par Silber et Ciamician, est appelé aussi tétraiodopyrrol ; c'est un dérivé tétraiodé du pyrrol dans lequel 4 atomes d'hydrogène sont remplacés par 4 atomes d'iode.

Formule. — Le pyrrol ayant pour formule : C^4H^5Az, l'iodol aura pour formule : C^4HI^4Az.

Préparation. — Il se prépare en faisant agir sur le pyrrol l'iodure de potassium ioduré.

Caractères d'identité. — L'iodol se présente sous forme d'une poudre cristalline, brillante, jaune ou jaune brun, ayant une odeur faible rappelant celle du thymol, complètement insipide. Il est presque insoluble dans l'eau, la glycérine, la benzine ; il est soluble dans l'alcool, l'éther, le chloroforme, les huiles et le vinaigre. Une solution à 20 pour 100 peut être mélangée sans se troubler avec son volume de glycérine anhydre. Toutes les solutions concentrées d'iodol prennent rapidement une coloration brune : il en est de même de ses mélanges avec les corps gras et la vaseline. Il renferme 90 pour 100 d'iode.

Caractères spécifiques. — On le reconnaît aux caractères suivants :

1° A ses caractères d'identité;

2° Chauffé, il dégage des vapeurs violettes d'iode ;

3° En solution alcoolique, il se colore en rouge avec l'acide nitrique à chaud ;

4° Dissous dans l'acide sulfurique, il donne une coloration verte qui passe au brun ;

5° Avec l'acide chlorhydrique, il donne un dégagement d'iode (Trillat).

Action physiologique et thérapeutique. — C'est un antiseptique puissant, pouvant remplacer partout l'iodoforme ; il est supérieur à ce dernier parce qu'il est inodore et parce qu'il n'occasionne jamais ou presque jamais de phénomènes d'intoxication. Son pouvoir antiseptique est sans doute dû à ce que, comme l'iodoforme, il dégage de l'iode.

Ses seuls inconvénients sont sa faible solubilité dans l'eau et son prix élevé.

Modes d'administration et doses. — On l'emploie : à l'EXTÉRIEUR comme l'iodoforme, en poudre, solution alcoolique-glycérinée, éthérée ; en pommade, gaze, etc., etc. ; les formules les plus usitées sont les suivantes :

Iodol en poudre.

Solution d'iodol (Mazzoni).	Iodol	1 p.
	Alcool	16 —
	Glycérine	34 —
Solution huileuse (Tronchet).	Iodol	10 p.
	Huile d'amande douce ou d'olive.	150 —
Emulsion (Tronchet).	Iodol	1 p.
	Glycérine	10 —
	Eau	10 —
	Gomme arabique	2,50
Bougies (Tronchet).	Iodol	0,50
	Lanoline, cire et gomme . . . .àà	0,25
Pommade (Tronchet).	Iodol	1 p.
	Vaseline	10 —
Gaze	Iodol, résine, glycérine. . . . àà	1 p
	Alcool	10 —
	Imprégner la gaze stérilisée avec cette solution.	

$$Collodion \begin{cases} \text{Iodol} & \text{10 p} \\ \text{Alcool à 94}^\circ & \text{16 —} \\ \text{Éther} & \text{64 —} \\ \text{Pyroxyline} & \text{4 —} \\ \text{Huile de ricin} & \text{6 —} \end{cases}$$

A l'INTÉRIEUR, il peut être administré en solution alcoolique, en pilules, cachets, à la dose de 0 gr. 50 à 2 grammes par jour.

§ 2. — Analgésine.

Synonymes. — L'analgésine a été découverte par Knorr dErlangen qui lui avait donné primitivement le nom de *diméthyloxyquinizine*. Pour justifier cette dénomination, Knorr admettait l'existence d'un noyau hypothétique appelé *quinizine*, analogue à la quinoléine. Plus tard, il a proposé de changer la dénomination scientifique de l'antipyrine et d'appeler ce corps *phényldiméthylpyrazolon*. Pour justifier cette nouvelle dénomination, il admet l'existence d'un corps hypothétique comparable au pyrrol et qu'on appelle *pyrazol* et il considère l'antipyrine comme le dérivé phénylé et diméthylé de l'oxypyrazol ou pyrazolon.

Enfin d'après les travaux plus récents de Von Rothenburg, l'analgésine doit être considérée comme dérivant d'un corps isomère du pyrazolon de Knorr appelé *isopyrazolon*. L'analgésine devient donc le *phényldiméthylisopyrazolon*.

L'analgésine est plus connue sous le nom d'*antipyrine* ; c'est sous cette dénomination qu'elle a été introduite en thérapeutique ; mais ce mot devant être considéré comme une marque déposée a été remplacé en France par celui d'analgésine (1).

En résumé l'analgésine peut être désignée sous les noms synonymes suivants : antipyrine, diméthyloxyquinizine, phényldiméthyl pyrazolon, phényldiméthylisopyrazolon.

Formule. — Nous avons vu que Knorr considérait l'antipyrine comme le dérivé phénylé et diméthylé de l'oxypyrazol ou pyrazolon, qu'il représentait par le schéma suivant :

$$\begin{array}{ccc} \text{CH} & - & \text{CH} \\ \| & & | \\ \text{Az} & & \text{CO} \\ & \diagdown \diagup & \\ & \text{AzH} & \end{array}$$

(1) Voir à ce sujet : *Archives de pharmacie*, année 1888, p. 73, le monopole

L'antipyrine prendrait naissance théoriquement à partir de ce corps par substitution d'un atome d'hydrogène par le groupement phényl et de deux atomes d'hydrogène par deux groupements méthyl, mais en même temps avec transposition de la double liaison. Elle aurait donc pour formule d'après Knorr :

$$CH^3.C = CH$$
$$CH^3.Az \quad CO$$
$$Az.C^6H^5.$$

Cette constitution est encore admise aujourd'hui ; mais von Rothenburg ayant isolé le corps suivant isomère du pyrazolon de Knorr et appelé isopyrazolon :

$$HC = CH$$
$$HAz \quad CO$$
$$AzH$$

il est rationnel de considérer l'antipyrine comme se rattachant à ce dernier composé, d'où sa nouvelle dénomination phényldiméthyl-isopyrazolon.

Préparation. — Elle se prépare par des procédés industriels qui exigent un outillage très compliqué et sur lesquels nous ne croyons pas devoir insister (1).

Caractères d'identité. — L'antipyrine est une poudre cristalline blanche, inodore, de saveur un peu amère, très soluble dans l'eau, l'alcool, l'éther, le chloroforme, la benzine ; soluble dans les acides minéraux, sulfurique, chlorhydrique, nitrique, phosphorique.

Elle fond à 110 degrés (Gay et Fortuné), à 113 degrés d'après d'autres auteurs. Elle augmente considérablement la solubilité des sels de quinine et de la caféine (2).

Elle se combine avec l'iode pour donner l'iodopyrine (Dittmar). Elle se combine avec un grand nombre de phénols, avec le chloral, avec certains acides organiques, avec le formol, avec la cocaïne, etc...

de l'antipyrine ; page 241, substitution du nom d'analgésine à celui d'antipyrine.

(1) Consulter pour cette fabrication : *Moniteur scientifique* de Quesneville, du mois de mai 1892, p. 342, l'article publié par M. Trillat sur la préparation de l'antipyrine.

(2) V. *Rép. de ph.*, octobre 1889, p. 40 ; novembre 1889, p. 485 ; année 1890, février, p. 57.

Caractères spécifiques. — On la reconnaît aux caractères suivants :

1° A ses caractères d'identité.

2° Elle donne avec les agents d'oxydation, les agents de réduction, les réactifs des alcaloïdes et avec des réactifs divers les réactions suivantes :

A. — **Agents d'oxydation.** — 1° On traite la solution par le chlorate de potasse et l'acide chlorhydrique et on porte à l'ébullition ; on obtient une liqueur colorée en jaune rougeâtre. Par refroidissement, il s'en sépare des gouttelettes huileuses d'un rouge vif. Le chloroforme s'empare de ce liquide rouge et se colore en jaune orange verdâtre, l'éther prend au chloroforme sa matière colorante et se teint en jaune d'or (1).

2° On traite la solution par le ferricyanure de potassium et l'acide chlorhydrique et on porte à l'ébullition. On obtient une coloration vert foncé ; il se dépose un précipité vert sur les parois du tube qui, vu en lumière transmise, prend une teinte bleu d'outremer et paraît vert bleuâtre par réflexion (Gay et Fortuné).

3° Sa solution est traitée par le permanganate de potasse et chauffée ; il y a réduction ; la liqueur devient rouge pourpre, puis brune, et enfin se décolore avec dépôt d'oxyde de manganèse (Gay et Fortuné).

4° 1 centimètre cube de solution d'antipyrine au 100ᵉ traité par 2 centimètres cubes d'eau iodée, donne un précipité rouge brique persistant (Gay et Fortuné).

B. — **Agents de réduction.** — 1° Sa solution, traitée par l'acide azotique chargé de vapeurs nitreuses (acide azotique fumant), se colore en vert (1 goutte de réactif, et 1 centimètre cube d'antypirine au centième). En chauffant, le liquide devient rouge pourpre (réaction sensible encore avec une solution au 20000ᵉ).

2° En touchant l'antipyrine avec l'acide azotique chargé de vapeurs nitreuses, on obtient une coloration jaunâtre devenant rouge.

C. — **Réactifs des alcaloïdes.** — 1° Elle donne avec les réactifs des alcaloïdes (Mayer, Marmé, Fröhde) des précipités divers indiqués par Gay et Fortuné (2).

2° Elle donne avec l'acide picrique (en solution saturée), un préci-

(1) Gay et Fortuné, *J. de Ph. et de Ch.*, 9ᵉ année, 5ᵉ série, t. XVII, année 1888, p. 595.
(2) Gay et Fortuné, *loc. cit.*

pité jaune d'abórd amorphe, devenant ensuite cristallin. Celte réaction est sensible dans une solution au 4000e

D. — Réactifs divers. — Sa solution, traitée par le perchlorure de fer, donne une coloration rouge sang (1 goutte de réactif, 1 centimètre cube de solution à 1 pour 100). (Réaction sensible encore avec une solution au 50000e).

Caractères de contrôle. — Si elle a été mal purifiée, elle peut être altérée; elle est aussi quelquefois falsifiée.

Altérations. — *Alcaline ou acide.* — Dans ce cas, sa solution bleuira ou rougira le papier de tournesol; si elle est pure, elle doit être neutre au papier de tournesol.

Métaux. — Traiter la solution par l'hydrogène sulfuré : si elle est pure, pas de précipité ; si elle contient du fer, du cuivre, etc., elle donnera un précipité.

Falsifications. — *Corps fixes.* — Chauffer l'antipyrine sur une lame de platine : si elle est pure, elle doit brûler sans laisser de résidu ; dans le cas contraire, elle laissera un résidu.

Corps insolubles. — 1 gramme d'antipyrine pure doit se dissoudre à froid dans 1 gramme d'eau distillée ou d'alcool : s'il y avait un résidu, il serait formé d'impuretés.

L'antipyrine peut être dosée volumétriquement par plusieurs procédés, sur lesquels nous nous contenterons de donner des renseignements bibliographiques (1).

Conservation. — Etant inaltérable à l'air, elle se conserve simplement dans des flacons bien bouchés.

Action physiologique. — Elle a été expérimentée, en premier lieu par Filehne d'Erlangen. Depuis, son action physiologique a été étudiée par de nombreux expérimentateurs soit en France, soit à l'étranger, notamment par MM. Bardet, Huchard, Germain Sée, Dujardin-Beaumetz, Lépine, etc., etc.

Il résulte de nombreuses expériences qu'elle a la propriété d'abaisser la température des fébricitants ; elle possède donc des *propriétés antipyrétiques,* très marquées. L'abaissement thermique qu'elle produit dure de cinq à seize heures ; les sueurs de la défervescence

(1) 1° Procédé de Schaak. *Bulletin de l'Ass. belge de Chim.,* 1895, p. 86 Dethay, *Notes de Ph. pratique,* 1895, p. 128.

2° Procédé Schuyten. *Pharmaceutische Centralhalle,* 28 novembre 1896 *Rép. de Ph.,* 10 avril 1896, p. 169).

3° Procédé de Bougault basé sur l'action de l'iode sur l'antipyrine, Voir *J. de Ph. et de Ch.,* n° du 15 février 1898, p. 161.

IV   34

sont modérées et quand l'action du médicament est terminée et que la température remonte, on n'observe pas de frisson. C'est, de plus, un dépresseur de l'activité nerveuse , elle peut donc être employée comme *médicament nervin* toutes les fois qu'il s'agit de diminuer ou de modérer l'excitabilité nerveuse (dans les céphalées, les migraines, les névralgies, certaines cardiopathies et angines de poitrine, les névroses).

Action thérapeutique. — On l'emploie : comme *antipyrétique*, dans un grand nombre de maladies : fièvre typhoïde, phtisie aiguë ou chronique, pneumonie, pleurésie, péricardite, scarlatine, rhumatisme, etc.

Comme *analgésique*, pour calmer les douleurs dans un grand nombre de maladies (migraines d'ordre digestif, de surmenage intellectuel, lumbago-sciatiques, névralgies faciales et craniennes, etc., etc.).

Comme *antidiabétique* (Huchard, G. Sée). Elle ne guérit pas mais elle suspend la polyurie (A. Robin).

Comme *antispasmodique*, dans la coqueluche (Dubourquet, Laborderie), dans le goitre exophtalmique (Cazal), dans la chorée (J. Simon), dans le mal de mer.

Comme *hémostatique*. D'après Hénocque, en applications locales, à l'état de poudre ou de solution, ou incorporée en pommade, elle est utilisable dans l'épistaxis, la métrorrhagie et les hémorrhagies capillaires en général ; à l'intérieur, elle n'a aucune action hémostatique (Moutard-Martin).

Comme *antigalactagogue*. D'après le Dr Ryan-Ternisson, à la dose de 2 grammes par jour, elle tarit, au bout de cinq à six jours, la sécrétion lactée sans qu'on n'ait rien changé au régime alimentaire. Ce fait a été confirmé par M. Guibert, interne à la clinique d'accouchement de M. le professeur Grynfeltt de Montpellier (1).

Modes d'administration et doses. — Elle s'emploie: en solution, dont on peut masquer le goût par du sirop d'écorce d'orange amère, du sirop de menthe, du café ; en cachets ; en lavements ; en injections hypodermiques.

Comme *antipyrétique*, on l'administre à la dose de 1 à 2 grammes et plus dans les vingt-quatre heures, à la condition toutefois de fractionner les doses par prises de 0 gr. 50. Le plus souvent, il suffit de 1 gramme ; le médecin doit être guidé par la courbe thermique ; si

(1)V. *Union pharmaceutique*, 1891, p. 403.

l'abaissement de température ne se maintient pas, il faut administrer une nouvelle dose environ toutes les heures.

Comme *analgésique*, on doit employer des doses de 2, 3, 4, 5 et même 7 grammes, fractionnées dans l'intervalle de la journée.

Les injections hypodermiques sont douloureuses ; aussi est-il nécessaire de diluer le médicament :

Eau distillée . . . . 10 gr.
Antipyrine. . . . . 2 gr. 50
Chaque centimètre cube contient 0 gr. 25 d'antipyrine.

Incompatibles. — Elle est incompatible avec un grand nombre de substances, dont voici la liste par ordre alphabétique (1) : alun, ammoniacal, nitrite d'amyle, acide azotique dilué, sels de caféine, teinture de cachou, chloral hydraté, acide cyanhydrique dilué, sulfate de cuivre, décoction contenant du tanin, extraits contenant du tanin, sirop d'iodure de fer, perchlorure de fer, sulfate de fer, teinture d'hamamelis, infusions contenant du tanin, teinture d'iode, solution d'iodure de potassium iodurée, teinture de Kino-chlorure mercureux (calomel), naphtol-β, acide phénique, permanganate de potasse, sels de quinine (2),teinture de quinquina, teinture de rhubarbe, bicarbonate de soude, salicylate de soude, bichlorure de mercure, tanin.

Les teintures non mentionnées ici, mélangées avec une solution alcoolique d'antipyrine, restent limpides et ne donnent de précipité que lorsqu'on les dilue avec l'eau.

Au sujet de ces nombreuses incompatibilités que les pharmaciens découvrent tous les jours, M. Ferrand a fait remarquer très judicieusement que les médecins devraient se pénétrer des inconvénients et même des dangers qui peuvent résulter du mélange inconsidéré de ces substances complexes, comme l'antipyrine, avec des composés chimiques capables d'en changer totalement la composition et par

(1) Voir à ce sujet : 1° Millard et Campbell, *Pharmaceutical Journal*, t. IV, p. 20, d'après *Pharm. Zeitung*, t. XXV, p. 259, 1890 et rapporté dans le *J. de Ph. et de Ch.*, 5e série, t. XXII, année 1890, p. 163 à 211. — 2° *Union pharmaceutique*, n° de septembre 1891, p. 418.

(2) Une partie d'antipyrine, en présence de 20 p. de quinine empêche la production de la coloration verte caractéristique de la quinine par l'eau chlorée et l'ammoniaque, et détermine une belle coloration rouge. Cette réaction intéressante a fait l'objet d'une étude par M. le Dr Carrez, intitulée : « Sur une nouvelle réaction de l'antipyrine et de la quinine et une matière colorante rouge dérivée de ces alcaloïdes » (Quinérythropyrine). Voir *Union pharmaceutique*, mars 1896, p. 104.

suite l'action physiologique. Les formules les plus simples, dit-il, dans lesquelles n'entrent qu'une eau distillée et un édulcorant devraient être la règle, lorsqu'il s'agit de ces corps nouveaux, introduits en thérapeutique, avant que tous leurs caractères chimiques aient été complètement étudiés. Ce sont là d'excellents conseils qu'on ne peut trop recommander.

Avant de terminer l'histoire de l'antipyrine, il est nécessaire d'insister sur deux faits importants relatifs à l'*intolérance* de ce médicament et à l'*antipyrinisme* chronique auquel il peut donner lieu.

L'antipyrine est mal supportée par certains individus, et elle produit souvent des éruptions érythémateuses rappelant celles de la roséole, de la rougeole, de la scarlatine ou de l'urticaire, s'effaçant sous la pression du doigt pour reparaître ensuite. Elle produit souvent du collapsus, accompagné d'hypothermie et de coma ; des convulsions épileptiformes avec dilatation des pupilles ; de la cyanose ; des troubles digestifs (nausées, vomissements, diarrhée, douleurs brûlantes de l'épigastre, anorexie). Tous ces accidents, plus communs chez les femmes que chez les hommes, sont importants à retenir (1). Employée pendant longtemps et à fortes doses, elle peut produire une sorte d'antipyrinisme chronique, se manifestant par les signes de l'ulcère de l'estomac, signalée par M. le Dr Combemale (2).

Différences entre l'antipyrine et l'exalgine. — L'antipyrine présente des caractères d'identité un peu analogues à ceux d'un autre corps aujourd'hui employé, l'exalgine, dont nous parlerons plus loin. Il convient de ne pas confondre ces deux médicaments qui semblent devoir se faire entre eux une sérieuse concurrence ; il est donc important de pouvoir les différencier nettement. Pour cela, on pourra consulter le tableau suivant indiquant les réactions différentielles de ces deux médicaments, tableau dressé par M. Manseau (3).

(1) V. Manquat, *Traité de thérapeutique et de pharmacologie*, t. II, p. 276.
(2) Voir à ce sujet *Bulletin médical du Nord*, article du Dr Combemale, rapporté dans le *Répertoire de Pharmacie*, année 1892, p. 69.
(3) *Bulletin de la Société de pharmacie de Bordeaux*, n° de juin 1890.

RÉACTIFS.	ANTIPYRINE.	EXALGINE.
Solubilité dans l'eau.	Très soluble.	Moins soluble.
Perchlorure de fer.	Coloration rouge intense.	Pas de coloration sensible.
Hypobromite de soude.	Précipité blanc à froid, jaune à chaud.	Pas de précipité.
Permanganate de potasse.	Réduit instantanément à froid mais mieux à chaud.	Non réduit à froid, réduit à chaud.
Bichlorure de mercure.	Précipité soluble à chaud.	Pas de précipité.
Chlorure de platine.	Précipité jaune soluble à chaud.	Pas de précipité.
Sulfocyanate de zinc.	Précipité soluble à chaud.	Pas de précipité.

COMBINAISONS DE L'ANALGÉSINE

Elle forme de nombreuses combinaisons que nous allons rapidement signaler, et dont quelques-unes sont intéressantes au point de vue médico-pharmaceutique :

1. Avec l'iode, l'*iodopyrine*.

2. Avec le perchlorure de fer, la *ferropyrine* ou *ferripyrine*. Ces deux corps, lancés par deux maisons allemandes rivales, semblent ne faire qu'un seul et même corps.

3. Avec différents phénols, les composés suivants :

A. Avec le phénol ordinaire, la *phénopyrine* ;

B. Avec le naphtol, la *naphtopyrine* ;

C. Avec la résorcine, la *résopyrine* ;

D. Avec le pyrogallol, la *pyrogallopyrine* ;

E. Avec la pyrocatéchine, la *catéchiconopyrine*, etc.

4. Avec l'aldéhyde formique : la *formopyrine*.

5. Avec le chloral : 1° Le *monochloral-antipyrine* ou *hypnal* ; 2° le *bichloral-antipyrine* corps étudiés par Béhal et Choay.

6. Avec les acides organiques, elle donne les composés suivants :

Avec l'acide valérianique : le *valérianate d'antipyrine*.

Avec l'acide benzoïque : le *benzoate d'antipyrine* étudiés par So-chaczewski et Marie.

Avec l'acide salicylique : le *salicylate d'antipyrine*, ou *salipyrine*.

Avec l'acide tannique : le *tannate d'antipyrine*.

7° Avec la cocaïne : la *cocapyrine* ; c'est un mélange de 2 grammes d'antipyrine et de 0 gr. 02 de cocaïne, préconisé contre les maladies de gorge.

Nous nous bornerons à étudier ici le salicylate d'antipyrine ou salipyrine, l'étude de la plupart de ces composés ayant été faite dans les chapitres précédents.

Salipyrine.

Formule. — L'acide salicylique forme, en se combinant avec l'antipyrine, un salicylate d'antipyrine que l'on désigne sous le nom de salipyrine, ayant pour formule :

$$C^{11}H^{12}Az^2O. \; C^7H^6O^3$$

On admet que la combinaison a lieu par la fonction phénolique de l'acide salicylique.

Préparation. — Elle peut se préparer par divers procédés :

1° PROCÉDÉ LUTKE. — Chauffer au bain-marie poids moléculaires égaux d'acide salicylique et d'antipyrine en ajoutant ou non un peu d'eau. Les deux composants fondent et donnent naissance à une huile qui cristallise par refroidissement. On purifie par cristallisation dans l'alcool.

2° PROCÉDÉ SPICA DE PADOUE. — Ajouter peu à peu à la solution bouillante d'une molécule d'antipyrine, une molécule de salicylate de soude en solution dans l'eau. Quand les solutions sont diluées, le liquide se trouble pendant le refroidissement, puis laisse déposer des cristaux d'antipyrine. Si, au contraire, les solutions sont concentrées, il se sépare une huile jaune qui tombe au fond du liquide et se prend en une masse cristalline dès que le mélange est refroidi.

3° On prépare facilement la salipyrine en ajoutant une solution aqueuse d'antipyrine dans une solution éthérée d'acide salicylique. La salipyrine, qui est presqu'insoluble dans l'eau et qui n'est que fort peu soluble dans l'éther, se sépare lentement en beaux cristaux.

4° On la prépare aussi en mélangeant une solution légèrement concentrée d'antipyrine dans le chloroforme avec une solution éthérée d'acide salicylique.

5° PROCÉDÉ SCHŒPP. — Délayer dans environ 40 grammes d'eau distillée 57 gr.7 d'antipyrine. Ajouter à ce magma 42 gr. 3 d'acide salicylique et faire un mélange intime. Chauffer le mélange au bain-marie jusqu'à évaporation complète de l'eau. Les composants seront transformés en un produit de consistance huileuse ; on continue l'action de la chaleur au bain-marie jusqu'à cristallisation.

Caractères d'identité. — La salipyrine se présente sous la forme d'une poudre cristalline inodore, d'une saveur non désagréable, un peu âpre et douceâtre. Elle est peu soluble dans l'eau froide (0,4 p. 100), plus soluble dans l'eau bouillante (4,4 p. 100). Elle est soluble dans l'alcool, l'éther, le chloroforme, la benzine. Elle fond à 91°5.

Chauffée avec de l'acide sulfurique dilué, elle donne de l'acide salicylique ; chauffée avec de la soude, elle donne de l'antipyrine.

Elle contient pour 100 : 42,30 d'acide salicylique et 57,70 d'antipyrine.

Caractères spécifiques. — On la reconnaît aux caractères suivants :

1° A ses caractères d'identité ;

2° Traitée par le perchlorure de fer, elle se colore en violet ;

3° Traitée par l'acide azoteux, elle se colore en vert ;

4° D'après le supplément du Codex, la caractérisation de la salipyrine doit être faite de la manière suivante :

A. — Agiter la salipyrine avec de l'éther et de l'eau additionnée d'acide chlorhydrique. L'acide salicylique se séparera et restera dissous dans l'éther ; séparer l'éther par distillation ; il restera de l'acide salicylique qui doit présenter les propriétés de l'acide salicylique et son point de fusion (158°).

B. — Agiter la salipyrine avec de l'éther et de l'eau additionnée de lessive de soude : l'antipyrine se séparera et restera dissoute dans l'éther. Séparer l'éther par distillation ; il restera de l'antipyrine qui doit présenter les propriétés de l'antipyrine et son point de fusion (113°).

Caractères de contrôle. — La salipyrine doit renfermer 42,30 d'acide salicylique et 57,70 p. 100 d'antipyrine. Pour vérifier si elle contient les quantités voulues de ces deux composants, on la dédoublera par le procédé du Codex indiqué précédemment et on pèsera l'acide salicylique et l'antipyrine obtenus.

Action physiologique et thérapeutique. — Elle a été préconisée par le professeur Spica et par Guttmann comme antipyrétique. Le Dr Mosengeil la conseille comme spécifique de l'influenza et assure qu'elle favorise le sommeil habituellement troublé dans cette maladie. Henig la conseille comme l'une des meilleures préparations salyciliques dans les affections rhumatismales aiguës ou chroniques. D'une manière générale, on peut dire que l'action physiologique et les propriétés thérapeutiques de la salipyrine sont les mêmes que celles de ses constituants.

Modes d'administration et doses. — Elle a été d'abord administrée à la dose de 5 à 6 grammes par jour en plusieurs fois. Ces doses ayant produit quelques accidents, on conseille aujourd'hui d'employer ce médicament avec prudence, au moins au début, pour tâter la susceptibilité du malade, et de ne pas trop en prolonger l'emploi pour éviter les inconvénients provenant de son accumulation dans l'organisme.

On l'administre sous forme de cachets, pilules, capsules, dans la potion de Todd, dans un peu de vin. On la prescrit quelquefois sous forme de mixture ainsi composée :

Salipyrine	6
Glycérine	14
Sirop de framboise	30
Eau distillée	40

DÉRIVÉS DE L'ANALGÉSINE.

Nous rapprocherons de l'étude de l'analgésine celle de deux corps, récemment introduits en thérapeutique.

1° Le *salubrol*, employé comme succédané de l'iodoforme, obtenu par l'action du brome sur la méthyl-antipyrine.

2° Le *pyramidon* ou diméthyl-amido-antipyrine.

Saubro.

Le salubrol a été préparé par la première fois par le Dr Schriftant de Zurich.

C'est un dérivé bromé obtenu par l'action du brome sur la méthyl-antipyrine.

Caractères d'identité. — Le salubrol se présente sous la forme d'une poudre amorphe, jaune, non hygroscopique, presque inodore, à peu près insoluble dans l'eau, mais soluble dans l'alcool et dans l'éther.

Caractères spécifiques. — On le reconnaît aux caractères suivants :

1° Soumis à l'action de la chaleur, il se décompose en donnant des vapeurs brunes à odeur suffocante ;

2° Si on agite une partie de salubrol avec 9 p. d'eau et si on filtre, on obtient un liquide qui additionné d'eau de chlore et agité avec du chloroforme colore celui-ci en jaune, par suite de la mise en liberté du brome.

Action thérapeutique. — Il a été préconisé comme succédané de l'iodoforme. Ses propriétés bactéricides tiennent à ce qu'au contact des tissus vivants, il se dédouble en ses composants.

Pyramidon.

Synonymes. — Le pyramidon est aussi appelé diméthyl-amido-antipyrine ou diméthyl-amido-phényl-diméthylpyrazolone, ou phényl-diméthyl-amido-diméthyl-isopyrazolone.

Formule. — Il a pour formule :

$$CH^3 . C = C . Az (CH^3)^2$$
$$CH^3 . Az \quad CO$$
$$Az . C^6H^5$$

Caractères d'identité. — Le pyramidon est une poudre cristalline ; blanc jaunâtre, soluble dans 10 p. d'eau, presque insipide.

Caractères spécifiques. — On le reconnaît aux caractères suivants :

1° La solution incolore devient, sous l'influence du perchlorure de fer, bleu violacé, puis violette, puis pâlit et redevient incolore.

2° L'acide azotique fumant colore la solution en violet, puis en couleur améthyste sale, tandis que l'antipyrine se colore d'abord en vert, puis après ébullition, en rouge.

Action thérapeutique. — Le pyramidon est un agent thérapeutique très voisin de l'antipyrine, jouissant de propriétés antithermiques et analgésiques très prononcées. Filehne de Berlin pensait que son action antipyrétique était beaucoup plus marquée que son action antinévralgique. Mais il résulte des travaux de Brandeis et Landenheimer que c'est l'inverse qui paraît se produire (1).

Modes d'administration et doses. — Le pyramidon peut s'administrer en cachets ou en solution à la dose de 0 gr. 25 à 3 grammes. Mais la dose habituelle est de 0 gr. 30 à 0 gr. 50 par jour.

(1) *Annales de Merk*, 1898, **p.** 127.

CHAPITRE XV

ETUDE DES AMIDES

Sommaire. — Généralités sur les amides. — L'acide carbamique (amide) donne un éther intéressant, l'uréthane. — Etude de l'uréthane. — Etude des combinaisons et des dérivés de l'uréthane : ural ou chloral-uréthane ; somnal ou éthyl-chloral-uréthane. — Euphorine ou phényluréthane.

Définition. — On appelle amides des corps qui dérivent de l'ammoniaque par la substitution de radicaux d'acides à un ou plusieurs atomes d'hydrogène de l'ammoniaque.

Leur constitution est analogue à celles des amines ; mais elles en diffèrent parce qu'elles renferment des radicaux d'acides tandis que les amines renferment des radicaux alcooliques ou phénoliques.

Parmi ces amides, la seule intéressante est l'acide carbamique qui donne un éther, employé en thérapeutique, appelé uréthane.

Uréthane.

Synonymes. — Carbamate d'éthyle, éthyl-uréthane.

Constitution. — Elle appartient au groupe des *uréthanes* qui sont des éthers carbamiques, ou éthers de l'acide carbamique.

L'acide carbamique est un amide qui a pour formule $CO.OH.AzH^2$. Si dans cet acide, on remplace l'hydrogène de l'oxhydrile OH par le radical éthyle C^2H^5, on a l'uréthane qui a pour formule : $CO.OC^2H^5.AzH^2$.

Préparation. — 1° On la prépare surtout par l'action de l'ammoniaque sur le carbonate d'éthyle :

$$CO{<}^{OC^2H^5}_{OC^2H^5} + AzH^3 = C^2H^5OH + CO{<}^{AzH^2}_{OC^2H^5}$$

2° On la prépare en chauffant à 120°, en tubes scellés de l'azotate d'urée avec de l'alcool :

$$CO{<}^{AzH^2}_{AzH^2},\ AzO^3H\ +\ C^2H^5OH\ =\ AzH^4AzO^3\ +\ CO{<}^{AzH^2}_{OC^2H^5}$$

Azotate d'Urée.   Alcool.   Azotate   Uréthane.
d'ammonium.

Caractères d'identité. — L'uréthane est un corps cristallisé en beaux prismes incolores, d'une saveur peu amère, très solubles dans l'eau, l'alcool et l'éther, fusibles à 52°, bouillant à 180° sans décomposition s'il est bien sec, et en dégageant beaucoup d'ammoniaque s'il est humide.

Caractères spécifiques. — On le reconnaît aux caractères suivants :

1° A ses caractères d'identité ;

2° Il se dissout sans se colorer dans l'acide sulfurique, mais en chauffant la solution, il se dégage un gaz incolore et inodore;

3° Chauffé avec une solution de potasse, il se décompose en alcool, acide carbonique et ammoniaque qui se dégage.

Caractères de contrôle. — On reconnaît sa pureté aux caractères suivants : 1° la solution aqueuse à 1/10 ne se trouble pas quand on l'additionne de nitrate d'argent ; 2° si on mêle 2 volumes de solution aqueuse à 1/10, à 1 volume d'acide sulfurique et 2 volumes de sulfate ferreux, il ne se formera pas de zones brunes entre les liquides superposés.

Action physiologique et thérapeutique. — Introduite en thérapeutique en 1884, par Schmiedeberg de Strasbourg, elle a été étudiée depuis par de nombreux médecins parmi lesquels nous citerons MM. Eloy, Coze, Mairet, Combemale, Dujardin-Beaumetz, Huchard, etc. Des expériences faites par ces divers expérimentateurs il résulte que l'uréthane est un hypnotique qui s'adresse spécialement à l'insomnie nerveuse et à celle des cardialgies.

Modes d'administration et doses. — On l'emploie comme hypnotique et on l'administre à la dose de 3 à 4 grammes en une seule fois pour les adultes ; à dose moindre et calculée, suivant l'âge pour les enfants ordinairement en potion (1). M. Huchard emploie les formules suivantes :

____

(1) Voir pour l'étude détaillée de l'uréthane : Dujardin-Beaumetz, *Dict. de thérapeutique*, t. IV, p. 725 et bibliographie indiquée à la fin de l'article, p. 728.

Solution : Eau distillée . . . . 100 grammes.
        Uréthane 20   —

A prendre 3 ou 4 cuillerées dans une tasse d'infusion de feuille d'oranger.

Potion : Eau de tilleul . . . . 40 grammes.
        Sirop de fleurs d'oranger. 20   —
        Uréthane 3   —

A prendre en une seule fois le soir avant de se coucher.

Potion : Eau de fleurs d'oranger. . . .   ⎫
        Eau de tilleul . . . .   ⎬   ââ 20 grammes.
        Sirop simple. . . . .   ⎭
        Uréthane . . . . 0,20 centigrammes.

Administrer chez les jeunes enfants une cuillerée à dessert toutes les deux heures pour calmer l'excitation en cas de maladie fébrile.

COMBINAISONS ET DÉRIVÉS DE L'URÉTHANE.

L'uréthane forme, en se combinant avec divers corps, les composés suivants intéressants au point de vue médico-pharmaceutique :

L'**ural** ou chloral uréthane, combinaison du chloral et de l'uréthane, étudié page 302.

Le **somnal**, produit résultant de l'éthylisation du chloral uréthane et qu'on appelle aussi étylchloral uréthane étudié page 302.

L'**euphorine** ou phényl uréthane, corps que nous allons étudier.

Euphorine.

Synonymes. — L'euphorine, appelée aussi phényl-uréthane, est de l'uréthane $CO{<}{}^{AzH^2}_{OC^2H^5}$ dans laquelle un atome d'hydrogène du radical amidogène AzH^2 a été remplacé par le radical phényle C^6H^5 ; elle a donc pour formule :

$$CO{<}{}^{AzH\ (C^6H^5)}_{OC^2H^5}$$

Préparation. — On la prépare par l'action de l'éther éthylchlorocarbonique sur l'aniline.

Caractères d'identité. — L'euphorine se présente sous la forme d'une poudre blanche cristalline, d'une odeur aromatique, d'un goût rappelant celui de clou de girofle, insoluble dans l'eau, soluble dans l'alcool, assez soluble dans un mélange d'alcool et d'eau (par exemple dans le vin blanc), pour qu'on puisse la prescrire sous cette forme, et dont le point d'ébullition est situé vers 51°.

Action physiologique. — Elle ne provoque pas de phénomènes toxiques chez l'homme ; elle n'agit ni sur la circulation ni sur la respiration, ne modifie en rien la composition du sang (pas de méthémoglobine) même dans le cas d'intoxication (1).

Action thérapeutique. — Préconisée par Giacomini à l'Académie de médecine de Turin, elle a été surtout étudiée par Sansoni qui l'emploie comme antithermique, antiseptique, antirhumatismal et quelquefois comme analgésique.

Modes d'administration et doses. — Comme *antithermique*, on la prescrit sous forme de poudre, en cachets ou en solution dans le vin à la dose de 0 gr. 50 à 1 gr. 50 par jour dans beaucoup de maladies fébriles ou aiguës (fièvre typhoïde, pneumonie, phtisie pulmonaire, rhumatisme aigu, etc.).

Comme *antirhumatismal*, on la donne à doses plus élevées, 1 gr. 50 à 2 grammes en 24 heures. Sous l'influence de ce médicament, la douleur est supprimée et le gonflement des articulations disparaît.

Comme *analgésique*, on la prescrit à la dose quotidienne de 1 à 2 grammes et même plus. L'action analgésique de l'euphorine est très accusée dans l'orchite, moyenne dans la sciatique, la névralgie cubitale, la névralgie du trijumeau, les douleurs lancinantes du tabes, presque nulle dans la névralgie intercostale, la migraine.

Comme *antiseptique*. Employée en poudre, elle s'est montrée un excellent antiseptique dans les ulcères invétérés rebelles, l'ophtalmie chronique. En peu de jours les plaies prennent bonne mine, le fond rougit, la suppuration cesse, la cicatrisation est très énergique (2).

Incompatibles. — Avec l'antipyrine (Suchanek) (3).

(1) Bardet, *Formulaire des nouveaux remèdes*, 1892, p. 216.
(2) Bardet, *op. cit.*, p. 228.
(3) *J. de Ph. et de Ch.*, 12° année, 5° série, t. XXV, mai 1892, p. 461.

CHAPITRE XVI

ÉTUDE DES ALCALAMIDES

Définition. — On appelle alcalamides des corps qui dérivent de l'ammoniaque par la substitution à l'hydrogène de l'ammoniaque de plusieurs radicaux dont les uns sont des radicaux d'alcools ou de phénols, et dont les autres sont des radicaux d'acides.

Leur constitution est analogue à celle des amines et des amides ; ils sont moitié amines (parce qu'ils renferment des radicaux d'alcools ou de phénols), moitié amides (parce qu'ils renferment des radicaux d'acides) ; aussi les appelle-t-on souvent amides-alcalis.

Si l'on compare entre eux ces trois groupes de composés, on voit :

1° Que les amines renferment seulement des radicaux d'alcools ou de phénols ;

2° Que les amides renferment seulement des radicaux d'acides ;

3° Que les alcalamides renferment à la fois des radicaux d'alcools ou de phénols et des radicaux d'acides ;

On peut aussi considérer les alcalamides comme dérivés d'un acide par remplacement de l'oxhydrile OH de la fonction acide, non pas par le radical AzH^2 dérivant de l'ammoniaque comme dans le cas des amides, mais par le radical AzRR' dérivant d'une ammoniaque substituée ou amine.

Nomenclature. — Les alcalamides intéressants au point de vue médico-pharmaceutique sont assez nombreux et le deviennent d'ailleurs de plus en plus tous les jours.

Pour faciliter l'étude de la constitution de ces composés, nous don-
nons ici dans un tableau d'ensemble, leur nom, leur formule, le nom
de l'acide dont ils dérivent, et celui de l'amine dont dérive le radical
substitué à l'oxhydrile de l'acide :

NOM DE L'ALCALAMIDE	FORMULE	NOM DE L'ACIDE DONT IL DÉRIVE	NOM DE L'AMINE DONT DÉRIVE LE RADICAL SUBSTITUÉ A OH DE L'ACIDE.
Acétanilide ou antifébrine.	$CH^3CO.Az{<}^{H}_{C^6H^5}$	Acétique.	Aniline.
Méthylacétanilide ou exalgine.	$CH^3CO.Az{<}^{CH^3}_{C^6H^5}$	Acétique.	Méthylaniline.
Méthacétine.	$CH^3CO.Az{<}^{C^6H^4O.CH^3}_{H}$	Acétique.	Paraamidoanisol
Acet-phénéditine ou phénacétine.	$CH^3CO.Az{<}^{C^6H^4O.C^2H^5}_{H}$	Acétique.	Paraamido-phénétol ou phé-nétidine.
Salophène.	$CH^3CO.Az{<}^{C^6H^4CO^2.C^6H^4OH}_{H}$	Acétique.	Paraamidosalol.
Triphénine.	$CH^3CH^2CO.Az{<}^{C^6H^4O.C^2H^5.}_{H}$	Propionique.	Phénétidine.
Valérydine.	$C^4H^9CO.Az{<}^{C^6H^4O.C^2H^3}_{H}$	Valérianique	Phénéditine.
Benzanilide.	$C^6H^5CO.Az{<}^{C^6H^5}_{H}$	Benzoïque.	Aniline.
Pyrantine.	$(CH^2)^2{<}^{CO}_{CO}{>}Az.C^6H^4O.C^2H^5$	Succinique.	Phénétidine.
Lactophénine.	$CH^3.CHOH.CO.Az{<}^{C^6H^4O.C^2H^3}_{H}$	Lactique.	Phénétidine.
Apolysine.	$C^8H^4OH(CO^2H)^2CO.Az{<}^{C^6H^4O.C^2H^5}_{H}$	Citrique.	Phénétidine.
Citrophène.	$C^3H^4OH(CO)^3\left(Az{<}^{C^6H^4O.C^2H^5}_{H}\right)^3$	Citrique.	Phénétidine.
Phénocolle.	$AzH^2CH^2CO.Az{<}^{C^6H^4O.C^2H^5}_{H}$	Glycocolle.	Phénétidine.
Gallanol.	$C^6H^2(OH)^3CO.Az{<}^{C^6H^5}_{H}$	Gallique.	Aniline.

Nous rapprocherons de ces divers composés : la *Phénalgine* ou
ammonium-phénylacétamide.

Avant d'entrer dans l'étude de ces nombreux composés, nous

devons dire que le plus grand nombre d'entre eux n'ont pas donné, du moins en France, les résultats admirables qui avaient été annoncés par les maisons allemandes qui les avaient lancés et que le Codex de 1895, dans son supplément, n'a admis que les trois produits suivants :

1° *Acétanilide :* ce produit est encore connu sous le nom d'antifébrine ou d'antifébrin (marque déposée).

2° L'*Acét-phénétidine* : ce produit est encore connu sous les noms de Paracétphénétidine et de phénacétine (marques déposées).

3° *Méthylacétanilide :* ce produit est encore connu sous le nom d'exalgine (marque déposée).

§ 1. — Acétanilide.

Synonymes et formule. — Le supplément du Codex appelle acétanilide le produit que l'on désigne aussi sous les noms suivants : acétaniline, phénylacétamide, ou encore antifébrin ou antifébrine (marques déposées).

Il a pour formule :

$$Az \begin{cases} C^6H^5 \\ C^2H^3O \\ H \end{cases} \text{ou} \quad CH^3.CO.AzH.C^6H^5$$

Préparation. — On la prépare en chauffant un ou deux jours de l'aniline avec un excès d'acide acétique cristallisable, puis rectifiant et purifiant le produit par cristallisation dans la benzine (Gerhardt).

$$CH^3CO.OH + C^6H^5.AzH^2 = CH^3.CO.AzH.C^6H^5 + H^2O$$
Acide acétique   Aniline   Acétanilide

Caractères d'identité. — L'antifébrine se présente sous forme de lamelles rhomboïdales, brillantes, inodores et incolores, de saveur amère et un peu piquante, fusibles à 114° en un liquide bouillant à 295°.

Elle est soluble dans environ 200 fois son poids d'eau froide, dans 18 p. d'eau bouillante ; dans 1 p. d'alcool à 95° bouillant, dans 3 p. 5 d'alcool à 95° à + 20°, facilement soluble dans l'éther, le chloroforme.

Les solutés sont neutres au tournesol.

Caractères spécifiques. — On la reconnaît aux caractères suivants :

1° A ses caractères d'identité ;

2° Sa solution aqueuse, préparée à chaud, prend une teinte rouge avec le perchlorure de fer ; si l'on ajoute de l'acide chlorhydrique, sa solution devient de nouveau jaune pâle. La solution aqueuse, préparée à froid, ne se colore pas par le perchlorure de fer ;

3° Son soluté aqueux saturé donne un abondant précipité cristallin avec l'eau bromée (supp. du Codex) ;

4° Quelques centigrammes chauffés avec l'acide chlorhydrique concentré donnent du chlorhydrate d'aniline. La liqueur neutralisée et additionnée de quelques gouttes d'un soluté récent d'hypochlorite de chaux prend une coloration violette, puis rouge passant au bleu (supp. du Codex) ;

5° 0 gr. 10 d'antiférine soumis à l'ébullition pendant une minute avec 1 centimètre cube d'acide chlorhydrique donnent une solution limpide. Cette solution, additionnée de 3 centimètres cubes d'eau et d'une goutte d'acide phénique, puis d'une solution de chlorure de chaux à 1 0/0, prend une teinte pelure d'oignon passant au bleu indigo, quand on sursature par de l'ammoniaque ;

6° Si on fait bouillir une solution d'antiférine additionnée de lessive de potasse, si on laisse refroidir et si à la solution on ajoute un léger excès d'une solution de chlore récente, on obtient une coloration rouge pelure d'oignon qui avec le temps augmente d'intensité, mais ne passe jamais au bleu (*Ritsert*) ;

7° Si on chauffe avec un soluté concentré de potasse jusqu'à ce que l'on perçoive nettement l'odeur de l'aniline, qu'on laisse refroidir et qu'on chauffe de nouveau avec quelques gouttes de chloroforme, on perçoit une odeur pénétrante de phényl-carbylamine (Suppl. du Codex et Ph. helvétique) ;

8° Mélangée à une solution de nitrate mercureux et évaporée à siccité au bain-marie, elle donne une coloration verte qui passe assez rapidement au rouge brun ;

9° Si l'on en fait bouillir quelques parcelles avec un peu de solution alcaline d'hypobromite de soude, il se forme suivant la quantité d'acétanilide un précipité ou un trouble jaune rougeâtre, et il se produit en même temps une odeur manifeste de cyanure de méthyle (*Denigès*).

10° Elle donne enfin avec l'acide azotique dilué, l'acide sulfurique concentré, l'acide sulfurique et le bichromate de potasse ; l'acide chlorhydrique, l'acide chlorhydrique et le permanganate de potassium, l'acide chlorhydrique et l'acide chromique, l'acide chlorhydrique et le brome, la potasse, l'acide sulfurique et le nitrate de soude, le chlorure de zinc, une série de réactions étudiées par Ch. Platt et signalées *J. de Ph. et de Ch.*, 1er juin 1896, p. 564, sur lesquels nous ne croyons pas devoir insister.

Caractères de contrôle. — Mal préparée ou mal purifiée, elle peut contenir les ALTÉRATIONS suivantes :

Acide acétique. — Dans ce cas, elle est acide et rougit le papier de tournesol.

Aniline non transformée. — Pour la déceler, dissoudre l'antifébrine suspecte à froid dans l'acide chlorhydrique et recouvrir la liqueur par une solution de chlorure de chaux : si l'antifébrine est pure, la liqueur a une teinte jaune pâle ; si elle est impure, elle sera plus ou moins rouge (Salzer). N. B. Avec l'*hypobromite* de soude on obtient les mêmes réactions (Yvon).

Matières organiques. — Pour les déceler, dissoudre l'antifébrine suspecte dans l'acide sulfurique : si l'antifébrine est pure, la solution est incolore ; si elle renferme des matières organiques, elle est colorée (Gile). On peut encore les déceler de la manière suivante (*Ritsert*) : ajouter à une solution aqueuse bouillante d'antifébrine (1 gr. 30) une goutte de solution de permanganate de potasse : si l'antifébrine est pure, le permanganate n'est pas réduit ; la liqueur reste rouge au moins pendant 5 minutes et ne doit pas passer au jaune lorsqu'on la fait bouillir de nouveau ; si elle contient des matières organiques, elle réduit le permanganate de potasse et la liqueur passe au jaune.

Elle peut être FALSIFIÉE par des matières minérales. Pour les déceler, chauffer l'antifébrine suspecte sur une lame de platine : si elle est pure, elle brûle sans résidu ; si elle est impure, elle brûle en laissant un résidu.

Conservation. — Elle doit être conservée en flacons bien bouchés.

Action physiologique. — Introduite dans la thérapeutique en 1886 par Cahn et Hepp, assistants du professeur Kussmaul, elle a été étudiée depuis par MM. Lépine, Bardet, Weill, Henocque, Laborde, Bonnot, Dujardin Beaumetz, etc. Des travaux de ces expérimentateurs, il semble résulter : que l'antifébrine est un *antipyrétique* : mais, dit M. Dujardin-Beaumetz, c'est un mauvais antipyrétique à cause de la cyanose qu'elle provoque ; que c'est un *bon nervin*, très utile dans les douleurs de nature rhumatismale, surtout névralgiques et musculaires, dans certaines névrites et dans les douleurs déterminées par les scléroses médullaires, en particulier dans les douleurs fulgurantes du tabes dorsal.

Action thérapeutique. — On l'emploie comme antithermique (rarement) et comme analgésique.

Modes d'administration et doses. — On l'administre en cachets, en dissolution dans l'élixir de Garus ou dans un vin généreux (Grenache ou autre) à la dose de 0 gr.20 à 0 gr.50 par dose, données toutes les heures ou toutes les deux heures jusqu'à production de l'effet thérapeutique cherché. Surveiller l'action avec soin et ne pas dépasser la dose de 2 grammes par jour (*Pharmacopée helvétique*).

Morton l'emploie sous forme de poudre ou de pommade avec la vaseline pour le traitement rapide des plaies avec suppression de la suppuration (1).

L'acétanilide ou antifébrine étant peu soluble dans l'eau et possédant une certaine toxicité, on a cherché à la remplacer par des corps ayant des propriétés thérapeutiques analogues à ce médicament, qui soient plus solubles et pouvant être employés sans crainte d'accident.

Les deux corps, proposés à cet effet, sont : la *cosaprine* ou parasulfanilate de soude acétyle, la *phésine*, autre sulfodérivé de l'antifébrine (2).

§ 2. — Méthylacétanilide.

Synonymes. — Le supplément du Codex appelle méthylacétanilide le produit que l'on désigne aussi sous le nom de : méthylacétaniline et d'exalgine (marque déposée).

M. Brigonnet, qui l'a préparée, l'appelle exalgine (de, $\varepsilon\xi$, hors, $\alpha\lambda\gamma o\varsigma$, douleur). A propos de ce nom nouveau, M. le professeur Jungfleisch fait une remarque très importante ;

« Je formule le vœu, dit-il, que le mot *exalgine* ne soit pas adopté. D'abord, son utilité manque absolument d'évidence. De plus, toute appellation de ce genre peut devenir une marque de fabrique et entraîner des résultats pratiques contraires aux lois réglant l'exercice de la pharmacie en France. En outre, et c'est le point sur lequel je désire insister ici, il est temps de s'arrêter sur cette pente où des nomenclatures de fantaisie nous entraînent vers la confusion.

---

(1) *Wochenschrift chemie und Pharmacie*, 1895, p. 321.
(2) Voir à ce sujet *J. de Ph. et de Ch.*, 1er avril 1897, p. 339 : cosaprine nouvel antipyrétique par Schwartz ; *Journal des Nouveaux remède s*, 1897 p. 176 ; *Journal des Nouveaux remèdes*, 1899, p. 177-418.

«Sans doute, il n'y a que 4 syllabes dans exalgine contre 8 dans méthyl-acétanilide, 5 syllabes dans antifébrine contre 6 dans acétanilide, 3 dans hypnone contre 6 dans acétophénone ; mais en dépit de la confusion actuelle, les noms chimiques, s'ils sont longs et parfois peu euphoniques, ont du moins l'avantage de désigner quelque chose avec précision.

« On n'en saurait dire autant des néologismes médicaux, si élégants qu'ils puissent être ; ceux-ci nous ramènent aux nomenclatures des alchimistes, aux nomenclatures fondées sur l'emploi des qualificatifs ; c'est-à-dire à des méthodes jugées et condamnées depuis 100 ans. Des séries entières de ces nouveaux termes représentent, sous des formes variées, une seule et même propriété, un seul et même mode d'action physiologique ; l'un quelconque des noms d'un groupe s'appliquerait dès lors indifféremment avec autant de raison à l'une quelconque des substances du même groupe, le hasard ayant seul présidé à la répartition. Quelle indication un tel système peut-il fournir à l'esprit ? Avant longtemps (et cela est déjà fait) il nous faudra user d'un répertoire alphabétique indiquant à quel composé s'applique l'un des innombrables synonymes qu'une fantaisie aveugle a partagés entre tous les analgésiques, tous les antithermiques, tous les hypnotiques. Encore le répertoire devra-t-il être tenu soigneusement à jour, l'antipyrétique de tel expérimentateur devenant l'analgésique de tel autre, sauf à recevoir un nom d'un troisième qui lui aura reconnu une nouvelle propriété.

« La nomenclature chimique est, personne ne le conteste, parfois très compliquée ; elle exige pour la pratique, des abréviations, d'ailleurs faciles à imaginer. Cet inconvénient a frappé tous les chimistes sans qu'ils aient réussi à trouver moins mal ; on leur rendrait un véritable service en leur enseignant à désigner avec précision et brièveté des millions d'objets que la nature leur montre chaque jour plus nombreux, plus divers et plus compliqués. Il est permis d'affirmer cependant que la voie dans laquelle on s'engage, bien loin de conduire à un résultat aussi désirable, produira la confusion dans les esprits et causera des erreurs funestes dans la pratique pharmaceutique. C'est aux expérimentateurs les plus habiles et les plus actifs qu'il appartient d'aider les chimistes à résister à une tendance dont les fâcheux effets frappent aujourd'hui tous les yeux » (1).

Formule. — Elle a pour formule :

$$Az \begin{cases} C^6H^5 \\ C^2H^3O \\ CH^3 \end{cases} \text{ ou } CH^3.CO.Az{<}^{CH^3}_{C^6H^5}$$

Préparation. — On la prépare en traitant par le chlorure d'acé-

(1) Jungfleisch, *J. de Ph. et de Ch.*, 5ᵉ série, t. XIX, année 1889, p. 450.

tyle la monométhylaniline et en recueillant par distillation le produit qui passe à 101°.

Caractères d'identité. — L'exalgine se présente sous forme d'aiguilles ou de longues tablettes blanches, suivant qu'elle a été obtenue par cristallisation ou qu'elle s'est prise en masse après distillation. Elle est insipide, peu soluble dans l'eau froide, plus soluble dans l'eau chaude, très soluble dans l'eau légèrement alcoolisée. Elle fond à 101°.

Caractères spécifiques. — On la reconnaît aux caractères suivants :

1° A ses caractères d'identité ;

2° Traitée par l'acide chlorhydrique concentré, elle est transformée en monométhylaniline et en acide acétique (suppl. Codex);

3° Traitée par la potasse, elle est transformée en monométhylaniline et en acide acétique (suppl. Codex) ;

4° Traitée par l'acide chlorhydrique concentré, elle donne une liqueur qui, saturée par l'ammoniaque, ne doit pas se colorer en violet par addition de chlorure de chaux (suppl. du Codex).

5° Traitée par l'acide azotique fumant, elle se colore en jaune intense qui vire au rose au bout de quelque temps ;

6° Sa solution dans l'acide sulfurique donne, par addition de nitrate de soude, une coloration jaune brun rougeâtre (*Trillat*).

Caractères de contrôle. — Elle est souvent mélangée avec l'antifébrine. On peut les reconnaître de la façon suivante :

Exalgine.	Antifébrine.
Si on fait bouillir un peu d'exalgine additionnée de lessive de potasse ; si on laisse refroidir et si à la solution diluée, on ajoute un peu d'eau de chlore (récemment faite), le liquide se trouble passagèrement, reste une ou deux minutes incolore et prend ensuite une coloration plus foncée.	L'antifébrine, traitée de la même manière, donne immédiatement, après addition d'eau de chlore, une coloration rouge pelure d'oignon qui avec le temps, augmente d'intensité, mais ne passe jamais au bleu.
0 gr. 1 d'exalgine, 1 centimètre cube de lessive de soude et 3 gouttes de chloroforme, chauffés dans un tube à essai ne donnent pas de dégagement de phénylisocyanide.	L'antifébrine, traitée de la même manière, donne un dégagement de phénylisocyanide, reconnaissable à son odeur.

On peut aussi rechercher dans l'exalgine, l'antifébrine et la phénacétine qui peuvent lui être mélangées, à l'aide du procédé donné par Hirschsohn, basé sur la solubilité relative de ces substances dans l'éther de pétrole. Voici le mode opératoire : si on additionne une solution d'exalgine dans le chloroforme de 10 fois son volume d'éther de pétrole, la solution reste claire, tandis que les solutions chloroformiques d'antiféhrine et de phénacétine donnent un précipité cristallin. S'il y a mélange, le précipité est d'autant plus abondant qu'il y a plus d'antifébrine ou de phénacétine. Ce procédé ne donne d'indications que lorsque les quantités d'antifébrine et de phénacétine atteignent une certaine proportion ; celle-ci doit être d'au moins 20 p. 100 pour la première et d'au moins 10 p. 100 pour la seconde (1).

Lorsque l'exalgine se présente en aiguilles fines, elle possède des caractères physiques qui pourraient la faire confondre avec la strychnine cristallisée. On pourra distinguer ces deux substances à l'aide des caractères suivants indiqués par M. Jouisse, pharmacien à Orléans.

Exalgine.	**Strychnine.**
Odeur de framboise se développant quand on la chauffe.	Odeur légèrement éthérée.
Saveur non amère ; anesthésie du bout de la langue.	Très amère ; sans effet sur le bout de la langue.
Triturée dans un mortier, elle dégage une faible odeur de framboise.	Triturée, elle dégage une odeur de pain cuit.
Ne donne aucun précipité avec une solution de tanin.	Donne un précipité floconneux avec une solution de tanin.
En mêlant quelques cristaux avec un très petit cristal de permanganate de potasse sur une plaque de porcelaine, délayant avec quelques gouttes d'eau distillée et ajoutant deux gouttes d'acide sulfurique pur, on a une coloration *brune* qui ne varie pas et qui s'affaiblit.	Avec les mêmes réactifs, la strychnine donne une coloration *jaune orange,* qui devient *rouge brique.*
En mettant quelques cristaux sur une lame de platine, qu'on soumet à la flamme d'un bec de Bunsen, l'exalgine prend feu comme le camphre, brûle sans laisser de résidu, en produisant une flamme fuligineuse qui provoque la toux.	Chauffés de la même façon, les cristaux de strychnine éclatent et s'éparpillent ; les débris restés sur la lame produisent une fumée qui prend à la gorge et est amère ; il reste sur la lame un résidu qui ressemble à un vernis de couleur de caramel.

(1) V. *J. de Ph. et Ch.* ° série, t. XXI, année 1890, p. 483.

Conservation. — Elle doit être conservée dans les flacons bien bouchés.

Action physiologique. — Ses effets physiologiques ressemblent beaucoup à ceux de l'antipyrine ; cependant elle paraît agir plus nettement sur la sensibilité et d'une façon moins active sur les centres thermogènes,

Action thérapeutique. — D'après MM. Dujardin-Beaumetz et Bardet (1) l'exalgine est un puissant analgésique qui paraît supérieur, à ce point de vue, à l'antipyrine ; elle est de beaucoup plus active puisqu'elle agit à doses moitié moindres. Si on la compare aux autres antithermiques et analgésiques tirés de la série aromatique, on constate que comme ces derniers, l'exalgine est à la fois *antiseptique, antithermique et analgésique*, mais que c'est cette dernière propriété qui paraît dominer dans ses effets thérapeutiques. Elle est très efficace contre l'élément douleur, quelle que soit d'ailleurs son origine, et cela aussi bien dans les névralgies essentielles que dans les névralgies symptomatiques aussi bien contre les douleurs des tabétiques que celles de l'*angor pectoris*.

Remarque. — A ce propos et dans la communication faite par eux à l'Académie des sciences, MM. Dujardin-Beaumetz et Bardet ont émis, sur l'action des corps tirés de la série aromatique, une loi établissant une relation entre les propriétés physiologiques et thérapeutiques de ces corps et leur constitution moléculaire.

Cette loi peut être résumée de la manière suivante : tous les corps, appartenant à la série aromatique, ont une action physiologique, qui ne diffère que par le degré d'énergie ; ils sont à la fois antiseptiques, antithermiques et analgésiques ; mais l'une de ces propriétés est toujours dominante. Parfois l'une des actions a une telle prédominance qu'elle efface les deux autres ; mais en variant les expériences, on peut presque toujours arriver à les mettre en évidence.

Si on observe avec soin les phénomènes et si l'on tient en même temps compte de la constitution chimique de ces corps, on constate qu'il est possible de formuler une loi qui semblerait permettre *a priori*, d'établir l'action physiologique en fonction de la constitution chimique des composés, ou, si on le préfère, d'établir une relation entre la structure chimique des corps et leur action physiologique.

1° Les effets antiseptiques, ou si on veut, le pouvoir antiseptique, serait dominant dans les composés hydratés, genre alcool (phénols, naphtols etc.) et les composés similaires tels que les oxyphénols.

(1) V. *Comptes rendus de l'Ac. des Sciences*, 18 mai 1889, 108, p. 571.

2° Les effets antithermiques, ou, si on le préfère, l'action antithermique serait dominante dans les composés amidogénés caractérisés par le groupe amidogène (AzH^2) tels que la kairine, la thalline et leurs dérivés acétylés, acétanilide, etc.

3° Les effets analgésiques, ou, si l'on veut, l'action analgésique, serait dominante lorsque les corps amidogénés sont transformés en d'autres produits résultant du remplacement d'un atome d'hydrogène par un radical de la série grasse et particulièrement du méthyle. C'est ce qui se passe pour l'antipyrine ; c'est ce que l'on constate aussi pour l'exalgine, dont l'action est très différente de celle de l'acétanilide, quoiqu'elle s'en rapproche beaucoup au point de vue chimique.

Modes d'administration et doses. — L'exalgine, à doses de 0 gr. 40 à 0 gr. 80 au maximum, produit des effets sédatifs plus énergiques que ceux obtenus avec des doses de 1,50 à 2 grammes d'antipyrine ; elle est donc supérieure comme analgésique à l'antipyrine (Dujardin-Beaumetz et Bardet). On peut l'administrer à la dose de 0 gr. 25 ou 0 gr. 40 en une seule fois ; ou de 0 gr. 40 à 0 gr. 75 prise en deux fois dans les 24 heures. Elle doit être employée avec une certaine prudence.

A la suite d'une note récente adressée à l'Académie de médecine par M. Bongon et relative à des accidents assez intenses qui se seraient produits à la suite de l'administration d'une dose de 0 gr. 50 prise en une seule fois par un malade, M. Dujardin-Beaumetz a fait remarquer que l'exalgine étant un médicament très actif, il est nécessaire de n'atteindre les doses élevées qu'après avoir tâté la susceptibilité du malade ; or, la dose de 0 gr. 50 est une dose forte qu'il ne faut jamais administrer d'emblée. La dose maxima de début est de 0 gr. 25. Il a rappelé également que, comme tous les dérivés aromatiques, l'exalgine est beaucoup plus active chez les fébricitants que chez les sujets apyrétiques ; par conséquent, son emploi est contre-indiqué dans les cas de douleurs avec fièvre ; il doit être limité au traitement des névralgies, et dans ces cas on en tire d'excellents effets aux doses moyennes de 15 à 30 centigrammes. Il est le plus souvent inutile de dépasser ces doses et dans tous les cas on ne devra le faire qu'après essai préalable et quand les doses faibles auront échoué. On conseille de ne pas dépasser la dose de 1 gramme par jour.

On la donne : soit en cachets, soit en potion ou en solution d'après les formules suivantes :

Potion (Dujardin-Beaumetz) . . . .
Exalgine . . . . 2 gr. 50
Teinture de zestes
d'oranges. . . . . 5 —
Eau distillée . . . . 120 —
Sirop d'oranges. . . 30 —
Une cuillerée à soupe contient 0 gr. 25 d'exalgine ; en donner une matin et soir.

Potion (Bardet) . . . .
Exalgine. . . . . . 2 gr. 50
Kirsch . . . . 40 —
Faire dissoudre et ajouter :
Eau distillée. . . . 80 —
Sirop simple . . . . 30 —
Chaque cuillerée à bouche contient 0 gr. 25 d'exalgine ; en prendre 1 à 3 par 24 heures.

Solution (Bardet). . . . .
Exalgine. . . . . . 2 gr. 50
Rhum . . . . 40 —
Dissoudre et ajouter :
Eau distillée. . . . 110 —
Chaque cuillerée à bouche contient 0,25 d'exalgine ; dose 1 à 3 cuillerées par jour.

§ 3. — Méthacétine.

Synonymes. — Acéto-paranidisine, para-acétoanidisine, para-oxy-méthyl-acétaniline, para-oxyméthyl-acétanilide. Elle a pour formule :

$$Az\begin{cases}C^6H^4(CH^3O)\\C^2H^3O\\H\end{cases} \quad \text{ou} \quad CH^3CO.AzH.C^6H^4O.CH^3$$

Préparation. — La préparation, absolument industrielle, se fait en partant du paranitrophénol. On transforme le paranitrophénol en son sel de soude et celui-ci en nitroanisol à l'aide du chlorure de méthyle. Le nitroanisol est ensuite réduit par l'hydrogène et transformé en anisidine. Celle-ci, chauffée avec l'acide acétique, donne la méthacétine.

Caractères d'identité. — La méthacétine est une poudre cristalline légèrement rougeâtre, inodore, de saveur faiblement salée et

amère, soluble dans l'eau et dans l'alcool, fusible à 125° (Crinon), à
120° (Bocquillon), 127° (Bardet).

Caractères spécifiques. — On la reconnaît aux caractères suivants :

1° A ses caractères d'identité ;

2° Avec l'acide azotique, elle se colore en jaune et forme un produit nitré, qui est jaune également ;

3° Elle donne l'ensemble des réactions de la phénacétine.

Action physiologique et thérapeutique. — La méthacétine
est un antithermique, un antiseptique et un analgésique, mais c'est
surtout un antithermique. Elle a été expérimentée par Mahnert et
Von Jaksch. Ses indications sont les mêmes que celles de la phénacétine ; mais elle est plus soluble et plus active que cette dernière ;
cependant son emploi ne s'est pas généralisé.

Modes d'administration et doses. — Elle doit être administrée
avec prudence ; on la donne à la dose de 0 gr.15 à 0 gr. 20, sans dépasser 0 gr. 30, qu'on peut renouveler 2 à 4 fois par jour. Chez les enfants
on ne doit pas dépasser 0 gr. 20.

§ 4. — Acét-phénétidine.

Synonymes. — Le supplément du Codex appelle acét-phénétidine un produit que l'on désigne aussi sous les noms suivants : Pa-
raoxyéthyl-acétaniline, paraoxyéthylacétanilide et para-acéto-phéné-
tidine ; amide acétique de l'amido-phénétol ; phénacétine (marque
déposée).

Formule. — Elle a pour formule :

$$Az \begin{cases} C^6H^4O.C^2H^5 \\ C^2H^3O \\ H \end{cases} \quad \text{ou} \quad CH^3CO.AzH.C^6H^4O.C^2H^5$$

Préparation. — On la prépare par l'action de l'acide acétique
cristallisable sur la phénétidine ou orthoamidophénétol. Nous n'insisterons pas sur cette préparation qui est absolument du domaine
de l'industrie.

Caractères d'identité. — La phénacétine est une substance
cristallisée en lamelles brillantes, incolores ; inodore, faiblement
amère, fondant à 135°, en donnant un liquide qui cristallise, par refroidissement, en petits feuillets. Chauffée plus fortement elle se sublime.

Elle est soluble dans 1500 p. d'eau froide environ, dans 80 p. d'eau bouillante ; dans 18 p. d'alcool à 95° ; dans 2 p. d'alcool à 95° bouillant.

Ces divers solutés sont neutres au tournesol.

Caractères spécifiques. — On la reconnaît aux caractères suivants :

1° A ses caractères d'identité ;

2° Traité par l'acide sulfurique concentré, elle se dissout sans se colorer (supp. Codex) ;

3° Traitée par l'acide azotique, elle se colore en jaune (suppl. Codex) ;

4° Faire bouillir 0 gr. 10 de phénacétine pendant une minute avec 1 c. d'acide chlorhydrique concentré ; ajouter 10 cc. distillée ; filtrer la liqueur et ajouter après refroidissement dans la liqueur filtrée quelques gouttes d'un soluté de bichromate de potasse à 1/100 : on obtiendra une coloration violette qui passe ensuite au rouge de vin (supp. Codex) ;

5° Un soluté saturé à froid de phénacétine :

A. ne se trouble pas par addition d'eau de brome.

B. ne se colore pas en rouge par le perchlorure de fer (Réaction de la phénétidine).

C. ne réagit pas sur le chromate de potasse (suppl. Codex).

Caractères de contrôle. — Mal purifiée, elle peut être acide : dans ce cas, elle rougira le papier de tournesol. Mal préparée, elle peut renfermer de la *para-phénétidine*. Ce corps étant très toxique et produisant de la néphrite avec albuminurie à petites doses, il est nécessaire d'en rechercher la présence. Pour cela, on peut suivre deux procédés.

PROCÉDÉ REUTER : Faire fondre au bain-marie, à une douce chaleur, 2 gr. 50 de chloral hydraté ; après fusion, ajouter en agitant 0 gr. 50 de phénacétine suspecte, chauffer. Si la phénacétine est pure, le mélange reste limpide et incolore pourvu qu'on ne chauffe pas plus de deux ou trois minutes ; si l'on chauffait plus longtemps on obtiendrait une coloration violette. Si la phénacétine contient de la paraphénétidine, le mélange se colore en violet intense, rouge violet, bleu violet, suivant la quantité de paraphénétidine (réaction très sensible se produisant avec des traces de paraphénétidine).

2° PROCÉDÉ : Une solution de 3 décigrammes de phénacétine dans 1 centimètre cube d'alcool, additionnée de 3 centimètres cubes d'une solution très étendue d'iode (2 gouttes de teinture d'iode + 100 centimètres cubes d'eau) ne doit pas se colorer en rose quand on la fait bouillir si la phénacétine est pure ; si elle contient de la paraphénétidine, elle se colore en rose (*Pharmacopée helvétique*, 1893).

A cause de son prix élevé, elle peut être FALSIFIÉE par des matières minérales ou par de l'antifébrine.

Matières minérales. — Pour les déceler, chauffer la phénacétine suspecte sur une lame de platine : si elle est pure, elle brûle sans laisser du résidu ; si elle est impure, elle brûle en laissant un résidu.

Antifébrine. — Pour en déceler la présence, on chauffe dans un tube à essai, 0 gr. 10 de phénacétine suspecte avec 2 centimètres cubes d'une solution de soude caustique ; on ajoute 3 ou 4 gouttes de chloroforme et on chauffe de nouveau. Si la phénacétine est pure, il n'y a pas formation d'isonitrile (isocyanure de phényle) et l'odeur qui se dégage est aromatique et agréable. Si la phénacétine est impure, on perçoit immédiatement l'odeur désagréable et caractéristique de l'isonitrile (isocyanure de phényle) (*Schwartz*).

On peut encore déceler la présence de l'antifébrine dans la phénacétine par le procédé suivant (1) : On chauffe une petite quantité de matière suspecte avec un fragment de chlorure de zinc dans un tube à essai :

Vapeurs aromatiques. . . . . Antifébrine
Odeur piquante d'acide acétique . . . . . Phénacétine

D'après la *Pharmacopée suisse* de 1893, la solution aqueuse de phénacétine, préparée à chaud, refroidie et filtrée ne doit pas se troubler lorsqu'on y ajoute de l'eau de brome jusqu'à coloration jaune ; si elle se trouble, cela prouve qu'elle contient de l'antifébrine.

On peut déterminer approximativement la proportion d'antifébrine mêlée à la phénacétine par le procédé de Will, basé sur la différence de solubilité de ces deux corps (2) : un gramme d'antifébrine se dissout dans 200 grammes d'eau, tandis que cette quantité d'eau ne dissout que 13 centigrammes de phénacétine. On prend donc 14 grammes du mélange suspect ; on le triture avec 200 grammes d'eau et on filtre ; le résidu est pesé après dessiccation. Le poids trouvé diminué de 13 centigrammes, qui représente le poids de la phénacétine dissoute dans les 200 grammes d'eau, indiquera la quantité d'antifébrine contenue dans le mélange.

Conservation. — On la conserve dans des flacons bien bouchés à l'abri de la lumière.

(1) *Pharm. Wochenschrift*, XX, 1893, 247. d'après *R. de Ph.*, 10 septembre 1895, p. 407.
(2) Voir *Répertoire de Pharmacie*, avril 1891, page 19, d'après *Apoteker Zeitung*.

Action physiologique et thérapeutique. — Etudiée d'abord par Kast et Himberg en 1887, puis par Kobler et Bamberger, elle a été connue en France surtout depuis les travaux de Lépine et de Dujardin-Beaumetz en 1888. C'est un *antithermique puissant.* D'après Heusner (1), un gramme de phénacétine est l'équivalent antithermique de 0gr50 d'antifébrine et 2 grammes d'antipyrine. D'après Kast et Himberg, ce serait un antithermique infidèle, et d'après M. Bardet, ses effets antithermiques seraient moins énergiques qu'avec la kairine, la thalline ou l'antipyrine. Elle a été employée comme antithermique dans la fièvre typhoïde, la pneumonie, la tuberculose, les fièvres éruptives, le rhumatisme articulaire aigu.

C'est aussi un *analgésique* qu'on administre avec succès dans les migraines, les névralgies et les douleurs des ataxiques. Enfin elle a été employée comme *sédative* dans l'insomnie par excès de travail cérébral, dans un grand nombre d'affections nerveuses (hystérie, neurasthénie) et dans la coqueluche.

Modes d'administration et doses. — On l'administre en cachets à la dose de 0 gr. 25 à 0 gr. 50 chaque ; 1 à 2 grammes par jour. M. le professeur Lépine a pu prescrire 3 à 4 grammes par jour, par doses de 0 gr. 50 sans inconvénient marqué ; mais il faut administrer ce médicament avec prudence (Hoppe, Lindmann).

D'après M. le professeur Soulier (2), la phénacétine comparée à l'antipyrine présenterait les avantages suivants : moins de chances d'éruption, toxité presque nulle, dose analgésique moitié moindre. Elle présente sur l'antifébrine l'avantage de ne produire que très rarement la cyanose.

Observation. — L'antifébrine, l'exalgine, la phénacétine et la méthacétine, présentant à peu près la même apparence, ont été souvent vendues l'une pour l'autre ou mélangées ensemble ; aussi dans ces derniers temps, s'est-on préoccupé de chercher des réactions pouvant permettre de les distinguer. Nous résumons dans le tableau suivant les caractères distinctifs de ces quatre substances, tableau dressé par Ritsert et Hirschsohn (3).

(1) Voir Soulier, *Traité de thérapeutique et de pharmacologie*, t. I, p. 337.
(2) Voir *Traité de thérapeutique et de pharmacologie*, t. I, p. 338.
(3) *J. de Ph. et de Ch.,* 5e série, t. XXI, année 1890, p. 481.

Caractères distinctifs de l'antifébrine. — Exalgine. — Phénacétine. — Méthacétine.

NOMS des SUBSTANCES	1	2	3	4	5	6
	Point de fusion.	$0^{gr},1$ de substance traité par 1^{c3} de HCl froid.	Ajouter à la solution 2 (0,1 de substance traité par 1^{c3} de HCl), 1 goutte d'acide azotique concentré.	Porter à l'ébullition la solution 2 ($0^{gr},1$ de substance traité par 1^{c3} de HCl froid) laisser refroidir, diluer avec de l'eau distillée et ajouter 3 gouttes d'acide chromique à 3 pour 100.	1 gr. de substance additionnée de 5 à 6^{c3} de HCl froid et de 1^{c3} d'acide chromique à 3 pour 100.	$0^{gr},1$ de substance et 1^{c3} de lessive de potasse. On chauffe, on laisse refroidir et on ajoute 5 à 8 gouttes de permanganate de potasse.
Antifébrine . .	115°	Soluble, mais précipite aussitôt.	Pas de coloration.	Jaune.	Jaune ; devient vert après plusieurs heures.	Vert foncé, odeur de carbylamine.
Exalgine. . . .	100°	Soluble.	Pas de coloration.	Jaune.	Jaune.	Vert foncé, pas d'odeur de carbylamine.
Phénacétine. .	135°	Soluble.	Le liquide devient peu à peu jaunâtre.	Rouge sang.	Jaune, puis vert, après quelques minutes.	Vert foncé.
Méthacétine. .	127°	Insoluble.	Le liquide devient peu à peu rouge brun.	Rouge sang.	Vert.	Jaune brun.

§ 5. — Salophène.

Le salophène ou éther salicylique de l'acétylparaamidophénol a été déjà étudié dans le chapitre relatif à l'acide salicylique, p. 438.

§ 6. — Triphénine.

La triphénine, appelée aussi propionylphénétidine est obtenue en faisant agir l'acide propionique sur la paraphénétidine.

La triphénine est donc voisine, au point de vue chimique, de la phénacétine : c'est une combinaison de paraphénétidine avec l'acide propionique, avec élimination d'eau.

Elle se présente sous forme d'une poudre cristalline, blanche, à saveur légèrement amère, très peu soluble dans l'eau (1 pour 2000) fusible à 120°.

D'après les expériences de Von Mering et les recherches de Gaade, la triphénine est un antipyrétique et un antinévralgique sûr, efficace, ne provoquant pas d'accidents et paraissant, d'après Frieser, devoir prendre une place honorable dans notre arsenal thérapeutique.

La dose est de 0 gr. 50 à 1 gr. en une fois ; la dose quotidienne ne doit pas dépasser 3 grammes (1).

§ 7. — Valéridyne.

L'acide valérianique et les différents valérianates, présentent une odeur très désagréable pour beaucoup de personnes, ce qui n'est pas sans influence sur la propagation de leur emploi.

Pour remplacer ces différents corps, on préconise, depuis quelque temps, un nouveau médicament, que l'on appelle *valéridyne*.

Au point de vue de sa constitution, on peut dire, que la valérydine, est de la phénacétine dans laquelle l'acide acétique est remplacé par l'acide valérianique.

Elle a pour formule $C^4H^9CO.AzH.C^6H^4O.C^2H^5$.

Elle cristallise en aiguilles soyeuses, presque insolubles dans l'eau, solubles dans l'alcool, le chloroforme, l'acétone.

Elle possède à la fois les propriétés thérapeutiques et de l'acide

(1) Voir au sujet de ce médicament Merk, *Annales* de 1898, p. 144, *J. des Nouveaux remèdes*, n° du 24 décembre 1898, p. 553.

valérianique (propriétés antispasmodiques) et de la phénacétine (propriétés antipyrétiques.)

Son usage est donc indiqué dans le traitement des affections nerveuses de tout genre ; migraine, influenza, névralgie, hystérie.

On l'emploie à la dose de 0 gr. 50 à 1 gramme plusieurs fois par jour.

§ 8. — Benzanilide.

Synonymes. — Phénylbenzoïlamide ; elle a pour formule :

$$Az \begin{cases} C^6H^5 \\ C^7H^5O \\ H \end{cases} \quad ou \quad C^6H^5CO.AzH.C^6H^5$$

Préparation. — On la prépare par l'action du chlorure de ben-
zoïle ou de l'acide benzoïque sur l'aniline.

Caractères d'identité. — La benzanilide se présente sous forme
d'une poudre blanche, cristalline, insoluble dans l'eau, soluble dans
l'alcool, peu soluble dans l'éther.

Action physiologique et thérapeutique. — Cette substance
a été surtout expérimentée chez les enfants par Kahn comme antithermique. D'après lui, il suffit de 0 gr. 20 de benzanilide pour abaisser de près d'un degré la température d'un enfant fébricitant. Aucun
effet désavantageux n'a été observé ; pas de cyanose. Malheureusement l'action est inconstante, ce qui tient probablement, suivant
M. Lépine, à son défaut de solubilité.

2 grammes de benzanilide environ équivalent à 1 gramme d'antifébrine.

Modes d'administration et doses. — On l'administre en cachets
aux doses suivantes (Soulier) : de 1 à 3 ans, 0 gr. 10 à 0 gr. 20 ; de 4
à 8 ans, 0 gr. 20 à 0 gr. 40 ; de 8 ans et plus, 0 gr. 40 à 0 gr. 60 ;
aux adultes, on pourrait donner 3 grammes en une seule fois.

§ 9. — Pyrantine.

La pyrantine, appelée aussi para-éthoxyphénylsuccinimide, a été
obtenue par Piutte (1) en fondant ensemble le chlorhydrate de para-
amidophénétol avec l'acide succinique ou la phénacétine avec l'acide
succinique. La pyrantine est donc voisine, au point de vue chimique,

(1) *Apoteker Zeitung*, 1896, p. 65, d'après *J. Ph. et Ch.*, 15 mars 1896,
p. 298.

de la phénacétine ; c'est une combinaison de paraphénétidine avec l'acide succinique, avec élimination d'eau.

Caractères d'identité. — Elle se présente en aiguilles prismatiques, incolores, fondant à 155°. Elle est insoluble dans l'éther, soluble dans 1317 p. d'eau froide dans 83,6 d'eau bouillante.

Caractères spécifiques. — On la reconnaît aux caractères suivants :

1° Traitée par l'acide chlorhydrique, elle se dédouble en phénétidine et en acide succinique. (L'acide succinique sera reconnu de la manière suivante : traiter par un lait de chaux qui donnera du succinate de chaux soluble ; si on ajoute du perchlorure de fer dans la liqueur, on obtiendra un précipité brun jaunâtre de succinate de peroxyde de fer.)

2° Si on dissout 0 gr. 05 de pyrantine dans 2 à 3 cc. d'acide chlorhydrique bouillant ; si on étend d'eau et si on ajoute 1 goutte d'une solution à 0,3 pour 100 d'acide chromique, il se produit une coloration rouge rubis.

3° Si l'on fond de la pyrantine avec de la potasse et si l'on dissout le produit dans l'eau et si on ajoute à la solution de l'hypochlorite de chaux, on obtient une coloration rouge qui s'accentue peu à peu.

4° L'ammoniaque colore la solution aqueuse de pyrantine en jaune clair.

5° L'eau de chlore colore la solution aqueuse de pyrantine en jaune clair.

Sous l'influence des alcalis, la pyrantine passe à l'état de sels de l'acide para-éthoxylphénylsuccinamique ; la pyrantine, dite soluble, est du para-éthoxylphénylsuccinamate de sodium.

Action thérapeutique. — La pyrantine et ce sel de sodium ont été essayés au point de vue thérapeutique par Renzi de Naples et Giovanni de Padoue qui leur ont trouvé des propriétés antipyrétiques très accusées.

Giovanni la préconise en particulier dans les fièvres rhumatismales à la dose de 1 à 3 gr. par jour.

§ 10. — Lactophénine.

Constitution. — La phénacétine est, comme on le sait, un dérivé acétylé de la paraphénétidine. La lactophénine est de la phénacétine dans laquelle le reste acétique est remplacé par un reste lactique : c'est donc un dérivé lactique de la paraphénétidine.

Elle a pour formule :

$$CH^3.CHOH.CO.AzH.C^6H^4O.C^2H^5.$$

Caractères d'identité. — C'est une poudre blanche inodore, soluble dans 500 parties d'eau à 15°, dans 55 parties d'eau bouillante, dans 8 p. 100 d'alcool.

Caractères spécifiques. — On le reconnaît aux caractères suivants :

1° On fait bouillir pendant une minute 0 gr. 1 de lactophénine avec 1 centimètre cube d'acide chlorhydrique, on étend avec 10 centimètres cubes d'eau, on laisse refroidir, on filtre et, au liquide filtré, on ajoute trois gouttes de solution d'acide chromique (3 p. 100) : il doit se produire une coloration rouge rubis.

2° On triture 0 gr. 3 de lactophénine finement pulvérisée avec 2 centimètres cubes d'acide azotique ; le mélange se colore aussitôt en jaune. Après un contact d'une heure, on étend d'eau, on lave le résidu sur un filtre et on le chauffe avec un peu de lessive alcoolique de potasse. On voit alors le liquide devenir rouge foncé, et si on laisse refroidir, il se dépose des cristaux rouges fondant à 140°5 (nitrophénétidine).

3° Si on dissout 0 gr. 1 de lactophénine dans 10 centimètres cubes d'eau chaude et si, dans le liquide filtré après refroidissement, on ajoute de l'eau de brome jusqu'à coloration jaune, il se produit un trouble qui disparaît par l'addition de beaucoup d'eau.

Caractères de contrôle. — La lactophénine se dissout dans l'acide sulfurique concentré sans colorer celui-ci ; elle ne doit pas laisser de résidu à l'incinération.

Action physiologique et thérapeutique. — Elle a été conseillée dans le typhus abdominal par le Dr Jacksch. Elle agit à faibles doses comme analgésique et à fortes doses comme hypnotique.

Modes d'administration et doses. — On l'administre en cachets à la dose de 0gr. 50 à 1 gramme. On peut aller jusqu'à 6 grammes par jour.

§ 11. — Citrophène.

Le citrophène, nouveau médicament lancé par M. Roos, de Francfort, est un composé analogue à la phénacétine ; c'est une combinaison de 3 molécules de paraphénétidine avec une molécule d'acide citrique,

Le citrophène contient deux groupes de paraphénétidine de plus que la phénacétine et que la lactophénine, ce qui a fait penser que l'action analgésique et hypothermisante du citrophène est plus énergique que celle de la phénacétine ou de la lactophénine.

Caractères d'identité. — Le citrophène se présente sous la forme d'une poudre blanche, à saveur acide et qui même longtemps encore après l'emploi, laisse dans la bouche une saveur agréable et fraîche d'acide citrique.

Il fond à 181°. Il est soluble dans environ 40 fois son poids d'eau froide ; il est par conséquent plus soluble que la lactophénine (1 pour 340), que la phénacétine (1 pour 1400), ce qui permet de l'employer en injections hypodermiques.

Il est dédoublé en ses composants par les acides et les bases.

Action thérapeutique. — D'après le Dr Benario, de Francfort, il serait inoffensif, ne déterminerait aucun phénomène secondaire inquiétant. Il l'administre comme antithermique chez les typhiques et les tuberculeux ; il l'a employé aussi dans la migraine et les névralgies.

Modes d'administration et doses. — On l'administre en cachets à la dose de 0 gr. 50 à 1 gramme ; on peut aller jusqu'à 6 grammes sans inconvénient (1).

§ 12. — Apolysine.

Ce nouveau médicament est un composé analogue à la phénacétine, et surtout au citrophène, dont nous venons de parler.

Nous venons de voir que si l'on fait réagir 3 molécules de paraphénétidine sur une molécule d'acide citrique (acide tribasique), on obtient le citrophène. Si on fait réagir une seule molécule de paraphénétidine sur une molécule d'acide citrique, on obtient l'apolysine, composé qui est encore deux fois acide, puisqu'il reste encore 2 fonctions acides de l'acide citrique libre.

On peut se demander d'ailleurs de quelle utilité pourra être ce nouveau médicament en thérapeutique, car l'agent actif dans le citrophène et dans l'apolysine semble bien être uniquement la phénétidine.

(1) *Apotcker Zeitung*, 1895, p. 449, d'après *J. de Ph. et Ch.*, 15 août 1895, p. 151.

Caractères d'identité. — L'apolysine est une poudre blanche jaunâtre, de saveur acidule, inodore, soluble dans 65 p. d'eau froide, soluble dans l'alcool, la glycérine, l'eau chaude.

Elle fond à 72°

Caractères spécifiques. — Elle ne doit pas se colorer en rouge, si on l'additionne de perchlorure de fer (réaction de la phénétidine) même après addition d'acide chlorhydrique. — Elle se colore au contraire en rouge, après ébullition prolongée avec l'acide sulfurique.

Action thérapeutique. — Etant soluble dans l'eau, elle constituerait un médicament antipyrétique et analgésique agissant plus sûrement que la phénacétine. D'après Noncki et Jaworski, on peut l'administrer à la dose de 0 gr. 50 à 1 gramme et même jusqu'à 6 grammes dans la pneumonie croupale, la scarlatine, la fièvre puerpérale, les névralgies, la sciatique, la migraine.

§ 13. — Phénocolle.

Synonymes. — Amido-acét-paraphénétidine ; elle a pour formule :

$$Az\begin{cases} C^6H^4\,(C^2H^5O) \\ C^2H^2O\,(AzH^2) \\ H \end{cases} \quad \text{ou} \quad AzH^2CH^2CO.AzH.C^6H^4O.C^2H^5$$

On peut se demander quelles sont les raisons pour lesquelles on a cherché encore à introduire ce nouveau corps en thérapeutique comme si le nombre des nouveaux remèdes n'était pas déjà trop considérable. Voici ces raisons, très bien exposées par M. Bourquelot. Parmi les nombreux antipyrétiques, préconisés dans ces dernières années, il en est trois surtout qui paraissent avoir conquis une place définitive en thérapeutique : l'antifébrine, l'antipyrine et la phénacétine. Mais l'emploi de ces corps présente quelques inconvénients : Les deux premiers de ces composés (antifébrine, antipyrine) sont, en effet, relativement toxiques et il faut les administrer avec précaution. D'autre part, la phénacétine, comme l'antifébrine d'ailleurs, est à peine soluble dans l'eau, ce qui en rend l'action lente et incertaine. On a cherché, en s'appuyant sur certaines idées théoriques, à remédier à ces inconvénients, par exemple en éliminant de la molécule primitive un groupe d'atomes considéré comme communiquant au composé des propriétés toxiques ; ou encore, en introduisant dans la molécule du corps insoluble un groupe d'atomes qui le rende soluble. Il fallait en outre que le corps modifié ne perdît rien de ses propriétés médicamenteuses. Ces recherches ont conduit à essayer un assez grand nombre de composés parmi lesquels se trouve le phénocolle dont nous allons faire maintenant l'étude.

Caractères d'identité. — Le phénocolle est une poudre blanche, cristalline, inodore, à saveur amère, assez soluble dans l'alcool, peu soluble dans l'eau, l'éther et la benzine. Il possède la propriété de se combiner aux acides pour former des sels solubles dans l'eau.

Action physiologique et thérapeutique. — Le phénocolle et ses sels sont recommandés comme *antithermiques* et *analgésiques* ; ils sont employés avec succès dans les fièvres des phtisiques, dans le rhumatisme articulaire aigu, dans les névralgies.

D'après le professeur Kobert de Dorpat, ces corps ne sont pas toxiques. Injectés directement dans le sang, ils ne l'altèrent pas comme le font la plupart des médicaments antithermiques.

D'après V. Mering de Halle, 1 gramme de phénocolle produit les mêmes effets antithermiques que 1 gr. 50 à 2 grammes d'antipyrine et que 0 gr. 80 à 1 gramme de phénacétine.

Le Dr Hertel a administré le chlorhydrate de phénocolle avec succès dans plusieurs cas de tuberculose pulmonaire et de rhumatisme articulaire aigu. Le salicylate de phénocolle, appelé aussi **salocolle** est un antinévralgique et un antirhumatismal. On le considère comme un spécifique de l'influenza.

Modes d'administration et doses. — Il est surtout employé à l'état de sel. On administre ces sels, et en particulier le chlorhydrate, qui a été le mieux étudié, à la dose de 0 gr. 50 à 1 gramme par jour, soit en cachets, soit en solution aqueuse. Le salicylate s'administre en poudre à la dose de 1 à 2 grammes.

Les sels de phénocolle, usités en thérapeutique, sont le chlorhydrate, l'acétate, le salicylate, le carbonate.

Chlorhydrate de phénocolle.

Caractères d'identité. — Poudre blanche, cristalline, inodore à saveur amère et salée, soluble dans 16 parties d'eau en donnant une solution neutre au tournesol ; elle est soluble dans l'alcool, peu soluble dans l'éther. Sa solution aqueuse, saturée à l'ébullition, le laisse cristalliser en cubes par refroidissement, tandis que la solution alcoolique donne des aiguilles.

Caractères de contrôle. — D'après le Dr Shmidt (1), ce sel doit présenter, quand il est pur, les caractères suivants :

1° 0 gr. 50 de sel doivent se dissoudre dans 15 centimètres cubes d'eau en donnant une solution limpide ;

2° La solution ne doit pas bleuir le papier de tournesol ;

3° Le perchlorure de fer ne doit communiquer à la solution que la couleur jaune du perchlorure de fer. Il ne doit pas se produire de coloration rouge même en chauffant. Cette coloration annoncerait la présence de la phénétidine ;

4° L'acide chromique communique à la solution une coloration rouge sang, s'il y a de la phénétidine (2) ;

5° La solution aqueuse, chauffée à 60° et additionnée de quelques gouttes d'une solution de carbonate de soude ne doit pas dégager d'ammoniaque ;

6° La solution additionnée de quelques gouttes de lessive de soude doit donner un précipité blanc pur (cristaux de phénocolle).

7° Ce sel, chauffé sur une lame de platine, doit brûler sans résidu.

Acétate de phénocolle.

Caractères d'identité. — Se présente sous forme d'aiguilles feutrées, légères, de saveur plus douce que celle du chlorhydrate, soluble dans 3 fois 1/2 son poids d'eau.

Caractères de contrôle. — Comme le chlorhydrate, sauf que sa solution est alcaline.

Salicylate de phénocolle ou salocolle.

Caractères d'identité. — Se présente en longues aiguilles de saveur sucrée et non désagréable. Il réunit, dit-on, à la fois, les propriétés du phénocolle et celles de l'acide salicylique.

Carbonate de phénocolle.

Caractères d'identité. — Poudre légère constituée par de fines lames ; moins soluble que le chlorhydrate ; se dissout facilement en présence des acides faibles et aussi des acides du suc gastrique.

(1) *Phar. Zeit.*, 1891, n° 75, rapporté *J. de Ph. et de Ch.*, 5e série, t. XXV, 1892, p. 123.
(2) V. *J. de Ph. et de Ch.*, n° du 1er janvier 1892, p. 123.

§ 14. — Gallanol.

Synonymes. — Le gallanol, appelé aussi gallanilide est l'anilide de l'acide gallique. Il a pour formule :

$$\text{Az} \begin{cases} \text{H} \\ \text{C}^6\text{H}^5 \\ \text{CO.C}^6\text{H}^2.(\text{OH})^3 \end{cases} \quad \text{ou} \quad \text{C}^6\text{H}^2 \begin{cases} (\text{OH})^3 \\ \text{CO.AzH.C}^6\text{H}^5 \end{cases}$$

Préparation. — D'après M. le professeur Cazeneuve de Lyon, on le prépare en chauffant l'acide gallotannique avec un excès d'aniline pendant une heure environ vers 150°. La masse, traitée par de l'eau acidifiée par l'acide chlorhydrique, laisse déposer des cristaux que l'on purifie par des cristallisations successives dans l'alcool aqueux.

Caractères d'identité. — Le gallanol se présente sous forme de cristaux lamellaires d'une grande blancheur, peu solubles dans l'eau froide, très solubles dans l'eau bouillante, solubles dans l'alcool, l'éther, insolubles dans la benzine, la ligroïne, le chloroforme. Il se dissout dans les alcalis qui le décomposent partiellement et le colorent en brun.

Il fond à 205° en se colorant à peine et sans dégagement gazeux, ce qui le différencie du gallate d'aniline, lequel se décompose à 110°.

Sa solution se colore en bleu par le perchlorure de fer.

Action physiologique et thérapeutique. — D'après MM. Cazeneuve et Rollet, le gallanol peut être employé avec avantage dans les affections cutanées, dues au parasitisme végétal : psoriasis, impétigo des enfants, dans les mycoses vraies, le favus, les tricophytes ; il paraît être un antiseptique puissant non toxique (1).

Modes d'administration et doses. — Contre les eczémas, il est appliqué sur la partie malade soit avec la traumaticine, soit en pommade.

La traumaticine est une solution de gutta percha dans le chloroforme. On fait une pâte de cette traumaticine avec du gallanol et on l'applique sur la partie malade.

La pommade au gallanol est formulée de la manière suivante :

    Gallanol . . . . 1 gramme.
    Axonge benzoïnée 20   —

(1) V. à ce sujet : *J. de Ph. et de Ch.*, 13° année, 5° série, t. XXVIII, numéro, du 15 décembre 1893, p. 532 : Gallanol; son emploi dans les affections cutanées son action microbicide et toxicologique par M. Cazeneuve.

Quelquefois les formules à 1 pour 10 et même à 1 pour 4 sont très bien supportées et ont une action curative plus rapide et plus efficace. L'axonge est préférable à la vaseline qui coule sur la peau.

Phénalgine.

Nous terminerons cette revue des alcalamides en signalant un nouveau corps: la phénalgine ou Ammonium-Phényl-Acétamide proposé dans ces derniers temps.

La phénalgine est une poudre blanche, légèrement odorante et sapide, insoluble dans l'eau, possédant des propriétés hypnotiques, n'exerçant aucune action dangereuse sur l'organisme et paraissant devoir être un bon succédané de l'opium dans les névralgies et les douleurs rhumatismales. On l'emploie en cachets à la dose de 0 gr. 40 0 gr. 75.

D'après le Dr Hofheimer, de New-York, ce nouveau médicament paraît devoir rendre quelques services (V. *J. des Nouveaux remèdes*, 8 mai 1899, p. 199 ; 24 juin 1899, p. 288) dans de nombreux cas de névralgies diverses, dans la malaria, la grippe, le rhumatisme, la dysménorrhée, en somme dans tous les cas où la douleur était le principal symptôme.

CHAPITRE XVII

ÉTUDE DES IMIDES

Aucune combinaison appartenant à cette fonction, intéressante au point de vue médico-pharmaceutique.

CHAPITRE XVIII

ÉTUDE DES NITRILES

Définition. — On appelle nitriles des anhydrides d'amides ; on les considère aussi comme des sels ammoniacaux qui auraient perdu deux molécules d'eau.

Les nitriles sont des composés très intéressants au point de vue chimique, mais au point de vue médico-pharmaceutique ils sont moins importants. Le seul qui présente de l'intérêt est le nitrile formique ou acide cyanhydrique.

SECTION I

ACIDE CYANHYDRIQUE

SOMMAIRE : — Formule.— Préparation de l'acide cyanhydrique officinal ; opérations diverses qu'elle nécessite. — Titre de cet acide. — Caractères d'identité, spécifiques, de contrôle, conservation. — Action physiologique et thérapeutique. — Modes d'administration et doses. — Incompatibles. — Empoisonnements. — Secours.

Formule. — L'acide cyanhydrique, appelé aussi acide prussique, cyanure d'hydrogène, a été découvert par Scheele en 1782. Berthollet en a établi la composition générale, mais il a été isolé à l'état de pureté et nettement défini par Gay-Lussac. Il a pour formule : $CAzH$ ou plus simplement CyH.

Préparation. — Il peut se préparer par différents procédés qui permettent de l'obtenir, soit à l'état anhydre, soit à l'état hydraté.

Préparation de l'acide cyanhydrique officinal. — L'acide cyanhydrique officinal est de l'acide hydraté ou de l'acide cyanhydrique dissous au 100ᵉ. On le prépare dans les pharmacies par le procédé suivant (Codex) :

Ferrocyanure de potassium . . . .   10 grammes
Acide sulfurique officinal   5   —
Eau distillée.   150   —

On opère dans un appareil distillatoire (cornue ou ballon, munis d'un réfrigérant de Liebig) disposé ainsi que l'indique la figure 13.

On introduit dans la cornue ou le ballon le ferrocyanure de potassium pulvérisé ; on y verse ensuite le mélange d'acide sulfurique et d'eau ; on adapte au col de la cornue ou du ballon le réfrigérant de

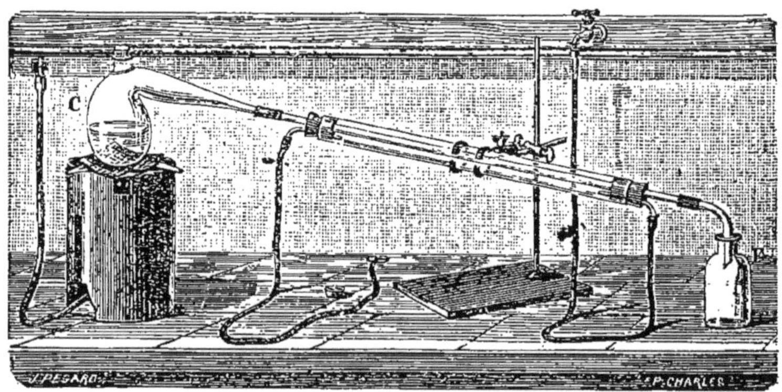

Fig. 13. — Appareil pour la préparation de l'acide cyanhydrique.

Liebig et on fait plonger l'extrémité de ce réfrigérant dans un flacon contenant 50 grammes d'eau distillée et maintenu dans l'eau froide. On distille doucement, en chauffant avec précaution, et l'on s'arrête quand le volume du liquide contenu dans le flacon occupe 100 centimètres cubes ; on mélange alors exactement, et par agitation, l'eau et l'acide distillé.

Réaction. — L'acide sulfurique décompose le ferrocyanure de potassium. Il se forme : d'une part, de l'acide cyanhydrique qui distille ; d'autre part, du sulfate de potassium et un ferrocyanure de fer et de potassium, qui restent dans la cornue :

$$2FeCy^6K^4 + 3SO^4H^2 = 6CyH + 3SO^4K^2 + (Cy)^6Fe^2K^2$$

Ferrocyanure   Acide   Acide   Sulfate   Ferrocyanure de
de potassium   sulfurique   cyanhydrique   de potasse   fer et de potassium.

C'est avec l'acide cyanhydrique hydraté ainsi obtenu, que l'on prépare l'acide cyanhydrique officinal. Pour cela, il faut faire deux opérations : 1° titrer la quantité d'acide cyanhydrique anhydre contenue réellement dans l'acide cyanhydrique hydraté obtenu ; 2° faire avec cet cyanhydrique hydraté et titré, une solution dont 100 centimètres cubes contiennent 1 gramme d'acide cyanhydrique.

1re OPÉRATION. — Titrage de l'acide cyanhydrique hydraté.

Pour connaître la quantité d'acide cyanhydrique anhydre contenue dans l'acide cyanhydrique hydraté obtenu, on suit le procédé de Liebig. On met dans un vase à saturation : 1 centimètre cube de l'acide hydraté à titrer, 2 centimètres cubes de solution de potasse caustique au 1/10, quelques gouttes d'une solution de chlorure de sodium, 6 à 7 centimètres cubes d'eau distillée. On agite le mélange, et on y verse goutte à goutte, au moyen d'une burette graduée, et en agitant continuellement, une solution normale décime d'azotate d'argent (contenant 17 grammes d'azotate d'argent pur pour 1000 centimètres cubes d'eau distillée) jusqu'à ce qu'il se forme un trouble persistant.

Chaque centimètre cube de liqueur argentique correspond ou équivaut à 0 gr. 0054 d'acide cyanhydrique. Il sera donc facile, par un simple calcul, de savoir la proportion d'acide cyanhydrique anhydre contenu dans le liquide essayé, d'après le volume de la solution argentique employé.

Exemple :

On a employé 5 centimètres cubes de la liqueur argentique ; la proportion d'acide cyanhydrique anhydre contenue dans 1 centimètre cube du liquide sera donc de $0,054 \times 5 = 0,0270$; celle contenue dans 100 centimètres cubes ou dans tout l'acide hydraté obtenu sera $0,0270 \times 100 = 2$ gr. 70.

On peut aussi titrer l'acide cyanhydrique par le procédé Buignet (1) et mieux encore par le procédé de Denigès (2).

2e OPÉRATION. — Préparation de la solution d'acide cyanhydrique officinal avec l'acide cyanhydrique hydraté et titré.

Après avoir titré l'acide cyanhydrique hydraté obtenu, c'est-à-dire après avoir déterminé combien ces 100 centimètres cubes d'acide cyanhydrique hydraté contiennent d'acide cyanhydrique anhydre, on calcule ce qu'il faut ajouter d'eau pour avoir une solution contenant 1 pour 100 d'acide cyanhydrique anhydre.

Exemple : Supposons que le titrage nous ait fourni le chiffre de 2 gr. 70 d'acide cyanhydrique. Cette quantité devant être contenue dans 270 centimètres cubes de solution, nous devons ajouter au 100 centimètres cubes obtenus dans la distillation $270-100 = 170$ cc. d'eau.

Avant de terminer ce qui a rapport à la préparation de l'acide cyanhydrique, il est important de rappeler que pendant cette préparation, il faut éviter soigneusement le contact de ce corps, extrêmement toxique, et le mélange de ses vapeurs avec l'atmosphère du laboratoire.

Caractères d'identité. — L'acide cyanhydrique officinal est un liquide incolore dont l'odeur rappelle celle de l'amande amère. Il possède d'ailleurs, mais très affaiblies, les propriétés physiques et chimiques de l'acide cyanhydrique anhydre ; cela se comprend facilement puisque cet acide officinal est une solution au 1/100 de l'acide cyanhydrique anhydre dans l'eau distillée.

Caractères spécifiques. — On reconnaît l'acide cyanhydrique officinal à l'aide des caractères spécifiques employés pour reconnaître l'acide cyanhydrique anhydre :

1° Avec l'azotate d'argent, précipité blanc cailleboté de cyanure d'argent soluble dans l'ammoniaque et dans l'acide azotique bouillant (*caractère distinctif d'avec le chlorure d'argent*). Pour être bien sûr de ne pas confondre le précipité de cyanure d'argent avec le précipité de chlorure d'argent qui lui ressemble beaucoup, on peut faire les essais suivants :

α. Le cyanure d'argent, traité à l'état humide par le zinc et l'acide sulfurique, dégage à nouveau de l'acide cyanhydrique.

β. Ce même cyanure d'argent desséché, chauffé dans un petit tube, noircit en donnant de l'argent métallique, et dégage du cyanogène qui brûle avec une flamme pourpre caractéristique.

γ. Ce même cyanure d'argent, traité par une trace d'iode et chauffé modérément dans un tube à essai donne des aiguilles blanches d'iodure de cyanogène.

2° A la liqueur prussique on ajoute quelques gouttes de sulfate ferreux, puis quelques gouttes de sulfate ferrique, puis une goutte de potasse. Il se fait un précipité épais verdâtre. On traite ce précipité par l'acide chlorhydrique très dilué, ajouté goutte à goutte. L'acide chlorhydrique dissout l'oxyde ferrique, qui s'était déposé et laisse apparaître la couleur bleu foncé du liquide, due au bleu de Prusse en suspension dans le liquide.

3° On chauffe sur un verre de montre ou dans un tube à essai quelques gouttes de la solution prussique avec du sulfhydrate d'ammoniaque jusqu'à décoloration ; on obtient ainsi du sulfocyanate d'ammonium. On ajoute à ce sulfocyanate une goutte de perchlorure de

____

(1) V. Eau de laurier cerise.
(2) V. Denigès, *Chimie analytique* (Bibliothèque de l'étudiant en pharmacie. Storck, éditeur).

fer ; on obtient une coloration rouge sang due à du sulfocyanure ferrique (*réaction très sensible*).

4° D'après Schœnbein, la résine de gayac serait un précieux réactif de l'acide prussique. Du papier imprégné d'une solution alcoolique de cette résine (3 p. 100), puis d'une solution de sulfate de cuivre (2 p. 1000) devient bleu sous l'influence de l'acide prussique, et même dans une atmosphère contenant un quarante millionième d'acide cyanhydrique. *Ce réactif serait précieux, s'il était exclusivement propre à l'acide prussique ; mais il perd beaucoup de son importance depuis que Lebaigue a démontré qu'il est coloré par un assez grand nombre de corps oxydants, en particulier par l'ozone.*

Caractères de contrôle. — L'acide cyanhydrique officinal doit contenir, comme nous l'avons déjà dit, 1 pour 100 d'acide cyanhydrique anhydre. On s'assurera de ce titre par les procédés que nous venons d'indiquer au sujet de la préparation.

Conservation. — L'acide cyanhydrique anhydre pur, ou mieux additionné d'une trace d'acide minéral se conserve bien. Mais sous l'action du soleil, ou en présence d'une faible quantité d'ammoniaque, il éprouve une décomposition spontanée. Il jaunit, brunit et se change lentement en une matière noire, solide, insoluble mêlée avec un peu d'ammoniaque condensée.

Les dissolutions d'acide cyanhydrique, et par conséquent l'acide cyanhydrique officinal sont plus stables que l'acide cyanhydrique anhydre ; cependant elles doivent être conservées dans des flacons en verre noir et bouchés à l'émeri, ainsi que le conseille le Codex. Une trace d'acide minéral ou un peu de glycérine (*Taversey*) favorisent cette conservation.

Action physiologique. — Il est assez difficile de se rendre compte des effets physiologiques de l'acide cyanhydrique, dit Fonssagrives, parce que si les doses de ce corps, poison violent, sont fortes, elles sidèrent en quelque sorte l'économie et ne laissent pas aux symptômes le temps de s'isoler les uns des autres et de devenir perceptibles à l'analyse ; si, au contraire, elles sont faibles, les modifications produites par cette substance sont peu perceptibles ; enfin leur extrême fugacité est encore, pour l'observateur, une difficulté de plus (1). On peut dire cependant, que l'acide prussique est un des poisons les plus violents. Une seule goutte de cet acide anhydre, portée sur la conjonctive ou dans la bouche, fait périr un chien en quelques

____

(1) Fonssagrives : *Traité de matière médicale*, p. 245.

secondes, en produisant des convulsions, la perte du sentiment et des mouvements volontaires.

Action thérapeutique. — Il est employé comme sédatif, dans l'asthme, les gastralgies, les palpitations, la coqueluche. Il a été aussi employé topiquement dans le but de calmer les douleurs de l'impétigo, des dartres, des névralgies superficielles. Son efficacité propre a été contestée ; aussi, dans son dictionnaire de thérapeutique, M. Dujardin-Beaumetz s'exprime ainsi à son sujet : « Nous pensons, avec un grand nombre de maîtres illustres, avec Becquerel, Andral, Trousseau, Nothnagel, que l'emploi de l'acide cyanhydrique est souvent dangereux, car des doses fortes exposent à des accidents ; qu'il est presque toujours inutile et très rarement curatif aux doses faibles auxquelles on l'emploie habituellement ».

Modes d'administration et doses. — L'acide cyanhydrique du Codex de 1866 était au dixième ; celui du Codex de 1884 est au centième ; c'est là un fait important à retenir et sur lequel nous appelons toute l'attention, car on trouve dans des ouvrages récents la phrase suivante : « L'acide cyanhydrique officinal est au 10°. »

La solution au 100° d'acide cyanhydrique ou acide cyanhydrique officinal, s'emploie : à l'INTÉRIEUR, à la dose de V à XV gouttes ; à l'EXTÉRIEUR à la dose de 2 à 4 grammes pour 250 à 400 grammes d'eau distillée.

Incompatibles. — Chlore et sels métalliques en général, sulfures, oxydes, etc. A propos de ces incompatibilités, il convient de dire un mot de l'action de l'acide cyanhydrique sur le calomel. Depuis longtemps, les pharmaciens ont observé la teinte grise que prend le calomel, quand il est mêlé à des liquides contenant de faibles traces d'acide cyanhydrique. Que se passe-t-il dans ce cas ? Quelques auteurs (Scheele, Buchner, Regimbeau) ont pensé qu'il se formait dans cette réaction de l'acide chlorhydrique et du cyanure de mercure, avec mise en liberté d'une certaine quantité de mercure :

$$Hg^2Cl^2 + 2CyH = Cy^2Hg + Hg + 2HCl$$

En 1843, à la suite d'un empoisonnement occasionné à Montpellier par l'ingestion d'une potion à l'eau de laurier-cerise additionnée de calomel, les experts constatèrent que le liquide contenait en solution un sel de mercure, mais que ce sel n'était pas du sublimé. Béranger, de Lausanne, ayant étudié la réaction qui se passe entre le calomel et l'eau de laurier-cerise trouva également que le sel mercuriel dissous ne renfermait pas de sublimé. D'après Mialhe, au contraire, il y a formation de sublimé et la réaction se produirait en deux phases : il se formerait d'abord de l'acide chlorhydrique, du cyanure de mercure et du mercure libre ; l'acide chlorhydrique réagirait immédiatement ensuite sur le cyanure de mercure pour former du bichlorure de mercure et de l'acide cyanhydrique, de sorte que, pour lui, la solution renfermerait deux sels mercuriels et deux acides.

En 1863, Bussy et Buignet, dans le cours de leurs travaux sur l'acide cyanhydrique, étudièrent aussi l'action de ce corps sur le calomel ; ils trouvèrent que l'acide cyanhydrique anhydre n'a aucune action sur le calomel et que celui-ci reste blanc, tandis qu'il noircit dès qu'on ajoute une goutte d'eau au mélange. Dans la réaction qui se produit, il y aurait, selon eux, dédoublement du calomel en mercure et en sublimé. C'est ainsi que, dans beaucoup de livres classiques, on explique aujourd'hui l'action de l'acide cyanhydrique sur le calomel, et par suite le danger auquel on s'expose en associant ces deux médicaments, parce que l'acide cyanhydrique restant libre, une quantité très faible pourrait dédoubler des quantités assez fortes de calomel pour amener la formation de sublimé en quantité suffisante pour être toxique.

D'après M. Fouquet (1) et d'après M. Cheynet (2), il est inexact de dire que l'action de l'acide cyanhydrique sur le calomel engendre du sublimé ; il se forme : du cyanure de mercure, de l'acide chlorhydrique et du mercure métallique. La décomposition du calomel est presque toujours incomplète et il faudrait renouveler plusieurs fois l'action de l'acide cyanhydrique pour décomposer le calomel complètement. En effet, .a réaction s'arrête, dès que la liqueur renferme une certaine quantité d'acide chlorhydrique libre qui paralyse l'action de l'acide cyanhydrique, et il faudrait neutraliser la liqueur pour pousser plus loin la décomposition du calomel. En définitive, d'après M. Fouquet, on doit éviter d'associer l'acide cyanhydrique au calomel, à cause de la réaction qui se produit et qui communique au médicament une teinte désagréable, mais la faible quantité de cyanure de mercure, qui se produit, n'est pas beaucoup plus dangereuse que la dose d'acide cyanhydrique qu'elle remplace.

Dans l'accident de Montpellier, la potion renfermait une quantité suffisante d'acide cyanhydrique pour être dangereuse sans calomel ; il y avait 120 grammes d'eau de laurier-cerise, dont on ignorait le titre et elle était destinée à un enfant ; d'ailleurs les médecins et les

(1) V. *J. de Ph. et de Ch.*, 5e série, t. XX, 1889, p. 897.
(2) V. *Un ph.*, 15 avril 1892, p. 153.

IV
37

chimistes furent d'accord pour attribuer ses effets à l'acide cyanhydrique ou à son composé mercuriel, mais non au sublimé.

Empoisonnements. — Pris à doses suffisantes, il est très toxique et produit les symptômes suivants : insensibilité rapide avec yeux fixes et brillants, pupilles dilatées et insensibles à la lumière ; membres flasques, peau froide, et couverte d'une sueur visqueuse , pouls imperceptible ; respiration haletante et à longs intervalles ; quelquefois convulsions.

Premiers secours. — 1° Donner en abondance sulfate de fer dissous dans l'eau ;

2° Administrer un vomitif ;

3° Projeter de l'eau froide sur le visage, la colonne vertébrale, spécialement dans la région du cou et sur la nuque ;

4° Faire respirer de l'ammoniaque ;

5° Faire boire fréquemment des stimulants ; eau-de-vie ou ammoniaque 2 grammes dans de l'eau :

6° Pratiquer, si besoin, toutes les manœuvres de la respiration artificielle.

SECTION II

ÉTUDE DES CYANURES MÉTALLIQUES

SOMMAIRE : — Définition générale. — Division des cyanures ; définition.— § 1. Des cyanures simples : méthodes générales de préparation. — Caractères spécifiques. — Nomenclature et étude des cyanures simples intéressants ; cyanure de potassium, de zinc, de mercure. — Cyanure de mercure et de zinc. — § 2. Des cyanures doubles : définition, division, étude comparée. — Des ferrocyanures et des ferricyanures. — Constitution. — Nomenclature et usages des ferrocyanures et des ferricyanures. — § 3. Oxycyanure de mercure.

Définition. — Le cyanogène se combine avec la plupart des métaux pour former des sels appelés cyanures.

Division. — On distingue deux classes de cyanures : 1° les cyanures simples formés par la combinaison d'un métal avec le cyanogène ; 2° les cyanures doubles formés par la combinaison de deux cyanures simples.

Ajoutons que certains cyanures peuvent se combiner à l'oxyde correspondant pour donner des *oxycianures*.

§ 1. — Cyanures simples.

Les cyanures simples sont, comme on vient de le dire, des composés qui résultent de la combinaison du cyanogène avec les métaux.

Préparation. — On les prépare par plusieurs méthodes :

1° Par l'action de l'acide cyanhydrique sur les oxydes métalliques.

2° Par double décomposition, en précipitant par un cyanure alcalin une dissolution d'un sel soluble du métal dont on veut obtenir le cyanure (préparation des cyanures insolubles).

3° Par un procédé spécial (préparation de cyanure de potassium).

Caractères spécifiques. — On reconnaît les cyanures aux caractères suivants :

1° Traités par l'acide sulfurique étendu, ils dégagent de l'acide cyanhydrique reconnaissable à son odeur d'amandes amères.

2° Leur solution, chauffée avec un peu de sulfhydrate d'ammoniaque jusqu'à décoloration, évaporée à siccité, puis reprise par l'eau et acidulée par l'acide chlorhydrique, donne avec le perchlorure de fer la coloration rouge sang due à du sulfocyanure ferrique.

3° Leur solution, additionnée d'un mélange ferroso-ferrique (sulfate ferreux et chlorure ferrique), puis de potasse jusqu'à forte alcalinité, et portée à l'ébullition, donne, lorsqu'on l'acidule par l'acide chlorhydrique dilué, un précipité de bleu de Prusse.

Nomenclature. — Les cyanures simples, intéressants au point de vue médico-pharmaceutique, sont : le cyanure de potassium, le cyanure de zinc, le cyanure de mercure.

A. — Cyanure de potassium.

Formule. — Le cyanure de potassium a pour formule :

$$CAzK \text{ ou } CyK$$

Préparation. — On le prépare en décomposant par la chaleur le ferrocyanure de potassium privé de son eau de cristallisation (Codex).

On prend : ferrocyanure de potassium. Q. V. On le pulvérise grossièrement et on le fait chauffer un peu au-dessus de 100°, sur une plaque de tôle. Il perd ainsi son eau de cristallisation. Il est fort important de maintenir l'action de la chaleur jusqu'à dessiccation complète, car un produit imparfaitement desséché ferait manquer l'opération (Jungfleisch). On introduit le sel desséché dans un creuset en terre ou en fonte muni d'un couvercle et on le chauffe graduellement et jusqu'au rouge sombre dans un fourneau à réverbère, et on maintient la température jusqu'à ce qu'il n'y ait plus de dégagement gazeux.

Que se passe-t-il ? Le sel fond, se décompose en dégageant des gaz notamment du cyanogène, de l'azote, et finalement, il reste dans le creuset une matière liquide composée de cyanure de potassium fondu tenant en suspension du carbure de fer, provenant de la décomposition du sel primitif.

Pour séparer ce carbure de fer du cyanure de potassium, on filtre la masse à travers une toile métallique disposée au-dessus d'un second creuset placé dans un fourneau chauffé. Par le refroidissement, le cyanure de potassium se prend en une sorte d'émail blanc à cassure lamelleuse, tandis que les impuretés sont retenues par la toile métallique. On divise le cyanure alcalin en fragments assez volumineux que l'on enferme rapidement dans des flacons bouchés que l'on placera dans un endroit sec.

Réaction. — Ainsi que nous l'avons déjà dit, le ferrocyanure de potassium est décomposé et il se forme du cyanure de potassium. du carbure de fer et de l'azote, d'après l'équation suivante :

$$(CAz)^6 FeK^4 \quad = \quad 4CAzK \quad + \quad FeC^2 \quad + \quad Az^2$$

(CAz)⁶FeK⁴	4CAzK	FeC²	Az²
Ferrocyanure de potassium	Cyanure de potassium	Carbure de fer	Azote

Il est certaines précautions qu'il importe d'observer dans cette opération : il faut chauffer assez le ferrocyanure de potassium, car sans cela une partie du ferrocyanure de potassium ne serait pas décomposée et ne pourrait être ultérieurement séparée du cyanure de potassium. Il ne faut pas chauffer trop fort, car on pourrait décomposer une partie du cyanure de potassium.

Purification. — Si l'on voulait avoir du cyanure de potassium pur, on ferait dissoudre à chaud le cyanure de potassium, obtenu par le procédé décrit plus haut, dans de l'alcool fort. Par refroidissement. le cyanure de potassium cristallise. On le sépare du liquide, on l'égoutte à l'abri du contact de l'air qui l'altérerait et on le conserve dans des flacons bien clos.

L'eau dissout le cyanure de potassium plus abondamment que l'alcool ; cependant, on ne peut pas l'employer pour purifier le cyanure de potassium et cela pour deux raisons : parce que la solution aqueuse de cyanure pourrait réagir sur le carbure de fer, que retient le cyanure impur, pour régénérer du ferro-cyanure de potassium ; parce que la solution aqueuse de cyanure, devant être évaporée pour que le cyanure cristallise, se décomposerait pendant l'évaporation.

Caractères d'identité. — Le cyanure de potassium cristallise en octaèdres réguliers anhydres, mais ordinairement il se présente sous la forme d'une masse blanche, à structure cristalline, d'une odeur particulière, d'une saveur caustique, très soluble dans l'eau, peu soluble dans l'alcool ; sa réaction est alcaline. Il est très fusible et volatil sans décomposition au rouge blanc. Il attire l'eau et l'acide carbonique de l'air, qui le décomposent, en formant du carbonate de potassium et de l'acide cyanhydrique. Sa solution aqueuse éprouve la même altération à la température ordinaire ; lorsqu'on le fait bouillir, le cyanure s'unit à deux molécules d'eau et se convertit en ammoniaque et en formiate de potassium.

Il dissout le chlorure d'argent ; à ce titre il est employé en photographie ; il dissout le cyanure d'argent, le cyanure d'or et donne des sels doubles (cyanure de potassium et d'argent) (cyanure de potassium et d'or) employés dans la dorure et l'argenture.

Caractères spécifiques. — On le reconnaît aux caractères suivants :

1º A ses caractères d'identité.

2º Il donne les réactions caractéristiques des cyanures ;

3º 　　　　　　　—　　　　　　　des sels de potassium.

Caractères de contrôle. — Il s'altère facilement à l'air ; il donne comme il a été dit, de l'acide cyanhydrique qui se dégage et du carbonate de potassium. Pour reconnaître ce carbonate, on traite le cyanure suspect par un acide : il y aura effervescence s'il y a du carbonate, pas d'effervescence si le sel est pur.

Il contient quelquefois du sulfure de potassium provenant de la décomposition du sulfate de potasse qui pourrait se trouver dans le ferrocyanure employé à la préparation du cyanure. Pour en déceler la présence, on traite le cyanure suspect par l'acétate de plomb ou un sel de plomb : il y aura un précipité noir.

Si le ferrocyanure de potassium n'a pas été suffisamment décomposé, le cyanure peut retenir un peu de cyanoferrure. Pour en reconnaître la présence, on traite le cyanure suspect par un persel de fer (perchlorure de fer) : on obtiendra un précipité de bleu de prusse (cyanoferrure), un précipité verdâtre (sel pur).

Le cyanure de potassium est d'une préparation délicate, difficile, irrégulière ; l'état amorphe (masse fondue) sous lequel on le vend ordinairement se prête beaucoup à la falsification. MM. Fordos et Gélis ont pu, par un mode d'essai très précis, constater que les cyanures du commerce non cristallisés ne renferment en réalité que 50 à 60 pour 100 de cyanure réel.

Ces divers degrés de pureté du cyanure de potassium peuvent présenter des inconvénients graves dans son emploi médical. Supposons, en effet, qu'un pharmacien livre à un malade du cyanure à 55 pour 100, puis que le médecin élève la dose, et qu'on aille, par suite de circonstances particulières, chercher du cyanure chez un pharmacien qui livrerait ce sel pur ; l'existence du malade pourrait être gravement compromise. Il importe donc pour le pharmacien de connaître la richesse réelle du cyanure de potassium qu'il livre à sa clientèle. Pour déterminer cette richesse, on peut employer différentes méthodes, mais la plus pratique et la plus usitée est la méthode volumétrique de Gélis et Fordos.

Cette méthode repose sur la propriété que possède une solution de cyanure de potassium de décolorer la solution d'iode dans l'alcool. L'indice de saturation est dans la couleur jaune que l'iode communique à la dissolution, couleur qui disparaît tant qu'il y a du cyanure dans la liqueur.

On dissout 0 gr. 50 de cyanure à essayer dans un peu d'eau distillée ; on y ajoute 100 centimètres cubes d'eau saturée d'acide carbonique (eau de Seltz) pour saturer la potasse libre qu'il peut contenir, et de l'eau distillée pour donner à la solution le volume d'un litre. D'autre part, on fait dissoudre 0,97 centigrammes d'iode sec dans 27 grammes d'alcool et on met cette solution iodée dans une burette graduée. On verse peu à peu dans la liqueur contenant le cyanure, et à l'aide de la burette, la liqueur iodée, en agitant continuellement jusqu'à ce que la coloration jaune caractéristique de l'iodure ioduré de potassium devienne persistante.

Si pour arriver à ce point, il a fallu employer toute la solution d'iode, cela prouve que le cyanure employé est pur. Si, au contraire, la coloration jaune persiste avant que toute la liqueur d'iode ait été versée, la quantité qui reste fera connaître la proportion d'impuretés contenues dans le cyanure. Ainsi 1/10 de liqueur restante indique 1/10 de matières étrangères ; 1/15, 1/20, 1/30 de liqueur restante indiqueront 1/15, 1/20, 1/30 de matières étrangères.

Conservation. — Étant très altérable au contact de l'humidité et de l'acide carbonique de l'air, il doit être conservé dans des flacons bien secs et bien bouchés.

Action physiologique. — Il peut être considéré comme un réservoir d'acide cyanhydrique, qui s'en dégagé sous les plus faibles influences. Il possède par conséquent une action physiologique analogue à celle de l'acide cyanhydrique : il exerce en outre une action caustique locale, ce qui constitue, pour son emploi sur les points où la peau est fine et délicate, un inconvénient réel qui s'ajoute à celui de son instabilité d'énergie.

Action thérapeutique. — Considéré comme un médicament infidèle et dangereux, il est aujourd'hui rarement prescrit. Il a été employé comme *analgésique*, dans les névralgies de la face (Lambard de Genève); dans les céphalalgies dyspepsiques et rhumatismales (Trousseau), dans le rhumatisme aigu (Luton) comme *antispasmodique*.

Modes d'administration et doses. — A l'intérieur, à la dose de 1 centigramme à 5 centigrammes ; on peut arriver graduellement jusqu'à 0 gr. 20 centigrammes. On le donne en pilules, sirop, potion. Luton l'a employé en injections hypodermiques ; il conseille une solution contenant 1 gramme de cyanure de potassium pour 100 grammes d'eau, c'est-à-dire 0 gr. 01 pour 1 gramme. Dose 10 à 20 gouttes. A l'extérieur. On l'emploie en solution soit dans l'eau, soit dans un mélange à parties égales d'eau, d'alcool et d'éther à raison de 0 gr. 50 pour 100 grammes de véhicule. On imbibe de la liqueur des compresses qu'on applique sur la région douloureuse.

Le formulaire des hôpitaux civils de Paris, les formulaires divers disent à propos du cyanure de potassium ce qui suit : « Ce sel est très facilement altérable et dangereux ; il a donc une action inconstante et ne doit être employé qu'avec la plus grande prudence ».

Incompatibles. — Acides, iodures, chlorates, sels de fer et de mercure.

Empoisonnements. — Il est très toxique et produit, en cas d'empoisonnement, les symptômes suivants qui apparaissent de suite : douleur cuisante et intense à l'estomac, écume dans la bouche, perte de force dans les membres, insensibilité, respiration spasmodique, convulsions, contracture des mâchoires et du corps tout entier, mort rapide.

Premiers secours. — Administrer les mêmes secours que pour l'acide cyanhydrique.

B. — Cyanure de zinc.

Formule. — Le cyanure de zinc a pour formule :

$$(CAz)^2Zn \text{ ou } Cy^2Zn.$$

Préparation. — On le prépare par double décomposition en précipitant le sulfate de zinc par le cyanure de potassium (Codex) :

Sulfate de zinc. . . . . 100 gr.
Cyanure de potassium pur . . . . Q. S.

On dissout le sulfate de zinc dans un litre d'eau distillée et on verse peu à peu dans cette liqueur le cyanure de potassium dissous dans l'eau distillée, en agitant continuellement avec une baguette de verre jusqu'à cessation de précipité. Il se fait, par double décomposition, *du cyanure de zinc insoluble et du sulfate de potassium qui reste en dissolution.* On laisse déposer et on décante. On lave le précipité par décantation à l'eau bouillante, on le laisse égoutter et on le sèche sur une assiette à l'étuve. On l'enferme dans un flacon bouché.

Caractères d'identité. — Le cyanure de zinc est amorphe, blanc, insipide, insoluble dans l'eau, soluble dans l'ammoniaque, soluble dans le cyanure de potassium, dégageant de l'acide cyanhydrique au contact des acides dilués.

Caractères spécifiques. — On le reconnaît aux caractères suivants :

1° A ses caractères d'identité ;
2° Il donne les réactions caractéristiques des cyanures ;
3°   —   . .   —   des sels de zinc.

Caractères de contrôle. — Il peut contenir les ALTÉRATIONS ou les FALSIFICATIONS suivantes :

Sulfate de potassium, qu'il peut retenir s'il a été mal lavé. Le sel suspect, traité par l'eau distillée chaude, cédera à cette eau le sulfate de potassium qu'il contenait. On caractérise ce sulfate de potassium par les réactifs des sulfates et des sels de potassium.

Carbonate de zinc. Traiter le sel suspect par le cyanure de potassium ; il doit se dissoudre en entier s'il est pur ; s'il laisse un résidu, c'est qu'il contient du carbonate de zinc qui fait effervescence avec les acides.

Conservation. — Il doit être conservé dans des flacons bouchés, car sous l'influence de l'acide carbonique de l'air, il se décompose en dégageant de l'acide cyanhydrique.

Action physiologique. — Il a une action physiologique probablement analogue à celle de l'acide cyanhydrique en même temps qu'à celle du zinc (Gubler).

Action thérapeutique. — On l'a vanté : comme *sédatif,* dans les névroses, l'épilepsie, l'hystérie, la chorée, les névralgies de l'estomac, le rhumatisme aigu ; comme *anthelminthique* chez les enfants. On l'associe alors au jalap (Henning).

Modes d'administration et doses. — On l'administre à la dose de 1 à 5 centigrammes, en pilules, plusieurs fois par jour. On peut le donner, à l'exemple de Henning, associé à de la magnésie et de la cannelle dans la gastralgie liée à l'ascencence gastrique. A L'EXTÉRIEUR, à la dose de 0 gr. 20 pour 10, en pommade.

Incompatibles. — Acides, iodures, sels acides, etc.

Empoisonnements et secours. — Il est toxique et produit des symptômes analogues à ceux fournis par le cyanure de potassium. On administrera les mêmes secours.

C. — Cyanure de mercure.

Formule. — Le mercure donne avec le cyanogène un seul cyanure, appelé cyanure de mercure ou cyanure mercurique (sel au maximum), ayant pour formule :

$$(CAz)^2Hg \text{ ou } Cy^2Hg$$

Préparation. — On le prépare en dissolvant de l'oxyde mercurique dans un excès d'acide cyanhydrique et faisant cristalliser la liqueur :

$$2CyH + HgO = Cy^2Hg + H^2O$$

Le Codex conseille de le préparer en faisant bouillir l'oxyde mercurique et le bleu de Prusse avec de l'eau :

Oxyde mercurique rouge	30 grammes
Bleu de Prusse officinal.	40 —
Eau distillée.	400 —

Réduire en poudre très fine l'oxyde mercurique et le bleu de Prusse. Placer ces deux substances dans une capsule en porcelaine avec 250 grammes d'eau distillée et chauffer à l'ébullition. Lorsque le mélange aura pris une couleur brune, filtrer. Faire bouillir de nouveau le résidu insoluble avec le reste de l'eau et filtrer. Réunir ces deux liqueurs filtrées et faire évaporer jusqu'à ce qu'une légère pellicule se forme à la surface du liquide. Retirer alors la capsule du feu et laisser cristalliser dans un lieu frais. Recueillir les cristaux sur un entonnoir, les faire égoutter et les sécher à l'étuve au-dessus de 100°.

Réaction. — Le fer s'oxyde aux dépens de l'oxygène de l'oxyde mercurique, et il s'établit une double décomposition par suite de laquelle le mercure s'unit au cyanogène du bleu de Prusse :

$$(FeCy^6)^3(Fe^2)^2 + 9HgO = 2Fe^2O^3 + 3FeO + 9HgCy^2$$

Bleu de Prusse ou ferrocyanure ferrique	Oxyde mercurique	Oxyde ferrique	Oxyde ferreux	Cyanure mercurique

La préparation du cyanure mercurique par ce procédé est souvent troublée par les variations que l'on observe dans la composition du bleu de Prusse, et aussi d'après les modes de production employés, dit M. Jungfleisch. Lorsque les proportions des matières mises en œuvre sont convenables, les cristaux se déposent en prismes nettement formés présentant des facettes miroitantes. Quand l'oxyde de mercure a été pris en excès, la cristallisation est mamelonnée et présente l'apparence de choux-fleurs, le produit contenant une combinaison d'oxyde et de cyanure ; dans ce cas, on dilue la liqueur, on ajoute du bleu de Prusse, et on fait bouillir à nouveau, ce qui détruit l'oxyde. Enfin, si les liqueurs filtrées sont colorées, ce qui correspond à un excès de bleu de Prusse, elles retiennent au contraire du fer ; on enlève ce dernier en maintenant la solution de cyanure en ébullition avec une petite quantité d'oxyde de mercure et en filtrant ensuite.

Caractères d'identité. — Le cyanure de mercure se présente sous la forme de longs prismes blancs, anhydres, inodores, d'une saveur métallique nauséeuse, solubles dans 7 p. d'eau froide, dans 2 p. d'eau bouillante et dans 4 p. de glycérine. Ces cristaux sont inaltérables à l'air et à la lumière, mais la chaleur les décompose en cyanogène et en mercure.

Caractères spécifiques. — On le reconnaît aux caractères suivants :

1° A ses caractères d'identité ;

2° Il ne donne pas les réactions caractéristiques des cyanures. En effet, le cyanogène ne peut être décelé dans le cyanure de mercure par aucun des moyens employés pour caractériser le cyanogène, moyens indiqués aux caractères des cyanures. Pour en déceler la présence, il faut traiter le cyanure par l'hydrogène sulfuré qui donne un précipité de sulfure de mercure. L'acide cyanhydrique, mis ainsi en liberté, pourra être caractérisé par les réactions des cyanures ;

3° Il ne donne pas les réactions caractéristiques des sels mercuriques.

Caractères de contrôle. — Le cyanure de mercure, bien préparé et pur, répond aux caractères de contrôle suivants :

1° Il doit être cristallisé en prismes : s'il se présentait en masses groupées et mamelonnées, cela indiquerait que le sel contient de l'oxyde mercurique combiné ;

2° Il doit être volatil sans résidu et entièrement soluble dans l'alcool ; sinon il contiendrait des matières étrangères ajoutées frauduleusement :

3° Sa dissolution ne doit pas précipiter par l'azotate d'argent (chlorures).

Conservation. — Etant inaltérable à l'air et à la lumière, on le conserve simplement dans des flacons bouchés.

Action physiologique. — Des expériences de Coulon et d'Ollivier d'Angers, il résulte qu'il a une action physiologique analogue à celle de l'acide cyanhydrique ; à faible dose, il excite des nausées, des vomissements, plus tard il cause la salivation ; à haute dose, il occasionne de l'angoisse, des crampes, des vomissements opiniâtres une stomatite intense, des palpitations cardiaques et des convulsions.

Action thérapeutique. — M. Parent et quelques praticiens l'ont préconisé comme antisyphilitique. Il présente, disent-ils, les avantages suivants sur le sublimé corrosif : « Il est plus soluble, plus absorbable, moins irritant et moins altérable. » Il est cependant presque inusité aujourd'hui. Il a été conseillé comme fondant, en applications topiques sur les engorgements, les tumeurs liquides, l'hydrocèle (Koch).

Modes d'administration et doses. — On l'administre aux mêmes doses que le bichlorure de mercure : A L'INTÉRIEUR, à la dose de 0 gr. 005 à 0 gr. 020, en pilules ou solution : A L'EXTÉRIEUR, en pommades 0 gr. 10 pour 30 grammes d'axonge ; on peut même d'après Koch, faire une pommade contenant 0 gr. 15 de cyanure pour 15 grammes d'axonge.

Incompatibles. — Acides, sels acides, sels métalliques.

Empoisonnements et secours. — Il est toxique et produit des symptômes analogues à ceux que donne le cyanure de potassium. On administre les mêmes secours.

§ 2. — Cyanures doubles.

L'acide cyanhydrique possède la propriété de donner, avec la plus grande facilité, des cyanures doubles.

Parmi ces cyanures doubles, il en est qui semblent résulter de l'accolement de deux cyanures simples : tel est, par exemple, le cyanure double de potassium et d'argent.

Il en est d'autres, au contraire, qui forment une molécule compacte, dans laquelle les éléments primitifs sont pour ainsi dire fusionnés : tel est le ferrocyanure de potassium.

En raison de ces considérations, on a divisé les cyanures doubles en deux classes, qui possèdent des propriétés spéciales et différentielles que nous allons résumer.

<table>
<tr><td>

1re CLASSE DES CYANURES DOUBLES.

Elle comprend les cyanures doubles facilement décomposables par les acides minéraux dilués.

Traités par un acide minéral dilué, ils se dédoublent par l'effet d'une double décomposition entre l'acide minéral et le cyanure alcalin ; le cyanure insoluble se précipite et l'acide cyanhydrique se dégage. C'est ainsi que se comportent les cyanures doubles de potassium et de zinc, de potassium et d'argent, etc., etc.

Les cyanures de cette classe sont considérés comme les vrais cyanures doubles ; c'est-à-dire des cyanures formés par la combinaison de deux cyanures simples.

Ils sont alcalins.

Ils sont vénéneux.

On peut facilement, à l'aide des réactifs, constater la présence des métaux qui les constituent.

Il n'existe dans cette classe aucun cyanure double intéressant au point de vue médical ou pharmaceutique.

</td><td>

2e CLASSE DES CYANURES DOUBLES.

Elle comprend les cyanures doubles difficilement décomposables par les acides minéraux dilués.

Traités par un acide minéral dilué, ils ne se dédoublent pas ; il y a substitution de l'hydrogène au métal alcalin et on obtient un cyanure double d'hydrogène et d'un métal lourd. Les composés appartenant à cette classe sont : les cyanures doubles : de potassium et fer (*Cyanoferrures*) ; de potassium et platine (*Platinocyanures*) ; de potassium et cobalt (*Cobalticyanures*), etc.

Les cyanures de cette classe sont considérés comme formés par la combinaison d'un métalalcalin avec un radical composé, formé lui-même par la combinaison du cyanogène avec un métal lourd.

Ils sont neutres.

Ils ne sont pas vénéneux.

On ne peut pas constater, à l'aide des réactifs, la présence du métal lourd qu'ils renferment. C'est ainsi, par exemple, que dans les ferrocyanures et les ferricyanures, il n'est pas possible de découvrir les réactions ordinaires du fer, avec les réactifs du fer.

Les seuls cyanures doubles de cette classe intéressants au point de vue médical ou pharmaceutique, sont : les ferrocyanures et les ferricyanures.

</td></tr>
</table>

Ferrocyanures et ferricyanures.

Nomenclature. — Les ferro et les ferricyanures employés en analyse chimique ou en médecine sont :

	Formule	Usages.
Ferrocyanure de potassium appelé aussi : cyanoferrure de potassium, prussiate jaune de potassiu m cyanure jaune.	$(Cy^6Fe)K^4$	Employé en analyse seulement.
Ferricyanure de potassium appelé aussi : cyanoferride de potassium, prussiate rouge de potassium, cyanure rouge.	$(Cy^1 Fe^2)K^6$	Employé en analyse seulement.
Cyanure ferroso-ferrique appelé aussi : bleu de Prusse, ferrocyanure ferrique. Formé en précipitant le perchlorure de fer par le ferrocyanure de potassium.	$(Cy^6Fe)^3 (Fe^2)^2$	Conseillé comme fébrifuge et antiépileptique. Il est à peu près inusité.

$$3(Cy^6FeK^4) + 2Fe^2Cl^6 = 12KCl + (FeCy^6)^3(Fe^2)^2$$

Ferrocyanure de potassium — Perchlorure de fer — Bleu de Prusse

§ 3. — Oxycyanures.

Oxycyanure de mercure.

Il y a quelques années, M. Chibret (de Clamart) a émis l'opinion que l'oxycyanure de mercure pouvait avantageusement remplacer le bichlorure de mercure dans les pansements antiseptiques et qu'il n'offrait pas, comme ce dernier, l'inconvénient d'attaquer les instruments de chirurgie.

A cette époque, les chirurgiens n'adoptèrent pas ce nouvel agent chimique dont ils avaient probablement reconnu les inconvénients.

Tout récemment, dans le IX⁰ congrès de chirurgie, tenu à Paris au mois d'octobre 1895, MM. Monod et Macaigne ont essayé de remettre en honneur cet antiseptique, et aussitôt les maisons de droguerie ont livré au commerce ce nouveau produit qui se présente sous la forme d'un produit blanc, cristallin, assez soluble dans l'eau.

L'oxycyanure de mercure préparé par les droguistes a-t-il une composition constante et présente-t-il la supériorité antiseptique qui lui a été accordée par MM. Monod et Macaigne ? Telle est la question qui a été étudiée par M. le professeur agrégé Barthe (1).

Après avoir étudié et discuté les divers procédés de préparation de l'oxycyanure de mercure, proposés par MM. Ditte, Joannis, Dorvault, M. Barthe est arrivé à des résultats qui peuvent être ainsi résumés.

1° L'oxycyanure, préparé par le procédé de Dorvault, renferme 50 gr. 40 pour 100 de cyanure de mercure, nombre assez voisin de celui qui représente la proportion de cyanure contenu dans l'oxycyanure préparé par les procédés de MM. Ditte et Joannis.

2° L'oxycyanure de mercure, préparé par le procédé Dorvault, est très peu soluble dans l'eau, 1 gr. ne se dissout que dans 1.000 gr. d'eau à la température ordinaire.

Or, il est indiqué d'employer des solutions à 5 pour 1.000.

De plus, des instruments en nickel et en acier, introduits dans la dissolution de cet oxycyanure sont légèrement attaqués au bout de deux ou trois heures ; ils le sont plus rapidement et plus profondément, si le nickel est enlevé par places. Ce composé ne saurait être employé en chirurgie, il n'a pas d'ailleurs la composition des oxycyanures vendus par les droguistes.

3° Les oxycyanures commerciaux, examinés par M. Barthe, renferment 80, 64 pour 100 de cyanure de mercure ; ils contiennent par conséquent un excès de cyanure de mercure ajouté sans doute dans le but d'augmenter leur solubilité.

Ces oxycyanures se dissolvent facilement dans l'eau et il est facile de faire avec eux des solutions à 5 pour 1.000, comme on l'a indiqué.

Mais si l'on vient à immerger dans ces solutions des instruments de nickel ou d'acier, ils sont recouverts, en moins de 20 minutes d'un dépôt de mercure et d'oxyde de mercure jaunâtre. A ce mo-

(1) Société de pharmacie de Bordeaux, séance du 6 février 1896, *J. de Ph et Ch.*, 15 février 1896, p. 182.

ment, il se dégage des vapeurs d'acide cyanhydrique qui ne seraient pas sans danger pour l'opérateur, les aides et l'opéré.

4° Les oxycyanures ayant pour formule $HgO,HgCy^2$ ou $HgO, 3\,HgCy^2$ (c'est-à-dire oxycyanure contenant un excès de cyanure de mercure) se décomposent avec explosion, quand on les chauffe vers 175°.

5° Les oxycyanures, préparés par les procédés Joannis, Ditte et Dorvault, ou ceux préparés par le procédé commercial, offrent donc des inconvénients graves et les chirurgiens, dit M. Barthe, ont tout intérêt à ne pas employer ce corps comme nouvel antiseptique.

CHAPITRE XIX

ÉTUDE DES CARBYLAMINES

CHAPITRE XX

ÉTUDE DES RADICAUX COMPOSÉS

CHAPITRE XXI

ÉTUDE DES RADICAUX ORGANO-MÉTALLIQUES

Les carbylamines, les radicaux composés, les radicaux organo-métalliques, composés très importants au point de vue chimique, mais ne présentant aucun intérêt au point de vue médico-pharmaceutique, car on n'emploie en thérapeutique aucun corps appartenant à l'une de ces trois fonctions. ne seront pas étudiés.

CHAPITRE XXII

ÉTUDE DES ALCALOÏDES

PRÉLIMINAIRES. — DIVISION.

Sommaire : — Définition et synonymes. — Historique. — Leucomaïnes. — Ptomaïnes. — Alcalis végétaux. — Classification. — Procédés généraux d'extraction et de purification. — Caractères généraux des alcaloïdes. — Réactifs généraux des alcaloïdes, division en deux classes : réactifs généraux par précipitation, réactifs généraux par coloration ; nomenclature et préparation de ces divers réactifs. — Conclusions relatives à ces réactifs. — Réactifs spéciaux à chaque alcaloïde. — Tableau des alcaloïdes intéressants au point de vue médico-pharmaceutique, classés d'après leur origine botanique.

Définition. — On donne le nom d'alcalis naturels, d'alcaloïdes, d'alcalis végétaux, d'alcalis organiques, de bases végétales, de bases naturelles, à une classe de composés, extraits des végétaux, jouissant de propriétés spéciales, et dont la principale est de s'unir aux acides, à la façon de l'ammoniaque, pour former des sels.

Cette définition, depuis longtemps adoptée dans la science, a fait l'objet de nombreuses critiques.

Pour M. Béhal (1) on appelle alcaloïdes des corps azotés, à fonction basique, qui possèdent, jusqu'à un certain point, les propriétés de l'ammoniaque ou des amines, fournissant des sels, des chloroplatinates et des chloroaurates bien définis.

Pour M. OEchsner de Conink, on appelle alcaloïde une substance azotée que les oxydants convertissent en acides pyridine-carbonés ou quinoléine-carbonés, ou bien en un mélange de l'un de ces acides, et d'un acide gras ou aromatique.

(1) *Traité de chimie organique*, t. XI, p. 867.

Cette première définition a été encore simplifiée par M. OEchsner de Conink, qui dit : Un alcaloïde est un dérivé pyridique ou quinoléique.

Nous n'insisterons pas sur la valeur de chacune de ces définitions, ce point ayant été développé dans le cours de chimie organique.

Historique. — La découverte de la classe des alcaloïdes est due à Sertuerner, pharmacien de Hanovre qui isola la morphine de l'opium, en étudia les réactions et en démontra la nature alcaline, dans un mémoire remarquable qu'il publia vers 1817. Dès lors, on s'empressa de rechercher les principes actifs des divers végétaux, rubiacées, solanées, strychnées, et en quelques années, la science fut dotée de nombreux alcaloïdes, grâce aux travaux de Pelletier et Caventou, Robiquet, Laurent, Dumas, Liebig, Regnault, Bouchardat, etc., etc.

Pendant longtemps, on a cru que les alcaloïdes se trouvaient exclusivement dans le règne végétal ; les travaux de Selmi, Boutmy, Brouardel, Gautier, ont démontré que ces principes pouvaient encore se rencontrer normalement dans l'économie animale, ou se produire pendant les phénomènes de la putréfaction. Les alcaloïdes qui se trouvent normalement dans l'économie animale ont été appelés par M. Gautier, *leucomaïnes* ; ceux qui se produisent pendant les phénomènes de la putréfaction ont reçu le nom générique de *ptomaïnes*.

Les leucomaïnes et les ptomaïnes, très intéressants aux points de vue chimique, physiologique et toxicologique, n'ayant pas reçu d'applications médicales, nous ne nous occuperons ici que des alcaloïdes végétaux.

Classification. — La classification des alcaloïdes naturels a donné lieu, surtout dans ces dernières années, à de nombreuses controverses.

Pendant longtemps, on les divisait en deux groupes principaux :

1° Alcaloïdes fixes oxygénés;

2° Alcaloïdes volatils non oxygénés.

Les progrès de la science ayant démontré qu'il existait :

1° Des alcaloïdes fixes, ne contenant pas d'oxygène (alcaloïdes fixes non oxygénés: conessine $C^{12}H^{20}Az$ tirée des semences de la Wrightia antidysenterica ; aribine $C^{23}H^{20}Az^4$).

2° Des alcaloïdes volatils, contenant de l'oxygène (alcaloïdes volatils oxygénés : conhydrine, pelletiérine, isopelletiérine, etc..) M. OEchsner de Conink a proposé de diviser les alcaloïdes naturels en quatre groupes :

1° Alcaloïdes fixes oxygénés ;

2° Alcaloïdes fixes non oxygénés ;

3° Alcaloïdes volatils non oxygénés ;

4° Alcaloïdes volatils oxygénés.

Quelques alcaloïdes ayant une constitution connue et ayant été reproduits par synthèse, comme la bétaïne, la caféine, etc., on a essayé de faire une classification chimique des alcaloïdes naturels.

Cette classification est malheureusement très artificielle, car on ne sait rien ou presque rien de la constitution de la plupart des alcaloïdes. On sait seulement qu'ils renferment un noyau pyridique, quinoléique ou isoquinoléique, car ils fournissent ces mêmes bases ou leurs homologues par la distillation pyrogénée, ou donnent, par oxydation, des acides qui se rattachent à ces noyaux.

En se fondant sur ces considérations, on a proposé la classification chimique suivante des alcaloïdes :

1° Alcaloïdes à noyau pyridique ;

2°   »   à noyau quinoléique ;

3°   »   à noyau isoquinoléique ;

4°   »   dérivés de l'urée ;

5°   »   à fonction bétaïne.

Cette classification est imparfaite, car plusieurs alcaloïdes possèdent à la fois dans leur molécule deux noyaux azotés différent :

Exemple, la nicotine, qui renferme un noyau pyridique et un noyau pyrrolique. Il existe aussi des alcaloïdes dont la constitution est absolument inconnue ou qui ne rentrent dans aucune de ces classes.

La classification chimique présente aussi un grand inconvénient : c'est d'éloigner les uns des autres des alcaloïdes fournis par une même famille et qui ne contiennent pas le même noyau. Aussi, malgré le grand intérêt qu'il y aurait à grouper les alcaloïdes autour du noyau entrant dans leur molécule, à cause de l'incertitude qui règne sur la constitution d'un grand nombre d'entre eux, la classification chimique est abandonnée, et on classe généralement les alcaloïdes suivant les familles botaniques des plantes qui les produisent. C'est la classification que nous suivrons.

Etat naturel. — Les alcaloïdes sont ordinairement fournis par les dicotylédones ; cependant, quelques familles appartenant à cette classe ne paraissent pas renfermer d'alcaloïdes : telles sont les synanthérées et les labiées.

En règle générale, une même plante fournit à la fois plusieurs alcaloïdes, tandis qu'il est rare qu'une même plante contienne plusieurs glucosides.

Les alcaloïdes n'existent pas généralement à l'état libre dans les plantes ; ils existent à l'état de sels ; ils sont combinés aux tanins ou aux acides organiques, qui sont le plus souvent l'acide citrique et l'acide malique ; quelquefois, ils sont combinés avec des acides particuliers, comme l'acide méconique dans l'opium.

Préparation. — L'extraction des alcaloïdes se fait par des procédés généraux qui diffèrent, suivant que l'alcaloïde est solide ou liquide.

1º Procédés généraux de préparation des alcaloïdes solides.

Tous les procédés employés reposent sur les deux propriétés suivantes :

A. — Les sels d'alcaloïdes sont solubles dans l'eau et sont peu ou très peu solubles dans l'éther, la benzène, la ligroïne, le chloroforme et l'alcool amylique.

B. — Les alcaloïdes, à l'état libre, ne sont presque pas solubles dans l'eau, et sont pour la plupart solubles dans l'alcool, l'éther, le benzène, la ligroïne, le chloroforme et l'alcool amylique.

1ʳᵉ MÉTHODE. — Diviser convenablement la substance qui contient l'alcaloïde (bois, tiges, feuilles) ; l'humecter au moyen d'une lessive de soude ou de potasse, ou avec un lait de chaux ou de magnésie.

L'alcaloïde, qui existe dans le végétal à l'état de sel, est mis en liberté par la base.

Pour extraire l'alcaloïde mis ainsi en liberté, on évapore à sec, et à basse température, le liquide provenant du traitement de la substance par la liqueur alcaline. On traite le résidu de cette évaporation par un liquide autre que l'eau (éther, benzène, ligroïne, chloroforme, alcool amylique). L'alcaloïde qui, à l'état libre, est soluble dans l'un de ces dissolvants, s'y dissout en même temps que diverses matières résineuses et grasses.

Pour débarrasser l'alcaloïde des matières résineuses et grasses qui se sont dissoutes en même temps que lui, on traite la solution par de l'eau renfermant 5 à 10 pour 100 d'acide chlorhydrique ou d'acide sulfurique.

L'alcaloïde passe à l'état de sulfate ou de chlorhydrate, c'est-à-dire à l'état de sel, soluble dans l'eau. Il se dissout donc dans la liqueur aqueuse et les matières grasses ou résineuses et tous les autres produits non basiques restent en solution dans le dissolvant primitivement employé (éther, benzène, ligroïne, etc.).

On évapore, à basse température, le liquide aqueux qui contient l'alcaloïde à l'état de sel, et l'on obtient le sel de l'alcaloïde que l'on peut purifier par cristallisation dans l'eau ou l'alcool.

Pour obtenir l'alcaloïde de ce sel pur : on dissout le sel dans l'eau distillée et on traite la solution par une base. Le sel est décomposé et l'alcaloïde est mis en liberté. Pour extraire l'alcaloïde mis ainsi en liberté, on traite par un liquide autre que l'eau (éther, benzène, ligroïne, etc.). L'alcaloïde qui, à l'état libre, est soluble dans l'un de ses dissolvants, s'y dissout. Pour obtenir l'alcaloïde, il suffit d'abandonner à l'évaporation le liquide dans lequel l'alcaloïde est dissous.

2° Méthode. — On peut extraire l'alcaloïde de la plante qui le contient par une méthode inverse à celle que nous venons de décrire ; voici en quoi elle consiste :

Epuiser la plante convenablement divisée par une solution aqueuse contenant 5 à 10 pour 100 d'acide chlorhydrique ou sulfurique, on ransforme ainsi l'alcaloïde en chlorhydrate ou sulfate, sel soluble dans l'eau, et qui reste par suite en dissolution dans la liqueur aqueuse.

On traite cette solution aqueuse, contenant le sel, par une base (potasse, soude, chaux, magnésie) : l'alcaloïde, mis en liberté par la base, se précipite.

On enlève l'alcaloïde à la liqueur aqueuse au moyen d'un des dissolvants dont nous avons déjà parlé (éther, benzène, ligroïne, chloroforme, alcool amylique) et on le purifie comme nous l'avons dit plus haut, en prenant les mêmes précautions.

Observation. — Il est très important, dans toutes ces opérations, de faire les évaporations à la température la plus basse possible (par suite d'évaporer dans le vide), car un certain nombre d'alcaloïdes, chauffés avec les acides ou les alcalis, subissent des transformations profondes, deviennent résineux et refusent de cristalliser.

2° *Procédés généraux de préparation des alcaloïdes liquides.*

Epuiser la plante au moyen d'eau légèrement acidulée ; on alcalinise et on distille.

Dans ces conditions, les alcaloïdes liquides passent à la distillation.

On neutralise la liqueur distillée par l'acide chlorhydrique, on évapore à sec et on distille en présence de soude ou de potasse caustique fondue ; au besoin on opère dans le vide. L'alcaloïde liquide passe à la distillation.

Pour purifier l'alcaloïde, en le dissout dans l'éther et par évaporation de ce dissolvant, l'alcaloïde se sépare en gouttelettes huileuses.

Caractères généraux. — Les alcaloïdes, oxygénés ou non oxygénés, ramènent au bleu le papier rouge de tournesol ; ils sont donc alcalins, excepté la narcotine.

Ils sont en général peu solubles dans l'eau, presque tous solubles dans l'alcool, qui est leur meilleur dissolvant ; quelques-uns sont solubles dans l'éther (quinine, codéine) ; quelques-uns sont solubles dans le chloroforme, les huiles grasses.

Ils dévient tous à gauche le plan de la lumière polarisée, excepté la cinchonine et la quinidine qui sont dextrogyres.

Les alcaloïdes solides sont des bases tertiaires ; par exception, la bétaïne et la trigonelline possèdent une fonction sel d'ammonium quaternaire interne (Béhal).

Les alcaloïdes liquides sont des bases secondaires, sauf la pilocarpine qui est un sel d'ammonium quaternaire (Béhal).

Ils s'unissent aux acides pour donner des sels.

Les alcaloïdes oxygénés, c'est-à-dire fixes, distillés avec de la potasse se décomposent et donnent des bases volatiles non oxygénées telles que la méthylamine, la quinoléine, la lépidine, la pyridine, etc.

Ils donnent avec le chlore, le brome et l'iode des dérivés de substitution et des produits d'addition.

Ils s'unissent aux iodures alcooliques (iodure de méthyle, d'éthyle, etc...) pour donner un iodure d'ammonium composé, analogue à ceux qu'on obtient avec l'ammoniaque.

Ils sont précipités de leurs solutions par la potasse, la soude, l'ammoniaque, les terres alcalines.

En solutions même étendues, ils sont précipités ou colorés par un certain nombre de réactifs, appelés *réactifs généraux des alcaloïdes*. Ces réactifs servent à déceler la présence des alcaloïdes dans une liqueur, mais ne peuvent pas être employés pour reconnaître la nature même de l'alcaloïde ; c'est là un point sur lequel nous reviendrons plus loin.

Réactifs généraux. — Les réactifs généraux des alcaloïdes peuvent être divisés en deux grandes classes :

1° *Réactifs par précipitation.* — Ce sont ceux qui donnent des précipités avec les alcaloïdes.

2° *Réactifs par coloration.* — Ce sont ceux qui donnent des colorations avec tous ou un très grand nombre d'alcaloïdes.

A. — *Réactifs généraux des alcaloïdes par précipitation.*

Les réactifs généraux des alcaloïdes par précipitation, sont :

Tanin (solution aqueuse de tanin). — Précipite la plupart des alcaloïdes.

Iodure de potassium ioduré (Réactif de WAGNER). — Donne, dans les solutions acides d'alcaloïdes, des précipités brun marron. (*Préparation* : Iodure de potassium, 5 gr., iode, 1 gr. 27, eau distillée, 100 gr.)

Iodure double de mercure et de potassium. — On peut le préparer par deux procédés : PROCÉDÉ VALSER. Mettre en contact 10 grammes d'iodure de potassium et 100 grammes d'eau avec un excès d'iodure de mercure, agitant fréquemment et filtrant. — PROCÉDÉ MAYER : bichlorure de mercure, 13 gr. 546, iodure de potassium, 49 grammes, eau distillée, 1 litre. *Réactif très sensible.*

Phosphomolybdate de sodium (Réactif de VRIJ et de SCHONNENS-CHEIN). — *Préparation :* prendre 1 partie de phosphomolybdate de soude pulvérisé que l'on chauffe avec de l'eau distillée, ajouter de l'acide azotique jusqu'à réaction fortement acide, puis compléter avec de l'eau distillée pour avoir 11 parties de solution et filtrer. *Réactif très sensible* (1).

Iodure de bismuth et de potassium (Réactif de DRAGENDORFF). — C'est une solution d'iodure de bismuth dans l'iodure de potassium. *Préparation* : dissoudre d'une part 27 gr. 2 d'iodure de potassium dans très peu d'eau distillée et d'autre part 8 grammes de sous-nitrate de bismuth dans 20 centimètres cubes d'acide azotique de densité 1,18 ; mélanger les deux liqueurs, en refroidissant fortement, pour provoquer le dépôt de la plus grande partie de l'azotate de potasse formé ; essorer ce dernier à la trompe et diluer le liquide de manière à l'amener au volume de 100 centimètres cubes. *Réactif sensible.*

Acide phospho-antimonique (Réactif de SCHULZE). — *Préparation* : laisser tomber, goutte à goutte, du perchlorure d'antimoine dans une solution d'acide phosphorique. *Réactif très sensible.*

Acide perchlorique (Réactif de FRAUDE). — Solution aqueuse de densité 1,13 à 1,14. Elle donne avec divers alcaloïdes une liqueur rouge, présentant au spectroscope des raies d'absorption caractéristiques.

Acide picrique (Réactif de HAGER). — Solution aqueuse saturée d'acide picrique. Elle précipite un grand nombre d'alcaloïdes.

Iodure cadmi-potassique (Réactif de MARMÉ). — *Préparation :* Iodure de potassium, 2 gr. 30. Iodure de cadmium, 2 gr. 80. Eau distillée, 50 grammes.

---

(1) *Les deux derniers réactifs* (Iodure double de mercure et de potassium, phosphomolybdate de sodium) *sont surtout précieux pour l'analyse parce qu'ils précipitent tous les alcaloïdes et seulement les alcaloïdes. Dictionnaire de* Wurtz, article Alcaloïdes.

B. — *Réactifs généraux par coloration.*

Avant de faire la nomenclature de ces réactifs, il importe de faire observer que les réactions des alcaloïdes par coloration, sont très délicates à obtenir et demandent une grande habitude. Pour les effectuer, on laisse tomber 1 ou 2 gouttes du réactif sur un verre de montre placé sur une feuille de papier blanc et contenant le résidu de l'évaporation du dissolvant de l'alcaloïde (benzine, chloroforme, etc.). La solution doit renfermer l'alcaloïde dans un état de pureté aussi parfait que possible, pour éviter des colorations dues à la présence de matières étrangères. Ces essais doivent être faits à la lumière du jour ; il est important d'observer les colorations à plusieurs reprises et à des intervalles de temps assez considérables.

Les réactifs généraux des alcaloïdes par coloration sont :

Acide sulfurique pur officinal de densité 1,843 ou 66° Baumé. — Il ne doit pas renfermer de trace d'acide nitrique. Il colore un très grand nombre d'alcaloïdes et de glucosides et donne des colorations variées ; mais il ne colore pas des alcaloïdes importants : strychnine, brucine, quinine, quinidine, cinchonine, morphine, nicotine, conicine, caféine.

Réactif d'Erdmann. — *Préparation* : Acide sulfurique pur à 1,843 de densité 100 grammes additionnés de 10 goutes d'une solution aqueuse à 1/2 pour 100 d'acide azotique à 1,25 de densité. Ce réactif donne avec un grand nombre d'alcaloïdes, les mêmes colorations que celles fournies par l'acide sulfurique ; seulement les successions de coloration sont en général plus rapides et plus prononcées. Ainsi, la codéine avec l'acide sulfurique donne une coloration bleue, se développant très lentement (souvent, au bout de plusieurs jours) ; elle prend cette coloration bleue beaucoup plus rapidement, si on la traite par le réactif d'Erdmann.

Réactif de Frœhde. — *Préparation* : Acide sulfurique concentré pur 100 cc., molybdate de sodium 10 centigrammes. Ce réactif donne des colorations remarquables avec certains alcaloïdes : brucine, quinine, aconitine, vératrine, morphine, codéine, etc., etc.

Acide azotique pur de densité 1,4 (41° 5 Baumé). — Il est important que l'acide azotique ait exactement la densité 1,4 et qu'il soit exempt de vapeurs nitreuses, sans quoi les colorations obtenues peuvent être très différentes. Ce réactif donne, avec un très grand nombre d'alcaloïdes, des réactions colorées, mais il ne colore pas des alcaloïdes importants : quinine, quinidine, caféine, théobromine.

Réactif de Mandelin (*Solution de vanadate d'ammonium dans l'acide sulfurique*). — M. Mandelin, élève du professeur Dragendorff, a indiqué ce réactif qui donne, avec beaucoup d'alcaloïdes, des réactions colorées comparables à celles du réactif de Frœhde. Les réactions sont surtout caractéristiques avec les alcaloïdes suivants : aspidospermine, gelsemine, narcotine, strychnine. — Les colorations obtenues avec ce réactif sont très délicates et varient avec la concentration du réactif et le degré d'hydratation de l'acide. On emploie généralement la solution suivante :

Vanadate d'ammonium . . . .   2 gr.
Acide sulfurique à 66° (acide sulfurique officinal à 1.843).   100 gr.

Sulfo-sélénite d'ammonium. — *Préparation* : Dissoudre 1 gramme de sélénite d'ammonium dans 20 centimètres cubes d'acide sulfurique à 66° (acide sulfurique officinal. D. = 1.843). Ce réactif donne des réactions caractéristiques avec quelques alcaloïdes : morphine et codéine, coloration verte (Ph. Lafon). — Il donne aussi des réactions colorées avec un certain nombre d'alcaloïdes et quelques glucosides : aconitine, brucine, narcotine, narcéine, vératrine, digitaline (1).

Nous ne croyons pas devoir insister plus longtemps sur les réactifs généraux des alcaloïdes. On pourra consulter pour connaître la couleur des précipités formés par les réactifs par précipitation, ou la coloration donnée par les réactifs par coloration, les ouvrages indiqués à la note (2).

Ainsi que nous l'avons déjà dit, les réactifs généraux des alcaloïdes ne suffisent pas à eux seuls pour caractériser avec certitude un alcaloïde : les réactions par précipitation sont trop générales et celles par coloration ne sont pas suffisamment exclusives pour qu'on puisse les regarder comme indiscutables ; aussi, on le sait, en toxicologie, ce n'est qu'avec une très grande réserve que l'on accepte les indications fournies par les réactifs et on complète ou on confirme la preuve chimique par la preuve physiologique.

Il n'est pas nécessaire, en général, au point de vue pharmaceutique, de faire des expériences physiologiques pour caractériser un alcaloïde. Il suffit, dans la plupart des cas, d'en constater la présence à l'aide des réactifs généraux et d'en déterminer l'identité à l'aide des réactifs spéciaux à cet alcaloïde. Nous étudierons ces réactifs à propos de chaque alcaloïde en particulier.

(1) V *Union Ph.*, juillet 1892, Travail de Ferreira de Silva, p. 303.
(2) *Traité de médecine légale et de toxicologie*, de Legrand du Saulle, Berryer et G. Pouchet. — *Traité des alcaloïdes*, de B. Dupuy . — *Encyclopédie chimique*, de Frémy, article Alcaloïdes. — *Dictionnaire* de Wurtz, article Alcaloïdes, etc.

Nomenclature. — Les alcaloïdes connus aujourd'hui sont très nombreux et leur nomenclature se trouve dans les différents traités ou dictionnaires de chimie (1) ; nous nous bornerons à étudier ceux qui sont intéressants au point de vue médico-pharmaceutique.

(1) 1° *Dictionnaire de chimie* de Wurtz ; 2° *Encyclopédie chimique* de Frémy; 3° *Traité des alcaloïdes* de B. Dupuy, etc., etc.

Tableau des Alcaloïdes intéressants au point de vue médico-pharmaceutique.

CLASSÉS D'APRÈS LEUR ORIGINE BOTANIQUE.

NOM DE LA FAMILLE.	VÉGÉTAL DONT ON LES EXTRAIT.	NOMS DES ALCALOÏDES.
Papavéracées.	Opium (*Papaver somniferum*).	Morphine et apomorphine. Codéine et apocodéine. Narcéine.
Rubiacées.	Quinquina (*divers Cinchona*).	Quinine. Quinidine. Cinchonine. Cinchonidine.
	Ipecacuanha (*Cœphelis ipecacuanha*).	Emétine.
	Café (*Coffea arabica*).	Caféine.
Loganiacées.	Noix vomique (*Strychnos nux vomica*).— Fève S. Ignace (*Strychnos Ignatii*).	Strychnine. — Brucine.
	Jasmin de Caroline ou jasmin jaune (*Gelsemium sempervirens*).	Gelsemine.
Solanacées.	Belladone (*Atropa belladona*).	Atropine.
	Duboisia myoporoïdes.	Duboisine.
	Jusquiame (*Hyoscyamus niger*).	Hyoscyamine.
Renonculacées.	Aconit (*Aconitum napellus*).	Aconitine.
Rutacées.	Jaborandi (*Pilocarpus pinnatifolius*).	Pilocarpine.
	Quassie amère (*Quassia amara*).	Quassine ?
Liliacées (*Colchicées*).	Cévadille (*Schœnocolum officinale*).	Vératrine.
Ombellifères.	Ciguë (*Conium maculatum*).	Cicutine.
Apocynées.	Quebracho (*Aspidosperma quebracho*).	Aspidospermine.
	Strophantus hispidus.	Strophantine.
Légumineuses { Phaséolées.	Fève de Calabar (*Physostigma venenosum*).	Esérine.
Papilionacées.	Genêt (*Genista scoparia*).	Spartéine.
Linacées (*Erithroxylées*).	Coca (*Erythroxylon coca*).	Cocaïne.
Myrtacées (*Granatées*).	Grenadier (*Punica granatum*).	Pelletiérine.
Champignons.	Seigle ergoté (*Mycelium du Claviceps purpurea*).	Ergotinine.

TITRE I

ALCALOÏDES FOURNIS PAR LES VÉGÉTAUX

APPARTENANT

A LA FAMILLE DES PAPAVÉRACÉES

Sommaire: — Alcaloïdes fournis par l'opium, intéressants au point de vue médico-pharmaceutique : morphine et son dérivé l'apomorphine ; codéine et son dérivé l'apocodéine ; narcéine. — Plan d'étude. — Section I : Etude de la morphine. — Section II : Etude des sels de morphine : chlorhydrate, bromhydrate, sulfate, acétate. — Section III : Etude des éthers de la morphine : dionine, péronine, héroïne. — Section IV : Etude de l'apomorphine. — Section V : Etude de la codéine. — Section VI : Etude de l'apocodéine. — Section VII : Etude de la narcéine. — Etude des propriétés physiologiques comparées de ces différents alcaloïdes. — Section VIII : Etude des dérivés de la narcotine. — Stypticine.

Nomenclature. — L'opium, produit par le Papaver somniferum (*papavéraéces*), contient un grand nombre d'alcaloïdes, dont les seuls intéressants au point de vue médico-pharmaceutique, sont : la morphine, la codéine, la narcéine et la narcotine. Deux de ces alcaloïdes, la morphine et la codéine, donnent des dérivés importants : l'apomorphine et l'apocodéine.

Plan d'étude. — Pour faire l'étude de ces alcaloïdes, de leurs dérivés et de leurs sels, nous adopterons l'ordre suivant :

1re Section. — Etude de la morphine.
2e Section.   — des sels de morphine.
3e Section.   — des éthers de la morphine.
4e Section.   — de l'apomorphine.
5e Section.   — de la codéine.
6e Section.   — de l'apocodéine.
7e Section.   — de la narcéine.
8e Section.   — des dérivés de la narcotine.

SECTION I

ÉTUDE DE LA MORPHINE

Formule. — La morphine, découverte par Sertuerner, étudiée surtout par Robiquet, Pelletier, Matthiensen, constitue le principe le plus important de l'opium ; elle a pour formule :

$$C^{17}H^{19}AzO^3 + H^2O$$

Préparation. — On la prépare par de nombreux procédés qui sont surtout et on peut dire exclusivement pratiqués dans l'industrie (procédés de Soubeiran, de Merck, de Thibouméry et Mohr, de Wistock, de Grégory et de Roberston). Le procédé de Grégory et de Roberston, recommandé par le Codex et décrit page 239, consiste à retirer la morphine de l'opium en la combinant à l'acide chlorhydrique et en décomposant le chlorhydrate par l'ammoniaque. Nous n'insisterons pas sur les détails de cette préparation, pratiquée surtout dans l'industrie.

Caractères d'identité. — La morphine cristallise en prismes rhomboïdaux droits, hémièdres, incolores, d'une saveur très amère, contenant une molécule d'eau de cristallisation.

Elle est peu soluble dans l'eau (1 p. se dissout dans 500 p. d'eau bouillante, et dans 1000 p. d'eau froide) ; elle est assez soluble dans l'alcool (1 p. se dissout dans 24 p. d'alcool absolu bouillant et dans 40 p. d'alcool froid) ; elle est insoluble dans l'éther, le chloroforme et les huiles essentielles ; elle est soluble dans les solutions alcalines ; elle est lévogyre.

Chauffée à 120°, elle entre en fusion et perd son eau de cristallisation ; chauffée à 150°, avec un excès d'acide chlorhydrique, et pendant plusieurs heures, elle perd une molécule d'eau et se transforme en apomorphine d'après la réaction suivante :

$$C^{17}H^{19}AzO^3 - H^2O = C^{17}H^{17}AzO^2$$
morphine   apomorphine

Traitée par les acides, elle s'y combine pour former des sels intéressants : avec l'acide chlorhydrique, elle donne le chlorhydrate de morphine ; avec l'acide sulfurique, le sulfate de morphine ; avec l'acide bromhydrique, le bromhydrate de morphine ; avec l'acide acétique, l'acétate de morphine.

Caractères spécifiques. — On la reconnaît aux caractères suivants :

1° L'acide azotique la colore en rouge ; cette coloration prend peu à peu une teinte jaune clair permanente.

2° Elle réduit le chlorure d'or, en produisant une couleur jaune d'or ; il se dépose de l'or métallique.

3° Elle réduit les acides iodique ou periodique : de l'iode est mis en liberté et colore la liqueur en jaune ou en brun ; si on ajoute de l'empois d'amidon, coloration bleue.

4° Elle réduit les sels ferriques (perchlorure de fer) ; la liqueur prend une belle coloration bleu fugace et passe au vert s'il y a excès de sel ferrique. Cette réaction est caractéristique.

5° Traitée par un mélange de perchlorure de fer et de ferricyanure de potassium, elle prend une teinte bleue foncée (Kalbrunner). La réaction a lieu en présence de corps étrangers, mais un excès d'alcali l'annule.

6° Traitée par le réactif de Frœhde, elle prend une coloration violette magnifique, qui devient verte, puis brune, puis jaune et redevient bleu violet après 24 heures.

7° Si l'on mélange à une solution de morphine de l'eau chlorée, puis de l'ammoniaque, il se développe une couleur rouge qui passe au brun (Flückiger).

8° Traitée par le réactif de Mandelin, elle prend une coloration rouge violacée.

9° Traitée par le sulfosélénite d'ammonium, elle prend une coloration verte.

Caractères de contrôle. — Elle peut contenir les FALSIFICATIONS ou les ALTÉRATIONS suivantes :

Matière colorante de l'opium. — Se reconnaît à la couleur moins blanche de la morphine.

Phosphate de chaux ajouté frauduleusement. — Se reconnaît en chauffant la morphine sur une lame de platine : si elle est pure, elle disparaît complètement : si elle est impure, elle laissera un résidu.

Narcotine, provenant d'une purification incomplète ou ajoutée frauduleusement. — Il y a quelques années, dit Baudrimont on a trouvé 17 pour 100 de narcotine dans la morphine provenant d'Allemagne, et jusqu'à 50 pour 100 de ce même alcaloïde dans la morphine qui arrivait d'Angleterre. On peut déceler la narcotine par divers procédés :

1er PROCÉDÉ. — Dissoudre la morphine suspecte dans une solution étendue d'acide chlorhydrique, à laquelle on ajoute un léger excès d'une solution de potasse caustique : si la morphine essayée est pure, le précipité formé se redissout immédiatement dans l'alcali et la liqueur reste limpide ; si elle renferme de la narcotine, cette dernière ne se dissout pas.

2° PROCÉDÉ. — Dissoudre la morphine dans une solution étendue d'acide chlorhydrique, verser dans cette solution neutre du sulfocyanure de potassium : si la morphine est pure, la liqueur reste limpide ; si elle contient de la narcotine, elle forme un dépôt abondant coloré en rose (Oppermam)

Modes d'administration et doses. — La morphine est le plus employé des alcaloïdes de l'opium, comme hypnotique et sédatif. On peut l'administrer à la dose de 0 gr. 01 à 0 gr. 05, mais à cause de son peu de solubilité, on l'administre à l'état de combinaison saline.

SECTION II

ÉTUDE DES SELS DE MORPHINE

Les sels de morphine, employés en médecine, sont : le chlorhydrate, le bromhydrate, le sulfate, l'acétate.

§ 1. — Chlorhydrate de morphine.

Synonymes. — Le chlorhydrate de morphine, appelé aussi hydrochlorate de morphine est le sel de morphine le plus employé. Il a pour formule :

$$C^{17}H^{19}AzO^3,HCl + 3H^2O.$$

Préparation. — On le prépare d'après le procédé suivant (Codex) : Réduire la morphine en poudre très ténue ; la délayer dans une petite quantité d'eau chaude, et y ajouter de l'acide chlorhydrique étendu de son volume d'eau en quantité suffisante pour obtenir une dissolution complète de l'alcaloïde et une liqueur très faiblement alcaline au tournesol. On concentre la liqueur au bain-marie et on laisse cristalliser. On égoutte les cristaux, on les essore et on les fait sécher à l'air.

Caractères d'identité. — Le chlorhydrate de morphine cristallise en fibres soyeuses, incolores, neutres au papier réactif, solubles dans 20 parties d'eau froide, 1 partie d'eau bouillante, très solubles dans l'alcool.

100 parties de ce sel contiennent 75, 90 de morphine et 14,38 d'eau.

Caractères spécifiques. — On le reconnaît aux caractères suivants :

1° A ses caractères d'identité ;

2° Sa solution aqueuse est précipitée par l'ammoniaque, la potasse, la soude et les divers réactifs généraux des alcaloïdes ;

3° Elle donne les réactions caractéristiques de l'acide chlorhydrique;

4° Elle donne les réactions caractéristiques de la morphine.

Caractères de contrôle. — Il peut être FALSIFIÉ par les substances suivantes :

Narcotine. — Sera décelée à l'aide des procédés indiqués à l'article morphine.

Sucre. — Sera décelé en ajoutant une goutte d'acide sulfurique concentré sur le sel suspect : s'il renferme du sucre, il charbonnera et noircira aussitôt.

Substances minérales. — Seront décelées par deux procédés : 1° traiter le sel suspect par l'alcool : s'il est pur, il se dissoudra sans résidu ; 2° calciner le sel suspect sur une lame de platine : s'il est pur, il se volatilisera sans résidu. Dans le cas où il contiendrait des substances minérales, elles resteront non dissoutes dans l'alcool ou comme résidu après calcination du sel suspect.

Conservation. — Il est inaltérable à l'air et se conserve dans des flacons bouchés. Ses solutions au contraire s'altèrent très promptement en se couvrant de moisissures.

A propos des altérations des solutions aqueuses des sels de morphine, il est intéressant de rappeler les conclusions posées à ce sujet par le Dr Alp. Lamal (1) : les solutions aqueuses des sels de morphine, préparées avec une eau bidistillée et un sel de morphine complètement pur, sont inaltérables lorsqu'on les conserve à l'abri de la lumière et des poussières de l'atmosphère. L'aspect trouble, qui s'y produit, provient du développement des micro-organismes. La coloration jaune, la réaction acide et les cristaux qui s'y forment reconnaissent comme facteurs la lumière et les ferments organisés. La coloration en jaune est provoquée par la transformation de la morphine en une substance amorphe, qui paraît être la morphétine de M. Marchand. Les cristaux proviennent de l'oxydation de la morphine et de sa transformation en oxymorphine. La réaction acide est due à la morphétine et aux sels d'oxymorphine. Il ne se forme pas d'apomorphine dans les solutions aqueuses des sels de morphine.

Action physiologique. — La morphine et ses sels, et en particulier le chlorhydrate de morphine ont une action très sensible sur l'homme, action qui varie suivant les individus, l'âge, le sexe, etc.

(1) Bulletin de l'Académie de Belgique, *J. de Ph. et de Ch.*, 5e série, t. XIX, année 1889, p. 155.

Les jeunes enfants y sont extrêmement sensibles ; chez l'adulte, ils donnent lieu chez les uns, à de l'insomnie et à de l'excitation ; chez d'autres à de la narcose, et cela aux mêmes doses. La dose mortelle est essentiellement variable : on cite des cas où l'homme a été tué avec 6 centigrammes de morphine, alors que, dans d'autres, 1 gramme a produit des accidents graves sans occasionner la mort. Il faut donc poser ce principe très important : « Il est nécessaire, dans l'emploi des préparations de morphine, de tâter la susceptibilité du malade et de n'administrer tout d'abord que de très faibles doses pour les élever ensuite avec circonspection. ». Il importe aussi de savoir que l'accoutumance change absolument le degré toxique de la morphine. L'homme s'habitue, peu à peu, à ce poison. Une dose initiale de 1 centigramme le fait dormir, mais, pour obtenir le même résultat dans la suite, il faut augmenter progressivement les doses et employer jusqu'à 0 gr. 25, 0 gr. 50 et même 1 gramme pour obtenir le même résultat. C'est ainsi que s'est engendrée la morphinomanie.

On peut dire enfin que les effets des sels morphiniques sont plus ou moins longs à paraître, suivant la voie choisie pour leur introduction dans l'organisme. Ils se montrent au bout de 10 à 20 secondes après une injection veineuse ; au bout de 5 à 10 minutes, après une injection sous-cutanée : au bout de 15 à 30 minutes si le médicament est pris par la bouche ou l'intestin.

Quels sont les effets généraux des sels morphiniques ? *A doses faibles* (0 gr. 01), on observe d'abord de l'excitation cérébrale, de l'agitation, de l'insomnie, de l'accélération du pouls. Les choses peuvent en rester là ; ou bien, il survient ensuite un peu d'engourdissement et de la somnolence. Aussi quelques médecins, parmi lesquels on peut citer MM. Pécholier et Dujardin-Beaumetz, ont-ils affirmé que l'opium et la morphine ne font pas dormir et que la fameuse *virtus dormitiva* de Molière n'existe pas réellement ; c'est là une opinion contestée et très contestable. *A doses moyennes* (0 gr. 03) la période d'excitation est très courte, peu marquée ou nulle ; l'individu tombe rapidement dans un sommeil profond, sommeil accompagné de vomissements, d'envies fréquentes d'uriner et de picotements à la peau. A *doses fortes* (0 gr. 06), un sommeil profond se manifeste rapidement avec insensibilité et résolution complètes, puis le coma arrive ; en même temps, la pupille se rétrécit fortement ; la respiration devient lente, pénible, irrégulière ; les battements cardiaques faiblissent et deviennent irréguliers, les muscles sont relâchés et la sensibilité réflexe a disparu. Si la dose n'est pas mortelle, toutes les fonctions reprennent peu à peu leur état normal et il ne reste, au sortir de la narcose, que de l'abrutissement, des nausées, de la constipation, de la rétention d'urine et parfois des exanthèmes cutanés.

Action thérapeutique. — Les sels morphiniques sont employés : comme hypnotiques, comme modificateurs cérébraux, comme analgésiques et comme amyosthéniques dans les maladies du système nerveux, dans les affections du tube digestif, des voies urinaires, des voies respiratoires ; dans certaines affections du cœur, dans les fièvres inflammatoires.

Modes d'administration et doses. — Le chlorhydrate de morphine se donne à la dose de 0 gr. 005 à 0 gr. 03 *pro dosi*, et jusqu'à 0 gr. 10 *pro die*, en poudre, en pilules, en potion, en solution, en sirop. Il était autrefois très employé par la méthode endermique ; on l'appliquait sur la peau dont on avait enlevé l'épiderme au moyen d'un vésicatoire. On l'emploie surtout en injections hypodermiques, d'après les formules suivantes qui sont les plus usitées :

1° Solution (Codex).
Chlorhydrate de morphine.   1 gramme.
Eau distillée   24   —
Faire dissoudre et filtrer.
Cinq gouttes contiennent 0,01 centigramme de chlorhydrate.

2° Solution ordinairement prescrite, à 1 pour 50.
Chlorhydrate de morphine 1 gr. ou 0 gr. 20.
Eau de laurier-cerise . 50 gr. ou 10 gr.
Chaque seringue contenant 1 gr. renferme 0 gr. 02 de chlorhydrate.

3° Solution souvent prescrite, à 1 pour 100.
Chlorhydrate de morphine 1 gr. ou 0 gr. 10
Eau distillée bouillie. . 100 gr. ou 10 gr.
Chaque seringue contenant 1 gr. renferme 0 gr. 01 de chlorhydrate.

Stérilisation des solutions de morphine. — Les solutions de morphine peuvent être stérilisées par le procédé indiqué au supplément du Codex, au soluté de caféine, pour injections hypodermiques. On opère de la manière suivante :

Après avoir fait dissoudre à froid le chlorhydrate de morphine dans l'eau distillée, on filtre et on reçoit le liquide dans un flacon bouchant à l'émeri.

Pour stériliser le soluté, on interpose un fil entre le goulot et le bouchon pour prévenir l'adhérence et permettre la sortie de l'air, on place le flacon dans l'eau froide jusqu'à la naissance du col, puis on porte l'eau à l'ébullition que l'on maintient pendant un quart d'heure. On laisse refroidir, on ôte le fil placé entre le goulot et le bouchon et on ferme ensuite exactement le flacon.

Formules galéniques. — Il entre dans le soluté pour injection hypodermique ; dans le sirop de chlorhydrate de morphine : 20 grammes de ce sirop contiennent 0 gr. 01 de sel.

Incompatibles. — Potasse, soude, ammoniaque, tannin et autres réactifs généraux des alcaloïdes.

Empoisonnements. — C'est un poison violent, qui, administré à doses fortes, produit les symptômes qui ont été indiqués lorsqu'il a été parlé des effets généraux occasionnés sur l'organisme par les sels morphiniques.

Premiers secours. — 1° Si le poison a été pris par la bouche, provoquer les vomissements à l'aide de l'émétique, du sulfate de zinc, de l'ipéca en poudre. Quelquefois l'influence du poison empêche les vomissements ; on videra alors l'estomac à l'aide de la pompe stomacale, qu'un médecin seul peut employer. Si la morphine a été absorbée par voie hypodermique, ce traitement doit être laissé de côté.

2° Quand l'estomac est vidé, donner une forte décoction de noix de galle, de tannin, ou de café.

3° Tenir le malade debout, le frapper avec une serviette mouillée, lui parler, le stimuler de toutes les manières de façon à le tenir éveillé.

4° Pratiquer des frictions sèches et aromatiques sur les membres et promener des sinapismes aux extrémités.

5° Si besoin est, respiration artificielle.

6° Le permanganate de potasse a été proposé comme antidote de l'intoxication par l'opium ou ses alcaloïdes.

Il résulte des expériences de Scharp (1) que ce corps, qui agit comme antidote physiologique, n'est pas un antidote certain et qu'il n'est pas rare d'échouer avec lui.

Il importe cependant de rappeler que Körner de Magdebourg (2) a pu combattre avec succès un empoisonnement par la morphine en injectant hypodermiquement une pleine seringue de Pravaz d'une solution de 4 grammes de permanganate de potasse dans 30 grammes d'eau distillée.

Il a observé des accidents à la suite de cette injection, mais il pense qu'ils seraient facilement évités, si la dose de permanganate de potasse injectée était moins considérable et il conseille, dans les cas

(1) V. *Nouveaux Remèdes*, 1896 et *J. de Ph. et Ch.*, 1er mai 1896, p. 449.
(2) V. *Semaine médicale* du 11 avril 1896.

d'empoisonnement par l'opium ou ses alcaloïdes d'injecter une seringue de Pravaz d'une solution contenant 4 à 5 pour 100 de permanganate.

§ 2. — Bromhydrate de morphine.

Formule. — Le bromhydrate de morphine a pour formule :

$$C^{17}H^{19}AzO^3, HBr + 2H^2O.$$

Ce sel, peu usité, se prépare comme le chlorhydrate ; caractères d'i-
dentité, caractères spécifiques, caractères de contrôle, action physiologique, action thérapeutique, modes d'administration, incompatibles, empoisonnement, secours, analogues à ceux du chlorhydrate.

§ 3. — Sulfate de morphine.

Formule. — Le sulfate de morphine, sulfate neutre, a pour formule :

$$(C^{17}H^{19}AzO^3)^2SO^4H^2 + 5H^2O.$$

Préparation. — On le prépare d'après le procédé suivant (Codex) : réduire la morphine en poudre ; la délayer dans une petite
quantité d'eau chaude et ajouter de l'acide sulfurique au 1/10ᵉ en
quantité suffisante pour dissoudre la morphine et pour que la liqueur
conserve une légère réaction alcaline au tournesol ; évaporer en consistance de sirop clair et laisser cristalliser.

Caractères d'identité. — Le sulfate de morphine cristallise en
aiguilles prismatiques, incolores, solubles dans 32 parties d'eau froide,
peu solubles dans l'alcool.

100 parties de ce sel cristallisé contiennent 75,2 de morphine et
11,87 d'eau.

Caractères spécifiques. — On le reconnaît aux caractères suivants :

1° A ses caractères d'identité;

2° Sa solution aqueuse est précipitée par l'ammoniaque, la potasse, la soude et les divers réactifs généraux des alcaloïdes ;

3° Elle donne les réactions caractéristiques de l'acide sulfurique ;

4° Elle donne les réactions caractéristiques de la morphine.

Caractères de contrôle. — Mêmes falsifications et mêmes
moyens de les déceler que pour le chlorhydrate.

Conservation, action physiologique et thérapeutique, modes d'administration et doses, incompatibles, empoisonnement, secours, comme pour le chlorhydrate de morphine.

§ 4. — Acétate de morphine.

Formule. — L'acétate de morphine a pour formule :

$$C^{17}H^{19}AzO^3, C^2H^4O^2 + 2H^2O.$$

Préparation. — On le prépare par le procédé suivant, indiqué par Soubeiran : triturer 2 p. de morphine en poudre avec 1 p. d'acide acétique à 8° Baumé ; abandonner la masse à elle-même pendant 24 heures ; on la pulvérise ensuite et on la fait sécher à l'air libre.

Caractères d'identité. — L'acétate de morphine cristallise en aiguilles fines groupées en aigrettes, solubles dans 17 p. d'eau froide, dans 1 p. d'eau bouillante et dans l'alcool. Il est très instable et perd facilement une partie de son acide par évaporation.

Caractères spécifiques. — Comme le chlorhydrate de morphine ; il donne seulement les réactions caractéristiques de l'acide acétique et ne donne pas celles de l'acide chlorhydrique.

Caractères de contrôle, conservation, action physiologique, thérapeutique, modes d'administration et doses, incompatibles, empoisonnement, secours, comme pour le chlorhydrate de morphine.

L'acétate de morphine est un sel à peu près inusité, à cause de son instabilité. Il ne figure plus au Codex de 1884.

SECTION III

ÉTUDE DES ÉTHERS DE LA MORPHINE

La morphine possède une fonction phénolique et une fonction alcoolique. La théorie permet donc de prévoir l'existence de trois catégories d'éthers oxydes et de trois catégories d'éthers salins. Si nous représentons la morphine par le schéma suivant :

$$M<{OH \text{ (phénolique)} \atop OH \text{ (alcoolique)}}$$

dans lequel nous mettons simplement en évidence les deux fonctions qui nous intéressent pour le moment, les six catégories d'éthers pourront à leur tour être représentées par les schémas suivants dans lesquels R désignera un radical d'alcool et R.CO un radical d'acide organique :

A) éthers oxydes : 1° $M<^{OR}_{OH}$ 2° $M<^{OH}$ 3° $M<^{OR}_{OR}$

B) éthers salins : 1° R.CO.O.M.*OH*   2° R.CO.O.M.OH   3° $^{RCO.O}_{RCO.O}>M.$

Les éthers oxydes du 2e type sont encore inconnus, mais on connaît des représentants des cinq autres catégories. Certains d'entre eux ont été l'objet d'études physiologiques du plus haut intérêt, en particulier de la part de Von Mering, études qui ont contribué dans une certaine mesure à éclairer la question toujours passionnante des relations qui existent entre la constitution chimique des corps et leur action pharmacodynamique.

De tous les éthers étudiés, quatre seulement sont restés dans la thérapeutique courante et c'est sur eux que nous bornerons notre attention :

Trois d'entre eux se rattachent à la 1re catégorie d'éthers oxydes : $M<^{OR}_{OH}$, ce sont :

1° La *codéine* dans laquelle R est représenté par CH³.

2° La *codéthyline* dans laquelle R est représenté par C²H⁵.

Le chlorhydrate de cet éther, seul utilisé, porte le nom de *dionine*.

3° Le chlorhydrate de l'éther dans lequel R est représenté par CH²C⁶H⁵ radical de l'alcool benzylique. C'est la *péronine*.

Le quatrième se rattache à la 3e catégorie des éthers salins :

$$^{RCO.O}_{RCO.O}>M.$$

C'est l'*héroïne* ou diacétyl-morphine dans laquelle R.CO est représenté par le radical de l'acide acétique.

La codéine est un alcaloïde naturel de l'opium ; nous lui avons réservé une section spéciale. Nous nous bornerons par suite à étudier ici la dionine, la péronine et l'héroïne.

§ 1. — Dionine.

Formule. — La dionine est le chlorhydrate de la codéthyline ou monoéthylmorphine. Elle a pour formule :

$$HCl. (C^{17}H^{17}AzO)<^{O.C^{2}H^{5}}_{OH} + H^{2}O.$$

Caractères d'identité. — La dionine se présente sous la forme d'une poudre blanche, cristalline, inodore, d'une saveur amère, neutre aux réactifs, fondant à 123°-125°, soluble dans 7 parties d'eau froide.

Caractères spécifiques. — On reconnaît la dionine aux caractères suivants :

1° A ses caractères d'identité ;

2° Elle donne la plupart des réactions de la codéine ;

3° A 5 cc. d'une solution de dionine à 10 p. 100 on ajoute de l'ammoniaque de densité 0,910, on constate que les premières portions de ce réactif précipitent la base (codéthyline), les dernières portions au contraire la redissolvent. La redissolution n'est complète que lorsqu'on a ajouté 5 cc. d'ammoniaque. Avec le chlorhydrate de codéine on observe le même phénomène, mais il suffit de 1 cc. d'ammoniaque pour redissoudre le précipité, toutes choses égales d'ailleurs.

Action physiologique et thérapeutique. — La dionine possède une action hypnotique intermédiaire entre celle de la morphine et celle de la codéine. Elle s'emploie dans les mêmes circonstances que la codéine.

Modes d'administration et doses. — La dionine s'administre à l'intérieur à la dose de 8 à 15 centigrammes par la voie buccale et de 1 à 3 centigrammes par la voie sous-cutanée. On en fait des potions, des pilules, des cachets, des sirops, des solutions pour injections hypodermiques.

Potion (Pouchet) :

Dionine . . . . 50 centigrammes.
Sirop de framboises . . . . 150 grammes
Eau distillée . . . . 200 —

Chaque cuillerée à soupe contient 25 milligrammes de dionine.

Associée à la poudre d'ipéca, la dionine donne un mélange destiné à remplacer la poudre de Dower.

§ 2.— Péronine.

Formule. — La péronine est le chlorhydrate de la benzylmorphine ou éther benzylique de la morphine. Elle a pour formule :

$$HCl. (C^{17}H^{17}AzO) < ^{O.CH^2C^6H^5}_{OH}$$

Caractères d'identité. — Elle se présente sous la forme d'une poudre cristalline, blanche, d'une saveur amère.

Elle est soluble dans 133 p. d'eau à 15°, 10 p. d'eau bouillante, 218 p. d'alcool à 95° et 390 p. de chloroforme.

Elle est à peu près insoluble dans l'éther.

Les acides minéraux diminuent considérablement sa solubilité dans l'eau.

Caractères spécifiques. — On la reconnaît aux caractères suivants :

1° A ses caractères d'identité ;

2° Traitée par l'acide sulfurique elle donne une solution faiblement colorée en jaune à froid, devenant rouge si on chauffe ;

3° Si on ajoute une trace d'acide azotique à sa solution sulfurique, le liquide se colore en brun.rouge foncé ;

4° Elle ne donne pas de coloration bleue soit avec le perchlorure de fer, soit avec le perchlorure de fer additionné de ferricyanure de potassium. Elle ne dégage pas d'iode de l'acide iodique même à chaud.

Action physiologique et thérapeutique. — La péronine est narcotique et paraît posséder la propriété de calmer spécialement la toux ; c'est ce dernier fait qui motive son emploi thérapeutique.

Modes d'administration et doses. — Elle s'administre à la dose de 2 à 6 centigrammes en une fois et de 10 à 30 centigrammes par 24 heures, en potion, pilules.

Potion (Pouchet) :

Péronine.. . . . . 20 centigrammes
Sirop de framboises . . . . 150 grammes
Eau distillée. . . . . 200 —

Une cuillerée à soupe contient 1 centigramme de péronine.

La péronine a été employée aussi comme succédané de la cocaïne dans la chirurgie ou thérapeutique oculaire. On l'emploie dans ce cas à la dose de II à III gouttes d'une solution à 2 p. 100.

§ 3. — Héroïne.

Formule. — L'héroïne est l'éther diacétique de la morphine ; elle a pour formule :

$$\left.\begin{array}{l} CH^3CO^2 \\ CH^3CO^2 \end{array}\right> C^{17}H^{17}AzO.$$

Caractères d'identité. — C'est une poudre blanche, cristalline, inodore, légèrement amère, possédant une réaction alcaline, fondant à 173°. Elle est insoluble dans l'eau, soluble dans l'eau acidulée, peu soluble dans l'alcool froid et dans l'éther, très soluble dans l'alcool bouillant et le chloroforme.

Caractères spécifiques. — On la reconnaît aux caractères suivants :

1° A ses caractères d'identité ;

2° Elle donne avec le réactif de Fröhde une coloration lilas, passant au vert sale ;

3° Avec le réactif de Mandelin elle donne une coloration violet-rose passant au brun-rouge puis au brun.

4° Avec l'acide sulfurique concentré elle ne donne rien. Si on ajoute une trace d'acide azotique, on obtient une coloration jaune devenant rouge lorsqu'on chauffe ;

5° Si on la traite à chaud par de l'acide sulfurique concentré contenant une trace de chlorure ferrique, on obtient une coloration vert-bleu ;

6° Elle ne dégage pas d'iode de l'acide iodique.

Action physiologique et thérapeutique. — L'héroïne est un hypnotique comme la morphine, mais à un degré moindre que celle-ci. Elle se montre plus toxique que la morphine. Elle posséderait la propriété de diminuer la fréquence des mouvements respiratoires tout en augmentant leur amplitude ; c'est pour cette raison qu'on l'utilise dans le traitement des maladies des voies respiratoires.

Modes d'administration et doses. — L'héroïne s'administre à la dose de 5 à 10 milligrammes en une fois et de 2 à 4 centigrammes par 24 heures, sous forme de poudre composée, solution, potion, pilules, cachets.

Poudre composée (Pouchet).

Héroïne	3 à 4 centigrammes
Sucre de lait.	30 —
Magnésie calcinée	30 —

Mélanger et diviser en 6 prises.

Solution (Pouchet).

Héroïne	10 centigrammes
Acide acétique	X gouttes
Eau distillée	10 grammes

Dix gouttes de cette solution contiennent 5 milligrammes d'héroïne

Potion (Pouchet).

Héroïne. . . . .   5 centigrammes
Alcool à 90°. . . . .   Q. S. pour dissoudre
Sirop de fleurs d'oranger. . . . .   50 grammes
Sirop de tolu . . . .   50 —
Glycérine pure . . . .   50 —

Chaque cuillerée à soupe contient 6 à 7 milligrammes d'héroïne.

SECTION IV

ÉTUDE DE L'APOMORPHINE

Formule. — L'apomorphine, découverte par Mathienssen, a pour formule : $C^{17}H^{17}AzO^2$.

C'est un alcaloïde artificiel, qui dérive de la morphine par perte d'une molécule d'eau :

$$C^{17}H^{19}AzO^3 - H^2O = C^{17}H^{17}AzO^2.$$

Morphine   Apomorphine

Préparation. — On la prépare en chauffant, entre 140° et 150°, pendant trois heures, dans un tube scellé très résistant :

Morphine pure. . . . .   1 partie
Acide chlorhydrique pur . . . .   20 —

Le mélange doit occuper au plus 1/5 de la capacité du tube.

Lorsque ce tube est refroidi, on l'ouvre, on dilue la solution qui s'y trouve contenue et on la sursature avec un excès de carbonate acide de sodium. Il se précipite de l'apomorphine en même temps que la morphine qui n'a pas été transformée. On sépare le liquide surnageant et on épuise le mélange alcaloïdique par l'éther, qui dissout seulement l'apomorphine, sans toucher à la morphine. On purifie l'apomorphine en ajoutant à la solution éthérée quelques gouttes d'acide chlorhydrique ; il se fait du chlorhydrate d'apomorphine qui cristallise. On décompose ce chlorhydrate par le bicarbonate de soude et l'apomorphine se précipite. On la lave immédiatement avec un peu d'eau froide et on la sèche très rapidement.

Caractères d'identité. — L'apomorphine est anhydre, incolore, cristallisable, soluble dans l'eau, très soluble dans l'alcool, l'éther, le chloroforme (*La solubilité dans ces deux derniers liquides la distingue de la morphine*). Elle s'oxyde rapidement à l'air, surtout en solution et se colore en vert émeraude.

Si on la précipite de ses dissolutions salines par le bicarbonate de soude, elle est blanche, mais elle ne tarde pas à s'oxyder et à verdir. Le produit de cette oxydation est soluble dans l'eau et dans l'alcool en donnant une liqueur d'un beau vert.

Elle se combine aux acides, pour donner des sels. On connaît surtout le chlorhydrate d'apomorphine ayant pour formule :

$$C^{17}H^{17}AzO^2, HCl$$

qui forme des prismes anhydres, incolores, solubles dans l'eau et l'alcool, qui deviennent verts sous l'influence de l'air et de la lumière.

Caractères spécifiques. — On reconnaît l'apomorphine aux caractères suivants :

1° A ses caractères d'identité;

2° Traitée par le perchlorure de fer très dilué, elle se colore en rose ;

3° Traitée par l'acide azotique, elle prend une couleur rouge pourpre ;

4° Traitée par l'acide chlorhydrique, elle prend une couleur brun rouge.

On reconnaît le chlorhydrate d'apomorphine :

1° A ses caractères d'identité ;

2° Il donne les réactions caractéristiques de l'acide chlorhydrique ;

3° Il donne les réactions caractéristiques de l'apomorphine.

Caractères de contrôle. — L'apomorphine imparfaitement purifiée peut contenir de la morphine. Pour s'en assurer, on traitera l'apomorphine suspecte par l'éther ou par le chloroforme : elle doit se dissoudre complètement sans résidu ; s'il restait un résidu de morphine, non soluble dans ces deux véhicules, on le caractériserait à l'aide de réactifs de la morphine.

Conservation. — L'apomorphine et son chlorhydrate doivent être conservés dans des flacons bien secs à l'abri de l'air et de la lumière.

Action physiologique. — L'apomorphine, injectée sous la peau, ou administrée par l'estomac, produit des vomissements rapides. C'est un vomitif énergique présentant sur les substances vomitives habituellement employées (tartre stibié, sulfate de cuivre, sulfate de zinc), les avantages suivants : ses effets sont certains, elle peut être donnée en injection hypodermique, ce qui est un grand avantage, puisqu'on peut s'en servir dans certains cas où l'administration d'un vomitif par la bouche est impossible ou difficile (comme dans le coma, les affections mentales, les contractures des mâchoires, etc.). Les phénomènes qui précèdent les vomissements par l'apomorphine sont de très courte durée ou même nuls, et les vomissements produits par cet alcaloïde s'effectuent ordinairement sans être accompagnés ni suivis de troubles désagréables et quelquefois dangereux, auxquels donnent lieu les autres vomitifs.

On la recommande aussi comme expectorant.

Modes d'administration et doses. — On l'emploie en injections hypodermiques à la dose de 0 gr. 005 à 0 gr. 015 ; d'après les formules suivantes :

Formule A :

  Apomorphine . . . . 0 gr. 10
  Eau acidulée par l'acide chlorhydrique . . 10 grammes.

Chaque seringue contenant 1 gramme ou XX gouttes contient 0 gr. 01 de chlorhydrate d'apomorphine.

Formule B :

  Chlorhydrate d'apomorphine . . . . 0 gr. 10
  Eau distillée. . . . . 10 grammes.

Chaque seringue contenant 1 gramme ou XX gouttes contient 0 gr. 01 de chlorhydrate d'apomorphine.

Les solutions doivent être préparées au moment de s'en servir, car l'apomorphine, qui ne diffère de la morphine que par une molécule d'eau, tend à reprendre cette eau et à redevenir morphine. Ces solutions, d'abord incolores, passent rapidement, sous l'action de la lumière, à une teinte vert émeraude. Mossler croyait que cette solution verte était altérée et inactive ; mais Fonssagrives a constaté qu'il n'en était rien et qu'elle faisait vomir comme la solution incolore.

D'après Constantin Paul (1) le chlorhydrate d'apomorphine et l'apomorphine, dissous dans la glycérine, donnent des solutions qui se conservent très bien pendant 3 ou 4 jours.

On peut aussi administrer l'apomorphine et son chlorhydrate, en potion et en lavement, à la dose de 0 gr. 01 à 0 gr. 03.

L'apomorphine, vomitif très sûr, à action rapide, est-elle aussi inoffensive que nombre d'auteurs l'ont écrit ? On trouve dans les

____

(1) Voir *Bulletin de thérapeutique*, 1874, p. 377.

journaux et les dictionnaires des cas d'empoisonnement produits par ce corps et signalés par Chouppe, Dujardin-Beaumetz, Prévost de Genève, Pécholier, mais ce qu'il importe de retenir, c'est que ces cas sont très rares. L'apomorphine, dit M. Dujardin-Beaumetz (1), peut, dans des cas extrêmement rares, donner lieu à des accidents sérieux et quelquefois graves. Cependant, il importe, d'après Harnack (2) d'être prudent dans l'administration de ce médicament qui réagit très diversement suivant les individus. Il convient de l'administrer aux petites doses de 0 gr. 003 à 0 gr. 005 et si l'on n'obtient pas d'effet, on peut augmenter la dose déjà au bout de quelques minutes.

SECTION V

ÉTUDE DE LA CODÉINE

Synonymes. — La codéine appelée aussi méthylmorphine, découverte par Robiquet en 1833, étudiée par Wright a pour formule :

$$C^{18}H^{21}AzO^3 + H^2O.$$

Préparation. — On l'obtient comme produit secondaire de la préparation de la morphine, et on l'extrait des eaux-mères qui ont servi à la préparation de la morphine, par le procédé de Grégory et de Roberston, en suivant la méthode rapportée au Codex. Nous n'insisterons pas sur cette préparation, très bien décrite au Codex, et qui se pratique du reste presque exclusivement dans l'industrie.

D'après Grimaux, on doit considérer la codéine comme de la méthylmorphine.

Se fondant sur cette constitution, Grimaux l'a préparée en méthylant la morphine par l'iodure de méthyle en présence de la potasse :

$$\underset{\text{Morphine}}{C^{17}H^{19}AzO^3} + \underset{\substack{\text{Iodure de} \\ \text{méthyle}}}{CH^3I} + \underset{\text{Potasse}}{KOH} = KI + H^2O + \underset{\text{Codéine}}{C^{18}H^{21}AzO^3}$$

Le procédé de Grimaux est aujourd'hui utilisé dans l'industrie et on prépare en Angleterre et en Allemagne une codéine artificielle en dissolvant de la morphine dans une solution de potasse, de soude ou de chaux sur laquelle on fait agir du chlorure de méthyle

____

(1) *Dictionnaire de thérapeutique*, t. IV, p. 64.
(2) *J. de Ph. et de Ch.*, 5ᵉ série, t. XXVI, numéro du 1ᵉʳ juillet 1892.

ou de l'acide méthylsulfurique. On fait cristalliser le produit dans le chloroforme ou l'alcool ; on obtient de très beaux cristaux.

Caractères d'identité. — Cristallisée dans l'éther anhydre, la codéine se présente en cristaux brillants et anhydres ; cristallisée au contraire dans l'eau ou l'éther aqueux (ce qui est le cas le plus ordinaire), elle cristallise en octaèdres orthorombiques contenant une molécule d'eau ou 5,68 pour 100 d'eau. Elle est soluble dans l'eau, très soluble dans l'alcool, l'éther, le chloroforme, soluble dans l'ammoniaque, insoluble dans la potasse.

Elle est lévogyre.

Chauffée à 120°, elle devient anhydre et fond ensuite à 150° ; chauffée dans l'eau bouillante, elle se transforme en un liquide huileux.

Elle se combine aux acides pour donner des sels, en particulier le chlorhydrate et le sulfate, corps cristallisés, non employés en médecine.

Caractères spécifiques. — On la reconnaît aux caractères suivants :

1° A ses caractères d'identité ;

2° Traitée par l'acide sulfurique pur et concentré, elle se dissout sans se colorer, mais, au bout d'un certain temps, la liqueur prend une teinte bleue (Dragendorff) ;

3° Traitée par le réactif d'Erdmann, elle se colore en bleu beaucoup plus rapidement ;

4° Traitée par le sulfo-sélénite d'ammonium, elle prend une teinte verte (Ph. Lafon) ;

5° Mêlée à du sucre et touchée avec de l'acide sulfurique, elle offre une nuance pourpre, qui devient violette, puis pourpre (Schneider);

6° Si on délaie la codéine avec 2 gouttes de solution d'hypochlorite de sodium et qu'on ajoute au mélange 4 gouttes d'acide sulfurique concentré, il se développe une coloration persistante d'un beau bleu céleste (L. Raby).

Elle se distingue de la morphine par les caractères suivants :

Codéine.	Morphine.
Soluble dans l'éther.	Non soluble dans l'éther.
Ne rougit pas par l'acide azotique.	Rougit par l'acide azotique.
Ne bleuit pas avec le perchlorure de fer.	Bleuit par le perchlorure de fer.
Ne réduit pas l'acide iodique.	Réduit l'acide iodique.

Caractères de contrôle. — Elle peut être FALSIFIÉE par les corps suivants :

Chlorhydrate de morphine. — 1º *Essai à l'acide sulfurique.* D'après beaucoup de pharmacopées (allemande, anglaise), cet essai consiste à mettre la codéine et ses sels en contact avec un excès d'acide sulfurique : la solution obtenue doit être incolore. Or, à cause de l'échauffement que produit la combinaison, les résultats varient suivant les conditions de l'expérience. On doit faire l'essai de la manière suivante : Prendre 0 gr. 07 de codéine qu'on dissout graduellement dans 10 cc. d'acide sulfurique : la coloration rose, qui se manifeste tout d'abord, disparaît rapidement, et la solution devient incolore.

L'acide sulfurique employé ne doit contenir ni acide nitrique, qui donnerait une coloration rouge violette, ni acide nitreux qui donnerait une coloration bleue. Aussi, doit-on essayer préalablement l'acide sulfurique au moyen de la brucine qui ne doit produire aucune coloration (1).

2º *Essai à l'acide azotique.* D'après Hager, la codéine doit se dissoudre dans l'acide azotique sans se colorer. Hager recommandait de se servir d'acide nitrique à 25 p. 100 ; or Tambach et Hencke ont remarqué qu'en opérant avec un acide aussi concentré, il se forme de la nitro-codéine dont la production est accompagnée d'une coloration jaune, devenant rapidement jaune-rouge. Pour éviter cette transformation de la codéine, il faut opérer avec de l'acide à moins de 10 p. 100 ou bien refroidir le mélange dans la glace.

3º *Essai au ferricyanure de potassium.* D'après Tombach et Hencke, le meilleur procédé à suivre pour cette recherche consiste à employer le ferricyanure de potassium additionné de perchlorure de fer : s'il y a de la morphine, il se produit une coloration bleue (2).

Sucre candi. — Sera décelé en calcinant la codéine suspecte sur une lame de platine : si elle est pure, elle disparaîtra complètement sans laisser de résidu et sans produire l'odeur de caramel ; si elle contient du sucre candi, elle brûle en laissant un résidu et en produisant l'odeur de caramel.

Conservation. — Étant inaltérable à l'air, on la conserve dans un flacon bouché.

Action physiologique. — Son action physiologique étudiée d'abord par Barbier d'Amiens, a été complétée par les recherches de

____

(1) Tambach et Hencke, *Pharmaceutische Centralhalle*, 1897, p. 159. *Rép. de Ph.*, 10 mai 1897, p. 221.

(2) *Pharmaceutische Centralhalle*, 1897, p. 159. *Rép. de Ph.*, 10 mai 1897, p. 221.

Cl. Bernard et par un travail très intéressant de M. Laborde (1).

Des travaux de ces deux savants, il résulte que la codéine est moins inoffensive que ne le pensait Barbier et ceux qui l'ont suivi. M. Laborde a constaté qu'elle était hypnotique comme la morphine ; il a de plus observé que tandis que le sommeil morphinique est calme, le sommeil codéique aboutit à une période convulsivante survenant brusquement, et accompagnée de dilatation pupillaire. Cl. Bernard, après Barbier d'Amiens, a constaté que le sommeil codéique a des caractères particuliers, qui le distinguent de celui de la morphine : il est moins profond, et ne laisse pas au réveil cette pesanteur de tête et cet engourdissement de l'esprit qui se constatent après le sommeil provoqué par la morphine. Elle a, d'après Cl. Bernard, une action moindre que la morphine sur la sensibilité. En somme, dit M. Fonssagrives, c'est un alcaloïde de l'opium qui a une personnalité propre, et qu'on ne saurait confondre avec les autres.

Action thérapeutique. — On l'emploie : comme somnifère, dans les insomnies qui ne répondent pas à l'action des autres hypnotiques ; comme sédatif de la sensibilité (gastralgies, viscéralgies abdominales) ; comme sédatif des spasmes musculaires : blépharospasme (*Mauthner*). On l'emploie pour diminuer la quantité du sucre dans le diabète et aussi pour apaiser la soif des diabétiques (*Bardet* et *Lafont*).

Modes d'administration et doses. — On l'administre sous les mêmes formes pharmaceutiques que la morphine, mais en quantité quintuple, sextuple de celle de la morphine (2). On la donne à la dose de 0 gr. 05 à 0 gr. 10 et jusqu'à 0 gr. 20 et 0 gr. 30 et 0 gr. 40. Bien entendu, il est prudent de n'atteindre ces doses que progressivement.

Formules galéniques. — Elle entre dans le sirop de codéine du Codex : 20 grammes de ce sirop contiennent 0 gr. 04 de codéine.

Incompatibles. — Potasse, soude, réactifs généraux des alcaloïdes, bromhydrate d'ammoniaque (3).

Benezech a signalé la réaction colorée que la codéine détermine lorsqu'on l'ajoute à une infusion de mauve. Cette solution de bleue

---

(1) *Bulletin de thérapeutique*, année 1873, page 495 et portant le titre : Note sur l'action physiologique et toxique comparées de l'opium et de ses alcaloïdes.

(2) *Formulaire des hôpitaux civils de Paris*, page 98, et Gubler, *Commentaires du Codex*.

(3) V. *Union pharmaceutique*, mai 1892, p. 238.

qu'elle était devient verte. Il y a là un moyen rapide de différencier le
sirop de codéine du sirop de morphine : prendre une fleur de mauve
que l'on met dans un tube à essai avec 10 centimètres cubes d'eau
distillée ; porter à l'ébullition et après quelques secondes d'infusion
on retire la fleur ; on ajoute alors le sirop de codéine et la solution
prend une belle teinte verte. Il ne se produit rien de semblable avec
le sirop de morphine.

Empoisonnements et secours. — Employée à dose élevée,
elle est toxique ; symptômes analogues à ceux produits par la morphine ; administrer les mêmes secours.

SECTION VI

ÉTUDE DE L'APOCODÉINE

Formule. — L'apocodéine découverte par Mathiessen et Burn-
side a pour formule : $C^{18}H^{19}AzO^2$.

C'est un alcaloïde artificiel, dérivant de la codéine par perte d'une
molécule d'eau :

$$C^{18}H^{21}AzO^3 - H^2O = C^{18}H^{19}AzO^2$$
Codéine   Apocodéine

Préparation. — On la prépare en faisant agir sur la codéine le
chlorure de zinc en solution concentrée, à la température de 170°
à 180°.

Action physiologique et thérapeutique. — Elle possède,
mais à un degré moindre, les propriétés physiologiques et thérapeutiques de l'apomorphine. Comme elle, elle provoque les vomissements et peut être employée comme vomitif, à la dose de 0 gr. 015 à
0 gr. 020, ou 1 centimètre cube d'une solution de chlorhydrate d'a-
pocodéine dans 20 grammes d'eau.

L'apocodéine a été jusqu'ici peu étudiée et surtout peu employée
en thérapeutique.

SECTION VII

ÉTUDE DE LA NARCÉINE

Formule. — La narcéine, découverte en 1832 par Pelletier, a pour formule :

$$C^{23}H^{29}AzO^9 + 2H^2O.$$

Préparation. — On la retire ordinairement des eaux-mères incristallisables qui proviennent de la préparation de la morphine par le procédé Grégory et Roberston. Cette préparation est pratiquée surtout dans l'industrie (1).

La narcéine s'obtient aujourd'hui synthétiquement, et en grande quantité, en partant de la narcotine. Il suffit pour cela de combiner la narcotine avec l'iodure de méthyle et de traiter cette combinaison par la potasse ; on obtient ainsi la pseudo-narcéine de Rosen, pseudo-narcéine identique avec la narcéine, comme l'ont prouvé les recherches récentes de M. Freund. On traite ensuite à l'aide d'un courant de vapeur d'eau et on réalise ainsi la transformation complète de la narcotine en narcéine. On la purifie ensuite par cristallisation dans l'eau bouillante (2).

Caractères d'identité. — La narcéine est un alcaloïde cristallisé en aiguilles prismatiques incolores, soyeuses, réunies en masses légères, contenant deux molécules d'eau de cristallisation. Elle est peu soluble dans l'eau (1 p. se dissout dans 1285 p. d'eau) ; elle est peu soluble dans l'alcool (1 p. se dissout dans 945 p.) ; elle est plus soluble dans l'eau et l'alcool chauds ; elle est insoluble dans l'éther ; elle est soluble dans les dissolutions alcalines et dans l'eau chargée d'ammoniaque.

Elle est lévogyre.

Elle perd à 110° son eau de cristallisation, soit 7,21 p. 100 de son poids. Lorsqu'elle est anhydre, elle fond à 145°.

Elle se combine aux acides pour donner des sels, dont le plus connu est le chlorhydrate de narcéine, qui a pour formule :

$$C^{23}H^{29}AzO^9,HCl.$$

(1) *Dictionnaire de Wurtz*, t. II, 2ᵉ partie, p. 530, article narcéine.
2) V. Held, *Les alcaloïdes de l'opium.* — Bibliothèque de chimie pratique chez Rueff : narcotine et narcéine.

Caractères spécifiques. — On la reconnaît aux caractères suivants :

1° A ses caractères d'identité ;

2° Traitée par l'acide sulfurique à froid, elle se dissout en prenant une teinte brune, qui devient rouge-violet si on chauffe, et même rouge-cerise, si on continue l'action de la chaleur.

Une trace d'acide azotique fait naître dans le liquide rouge refroidi des bandes d'un beau violet (Plugge) ;

3° Traitée par l'iode (solution d'iode à 2 p. 1000), elle se colore en bleu foncé ; la coloration est détruite par l'eau bouillante et par les alcalis ;

4° Chauffée avec un peu d'acide sulfurique et une trace de phénol elle prend, si la quantité de narcéine n'est pas trop faible, une magnifique coloration rouge (Arnold) ;

5° Traitée par le réactif de Fröhde, elle prend une coloration brune, passant successivement au vert, au rouge, puis au bleu.

6° Traitée par le réactif de Maudelin, elle prend une coloration brune, passant au violet, puis à l'orange.

Caractères de contrôle. — Elle peut être altérée ou falsifiée :

Altérations. — *Méconine.* — Sera décelée en traitant la narcéine suspecte par l'éther. La méconine, s'il y en a, se dissoudra dans l'éther. Par l'évaporation de l'éther, on retrouve la méconine qui est fusible, volatile et se dissout dans l'acide sulfurique dilué. Cette dissolution prend une teinte verte, lorsqu'on la fait évaporer.

Falsifications. — *Sulfate de chaux, amidon, sucre.* — 1° Pour les déceler, traiter la narcéine suspecte par de l'alcool chaud qui dissout la narcéine, et laisse pour résidu ces substances étrangères. — 2° On peut aussi calciner sur une lame de platine la narcéine suspecte : si elle est pure, elle se volatilise sans résidu.

Morphine. — On la décélera en traitant la narcéine suspecte par l'acide iodique et par le perchlorure de fer : si elle est pure, elle ne réduira pas l'acide iodique et ne sera pas colorée en bleu par le perchlorure de fer ; si elle contient de la morphine, elle réduira l'acide iodique et sera colorée en bleu par le perchlorure de fer.

Conservation. — Etant inaltérable, on la conserve dans des flacons bouchés.

Action physiologique. — Elle est hypnotique. Des expériences de Cl. Bernard, Debout, Béhier, etc., ont montré que le sommeil narcéique est tranquille, sans rêvasseries et n'est suivi ni de malaise général, ni de lourdeur de tête. Elle est de plus analgésique.

Action thérapeutique. — On l'emploie comme hypnotique et analgésique dans les névralgies, le délirium tremens, etc.

Modes d'administration et doses. — On l'administre : en pilules à la dose de 0 gr. 02 à 0 gr. 10 ; en potion et sirop à la dose de 0 gr. 02 à 0 gr. 10 avec addition dans 100 grammes d'eau de quelques gouttes d'acide chlorhydrique pour dissoudre ; en lavement et suppositoire à la dose de 0 gr. 01 à 0 gr. 05 ; en injection hypodermique : eau contenant 3 grammes de HCl par litre, 100 grammes ; narcéine, 1 gramme. Cette solution contient le centième de son poids de narcéine, c'est-à-dire 0 gr. 01 par gramme d'eau.

D'après le supplément du Codex, le sirop de narcéine se prépare de la manière suivante :

Narcéine pure	1 gr.
Acide chlorhydrique pur	1 gr.
Alcool à 90°.	28 gr.
Sirop de sucre préparé à froid.	970 gr.

Délayez la narcéine dans l'alcool ; ajoutez l'acide chlorhydrique et mêlez le soluté au sirop ; filtrez. — 20 grammes de ce sirop renferment deux centigrammes de narcéine.

Incompatibles. — Elle a les mêmes incompatibles que la morphine.

Empoisonnement et secours. — Elle est toxique, produit des symptômes analogues à ceux de la morphine ; on administrera les mêmes secours.

Avant de terminer ce qui a rapport aux alcaloïdes de l'opium, employés en médecine, il est intéressant de résumer en quelques mots les propriétés physiologiques comparées de ces différents alcaloïdes ; c'est là un point important de leur histoire que nous empruntons au dictionnaire de Dujardin-Beaumetz :

1° La morphine produit la narcose, la stupeur, l'insensibilité ; rarement des convulsions. Dose mortelle, plus élevée que celle de la codéine, variable suivant les individus, mais ne devant pas dépasser 0 gr. 03 par dose et 0 gr. 10 par 24 heures pour un adulte.

2° La narcéine produit de l'hypnotisme, un certain degré d'anesthésie, pas de symptômes convulsifs. Dose maxima pour un adulte 0 gr. 05 pour une dose et 0 gr. 20 par jour.

3° La codéine produit plutôt le calme que le sommeil, elle donne une hyperexcitabilité réflexe, des convulsions. Hypnotique pour Barbier, convulsivante pour Laborde, inactive pour Rabuteau, la codéine doit être rejetée à cause de sa tendance à produire des accidents convulsifs.

En résumé, dit M. Dujardin-Beaumetz, si nous rayons la codéine comme inutile, insuffisante et dangereuse, la narcéine, bon médicament, mais très cher et rarement pur, il ne reste parmi les alcaloïdes de l'opium que la morphine qui jusqu'à présent ait donné des résultats satisfaisants et certains.

SECTION VIII

ÉTUDE DES DÉRIVÉS DE LA NARCOTINE

L'opium contient, outre la morphine, la codéine et la narcéine intéressantes au point de vue médico-pharmaceutique, un autre alcaloïde, la narcotine, qui existe en assez grande quantité dans ce produit (6 pour 100 environ).

La narcotine est intéressante à un double point de vue :

1° Parce que c'est à l'aide de ce produit qu'on peut préparer synthétiquement la narcéine ;

2° Parce qu'elle fournit un produit d'oxydation, la cotarnine, corps cristallisé qui a la propriété de s'unir aux acides pour donner des sels (1).

Stypticine.

Parmi les sels de cotarnine, citons le chlorhydrate de cotarnine préparé par Merck de Darmstadt.

Ce chlorhydrate de cotarnine, appelé aussi stypticine, a été présenté par Gottschalk, au 6° Congrès de la Société allemande de gynécologie tenu à Vienne au mois de juin 1895, comme un médicament propre à combattre les hémorrhagies utérines.

La stypticine se présente en cristaux jaunes, solubles dans l'eau et l'alcool.

Gottschalk l'administre en injections à la dose de 0 gr. 20 en solution à 10 pour 100. Dans les très fortes hémorrhagies menstruelles, il le fait prendre 4 ou 5 jours avant l'apparition des règles, à la dose de 0 gr. 025, 5 fois par jour, et pendant les règles à la dose de

(1) Voir pour l'histoire de la cotarnine, Held, *Les alcaloïdes de l'opium*, p. 153.

0 gr. 05, 4 ou 5 fois par jour sous forme de perles. On l'administre aussi d'après la formule suivante :

    Stypticine . . . .   1 gramme
    Teinture de cannelle   10   —

Prendre 4 fois par jour 10 gouttes dans de l'eau sucrée.

Quand il y a menace d'avortement, la stypticine ne doit pas être prescrite (1).

TITRE II

ALCALOÏDES FOURNIS PAR LES VÉGÉTAUX

APPARTENANT

A LA FAMILLE DES RUBIACÉES

PRÉLIMINAIRES. — DIVISION.

Les végétaux appartenant à la famille des rubiacées et qui fournissent les alcaloïdes intéressants au point de vue médico-pharmaceutique sont : les quinquinas, les ipécacuanhas, les cafés.

Plan d'étude. — Pour faire l'étude de ces alcaloïdes, nous adopterons l'ordre suivant :

1er GROUPE. — Étude des alcaloïdes fournis par les quinquinas.

2e GROUPE. —   —   par les ipécacuanhas.

3e GROUPE. —   —   par les cafés.

1er GROUPE. — ALCALOÏDES FOURNIS PAR LES QUINQUINAS

SOMMAIRE. — Le quinquina donne les alcaloïdes suivants intéressants au point de vue médico-pharmaceutique : Quinine, quinidine, cinchonine, cinchonidine. Plan d'étude. — SECTION I : Étude de la quinine, base diacide. — SECTION II : Étude des sels de quinine (sels neutres, sels basiques). Caractères de ces sels, nomenclature et étude des sels employés en pharmacie : bromhydrates neutres et basiques. — Chlorhydrates neutre et basique. — Lactate basique. — Salicylate basique. — Sulfates neutre et basique (Production du sulfate de quinine, sulfate de quinine lourd ; procédés proposés pour le rendre léger). — Chlorhydrosulfate. — Tannate de quinine neutre. — Va-

____

(1) *Pharm. Centralhalle*, XVI, 410, 1895.

lérianate basique. — Arséniate. — Glycérophosphate. — Actions physiologique et thérapeutique générales et richesse en alcaloïde des divers sels de quinine. — Section III : Étude de la quinidine. — Section IV : Étude des sels de quinidine (sels neutres, sels basiques), sulfate de quinidine basique. — Section V : Étude de la cinchonine. — Section VI : Étude des sels de cinchonine : sulfate de cinchonine basique. — Iodosulfate de cinchonine ou antiseptol. — Section VII : Étude de la cinchonidine. — Etude des sels de cinchonidine (sels neutres, sels basiques) : bromhydrates neutre et basique. — Sulfate basique.

Les quinquinas, fournis par divers cinchonas, famille des rubiacées contiennent un grand nombre d'alcaloïdes. Les seuls intéressants au point de vue médico-pharmaceutique sont : la quinine, la quinidine, la cinchonine, la cinchonidine.

Plan d'étude. — Pour faire l'étude de ces alcaloïdes, nous adopterons l'ordre suivant :

Section I. — Étude de la quinine.
Section II.   — des sels de quinine.
Section III.   — des éthers de la quinine.
Section IV.   — de la quinidine.
Section V.   — des sels de quinidine.
Section VI.   — de la cinchonine.
Section VII.   — des sels de cinchonine.
Section VIII.   — de la cinchonidine.
Section IX.   — des sels de cinchonidine

SECTION I

ÉTUDE DE LA QUININE

La quinine a été découverte en 1820 par Pelletier et Caventou ; sa composition a été établie par Liebig et Regnault ; elle est contenue dans les écorces des quinquinas, et en particulier dans les quinquinas Calisaya des Indes, surtout dans ceux de Java, désignés sous les noms de Ledgeriana, Javanica et dans ceux de la Nouvelle-Grenade, quinquina Pitayo et quinquina lancifolia.

Formule. — Elle a pour formule : $C^{20}H^{24}Az^2O^2$.

Préparation. — On la prépare en précipitant le sulfate de quinine par l'ammoniaque (Codex) :

Sulfate de quinine. . . . .   100 grammes
Eau distillée.   2000   —
Acide sulfurique dilué   112   —
Ammoniaque liquide officinale   120   —

Dissoudre le sulfate de quinine dans l'eau, en ajoutant l'acide sulfurique dilué ; verser l'ammoniaque dans le mélange ; la quinine se précipite. On laisse le tout en contact pendant 24 heures. Sous l'influence de l'ammoniaque employée en excès, la quinine passe à l'état d'hydrate cristallin, contenant 3 molécules d'eau. On lave le précipité à l'eau distillée jusqu'à ce que l'eau de lavage ne se trouble plus par le chlorure de baryum, on recueille sur un filtre et on sèche à l'air libre.

Caractères d'identité. — La quinine, ainsi préparée, porte le nom de quinine hydratée ou d'hydrate de quinine ; elle a pour formule : $C^{20}H^{24}Az^2O^2 + 3H^2O$.

C'est cette quinine qui est mentionnée au Codex.

Elle se présente en cristaux très fins, contenant 14,28 pour 100 d'eau. Elle est soluble dans 1670 p. d'eau à 15° ; elle est plus soluble dans l'eau chaude. Elle est très soluble dans l'alcool, soluble dans l'éther, le chloroforme, les huiles essentielles et les huiles grasses.

Elle est lévogyre, possède une réaction alcaline et fond à 57°.

Si on l'abandonne sous une cloche renfermant de l'acide sulfurique ou dans une atmosphère desséchée, elle abandonne 9,5 pour 100 d'eau. A 100°, elle perd toute son eau de cristallisation et se transforme en quinine anhydre, fusible à 177°, peu soluble dans l'eau, très soluble dans l'alcool, soluble dans l'éther, le chloroforme, les huiles essentielles, les huiles grasses.

La quinine est une base énergique qui se combine aux acides pour former des sels ; c'est une *base diacide*, c'est-à-dire qu'elle exige, pour se saturer, deux molécules d'un acide monobasique ou une molécule d'acide bibasique. Elle donne donc deux séries de sels : des sels neutres et des sels basiques, dont beaucoup sont intéressants au point de vue médico-pharmaceutique.

Caractères spécifiques. — On la reconnaît aux caractères suivants :

1° L'acide sulfurique concentré la dissout à froid sans se colorer ;

2° L'acide sulfurique étendu et en léger excès la dissout en donnant une liqueur dichroïque à reflets bleus ;

3° En ajoutant à un sel de quinine successivement de l'eau de chlore et quelques gouttes d'ammoniaque, on obtient une coloration verte caractéristique (Brandes) (Réaction de la thalléoquinine) ;

4° En ajoutant à un sel de quinine du chlorure de chaux, quelques gouttes d'acide chlorhydrique, puis quelques gouttes d'ammoniaque, on obtient une coloration verte (Vogel) (Réaction de la thalléoquinine). On opère de la manière suivante : dans une éprouvette mettre 0 gr. 05 d'un sel de quinine, 0 gr. 10 d'hypochlorite de chaux, 10 centimètres cubes d'eau et 20 gouttes d'acide chlorhydrique officinal dilué. On agite vivement, on dilue à 200 centimètres cubes et on ajoute lentement 5 centimètres cubes d'ammoniaque. La coloration verte apparaît presque immédiatement et atteint, au bout de quelques instants, son maximum d'intensité. Par addition d'un acide minéral, la couleur verte passe au rouge (1) ;

5° En ajoutant à un sel de quinine de l'eau chlorée et ensuite du ferrocyanure de potassium et quelques gouttes d'ammoniaque, la liqueur se colore en rose puis en rouge foncé (Vogel) ;

6° Avec le réactif de Frohde, elle se colore en vert puis se décolore ; la solution devient verte au bout de 1 heure et cette réaction persiste pendant 24 heures ;

7° Traitée par le sucre et l'acide sulfurique, elle produit une coloration brune. En présence de l'eau, il n'y a pas de coloration, mais la fluorescence de la quinine est exaltée (Schneider).

Usages. — La quinine est un antipériodique, un fébrifuge que l'on peut employer à la dose de 0 gr. 05 à 0 gr. 20 et plus, mais elle est peu usitée, on l'administre surtout à l'état de combinaison saline.

SECTION II

ÉTUDE DES SELS DE QUININE

Généralités. — Ainsi que nous l'avons dit, la quinine est une *base diacide*, c'est-à-dire une base qui exige, pour se saturer, deux molécules d'un acide monobasique ou une molécule d'acide bibasique ; elle forme donc deux genres de sels :

Sels neutres, formés par la combinaison de 1 molécule de quinine avec 2 molécules d'un acide monobasique ou 1 molécule d'acide bibasique. Exemple :

Chlorhydrate neutre de quinine (l'acide chlorhydrique étant un acide monobasique) $C^{20}H^{24}Az^2O^2,2HCl$.

(1) *J. de Ph. et de Ch.*, numéro du 15 juin 1892.

Sulfate neutre de quinine (l'acide sulfurique étant un acide bibasique) $C^{20}H^{24}Az^2O^2,SO^4H^2$.

Sels basiques, formés par la combinaison de 1 molécule de quinine avec 1 molécule d'un acide monobasique, ou par la combinaison de 2 molécules de quinine avec 1 molécule d'un acide bibasique. Exemple :

Chlorhydrate basique de quinine (l'acide chlorhydrique étant un acide monobasique) $C^{20}H^{24}Az^2O^2,HCl$.

Sulfate basique de quinine (l'acide sulfurique étant un acide bibasique) $(C^{20}H^{24}Az^2O^2)^2,SO^4H^2$.

Caractères. — Les sels de quinine sont remarquables par leur fluorescence ; leur solution présente une belle coloration bleuâtre caractéristique ; certains d'entre eux, notamment les chlorhydrates et les bromhydrates, ne présentent pas cette propriété.

Ils précipitent par les carbonates alcalins, les alcalis, le tannin et les réactifs généraux des alcaloïdes ; ils sont donc incompatibles avec ces divers corps.

Ils donnent les réactions caractéristiques de la quinine et celles de l'acide qui entre dans leur composition ; c'est donc à l'aide de ces caractères spécifiques qu'on les reconnaît.

Ils sont inaltérables à l'air et se conservent dans des flacons bien bouchés.

Ils possèdent des propriétés physiologiques et thérapeutiques analogues qui seront étudiées plus loin.

Ils contiennent des quantités variables de quinine, quantités qui seront indiquées.

Ils s'administrent à des doses à peu près semblables, et sous les mêmes formes pharmaceutiques, poudre, pilules, cachets, potions, suppositoires, injections hypodermiques.

Nomenclature. — Les sels de quinine, employés en médecine, sont nombreux, on les divise en sels neutres et en sels basiques.

SELS NEUTRES	SELS BASIQUES

SELS NEUTRES

Formés par la combinaison d'une molécule de quinine avec 2 molécules d'un acide monobasique ou 1 molécule d'un acide bibasique.

Ils sont acides au tournesol et très solubles dans l'eau ; *ce sont les sels acides de l'ancienne nomenclature.*

Bromhydrate de quinine neutre :
$C^{20}H^{24}Az^2O^2,2HBr+3H^2O$.

Chlorhydrate de quinine neutre :
$C^{20}H^{24}Az^2O^2, 2HCl$.

Le lactate neutre de quinine est inusité.

Le salicylate de quinine neutre est inusité.

Sulfate de quinine neutre (*sulfate acide de quinine, ancienne nomenclature*) :
$C^{20}H^{24}Az^2O^2,SO^4H^2+7H^2O$.

Tannate de quinine neutre :
$C^{20}H^{24}Az^2O^2,2(C^{14}H^{10}O^9)$.

SELS BASIQUES

Formés par la combinaison d'une molécule de quinine avec une molécule d'un acide monobasique, ou formés par la combinaison de 2 molécules de quinine avec 1 molécule d'acide bibasique.

Ils sont neutres au tournesol et peu solubles dans l'eau. *Ce sont les sels neutres de l'ancienne nomenclature.*

Bromhydrate de quinine basique :
$C^{20}H^{24}Az^2O^2,HBr + H^2O$.

Chlorhydrate de quinine basique :
$C^{20}H^{24}Az^2O^2,HCl + 3H^2O$.

Lactate de quinine basique :
$C^{20}H^{24}Az^2O^2,C^3H^6O^2$.

Salicylate de quinine basique :
$C^{20}H^{24}Az^2O^2,C^7H^6O^3 + H^2O$.

Sulfate de quinine basique (*sel officinal*) :

$(C^{20}H^{24}Az^2O^2)^2SO^4H^2 + 7H^2O$.

Valérianate de quinine basique :
$C^{20}H^{24}Az^2O^2,C^5H^{10}O^2$.

Glycérophosphate de quinine basique.

Enfin, il existe : des citrates, iodhydrates, ferrocyanhydrates de quinine, moins usités que les sels cités plus haut.

§ 1. — Bromhydrates de quinine.

On distingue deux sortes de bromhydrates de quinine : le bromhydrate neutre et le bromhydrate basique.

Bromhydrate de quinine neutre.

Formule. — $C^{20}H^{24}Az^2O^2,2HBr+3H^2O$.
Synonymes. — Appelé aussi bromhydrate de quinine.
Préparation. — On le prépare d'après le procédé suivant (Codex) :

Sulfate de quinine officinal.	100 gr.
Acide sulfurique dilué	112 gr. 5
Bromure de baryum cristallisé	76 —
Eau distillée.	1000 —

Dissoudre le sulfate de quinine dans 800 grammes d'eau préalablement additionnés de la quantité d'acide sulfurique prescrite ; porter à l'ébullition.

Ajouter, peu à peu, de manière à ne pas interrompre l'ébullition, le bromure de baryum dissous dans 200 grammes d'eau distillée.

Les deux liqueurs étant réunies, laisser déposer quelques instants, et vérifier si le liquide éclairci par le repos ne précipite pas par une solution de sulfate neutre de quinine. Ajouter au besoin une quantité suffisante de cette solution jusqu'à ce qu'il ne se produise plus de précipité.

Filtrer, laver le sulfate de baryte à l'eau bouillante ; évaporer les liqueurs filtrées et les eaux de lavage jusqu'à ce qu'elles pèsent 350 grammes et faire cristalliser. Egoutter les cristaux et sécher à l'air.

Caractères d'identité. — Il cristallise en beaux cristaux prismatiques solubles dans 7 parties d'eau froide, très solubles dans l'eau bouillante et dans l'alcool.

Ses solutions rougissent le tournesol. 100 parties de ce sel cristallisé contiennent 60 parties de quinine et 10 parties d'eau.

Caractères spécifiques. — On le reconnaît aux caractères suivants :

1° A ses caractères d'identité ;

2° Il donne les réactions caractéristiques de l'acide bromhydrique ;

3° Il donne les réactions caractéristiques de la quinine.

Caractères de contrôle. — Il peut retenir du bromure de baryum : dans ce cas, il précipitera par les sulfates solubles.

Action physiologique et thérapeutique. — Il possède l'action physiologique et thérapeutique des sels de quinine.

Modes d'administration et doses. — On l'emploie à la dose de 0 gr. 10 à 2 grammes et plus.

Bromhydrate de quinine basique.

Formule : $C^{20}H^{24}Az^2O^2,HBr+H^2O$.

Synonymes. — Appelé aussi monobromhydrate de quinine, bromhydrate de quinine officinal.

Préparation. — On le prépare d'après le procédé suivant (Codex) :

Sulfate de quinine officinal.	100 gr.
Bromure de baryum cristallisé	38 —
Eau distillée	1000 —

Délayer le sulfate de quinine dans 800 parties d'eau distillée et porter à l'ébullition.

Ajouter, peu à peu, de manière à ne pas interrompre l'ébullition, le bromure de baryum dissous dans 200 grammes d'eau distillée.

Les deux liqueurs étant réunies, laisser déposer quelques instants, et vérifier si le liquide éclairci par le repos ne précipite pas par une solution tiède de sulfate neutre de quinine. Ajouter au besoin une quantité suffisante de cette solution, jusqu'à ce qu'il ne se produise plus de précipité.

Filtrer, laver le sulfate de baryte à l'eau bouillante ; évaporer les liqueurs filtrées et les eaux de lavage, et faire cristalliser. Egoutter les cristaux et les sécher à l'air.

Caractères d'identité. — Il cristallise en aiguilles fines et soyeuses groupées autour d'un point central, solubles dans 60 parties d'eau froide, très solubles dans l'eau bouillante.

Ses solutions sont neutres au tournesol. 100 parties de ce sel cristallisé contiennent 76,60 de quinine et 4,25 d'eau.

Caractères spécifiques. — On le reconnaît aux caractères suivants :

1° A ses caractères d'identité ;

2° Il donne les réactions caractéristiques de l'acide bromhydrique ;

3° Il donne les réactions caractéristiques de la quinine.

Caractères de contrôle. — Il peut retenir du bromure de baryum : dans ce cas, il précipitera par les sulfates solubles.

Action physiologique et thérapeutique. — Il possède l'action physiologique et thérapeutique des sels de quinine.

Modes d'administration et doses. — On l'emploie à la dose de 0 gr. 10 à 2 grammes et plus.

§ 2. — Chlorhydrates de quinine.

On distingue deux sortes de chlorhydrates de quinine : le chlorhydrate neutre et le chlorhydrate basique :

Chlorhydrate de quinine neutre.

Formule. — $C^{20}H^{24}Az^2O^2$, HCl.

Synonyme. — Bichlorhydrate de quinine.

Préparation. — D'après le supplément du Codex, on le prépare de la manière suivante :

Sulfate de quinine officinal	100 grammes.
Acide sulfurique dilué	112 gr. 5
Chlorure de baryum cristallisé	56 grammes.
Eau distillée	1000 grammes.

Dissoudre le sulfate de quinine dans 800 grammes d'eau préalablement additionnée de la quantité d'acide sulfurique prescrite ; porter à l'ébullition.

Ajouter, peu à peu, de manière à ne pas interrompre l'ébullition, le chlorure de baryum dissous dans 200 grammes d'eau distillée et maintenir l'ébullition pendant 2 ou 3 minutes.

Les deux liqueurs étant réunies, laisser déposer pendant quelques instants et vérifier si le liquide éclairci ne précipite pas par une solution de sulfate neutre de quinine. Ajouter au besoin une quantité suffisante de cette solution jusqu'à ce qu'il ne se produise plus de précipité.

Filtrer, laver le sulfate de baryte à l'eau bouillante ; évaporer les liqueurs et les eaux de lavage au bain-marie jusqu'à ce qu'elles pèsent 200 grammes et faire cristalliser sous une cloche, au-dessus d'un vase contenant de l'acide sulfurique concentré. Égoutter les cristaux.

Caractères d'identité. — Il forme de beaux cristaux incolores, se colorant à l'air, soluble dans moins d'une partie d'eau froide, très soluble dans l'alcool.

Ses solutions rougissent le tournesol. Il renferme 81 pour 100 de quinine.

Caractères spécifiques. — On le reconnaît aux caractères suivants :

1° A ses caractères d'identité ;

2° Il donne les réactions caractéristiques de l'acide chlorhydrique ;

3° Il donne les réactions caractéristiques de la quinine.

Caractères de contrôle. — Il peut retenir du chlorure de baryum ; dans ce cas, il précipitera par les sulfates solubles.

Action physiologique et thérapeutique. — Il possède l'action physiologique et thérapeutique des sels de quinine.

Modes d'administration et doses. — Il est surtout employé en injection hypodermique.

Le supplément du Codex prescrit pour ces solutions le soluté de chlorhydrate neutre de quinine suivant :

> Chlorhydrate neutre de quinine . . . . . 5 grammes.
> Eau distillée bouillie et refroidie. . . . . q.s. (environ 6 gr.).

pour obtenir dix centimètres cubes de soluté.

Dissolvez à froid, filtrez et stérilisez par le procédé indiqué à propos des solutions de morphine pour injections hypodermiques.

Un centimètre cube de ce soluté renferme 0 gr. 50 de chlorhydrate neutre de quinine.

Le soluté présente une réaction acide au tournesol.

Chlorhydrate de quinine basique.

Formule. — $C^{20}H^{24}Az^2O^2$, HCl + $2H^2O$.

Synonyme. — Monochlorhydrate de quinine.

Préparation. — On le prépare d'après le procédé suivant (Codex) :

> Sulfate de quinine officinal . . . . . . 100 grammes.
> Chlorure de baryum cristallisé . . . . . 28 —
> Eau distillée . . . . 1000 —

Opérer exactement comme pour la préparation du bromhydrate basique.

Caractères d'identité. — Il cristallise en aiguilles fines, longues, soyeuses, non efflorescentes à la température ordinaire, mais perdant un équivalent d'eau à une température un peu plus élevée. Il est soluble dans 25 p. d'eau à + 15°, dans 5 p. d'eau bouillante, dans 3 p. d'alcool à 90° et dans 10 p. de chloroforme.

Ses solutions présentent une légère réaction alcaline au tournesol.
Il renferme 81,71 de quinine.

Caractères spécifiques. — On le reconnaît aux caractères suivants :

1° A ses caractères d'identité ;

2° Il donne les réactions caractéristiques de l'acide chlorhydrique ;

3° Il donne les réactions caractéristiques de la quinine.

Caractères de contrôle. — Il peut retenir du chlorure de baryum ; dans ce cas, il précipitera par les sulfates solubles;

Action physiologique et thérapeutique. — Il possède l'action physiologique et thérapeutique des sels de quinine.

Modes d'administration et doses. — On l'emploie à la dose de 0,10 à 2 grammes et plus, sous les mêmes formes que le sulfate de quinine (cachets, pilules, injections hypodermiques). Le supplément du Codex, prescrit pour les solutions hypodermiques, le soluté de chlorhydrate basique de quinine suivant :

> Chlorhydrate basique de quinine . . . . 3 gr.
> Analgésine. . . . . 2 gr.
> Eau distillée, bouillie et refroidie q. s. . . . . . (environ 6 gr.)

pour obtenir dix centimètres cubes de soluté.

Dissolvez à froid, filtrez et stérilisez par le procédé indiqué à propos des solutions de morphine pour injections hypodermiques.

Un centimètre cube de ce soluté renferme 0 gr. 30 de chlorhydrate basique de quinine. Le soluté présente une très légère réaction alcaline au tournesol.

Cette formule, adoptée par le Codex, est celle qui avait été proposée par M. le pharmacien inspecteur Marty et adoptée par le Comité technique de santé de l'armée.

Le chlorhydrate basique de quinine, monochlorhydrate de quinine, a été pendant longtemps le véritable chlorhydrate de quinine officinal ; il figurait seul au Codex de 1884.

Le supplément du Codex a introduit le chlorhydrate neutre de quinine ou bichlorhydrate de quinine. Ce sel n'est employé qu'en injections hypodermiques, quand on veut avoir des solutions concentrées (0. 50 de sel et plus par centimètre cube). Il importe de préparer la solution avec le sel cristallisé et non avec le monochlorhydrate transformé en bichlorhydrate par addition d'acide chlorhydrique. Cette dernière préparation doit être écartée, car elle peut donner lieu à des accidents graves.

Le bichlorhydrate de quinine, proposé pour la préparation des injections hypodermiques par MM. de Beurmann et Villejean, présente certains inconvénients :

1° Sa solution est très acide, et bien qu'elle ne soit pas caustique, elle cause, au moment de l'injection, des douleurs très vives qui persistent parfois pendant plusieurs heures.

2° Elle a de plus l'inconvénient d'altérer profondément les globules sanguins.

3° Son usage détériore rapidement les aiguilles de l'instrument (Laveran).

Le monochlorhydrate de quinine (chlorhydrate basique), qui est moins soluble que le bichlorhydrate, peut être rendu beaucoup plus soluble à l'aide de l'analgésine ainsi que l'a montré M. le pharmacien inspecteur Marty, de telle sorte qu'il peut être avantageusement employé pour les injections hypodermiques.

Pour éviter les erreurs qui se commettent quelquefois, le médecin fera sagement de formuler :

> Quinine   (monochlorhydrate)
> Quinine   (bichlorhydrate).

C'est là, soit dit en passant, une mesure qui devrait être généralisée et qui répond au vœu exprimé par la Société de Pharmacie de Paris ainsi conçu :

Considérant le grand nombre d'alcaloïdes usités aujourd'hui, la Société de Pharmacie de Paris croit qu'il est utile, afin d'éviter des erreurs dans l'exécution des prescriptions, que les médecins écrivent en premier lieu, le nom de l'alcaloïde, puis, entre parenthèse, le nom de l'acide :

> Exemple : Quinine   (monochlorhydrate)
> Morphine   (chlorhydrate).

Le monochlorhydrate de quinine ou chlorhydrate basique peut être considéré encore comme le chlorhydrate officinal et c'est celui que, à moins d'indication spéciale, le pharmacien doit délivrer, lorsque le médecin prescrit simplement : chlorhydrate de quinine. Il n'y aurait de doute à élever ou d'hésitation à avoir que si le sel doit être employé en injections hypodermiques.

D'après MM. Dujardin-Beaumetz et Yvon (voir Formulaire), on doit s'efforcer de substituer le chlorhydrate de quinine au sulfate, parce

(1) V. *J. de Ph. et Ch.*, 15 juillet 1854, p. 49.

que ce sel contient plus de quinine, qu'il est plus soluble et toujours plus pur.

§ 3. — Lactates de quinine.

L'acide lactique forme avec la quinine deux sels :
1° Un lactate neutre de quinine (inusité).
2° Un lactate basique.

Lactate de quinine basique.

Formule. — Le lactate de quinine basique, appelé simplement lactate de quinine a pour formule :

$$C^{20}H^{24}Az^2O^2,\ C^3H^6O^3.$$

Préparation. — On le prépare d'après le procédé suivant (Codex) :

Quinine hydraté. . . . . Q. V.
Acide lactique officinal . . . . Q. S.

Délayer la quinine pulvérisée dans suffisante quantité d'eau, chauffer et ajouter assez d'acide lactique pour dissoudre à l'ébullition toute la quinine et pour donner à la liqueur une réaction faiblement acide ; filtrer bouillant et laisser cristalliser.

Caractères d'identité. — Le lactate de quinine cristallise en aiguilles prismatiques anhydres, présentant à peu près l'apparence du sulfate de quinine officinal. Il est soluble dans 3 p. d'eau froide et dans moins de son poids d'eau bouillante ; il est très soluble dans l'alcool à 90°, il est presque insoluble dans l'éther.

100 p. de ce sel contiennent 78,26 de quinine.

Caractères spécifiques. — On le reconnaît aux caractères suivants :
1° A ses caractères d'identité ;
2° Il donne les réactions caractéristiques de l'acide lactique ;
3°   —   —   de la quinine.

Caractères de contrôle. — On le remplace quelquefois par du sulfate de quinine effleuri. Pour reconnaître cette fraude, il faut dissoudre le sel suspect dans de l'eau aiguisée d'acide lactique et y rechercher l'acide sulfurique à l'aide du chlorure de baryum (précipité blanc).

Action physiologique et thérapeutique. — Il possède l'action physiologique et thérapeutique des sels de quinine.

Modes d'administration et doses. — Employé à la dose de 0 gr. 10 à 2 grammes et plus, en poudre, cachets, pilules, potion, suppositoires, injections hypodermiques.

§ 4. — Salicylates de quinine.

L'acide salicylique donne, avec la quinine :
1° Un salicylate neutre (inusité) ;
2° Un salicylate basique.

Salicylate de quinine basique.

Formule. — Le salicylate basique de quinine, appelé aussi simplement salicylate de quinine, a pour formule :

$$C^{20}H^{24}Az^2O^2, C^7H^6O^3 + H^2O.$$

Préparation. — On le prépare en décomposant le sulfate de quinine officinal par le salicylate de soude (Codex) :

Sulfate de quinine officinal. . . . .   10 grammes
Salicylate de soude . . . .   3 gr. 67
Eau distillée. . . . .   120 grammes.

Faire dissoudre le salicylate dans l'eau, chauffer à l'ébullition et ajouter aussitôt le sulfate de quinine. Après quelques instants d'ébullition, la décomposition sera complète. Il se forme du sulfate de soude soluble et du salicylate de quinine insoluble, qui se précipite. On laisse refroidir, on jette sur un filtre ; on lave le salicylate de quinine jusqu'à ce que l'eau qui s'écoule ne précipite plus par le chlorure de baryum (absence de sulfate). On égoutte le produit et on le sèche à l'air libre.

Caractères d'identité. — Le salicylate de quinine est un sel blanc cristallisé, soluble à $+ 10°$ dans 900 p. d'eau.

A $100°$, il perd sa molécule d'eau de cristallisation.

100 p. de ce sel cristallisé contiennent 68, 79 de quinine et 1,91 d'eau.

Caractères spécifiques. — On le reconnaît aux caractères suivants :
1° A ses caractères d'identité ;
2° Il donne les réactions caractéristiques de l'acide salicylique ;
3°   —   —   . de la quinine.

Caractères de contrôle. — Mal purifié, il peut contenir du sulfate de soude. On le décélera à l'aide du chlorure de baryum (précipité blanc).

Action physiologique et thérapeutique. — Il possède l'action physiologique des sels de quinine.

Modes d'administration et doses. — Employé à la dose de 0 gr. 10 à 2 grammes et plus, en poudre, cachets, pilules, etc.

§ 5. — Sulfates de quinine.

L'acide sulfurique donne avec la quinine deux sulfates : le sulfate de quinine neutre et le sulfate de quinine basique.

Sulfate de quinine neutre.

Formule : $C^{20}H^{24}Az^2O^2,SO^4H^2 + 7H^2O$.

Préparation. — On le prépare par le procédé suivant (Codex) :

Sulfate de quinine officinal.	100 grammes.
Acide sulfurique dilué	120 grammes.
Eau distillée	q.s.

Délayer dans une quantité d'eau suffisante le sulfate de quinine officinal ; ajouter l'acide sulfurique dilué au 1/10 ; évaporer la liqueur au bain-marie et laisser refroidir dans un endroit frais.

Caractères d'identité. — C'est un sel blanc qui cristallise en prismes orthorhombiques fins et allongés, lorsqu'il se dépose de ses solutions refroidies, mais qui, par évaporation spontanée, peut cristalliser en cristaux très volumineux. Il a une saveur amère. Il possède une réaction légèrement-acide. Il s'effleurit vers 30° ; à 100°, il fond dans son eau de cristallisation. Il est soluble dans 10,9 p. d'eau à 15°, dans 32 p. d'alcool. Il donne une solution aqueuse très fluorescente.

100 p. de ce sel cristallisé contiennent 59,12 de quinine et 22,99 d'eau.

Caractères spécifiques. — On le reconnaît aux caractères suivants :

1° A ses caractères d'identité ;

2° Il donne les réactions caractéristiques des sulfates ;

3° Il donne les réactions caractéristiques de la quinine.

Caractères de contrôle. — Comme pour le sulfate de quinine basique.

Conservation. — Bien qu'il ne s'effleurisse que vers 30°, il doit être conservé dans des flacons bouchés.

Action physiologique et thérapeutique. — Il possède l'action physiologique et thérapeutique des sels de quinine ; cependant étant plus soluble que le sulfate basique, il a une action plus rapide.

Modes d'administration et doses. — On l'administre en poudre, en cachets, en potion, en solution à la dose de 0,10 à 2 gr. par jour et plus.

Sulfate de quinine officinal.

Formule. — $(C^{20}H^{24}A^2O^2)^2,SO^4H^2 + 7H^2O$.

Préparation. — On le prépare, surtout dans l'industrie, par le procédé décrit au Codex, et qui consiste à traiter le quinquina jaune par l'acide chlorhydrique. Il se fait un chlorhydrate de quinine, qu'on précipite par la chaux, pour avoir la quinine ; on dissout ensuite cette quinine dans l'acide sulfurique faible.

Purification. — Lorsque le sulfate de quinine est surchargé de sulfate de cinchonine ou de cinchonidine, on peut le purifier, d'une manière presque complète, en le faisant cristalliser de nouveau et en recueillant le sel qui se dépose au-dessus de 50°. Un tel sel retient moins de 2 pour 100 d'impuretés ; les sels de cinchonine et de cinchonidine cristallisent principalement entre 25° et 35° (Prunier).

Caractères d'identité. — C'est un sel blanc, cristallisé en aiguilles longues, minces, flexibles, dérivées d'un prisme rhomboïdal oblique. Mélangé, même faiblement, de sulfate de cinchonidine, il affecte la forme d'aiguilles longues et déliées, d'un toucher cotonneux et tout à fait caractéristique.

Il a une saveur amère.

Il possède une réaction légèrement alcaline.

Il s'effleurit à l'air et peut perdre ainsi jusqu'à 5 équivalents d'eau soit 10,32 de son poids 0/0; cette modification s'effectue rapidement vers 50° ; à 100°, il perd le reste de son eau de cristallisation.

Il est soluble dans 581 p. d'eau à + 15° et dans 30 p. d'eau bouillante. L'acide sulfurique, en le transformant en sulfate neutre, augmente beaucoup sa solubilité.

Il est soluble dans 80 p. d'alcool, dans 36 p. de glycérine pure, insoluble dans l'éther et dans le chloroforme.

Ses solutions sont lévogyres ; ses solutions dans les acides étendus présentent une fluorescence bleue très manifeste, surtout dans les liqueurs diluées ; l'acide chlorhydrique ou les chlorures solubles diminuent ou annulent cette propriété.

100 p. de ce sel cristallisé contiennent 74,31 de quinine et 14,45 d'eau.

Caractères spécifiques. — On le reconnaît aux caractères suivants :

1° A ses caractères d'identité ;

2° Il donne les réactions caractéristiques des sulfates ;

3° Il donne les réactions caractéristiques de la quinine.

Caractères de contrôle. — *Essai spécial du sulfate de quinine officinal :*

Eau en excès. — Sera décelée en desséchant à 100° un gramme de sulfate de quinine suspect ; il doit laisser un résidu ne pesant pas moins de 0 gr. 85, sinon, excès d'eau.

Matières minérales fixes. — Seront décelées en calcinant un peu de sulfate suspect sur une lame de platine : pur, il est combustible sans résidu ; impur, il laisse un résidu (acide borique, carbonate de chaux et de magnésie, phosphate de soude, sulfate de chaux).

Matières étrangères, matières sucrées, glucosides. — Seront décelées en traitant le sulfate suspect par l'acide sulfurique pur et concentré : s'il est pur, pas de coloration ; s'il contient du sucre, il brunit ; s'il contient de la salicine ou de la phloridzine, il se colore en rouge.

Acides gras et amidon. — Seront décelés en traitant le sulfate suspect par l'acide sulfurique dilué : s'il est pur, il se dissout complètement ; s'il contient acides gras ou amidon, il se dissout incomplètement.

Sels minéraux. — Seront décelés en traitant le sulfate suspect par un mélange de 5 p. d'alcool à 95° et 10 p. de chloroforme : s'il est pur, il se dissout complètement ; s'il contient des sels minéraux, il se dissout incomplètement.

Chlorures. — Seront décelés par l'azotate d'argent : il précipitera s'il contient des chlorures.

Sels ammoniacaux. — Seront décelés en chauffant le sulfate suspect avec une solution de soude diluée : s'il est pur, pas de dégagement d'ammoniaque ; s'il contient des sels ammoniacaux, il dégagera de l'ammoniaque reconnaissable à son odeur et qui bleuira le papier de tournesol rouge.

Sulfate de cinchonine. — L'addition de sulfate de cinchonine est la fraude la plus fréquente. Pour la déceler, on a imaginé beaucoup de procédés ; mais le plus commode est celui donné par Liebig, modifié par Guibourt, puis par une instruction ministérielle publiée en 1853. Il repose *sur la solubilité de la quinine dans l'éther et sur l'insolubilité de la cinchonine dans ce même dissolvant.* Voici en quoi il consiste : on pèse 1 gramme de sulfate de quinine et on l'introduit dans un tube gradué en centimètres cubes ; on verse sur le sel 10 centimètres cubes d'éther lavé à l'eau et on agite le mélange. On ajoute 2 centimètres cubes d'ammoniaque pour précipiter les alcaloïdes ; on agite vivement et on laisse reposer : *si le sulfate essayé est pur,* il se dissout sans résidu et on retrouve dans le tube deux couches liquides distinctes : la plus dense, qui se trouve au fond du tube, est une solution aqueuse de sulfate d'ammoniaque qui a pris naissance ; la plus légère, surnageant la première, est une solution de quinine dans l'éther. *Si le sulfate essayé contient de la cinchonine,* il ne se dissout pas complètement ; et au bout de quelque temps il se forme un dépôt blanc, caséeux, persistant de cinchonine insoluble dans l'éther, entre la couche éthérée supérieure et la couche aqueuse inférieure. En décantant le liquide éthéré, lavant le dépôt avec une nouvelle dose d'éther, décantant de nouveau et évaporant, on a le poids de quinine. La cinchonine, recueillie d'autre part, lavée et séchée peut être pesée également, puis examinée chimiquement.

Sulfate de quinidine. — L'addition de sulfate de quinidine est une fraude assez fréquente. Pour la reconnaître, on dissout 1 gramme de produit suspect dans 40 à 50 grammes d'eau bouillante et on précipite la solution par un léger excès d'oxalate d'ammoniaque. On filtre pour séparer l'oxalate de quinine insoluble. Dans la liqueur filtrée, on verse de l'ammoniaque. Cette liqueur ne doit pas se troubler : un précipité ou un trouble indiquerait la présence de la quinidine, parce que l'oxalate de quinidine, assez soluble pour être resté en dissolution, est décomposé par l'ammoniaque qui en précipite la quinidine.

On peut encore suivre le procédé indiqué par Walter Stoddart : on prend 0 gr. 60 de sulfate de quininine suspect ; on le dissout dans 0 gr. 50 d'acide sulfurique additionnés de 3 grammes d'eau. On ajoute à la solution 7 gr. 5 d'éther mélangé de 0 gr. 18 d'alcool ; enfin on agite le tout avec 2 grammes de soude caustique au douzième. Après treize heures de repos, la quinidine apparaît sous la forme d'une couche huileuse, tandis que la cinchonidine, s'il s'en trouve, s'est déposée en petits cristaux (1).

(1) Chevalier et Baudrimont, *Dictionnaire des falsifications,* 1875, p. 1075.

Nous venons de dire que la fraude la plus fréquente que l'on fait subir au sulfate de quinine, c'est une addition de sulfate de cinchonine ou de quinidine. A cause de la difficulté qu'on éprouve à séparer d'une manière absolue, par les moyens usités dans l'industrie, les sulfates des diverses bases contenues dans le quinquina, on a admis une tolérance de 3,5 pour 100 de ces sulfates de cinchonine et de quinidine. Pour savoir si cette teneur n'a pas été dépassée, on suit la méthode indiquée par le Codex :

On prend 2 grammes de sulfate de quinine, on les mélange dans un tube à essai bouché, avec 20 centimètres cubes d'eau distillée, et après avoir agité de manière à mettre le sel en suspension dans le liquide, on plonge le tube dans de l'eau chaude pendant une demi-heure, en agitant de temps en temps. On laisse refroidir complètement à l'air, puis dans un bain d'eau à $+ 15°$ et on filtre.

1• *Essai* : On prend 5 centimètres cubes de la liqueur filtrée, au moyen d'une pipette jaugée et on y ajoute 7 centimètres cubes d'une solution ammoniacale ayant pour densité 0,960. Le tube étant bouché et agité, le mélange doit rester limpide même après vingt-quatre heures. Si on obtenait un trouble persistant, ou des cristaux déposés dans la liqueur d'abord éclaircie, cela indiquerait que le sulfate de quinine contient une porportion inacceptable d'alcaloïdes autres que la quinine.

Il importe de faire remarquer, avec le Codex, que le sulfate de quinine pur, trop fortement effleuri, peut, il est vrai, être trouvé impur quand on le soumet à cet essai ; mais un pareil sel, dont la teneur en alcaloïdes est devenue plus considérable, n'a plus la composition du sulfate officinal. Il est indispensable, dans ce cas, de tenir compte, dans la prise d'essai, de l'eau disparue.

2° *Essai* : On prend 5 centimètres cubes de la même liqueur saturée à 15°, on l'évapore à 100° dans une capsule de platine tarée et on la laisse à l'étuve jusqu'à ce que la capsule et son contenu ne varient pas de poids. On pèse ensuite le résidu de l'évaporation. Ce résidu ne doit pas peser plus de 0 gr. 015.

L'essai du sulfate de quinine officinal par le procédé qui vient d'être indiqué, procédé appelé dans les traités de chimie *procédé Kerner* ou *procédé à l'ammoniaque*, a fait depuis longtemps l'objet de nombreuses critiques, dont on trouve l'écho dans les comptes rendus de la Société de pharmacie de Paris, et dans le compte rendu du Congrès international de chimie, tenu à Paris, au Conservatoire des Arts et Métiers, le 30 juillet 1889, sous la présidence de M. Berthelot. Des discussions soulevées au sein de ces assemblées, il résulte que le procédé d'essai du sulfate de quinine, indiqué par le Codex, est insuffisant, qu'il doit être modifié, et que le procédé nouveau,qui sera proposé ultérieurement, devra mentionner : 1° la nécessité de dessécher à 100° l'échantillon qui doit être analysé ; 2° la nécessité de doser l'acide sulfurique ; 3° la nécessité de soumettre l'échantillon à un examen polarimétrique. En attendant que la question soit définitivement résolue, on peut se contenter, malgré ses imperfections, de la méthode d'essai indiquée.

On a également proposé pour l'essai du sulfate de quinine deux procédés particuliers ; l'un appelé : Essai par l'eau ; l'autre appelé : Essai à l'acide carbonique (procédé de Koubly) (1). Nous n'insisterons pas sur ces deux procédés qui, d'après Hesse, ne présentent pas un degré de certitude suffisant. Ils peuvent cependant être utilisés par les pharmaciens qui désirent savoir si un sulfate est pur, sans se préoccuper de la quantité d'impuretés qui le souillent.

Conservation. — S'effleurissant à l'air, il doit être conservé dans des flacons bouchés.

Action physiologique et thérapeutique. — Il possède l'action physiologique et thérapeutique des sels de quinine.

Modes d'administration et doses. — On l'administre en poudre, cachets, pilules, potion, solution, à la dose de 0 gr. 10 à 2 grammes par jour et plus.

On a souvent critiqué la prescription du sulfate de quinine sous forme de pilules, en se fondant sur la résistance que ce genre de médicaments offre à la désagrégation dans les voies digestives. Le reproche est fondé, si les pilules sont recouvertes d'une enveloppe protectrice insoluble (pilules argentées), ou si,étant préparées depuis longtemps, elles ont acquis, en se desséchant, une grande dureté. Mais le reproche n'est pas sérieux, si on prend la précaution de préparer les pilules au moment d'en faire usage et de ne pas les argenter.

Lorsque ce sel doit être administré en solution,on le dissout, grâce à l'addition d'acide sulfurique ou d'eau de Rabel. MM. Dujardin-Beaumetz et Yvon pensent que dans ce cas il pourrait être remplacé par le sulfate neutre qui se dissout directement.

Il entre dans le sirop de sulfate de quinine ; 20 grammes de ce sirop contiennent 0 gr. 10 de sel.

(1) Ces deux essais sont décrits in *J. de Ph. et de Ch.* du 15 décembre 1896, p. 534 et dans le *Rép. de Ph.*, 10 février 1897, p. 70.

Sulfate de quinine effervescent. — Les médecins anglais préconisent depuis quelque temps le sulfate de quinine effervescent. Il se prépare de la manière suivante :

    Sulfate de quinine. . . . . 0 gr. 12
    Acide tartrique. . . . . 0 gr. 60
    Elixir simple. . . . .   2 cc.
    Sirop d'orange. . . . .   2 cc.

Faire dissoudre dans un verre d'eau dans lequel on vient de verser 0,60 de bicarbonate de soude et absorber en une seule fois.

Avant de terminer ce qui a rapport au sulfate de quinine, nous croyons devoir signaler un article fort intéressant intitulé : Sur la production du sulfate de quinine, de M. le professeur Jungfleisch (1). Cet article donne des renseignements très instructifs : 1° sur les causes qui ont amené la baisse des prix du sulfate de quinine qui valait en 1880, 480 francs le kilog et qui, en 1889, ne valait que 40 à 60 fr. ; 2° sur les procédés de purification, nouvellement introduits dans l'industrie, procédés qui permettent d'obtenir des sulfates de quinine de plus en plus purs et de plus en plus débarrassés des alcaloïdes voisins (cinchonine, quinidine) ; 3° des considérations générales sur le sulfate de quinine, dépourvu de cinchonine et que les fabricants livrent sous le nom de sulfate de quinine lourd ; 4° la nomenclature des sulfates de quinine, fabriqués par l'industrie, au nombre de quatre : *A*, sulfate de quinine pur, dit lourd ; *B* et *C*, sulfates de quinine aux degrés de pureté voulus par les pharmacopées de Hollande et d'Allemagne ; *D*, sulfate de quinine souillé de 4 à 6 centièmes de cinchonine et satisfaisant aux essais prescrits par les pharmacopées française, autrichienne, russe, suédoise, etc.

Nous croyons également intéressant de dire un mot sur le sulfate de quinine désigné dans le commerce sous le nom de *sulfate de quinine lourd.*

Le sulfate de quinine se présente ordinairement dans le commerce sous forme de *sulfate de quinine dit léger*, c'est-à-dire en aiguilles fines, longues et soyeuses. Or, c'est la cinchonidine, qui est contenue dans le quinquina, qui donne au sulfate de quinine la propriété de prendre, dans une cristallisation normalement effectuée, la forme bien connue d'aiguilles fines, longues et soyeuses ; c'est elle qui a donné dès l'origine, au sulfate de quinine commercial, une apparence qu'il ne possède pas lorsqu'il est pur et dépourvu de cinchonidine,

(1) *J. de Ph. et de Ch.*, 5e série, t. XXIV, année 1891, pages 99 et suivantes.

mais que le public s'est accoutumé à considérer comme lui appartenant en propre.

Les divers Codex ayant exigé que les sulfates de quinine, fournis
par le commerce, soient dépourvus de cinchonidine ou du moins
qu'ils n'en contiennent qu'une très faible proportion, les fabricants
ont cherché à améliorer les procédés de purification du sulfate de
quinine et ils sont parvenus à fabriquer un produit exempt de cinchonidine. Mais ce produit pur se présente sous forme de cristaux prismatiques épais, possédant à peu près l'apparence du sulfate de zinc
en aiguilles. Il constitue ce qu'on appelle le *sulfate de quinine lourd,*
c'est-à-dire un sulfate de quinine pur, exempt de cinchonidine. La
consommation de ce produit est restée jusqu'ici fort limitée pour diverses raisons et notamment parce que sa forme n'est pas celle connue par le public médical ; or, le public n'accepte pas toujours volon-
tiers ce sel qui n'a pas l'apparence de celui auquel il est accoutumé.

On a cherché le moyen de préparer un sulfate de quinine dépourvu
de cinchonidine et qui, au lieu d'avoir l'apparence lourde qu'il présente, aurait l'apparence du sulfate de quinine léger. Parmi les procédés proposés nous citerons :

1° Le procédé donné par M. Yvon dans la séance de la Société de
pharmacie du 2 mars 1887 et qui consiste à dissoudre le sulfate de
quinine lourd dans l'eau et à refroidir brusquement la solution par
un courant d'eau froide.

2° Le procédé annoncé par M. de Vrij dans la séance de la Société
de pharmacie du 4 novembre 1891. M. de Vrij est parvenu par un
tour de main qu'il n'a pas indiqué à la Société, et que les membres
ont regretté de ne pas connaître, à préparer un sulfate de quinine
à la fois pur et léger.

3° Enfin le procédé proposé par M. Carles (1) fondé sur le principe
suivant : si l'on introduit dans un tube à essai 0 gr. 10 à 0 gr. 20 de
sulfate de quinine et de l'eau en quantité suffisante pour le remplir
aux deux tiers, le sel se dissout ; on ajoute dans la liqueur quelques
cristaux de sulfate d'ammoniaque, et le liquide se remplit aussitôt de
cristaux déliés qui occupent tout le tube. Ces cristaux sont des cristaux de sulfate de quinine et non de sulfate double de quinine et
d'ammoniaque, comme l'ont prétendu certains auteurs. En effet, le
sulfate d'ammoniaque exerce une simple action physique ; il diminue
brusquement le coefficient de solubilité du sulfate de quinine et il

(1) *Bulletin de la Société chimique* du 20 février 1892 ; *Répertoire de pharmacie,* année 1892, p. 112, et *Un. pharm.,* 1892, p. 101.

amorce la cristallisation sans entrer en combinaison. Ce qui le prouve, c'est qu'on retrouve intégralement le sulfate d'ammoniaque dans les eaux-mères et que le sulfate de quinine, ainsi recristallisé après clairçage et essorage, n'influence nullement le réactif de Nessler, si sensible à l'action des sels ammoniacaux.

Pour faire l'application de ce principe à la cristallisation du sulfate de quinine industriel, on peut opérer par deux méthodes indiquées par M. Carles et sur lesquelles nous ne croyons pas devoir insister. Nous dirons seulement que pour obtenir le maximum d'effets, M. Carles conseille de projeter le sulfate d'ammoniaque, non à l'état de dissolution même concentrée, mais à l'état de cristaux dans la dissolution de sulfate de quinine ; de plus, les cristaux doivent être assez gros et sans débris, pour que leur dissolution, au contact du sulfate de quinine, s'opère lentement.

Les expériences de M. Carles ont été faites en petit, avec le matériel d'un laboratoire d'essai ; mais les résultats se sont produits avec une telle facilité qu'il considère le succès presque comme certain au cours d'une fabrication industrielle.

Si ces procédés peuvent entrer franchement dans le domaine industriel, on ne tardera pas à voir dans le commerce du sulfate de quinine pur, exempt de cinchonidine, et présentant l'apparence du sulfate léger, apparence à laquelle on est habitué.

§ 6. — Chlorhydrosulfate de quinine.

Le chlorhydrosulfate de quinine a été obtenu par M. Grimaux et expérimenté par M. Laborde (1). Il s'obtient en dissolvant le sulfate de quinine dans l'acide chlorhydrique et laissant cristalliser.

Il a pour formule $(C^{20}H^{24}Az^2O^2)^2$, $2HCl$, $SO^4H^2 + 3H^2O$.

Ce sel renferme la même quantité de quinine (74,31 pour 100) que le sulfate ; il offre l'avantage d'être soluble dans son poids d'eau à la température ordinaire. Il est surtout recommandé pour la pratique des injections hypodermiques ; on emploie à cet égard la solution suivante :

Chlorhydrosulfate de quinine . . . . 5 grammes.

Eau distillée q.s. pour 10 cc. soit . . . . . 6 gr. environ.

Chaque centimètre cube de cette solution contient 0 gr. 50 de ce sel.

(1) *Bulletin de l'Académie de médecine*, 14 février 1894.

Le chlorhydrosulfate de quinine, préconisé en 1894, avait été abandonné pendant quelque temps parce qu'on le considérait comme un sel non défini, donnant une solution acide et ayant une richesse en quinine inférieure à celle de beaucoup d'autres sels (monochlorhydrate et bichlorhydrate, par exemple).

L'emploi thérapeutique de ce composé ayant donné lieu à des discussions récentes à l'Académie de médecine (1), M. Georges, pharmacien-major, professeur agrégé au Val-de-Grâce, a entrepris des expériences ayant pour but de vérifier la composition des produits livrés sous le nom de chlorhydrosulfate de quinine par les maisons de droguerie et de se rendre compte de la stabilité de ce nouveau sel de quinine.

Les expériences de M. Georges (2) ont porté sur les points suivants :

1° Examen physique et microscopique des différents échantillons de chlorhydrosulfate de quinine ;

2° Dosage des éléments constituants des mêmes sels pris dans des conditions diverses ;

3° Manière dont ces sels se comportent en présence des dissolvants neutres ;

4° Pouvoir rotatoire de ces sels.

De ces expériences, M. Georges tire les conclusions suivantes :

1° Il n'est guère possible d'admettre que le chlorhydrosulfate de quinine soit une espèce chimique stable.

2° En admettant que ce soit une combinaison définie, il suffit de la seule action de l'eau froide, ou de celle d'un mélange d'alcool et d'éther, sans élévation de température, pour la détruire et pour la transformer en un simple mélange de sulfate neutre et de chlorhydrate neutre de quinine.

3° L'analyse des divers échantillons fournis par les meilleures maisons de produits chimiques de Paris et l'étude de leur pouvoir rotatoire montrent nettement que les sels commerciaux renferment toujours une quantité variable de sel basique.

4° On doit préférer le chlorhydrate neutre (bichlorhydrate de quinine) ou chlorhydrosulfate pour l'emploi thérapeutique, parce que ce bichlorhydrate, qui possède, il est vrai, une certaine acidité comme

(1) Voir *Bulletin de l'Académie*, 10 mars 1896, p. 250 et 259 ; 31 mars 1896, p. 369.
(2) *J. de Ph. et de Ch.*, 15 juin 1896, p. 589.

le chlorhydrosulfate, est plus riche en quinine que ce dernier et reste toujours identique à lui-même (1).

§ 7. — Tannate de quinine neutre.

L'acide tannique donne avec la quinine un sel neutre, dont la formule n'est pas mentionnée au Codex, mais peut être représentée de la manière suivante :

$$C^{20}H^{24}Az^2O(C^{14}H^{10}O^{92}).$$

Préparation. — On le prépare d'après le procédé suivant (Codex):

Quinine hydratée . . . . Q. V.
Acide acétique à 1,060. . . . . }
Tanin officinal. . . . . } Q. S.

Délayer la quinine hydratée dans l'eau ; porter à l'ébullition et ajouter de l'acide acétique en quantité suffisante pour dissoudre la quinine mais en ne donnant à la solution qu'une très faible réaction acide. Après refroidissement, ajouter peu à peu à la liqueur une solution filtrée et froide de tanin et en assez grande quantité pour redissoudre le précipité qui s'est formé tout d'abord. On neutralise exactement par le bicarbonate de sodium les acides tannique et acétique libres qui se trouvent dans la solution. Le tannate de quinine se dépose alors. On le recueille sur un filtre ; on le dessèche et on le pulvérise finement ; on le lave à l'eau distillée et on le fait sécher à nouveau.

Caractères d'identité. — Le tannate de quinine est amorphe, jaunâtre, insoluble dans l'eau, l'éther et le chloroforme, soluble dans l'alcool et la glycérine. Il est inaltérable à l'air ; il est décomposable par la chaleur.

100 parties de ce sel contiennent 20 à 21 parties de quinine.

Caractères spécifiques. — On le reconnaît aux caractères suivants :

1° A ses caractères d'identité;
2° Il donne les réactions caractéristiques de l'acide tannique ;
3°   —   —   de la quinine.

Action physiologique et thérapeutique. — Introduit dans la matière médicale en 1852, par Bareswill, il a été successivement vanté puis abandonné ; récemment encore on a contesté son efficacité. Il est cependant facilement absorbé par l'estomac, mais son absorption est lente.

1) Voir au sujet du chlorhydrosulfate de quinine, lettre de M. Grimaux et réponse de M. Marty, *J. de Ph. et de Ch.*, 15 août 1894, p. 190.

Il possède l'avantage d'être presque insipide et de ne pas produire l'ivresse quinique, ordinairement produite par les sels de quinine.

Mais il a l'inconvénient de contenir très peu de quinine (3 fois et demi moins que le sulfate basique) ; aussi faut-il en donner des doses assez fortes pour obtenir des résultats sérieux. Il possède du reste l'action physiologique et thérapeutique des sels de quinine. Il a été préconisé contre les sueurs et les fièvres des phtisiques.

Modes d'administration et doses.—On l'administre en général en poudre, quelquefois en pilules à la dose de 0 gr. 10 à 2 grammes et plus.

§. 8. — Valérianate de quinine basique.

Le valérianate de quinine, appelé aussi valériate de quinine, est un valérianate basique, découvert par le prince Lucien Bonaparte et ayant pour formule :

$$C^{20}H^{24}Az^2O^2, C^5H^{10}O^2.$$

Préparation. — On le prépare en saturant par un léger excès d'acide valérianique une solution alcoolique et concentrée d'hydrate de quinine (Codex) :

Quinine hydratée	Q. V.
Acide valérianique . . . .)	
Alcool à 90°. . . . . }	Q. S.
Eau distillée. . . . .)	

Dissoudre l'hydrate de quinine dans le moins possible d'alcool ; neutraliser par l'acide valérianique ajouté peu à peu et en léger excès, de manière à donner à la liqueur une très faible réaction acide. Verser le mélange dans deux fois son volume d'eau et laisser évaporer la solution dans une étuve dont la température ne dépasse pas 50°.

Caractères d'identité. — Le valérianate de quinine forme des cristaux prismatiques souvent volumineux et anhydres. Il est soluble dans 110 parties d'eau froide, dans 40 parties d'eau bouillante, dans 6 parties d'alcool à 80°, froid, dans une partie du même liquide bouillant.

100 parties de ce sel contiennent 76,06 de quinine.

Caractères spécifiques. — On le reconnaît aux caractères suivants :

1° A ses caractères d'identité ;

2° Il donne les réactions caractéristiques de l'acide valérianique ;

3°   —   —   de la quinine.

Action physiologique et thérapeutique. — Ce corps possède les propriétés antipériodiques de la quinine et les propriétés antispasmodiques de l'acide valérianique ; on l'emploie comme fébrifuge, antispasmodique et antinévralgique.

Modes d'administration et doses. — On l'administre en pilules ou potion à la dose de 0 gr. 20 à 0 gr. 50 et même 1 gramme par jour.

§ 9. — Arséniate de quinine.

Depuis quelques années, on emploie en thérapeutique un nouveau sel de quinine, que l'on prescrit souvent sous la forme de granules.

Ce sel n'est pas mentionné au Codex et il résulte d'expériences entreprises par MM. Champigny et Choay (1), que les sels commerciaux vendus sous le nom d'arséniate de quinine, ont une composition très variable, par suite de leur faible stabilité, et que par conséquent leur action thérapeutique n'est pas constante. Ce sel est du reste peu employé ; nous n'insisterons pas plus longtemps sur son histoire.

§ 10. — Glycérophosphate basique de quinine.

Formule. — Le glycérophosphate basique de quinine a pour formule :

$$C^3H^7O^3PO\!<\!{}^{O\ (C^{20}H^{21}Az^2O^2)}_{O\ (C^{20}H^{21}Az^2O^2)} + 7\ H^2O.$$

L'existence de ce sel, mise en doute par plusieurs auteurs, est aujourd'hui hors de conteste grâce aux travaux de M. Fallières.

Préparation. — M. Fallières a indiqué le mode de préparation suivant :

Dans 400 ou 500 grammes d'éther à 65° on fait dissoudre 75 gr. 6 (2/10 de molécule en grammes) de quinine cristallisée. On ajoute à cette solution 17 gr. 2 (1/10 de molécule en grammes) d'acide glycérophosphorique, bien privé de glycérine et dissous dans 50 ou 60 grammes d'alcool à 96°. Il se produit un abondant précipité blanc, qui se rassemble très rapidement au fond du flacon. L'examen au microscope le montre comme constitué par de longues et fines aiguilles ; le liquide surnageant le précipité ne contient que des traces d'acide glycérophosphorique et de quinine.

(1) V. *J. de Ph. et de Ch..*, 5ᵉ série, t. XX, année 1889, p. 99.

On agite fréquemment le mélange pendant quelques heures. Le précipité est recueilli sur un filtre et lavé à deux ou trois reprises avec 40 ou 50 grammes d'éther à 65°. Quand la masse peut se détacher convenablement du filtre, on l'étale sans pression sur des plaques de porcelaine dégourdie, où elle achève de se dessécher spontanément à l'air libre. La dessiccation est complète quand on ne perçoit plus l'odeur de l'éther.

Caractères d'identité. — Le glycérophosphate basique de quinine se présente sous la forme d'une poudre cristalline blanche, légère, soluble dans 353 parties d'eau froide, 26 p. d'alcool absolu, 28 p. de glycérine, insoluble dans l'éther et le chloroforme.

Il contient 68,63 p. 100 de quinine et 18,22 p. 100 d'acide glycérophosphorique.

Caractères spécifiques. — Le glycérophosphate de quinine se reconnaît aux caractères suivants :

1° A ses caractères d'identité ;

2° Il donne les réactions de la quinine ;

3° Il donne les réactions de l'acide glycérophosphorique.

Caractères de contrôle. — La plupart des échantillons de glycérophosphate de quinine du commerce, préparés par des procédés différents de celui qu'a indiqué M. Fallières, sont des produits impurs ; les uns sont des mélanges de sulfate de quinine et de glycérophosphate de quinine ; d'autres renferment de l'ammoniaque ; d'autres contiennent des proportions de quinine et d'acide glycérophosphorique différentes de celles que doit contenir le glycérophosphate répondant à la formule indiquée. L'essai de cette substance est donc de la plus haute importance.

La solution de glycérophosphate de quinine dans l'eau acidulée par l'acide nitrique ne doit pas précipiter par :

1° Le chlorure de baryum (absence de sulfates) ;

2° L'azotate acide d'argent (absence de chlorures) ;

3° Le nitro-molybdate d'ammoniaque à froid (absence d'acide phosphorique et de phosphates) ;

4° Une portion de la solution nitrique traitée par un excès d'ammoniaque et filtrée ne doit pas précipiter par l'oxalate d'ammoniaque (absence de chaux) ;

5° Quelques centigrammes de glycérophosphate de quinine calcinés au rouge avec quelques centigrammes d'azotate de potasse pur fournissent un précipité jaune très abondant avec le nitro-molybdate d'ammoniaque.

Dosage. — On dissout à une chaleur douce 0 gr. 50 de glycérophosphate de quinine dans 25 ou 30 grammes d'alcool bien neutre à 50°. On ajoute 25 ou 30 grammes d'eau distillée et quelques gouttes de phtaléine (1/30). On verse dans la solution de la potasse N/10 jusqu'à production de la teinte rose de la phtaléine.

Le produit pur consomme 11 cc. de KOH N/10.

Action physiologique et thérapeutique. — Le glycérophosphate de quinine possède l'action de la quinine et celle de l'acide glycérophosphorique. La tolérance est plus grande que celle des autres sels de quinine et son action est plus rapide et plus durable.

Il s'administre aux mêmes doses que le sulfate de quinine basique.

Nous avons dit que la quinine et ses sels possédaient des propriétés physiologiques et thérapeutiques analogues, propriétés que nous allons étudier.

Action physiologique des sels de quinine. — La quinine et ses sels possèdent des propriétés physiologiques analogues à celles du quinquina et de ses préparations, mais ces propriétés ne sont pas identiques. Bien que l'histoire physiologique de ces médicaments puisse être rapprochée, jusqu'à un certain point, il convient de faire remarquer, avec Fonssagrives, que la diversité des principes, auxquels la quinine est associée dans le quinquina, exclut théoriquement l'idée que ce sont là deux médicaments identiques. Sans doute l'amertume du quinquina se retrouve dans la quinine, mais, ce n'est pas une amertume semblable ; d'ailleurs elle n'est pas due seulement à la quinine ; elle est aussi produite par la cinchonine, l'aricine et les isomères de la quinine et de la cinchonine, par l'amer kinovique ; enfin, autre chose sont les amers simples et les amers associés à des amers astringents tels que sont, pour le quinquina, l'acide cinchotannique et le rouge cinchonique. En résumé, on peut dire que si le quinquina a rendu les services de la quinine bien avant la découverte de cet alcaloïde, celui-ci rend des services plus limités, mais plus prompts et plus décisifs ; mais qu'en définitive les préparations de quinine et celles du quinquina restent bien distinctes et ont chacune leurs indications propres.

La quinine et ses sels possèdent les propriétés physiologiques suivantes :

1° Ils exercent une action locale irritante, qui se manifeste : par des accidents locaux aux points où on pratique des injections hypodermiques faites avec ces sels ; par la gastralgie quinique, qui se développe souvent à la suite de l'action prolongée de la quinine introduite dans l'estomac ;

2° Ils ralentissent et affaiblissent les mouvements du cœur ;

3° Ils produisent sur le système nerveux une action qui s'accuse à divers degrés : par des bourdonnements d'oreilles avec ou sans vertige, par l'ivresse quinique, par la stupeur quinique caractérisée par l'obtusion des sens et de l'intelligence, l'affaissement, la torpeur comateuse avec dilatation des pupilles, les troubles gastro-entériques, nausées, diarrhées, ballonnement du ventre, etc. ;

4° Ils font disparaître la tuméfaction du foie et de la rate, phénomènes ordinaires de l'infection paludéenne ;

5° Ils produisent quelquefois des éruptions cutanées, analogues à la roséole, au purpura, à l'eczéma ;

6° Ils exercent sur la plupart des organismes inférieurs, les bactéries de la putréfaction et de la fermentation et sur les infusoires, des effets toxiques très énergiques : ils possèdent donc une action antifermentescible puissante, et d'après Bucholtz, ils pourraient être placés, dans l'échelle d'activité des antifermentescibles, entre le phénol et l'acide sulfurique.

Action thérapeutique des sels de quinine. — On emploie la quinine et ses sels comme fébrifuges dans les fièvres intermittentes et les fièvres palustres ; on les emploie aussi dans la septicémie, l'infection purulente, la fièvre typhoïde, etc., etc., considérées aujourd'hui comme le résultat d'une infection par les organismes inférieurs. D'après M. le professeur Bouchard, dans les maladies où la quinine agit, ce n'est qu'en contrariant l'agent infectieux qu'elle fait cesser la fièvre qui en est la conséquence. D'autres (Hayem) ont admis une action sur le système nerveux ou une action sur la combustion respiratoire des éléments anatomiques. Nous n'insisterons pas sur ce sujet ; on pourra consulter à cet égard les ouvrages mentionnés (1).

Richesse des sels de quinine. — Avant de terminer l'étude de la quinine et de ses sels, nous croyons devoir résumer dans un tableau la richesse en quinine des divers sels de quinine, leur solubilité dans l'eau et la quantité qu'il faut prescrire pour administrer 1 gramme de quinine.

(1) 1° *Dictionnaire de thérapeutique* de Dujardin-Beaumetz, t. IV, p. 386 et suiv. ; 2° *Nouveaux éléments de thérapeutique* de Nothnagel et Rossbach ; 3° *Traité de thérapeutique et de pharmacologie* de Soulier ; 4° *Traité de thérapeutique et de pharmacologie* de Manquat, p. 230.

Tableau extrait du formulaire pharmaceutique des hôpitaux
de Paris.

DIVERS SELS DE QUININE	RICHESSE EN QUININE		SOLUBILITÉ DES SELS	POUR ADMINISTRER 1 gr. de quinine il faut prescrire de chaque sel :
	100 gr. contiennent	1 gr. contient	100 gr. d'eau dissolvent	
Hydrate................	85,72	0,857	0,059	1^{gr}16
Bromhydrate neutre....	60,00	0,600	15,80	1,64
Bromhydrate basique...	76,60	0,766	2,20	1,30
Chlorhydrate basique ...	81,71	0,817	4,60	1,22
Lactate basique	78,26	0,782	9,40	1,27
Sulfate neutre..........	59,12	0,591	11,30	1,69
Sulfate basique (officinal)	74,31	0,743	0,17	1,34
Tartrate neutre.........	20,60	0,206	»	4,42
Valérianate basique	76,06	0,760	2,90	1,31
Salicylate basique	68,79	0,687	0,11	1,45

SECTION III

ÉTUDE DES ÉTHERS DE LA QUININE

Un seul éther de la quinine est intéressant au point de vue médico-pharmaceutique, c'est l'éther éthylcarbonique ou euquinine.

Euquinine.

L'euquinine est un éther éthylcarbonique de la quinine proposé par Von Norden.

Caractères d'identité. — Elle se présente en aiguilles blanches, difficilement solubles dans l'eau, très solubles dans l'alcool, l'éther le chloroforme, fusibles à 95°. Elle forme des sels avec les acides.

Son chlorhydrate est soluble dans l'eau ; son sulfate et son tannate sont insolubles dans l'eau.

Action physiologique et thérapeutique. — D'après Norden, et d'après les expériences récentes d'Overlach, l'euquinine possède une action antipyrétique analogue à celle de la quinine, mais son action est moitié moindre ; 2 grammes d'euquinine équivalent à 1 gramme de quinine.

Elle présente sur la quinine les avantages suivants :

1° Elle a une saveur amère peu marquée ;

2° Elle ne provoque pas de phénomènes secondaires fâcheux sur l'estomac ;

3° Elle ne donne pas naissance à l'ivresse quinique caractérisée par des bourdonnements d'oreilles. Tandis qu'avec la quinine le bourdonnement d'oreilles s'accuse davantage avec chaque nouvelle administration du médicament ; avec l'euquinine, il n'apparaît qu'après la première ou la seconde dose, pour cesser ensuite complètement.

L'euquinine s'administre en cachets de 0 gr. 20 à 0 gr. 50 et 1 gramme.

SECTION IV

ÉTUDE DE LA QUINIDINE

Formule. — La quinidine est un alcaloïde du quinquina, découvert par Henry et Delondre en 1833, étudié surtout par Pasteur. Elle est isomère avec la quinine et a par conséquent pour formule :

$$C^{20}H^{24}Az^2O^2.$$

Préparation. — On l'extrait du mélange d'alcaloïdes, connu dans le commerce sous le nom de quinoïdine, mélange qui est obtenu comme résidu dans la fabrication de la quinine.

Caractères d'identité. — La quinidine cristallise en octaèdres dérivés du prisme rhomboïdal droit, volumineux, brillants, renfermant 5 équivalents d'eau de cristallisation. Elle s'effleurit à l'air, en perdant 1 équivalent d'eau et devient anhydre à 120°. Elle est peu soluble dans l'eau, soluble dans l'alcool, l'éther, le chloroforme ; sa solution est dextrogyre, tandis que la solution de quinine est lévogyre.

C'est une base *diacide*, qui, comme la quinine, exige, pour se saturer, deux molécules d'un acide monobasique ou une molécule d'acide bibasique. Elle donne donc, comme la quinine, deux séries de sels : des sels neutres et des sels basiques.

Caractères spécifiques. — On la reconnaît aux caractères suivants :

1° A ses caractères d'identité ;

2° Elle donne, avec l'eau de chlore et l'ammoniaque, la coloration verte caractéristique fournie dans les mêmes conditions par la quinine ;

3° On la distingue de la quinine à l'aide des caractères suivants : A. Ses solutions sont dextrogyres. — B. Si on mélange une solution neutre d'un sel de quinidine avec une solution neutre d'iodure de potassium, il se produit un précipité blanc pulvérulent (Dragendorff).

Action physiologique.— La quinidine a une action physiologique analogue à celle de la quinine ; elle produit les mêmes troubles cérébraux qu'elle, mais elle agit plus vivement sur le tube digestif et la diarrhée et les vomissements sont plus communs et plus persistants. Elle a une activité fébrifuge moins grande que celle de la quinine.

Action thérapeutique. — Employée comme fébrifuge à titre de succédané de la quinine, à l'état de sulfate basique de quinidine (peu usité).

SECTION V

ÉTUDE DES SELS DE QUINIDINE

La quinidine est une base diacide ; elle se combine aux acides et donne :

1° Des **sels neutres**, formés par la combinaison d'une molécule de quinidine avec deux molécules d'un acide monobasique ou une molécule d'acide bibasique.

2° Des **sels basiques**, formés par la combinaison d'une molécule de quinidine avec une molécule d'un acide monobasique, ou par la combinaison de deux molécules de quinidine avec une molécule d'un acide bibasique.

Sulfate de quinidine basique.

Formule. — Le sulfate de quinidine basique, le seul sel de quinidine indiqué au Codex, a pour formule :

$$(C^{20}H^{24}Az^2O^2)^2\ SO^4H^2 + 2\ H_2O.$$

Caractères d'identité. — Le sulfate de quinidine basique cristallise en prismes incolores et allongés, prenant facilement l'apparence du sulfate de quinine, non efflorescents à l'air. Il est soluble dans 110 parties d'eau à + 15°, très soluble dans l'eau bouillante, très soluble dans l'alcool bouillant, soluble dans 19 p. 5 de chloroforme. Les solutions sont dextrogyres et fluorescentes.

100 p. de ce sel contiennent 82,86 de quinidine et 4,60 d'eau.

Caractères spécifiques. — On le reconnaît aux caractères suivants :

1° A ses caractères d'identité ;
2° Il donne les réactions caractéristiques des sulfates ;
3°   —   —   de la quinidine.

Caractères de contrôle. — Voici le mode d'essai de ce corps indiqué par le Codex : 1 p. de sulfate basique de quinidine étant chauffée avec 10 p. d'eau jusqu'à 60°, puis additionnée d'une partie d'iodure de potassium et abandonnée au refroidissement après agitation, donne de l'iodhydrate de quinidine cristallisé. L'eau-mère filtrée ne se trouble pas par addition d'une ou deux gouttes d'ammoniaque si le sulfate de quinidine est pur ; s'il y avait un trouble, cela prouverait que le sel contenait d'autres alcaloïdes que la quinidine, puisque toute la quinidine avait été précipitée par l'iodure de potassium à l'état d'iodhydrate de quinidine.

Action physiologique. — Il possède l'action physiologique de la quinidine.

Action thérapeutique. — Il possède l'action thérapeutique affaiblie des sels de quinine ; aussi est-il employé, mais très rarement, comme succédané du sulfate de quinine.

Modes d'administration et doses. — On l'emploie, comme le sulfate de quinine, à la dose de 0 gr. 10 à 2 grammes et plus.

Incompatibles. — Il a les mêmes incompatibles que les sels de quinine.

SECTION VI

ÉTUDE DE LA CINCHONINE

Formule. — La cinchonine est un alcaloïde du quinquina, entrevue par Duncan en 1803, obtenue cristallisée par Gomez en 1811, caractérisée par Pelletier et Caventou. Elle a pour formule :

$$C^{19}H^{22}Az^2O \text{ (Codex)} ; \text{ pour d'autres : } C^{20}H^{24}Az^2O \text{ (Wurtz).}$$

Préparation. — On retire la cinchonine du quinquina gris par un procédé analogue à celui qui fournit le sulfate de quinine.

Faire bouillir, avec de l'acide chlorhydrique très étendu, du quinquina huanuco concassé.

La liqueur clarifiée est précipitée par la chaux et le précipité est traité, à plusieurs reprises, par l'alcool à 90° bouillant.

La cinchonine cristallise en partie pendant le refroidissement.

Les eaux-mères réduites par distillation au quart de leur volume, donnent une nouvelle cristallisation de cinchonine.

Enfin, les dernières eaux-mères, convenablement concentrées, abandonnent un mélange de quinine et de cinchonine.

Quand on veut séparer les deux alcaloïdes, on met à profit l'inégale solubilité de leurs sulfates : on les sature avec l'acide sulfurique dilué, puis on fait cristalliser : le sulfate de cinchonine, plus soluble que celui de quinine, reste en solution.

Pour purifier la cinchonine brune, on la dissout dans l'alcool bouillant, on décolore la solution par le charbon animal et on la filtre bouillante. La cinchonine cristallise à l'état de pureté.

Caractères d'identité. — La cinchonine cristallise en beaux prismes rectangulaires obliques, ne contenant pas d'eau de cristallisation, peu soluble dans l'eau, l'alcool, le chloroforme, les huiles essentielles, les huiles grasses, presque insoluble dans l'éther. Ses solutions sont dextrogyres et non fluorescentes.

C'est une base diacide comme la quinine et la quinidine, donnant des sels neutres et des sels basiques.

Caractères spécifiques. — On la reconnaît aux caractères suivants :

1° A ses caractères d'identité ;

2° Elle ne se colore pas en vert par l'eau de chlore et l'ammoniaque ;

3° Chauffée avec le bichlorure de mercure, elle se colore en rouge violacé.

Action physiologique. — Elle possède une action physiologique analogue à celle de la quinine, mais moins intense et plus fugace.

SECTION VII

ÉTUDE DES SELS DE CINCHONINE

Parmi les sels neutres ou basiques formés par la cinchonine avec les acides, un seul est indiqué au Codex : le sulfate de cinchonine basique. Mentionnons aussi l'iodosulfate de cinchonine ou antiseptol, corps proposé dans ces dernières années.

§ 1. — Sulfate de cinchonine basique.

Formule. — Il a pour formule :

$(C^{19}H^{22}Az^2O)^2,SO^4H^2 + 2H^2O$ (Codex) ou $(C^{20}H^{24}Az^2O)^2,SO^4H^2+2H^2O$.

Caractères d'identité. — Ce sel cristallise en prismes rhomboïdaux droits, courts, durs et transparents, perdant à 100° son eau de cristallisation et fondant vers 120°. Il est soluble dans 65 p. 5 d'eau froide, dans 14 p. d'eau bouillante, dans 5 p.8 d'alcool à 80° froid, dans 45 p. du même alcool bouillant, soluble dans 60 p. de chloroforme à + 15° ; il est presque insoluble dans l'éther. Ses solutions sont amères, dextrogyres, non fluorescentes.

100 p. de ce sel cristallisé contiennent 81,44 de cinchonine et 4,99 d'eau.

Caractères spécifiques. — On le reconnaît aux caractères suivants :

1° A ses caractères d'identité ;

2° Il donne les réactions caractéristiques de la cinchonine ;

3° Il donne les réactions caractéristiques des sulfates.

Action physiologique et thérapeutique. — Il possède une action physiologique et thérapeutique analogue au sulfate de quinine, mais plus faible.

Modes d'administration et doses. — On l'administre à l'INTÉRIEUR à la dose de 0 gr. 05 à 0 gr. 15, 3 ou 4 fois par jour comme tonique, à la dose de 1 gr. à 2 gr. 50 par jour comme antipériodique.

Incompatibles. — Il a les mêmes incompatibles que les sels de quinine.

§ 2. — Antiseptol.

On donne le nom d'antiseptol à un iodosulfate de cinchonine, préconisé par M. Yvon pour remplacer l'iodoforme.

Préparation. — On le prépare de la manière suivante : dissoudre 25 grammes de sulfate de cinchonine dans 2 litres d'eau et précipiter cette solution par la solution suivante :

Iode	10 grammes	
Iodure de potassium	10	—
Eau distillée	1000	—

Le précipité obtenu est lavé et desséché à l'air libre ; il renferme 50 pour 100 d'iode et constitue un produit défini.

Caractères d'identité. — L'antiseptol se présente sous forme de poudre impalpable, légère, de couleur brun-kermès, inodore, insoluble dans l'eau, soluble dans l'alcool et le chloroforme.

Usages. — M. Yvon a proposé l'antiseptol pour remplacer l'iodoforme ; il a sur ce dernier l'avantage de ne pas posséder d'odeur, tout en étant aussi efficace au point de vue chirurgical.

SECTION VIII

ÉTUDE DE LA CINCHONIDINE

Formule. — La cinchonidine (appelée quelquefois quinidine, en Allemagne surtout, mais à tort) est un alcaloïde du quinquina, découvert en 1844 par Winckler et qui existe en abondance dans le Cinchona succirubra et dans le Cinchona officinalis. Elle est isomère avec la cinchonine, et a par conséquent pour formule :

$$C^{19}H^{22}Az^2O \text{ (Codex) ou } C^{20}H^{24}Az^2O \text{ (Wurtz)}.$$

Préparation. — On l'extrait de certaines quinoïdines du commerce par des cristallisations dans l'alcool. Elle se dépose avec la quinidine, dont elle se distingue, parce que ses cristaux ne sont pas efflorescents. On la purifie par des lavages à l'éther et par des cristallisations sous la forme de chlorhydrate basique.

Caractères d'identité. — La cinchonidine cristallise en prismes rhomboïdaux obliques, volumineux, incolores, ne contenant pas d'eau de cristallisation, fusibles à 206°. Elle est peu soluble dans l'eau et dans l'éther ; très soluble dans l'alcool, soluble dans le chloroforme. Sa solution est lévogyre.

C'est une base *diacide* comme la quinine et la cinchonine, donnant des sels neutres et des sels basiques.

Caractères spécifiques. — On la reconnaît aux caractères suivants :

1° À ses caractères d'identité ;

2° Elle ne se colore pas par le chlore et l'ammoniaque ;

3° Elle n'a pas de réaction propre.

Caractères de contrôle. — Elle renferme souvent de la quinidine. Pour la déceler, on expose à l'air chaud et sec des cristaux récents : ceux de la cinchonidine restent transparents et ne se colorent pas avec le chlore et l'ammoniaque ; ceux de la quinidine s'effleurissent, en prenant une teinte blanchâtre, et se colorent en vert par le chlore et l'ammoniaque.

Action physiologique. — Elle a été préconisée par Wedell, Bouchardat, Bourru comme un fébrifuge aussi sûr que la quinine, mais d'un prix beaucoup moins élevé.

SECTION IX

ÉTUDE DES SELS DE CINCHONIDINE

La cinchonidine se combine aux acides et donne plusieurs sels, des sels neutres et des sels basiques, analogues aux sels de quinine et de quinidine.

§ 1. — Bromhydrates de cinchonidine.

On distingue deux sortes de bromhydrates de cinchonidine, le bromhydrate neutre et le bromhydrate basique.

Bromhydrate de cinchonidine neutre.

Synonymes. — Appelé aussi dibromhydrate de chinchonidine.
Formule (1) (Codex) :

$$C^{10}H^{22}Az^2O,2HBr+2H^2O.$$

Préparation. — On le prépare d'après le procédé suivant :

Sulfate de cinchonidine basique. . . . . 10 grammes
Acide sulfurique dilué . . . . 13 gr. 5
Bromure de baryum cristallisé . . . . . . 8 —
Eau distillée. . . . . 75 —

Opérer, en suivant la marche indiquée au Codex, qui est calquée sur le mode de préparation du bromhydrate neutre de quinine.

Caractères d'identité. — Il cristallise en cristaux prismatiques allongés, faiblement colorés en jaune, très solubles dans l'eau bouillante, solubles dans 6 p. d'eau froide.

100 p. de ce sel cristallisé contiennent 59,75 de cinchonidine et 7,23 d'eau.

(1) Si l'on admet que la formule de la cinchonidine est $C^{20}H^{24}Az^2O$, les formules de ces sels doivent être modifiées.

Caractères de contrôle. — Mal purifié, il peut retenir du bromure de baryum; dans ce cas, il précipitera par les sulfates solubles.

Action physiologique et thérapeutique. — Il a l'action physiologique et thérapeutique de la chinchonidine.

Modes d'administration et doses. — On l'emploie à la dose de 0 gr. 10 à 2 grammes et plus.

Bromhydrate de cinchonidine basique.

Synonymes. — Appelé aussi monobromhydrate de chinchonidine, bromhydrate de cinchonidine officinal.

Formule (Codex) :

$$C^{19}H^{22}Az^{2}O, HBr+H^{2}O$$

Préparation. — On le prépare d'après le procédé suivant (Codex):

Sulfate de cinchonidine basique	10 grammes
Bromure de baryum cristallisé	4 —
Eau distillée	100 —

Opérer en suivant la marche indiquée au Codex, qui est calquée sur le mode de préparation du bromhydrate de quinine basique.

Caractères d'identité. — Il cristallise en longues aiguilles incolores. Il est soluble dans 40 fois son poids d'eau froide et dans beaucoup moins d'eau bouillante.

100 p. de ce sel cristallisé contiennent 74,81 de chinchonidine et 4,58 d'eau.

Caractères de contrôle. — Mal purifié, il peut retenir du bromure de baryum ; dans ce cas, il précipitera par les sulfates solubles.

Action physiologique et thérapeutique. — Il a l'action physiologique et thérapeutique de la cinchonidine.

Modes d'administration et doses. — On l'emploie à la dose de 0 gr. 10 à 2 grammes et plus.

§ 2. — Sulfate de cinchonidine basique.

Ce sulfate de cinchonidine, le seul mentionné au Codex, a pour formule :

$$(C^{19}H^{22}Az^{2}O)^{2}SO^{4}H^{2}+6H^{2}O(Codex)ou(C^{20}H^{24}Az^{2}O).SO^{4}H^{2}+6H^{2}O(Wurtz).$$

Caractères d'identité. — Ce sel est obtenu ordinairement par cristallisation dans des solutions aqueuses peu concentrées. Il cristallise alors en aiguilles brillantes contenant 6 molécules d'eau. Dans les liqueurs aqueuses concentrées, il forme des prismes à 3 molécules d'eau. Dans les liqueurs alcooliques, il cristallise en beaux cristaux prismatiques renfermant 2 molécules d'eau.

Le *sulfate officinal* est le sulfate cristallisé à 6 molécules d'eau et se présente en aiguilles brillantes. Il est soluble dans 96 p. d'eau à + 12°; très soluble dans l'alcool, insoluble dans l'éther. Ses solutions sont fortement lévogyres, non fluorescentes, et ne se colorent pas par le chlore et l'ammoniaque. Il est combustible sans résidu.

100 p. de ce sel cristallisé contiennent 74,06 de cinchonidine et 13,60 d'eau.

Caractères de contrôle. — D'après le Codex, le sulfate de cinchonidine basique, dissous dans 40 fois son poids d'eau bouillante et additionné d'un excès de tartrate droit de potasse et de soude, fournit, par refroidissement de la liqueur, des cristaux de tartrate droit de cinchonidine. Après 24 heures l'eau-mère filtrée ne se trouble pas par addition d'une ou deux gouttes d'ammoniaque, si le sulfate essayé est pur (absence de sulfate de cinchonine et de quinidine).

Action physiologique et thérapeutique. — Il possède l'action physiologique et thérapeutique de la cinchonidine.

Modes d'administration et doses. — On l'emploie à l'INTÉRIEUR à la dose de 0 gr. 10 à 2 grammes et plus sous les mêmes formes pharmaceutiques que le sulfate de quinine.

2° GROUPE. — ALCALOÏDE FOURNI PAR LES IPÉCACUANHAS

Sommaire. — Les ipécacuanhas donnent un alcaloïde, l'émétine. — Étude de cet alcaloïde.

Les ipécacuanhas, fournis par des plantes de la famille des rubiacées, contiennent un alcaloïde appelé émétine.

Émétine.

Formule. — L'émétine, découverte en 1817 par Pelletier et Magendie, a été étudiée dans ces dernières années par M. S. Lefort et P. Wurtz et aussi par M. Podwyssotzky. Elle a pour formule :

$$C^{28}H^{40}Az^2O^5.$$

Action physiologique et thérapeutique. — Elle est vomitive à la dose de 0 gr. 01 et même de 0 gr. 005 milligrammes ; elle .

n'est jamais employée à l'état pur en pharmacie ; on lui préfère avec raison l'ipécacuanha qui, sous un volume un peu plus fort, mais encore très faible produit des effets identiques.

Nous ne croyons donc pas devoir insister sur l'étude de cet alcaloïde dont on trouvera l'histoire détaillée dans les ouvrages indiqués note (1).

3e GROUPE. — ALCALOÏDE FOURNI PAR LE CAFÉ

Sommaire. — Le café donne un alcaloïde, la caféine. Cet alcaloïde existe dans de nombreux végétaux (thé, maté, guarana, kola). — Isomérie de la caféine avec la théine. — Homologie de la caféine avec la théobromine. — Etude de la caféine et de ses sels.

Le café (Coffea arabica), famille des rubiacées-coffées, contient un alcaloïde très intéressant, la caféine.

Caféine.

Etat naturel. — La caféine a été découverte : dans le café, par Runge en 1820 et par Robiquet, Pelletier et Caventou en 1821 ; dans le guarana, par Martini en 1840 (guaranine) ; dans le thé, par Ondry en 1827 (théine) ; dans le thé du Paraguay, par Stenhouse en 1846 ; dans la noix de kola ; dans le maté.

Elle existe dans les différents végétaux, en quantités variables, ainsi que le montrent les chiffres suivants :

Le café en contient de 0,80 à 2 pour 100
Le guarana   1 à 5 —
Le thé   1 à 4 —
La noix de Kola 1 à 2 —
Le maté   1 à 2 —

La caféine a été particulièrement étudiée par Dumas, Pelletier, Paff, Liebig, Stenhouse, Nicholson, Peligot, Herzog, Payen, Wurtz, Strecker, etc.

Elle a pour formule $C^8H^{10}Az^4O^2$.

Elle est identique avec la théine découverte dans le thé par Oudry en 1838, ainsi que l'ont montré les travaux de Jobst et de Mulder. Elle est l'homologue de la théobromine, alcaloïde du cacao ; elle dérive

(1) *Dictionnaire de thérapeutique* de Dujardin-Beaumetz, t. III, p. 176 ; 2o *Dictionnaire* de Wurtz, t. I, 2e partie et t. I, 1er supplément du même dictionnaire.

en effet de cette base par la substitution du méthyle CH^3 à un atome d'hydrogène. Elle peut être aussi considérée comme dérivant de la xanthine par substitution de 3 groupes méthyle à 3 atomes d'hydrogène de celle-ci.

Synonymes. — En raison de son identité avec la théine et de son homologie avec la théobromine et la xanthine, la caféine est aussi appelée théine, méthylthéobromine, triméthylxanthine.

Préparation. — Elle est extraite des végétaux qui la contiennent par un grand nombre de procédés, pratiqués surtout dans l'industrie sur lesquels nous n'insisterons pas (1).

Caractères d'identité. — Le supplément du Codex, corrigeant le Codex page 154, dit :

La caféine, cristallisée dans l'eau, est la caféine officinale ; elle forme des aiguilles contenant une molécule d'eau, ayant pour formule :

$$C^xH^{10}Az^4O^2 + H^2O.$$

Si on la chauffe à 100°, elle devient anhydre ; elle fond ensuite à 234°.

La caféine officinale ou hydratée se dissout dans les dissolvants dans les proportions suivantes : 1 p. de caféine dans 72 p. d'eau à + 15° ; dans 40 p. d'alcool à 85° à + 15° ; dans 150 p. d'alcool absolu à + 15°.

C'est une base faible ; elle se combine avec les acides pour former des sels bien définis mais peu stables ; ses dissolutions salines ne sont pas précipitées par les alcalis qui la dissolvent avec plus de facilité que l'eau pure.

Caractères spécifiques. — On la reconnaît aux caractères suivants :

1° A ses caractères d'identité ;

2° Une solution de caféine traitée par l'eau de chlore, et évaporée, laisse un résidu brun rouge, soluble dans l'ammoniaque en donnant une liqueur rouge violacée ;

3° Une solution de caféine, traitée par l'acide azotique, et évaporée laisse un résidu brun rouge, soluble dans l'ammoniaque, en donnant une liqueur rouge violacée.

Caractères de contrôle. — Elle peut être FALSIFIÉE par des matières étrangères (amidon, sels minéraux, etc.). On en décélera la présence en chauffant la caféine suspecte sur une lame de platine : si elle est pure, elle se volatilise complètement sans laisser de résidu.

(1) Voir *Dictionnaire* de Wurtz, t. I, 2° partie, p. 693.

Conservation. — Étant inaltérable à l'air, on la conserve dans des flacons bouchés.

Action physiologique. — Prise à la dose de 0 gr. 10, elle produit d'abord un léger assoupissement, suivi d'une stimulation circulatoire favorable à l'exercice des fonctions animales et particulièrement au travail intellectuel. Selon Lehmann, des doses plus fortes, 0 gr. 30 à 0 gr. 50 par exemple, causent une violente excitation des systèmes nerveux et vasculaire, des palpitations cardiaques, avec fréquence, irrégularité, intermittence du pouls, oppression, douleur de tête, trouble des sens, bruissement d'oreilles, scintillation devant les yeux, priapisme et délire. D'après Hamon et Peretti, elle excite les sécrétions salivaires et intestinales ; elle augmente la secrétion de l'urée ; d'après Lehmann, elle la diminue, au contraire, si l'on en croit les expériences faites par MM. Hoppe et Eustratiadès, élèves de Rabuteau.

Action thérapeutique. — On l'emploie dans les hémicranies et les céphalalgies générales, qui paraissent avoir leur siège dans l'intérieur du crâne et dont souffrent si souvent les anémiques, les chlorotiques et les hystériques. Dans ce cas, une administration de 0 gr. 05 à 0 gr. 25 *pro dosi* et de 0 gr. 50, 1, 2, 4 grammes *pro die*, diminue la durée et l'intensité de l'accès ; parfois elle les annihile complètement. On l'emploie aussi dans les hydropisies cardiaques, ainsi que l'ont conseillé Gubler, Lépine, Huchard, Dujardin-Beaumetz. Son action est plus rapide que celle de la digitale mais dure moins longtemps.

En résumé, la caféine est employée comme antinévralgique et comme succédané de la digitale : c'est un diurétique énergique. On l'a considérée aussi comme douée de propriétés antidéperditives et comme constituant un médicament d'épargne. Mais on a démontré que cette opinion était absolument fausse. A la dose de 0 gr. 15 à 0 gr. 30 centigrammes, elle empêche les marcheurs et les ascensionnistes de ressentir la sensation de la fatigue et l'essoufflement ; parfois même elle supprime la sensation de la faim. On fait actuellement dans les armées françaises et étrangères des essais ayant pour but d'administrer la caféine aux soldats en marche et en campagne.

Modes d'administration et doses. — Elle s'emploie à la dose de 0 gr. 25 à 1 gramme par jour, en cachets, potions, pilules, en injection hypodermique seule ou sous forme *de sels* dont les principaux sont : le bromhydrate, le chlorhydrate, le salicylate double de soude et de caféine, le benzoate double de soude et de caféine.

Sels de caféine.

Les sels de caféine sont des sels très instables. Les uns (ceux formés avec les acides minéraux) sont décomposés par l'eau en acide, qui devient libre et en caféine, qui se précipite suivant la quantité d'eau employée. — L'air les altère aussi et l'on voit les cristaux (ceux de chlorhydrate par exemple) qui y sont exposés, s'effleurir rapidement en perdant leur acide. Au bout d'un temps plus ou moins long suivant la température, il ne reste plus que de la caféine. — Aussi M. Tanret pense que les sels de caféine, formés par les acides minéraux, ne présentent aucun avantage sur la caféine pure (1).

Les sels de caféine, formés par les acides organiques, dont l'existence avait été primitivement niée par Tanret, sont aussi très instables et ne présentent, au point de vue thérapeutique, aucune espèce d'intérêt.

Les sels doubles de caféine (salicylate double de soude et de caféine, benzoate double de soude et de caféine) sont au contraire très intéressants au point de vue thérapeutique, parce que ce sont des combinaisons bien définies, très solubles et qui rendent l'administration de la caféine en solution beaucoup plus facile.

Le supplément du Codex mentionne le bromhydrate, le chlorhydrate de caféine, le benzoate et le salicylate double de soude et de caféine.

§ 1. — Bromhydrate de caféine.

Formule. — $C^8H^{10}Az^4O^2,HBr + 3H^2O$.

Préparation. — Le bromhydrate de caféine se prépare de la manière suivante :

> Caféine . . . . 100 grammes.
> Acide bromhydrique. . . . . Q. S.

Dissolvez en chauffant doucement la caféine dans un excès d'acide bromhydrique, laissez refroidir et cristalliser.

Caractères d'identité. — Le bromhydrate de caféine cristallise en cristaux tabulaires, s'altérant et se colorant légèrement à l'air, décomposables par l'eau et l'alcool, surtout à chaud. Chauffé à 100° il se décompose : l'acide bromhydrique se dégage et il reste de la caféine.

(1) Voir « Mémoire de Tanret sur les sels de caféine », Société de thérapeutique du 28 janvier 1881.

§ 2. — Chlorhydrate de caféine.

Formule.— $C^8H^{10}Az^4O^2,HCl + 2H^2O$.

Préparation. — Le chlorhydrate de caféine se prépare par le procédé suivant :

Caféine . . . . 100 grammes
Acide chlorhydrique. . . . . Q. S.

Dissolvez en chauffant doucement la caféine dans un excès d'acide chlorhydrique concentrée ; laissez refroidir et cristalliser.

Caractères d'identité. — Le chlorhydrate de caféine cristallise en gros cristaux prismatiques, incolores, s'altérant à l'air, décomposables par l'eau, par l'alcool, par la chaleur. A 100°, il perd son acide chlorhydrique et la caféine reste.

§ 3. — Benzoate et salicylate doubles de soude et de caféine.

Le supplément du Codex, adoptant les propositions faites par M. Tanret, a donné deux formules de solutés de caféine pour injections hypodermiques dans lesquelles la caféine est à l'état de sel double.

Soluté n° 1 de caféine pour injections hypodermiques.

Caféine . . . . 2 gr. 50
Benzoate de soude. . . . . 3 gr.
Eau distillée bouillie et refroidie . . . . . q. s. (environ 8 gr.)
Pour obtenir dix centimètres cubes de soluté.

Triturez à froid dans un mortier en verre la caféine et le benzoate de soude, en ajoutant peu à peu l'eau distillée. Après dissolution, filtrez et recevez le liquide dans un flacon bouchant à l'émeri. Pour stériliser le soluté, interposez un fil entre le goulot et le bouchon pour prévenir l'adhérence et permettre la sortie de l'air ; placez le flacon dans l'eau froide jusqu'à la naissance du col, puis portez l'eau à l'ébullition que vous maintiendrez pendant un quart d'heure ; laissez refroidir et fermez ensuite exactement le flacon.

Un centimètre cube de ce soluté renferme 0 gr. 25 (vingt-cinq centigrammes) de caféine.

Comme on le voit, la caféine se trouve dans ce soluté à l'état de sel double : Benzoate de soude et de caféine. D'après M. Tanret (1), la formule donnée par le supplément du Codex serait inexacte.

(1) Voir *Union pharmaceutique*, 15 octobre 1895, p. 442.

Le benzoate de soude et de caféine, dit M. Tanret, contient 2 équivalents de benzoate de soude (288) pour un équivalent de caféine (212) ; ce n'est donc pas 3 grammes de benzoate de soude qu'il faut pour 2 gr. 50 de caféine, mais 3 gr. 40. C'est là, dit cet auteur, une rectification que devront faire dans leur Codex les pharmaciens qui ne veulent pas s'exposer au désagrément de voir des cristaux de caféine se déposer au bout de quelque temps dans les solutions qu'ils auraient préparées en suivant à la lettre la formule officielle.

Soluté n° 2 de caféine pour injections hypodermiques.

Caféine. . . . . 4 gr.
Salicylate de soude . . . . 3 gr.
Eau distillée bouillie et refroidie . . . . . q. s. (environ 6 gr.)
Pour obtenir dix centimètres cubes de soluté.

Dissolvez au mortier, filtrez avec soin et stérilisez comme il a été dit pour le soluté n° 1.

Un centimètre cube de ce soluté renferme 0 gr. 40 (quarante centigrammes) de caféine.

Comme on le voit, la caféine se trouve dans ce soluté à l'état de sel double : Salicylate de soude et de caféine.

A côté de ces solutions de benzoate de caféine et de sodium et de salicylate de caféine et de sodium, nous devons mentionner le benzoate de caféine et de sodium solide et le salicylate de caféine et de sodium solide mentionnés dans la pharmacopée helvétique de 1893 (p. 66 et 67). Ces deux corps ne figurent ni au Codex ni à son supplément.

On s'est demandé, en particulier pour le benzoate de caféine et de soude, si ce benzo-caféinate de soude avait une composition chimiquement définie.

Si l'on consulte les diverses pharmacopées qui parlent de ce corps, on voit que toutes le préparent d'une manière différente :

La pharmacopée suisse le prépare en faisant dissoudre 50 p. de caféine, 59 p. de benzoate de soude dans 200 p. d'eau et en faisant évaporer jusqu'à siccité.

La pharmacopée hongroise prescrit l'emploi de 50 p. de benzoate de soude pour 150 p. de caféine.

La pharmacopée allemande emploie PE de benzoate de soude et de caféine qu'on dissout dans l'eau et qu'on fait évaporer jusqu'à siccité.

La différence de préparation implique nécessairement une différence de composition entre ces différents produits. D'après Ettore Barbi (1) le benzo-caféinate de soude doit être regardé non comme un sel double mais comme un simple mélange dont la teneur en caféine est essentiellement variable, suivant le mode de préparation adopté.

Il en est probablement de même du salicylate de caféine et de sodium : il en résulte par conséquent que ces deux corps ne présentent, au point de vue thérapeutique, qu'une importance très relative et qu'il vaut mieux, lorsqu'on veut employer la caféine en injections hypodermiques, adopter les formules de solutés données par le Codex ; ces solutés représentant une véritable combinaison de benzoate de caféine et de sodium, de salicylate de caféine et de sodium, renfermant une quantité fixe de caféine.

Nous signalerons en terminant : 1° l'**Ethoxycaféine**, produit de substitution de la caféine, que l'on a préconisé comme antinévralgique, diurétique et narcotique et qu'on emploie en injections hypodermiques à la dose de 0 gr. 10 et 0 gr. 25. — Ce corps est à peu près inusité.

2° **Iodocaféine** ou **iodothéine**. C'est un mélange de caféine et d'iodure de sodium, donné comme une combinaison et proposé par Rummo (de Pise) comme diurétique.

3° **Sulfocaféates**, appelés aussi **symphorols**. Ce sont des combinaisons d'acide sulfocaféique avec la lithine, la soude, la strontiane, proposés par Heinz comme des diurétiques supérieurs aux autres.

TITRE III

ALCALOÏDES FOURNIS PAR LES VÉGÉTAUX

APPARTENANT

A LA FAMILLE DES LOGANIACÉES

PRÉLIMINAIRES. — DIVISION.

Les végétaux, appartenant à la famille des loganiacées et qui fournissent des alcaloïdes intéressants au point de vue médico-pharmaceutique, sont : la noix vomique et la fève de St-Ignace ; le jasmin de Caroline.

(1) *Bulletino farmaceutico*, 1896, 9, p. 257.

Pour faire l'étude de ces alcaloïdes, nous adopterons l'ordre suivant :

1er groupe. — Étude des alcaloïdes fournis par la noix vomique et la fève de St-Ignace.

2e groupe. — Étude des alcaloïdes fournis par le jasmin de Caroline.

1er GROUPE. — ALCALOÏDES FOURNIS PAR LA NOIX VOMIQUE ET LA FÈVE DE ST-IGNACE

SOMMAIRE. — La noix vomique et la fève de St-Ignace donnent deux alcaloïdes intéressants : la strychnine et la brucine.— *Section I.* Etude de la strychnine. — *Section II.* Etude des sels de strychnine : sulfate de strychnine neutre. — Azotate de strychnine. — Arséniate de strychnine. — *Section III.* Etude de la brucine.

La noix vomique (*semence du Strychnos nux vomica*), la fève de Saint-Ignace (*semence du Strychnos Ignatii*) appartenant à la famille des loganiacées, fournissent deux alcaloïdes intéressants : la strychnine et la brucine.

Pour faire l'étude de ces alcaloïdes nous adopterons l'ordre suivant :

Section I. — Étude de la strychnine.

Section II.   —   des sels de strychnine.

Section III.   —   de la brucine.

SECTION I

ÉTUDE DE LA STRYCHNINE

Formule. — La strychnine, découverte en 1818 par Pelletier et Caventou, a pour formule : $C^{21}H^{22}Az^2O^2$.

Préparation. — On peut la préparer par le procédé du Codex ; mais habituellement, on la prépare dans l'industrie par des procédés spéciaux sur lesquels nous ne croyons pas devoir insister (1).

Caractères d'identité. — La strychnine est un corps cristallisé en octaèdres rectangulaires droits, anhydres, incolores, ayant une saveur très amère et persistante, et tellement grande qu'une solution

____

(1) Voir à sujet : *Dictionnaire* de Wurtz ; *Traité de chimie organique* de MM. Berthelot et Jungfleisch.

à 1/600 000 possède encore cette saveur. Elle est presque insoluble dans l'eau froide (1 p. dans 7000 p. d'eau) ; elle est soluble dans l'alcool (1 p. dans 106 p. d'alcool à 95°) ; elle est soluble dans la benzine (1 p. dans 165 p. de benzine) ; elle est très soluble dans le chloroforme (1 p. dans 7 p. de chloroforme) ; elle est presque insoluble dans l'éther.

Elle fond vers 300° ; elle est lévogyre.

C'est une base monoacide, qui se combine aux acides pour donner des sels intéressants : avec l'acide sulfurique, elle donne le sulfate de strychnine ; avec l'acide azotique, l'azotate de strychnine ; avec l'acide arsénique, l'arséniate de strychnine.

Caractères spécifiques. — On la reconnaît aux caractères suivants :

1° A ses caractères d'identité ;

2° Avec le chlore, elle donne un précipité insoluble. Lorsqu'on dirige un courant de chlore dans une solution de strychnine, même très étendue, il se forme un nuage blanc, s'étendant peu à peu dans tout le liquide et qui est dû à la production de la strychnine trichlorée. Au bout d'un certain temps, on peut, à l'aide d'une baguette de verre, retirer de la liqueur des filaments blancs, élastiques, de strychnine trichlorée ;

3° Si on dissout la strychnine dans de l'acide sulfurique concentré et qu'on y ajoute un corps oxydant (oxyde puce de plomb, bichromate de potasse, bioxyde de manganèse, permanganate de potasse) en poudre, il se produit une belle couleur bleue, qui passe au violet, au rouge et enfin au jaune;

4° L'acide azotique ne se colore pas (caractère distinctif d'avec la brucine) ;

5° Avec le réactif de Mandelin, elle donne une coloration violet bleu passant au bleu violacé, puis au violet rouge.

Caractères de contrôle. — Elle peut contenir les ALTÉRATIONS ou les FALSIFICATIONS suivantes :

Elle peut être remplacée en totalité par de la brucine. La brucine se distingue de la strychnine par les caractères suivants :

Réactifs.	Strychnine.	Brucine.
Acide azotique.	Pas colorée.	Colorée en rouge.
Réactif de Frœhde.	Pas colorée.	Colorée passagèrement en rouge.
Réactif de Mandelin.	Coloration violet bleu passant au bleu violacé, puis au violet rouge.	Coloration rouge jaunâtre, puis orangée, puis décoloration.

Elle peut être mélangée avec de la brucine. — On peut caractériser facilement un mélange de strychnine et de brucine pour les réactions suivantes (Pouchet) : A. Traiter la strychnine suspecte par l'acide sulfurique et un petit cristal de bichromate de potasse : si la strychnine est pure, il se produit une coloration bleue intense, mais très fugace, passant rapidement au violet, puis au rouge cerise et disparaissant bientôt ; si elle renferme de la brucine, la nuance rouge est beaucoup plus prononcée ; on peut même au début obtenir une coloration violet rouge. — B. Traiter la strychnine suspecte par le réactif d'Erdmann (acide sulfurique à 66°; 100 gr. additionnés de 10 gouttes d'une solution aqueuse d'acide azotique) : si la strychnine est pure, pas de coloration ; si elle renferme de la brucine, il se produira une coloration rouge intense caractéristique de la brucine ; au bout de quelque temps, alors que la coloration aura passé au jaune, l'addition d'un cristal de bichromate de potasse, déterminera, en raison de la présence de la strychnine, une coloration bleu violacé, passant au rouge, à l'orange, au jaune et devenant peu à peu vert émeraude.

Matières fixes (Magnésie, amidon, sels d'une valeur minime). — Chauffer la strychnine sur une lame de platine ; si elle est pure, elle se volatilise sans résidu ; dans le cas contraire, elle se volatilise en laissant un résidu.

Corps gras. — Traiter de la strychnine par l'eau acidulée par l'acide sulfurique : si elle est pure, elle se dissout complètement ; si elle est impure, elle se dissout incomplètement.

Sucre. — Traiter la strychnine par l'eau ; si elle est pure, rien ne se dissout : si elle renferme du sucre, il se dissout une partie de la matière.

Conservation. — Étant inaltérable à l'air, on la conserve dans des flacons bouchés.

Action physiologique. — La strychnine, dit Gubler, est à la fois le plus énergique des amers et le type parfait des poisons tétanisants. *Prise à doses faibles*, 0 gr. 001 à 0 gr. 003, et renouvelées plusieurs jours de suite, elle augmente, dit-on, l'appétit ; en tous cas elle favorise les digestions chez les estomacs paresseux. *Prise à doses moyennes*, 0 gr. 005 à 0 gr. 01, elle produit progressivement ou subitement (par action cumulative), une exaltation de la sensibilité générale et spéciale : hyperesthésie de la peau, de la rétine, de l'ouïe, de l'odorat ; des tressaillements dans les muscles extenseurs, les muscles du thorax, de la phonation et de la déglutition ; puis ces tressaillements deviennent de véritables contractures tétaniques produisant le trismus, l'opistothonos, l'arrêt de la respiration, le rire sardonique, etc. L'intelligence reste intacte. Ces accidents durent plusieurs heures ou plusieurs jours et disparaissent. *A dose mortelle* (0 gr. 03 à 0 gr. 05 et au-dessus), de violentes convulsions tétaniques se produisent et la mort arrive en peu de temps par arrêt de la respiration.

Action thérapeutique. — Elle est employée, dit Fonssagrives, comme *stimulant de la contractilité*, dans certaines paralysies ne dépendant pas de lésions organiques, dans le prolapsus rectal ; comme *stimulant de la motilité intestinale, de la sensibilité sensorielle*, dans la constipation des vieillards, dans l'amaurose ; comme *apéritif*, dans l'anorexie, la dyspepsie flatulente ou atonique ; comme *aphrodisiaque*, dans l'impuissance, la frigidité ; comme *moyen de combattre l'incoordination musculaire*, dans la chorée, le tremblement mercuriel, l'ataxie locomotrice progressive ; comme *anti-alcoolique*, Dujardin-Beaumetz, Luton, Magnus-Huss, Amagat, l'ont employée contre l'alcoolisme aigu ou chronique.

Modes d'administration et doses. — On l'administre en poudre, en pilules ou granules, en potions, en sirop, en solution alcoolique à la dose de 0 gr. 001 à 0 gr. 020 progressivement.

Formules galéniques. — Elle entre dans les granules de strychnine contenant chacun 0 gr. 001 de strychnine.

Incompatibles. — Avec les réactifs généraux des alcaloïdes.

Empoisonnements. — C'est un poison violent, qui produit les symptômes suivants : tétanos, convulsions avec paroxysmes survenant après des intervalles qui varient, suivant les cas, de 3 minutes à une demi-heure, et durant de 1 à 5 minutes au plus. Pendant le paroxysme, la tête se renverse en arrière, la face est pâle, les yeux proéminents, la pupille dilatée ; le corps est pris d'agitation, de secousses convulsives, tous les membres se contractent violemment ; respiration difficile, pouls faible et très rapide, quelques cris convulsifs, souvent grande anxiété. Quand le calme se produit, c'est pour peu d'instants, car un nouvel accès, plus violent que le premier, survient, suivi d'un troisième, d'un quatrième, et le malade succombe au milieu d'affreuses convulsions. Il faut remarquer aussi, ce qui est un symptôme caractéristique, c'est que, pendant les moments de calme, le moindre bruit, le plus petit contact provoquent le retour des convulsions tétaniques.

Premiers secours. — 1° Evacuer le poison, en donnant un vomitif et en favorisant les vomissements par tous les moyens possibles ;

2° Administrer : charbon animal à volonté ou teinture d'iode, ou solution de tanin, ou forte décoction de café (à faire suivre d'un vomitif) ;

3° Diminuer l'excitation de la moelle, en faisant prendre la potion suivante : bromure de potassium 10 grammes, hydrate de chloral 2 grammes, eau 120 grammes (une cuillerée à bouche tous les quarts d'heure) ; ou en faisant inspirer du chloroforme au malade (*Ces inspirations doivent être dirigées par un médecin*) ;

4° Pratiquer la respiration artificielle.

SECTION II

ÉTUDE DES SELS DE STRYCHNINE

Les sels de strychnine, employés en médecine, sont comme il a été déjà dit : le sulfate, sel surtout employé en France ; l'azotate, sel surtout employé en Allemagne ; l'arséniate de strychnine.

§ 1. — Sulfate de strychnine neutre.

Le sulfate de strychnine neutre a pour formule :

$$(C^{21}H^{22}Az^2O^2)^2SO^4H^2 + 5H^2O$$

Préparation. — On le prépare d'après le procédé suivant :

Strychnine.	10 grammes.
Eau distillée	25 —
Acide sulfurique dilué	q. s.
Alcool à 90°	50 —

Réduire la strychnine en poudre, la délayer dans l'eau, chauffer le mélange, et ajouter peu à peu l'acide sulfurique dilué au 1/10 (12 gr. 5 environ), au mélange bouillant, jusqu'à ce que toute la matière étant en dissolution, la liqueur soit neutre au tournesol. Evaporer au bain-marie jusqu'à siccité. Verser l'alcool sur le sel obtenu, élever la température jusqu'à dissolution complète et laisser refroidir lentement dans un vase fermé ; le sel se déposera. Séparer le sel, l'égoutter et le faire sécher. On peut obtenir une nouvelle quantité de cristaux par la concentration des eaux-mères.

Caractères d'identité. — Le sulfate de strychnine se dépose de ses solutions sous des formes diverses et avec des quantités d'eau variées : le sel, qui cristallise pendant le refroidissement d'une solution dans l'alcool concentré, renferme 5 molécules d'eau ; il constitue le sulfate de strychnine officinal ; le sel, qui cristallise dans l'eau est plus aqueux : il renferme 7 molécules d'eau.

Le sulfate de strychnine officinal est un sel cristallisé en aiguilles, dont les solutions sont extrêmement amères. Il est neutre au tournesol, soluble à froid dans moins de 10 p. d'eau et dans 75 p. d'alcool à 90° ; il se dissout dans 2 p. de ces liquides bouillants.

100 p. de ce sel cristallisé contiennent 78,04 de strychnine et 10,51 d'eau qu'il perd par dessiccation à 100°.

Caractères spécifiques. — On le reconnaît aux caractères suivants :

1° A ses caractères d'identité ;

2° Il donne les réactions caractéristiques des sulfates ;

3° Il donne les réactions caractéristiques de la strychnine.

Caractères de contrôle. — Il peut contenir les mêmes altérations et les mêmes falsifications que la strychnine ; elles seront décelées en les soumettant aux mêmes essais que l'alcaloïde lui-même.

Conservation. — Il est inaltérable à l'air ; on le conserve dans des flacons bouchés.

Action physiologique et thérapeutique. — Il possède l'action physiologique et thérapeutique de la strychnine.

Modes d'administration et doses. — On l'administre en pilules ou granules, sirop, injections hypodermiques, à la dose de 0 gr. 001 jusqu'à 0 gr. 005 *pro dosi*, deux fois par jour, et progressivement jusqu'à 0 gr. 01 *pro dosi* et 0,03 *pro die*.

Pour injection hypodermique, on se sert habituellement de la solution suivante :

> Sulfate de strychnine. . . . .   0 gr. 05
> Eau distillée . . . .   10 gr.

Chaque seringue, contenant 20 gouttes ou 1 gramme de solution, renferme 0 gr. 005 de sulfate de strychnine.

Formules galéniques. — Il entre dans la composition du sirop de sulfate de strychnine : 20 grammes de ce sirop contiennent 0 gr. 005 de sel.

Incompatibles. — Avec les incompatibles des alcaloïdes et des sulfates.

Empoisonnements. — Il est toxique ; il produit les mêmes symptômes que la strychnine ; on les combattra par les mêmes moyens.

§ 2. — Azotate de strychnine neutre.

Formule. — L'azotate de strychnine, appelé aussi nitrate de strychnine, a pour formule : $C^{21}H^{22}Az^2O^2, AzO^3H$.

Préparation. — On le prépare d'après le procédé suivant (Codex) :

> Strychnine. . . . .   Q. V.
> Acide azotique officinal . . . .   Q. S.

Pulvériser la strychnine et la traiter par l'acide azotique préalablement étendu de 5 fois son poids d'eau, en ajoutant peu à peu l'acide jusqu'à dissolution complète de l'alcaloïde et production d'une liqueur neutre au tournesol. Évaporer au bain-marie, et abandonner à elle-même la liqueur concentrée ; l'azotate de strychnine cristallise par refroidissement.

Le procédé de préparation, donné par le Codex, présente d'après M. Guignes, quelques inconvénients (1).

M. Guignes propose un mode de préparation qui donnerait, d'après lui, de très bons résultats.

Il consiste à chauffer au bain-marie 5 grammes de strychnine avec 250 grammes d'eau distillée. A ce mélange on ajoute, goutte à goutte, de l'acide azotique dilué au 1/5 jusqu'à dissolution et réaction neutre. On évapore la solution et on laisse cristalliser. Le sel obtenu est toujours incolore.

Caractères d'identité. — Ce sel cristallise en belles aiguilles incolores, groupées en faisceaux, anhydres, solubles dans l'eau froide,

____

(1) Note sur la préparation de l'azotate de strychnine (*J. Ph. et Ch.*, 1er janvier 1891, p. 24).

plus solubles dans l'eau chaude, peu solubles dans l'alcool, insolubles dans l'éther et le chloroforme. Sa solution aqueuse est lévogyre.

100 p. de sel cristallisé contiennent 84,13 de strychnine.

Caractères spécifiques. — On le reconnaît aux caractères suivants :

1° A ses caractères d'identité ;

2° Il donne les réactions caractéristiques des azotates ;

3°   —   —   de la strychnine ;

4° D'après la pharmacopée helvétique de 1893, la solution d'azotate de strychnine dans l'acide azotique est jaune ; celle dans l'acide sulfurique est incolore et, par l'addition d'un très petit fragment de bichromate de potassium, elle prend une belle couleur violette qui passe rapidement. Dans un peu d'acide chlorhydrique chaud, le sel se colore en rouge sang, passant plus tard au brun rougeâtre. Lorsqu'on broye 1 centigramme de diphénylamine avec quelques gouttes d'eau et 5 centimètres cubes d'acide sulfurique et que l'on dépose sur ce mélange une goutte d'une solution saturée à chaud, d'azotate de strychnine, il se produit une coloration bleu foncé.

Caractères de contrôle. — Il peut contenir les mêmes ALTÉRATIONS OU FALSIFICATIONS que la strychnine ; elles seront décelées en le soumettant aux mêmes essais que l'alcaloïde lui-même.

Conservation. — Il est inaltérable à l'air, on le conserve dans des flacons bouchés.

Action physiologique et thérapeutique. — Comme le sulfate de strychnine.

Modes d'administration et doses. — Il contient plus de strychnine que le sulfate de strychnine ; il est donc plus actif ; on l'emploie à doses un peu plus faibles. Il est surtout usité en pommade à la dose de 1 gramme pour 80 grammes d'axonge ou de vaseline.

Formule galénique. — Il n'entre dans aucune formule galénique mentionnée au Codex.

Incompatibles. — Avec les incompatibles des alcaloïdes et des azotates.

Empoisonnements. — Il est toxique. Mêmes symptômes et mêmes secours que pour la strychnine.

§ 3. — Arséniate de strychnine.

Ce sel, non mentionné au Codex, très rarement employé, possède les mêmes propriétés et est administré aux mêmes doses que le sulfate de strychnine.

SECTION III

ÉTUDE DE LA BRUCINE

Formule. — La brucine, deuxième alcaloïde de la noix vomique, découvert par Pelletier et Caventou, a pour formule : $C^{23}H^{26}Az^2O^4$.

Préparation. — On l'extrait des eaux-mères provenant de la préparation de la strychnine par le procédé indiqué au Codex, et sur lequel nous ne croyons pas devoir insister.

Caractères d'identité. — La brucine cristallise en prismes rhomboïdaux obliques, contenant 4 molécules d'eau de cristallisation, efflorescents. Elle est peu soluble dans l'eau (1 p. dans 850 p. d'eau froide et dans 500 p. d'eau bouillante) ; elle est soluble dans l'alcool et la benzine ; elle est très soluble dans le chloroforme ; elle est insoluble dans l'éther ; elle est lévogyre.

Caractères spécifiques. — On la reconnaît aux caractères suivants :

1° A ses caractères d'identité ;

2° Traitée par le réactif de Frœhde, elle se colore en rouge progressivement ;

3° Traitée par le réactif d'Erdmann, elle prend une coloration rouge devenant rapidement très foncée ;

4° Traitée par l'acide azotique, elle se colore en rouge, puis en jaune. Si on ajoute à ce moment un corps réducteur, par exemple, l'acide sulfureux ou le chlorure stanneux (protochlorure d'étain), la couleur passe au bleu violet ;

5° Traitée par le réactif de Mandelin, elle prend une coloration rouge jaunâtre, puis orangée, puis se décolore.

Caractères de contrôle. — Elle peut être ALTÉRÉE par la strychnine, ou FALSIFIÉE par des matières fixes : corps gras, sucre.

On décélera la *strychnine* à l'aide des réactions caractéristiques de cet alcaloïde.

Les *matières fixes, corps gras* ou *sucre* seront décelées par les moyens employés pour reconnaître ces substances dans la strychnine.

Conservation. — Etant efflorescente, elle doit être conservée dans des flacons parfaitement bouchés et à l'abri de l'air.

Action physiologique. — Elle possède une action physiologique semblable à celle de la strychnine, mais moins intense (12 fois moindre d'après Magendie, 20 fois moindre d'après Andral, 38 fois moindre d'après Falck) et de plus, moins généralisée ; elle ne détermine pas de spasme dans les muscles de la mastication, du pharynx, du larynx ; ses effets portent principalement sur les muscles du pénis.

Action thérapeutique. — Elle possède les mêmes propriétés thérapeutiques que la strychnine.

Modes d'administration et doses. — Elle est à peu près inusitée.

Incompatibles. — **Empoisonnements**. — Elle a les mêmes incompatibles que la strychnine ; elle est toxique ; en cas d'empoisonnement, administrer les mêmes secours.

2ᵉ GROUPE. — ALCALOÏDE FOURNI PAR LE JASMIN DE CAROLINE

SOMMAIRE. — Gelsémine.

Le jasmin de Caroline ou jasmin jaune (*Gelsemium sempervirens*, famille des loganiacées) fournit un alcaloïde intéressant, la gelsémine.

Gelsémine.

Formule. — La gelsémine, dont l'étude a été faite en Allemagne par Wormley, Sonnenschein, C. Robins ; et en Angleterre, par Gerrard, aurait pour formule : $C^{12}H^{14}AzO^2$.

Préparation. — On l'extrait de sa racine par une méthode indiquée par Wormley, méthode sur laquelle nous ne croyons par devoir insister (1).

Caractères d'identité. — La gelsémine est solide, friable, transparente, cristallisant difficilement dans l'alcool ; elle est peu soluble dans l'eau ; fond à 45° et brûle, sans résidu lorsqu'on la chauffe sur une lame de platine, avec une flamme orange.

Elle forme des sels, chlorhydrate, bromhydrate, sulfate et azotate, qui possèdent une saveur spéciale mais non amère. La solution de ces sels donne des précipités blancs par la potasse et l'ammoniaque solubles dans un excès de réactif.

Caractères spécifiques. — On la reconnaît aux caractères suivants :

(1) *Dictionnaire de thérapeutique*, Dujardin-Beaumetz, t. II, page 707.

1° A ses caractères d'identité ;

2° Traitée par l'acide sulfurique, elle ne se colore pas, mais, si on ajoute un peu de bioxyde de manganèse ou de bichromate de potasse on produit une couleur rouge cramoisi, passant au vert (Cette réaction est très sensible) ;

On la distingue de la strychnine en ce qu'elle donne avec l'acide azotique une coloration brun verdâtre, qui devient vert foncé, tandis que la strychnine ne se colore pas par l'acide azotique.

Action physiologique. — C'est un poison du système moteur qui doit être administré avec précaution.

Action thérapeutique. — On l'emploie comme antinévralgique (Jurasz, Legg, Dujardin-Beaumetz) ; comme fébrifuge (Gaughey).

Modes d'administration et doses. — On emploie à l'INTÉRIEUR le chlorhydrate de gelsémine à la dose de 1 à 2 milligrammes par jour.

La gelsémine ne figure pas au Codex de 1884 ; mais elle forme le principe actif de l'extrait alcoolique de Gelsemium sempervirens, mentionné au Codex.

TITRE IV

ALCALOÏDES FOURNIS PAR LES VÉGÉTAUX

APPARTENANT

A LA FAMILLE DES SOLANÉES

PRÉLIMINAIRES. — DIVISION

Les végétaux, appartenant à la famille des Solanacées et qui fournissent des alcaloïdes intéressants au point de vue médico-pharmaceutique, sont ; la belladone, le duboisia myoporoïdes, la jusquiame.

Pour faire l'étude de ces alcaloïdes, nous adopterons l'ordre suivant :

1er Groupe. — Étude de l'alcaloïde fourni par la belladone.

2° Groupe. — — — — par le duboisia myoporoïdes.

3° Groupe. — — — — par la jusquiame.

4° Groupe. — — . — par les scopolia.

1er GROUPE. — ALCALOÏDES FOURNIS PAR LA BELLADONE

SOMMAIRE. — La belladone donne un alcaloïde, l'atropine. — *Section I :* Etude de l'atropine. — *Section II :* Étude des sels d'atropine. — Sulfate et valérianate. — *Section III :* Étude de l'homatropine (homologue de l'atropine).

La belladone, Atropa belladona, famille des Solanacées, fournit un alcaloïde très important : l'atropine.

SECTION I

ÉTUDE DE L'ATROPINE

L'atropine, découverte par Mein, étudiéé par Krant et surtout par Lossen, a pour formule : $C^{17}H^{23}AzO^3$,

Préparation. — On peut la préparer par de nombreux procédés, mais le plus rapide est celui de Rabourdin. Il consiste essentiellement à faire avec la racine fraîche de belladone un suc ; à traiter ce suc par le carbonate de potassium qui met l'alcaloïde en liberté ; puis par le chloroforme qui le dissout. Nous n'insisterons pas sur ce procédé très bien décrit au Codex.

Caractères d'identité. — L'atropine cristallise en aiguilles soyeuses, fines, incolores, inodores, anhydres, fusibles à 113° 5 et se volatilise partiellement à 140°, en se décomposant en grande partie. Elle est soluble dans l'eau (1 p. dans 500 p. d'eau froide), plus soluble dans l'eau bouillante (1 p. dans 30 parties) ; elle est soluble dans l'alcool (1 p. dans 8 p. d'alcool à 90°) ; soluble dans l'éther (1 p. dans 60 p.).

Elle est faiblement lévogyre.

Traitée par les agents d'oxydation (bichromate de potassium et acide sulfurique) elle donne de l'acide benzoïque et de l'aldéhyde benzoïque. Chauffée avec l'acide chlorhydrique vers 100°, elle fixe les éléments de l'eau et se change en acide tropique et en tropine. Disons, en passant, que Ladenburg a pu reproduire l'atropine en partant de ses produits de dédoublement, la tropine et l'acide tropique. La combinaison de ces deux corps produit un sel, le tropate de tropine. Ce sel, chauffé longtemps avec de l'acide chlorhydrique dilué, se transforme en atropine, en perdant les éléments de l'eau.

Enfin récemment Willstäter a pu réaliser la synthèse totale de l'atropine.

L'atropine est une base monoacide, qui se combine aux acides pour former des sels, dont les seuls intéressants, au point de vue médico-pharmaceutique, sont : le sulfate d'atropine, le valérianate d'atropine.

Caractères spécifiques. — On la reconnaît aux caractères suivants :

1° A ses caractères d'identité ;

2° Elle ne donne pas de réactions absolument propres ; cependant elle donne quelques colorations avec les réactifs généraux des alcaloïdes. Sa dissolution concentrée dans les acides fournit : avec le chlorure de platine, un précipité couleur isabelle ; avec le chlorure d'or, un précipité jaune-citron, devenant peu à peu cristallin ; avec l'iodure double de mercure et de potassium, un précipité blanc ; avec l'iodure de potassium ioduré, un précipité brun-kermès ;

3° Traitée par l'acide sulfurique concentré, la solution d'atropine se colore bientôt en rosé puis en noir. Si l'on chauffe cette solution vers 150° et qu'on y projette quelques gouttes d'eau, elle exhale une odeur intense rappelant celle de la fleur d'oranger, suivant Gulielmo, du prunier, selon Dragendorff, de la spirée, d'après Otto, odeur piquante. Cette odeur est encore plus manifeste quand on dissout l'alcaloïde dans un mélange d'acide sulfurique et de chromate acide de potassium, ou d'acide sulfurique et de molybdate d'ammoniaque (Pouchet) ;

4° Elle colore en rose la phtaléine du phénol (Cripps) ;

5° Une trace d'atropine bouillie 2 minutes dans un demi-centimètre cube d'acide acétique et un demi-centimètre cube d'acide sulfurique, auxquels on ajoute ensuite quelques gouttes d'acide acétique cristallisable, forme un mélange doué d'une fluorescence verte (Cripps) ;

6° Le meilleur moyen de caractériser l'atropine est de constater son action mydriatique. Une goutte d'une solution, qui ne contient que 1/130000 de cet alcaloïde, produit encore la dilatation de la pupille (Donders et Ruyter).

Caractères de contrôle. — Elle peut être FALSIFIÉE par des substances diverses (sels, amidon, sucre, etc.). Pour les déceler, on chauffe un centigramme d'atropine suspecte sur une lame de platine : si elle est pure, elle se volatilisera complètement en dégageant une vapeur blanche d'une odeur particulière d'acide benzoïque ; si elle est impure, elle brûle en laissant un résidu.

Conservation. — Étant inaltérable à l'air, on la conserve dans des flacons bouchés.

Action physiologique. — D'après les expériences faites sur eux-mêmes par seize médecins de Vienne et dont les résultats ont

été publiés par Schneller et Flechner, d'après les expériences de Lu-
sanna, Schiff, Lichtenfels et Frœlich, l'atropine produit les effets généraux suivants : à dose élevée de 0 gr. 003 à 0 gr. 02, on observe de
la sécheresse de la bouche et du pharynx, de la difficulté de la déglutition, de l'enrouement, des nausées, le ralentissement puis l'accélération du pouls, des troubles de la vision, la dilatation de la pupille, du délire, des mouvements choréiques, de la rougeur de la
peau. Si la dose est très élevée (0 gr. 05 à 0 gr. 1) la sécrétion salivaire disparaît, la déglutition est impossible, et un effort pour l'exécuter provoque des convulsions générales ; l'aphonie est complète ;
la respiration accélérée, difficile ; du délire, des tremblements et des
convulsions se produisent ; la peau est chaude, couverte d'une rougeur scarlatiniforme ; puis la connaissance se perd, la sensibilité s'é-
teint et finalement il y a paralysie, syncope et mort.

Si l'on examine son action sur les différents systèmes, on voit que
cet alcaloïde est une substance névro-musculaire qui possède la propriété de dilater la pupille (cette dilatation se produit quand l'atropine a été absorbée par le tube digestif, mais elle a lieu beaucoup
plus rapidement quand on l'instille dans l'œil), de diminuer la sensibilité, de tarir certaines sécrétions, de faire contracter les tuniques
musculaires de l'intestin.

Action thérapeutique. — Ses usages thérapeutiques sont basés
sur les propriétés que nous venons d'indiquer. On l'emploie comme
mydriatique, pour dilater la pupille, dans des cas nombreux (iritis,
glaucome, etc.) ; comme *analgésique*, pour diminuer la sensibilité
dans les douleurs et névralgies diverses, la gastralgie, les coliques
hépatiques, etc., dans les affections spasmodiques réflexes, coqueluche, chorée, contractures réflexes de l'anus, de la vulve, de l'urèthre, etc. ; comme *antisécréteur*, sueurs exagérées des phthisiques
(Vulpian), dans la sialorrhée, la galactorrhée ; comme *excitant des
mouvements intestinaux*, dans la constipation, l'obstruction intestinale, l'étranglement herniaire. Appliquée localement, elle fait cesser,
comme les préparations de belladone, les spasmes et les contractures ;
aussi l'emploie-t-on avec succès dans les contractures de l'urèthre,
de l'anus, du vagin, du col de l'utérus.

Modes d'administration et doses. — Elle s'administre à
l'INTÉRIEUR, à la dose de 1/2 milligramme à 1 milligramme *pro dosi*,
ou de 0 gr. 004 *pro die*, en potion, sirop, pilules ou granules. A
l'EXTÉRIEUR, en collyre ou en injection hypodermique à 1 pour 100.

Formules galéniques. — Elle entre dans les granules d'atropine, contenant chacun 0 gr. 001.

Incompatibles. — Avec les réactifs généraux des alcaloïdes.

Empoisonnements. — C'est un poison violent qui produit les symptômes suivants : chaleur et sécheresse de la bouche et de la gorge avec suppression de la salive, difficulté dans la déglutition et soif ardente ; visage rouge, yeux proéminents et brillants, pupilles largement dilatées et insensibles à la lumière ; grande excitation, délire bruyant, diminution du pouvoir musculaire, marche hésitante et chancelante. Peau sèche et éruption quelquefois semblable à celle de la fièvre scarlatine.

Premiers secours. — 1° Evacuer le poison en donnant un vomitif, puis un lavement purgatif ;

2° Administrer : charbon animal à volonté ou teinture d'iode ou solution de tannin ou forte décoction de café (à faire suivre d'un vomitif) ;

3° Combattre les symptômes généraux : contre le refroidissement des extrémités : sinapismes aux jambes, bouteille d'eau chaude aux pieds ; contre les convulsions, la perte de connaissance : frictions aromatiques ;

4° Respiration artificielle longtemps prolongée.

SECTION II

ÉTUDE DES SELS D'ATROPINE

Les sels d'atropine, employés en médecine, sont : le sulfate d'atropine ; le valérianate d'atropine ; la stéarate d'atropine.

§ 1. — Sulfate d'atropine (neutre).

Le sulfate d'atropine est un sel neutre ayant pour formule :

$$(C^{17}H^{23}AzO^3)^2SO^4H^2$$

Préparation. — On le prépare en faisant dissoudre l'atropine dans l'acide sulfurique dilué (Codex).

Atropine. . . . . q. v.
Acide sulfurique dilué au 10°. . . . . q. s.

Délayer l'atropine, finement pulvérisée, dans 2 fois son poids d'eau distillée et ajouter l'acide sulfurique dilué au 1/10° en quantité suffisante pour dissoudre tout l'alcaloïde tout en laissant à la liqueur une très faible réaction alcaline. Evaporer la solution à siccité dans une étuve à la température de 30° à 40°.

Caractères d'identité. — Le sulfate neutre d'atropine cristallise difficilement. Il est blanc, pulvérulent, d'une saveur amère et âcre, très soluble dans l'eau, soluble dans l'alcool, insoluble dans l'éther et dans le chloroforme. Il est neutre au tournesol.

100 p. de ce sel contiennent 85,50 d'atropine.

Caractères spécifiques. — On le reconnaît aux caractères suivants :

1° A ses caractères d'identité ;

2° Il donne les réactions caractéristiques des sulfates ;

3°   —   —   de l'atropine ;

4° D'après la Pharmacopée helvétique de 1893, lorsqu'on mélange 1 centigramme de sulfate d'atropine avec 5 gouttes d'acide azotique fumant et qu'on humecte le résidu avec 1 ou 2 gouttes d'une solution alcoolique récente de potasse caustique, il se produit une coloration violet-rougeâtre très fugace. Lorsqu'on chauffe doucement dans un tube à essai étroit 1 à 2 centigrammes de sel avec un peu d'acide chromique jusqu'à coloration verte du mélange, il se développe une odeur de fleurs, particulière, agréable.

Caractères de contrôle. — Il peut renfermer les ALTÉRATIONS OU FALSIFICATIONS suivantes :

Sulfate acide d'atropine. — Dans ce cas, il rougira le tournesol. Il importe beaucoup, soit dit en passant, de vérifier avec soin la neutralité du sulfate d'atropine, car lorsque ce sel est acide et qu'on l'instille dans l'œil, il produit une cuisson très pénible pour le malade, cuisson qui peut amener des accidents inflammatoires.

Substances fixes. — Seront décelées en chauffant 0 gr. 1 de sulfate suspect sur une lame de platine : s'il est pur, il se décomposera en dégageant des vapeurs blanches irritantes sans laisser de résidu ; s'il est impur, il brûle en laissant un résidu.

Morphine. — Le mélange de la morphine avec le sulfate d'atropine sera décelé à l'aide des réactifs de la morphine (acide azotique, chlorure d'or, perchlorure de fer, etc.).

Conservation. — Etant inaltérable à l'air, on le conserve dans des flacons bouchés.

Action physiologique et thérapeutique. — Il possède l'action physiologique et thérapeutique de l'atropine.

Modes d'administration et doses. — On l'administre : à l'INTÉ-

RIEUR, en granules, potion, à la dose de 1/2 milligramme à 1 milligramme *pro dosi*, ou de 0 gr. 004 par 24 heures ; à l'EXTÉRIEUR, en collyre, pommade, glycéré, injection hypodermique à doses variables, et d'après les formules suivantes qui sont les plus habituellement employées :

Collyre.. . . . . { Sulfate neutre d'atropine.   0 gr. 02
  { Eau distillée. . . . . . . 10 grammes.

On instille 1 ou 2 gouttes de cette solution entre les paupières. On peut également imprégner du papier Berzélius avec une solution au soixantième et laisser sécher lentement ; on introduit un fragment de ce papier, préalablement humecté, entre les paupières.

Solution pour injection hy- { Eau distillée bouillie ou
 podermique . . . . . . {   eau de laurier-cerise. 10 grammes.
  { Sulfate d'atropine. . . 0 gr. 01 ou 0 gr. 03.

Chaque seringue contenant 1 gramme renferme 0 gr. 001 ou 0 gr. 003 de sulfate d'atropine.

Observons, en passant, que cette solution aqueuse ne se conserve pas longtemps ; elle se remplit assez promptement de flocons formés par le développement d'une algue microscopique (Leptomitus, Hygrococis) et elle perd graduellement son efficacité.

Formules galéniques. — Il n'entre dans aucune formule spéciale mentionnée au Codex.

Incompatibles. — Avec les réactifs généraux des alcaloïdes et les incompatibles du sulfate.

Empoisonnement.— Il est toxique ; il produit les mêmes symptômes que l'atropine, on les combattra par les mêmes moyens.

§ 2. — Valérianate d'atropine.

Formule. — Le valérianate d'atropine, appelé aussi valérate d'atropine, est un sel neutre, qui a pour formule :

$$C^{17}H^{23}AzO^3, C^5H^{10}O^2 + H^2O.$$

Préparation. — On le prépare par le procédé suivant (Codex) :

Atropine . . . . q. v.
Acide valérianique . . . . q. s.
Éther officinal . . . . q. s.

Dissoudre l'atropine dans l'éther, ajouter l'acide valérianique en quantité suffisante pour obtenir une solution neutre et abandonner la liqueur à l'évaporation spontanée dans un vase incomplètement bouché ; le valérianate d'atropine se déposera.

Caractères d'identité. — Le valérianate d'atropine se présente en lamelles cristallines, incolores, qui se soudent de manière à former des masses légères, se ramollissant dès 20° et fondant à 32°. Il est très soluble dans l'eau, moins soluble dans l'alcool, presque insoluble dans l'éther. Il se colore facilement sous l'influence de la lumière.

100 p. de ce sel cristallisé contiennent 70,66 d'atropine et 4,40 d'eau.

Caractères spécifiques. — On le reconnaît aux caractères suivants :

1° A ses caractères d'identité ;

2° Il donne les réactions caractéristiques des valérianates ;

3° —   —   de l'atropine.

Conservation. — Se colorant facilement à la lumière, il doit être conservé dans les flacons jaunes et dans l'obscurité.

Action physiologique et thérapeutique, etc. — Il possède l'action physiologique et thérapeutique du sulfate d'atropine. Il s'emploie aux mêmes doses, mais moins fréquemment ; il a les mêmes incompatibles ; il est toxique et produit des empoisonnements caractérisés par les mêmes symptômes et que l'on combat par les mêmes moyens.

§ 3. — Stéarate d'atropine.

Mentionnons, en terminant, le stéarate d'atropine, proposé par M. F. Zanardi (1). Ce stéarate se prépare par la méthode générale donnée par Zanardi et qui consiste à mêler une solution de stéarate de soude à une solution de chlorhydrate alcaloïdique.

Il renferme 50,43 pour 100 d'atropine ; 0 gr. 1 se dissout dans 50 p. d'huile d'amandes douces. Il peut être avantageusement employé pour la préparation des pommades, suppositoires et autres formes médicamenteuses analogues.

Avant de terminer l'histoire de l'atropine, il convient de dire un mot de son homologue, l'homatropine, employé depuis quelque temps en médecine.

(1) V. *Bulletino chimico farmaceutico*, 1896, d'après *J. de Ph. et de Ch* , 1896, p. 462.

SECTION III

HOMATROPINE

Constitution. — L'homatropine, appelée aussi oxytoluytropéine, est un corps appartenant au groupe des *Tropéines*, découvert par Ladenburg. Elle est homologue de l'atropine, dont elle ne diffère que par CH^2 en moins, ainsi que le montre la formule suivante :

$$C^{17}H^{23}AzO^3 - CH^2 = C^{16}H^{21}AzO^3.$$
Atropine   Homatropine

Préparation. — On la prépare en faisant évaporer pendant 2 jours une solution de tropine et d'acide phénylglycolique dans l'acide chlorhydrique. On obtient un chlorhydrate d'homatropine, ainsi que le montre l'équation suivante :

$$C^8H^{15}AzO + C^8H^8O^3 + HCl = C^{16}H^{21}AzO^3, HCl + H^2O.$$
Tropine   Acide phényl-   Acide chlorhy-   Chlorhydrate
           glycolique   drique   d'homatropine

On décompose ce chlorhydrate par une base ; on obtient ainsi l'homatropine qu'on purifie par cristallisation.

Caractères d'identité. — L'homatropine cristallise en petits prismes incolores, sans odeur, à saveur amère, très solubles dans l'alcool et le chloroforme, moins solubles dans l'éther et la benzine et donnant des solutés à réaction très alcaline.

Quoique peu soluble dans l'eau, elle est très hygroscopique et tombe en déliquescence à l'air humide.

Elle est sans action sur la lumière polarisée.

Elle fond vers 98°.— Elle se combine aux acides pour donner des sels.

Caractères spécifiques. — On la reconnaît aux caractères suivants :

1° A ses caractères d'identité ;

2° Ajouter à quelques centigrammes d'homatropine quelques gouttes d'acide azotique fumant ; évaporer à siccité au bain-marie ; verser sur le résidu un soluté récent de potasse dans l'alcool : on obtient une coloration violette intense.

Caractères de contrôle. — D'après le supplément du Codex, l'homatropine doit :

1° Se dissoudre dans l'acide sulfurique concentré, sans coloration ;

2° Etre combustible sans résidu.

Conservation. — Elle doit être conservée dans des flacons bien bouchés à l'abri de l'humidité.

Action physiologique et thérapeutique. — Elle possède la propriété mydriatique de l'atropine ; on l'emploie pour dilater la pupille, en collyre à la dose de 0 gr. 05 pour 10 grammes. Elle est moins toxique que l'atropine ; on devra donc la préférer à l'atropine, lorsqu'elle pourra être préparée en grand et livrée couramment au commerce.

SELS D'HOMATROPINE.

Bromhydrate d'homatropine.

Le bromhydrate d'homatropine est le seul sel d'homatropine mentionné au supplément du Codex.

Il est appelé aussi bromhydrate de phénylglycoltropéine et a pour formule : $C^{16}H^{21}AzO^3.HBr$.

Préparation. — On le prépare par l'action de l'acide bromhydrique sur l'homatropine.

Caractères d'identité. — Il se présente sous la forme d'une poudre cristalline, incolore, sans odeur, à saveur amère, très soluble dans l'eau et donnant un soluté neutre au tournesol ; ce soluté précipite en blanc par addition d'un léger excès de soude.

Il fond à 212° et est sans action sur la lumière polarisée.

Caractères spécifiques. — On le reconnaît aux caractères suivants :

1° Il donne les réactions de l'acide bromhydrique ;

2° Il donne les réactions de l'homatropine (avec acide azotique fumant et potasse).

Conservation. — On le conserve dans des flacons jaunes et bouchés à l'émeri.

Usages. — Il est employé à la place de l'homatropine, car il est beaucoup plus soluble dans l'eau que cet alcaloïde.

2° GROUPE. — ALCALOÏDE FOURNI PAR LE DUBOISIA MYOPOROÏDES

SOMMAIRE. — Le Duboisia myoporoïdes donne la duboisine, corps identique avec l'hyoscyamine. — Sels de duboisine : sulfate.

Le Duboisia myoporoïdes, appartenant à la famille des Solanacées,

fournit un alcaloïde, découvert par Gerrard en 1880 et appelé duboisine.

Duboisine.

Formule. — D'après Ladenburg, la duboisine serait identique
avec l'hyoscyamine, qui est, comme on le verra, isomère avec l'atropine. Elle aurait donc pour formule : $C^{17}H^{23}AzO^3$.

Des travaux plus récents de Ladenburg, il semble résulter que la
duboisine serait plutôt identique avec l'hyoscine qu'avec l'hyoscyamine.

Caractères d'identité. — La duboisine se présente sous deux
formes : 1° sous forme d'une masse visqueuse, jaune, très soluble
dans l'eau, l'alcool, le chloroforme, la benzine, le sulfure de carbone.
Elle est franchement alcaline et un peu volatile (Gerrard) ; 2° à l'état
cristallisé, sous forme d'aiguilles fines, incolores, groupées autour
d'un point central. L'alcaloïde cristallisé, présenté en 1880 à l'Académie de médecine par M. Duquesnel, est moins soluble dans l'eau que
la duboisine amorphe.

Elle se combine aux acides pour donner des sels dont le plus intéressant est le sulfate de duboisine, sel neutre, facilement cristallisable, déliquescent.

Caractères spécifiques. — On la reconnaît aux caractères suivants :

1° A ses caractères d'identité ;

2° L'acide sulfurique froid la colore en rouge brun ; à chaud, il en
dégage des vapeurs à odeur d'acide butyrique ;

3° Sa solution aqueuse, traitée par le tannin ou l'iodure de mercure
et de potassium, donne un précipité blanc ;

4° Sa solution aqueuse traitée par le chlorure d'or ou le chlorure
de platine, donne un précipité jaune citron (Gerrard).

Action physiologique. — Elle possède une action physiologique analogue à celle de l'atropine.

Action thérapeutique. — On l'emploie comme succédané de
l'atropine et dans les mêmes cas ; elle a été aussi conseillée par Dujardin-Beaumetz contre le goître exophtalmique et pour combattre
les phénomènes nerveux de la maladie de Basedow.

Modes d'administration et doses. — On emploie surtout le
sulfate de duboisine : à l'INTÉRIEUR à la dose de 1/4 de milligramme à
1 milligramme par dose et de 0 gr. 004 par jour en granules ; à l'EX-

TÉRIEUR, en collyre 0 gr. 05 pour 10 grammes : en injections hypodermiques :

    Sulfate neutre de duboisine. . . . .   0 gr. 01
    Eau distillée bouillie. . . . .   20 gr.

chaque seringue de 1 centimètre cube contient 1/2 milligramme de
duboisine.

Empoisonnements. — Elle est toxique : mêmes symptômes et
mêmes secours que pour l'atropine, en cas d'empoisonnement (1).

3ᵉ GROUPE. — ALCALOÏDE FOURNI PAR LA JUSQUIAME

SOMMAIRE. — La jusquiame donne l'hyoscyamine et l'hyoscine, isomères de
l'atropine. — Travaux de Fischer et de Ladenburg. — Conclusions relatives
à l'emploi des alcaloïdes des Solanacées.

La jusquiame, Hyoscyamus niger, appartenant à la famille des Solanacées, contient deux alcaloïdes intéressants : 1° l'hyoscyamine ;
2° l'hyoscine.

L'hyoscyamine et l'hyoscine sont, d'après certains auteurs, isomères l'une de l'autre ; elles sont également isomères avec l'atropine,
d'après Ladenburg ; elles ont donc la même formule que l'atropine :
$C^{17}H^{23}AzO^3$.

D'après d'autres auteurs, l'hyoscyamine serait un isomère de l'atropine et aurait pour formule par conséquent $C^{17}H^{23}AzO^3$.

Quant à l'hyoscine, elle ne serait pas un isomère de l'hyoscyamine
et l'atropine et aurait pour formule $C^{17}H^{21}AzO^4$.

Hyoscyamine.

Caractères d'identité. — L'hyoscyamine du commerce est ordinairement amorphe ; elle est alors constituée par de l'hyoscine, car,
dit-on, l'hyoscine est l'hyoscyamine amorphe du commerce ; mais on
le trouve aussi à l'état cristallisé en longues aiguilles incolores, se
groupant autour d'un point central.

Elle est soluble dans l'eau à laquelle elle communique une réaction

(1) Voir pour l'histoire complète de cet alcaloïde, l'article duboisia myoporoïdes du *Dictionnaire de thérapeutique* de Dujardin-Beaumetz, t. II, p. 278
et suivantes. Voir également le *Traité de matière médicale* de Fonssagrives,
p. 1054. Soulier, *Traité de thérapeutique*, t. I, p. 558. Manquat, *Traité
de thérapeutique*, t. II, p. 422.

alcaline ; elle est plus soluble dans l'alcool, le chroloroforme et l'éther. Elle fond à 108°.

Elle se combine avec les acides, et en particulier avec l'acide sulfurique pour donner un sulfate neutre cristallisé et un peu déliquescent.

Caractères spécifiques. — On la reconnaît aux caractères suivants :

1° A ses caractères d'identité ;

2° Elle donne des réactions identiques à celles de l'atropine, mais elle s'en distingue par son point de fusion et par son action sur la lumière polarisée.

Action physiologique. — Elle possède une action physiologique et une action thérapeutique analogues à celles de l'atropine, mais de plus, elle serait un hypnotique.

Modes d'administration et doses. — On administre l'hyoscyamine et son sulfate : à l'INTÉRIEUR, à la dose de 0 gr. 001 à 0 gr.002 par jour, en granules ou pilules, en augmentant graduellement la dose suivant que les effets sont plus ou moins lents à se produire et suivant la susceptibilité individuelle. A l'EXTÉRIEUR, en injections hypodermiques, dont voici la formule la plus habituelle :

Sulfate d'hyoscyamine . . . . 0 gr. 01
Eau distillée bouillie. . . . . 10 gr.

1 gramme de cette solution ou chaque seringue contenant 1 centimètre cube renferme 0 gr. 001 de sulfate d'hyoscyamine.

Imcompatibles. — Comme l'atropine.

Empoisonnements. — Elle est toxique ; elle produit des symptômes analogues à ceux de l'atropine ; en cas d'empoisonnement, administrer les mêmes secours (1).

Il résulte des recherches de Fischer et de Ladenburg, que la belladone renferme de l'hyoscyamine et que celle-ci, comme l'a démontré Ladenburg, est isomère avec l'atropine. Fischer suppose même que l'atropine n'est qu'une transformation chimique de l'hyoscyamine et que celle-ci seule préexiste dans la belladone.

Ces faits sont intéressants, dit M. Bardet (2), car ils ôtent beaucoup

(1) 1° Voir pour l'histoire plus complète de ce corps : *Dictionnaire de thérapeutique* de Dujardin-Beaumetz, t. III, p. 247 et suivantes ; 2° Soulier, *Traité de thérapeutique et de pharmacologie*, t. I (556) : 3° Nothnagel et Rossbach, *Éléments de thérapeutique* ; 4° Dupuy, *Traité des alcaloïdes* ; 5° *Encyclopédie chimique de Frémy* : les alcaloïdes.

(2) *Formulaire des nouveaux remèdes*, année 1892, p. 145.

de raison d'être à l'emploi varié que certains praticiens veulent faire
de ces divers alcalis. Il est bon de savoir que seule l'atropine est un
produit bien fixe, facile à se procurer dans le commerce, et que, par
suite, il vaut mieux prescrire les sels d'atropine que les sels d'hyoscyamine, ceux-ci n'étant que des produits synergiques moins bien
définis et par suite de valeur fort inconstante.

4° GROUPE. — ALCALOÏDE FOURNI PAR LES SCOPOLIA

Les Scopolia, appartenant à la famille des Solanacées, renferment
plusieurs espèces intéressantes qui ont été l'objet, dans ces dernières
années, d'expériences physiologiques. Les espèces principales sont :

1° Scopolia Japonica, ou Belladone du Japon, qui croît en Chine
et au Japon, dont l'étude chimique a été faite par Langgaard et
Eykmann ;

2° Scopolia carniolica, originaire de la Hongrie, qui a été l'objet
de recherches approfondies faites par les divers professeurs de l'Ecole
de pharmacie de Londres ;

3° Scopolia lurida, qui croît dans l'Inde, le Népaul et sur l'Himalaya ;

4° Scopolia atropoïdes.

Les rhizomes de ces divers scopolia, employés comme succédanés
de la belladone dans la thérapeutique des affections oculaires, renferment des alcaloïdes qui ont la propriété de dilater la pupille, et
auxquels les différents auteurs ont donné le nom de scopolétine, de
scopolamine.

Il semble résulter des expériences de Schmidt que les scopolia
renferment de l'atropine, de l'hyosciamine et de l'hyoscine, dont les
proportions varient suivant les conditions de végétation et l'époque
de la récolte, mais qu'ils ne renferment pas d'alcaloïdes nouveaux.

D'après certains auteurs, la scopolamine ne serait pas autre chose
que de l'hyoscine et existerait à côté de l'hyoscyamine dans la jusquiame et dans les racines de Scopolia atropoïdes.

Elle aurait pour formule $C^{17}H^{21}AzO^4$.

Sans insister sur cette question encore controversée, nous croyons
devoir dire un mot de la scopolamine que certains auteurs regardent
comme l'alcaloïde retiré du Scopolia atropoïdes (Solanacées).

Scopolamine.

La scopolamine est un mydriatique très puissant ; elle serait d'après Rachlmann, Ruhemann (1), supérieure à tous les mydriatiques employés ou essayés jusqu'ici en thérapeutique oculaire.

Une solution de chlorhydrate ou mieux de bromhydrate à 1 pour 1000 est cinq fois plus active que celle de l'atropine et satisfait à tous les besoins.

La scopolamine serait aussi un puissant sédatif dans le traitement des aliénés délirants.

D'après le Dr Krapoll (de Benn), même chez les malades les plus agités, le calme se rétablit après 10 à 15 minutes, et si le médicament est administré le soir, cet état se maintient toute la nuit.

Le bromhydrate de scopolamine s'emploie en injections sous-cutanées, dans ce cas, à la dose de 1/2 milligramme et jusqu'à 2 milligrammes. Comme il s'absorbe facilement par toutes les muqueuses, il peut être administré aux aliénés par l'anus.

Merck prépare un iodate de scopolamine qui se présente en cristaux incolores, solubles dans l'eau et dans l'alcool et qu'on peut employer d'après les formules et les doses suivantes :

    A. — Iodate de scopolamine . . . .   0 gr. 005
    Eau distillée . . . .   70 gr.
    Sirop de têtes de pavots. . . . .   30 gr.

Prendre 1 ou 2 fois par jour une cuillerée à thé.

    B. — Iodate de scopolamine. . . . .   0 gr. 001
    Eau distillée . . . .   10 gr.

Une seringue ou une seringue et demie de Pravaz en injections sous cutanées.

    C. — Iodate de scopolamine. . . . .   0 gr. 005
    Formaldéhyde (formol) . . . .   0 gr. 002
    Eau distillée . . . .   10 gr.
Usage externe

Instiller 3 ou 4 fois par jour 1 goutte du collyre.

(1) *Annales d'Oculistique*, CXI, juin 1894.

TITRE V

ALCALOÏDES FOURNIS PAR LES VÉGÉTAUX

APPARTENANT

A LA FAMILLE DES RENONCULACÉES

PRÉLIMINAIRES. — DIVISION.

Les végétaux appartenant à la famille des Renonculacées et qui fournissent des alcaloïdes intéressants au point de vue médico-pharmaceutique sont : l'aconit et l'hydrastis canadensis.

Pour faire l'étude de ces alcaloïdes, nous adopterons l'ordre suivant :

1er groupe. — Étude des alcaloïdes fournis par l'aconit.

2e groupe. —   --   par l'hydrastis canadensis.

1er GROUPE. — ALCALOÏDE FOURNI PAR L'ACONIT

SOMMAIRE. — L'aconit fournit un alcaloïde, l'aconitine. — *Section I* : Aconitines commerciales (anglaise, allemande, de Morson, de Hottot). — Ces diverses variétés ont une activité très différente et se présentent sous deux formes : Aconitine amorphe, aconitine cristallisée. — L'aconitine cristallisée est la seule inscrite au Codex ; elle est très toxique ; importance de ce fait au point de vue du dosage des granules. — Étude complète de l'aconitine cristallisée. — *Section II* : Étude de l'azotate d'aconitine.

L'aconit fournit un seul alcaloïde intéressant : l'aconitine.

SECTION I

ÉTUDE DE L'ACONITINE

L'aconitine, découverte par Hesse, obtenue à l'état pur par Groves et Duquesnel, est surtout connue depuis les travaux de Wright, de Laborde et Duquesnel.

Préparation. — Elle existe dans les différents aconits, en particulier dans l'Aconitum napellus ; on la retire de sa racine par des procédés nombreux et variés (Hottot et Liégeois, Groves, Wright, Duquesnel), sur lesquels nous ne croyons pas devoir insister longuement.

Le procédé de préparation, indiqué au Codex et qui est celui donné par M. Duquesnel, consiste essentiellement à épuiser la racine d'aconit sèche et divisée par l'alcool acidulé par l'acide tartrique. Après distillation, on traite à plusieurs reprises par l'éther et le bicarbonate de soude et on procède à la purification par divers traitements à l'éther.

Variétés commerciales. — On trouve dans le commerce un grand nombre d'aconitines : aconitine anglaise, aconitine allemande, aconitine de Morson, aconitine de Hottot, aconitine de Duquesnel.

Ces différentes aconitines, qui ont une activité très différente, se présentent sous deux formes : 1° l'aconitine amorphe ; 2° l'aconitine cristallisée.

Aconitine officinale. — Pendant un certain temps, l'aconitine n'a été connue qu'à l'état amorphe ; mais depuis le Codex de 1884, elle a été officiellement introduite dans la thérapeutique à *l'état cristallisé*. Aujourd'hui, l'aconitine cristallisée est la seule qui soit inscrite au Codex ; c'est donc l'*aconitine officinale*, c'est donc celle que les médecins doivent toujours prescrire et que les pharmaciens doivent toujours délivrer. Mais, il est bon de savoir qu'elle est extrêmement toxique et que la plus grande circonspection s'impose aux médecins et aux pharmaciens dans le maniement de cette substance. Il résulte d'observations nombreuses et d'accidents fréquents dont elle a été la cause, que l'aconitine cristallisée est peut-être, à l'heure actuelle, le plus violent toxique connu. Il a suffi, dans quelques cas de l'absorption par un adulte d'un granule contenant 1/4 de milligramme, pour provoquer des symptômes de la plus haute gravité et mettre en danger la vie du malade. Aussi, la Société de Pharmacie de Paris a été unanime à considérer comme dangereux l'usage thérapeutique des granules d'aconitine à 1/4 de milligramme et à recommander de préférence la préparation de granules à 1/10 de milligramme, qui permettraient de fractionner les doses et de les proportionner à la tolérance des malades.

Les alcaloïdes jouissent d'une telle faveur dans la thérapeutique moderne, qu'il nous a paru indispensable d'insister sur les accidents, que peut provoquer l'usage inconsidéré de l'aconitine. Remarquons en passant, que comme dans toute affaire d'empoisonnement, la plus grande part de responsabilité est toujours supportée par le pharmacien, il importe qu'il soit averti et qu'il ne prête pas trop aisément la main aux imprudences et aux audaces de certains médecins.

L'aconitine est très variable dans ses effets et l'expérimentation établit même que l'aconitine cristallisée diffère d'action, suivant qu'elle provient de l'aconit napel des Vosges, des Pyrénées, du Dauphiné, du Jura et de la Suisse ; mais, quoi qu'il en soit, c'est toujours un médicament très dangereux et qui doit être prescrit et donné avec une grande prudence.

L'aconitine amorphe est beaucoup moins toxique ; mais c'est un médicament très infidèle, dans lequel le principe actif peut faire défaut ou avoir subi une altération et qui doit être banni des officines, comme n'étant pas conforme au Codex.

Formule. — L'aconitine cristallisée, la seule officinale, la seule dont nous avons par conséquent à faire l'histoire, a une formule qui ne paraît pas encore fixée avec certitude. Elle a donné lieu, dans ces derniers temps, entre MM. Dunstan et Freund à une polémique, qui ne paraît pas encore terminée.

Sa formule serait : $C^{34}H^{47}AzO^{11}$ ou $C^{32}H^{45}AzO^{12}$.

Caractères d'identité. — L'aconitine cristallise en tables rhomboïdales, incolores, inodores, peu solubles dans l'eau (1 p. dans 750), la glycérine et le pétrole léger, solubles dans l'alcool, la benzine, l'éther, le chloroforme. Elle fond à 183°. Elle est lévogyre. Elle est très altérable ; elle se transforme aisément en aconine et les médicaments liquides qui en contiennent perdent peu à peu leur activité. Elle s'unit facilement aux acides pour donner des sels. Le seul sel employé est le nitrate d'aconitine ;

Caractères spécifiques. — On la reconnaît aux caractères suivants :

1° A ses caractères d'identité.

2° Elle précipite par les réactifs généraux des alcaloïdes, mais elle ne possède pas de réaction spéciale ; c'est un des alcaloïdes les plus difficiles à caractériser.

D'après M. le professeur Pouchet, le réactif le plus sensible est le phosphomolybdate de sodium (*réactif de Sonnenschein*) qui précipite les solutions au 50.000°. Le précipité se dissout dans l'ammoniaque avec une coloration bleue.

3° Traitée par l'acide sulfurique pur, elle donne les colorations successives suivantes : jaune, brun clair, brun rougeâtre, violet, puis brun roux après 24 heures. Cette réaction quoique sensible, n'est pas suffisamment caractéristique (Pouchet).

4° Chauffée (trace) avec un peu d'acide phosphorique sirupeux, elle se colore en rouge passant au violet (Hassell). La digitaline et la delphine donnent cette réaction, mais leurs solutions sulfuriques se colorent sous l'influence de l'eau bromée ; la solution sulfurique de l'aconitine, sous l'influence de l'eau bromée, ne se colore pas.

5° Quand on ajoute à une solution d'aconitine un léger excès de permanganate de potasse, on obtient un précipité violacé, cristallin, difficilement soluble.

Une solution contenant 0 gr. 05 d'aconitine pour 100 précipite directement par le permanganate. Une goutte de cette solution produit avec une solution décinormale de permanganate un précipité appréciable. On décèle ainsi la présence de 0,000025 d'aconitine.

Les solutions de cocaïne, d'hydrastine et de papavérine, traitées de la même manière, produisent un précipité, mais qui se distingue par leur couleur de celui que produit l'aconitine (1).

6° Un de ses caractères est de causer, quand on le dépose sur la langue, une sensation de fourmillement et de picotement analogue à celle que produit la racine de pyrèthre.

Caractères de contrôle. — Elle est quelquefois falsifiée par des matières minérales. Pour les déceler, on chauffe un peu d'aconitine suspecte sur une lame de platine : si elle est pure, elle se volatilisera sans résidu ; si elle est impure, elle se votilisera en laissant un résidu.

Conservation. — Étant altérable, elle doit être conservée dans des flacons bien bouchés.

Action physiologique. — Elle est toxique à petite dose ; ingérée, elle produit les symptômes que nous décrirons plus loin.

Action thérapeutique. — Vantée, outre mesure, par certains auteurs (Stœrck), elle est considérée par Rabuteau comme un médicament dangereux et par Nothnagel et Rossbach comme superflu et dangereux. Cependant, elle est employée comme analgésique dans les névralgies et les affections douloureuses à formes congestives. C'est particulièrement dans la sciatique et les névralgies épileptiformes de la face qu'on en a obtenu de bons effets.

Modes d'administration et doses. — On l'administre sous forme de granules à 1/10 de milligramme, car les granules à 1/4 de milligramme produisent souvent des accidents. Certaines personnes présentent en effet une véritable intolérance pour l'aconitine. M. Dujardin-Beaumetz rapporte avoir vu des phénomènes d'empoisonnement d'une haute gravité, déterminés par des doses mini-

---

(1) *Revue des Flandres*, 1896, mai, p. 141, d'après *Pharm. Jour. and Transact.*, 1896, p. 122 ; d'après *Ann. de Ch.* [1], 280. — *J. Ph. et Ch.*, numéro du 15 septembre 1896, p. 266.

mes d'aconitine cristallisée (à peine 1/2 milligramme). Aussi conseille-t-il d'espacer les doses ; de prescrire un granule de 1/4 de milligramme toutes les six heures, sans dépasser quatre granules dans les vingt-quatre heures et de cesser le médicament au premier symptôme d'intoxication : picotements à la langue et sensation de rétrécissement de la peau de la face et de perte d'élasticité des orifices musculaires. On peut suivre les indications de M. Dujardin-Beaumetz, mais donner des granules de 1/10 de milligramme seulement. Pour la préparation de ces granules, on suivra les indications que nous avons données dans le *Cours de pharmacie galénique*, article *Granules* (1).

Empoisonnements. — Elle est très toxique, et en cas d'empoisonnement, elle produit les symptômes suivants : chaleur au creux de l'estomac, picotements dans la bouche, les lèvres et la langue ; sensation de constriction dans la gorge ; formillement, engourdissement du bout des doigts ; perte de la sensibilité, nausées et souvent vomissements. Ensuite, disparition des sensations, surdité, troubles de la vision. Pouls fort et fréquent, puis irrégulier et finalement presque imperceptible ; respiration faible et peu fréquente ; parfois, convulsions, mais ordinairement pas de délire ni de coma.

Pupilles généralement dilatées, parfois contractées, s'il n'y a pas de convulsions. Transpiration froide et visqueuse vers la fin et souvent mort subite après quelques légers efforts faits par le malade pour essayer de se redresser.

Premiers secours. — 1° Évacuer le poison à l'aide d'un vomitif ;

2° Mettre le patient dans la position couchée ;

3° Le stimuler par des frictions sèches, des serviettes ou bouteilles chaudes ;

4° Administrer, soit par la bouche, soit par le rectum des boissons alcooliques ;

5° Respiration artificielle continuée avec persévérance jusqu'à deux heures si cela est nécessaire ;

6° S'il ne survient pas d'amélioration, administrer 1 gramme de teinture de digitale ou un granule de digitaline à 1/2 milligramme ;

7° De temps en temps, faire faire des inspirations de nitrite d'amyle.

(1) Dupuy, *Cours de pharmacie*, t. II, p. 239.

SELS D'ACONITINE

L'azotate d'aconitine est le seul sel d'aconitine employé.

Azotate d'aconitine.

Formule. — Il a pour formule : $C^{38}H^{45}AzO^{12}AzO^3H$.

Préparation. — On le prépare en délayant l'aconitine pulvérisée dans cinq fois son poids d'eau distillée et en la dissolvant dans l'acide azotique dilué au sixième, en ayant soin de ne pas dépasser la saturation exacte. La solution, concentrée au bain-marie, laisse cristalliser lentement le sel d'aconitine (Codex).

Caractères d'identité. — L'azotate d'aconitine se présente sous la forme de cristaux prismatiques volumineux, solubles dans 10 p. d'eau bouillante et moins solubles dans l'eau froide.

Il contient 91,10 pour 100 d'aconitine.

Caractères spécifiques. — On le reconnaît :

1º A ses caractères d'identité ;

2º Il donne les réactions caractéristiques de l'aconitine ;

3º   —   —   des azotates.

Conservation. — On le conserve dans un flacon bien bouché et à l'abri de la lumière.

Action physiologique et thérapeutique. — L'action physiologique, thérapeutique, les modes d'administration et doses, les secours, comme pour l'aconitine.

Ajoutons, en terminant, que le Supplément du Codex mentionne une poudre d'azotate d'aconitine cristallisé au centième et des granules d'azotate d'aconitine cristallisé au 10ᵉ de milligramme qui se préparent avec la poudre d'aconitine cristallisée au centième et les granules d'aconitine cristallisée au 10ᵉ de milligramme.

2º GROUPE. — ALCALOÏDE FOURNI PAR L'HYDRASTIS CANADENSIS

Sommaire : — L'hydrastis canadensis donne un alcaloïde, l'hydrastine. — Étude de ce corps et de son produit d'oxydation l'hydrastinine.

L'hydrastis canadensis (Renonculacées), dont l'extrait et la teinture de rhizome ont été introduits dans le Supplément du Codex, renferme, d'après les recherches faites par Perrins (1862), par Hale (1873), par

Lerchen (1886), par Power et Lloyd et celles plus récentes de E. Schmidt, les principes suivants :

Berbérine ⎫
Hydrastine ⎬ alcaloïdes.
Canadine, ⎭

Phytostérine, résine, acide particulier, matières protéiques, amidon, matières minérales.

Parmi ces alcaloïdes, il en est un intéressant au point de vue médico-pharmaceutique : l'hydrastine, que nous allons étudier.

Hydrastine.

Formule. — L'hydrastine a pour formule : $C^{21}H^{21}AzO^6$.

Il existe entre l'hydrastine et la narcotine des relations démontrées par les travaux de Freund et Will, par ceux de Schmidt et desquels il résulte que la narcotine est de l'hydrastine méthoxylée.

En effet, la narcotine renferme trois groupes méthoxylés :

Narcotine $= C^{19}H^{14}(OCH^3)^3AzO^4$.

L'hydrastine, au contraire, renferme seulement deux groupes méthoxylés.

Hydrastine $= C^{19}H^{15}(OCH^3)^2AzO^4$.

Préparation. — L'hydrastine se prépare par le procédé indiqué par le Supplément du Codex, p. 43.

Hydrastis canadensis (Rhizome, seule partie officinale inscrite dans la pharmacopée américaine sous le nom de Golden seul) . . . 1 kil.

Alcool à 90° . . . . 6 litres

Introduisez dans un appareil à déplacement les rhizomes pulvérisés d'hydrastis canadensis ; versez 2 litres d'alcool et laissez en contact pendant 12 heures. — Ouvrez le robinet pour faire écouler le soluté alcoolique et épuisez par lixiviation avec le reste de l'alcool.

Ajoutez aux liqueurs réunies de l'acide sulfurique jusqu'à réaction acide et après 4 heures, séparez par filtration les cristaux de sulfate de berbérine formés.

Neutralisez incomplètement le liquide par l'ammoniaque, séparez le sulfate d'ammoniaque formé et distillez pour recueillir la majeure partie de l'alcool. Ajoutez au résidu 10 fois son volume d'eau froide, filtrez après 24 heures pour séparer les matières résineuses et grasses ; le liquide filtré est un soluté impur de sulfate d'hydrastine.

Traitez ce soluté par un excès d'ammoniaque ; l'hydrastine se précipitera. Recueillez et desséchez l'hydrastine et traitez-la par 100 fois son poids d'eau acidulée par l'acide sulfurique, de manière à la transformer à nouveau en sulfate d'hydrastine.

Filtrez après 24 heures et précipitez de nouveau l'hydrastine en traitant le soluté par l'ammoniaque.

Dissolvez le précipité par l'alcool bouillant et par refroidissement, il se déposera des cristaux jaunes d'hydrastine impure.

On purifiera cette hydrastine par des cristallisations répétées dans l'alcool bouillant.

Caractères d'identité. — L'hydrastine cristallise en prismes incolores et brillants, appartenant au système orthorhombique, anhydres, amers, fondant à 132°, insolubles dans l'eau froide, solubles dans 1,75 de chloroforme, 15 p. de benzol, 83 p. d'éther, 120 p. d'alcool.

Elle a une réaction alcaline et est lévogyre.

Caractères spécifiques. — On la reconnaît aux caractères suivants :

1° A ses caractères d'identité ;

2° Traitée par l'acide sulfurique, elle se colore en jaune :

3° Traitée par l'acide sulfurique et le bioxyde de manganèse, elle se colore en jaune, puis en rouge-cerise et repasse au jaune. Cette réaction est peu sensible ;

4° Traitée par l'acide nitrique, coloration jaune, puis rouge jaunâtre, et si l'on ajoute de l'eau, fluorescence bleue. La fluorescence bleue ne s'obtient que très difficilement ;

5° Traitée par l'acide sulfomolybdique ou l'acide sulfurique et le molybdate d'ammoniaque, elle donne une coloration vert jaunâtre.

Action physiologique et thérapeutique. — Elle possède les propriétés physiologiques et thérapeutiques de l'hydrastis canadensis et s'emploie comme tonique, antipériodique, antidyspeptique et contre les hémorrhagies utérines.

Modes d'administration et doses. — On l'administre à la dose de 0 gr. 05 à 0 gr. 30 par jour.

Hydrastinine.

L'hydrastinine est un produit d'oxydation de l'hydrastine.

Elle a pour formule $C^{11}H^{11}AzO^2$. Elle ne diffère de la cotarnine que par un groupe méthoxyle en moins.

Elle est donc à l'hydrastine ce que la cotarnine est à la narcotine.

Préparation. — On l'obtient facilement en oxydant l'hydrastine soit avec l'acide sulfurique et le bioxyde de manganèse, soit avec l'acide nitrique. Dans cette oxydation, l'hydrastine se dédouble en hydrastinine et en acide opianique.

$$\underbrace{C^{21}H^{21}AzO^6}_{\text{Hydrastine}} + O = \underbrace{C^{11}H^{11}AzO^2}_{\text{Hydrastinine}} + \underbrace{C^{10}H^{10}O^5}_{\text{Acide opianiqne}}$$

Caractères d'identité. — L'hydrastinine est une poudre blanche qui fond vers 116°. Elle renferme une molécule d'eau de cristallisation, qui ne se sépare pas lorsqu'on la fait cristalliser dans un dissolvant anhydre. Néanmoins, cette molécule d'eau n'existe pas dans les sels d'hydrastinine. Elle est peu soluble dans l'eau, elle est soluble dans l'alcool, l'éther, le chloroforme. Elle forme avec les acides des sels solubles dans l'eau. Le chlorhydrate présente en solution une faible fluorescence et a une saveur très amère.

Action physiologique et thérapeutique. — D'après Falk, elle possède, comme l'ergotinine, la propriété de contracter les vaisseaux et jouit de propriétés hémostatiques supérieures à celles de l'hydrastine. Il l'a administrée avec succès dans les métrorrhagies par endométrie et dans les ménorrhagies purement congestives.

Modes d'administration et doses. — Falk l'administre en injections hypodermiques à l'état de chlorhydrate, d'après la formule suivante :

Chlorhydrate d'hydrastinine . . . .   1 gramme.
Eau distillée. . . . .   10 grammes.

Injecter une demi-seringue.

TITRE VI

ALCALOÏDES FOURNIS PAR LES VÉGÉTAUX

APPARTENANT

A LA FAMILLE DES RUTACÉES

PRÉLIMINAIRES

Sommaire : — Le Jaborandi contient plusieurs alcaloïdes ; un seul intéressant, la pilocarpine. — *Section I* : Etude de la pilocarpine. — *Section II* : Etude des sels de pilocarpine : chlorhydrate, azotate.

Un végétal appartenant à la famille des rutacées fournit des alcaloïdes intéressants au point de vue médico-pharmaceutique, c'est le Jaborandi.

Le jaborandi (*Pilocarpus pinnatifolius*) contient plusieurs alcaloïdes : la jaborine, la pilocarpine et la pilocarpidine. Nous ne nous occuperons que de la pilocarpine, qui est le principe actif du jaborandi ; d'ailleurs, la jaborine et la pilocarpidine paraissent ne pas préexister dans le Jaborandi.

SECTION I

ÉTUDE DE LA PILOCARPINE

Formule. — La pilocarpine semble avoir été découverte par Byasson, mais elle a été isolée à l'état de pureté en 1875 par Ernest Hardy. Elle a pour formule : $C^{11}H^{16}Az^2O^2$.

Préparation. — On l'obtient, d'après le Codex, en formant d'abord un azotate de pilocarpine, dont on indiquera la préparation plus loin. On dissout cet azotate dans 10 fois son poids d'eau ; on sursature d'ammoniaque la solution et on l'agite avec du chloroforme. L'évaporation de la solution fournit l'alcaloïde.

Caractères d'identité. — La pilocarpine est un liquide épais, visqueux, peu soluble dans l'eau, plus soluble dans l'alcool, la benzine et le chloroforme ; elle est hygrométrique. Elle est dextrogyre. Elle se combine aux acides pour donner des sels dont les plus usités sont : le chlorhydrate et l'azotate, mentionnés au Codex.

Chauffée avec l'acide chlorhydrique, la pilocarpine fixe de l'eau et se dédouble en alcool méthylique et en pilocarpidine :

$$\underset{\text{Pilocarpine}}{C^{11}H^{16}Az^2O^2} + H^2O = \underset{\text{Alcool méthylique}}{CH^4O} + \underset{\text{Pilocarpidine}}{C^{10}H^{14}Az^2O^2}$$

Caractères spécifiques. — On la reconnaît aux caractères suivants :

1° A ses caractères d'identité ;

2° Traitée par l'acide sulfurique, elle se colore en jaune et si on ajoute un cristal de bichromate de potasse, on obtient une coloration vert-émeraude.

Conservation. — Étant hygrométrique, elle doit être conservée dans des flacons bien bouchés et placés dans un endroit sec.

Action physiologique et thérapeutique. — C'est un sialagogue et un sudorifique puissant ; elle a en outre une action purgative remarquable, en ce sens que ni l'appétit ni les fonctions de l'estomac ne sont entravées. Elle contracte la pupille et est considérée comme un antagoniste de l'atropine. On l'emploie dans un grand

nombre de maladies : angine catarrhale, diphtérie, éclampsie puerpérale, néphrite, pleurésie et diverses affections de l'œil (glaucome,
iritis, etc.). On l'a préconisée avec moins de succès contre l'hydrophobie. Witkosski la considère presque comme un spécifique de la
jaunisse. On l'utilise à l'EXTÉRIEUR contre le prurigo, l'alopécie ; et
d'après certains auteurs (Sydney, Ringer et Bury, Coppez de Bruxelles, etc.) elle aurait une action particulière pour faire pousser les
cheveux et les poils (1).

Modes d'administration et doses. — La pilocarpine n'est pas
usitée ; on emploie surtout ses sels ; le chlorhydrate ou le nitrate que
nous étudierons plus loin.

Empoisonnements. — Employée à trop forte dose, elle est
toxique et produit les symptômes suivants : fréquence très grande
du pouls, nausées, vertiges, pesanteur de tête ; la mort arrive par
syncope.

Premiers secours. — Pour combattre ces symptômes, il suffit
d'administrer 1 gr. 50 de teinture de belladone dans une potion (Dujardin-Beaumetz et Yvon).

SECTION II

ÉTUDE DES SELS DE PILOCARPINE

§ 1. — Chorhydrate de pilocarpine.

Formule. — Le chlorhydrate de pilocarpine a pour formule :
$$C^{11}H^{16}Az^2O^2, HCl.$$

Préparation. — Pour le préparer, on sature exactement la pilocarpine par l'acide chlorhydrique dilué de trois fois son volume d'eau,
puis on évapore la solution soit dans le vide, soit sous une cloche en
présence de l'acide sulfurique (Codex).

Caractères d'identité. — Le chlorhydrate de pilocarpine cristallise en aiguilles radiées, incolores et déliquescentes. Il est très
soluble dans l'eau, soluble dans l'alcool.

Il contient 85,07 pour 100 de pilocarpine.

Caractères spécifiques. — On le reconnaît aux caractères suivants :

(1) Voir *Dict. de Thérapeutique* de Dujardin-Beaumetz, t. III, p. 219.

1° A ses caractères d'identité ;
2° Il donne les réactions caractéristiques de la pilocarpine ;
3°   —   —   de l'acide chlorhydrique.

Conservation. — Etant déliquescent, il doit être conservé dans des flacons bien bouchés et placés dans un endroit sec.

Action physiologique et thérapeutique. — Il possède l'action physiologique et thérapeutique de la pilocarpine.

Modes d'administration et doses. — On l'administre à l'INTÉRIEUR, en solutions, pilules ou granules à la dose de 1 à 3 centigrammes par jour. En injections hypodermiques, on fait une solution à 1 pour 100 et on injecte 1 centimètre cube qui contient par conséquent 0 gr. 01 de chlorhydrate. M. Soulier (1) pense qu'il ne faut pas dépasser la dose de 0 gr. 01 en injection hypodermique. En Allemagne, dit-il, où la dose de 0 gr. 02 est souvent injectée, les accidents graves, sinon mortels sont fréquents.

Contre la diphtérie, Guttmann conseille de faire prendre toutes les heures, même la nuit, une cuillerée de la potion suivante :

Chlorhydrate de pilocarpine. . . .	0,02 à 0,04 centigrammes
Pepsine.	0,60 à 0,80 —
Acide chlorhydrique	2 gouttes
Eau distillée.	80 grammes

Le chlorhydrate de pilocarpine peut être employé en collyre, mais les ophtalmologistes lui préfèrent en général le nitrate.

Empoisonnements. — Employé à des doses élevées, il peut donner lieu à des accidents semblables à ceux produits par la pilocarpine et qui seront combattus de la même manière.

§ 2. — Nitrate de pilocarpine.

Formule. — Le nitrate de pilocarpine, appelé aussi azotate de pilocarpine, a pour formule :

$$C^{11}H^{16}Az^2O^2, AzO^3H$$

Préparation. — On le prépare de la manière suivante (Codex) :
On épuise les feuilles de Jaborandi pulvérisées par de l'alcool à 80° additionné de 8 grammes d'acide chlorhydrique par litre. On distille pour retirer l'alcool, et on évapore le résidu en consistance d'extrait fluide (Cet extrait contient du chlorhydrate de pilocarpine). On dissout

---

(1) SOULIER, *Traité de thérapeutique et de pharmacologie*, t. II, p. 544.

cet extrait dans l'eau distillée ; on filtre, on ajoute un léger excès d'ammoniaque qui précipite la pilocarpine, puis on agite avec du chloroforme qui dissout la pilocarpine précipitée. Pour enlever à ce liquide la pilocarpine qu'il a dissoute, on agite la liqueur chloroformique avec de l'eau à laquelle on ajoute goutte à goutte de l'acide azotique jusqu'à réaction faiblement acide. Par évaporation au bain-marie la solution aqueuse abandonne le nitrate de pilocarpine que l'on purifie par des cristallisations répétées dans l'alcool à 90° bouillant.

Caractères d'identité. — Le nitrate de pilocapine se présente en lamelles prismatiques, rectangulaires et anhydres. Il est très soluble dans l'eau (1 pour 8) ; il est peu soluble dans l'alcool absolu à la température ordinaire, soluble dans 130 p. d'alcool à 0,82 froid et dans 40 p. du même alcool bouillant. Il est dextrogyre.

Il contient 76,75 pour 100 de pilocarpine.

Caractères spécifiques. — On le reconnaît aux caractères suivants :

1° A ses caractères d'identité ;

2° Il donne les réactions caractéristiques de la pilocarpine ;

3°   —   —   des nitrates.

Conservation. — Il doit être conservé dans des flacons bien bouchés et à l'abri de l'humidité et de la lumière.

Usages. — Il sert à préparer la pilocarpine.

Action physiologique et thérapeutique. — Il possède l'action physiologique et thérapeutique de la pilocarpine.

Modes d'administration et doses. — On peut l'administrer à l'INTÉRIEUR sous les mêmes formes que le chlorhydrate et à des doses qui peuvent être un peu plus fortes, car il contient moins de pilocarpine que le chlorhydrate ; mais il est particulièrement employé en collyre par les opthalmologistes. M. Galezowki formule ainsi son collyre myotique :

> Nitrate neutre de pilocarpine . . . . 0 gr. 15
> Eau distillée. . . . . 10 grammes.

Quelques gouttes de ce collyre, instillées dans l'œil, déterminent en 10 minutes un rétrécsisement de la pupille qui est complet en 20 ou 30 minutes, reste trois heures au maximum, et met 24 heures à disparaître.

Empoisonnements. — Employé à doses élevées, il est toxique. Mêmes symptômes et mêmes secours que pour la pilocarpine.

TITRE VII

ALCALOÏDES FOURNIS PAR LES VÉGÉTAUX

APPARTENANT

A LA FAMILLE DES LILIACÉES-COLCHICÉES

Sommaire : — Considérations générales. — Étude de la vératrine, alcaloïde fourni par la cévadille.

Considérations générales. — Le schœnocaulon officinal ou cévadille, appartenant à la famille des liliacées-colchicées, contient un alcaloïde intéressant au point de vue médico-pharmaceutique : la vératrine.

D'après Meillère, la cévadille contient au moins quatre alcaloïdes qu'on retrouve dans la vératrine du commerce et qu'on peut séparer par précipitations fractionnées :

1° Une vératrine α ou cévadine ;

2° Une vératrine β ou asagréine ;

3° Une vératrine γ ou cévine ;

4° Une vératrine δ ;

Merck a de plus isolé de la cévadille deux alcaloïdes cristallisés qu'il a nommés sabadine et sabadinine.

Vératrine.

La vératrine, découverte presque en même temps en 1818 par Meissner et par Pelletier et Caventou a pour formule :

$$C^{32}H^{50}AzO^9 \text{ (Schmidt et Kœppen).}$$

Préparation. — On la retire de la cévadille du Mexique par le procédé suivant (Codex) :

On pulvérise la cévadille et on l'épuise, par plusieurs traitements, au moyen de l'alcool à 80° additionné d'une petite quantité d'acide sulfurique. On exprime le résidu après chaque traitement et on réunit les liqueurs alcooliques. (On obtient ainsi une solution alcoolique de sulfate de vératrine.)

On sature les liqueurs obtenues par la chaux éteinte, on filtre et on distille (La chaux éteinte précipite la vératrine qui se dissout dans l'alcool ; il se forme du sulfate de chaux insoluble. Par la distillation on enlève l'alcool et on obtient un résidu formé de vératrine et de sulfate de chaux).

On ajoute au résidu, jusqu'à réaction acide, un peu d'eau et d'acide sulfurique dilué (on forme ainsi à nouveau du sulfate de vératrine),on décolore la solution par le noir animal ; on filtre et on précipite la vératrine en ajoutant à la liqueur de l'ammoniaque jusqu'à réaction alcaline. On recueille le précipité, formé de vératrine, on le lave, on le sèche, on le dissout dans l'alcool et on le purifie par une dissolution et une précipitation nouvelle. On fait ensuite cristalliser le produit dans l'éther.

Caractères d'identité. — La vératrine se présente sous la forme d'une poudre blanche qui, au microscope paraît cristalline. Elle cristallise difficilement. Elle est inodore, mais elle a une saveur âcre et brûlante et elle provoque, lorsqu'on la respire, de violents éternuements accompagnés de maux de tête et de malaise général.

Elle est insoluble dans l'eau, soluble dans l'éther, très soluble dans l'alcool, le chloroforme. Elle fond à 115°, et brûle à l'air sans laisser de résidu. Elle s'effleurit à l'air. Elle s'unit aux acides pour donner des sels difficilement cristallisables.

Son étude chimique est encore incomplète ; d'après Schmidt et Kœppen, elle semble être un mélange de trois modifications isomériques.

Caractères spécifiques. — On la reconnaît aux caractères suivants :

1° A ses caractères d'identité ;

2° Traitée par l'acide sulfurique à froid, elle donne une série de colorations, jaune, rouge et violet pourpre ;

3° Traitée par l'acide chlorhydrique, elle se dissout : si on chauffe la solution quelques minutes à l'ébullition, elle prend une coloration rouge magnifique qui passe au rouge vineux et persiste ainsi pendant plusieurs jours ;

4° Si on la fait dissoudre dans l'acide sulfurique et si on traite de suite la solution par l'eau bromée, on obtient une coloration rouge violet puis violet persistant;

5° Elle précipite par les réactifs généraux des alcaloïdes.

Conservation. — S'effleurissant à l'air, elle doit être conservée dans des flacons bien bouchés.

Action physiologique. — Elle est très irritante. Appliquée sur la peau, elle produit de la rougeur, de la cuisson et même des vésicules. Aspirée par le nez ou inhalée, elle produit épistaxis, éternuements, toux ; dans la bouche, saveur âcre, salivation, soif, dysphagie ; dans l'estomac, brûlure, vomissements, diarrhée parfois sanguinolente. Elle produit de plus les effets généraux suivants : céphalalgie, fourmillement, dilatation pupillaire, contractions involontaires, ralentissement de la respiration et du cœur. Elle a une action particulière sur les muscles striés et les nerfs moteurs, action dans laquelle on distingue deux périodes : période d'excitation à laquelle succède la période de paralysie.

Action thérapeutique. — C'est un médicament dangereux (G. Sée) dont les indications ne sont nullement établies. On la regarde : *comme antipyrétique*, et à ce titre, elle a été employée dans le rhumatisme aigu, la pneumonie ; elle ne serait indiquée que chez les individus vigoureux. *Comme antinévralgique* : administrée intérieurement comme analgésique, elle a donné des résultats contradictoires, il semble qu'on ne puisse compter que sur son action locale (applications ou injections) ; aussi fera-t-on sagement de n'y avoir recours que lorsqu'on aura échoué avec d'autres médications (Nothnagel et Rossbach). *Comme diurétique* : à ce titre, elle a été employée contre les hydropisies, mais son action est très douteuse.

La vératrine, en raison de l'action locale qu'elle exerce, doit être maniée avec la plus grande prudence par le pharmacien. Lorsqu'on la divise au mortier, il est indispensable de la triturer très doucement, pour ne pas être exposé au contact de la poudre que soulève le mortier. Il vaut mieux, encore, quand cela est sans inconvénient, l'humecter avec un peu d'alcool, qui supprime sa dispersion dans l'air. En tout cas, l'opérateur doit recouvrir sa bouche, son nez avec un mouchoir protecteur.

Modes d'administration et doses. — On l'administre : à l'INTÉRIEUR en granules ou en pilules de 0 gr. 001. On peut donner de 1 à 25 milligrammes par jour fractionnés sans dépasser 5 milligrammes par dose. — A l'EXTÉRIEUR, en pommade à 1/25.

Incompatibles. — Avec les réactifs généraux des alcaloïdes : tanin, brome, chlore, iode, etc.

Empoisonnements. — Elle est très toxique et produit, si elle est ingérée à doses élevées, des empoisonnements dont voici les symptômes : sensation de chaleur à la gorge et au pharynx avec augmentation de la sécrétion salivaire ; sensation douloureuse s'étendant parfois jusqu'à l'estomac, et à la suite impossibilité, d'avaler ; vomissements avec efforts, diarrhées et douleurs d'entrailles ; maux de tête, palpitations, sensation d'anxiété, vertiges, défaillance, pouls lent et faible, respiration pénible ; pupilles généralement dilatées, quelquefois contractées. Il peut y avoir des convulsions.

Premiers secours. — 1º Faire vomir le malade ; l'évacuation du poison est ordinairement facile en raison des vomissements qu'il tend à provoquer ;

2º Administrer des stimulants (alcool, champagne, café fort et chaud).

3º Réchauffer le malade avec eau chaude, couverture chaude, frictions ;

4º Maintenir rigoureusement le malade dans la position couchée horizontale.

TITRE VIII

ALCALOÏDES FOURNIS PAR LES VÉGÉTAUX

APPARTENANT

A LA FAMILLE DES OMBELLIFÈRES

SOMMAIRE : — La ciguë est le seul végétal de cette famille donnant un alcaloïde intéressant : la cicutine. — *Section I* : Étude de la cicutine. — *Section II* : Étude des sels de cicutine : bromhydrate.

La ciguë est le seul végétal, appartenant à la famille des ombellifères, qui fournisse un alcaloïde intéressant au point de vue médicopharmaceutique. On en distingue quatre variétés : la grande ciguë ou ciguë officinale, ciguë tachetée (*Conium maculatum*) ; la petite ciguë ou ciguë des jardins, faux persil (*Ethusa cynapium*) ; la ciguë vireuse (*Cicuta virosa*) ; la phellandrie ou ciguë aquatique (*Phellandrium aquaticum*). — La grande ciguë, la seule usitée en médecine, a pour principe actif : la cicutine.

SECTION I

ÉTUDE DE LA CICUTINE

Synonymes. — La cicutine appelé aussi conine, conicine, découverte en 1827 par Giesecke, a pour formule : $C^8H^{17}Az$.

Préparation. — Elle existe dans toutes les parties de la plante, mais en particulier dans les fruits mûrs. On la prépare de la manière suivante :

Fruits de ciguë contusés	3000 grammes
Chaux éteinte	1500 —
Carbonate de potassium	375 —
Eau	6000 —

On délaie dans l'eau les fruits de ciguë contusés et la chaux éteinte, on ajoute le carbonate de potassium et on distille le tout dans un alambic, tant que le produit qui passe sera alcalin. *La cicutine, qui existe dans ces fruits combinée avec différents acides, et qui se trouve par conséquent à l'état de sel, est mise en liberté par les bases (chaux et carbonate de potassium) et passe à la distillation.* On sature exactement le produit de la distillation par l'acide sulfurique étendu ; *on forme ainsi du sulfate de cicutine,* et on évapore au bain-marie en consistance sirupeuse. On introduit le résidu dans un flacon et on l'agite avec un mélange de 2 p. d'alcool et de 1 p. d'éther (*Ce mélange éthéro-alcoolique dissout le sulfate de cicutine et ne dissout pas le sulfate d'ammonium qui se produit au cours de l'opération*). On filtre pour séparer le sulfate d'ammonium qui s'est produit au cours de l'opération. On retire l'alcool et l'éther par distillation au bain-marie ; on ajoute un peu d'eau au résidu et on chauffe encore dans une capsule jusqu'à ce que le reste de l'alcool soit chassé. On mêle alors le résidu sirupeux avec la moitié de son volume d'une solution concentrée de potasse et on distille au bain d'huile. (*Le sulfate de cicutine est décomposé par la potasse ; il se forme du sulfate de potasse fixe et la cicutine passe dans le récipient avec de l'eau.*) On sépare celle-ci à l'aide d'un entonnoir, puis on la soumet de nouveau à la distillation pour obtenir encore un peu de conicine. On déshydrate enfin la conicine avec des fragments de potasse caustique et on la distille dans le vide ou dans un courant d'hydrogène.

Caractères d'identité. — La cicutine est un alcaloïde liquide, incolore, transparent, oléagineux, d'une odeur âcre, vireuse, de saveur amère, peu soluble dans l'eau plus à froid qu'à chaud, très soluble dans l'alcool, l'éther, les huiles, la benzine, le chloroforme, le pétrole. Elle a une densité de 0,88 et bout à 170°. Exposée à l'air, elle est promptement colorée et résinifiée en perdant de l'ammoniaque. Elle forme des sels avec les acides : l'acétate, l'azotate, et le sulfate sont à peu près incristallisables ; le chlorhydrate l'est difficilement ; seul le bromhydrate est stable.

Disons, en passant, que Ladenburg a fait la synthèse de la conicine en hydrogénant l'allypyridine. La conicine serait donc de la propyl-pipéridine. Cet alcali synthétique est dépourvu de pouvoir rotatoire ;

mais il est dédoublable en conicine gauche, auparavant inconnue, et en conicine droite, identique à l'alcaloïde fourni par la ciguë. Disons encore que la cicutine fournie par la ciguë, contient toujours, d'après Wertheim, une petite quantité de conhydrine, alcaloïde existant aussi dans les fruits du Conium maculatum et de la méthylconicine.

Caractères spécifiques. — On la reconnaît aux caractères suivants :

1° A ses caractères d'identité ;

2° Traitée par les agents oxydants, elle se transforme en acide butyrique, reconnaissable à son odeur (?) ;

3° L'acide chlorhydrique ajouté en léger excès à la conicine, donne, lorsqu'on évapore le mélange à siccité au bain-marie, une coloration rouge puis bleue ;

4° Une solution d'iodure de potassium ioduré donne un précipité ou un trouble dans une solution de 1/10000 ; c'est un de ses réactifs les plus sensibles (Dragendorff).

Conservation. — Se résinifiant et se colorant à l'air, elle doit être conservée dans des flacons bien bouchés et à l'abri de l'air.

Action physiologique. — Son action physiologique a été étudiée par Orfila, Christian, Martin-Damourette, Pelvet et Prévost. Ces expérimentateurs ont constaté qu'elle a une action locale très irritante et qu'elle produit une diminution de la sensibilité par paralysie des terminaisons des nerfs sensitifs ; qu'à dose thérapeutique, elle amène une diminution de sensibilité et de motilité des bronches, de la diurèse, le resserrement des vaisseaux cutanés et la pâleur de la peau. A dose toxique, elle produit des empoisonnements dont nous décrirons plus loin les symptômes.

Action thérapeutique. — Elle a été préconisée comme anesthésique et analgésique dans le tétanos, la chorée, l'épilepsie, la dysphagie spasmodique, les spasmes hystériques, la nymphomanie, le satyriasis, le priapisme ; dans la coqueluche, l'asthme. Elle a été indiquée dans toutes les manifestations scrofuleuses et herpétiques, et autrefois, ses propriétés résolutives étaient très appréciées dans les tumeurs, les cancers et ulcères de toute nature, dans les engorgements rhumatismaux, laiteux et autres. On l'employait aussi dans la fièvre intermittente, la teigne, la gale, etc.

En résumé, la cicutine a reçu beaucoup d'applications empiriques plus ou moins abandonnées ; de tout ceci, dit **M.** le Professeur Soulier (1), il ne reste presque rien et pour la ciguë et par suite

(1) *Traité de thérapeutique et de pharmacologie*, t. l, p. 583.

IV

pour la cicutine, la période scientifique vraie commence à peine.

Néanmoins, l'action anticonvulsivante de la conicine a été assez bien établie par M. Prévost de Genève, puis par Peiper, Schulz et cliniquement par Demme.

Modes d'administration et doses. — Elle s'emploie sous forme de granules de 0 gr. 001 qu'on donne de 1 à 5.

Empoisonnements. — Elle est très toxique et produit, en cas d'empoisonnement, les symptômes suivants : faiblesse des jambes, démarche titubante, abolition de la force musculaire dans les bras et de tout pouvoir volontaire, pupilles dilatées et fixes, perte de la vue, impossibilité d'avaler, paralysie des muscles de la respiration, asphyxie et mort.

Premiers secours. — 1° Faire vomir le patient ;

2° Acide tannique ou décoction d'écorce de chêne ou thé fort en quantité illimitée ;

3° Stimulants (eau-de-vie, champagne, café fort et chaud) ;

4° Ranimer la chaleur au moyen de bouteilles d'eau chaude, de frictions ;

5° Pratiquer pendant longtemps la respiration artificielle.

SECTION II

SELS DE |CICUTINE

Le bromhydrate de cicutine est le seul sel de cicutine mentionné au Codex.

Bromhydrate de cicutine.

Formule. — Le bromhydrate de cicutine a pour formule :

$$C^8H^{17}Az,HBr$$

Préparation. — On le prépare de la manière suivante Codex) :

Cicutine incolore. . . . . 10 grammes
Éther officinal 100   —

Dissoudre la cicutine dans l'éther ; placer la solution dans une fiole que l'on plonge dans l'eau froide et dans laquelle on dirige un courant d'acide bromhydrique desséché. Le bromhydrate de cicutine insoluble dans l'éther, se précipite. On le recueille sur un filtre ; on le lave à l'éther pur et on le sèche aussitôt à une douce chaleur. Pour le purifier on le fait cristalliser de nouveau par évaporation spontanée de sa solution saturée à froid.

Caractères d'identité. — Le bromhydrate de cicutine cristallise en prismes orthorombiques anhydres. Il est soluble dans 2 p. d'eau et dans 2 p. d'alcool, insoluble dans l'éther, ses solutions sont dextrogyres.

Caractères spécifiques. — On le reconnaît aux caractères suivants :

1° A ses caractères d'identité ;
2° Il donne les réactions caractéristiques de la cicutine ;
3°   —   —   de l'acide bromhydrique.

Conservation. — On le conserve dans des flacons bien bouchés à l'abri de la lumière.

Action physiologique et thérapeutique. — Il possède l'action physiologique et thérapeutique de la conicine ; on l'emploie surtout comme antispasmodique.

Modes d'administration et doses. — On l'administre à la dose de 0 gr. 001 à 0 gr. 10 en potions ou granules ; à la dose de 1 à 2 centigrammes en injection hypodermique.

La solution pour injection hypodermique, forme sous laquelle on l'administre de préférence, est la suivante :

Bromhydrate de cicutine cristallisé. . . . . .   0 gr. 50
Alcool. . . . .   1 » 50
Eau de laurier-cerise.. . . . .   23 grammes
1 gramme contient 0 gr. 01.

Empoisonnements. — Il est toxique. Mêmes symptômes et mêmes secours que pour la cicutine.

TITRE IX

ALCALOÏDES FOURNIS PAR LES VÉGÉTAUX

APPARTENANT

A LA FAMILLE DES APOCYNÉES

Sommaire. — Le quebracho est le seul végétal de cette famille donnant un alcaloïde intéressant. — Alcaloïdes fournis par le quebracho. — Etude de l'aspidospermine.

Le quebracho est le seul végétal de la famille des apocynées fournissant des alcaloïdes intéressants au point de vue médico-pharmaceutique.

Alcaloïdes du quebracho. — Le quebracho (*Aspiposderma quebracho*) renferme un très grand nombre de principes : aspidospermine, québrachine, aspidosamine, aspidospermatine, hypoquebrachine, quebrachamine . Il renferme aussi du québrachol et d'après Tanret, il contient en outre un principe sucré cristallisable, la québrachite. Ces alcaloïdes sont contenus dans l'écorce en proportions variables et faibles. Ils ont été étudiés avec soin au point de vue clinique par Hesse, Fraude, et au point de vue physiologique par Eloy et Huchard.

L'aspidospermine, que l'*on trouve dans le commerce*, est un mélange des divers alcaloïdes du quebracho. Ce n'est donc pas, comme on le voit, un principe bien défini. Ce corps est cristallisable, amer, très soluble dans l'eau, soluble dans l'alcool et l'éther et se combine avec les acides pour former des sels.

Tous les alcaloïdes du quebracho sont antithermiques, mais c'est la québrachine qui jouit de cette propriété au plus haut degré ; tous provoquent l'hypersécrétion des reins, des glandes intestinales et salivaires ; l'aspidospermine seule est antidyspnéique, c'est-à-dire qu'elle agit sur la respiration : elle modifie l'étendue et la fréquence des mouvements respiratoires; tous sont toxiques : le moins toxique est l'aspidospermine pure.

Aspidospermine pure.

Caractères d'identité. — L'aspidospermine pure, découverte par Fraude, cristallise en prismes aigus, incolores, solubles dans l'alcool absolu, l'éther, la ligroïne, insolubles dans l'eau. Sa solution alcoolique est lévogyre et neutre aux réactifs colorés. Elle fond à 205°, et à une température plus élevée, elle brunit puis se décompose. Elle s'unit aux acides pour former des sels dont un, le chlorhydrate, est intéressant.

Caractères spécifiques. — On la reconnaît aux caractères suivants :

1° A ses caractères d'identité ;

2° Traitée par le perchlorure de fer additionné d'acide chlorhydrique, elle donne un précipité bleu ;

3° Traitée par l'acide sulfurique et une petite quantité de bichromate de potassium, elle donne une couleur brun rougeâtre ;

4° Traitée par l'acide perchlorique et à chaud, elle donne une solution rouge.

Action physiologique et thérapeutique. — L'aspidospermine pure est antithermique et antidyspnéique. D'après Huchard, elle a son maximum d'action dans les dyspnées d'origine fonctionnelle et agit faiblement dans les dyspnées d'origine cardiaque.

Modes d'administration et doses. — Elle s'emploie à la dose de 5 à 10 centigrammes par jour. Son chlorhydrate est employé en solution hypodermique dont voici la formule :

    Eau distillée . . . . 10 grammes.
    Chlorhydrate d'aspidospermine . . . . .   0 gr. 40

Chaque centimètre cube de la solution contient 4 centigrammes de principe actif.

Ce corps doit être employé avec la plus grande prudence.

TITRE X

ALCALOÏDES FOURNIS PAR LES VÉGETAUX

APPARTENANT

A LA FAMILLE DES LÉGUMINEUSES

PRÉLIMINAIRES. — DIVISION.

Les végétaux appartenant à la famille des légumineuses et qui fournissent des alcaloïdes intéressants au point de vue médico-pharmaceutique, sont : la fève de Calabar ; le genêt à balai.

Pour faire l'étude de ces alcaloïdes, nous adopterons l'ordre suivant :

1ᵉʳ Groupe. — Etude des alcaloïdes fournis par la fève de Calabar.
2ᵉ Groupe. —   —   —   le genêt à balai.

1er GROUPE. — ALCALOÏDES FOURNIS PAR LA FÈVE DE CALABAR

Sommaire. — La fève de Calabar donne l'ésérine ou physostigmine. — *Section I : Etude de l'ésérine.*— *Section II* : Etude des sels d'ésérine : Sulfate, bromhydrate, salicylate.

SECTION I

ÉTUDE DE L'ÉSÉRINE

En 1863, Johst et Hesse ont retiré de la fève de Calabar un alcaloïde qu'ils appelèrent physostigmine. Vée et Leven en 1865 l'obtinrent à l'état cristallisé et l'appelèrent ésérine.

Formule. — Elle a pour formule : $C^{15}H^{21}Az^{3}O^{2}$.

Préparation. — On l'extrait de la fève de Calabar par le procédé suivant indiqué au Codex et donné par M. Vée :

Fève de Calabar pulvérisée	1000 grammes
Acide tartrique.	9 —

On fait digérer au bain-marie la fève de Calabar pulvérisée, dans 3 litres d'alcool à 90° contenant chacun 3 grammes d'acide tartrique ; on décante et on renouvelle le même traitement (*On forme ainsi un tartrate d'ésérine soluble dans l'alcool*). On réunit les liqueurs et on les distille, puis on chauffe le résidu au bain-marie pour chasser toute trace d'alcool (*Ce traitement a pour but de recueillir l'alcool qui pourra servir à de nouvelles opérations*). On dissout le résidu dans de l'eau distillée froide, on filtre et on agite la liqueur avec de l'éther officinal jusqu'à ce que celui-ci cesse de se colorer. Après avoir versé dans la liqueur un excès de bicarbonate de sodium, le tartrate d'ésérine est décomposé par le bicarbonate de sodium (*il se forme du tartrate de soude et de l'ésérine*). On agite encore avec de l'éther qui dissout l'ésérine et l'abandonne ensuite par évaporation spontanée (*le tartrate de sodium, insoluble dans l'éther, n'est pas dissous par lui*). On purifie l'alcaloïde par cristallisation dans l'éther.

Caractères d'identité. — L'ésérine cristallise en lamelles incolores, qui prennent une teinte rose au contact de l'air et des alcalis. Elle est peu soluble dans l'eau ; elle est soluble dans l'alcool, l'éther, le chloroforme, la benzine, le sulfure de carbone et l'alcool amylique. Elle fond à 69° et se décompose à 150°.

Si on traite l'ésérine par un excès de potasse ou de soude, on obtient un précipité blanc ; ce précipité se dissout dans un peu d'eau et la liqueur prend peu à peu une coloration rouge dont la nuance devient très vive, par agitation au contact de l'air. Cette substance rouge, nommée **rubrésérine** par M. Duquesnel est un produit d'oxydation, insoluble dans l'éther, soluble dans le chloroforme et le sulfure de carbone, précipitant par les réactifs des alcaloïdes, non toxique à la dose de 0 gr. 10, et ne contractant pas la pupille (Duquesnel) La rubresérine, dissoute dans l'ammoniaque, fournit, par évaporation, un produit d'un bleu magnifique, qui paraît être le degré d'oxydation le plus avancé de l'ésérine.

Elle se combine aux acides pour donner des sels incolores, dont les plus importants sont : le sulfate, le salicylate et le bromhydrate. L'ésérine et ses sels donnent, lorsqu'on les dissout, des solutions qui sont colorées en rouge par la chaleur, par l'air et la lumière.

Caractères spécifiques. — On la reconnaît aux caractères suivants :

1° A ses caractères d'identité ;

2° L'acide sulfurique concentré la colore en jaune, puis en rouge 24 ou 36 heures après le mélange. D'après M. Petit, la solution rouge évaporée au bain-marie, après saturation par l'ammoniaque en excès, passe par une série de colorations rouge pâle, jaune, verte, puis bleue ;

3° Au contact des alcalis, elle prend une couleur rouge, qui devient très vive par agitation au contact de l'air ;

4° Sa solution sulfurique, traitée par l'eau bromée, prend une coloration rouge brunâtre ;

5° Traitée par l'hypochlorite de calcium, elle se colore en rouge, puis le liquide se décolore.

Conservation. — Prenant une teinte rose au contact de l'air et de la lumière, elle doit être conservée dans des flacons bien bouchés et à l'abri de la lumière.

Action physiologique. — Employée à faibles doses, elle produit les effets physiologiques suivants : rétrécissement de la pupille, se produisant 5 à 15 minutes après l'instillation dans l'œil, rétrécissement suivi très vite d'une augmentation d'énergie de la faculté accommodatrice, puis d'un spasme de l'accommodation ; elle produit aussi temporairement une augmentation de la pression intra-oculaire suivie d'un abaissement de cette pression. La respiration est accélérée d'abord, puis paralysée ; les contractions cardiaques sont plus lentes et plus énergiques ; la pression sanguine augmentée ; la température abaissée ; il y a enfin augmentation de la sécrétion salivaire, spasmes tétaniques de l'intestin, vomissements, coliques, diarrhée, A haute dose, en plus des phénomènes précédents, vertiges, sueurs, ralentissement du pouls, spasmes respiratoires, paralysie, collapsus.

Action thérapeutique. — Elle est employée en thérapeutique oculaire : pour faire disparaître la mydriase atropique (efficacité peu prononcée et fugace dans ce cas) ; dans la mydriase pathologique (syphilis, alcoolisme, etc.) ; dans la paralysie de l'accommodation ; dans les synéchies, le glaucome, etc. Elle a été conseillée dans le tétanos (efficacité douteuse), dans la chorée, l'épilepsie, la paralysie générale, dans la constipation par atonie de l'intestin ; mais elle donne des résultats contestés.

Modes d'administration et doses. — On l'administre : à L'INTÉRIEUR (rarement) à la dose de 0 gr. 001 à 0 gr. 004. — A l'EXTÉRIEUR, formule habituelle : 0 gr. 05 ésérine, eau distillée 10 grammes.

Il résulte des recherches de M. Duquesnel que les solutions d'ésérine et de ses sels sont inactives quand elles sont colorées, elles contiennent alors de la rubrésérine. Il importe donc de n'employer que des solutions récentes tenues à l'abri de la chaleur, de l'air et de la lumière.

Pour diminuer les chances d'altération des solutions d'ésérine ou de ses sels, M. Pannetier de Commentry a proposé (1), de prendre les précautions suivantes :

1° Employer des sels purs et secs. La siccité du sel est obtenue en l'enfermant dans un flacon Cornélis, dans un flacon Fournier, dans le flacon conserve de Huguet de Clermont ;

2° Employer pour la dissolution, de l'eau distillée froide et privée d'air par l'ébullition ;

3° Renouveler fréquemment les solutions ;

4° Placer la solution dans un flacon coloré, bouché à l'émeri et placé dans un lieu obscur.

Observons en passant, avec M. Pannetier, que dans le cas où l'on aurait une assez grande quantité de sel ou de solution d'ésérine, ayant subi l'altération dont il vient d'être parlé, on peut séparer l'ésérine de la rubrésérine par le procédé suivant : après avoir alcalinisé le sel ou la solution, on traite par l'éther qui dissout l'ésérine et

(1) *Centre médical et pharmaceutique*, d'octobre 1896.

ne dissout pas la rubrésérine. Après évaporation de la liqueur éthérée à basse température, l'ésérine se sépare.

Empoisonnements. — Elle est très toxique et produit, lorsqu'elle est employée à haute dose, les phénomènes décrits à l'action physiologique de cet alcaloïde.

Premiers secours. — 1° Evacuer le poison à l'aide d'un vomitif ;

2° Stimuler le malade (alcool, champagne, café chaud et fort) ;

3° Ranimer la chaleur (entourer le malade de couvertures chaudes, frictions sèches ou aromatiques, bouteilles d'eau chaude, etc.) ;

4° Pratiquer la respiration artificielle avec persévérance.

SECTION II

ÉTUDE DES SELS D'ÉSÉRINE

§ 1. — Sulfate d'ésérine.

Formule. — Le sulfate d'ésérine a pour formule :

$$(C^{15}H^{31}Az^3O^2)^2SO^4H^2$$

Préparation. — On le prépare d'après le procédé suivant (Codex) :

Dissoudre l'ésérine dans l'éther officinal et y verser, goutte à goutte de l'acide sulfurique au 1/10 jusqu'à ce qu'il ne se dépose plus de sulfate d'ésérine, le mélange éthéré restant neutre au tournesol. On jette sur un filtre le sel déposé et on le laisse sécher spontanément.

Caractères d'identité. — Le sulfate d'ésérine est amorphe et très déliquescent, très soluble dans l'eau ; il est très difficile à conserver et à peser. Il renferme 71 pour 100 de base. Ses solutions prennent rapidement une teinte rouge au contact de l'air ; aussi doivent-elles, en raison de leur altérabilité, être préparées au moment du besoin.

Caractères spécifiques. — On le reconnaît aux caractères suivants :

1° A ses caractères d'identité.

2° Il donne les réactions caractéristiques de l'ésérine :

3°   —   —   de l'acide sulfurique.

Conservation. — Il doit être conservé dans un flacon très sec et à l'abri de l'humidité et de la lumière.

Action physiologique et thérapeutique. — Analogues à celles de l'ésérine.

Modes d'administration et doses. — Il peut être administré à l'INTÉRIEUR à la dose de 0 gr. 001 à 0 gr. 004 ; mais il est rarement prescrit. Il est surtout employé en collyre, dont la formule la plus habituelle est la suivante :

Sulfate d'ésérine . . . . 0 gr. 05
Eau distillée . . . . 10 gr.

(2 à 4 gouttes dans l'œil pour obtenir l'atrésie de la pupille.) — On prépare aussi des papiers dosés dont un carré représente 0 gr. 002 de sel.

Empoisonnements. — Toxique, symptômes et secours comme pour l'ésérine.

§ 2. — Bromhydrate d'ésérine.

Formule. — Le bromhydrate d'ésérine a pour formule :

$$C^{15}H^{21}Az^{3}O^{2},HCl$$

Préparation. — On le prépare par le procédé suivant (Codex) :

Dissoudre l'alcaloïde dans la solution d'acide bromhydrique de manière à la neutraliser exactement. La solution est ensuite concentrée au bain-marie et mise à cristalliser.

Caractères d'identité. — Le bromhydrate d'ésérine a l'aspect de masses fibreuses, généralement jaunâtres ou rougeâtres, très solubles dans l'eau. Comme les solutions de sulfate d'ésérine, les solutions de bromhydrate prennent rapidement une teinte rouge au contact de l'air ; aussi doivent-elles, en raison de leur altérabilité, être préparées au moment du besoin.

Caractères spécifiques. — On le reconnaît aux caractères suivants :

1° A ses caractères d'identité ;
2° Il donne les réactions caractéristiques de l'ésérine ;
3°   —   —   de l'acide bromhydrique.

Conservation. — On le conserve dans des flacons bouchés à l'abri de la lumière et de l'humidité.

Action physiologique et thérapeutique. — Comme l'ésérine.

Modes d'administration et doses. — On peut l'employer à l'IN-

TÉRIEUR à la dose de 0 gr. 002 à 0 gr. 006 ; mais on l'emploie surtout en collyre dont la formule la plus habituelle est la suivante :

        Bromhydrate d'ésérine . . .   0 gr. 20
        Eau distillée . . . .   10 gram. (Galezowski).

Empoisonnements. — Toxique, mêmes secours que pour l'ésérine.

§ 3. — Salicylate d'ésérine.

Ce sel a été proposé par M. A. Petit dans une note de pharmacie pratique ainsi conçue (1) : « On se sert pour ainsi dire exclusive-
» ment en oculistique de sulfate d'ésérine, sel déliquescent, s'oxy-
» dant très rapidement. Il est livré sous forme de paillettes et se
» pèse difficilement. Après plusieurs prélèvements, le restant du sel
» se prend en masse. Pourquoi ne pas employer le salicylate bien
» cristallisé, bien défini, bien neutre, facile à peser et se conservant
» facilement ? »

Préparation. — Le salicylate d'ésérine peut se préparer par le
procédé suivant, indiqué par Birkenwald (2) :

On dissout dans l'eau 100 parties de sulfate d'ésérine et on ajoute
à la solution un excès de bicarbonate de soude préalablement dissous
dans l'eau. On agite vivement et à plusieurs reprises avec de l'éther
aussi pur que possible (ne renfermant ni eau ni alcool) ; on rassemble
les solutions éthérées et on les filtre dans un vase renfermant 35,6 d'a-
cide salicylique en dissolution dans l'éther. Le salicylate d'ésérine se
sépare. On le rassemble sur un filtre, on le lave avec de l'éther pur et
on le fait sécher à la température ordinaire à l'abri de la lumière. Il est
important de faire la préparation entière à l'abri de la lumière, afin
d'éviter la formation de la rubrésérine ; lorsqu'il s'en forme, on peut
l'enlever à la solution éthérée en agitant celle-ci avec une solution
d'hyposulfite de soude.

D'après le supplément du Codex, le salicylate d'ésérine se prépare
de la manière suivante :

        Ésérine. . . . .   10 grammes.
        Acide salicylique . . . .   5 gr. 25
        Éther à 66° . . . .   Q.S.

Dissolvez séparément l'ésérine et l'acide salicylique dans les moindres quantités possibles d'éther et mélangez les deux solutions éthérées.

(1) *J. de Ph. et de Ch.* du 1er décembre 1889.
(2) *J. de Ph. et de Ch.*, 5e série, t. XXV, année 1892, p. 123.

Il se forme un précipité cristallin qu'on lave à l'éther jusqu'à ce que celui-ci soit devenu incolore et neutre.

On fait recristalliser dans l'alcool additionné d'éther.

Caractères d'identité.—Le salicylate d'ésérine se présente sous forme de beaux cristaux prismatiques, incolores ou un peu jaunâtres, fondant à 181-182°, solubles dans 150 p. d'eau froide, dans 22 p. d'alcool à 95° et à + 15°.

Ses solutés doivent être neutres au papier de tournesol.

Il dévie à droite le plan de polarisation et son pouvoir rotatoire en solution dans l'alcool à 98° est de $\alpha D = - 82°$.

Caractères spécifiques. — On le reconnaît aux caractères suivants :

1° A ses caractères d'identité ;

2° Il donne les réactions caractéristiques de l'acide salicylique et de l'ésérine, que le supplément du Codex rappelle en ces termes :

A. Le soluté aqueux se colore fortement en violet par le perchlorure de fer (Ac. salicylique).

B. Traiter une parcelle de salicylate d'ésérine par l'ammoniaque à chaud, et évaporer la solution au contact de l'air : on obtient un résidu bleu soluble dans l'eau et dans l'alcool. La couleur bleue intense ainsi obtenue, vire au rouge par addition de quelques gouttes d'acide acétique et devient dichroïque (Esérine).

Le salicylate d'ésérine est combustible sans résidu.

Conservation. — Il doit être conservé à l'abri de la lumière comme le chlorhydrate et le sulfate.

Modes d'administration et doses.— On l'emploie en collyre aux mêmes doses que le sulfate.

Empoisonnements. — Il est très toxique ; mêmes secours que pour l'ésérine.

2ᵉ GROUPE. — ALCALOÏDE FOURNI PAR LE GENÊT A BALAI

Sommaire. — Le genêt à balai donne la spartéine. — *Section I :* Etude de la spartéine. — *Section II :* Etude des sels de spartéine : sulfate.

Le genêt à balai (*Spartius scoparius* ou *Cytisus scoparius*) de la famille des légumineuses-papillionacées, arbuste qu'on rencontre sur le bord des routes et dans les endroits humides, donne un alcaloïde intéressant, la spartéine.

SECTION 1

ÉTUDE DE LA SPARTÉINE

Formule. — La spartéine, découverte par Stenhouse, étudiée au point de vue chimique par Stenhouse, Mills et Bernheimer, a pour formule : $C^{15}H^{26}Az^2$.

Préparation. — On peut la préparer par plusieurs procédés (procédés de Stenhouse, de Mills) et en particulier par le procédé suivant dû à M. Houdé :

On réduit en poudre les feuilles et les rameaux du genêt, on les épuise par de l'alcool à 60°. On distille les liqueurs alcooliques. On reprend le résidu par l'acide tartrique ; il se forme du tartrate de spartéine ; on filtre la solution acide qu'on traite ensuite par le carbonate de potasse et l'éther (il se fait du tartrate de potasse et la spartéine, mise en liberté, se dissout dans l'éther). On traite de nouveau la solution éthérée successivement par l'acide tartrique et le carbonate de potasse et on obtient, par évaporation, la spartéine purifiée. 1 kilog. de plante donne 3 grammes environ de spartéine.

Caractères d'identité. — La spartéine est un liquide huileux, incolore, à odeur pénétrante, à saveur très amère, insoluble dans l'eau, la benzine, soluble dans l'alcool, l'éther, le chloroforme. Elle est plus dense que l'eau. Elle bout à 287° : elle brunit à l'air, elle se combine aux acides pour donner des sels dont le plus employé est le sulfate.

Caractères spécifiques. — On la reconnaît aux caractères suivants :

1° A ses caractères d'identité ;

2° Traitée par le brome à la température ordinaire, elle donne une masse résineuse ;

3° Si on ajoute graduellement 3 p. d'iode dissous dans l'éther à une dissolution éthérée de 1 p. de spartéine, l'iode est décoloré ; il se forme un précipité noir qui, après avoir été séparé, lavé avec l'éther pour enlever l'iode, et dissous dans l'alcool bouillant, se sépare par refroidissement en aiguilles vertes représentant de l'iodure de spartéine.

Conservation. — Brunissant à l'air, elle doit être conservée dans des flacons bien bouchés et à l'abri de la lumière.

Action physiologique. — Elle a été étudiée par M. Laborde qui a reconnu son action sur le cœur ; c'est en se fondant sur ces travaux que M. Germain Sée l'a appliquée au traitement des affections cardiaques.

La spartéine est un médicament dynamique et régulateur du cœur, elle relève le cœur et régularise ses mouvements comme la digitale et le muguet ; mais son action est plus énergique, plus rapide et plus durable.

Action thérapeutique. — On l'emploie dans tous les cas d'asthénie cardiaque, avec ou sans lésions valvulaires, pour relever l'activité du cœur, régulariser le rhythme de ses contractions, augmenter la fréquence des pulsations, quand le cœur est dans un état d'atonie grave avec ralentissement du pouls. L'effet du médicament se produit au bout de quelques heures et se prolonge 3 ou 4 jours après sa suppression. La spartéine n'occasionne pas de vomissements, mais seulement une diarrhée légère et passagère ; elle n'est pas diurétique. A hautes doses, elle donne des vertiges, des éblouissements, des fourmillements, etc. Elle doit être maniée avec prudence.

Modes d'administration et doses. — On l'administre en potion, sirop à la dose de 0 gr. 01 à 0 gr. 10 par jour. On emploie surtout le sulfate de spartéine.

Empoisonnements. — Elle est très vénéneuse et possède des propriétés narcotiques très prononcées.

SECTION II

ÉTUDE DES SELS DE SPARTÉINE

Le sulfate de spartéine est le seul sel de spartéine employé.

Sulfate de spartéine.

Formule. — Le sulfate de spartéine a pour formule :

$$C^{15}H^{26}Az,SO^4H^2 + 5H^2O$$

Ce sel cristallise dans l'eau, tantôt anhydre, tantôt hydraté. Les hydrates cristallisés contiennent 3, 5 ou 8 molécules d'eau ; le sel cristallisé avec 5 molécules d'eau constitue le sulfate de spartéine officinal.

Caractères d'identité. — Le sulfate de spartéine officinal se présente en cristaux rhombiques, incolores, très solubles dans l'eau, solubles dans l'alcool, insolubles dans l'éther, perdant à 110°, 21 pour 100 d'eau de cristallisation.

Le sulfate desséché fond à 138°.

Son soluté aqueux est très amer et lévogyre ; un soluté aqueux à 5 pour 100 de sulfate officinal donne $\alpha_D = -21°6$.

Caractères spécifiques. — D'après la pharmacopée helvétique de 1893 : 1° les acides azotique ou sulfurique le dissolvent sans coloration.

2° La solution sulfurique n'éprouve aucun changement si on la traite par de petites quantités : A. de perchlorure de fer; — B. d'azotate de bismuth ; —C. de molybdate d'ammoniaque (alcaloïdes étrangers) ;

3° Sa solution sulfurique, traitée par le bichromate de potassium, se colore en vert ;

4° Une solution aqueuse à 1 pour 20 donne :

A. Avec les sels de baryum (chlorure ou azotate) un précipité blanc insoluble dans AzO³H.

B. Avec l'acide picrique, un précipité amorphe.

C. Avec l'acide tannique, un précipité amorphe.

D. Avec le ferrocyanure de potassium. un précipité en petites paillettes jaunes ;

5° Une solution aqueuse à 1 pour 10 donne avec la soude : un précipité amorphe qui se rassemble bientôt à la surface du liquide sous forme de gouttelettes huileuses, facilement solubles dans l'éther, insolubles dans le chloroforme ;

6° 1 décigr. de sel, 20 gouttes de chloroforme et 5 gouttes de solution alcoolique de potasse caustique donnent un mélange qui, chauffé, ne doit pas développer d'odeur nauséabonde (sulfate d'aniline) ;

7° D'après M. Gustave Marque, le sulfate de spartéine se reconnaît de la manière suivante : mélanger une petite quantité de sulfate de spartéine à un tiers environ de son poids d'acide chromique et chauffer légèrement dans une capsule de porcelaine : la masse ne tarde pas à verdir par suite de la réduction de l'acide chromique et il se dégage une odeur manifeste de cicutine.

Action physiologique et thérapeutique. — Il est employé de préférence à la spartéine, dont il possède du reste les propriétés physiologiques, thérapeutiques et toxiques.

Modes d'administration et doses. — On l'administre à la dose de 0 gr. 01 à 0 gr. 10 par jour, en pilules, sirop, potion, injection hypodermique. M. Dujardin-Beaumetz recommande les formules suivantes :

Pilules . . . .
- Sulfate de spartéine. . . . .   1 gr.
- Poudre de guimauve . . . .   0 » 50
- Extrait de chiendent . . . .   Q. S.
- Pour 20 pilules, chaque pilule contient 0 gr. 05 de sel ; 2 par jour.

Sirop. . . . .
- Sulfate de spartéine. . . . .   0 gr. 30
- Sirop d'écorces d'oranges amères   300 »
- Une cuillerée à bouche renferme 0 gr. 02 de sel.

Injection hypodermique . .
- Sulfate de spartéine. . . . .   1 gr.
- Eau distillée . . . .   20 »
- 1 centimètre cube ou 1 gramme de la solution contient 0 gr. 05 de sel ; on injecte une seringue puis une deuxième si cela est nécessaire dans les cas d'urgence.

TITRE XI

ALCALOÏDES FOURNIS PAR LES VÉGÉTAUX

APPARTENANT

A LA FAMILLE DES LINACÉES-ÉRYTHOXYLÉES

SOMMAIRE. — La coca fournit plusieurs alcaloïdes intéressants à divers points de vue ; mais le seul employé est la cocaïne. — *Section I :* Etude de la cocaïne. — Préparation avec les feuilles de coca. — Préparation de la cocaïne par synthèse. — *Section II :* Etude des sels de cocaïne, chlorhydrate, phénate. — *Section III :* Etude de la tropa cocaïne ; emploi de ce corps en chirurgie dentaire.

Généralités. — La coca (*Érythroxylon coca*) appartenant à la famille des linacées-érythroxylées contient plusieurs alcaloïdes : la cocaïne, l'hygrine, l'ecgonine, l'isatropylcocaïne, la tropacocaïne.

Le premier de ces alcaloïdes, **la cocaïne**, est très important au point de vue médico-pharmaceutique ; nous en ferons l'étude plus loin. Le second, l'**hygrine**, base huileuse à odeur forte et très caustique est sans intérêt. Le troisième, l'**ecgonine**, est important, parce que c'est en partant de ce corps que divers chimistes, Merck, Einhorn, Liebermann et Giesel ont pu réaliser la synthèse de la cocaïne. Le quatrième, l'**isatropylcocaïne**, appelé aussi **truxilline** par Liebermann qui l'a découvert, est un corps vénéneux ; il est intéressant parce qu'il est peut-être la cause des accidents causés par la cocaïne. Le cinquième, la **tropacocaïne**, a été isolé de la coca du Japon par Giesel, chimiste allemand ; elle est identique avec la tropacocaïne ou benzoyl-pseudotropéine obtenue par Liebermann par voie synthétique.

SECTION I

ÉTUDE DE LA COCAÏNE

Formule. — La cocaïne, découverte par Niemann, étudiée par Lossen, a pour formule : $C^{17}H^{21}AzO^4$.

Préparation. — Elle peut être extraite des feuilles de coca ou préparée synthétiquement.

A. **Extraction de la cocaïne des feuilles de coca**. — Cette extraction peut se faire par de nombreux procédés (Lossen, Truphème, etc.). Nous n'insisterons pas sur ces procédés absolument industriels ; nous nous bornerons simplement à dire que les meilleurs sont ceux qui consistent à traiter les feuilles par l'alcool ou les huiles légères de pétrole.

La cocaïne extraite de la coca, est généralement souillée par les autres alcaloïdes contenus dans la coca : hygrine, ecgonine, isatropylcocaïne. *Pour la purifier*, on la transforme en chlorhydrate que l'on dissout dans l'alcool absolu ; en ajoute à la solution son volume d'éther absolu ; en quelques secondes, le chlorhydrate de cocaïne se dépose à l'état de pureté ; le liquide surnageant est laiteux quand la cocaïne n'était pas seule dans le produit (Williams).

B. **Préparation de la cocaïne par synthèse partielle**. — La majeure partie de la cocaïne se prépare artificiellement en partant de l'ecgonine. Cette synthèse a été réalisée aujourd'hui par Merck, Einhorn, Liebermann et Giesel. Elle consiste à obtenir à l'état de liberté toute l'ecgonine contenue dans la coca (primitivement libre ou à l'état d'éther) et à l'éthérifier ensuite par l'alcool méthylique et l'acide benzoïque. Le principal avantage de cette méthode est de transformer en cocaïne les autres alcaloïdes dérivés de l'ecgonine.

La cocaïne, préparée par synthèse, possède les mêmes propriétés que la cocaïne extraite directement de la coca ; elle est pure, c'est-à-dire qu'elle ne contient aucun des alcaloïdes qui accompagnent souvent la cocaïne naturelle et, grâce à cette pureté, elle ne produit nulle irritation et paraît devoir mettre à l'abri de quelques-uns des accidents que l'on observe chez les cocaïnisés.

Caractères d'identité. — La cocaïne est cristallisée en prismes clinorhombiques, incolores, inodores, ayant une saveur amère, peu solubles dans l'eau, solubles dans l'alcool, l'éther, la vaseline, l'essence de térébenthine. les corps gras. Elle fond à 97° 2. Elle a une réaction fortement alcaline.

Chauffée à 100° avec de l'acide chlorhydrique concentré, elle se dédouble en acide benzoïque, en alcool méthylique et en ecgonine ; aussi, d'après Lossen, on considère la cocaïne comme de la méthylbenzoylecgonine. Le dédoublement est exprimé par la formule suivante :

$$C^{17}H^{21}AzO^4 + 2H^2O = C^7H^6O^2 + CH^3OH + C^9H^{15}AzO^3$$

Cocaïne.   Eau.   Acide benzoïque.   Alcool méthylique.   Ecgonine.

Elle s'unit aux acides pour donner des sels dont les plus intéressants sont le chlorhydrate et le phénate.

Caractères spécifiques. — On la reconnaît aux caractères suivants :

1° A ses caractères d'identité ;

2° Une solution de cocaïne, additionnée d'une goutte de perchlorure de fer, et portée à l'ébullition devient rouge, par suite de la mise en liberté d'acide benzoïque (Lerch et C. Scharges). Il est bon de remarquer que la benzoïlecgonine doit donner naissance à la même réaction, mais ce dernier composé se distingue facilement de la cocaïne par son insolubilité dans l'éther et par son point de fusion. La cocaïne fond à 97° et le benzoïlecgonine ne fond qu'à 198° (1).

3° Si on mélange 2 ou 3 gouttes d'une solution de cocaïne avec 2 ou 3 centigrammes d'eau de chlore et si on ajoute au liquide 2 à 3 gouttes d'une solution à 5 pour 100 de chlorure de palladium, il se produit un beau précipité rouge. Ce précipité est insoluble dans l'alcool et dans l'éther ; soluble dans l'hyposulfite de soude ; il est dé-

(1) V. *J. de Ph. et de Ch.*, 6e série, t. XX, 1889, p. 500 et 501.

composé lentement par l'eau (Greitthew). Cette réaction ne s'obtient
pas facilement.

4° Traiter un peu de cocaïne par quelques gouttes d'acide nitrique
fumant, évaporer à siccité au bain-marie et traiter le résidu de l'évaporation par une ou deux gouttes d'une solution alcoolique concentrée
de potasse. En mélangeant bien avec une baguette de verre, on perçoit
une odeur distincte et très nette de menthe poivrée (Ferreira de Silva).
D'après M. Béhal, l'odeur que l'on perçoit n'est pas celle de la menthe mais celle de l'éther éthylbenzoïque (benzoate d'éthyle), ce qui
n'a rien de surprenant étant donnée la constitution de la cocaïne.

5° On met dans une petite capsule de porcelaine une petite quantité de cocaïne avec quelques gouttes d'acide azotique de densité 1,4.
On évapore à siccité au bain-marie ; après refroidissement, on ajoute
une goutte de solution de potasse caustique dans l'alcool éthylique
ou mieux alcool amylique ; on chauffe au bain-marie et on voit apparaître une coloration violette (Réaction douteuse). On observe la
même réaction avec l'atropine ; mais avec cet alcaloïde, elle se produit à froid tandis qu'avec la cocaïne, il est nécessaire de chauffer
(Huborne).

6° Les plus minimes traces de cocaïne en solution sont colorées
en vert par une solution d'apomorphine.

7° 1 centigramme de cocaïne (chlorhydrate) dissous dans 2 gouttes
d'eau et additionné de solution de permanganate de potassium 1/300
donne un précipité violet insoluble.

Caractères de contrôle. — Mal purifiée, elle peut contenir de
l'hygrine ou de l'ecgonine. Pour les déceler, on traite la cocaïne suspecte par l'acide sulfurique concentré : si elle est pure, elle n'est pas
colorée ; si elle est impure, elle est colorée.

Elle peut être falsifiée par des matières minérales ; pour les déceler, on chauffe un peu de cocaïne suspecte sur une lame de platine :
si elle est pure, elle se volatilise sans laisser de résidu ; si elle est
impure, elle se volatilise, en laissant un résidu.

Conservation. — Elle doit être conservée dans des flacons bien
bouchés à l'abri de la lumière.

Action physiologique. — La cocaïne produit des effets locaux et
généraux : *Effets locaux*. — En badigeonnages sur la peau dépouillée
de son épiderme, ou sur les muqueuses, ou en injection sous-cutanée,
elle produit une anesthésie locale ou plutôt une analgésie, paraissant
au bout de 5 à 10 minutes, durant 20 minutes environ, cessant au
bout d'une heure, pouvant être entretenue par des attouchements

répétés ou par des instillations nouvelles. *Effets généraux*. — A forte dose, malaise, convulsions, exagération des reflexes, incoordination des mouvements, perte de l'équilibre, vertiges, délire, bourdonnements, dilatation des pupilles, accélération des mouvements respiratoires et des battements cardiaques, élévation de la température, diminution de la sécrétion salivaire. Si la dose est très élevée, difficulté de la respiration, ralentissement du pouls, refroidissement, mort par paralysie respiratoire avant l'arrêt du cœur.

Action thérapeutique.— Elle est employée : *Sur la peau*, pour pratiquer de petites opérations, calmer les douleurs des brûlures, des crevasses des mamelons (1), les démangeaisons. Une injection dans les tissus procure une analgésie durant parfois une heure, et permettant des opérations chirurgicales de longue durée (Reclus). *En chirurgie oculaire* (en instillations) pour toutes les opérations qui se pratiquent sur l'œil (cataracte, strabotomie, iridectomie, etc.). *Sur les muqueuses buccale, nasale, pharyngienne, laryngienne*, pour apaiser les douleurs, les quintes de toux, la dysphagie, l'extirpation des amygdales, des polypes, l'examen du larynx, l'extraction des dents. L'injection intra-gingivale peut modérer les douleurs de l'extraction, mais il s'en faut qu'elle rende l'extraction indolore (Magitot, Preterre, etc.). *Dans l'oreille*, pour calmer les douleurs inflammatoires et opérer les polypes. *Sur l'anus et la partie inférieure du rectum*, en cas de fissures, d'hémorrhoïdes douloureuses. *Sur la muqueuse génito-urinaire*, pour calmer les douleurs du vaginisme, de la cystite, pratiquer le cathétérisme, cautériser les végétations, opérer le phimosis, etc. *A l'intérieur*, contre les douleurs gastralgiques, les vomissements . On a essayé de substituer la cocaïne à la morphine dans le morphinisme, mais il y a lieu de se demander si le malade gagne

(1) M. le Dʳ Joire ayant observé, comme d'autres accoucheurs, que la cocaïne employée dans les cas de crevasse douloureuse du mamelon, avait l'inconvénient de diminuer la sécrétion lactée, a eu l'idée de l'employer dans les cas où l'on veut supprimer complètement cette sécrétion. Il emploie à cet effet la solution suivante :

Chlorhydrate de cocaïne	5 grammes
Eau distillée.	50 —
Glycérine	50 —

Cette solution est appliquée avec un pinceau doux cinq à six fois par jour sur les deux mamelons. La suppression de la sécrétion est obtenue dans un délai variant de deux à six jours et, en raison de la faible surface badigeonnée, on n'a jamais observé d'inconvénient. La cocaïne, en produisant l'anesthésie du mamelon, en empêche l'érection qui, suivant M. Joire, favorise et entretient la sécrétion lactée (*Bullet. médical du Nord, Lyon médical* et *Union pharmaceutique* de juin 1894, p. 246).

beaucoup au change, car on ne fait guère que substituer une mauvaise habitude à une autre. C'est en effet un cercle vicieux, car ainsi que nous le verrons plus loin, des accidents délirants et des troubles graves suivent rapidement l'abus de la cocaïne et jusqu'ici on n'a pas trouvé d'autre moyen de les combattre que de faire des injections de morphine. Il est bon que les praticiens soient prévenus de ce fait, car aux morphinomanes on est obligé d'ajouter aujourd'hui des cocaïnomanes ; il faut donc se méfier de l'emploi de la cocaïne à l'intérieur.

Disons enfin que la cocaïne a été préconisée comme hémostatique contre le mal de mer et qu'elle a été vantée contre la diphtérie par M. Luton.

Modes d'administration et doses.— Elle s'emploie : à l'EXTÉRIEUR, en badigeonnages, en injections hypodermiques, en instillations, en solution de 2 à 5 pour 100 ; en pommade 2 pour 30 grammes de vaseline. A l'INTÉRIEUR, à la dose de 1 à 15 centigrammes (dose maxima) en pilules ou en solution, en ayant soin de fractionner les doses.

La cocaïne est un médicament qui doit être manié avec la plus grande prudence, car elle détermine souvent, après son absorption, des accidents graves. Les badigeonnages, les injections hypodermiques, les instillations doivent être faites avec des solutions ayant un titre faible ; les solutions fortes ayant amené des accidents mortels.

Il importe d'insister sur les dangers réels que présentent les injections hypodermiques de cocaïne. En général, dit M. le professeur Lépine, l'injection sous-cutanée de 0 gr. 03 ou 0 gr. 04 est sans inconvénient ; mais au delà de cette dose, on peut voir survenir des accidents inquiétants et quelquefois sérieux. Cependant, avec des doses ne dépassant pas 0 gr. 01 à 0 gr. 02, M. Dujardin-Beaumetz a observé la syncope, mais cet accident ne s'est jamais manifesté que sur des sujets assis ou debout. Les anémiques, les gens nerveux, les enfants et les vieillards présentent une susceptibilité toute particulière à la cocaïne. Les injections à la face et à la tête, en particulier les injections sous-gingivales semblent être les plus dangereuses.

L'administration de la cocaïne en injections hypodermiques doit être faite avec les précautions suivantes, d'après MM. Magitot, Lépine et Dujardin-Beaumetz :

1° La dose injectée ne dépassera, dans aucun cas, 0 gr. 08 à 0 gr. 10 (Magitot) ; elle devra être faite à dose fractionnée, de telle sorte qu'on n'injecte jamais, à la face au moins, plus de 2 centigrammes en une fois. On mettra, entre chaque injection, un temps d'arrêt d'autant plus grand que les doses seront plus élévées ; ne pas maintenir au contact d'une muqueuse plus de 4 à 5 centigrammes (Lépine) ;

2° Tenir compte de la susceptibilité des anémiques, des nerveux, des neurasthéniques, des enfants, des vieillards, des cardiaques et des malades atteints d'affections chroniques des voies respiratoires, ainsi que de la région sur laquelle on opère.

3° Ne jamais faire d'injection de cocaïne que dans le décubitus dorsal afin de prévenir l'anémie cérébrale (Dujardin-Beaumetz) ;

4° Rassurer le patient ; l'inquiétude ayant paru jouer un rôle important dans les accidents (Lépine) ;

Empoisonnements. — L'intoxication cocaïnique produit des symptômes très variables que M. le professeur Lépine décrit ainsi, en avertissant qu'il y a de nombreux écarts : *intoxication faible* : troubles dépendant d'une légère crampe vasomotrice ; *intoxication plus intense* : sérieux troubles cardiaques et cérébraux (perte de connaissance et convulsions) ; *intoxication intense* : outre les accidents précédents, troubles respiratoires et mort.

Premiers secours. — On est à peu près désarmé en présence d'accidents de cocaïnisme aigu, d'autant plus que l'un des caractères de cette intoxication est d'être persistante et prolongée. On a conseillé le nitrite d'amyle, mais son action est très fugace ; le chloral (Mosso) ; l'atropine (Skinner) ; tous ces agents peuvent être dirigés contre les convulsions, mais leur valeur n'est pas établie. On a conseillé des injections de morphine, d'éther ou l'emploi des boissons alcooliques.

SECTION II

ÉTUDE DES SELS DE COCAÏNE

La cocaïne, étant peu soluble dans l'eau, est rarement employée à l'état pur ; elle est surtout usitée à l'état de sel, dont les plus employés sont : le chlorhydrate, le phénate.

§ 1. — Chlorhydrate de cocaïne.

Formule. — Le chlorhydrate de cocaïne a pour formule :

$$C^{17}H^{21}AzO^4,HCl.$$

Préparation. — On le prépare en dissolvant la cocaïne dans l'eau distillée ou l'alcool et en saturant exactement la solution par l'acide chlorhydrique. En évaporant, on obtient des cristaux de chlorhydrate de cocaïne.

Caractères d'identité. — Le chlorhydrate de cocaïne, obtenu par cristallisation dans l'alcool faible, constitue des prismes courts, dépourvus d'eau de cristallisation. Le chlorhydrate de cocaïne, obtenu par cristallisation dans l'eau, forme un sel renfermant 2 molécules d'eau qu'il perd à 100°.

Le sel, renfermant 2 molécules d'eau, est le sel officinal. Desséché, il fond à 181°-5. Son soluté aqueux est lévogyre : D = 52° 5.

Il est très soluble dans l'eau, un peu moins soluble dans l'alcool, le chloroforme et l'éther ; il est insoluble dans l'éther absolu.

Il arrive quelquefois que les solutions de chlorhydrate de cocaïne ont une odeur éthérée ; d'après Vieillard, cela tient à l'emploi que les fabricants font de l'éther dans la préparation.

Caractères spécifiques. — On le reconnaît aux caractères suivants :

1° A ses caractères d'identité ;

2° Il donne les réactions caractéristiques de la cocaïne ;

3° —   —   — de l'acide chlorhydrique.

Caractères de contrôle. — Il peut renfermer les mêmes altérations et les mêmes falsifications que la cocaïne ; elles seront recherchées de la même manière. De plus, il peut être trop acide : dans ce cas, sa solution rougira fortement le papier de tournesol.

D'après le Supplément du Codex et la Pharmacopée helvétique, le chlorhydrate de cocaïne doit présenter les caractères de contrôle suivants :

1° Chauffé sur une lame de platine, il doit brûler avec une flamme fuligineuse sans laisser de résidu ;

2° Traité à froid par l'acide sulfurique, il doit donner un soluté incolore ; un soluté coloré indiquerait la présence d'ecgonine et autres produits de décomposition. Cette solution sulfurique, chauffée fortement dans un tube à essai, devient brune, laisse dégager des vapeurs blanchâtres et une odeur agréable, puis dépose un sublimé cristallin d'acide benzoïque ;

3° Un soluté de 0 gr. 10 de sel dans 100 gr. d'eau ne doit pas précipiter par addition de quelques gouttes d'ammoniaque ;

4° Si, dans un tube à essai préalablement lavé à l'acide sulfurique et rincé à l'eau, on introduit 5 centimètres cubes de la solution aqueuse de chlorhydrate (à 1 pour 50), 2 ou 3 gouttes d'acide sulfurique dilué et 2 gouttes de permanganate de potassium (à 1 pour 100), on doit obtenir une solution rouge violacé dont la couleur doit persister, d'une façon nette, après une demi-heure. Si on chauffe cette solution avec 8 ou 10 nouvelles gouttes de permanganate, l'odeur d'essence d'amandes amères ne doit pas se développer (cinnamylcocaïne) ;

5° Le soluté de chlorhydrate de cocaïne, dilué au millième, donne soit avec le chlorure d'or, soit avec l'acide picrique des précipités cristallins, dont la forme examinée au microscope est caractéristique.

Pour faire l'expérience, il faut prendre les précautions suivantes :

A. Prendre un soluté de chlorhydrate suffisamment dilué pour que l'addition de chaque réactif ne produise qu'un léger louche.

B. Effectuer les réactions dans des verres de montre ; chauffer doucement pour redissoudre le précipité, puis abandonner à l'air libre.

C. Observer, à travers le liquide, et à un grossissement de 60 à 100 diamètres, les cristaux qui se déposent au bout de peu de temps.

6° Si on triture ensemble parties égales de chlorhydrate de cocaïne et de chlorure mercureux, on obtient un mélange qui noircit immédiatement quand on l'humecte avec un peu d'alcool dilué.

Conservation. — Il doit être conservé dans des flacons bouchés et à l'abri de la lumière.

Action physiologique et thérapeutique. — Il a la même action physiologique et thérapeutique que la cocaïne ; il s'emploie aux mêmes doses, sous les mêmes formes ; il peut occasionner les mêmes accidents toxiques que la cocaïne.

Le Supplément du Codex de 1895 donne la formule d'un soluté de chlorhydrate de cocaïne pour injections hypodermiques :

> Chlorhydrate de cocaïne cristallisé . .   1 gramme
> Eau distillée, bouillie et refroidie. . .   Q. S. environ 49 gr.

pour obtenir 50 centimètres cubes de soluté.

Faire dissoudre à froid dans un mortier en verre, filtrer et stériliser d'après le procédé indiqué au soluté de caféine, au soluté de chlorhydrate basique de quinine, etc., pour injections hypodermiques.

1 centimètre cube de ce soluté renferme deux centigrammes de chlorhydrate de cocaïne.

N. B.— Ce soluté doit être fait au moment du besoin.

La stérilisation de la solution ne présente-t-elle pas quelques inconvénients ? On sait que pour opérer cette stérilisation il faut placer la solution de chlorhydrate de cocaïne dans un flacon à l'émeri ;

interposer un fil entre le goulot et le bouchon pour prévenir l'adhérence et permettre la sortie de l'air ; placer le flacon dans l'eau froide jusqu'à la naissance du col, puis porter l'eau à l'ébullition que l'on maintient pendant un quart d'heure ; laisser refroidir et fermer ensuite exactement le flacon.

Dans de pareilles conditions, n'est-il pas à craindre que la solution de chlorhydrate de cocaïne ainsi portée à l'ébullition ne fixe les éléments de l'eau, ne soit pas dédoublée en benzoylecgonine et en alcool méthylique et que par suite elle perde ses propriétés anesthésiques et n'agisse comme caustique sur les muqueuses ? C'est là un point qui n'est pas encore établi d'une manière satisfaisante.

Incompatibilités. — Le chlorhydrate de cocaïne est incompatible avec l'eau de laurier cerise, au moins dans les solutions concentrées.

C'est là un fait intéressant à retenir si on avait à préparer une solution de chlorhydrate de cocaïne dans l'eau de laurier cerise.

Cette incompatibilité a été signalée par M. Daclin. Il a remarqué que le chlorhydrate de cocaïne donne avec cette eau distillée un trouble déjà sensible dans les solutions à 0 gr. 20 pour 100, qui devient un précipité dans les solutions à 0 gr. 3 pour 100 et au-dessus. Le précipité formé est du cyanhydrate de cocaïne. Dans ces conditions, la solution ne répond plus à la formule.

Cette incompatibilité disparaît en additionnant ces solutions, au moment de leur préparation, d'eau de chaux versée goutte à goutte et en agitant jusqu'à éclaircissement de la liqueur. Par conséquent le pharmacien qui aurait à préparer une solution de chlorhydrate de cocaïne dans l'eau de laurier cerise, destinée à être injectée hypodermiquement et qui ne voudrait pas, en filtrant la solution, s'exposer à donner une préparation qui aurait perdu une grande partie de son activité, aurait la ressource d'ajouter à la solution quelques gouttes d'eau de chaux jusqu'à éclaircissement de la liqueur.

Il arrive souvent que les médecins prescrivent le borate de soude en solution avec le chlorhydrate de cocaïne ; or il se fait dans ce mélange un précipité qui n'est autre chose que de la cocaïne séparée par la soude du borax. Comme ces préparations sont en général des collyres, on est tenté, pour les avoir limpides, de les filtrer, ce qui élimine une partie du principe médicamenteux dont on attend les effets, ou de faciliter la solution de la cocaïne par l'addition de quelque dissolvant dont la présence n'est pas toujours indifférente.

Pour dissoudre la cocaïne précipitée, M. Julliard propose l'emploi de la glycérine. Mais d'après M. Gimbert, la glycérine ajoutée à la solution ne dissout pas la cocaïne, et communique une réaction acide au borate de soude. D'après M. Thibaut, il est inutile d'ajouter de la glycérine pour rendre le collyre limpide, il suffit d'ajouter à la solution un peu d'acide borique pour redissoudre la cocaïne précipitée.

§ 2. — Phénate de cocaïne.

Préparation. — Ce corps se prépare en dissolvant dans l'alcool de la cocaïne pure et en ajoutant une solution alcoolique d'acide phénique jusqu'à saturation. L'évaporation de l'alcool donne le sel.

L'étude de ce médicament est encore incomplète ; elle a été entreprise par le D^r d'Œflle. Nous n'insisterons pas sur ce composé encore mal connu ou mal étudié et peu ou pas employé.

On a également proposé comme médicaments, les préparations suivantes, à base de cocaïne :

1° Stéarate de cocaïne (Zanardi). Il contient 51,63 pour 100 de cocaïne ;

2° Alun-cocaïne (Orlow), sulfate d'alumine et de cocaïne ;

3° Cocapyrine, mélange d'antipyrine et de cocaïne.

Nous n'insisterons pas sur ces préparations qui sont pour ainsi dire inusitées.

SECTION III

ÉTUDE DE LA TROPACOCAÏNE

Nous avons dit, au commencement de cette étude, que Giesel, chimiste allemand, avait isolé de la coca du Japon, un alcaloïde particulier, appelé la tropacocaïne.

L'étude de la tropacocaïne et celle de son chlorhydrate au point de vue thérapeutique ont été faites par MM. Pillet et Viau (1).

Caractères d'identité. — Le chlorhydrate de tropacocaïne, d'après MM. Pillet et Viau, qui ont eu beaucoup de peine à s'en procurer et qui n'ont pu en trouver en France, est un sel blanc, cristallisé en cubes, dont l'aspect ressemble à celui de l'iodure de potassium ; il est inodore, de saveur amère, très soluble dans l'eau ; il est deux fois moins toxique que la cocaïne.

(1) *Société d'Odontologie de Paris*, séances des 6 décembre 1892 et 10 janvier 1893.

Action physiologique et thérapeutique.— Voici les conclusions que MM. Pillet et Viau déduisent de l'ensemble de leurs expériences sur les animaux et de leurs observations cliniques sur l'homme :

1° Le chlorhydrate de tropacocaïne possède des propriétés anesthésiques locales, analogues à celles de la cocaïne ;

2° La dose à employer varie selon l'étendue et la profondeur des tissus à anesthésier, ainsi que selon la durée de l'opération ;

3° Pour les opérations dentaires, la dose de 3 centigrammes, dissous dans 1 gramme d'eau distillée, suffit dans les cas ordinaires, avec une dose de 4 centigrammes on obtient une anesthésie complète permettant les extractions difficiles ;

4° Pour les animaux de petite taille, comme les cobayes, la dose de 4 à 6 centigrammes est mortelle ; on peut poser comme règle générale que plus l'animal est grand et robuste, plus la dose nécessaire pour produire l'intoxication doit être élevée ;

5° L'anesthésie produite par la tropacocaïne paraît aussi intense que celle déterminée par la cocaïne ;

6° Le degré de concentration de la solution paraît avoir une importance réelle, ce qui tend à justifier les idées de M. Reclus. La dose administrée étant égale, l'action du médicament est d'autant plus rapide, d'autant plus violente que la solution est plus concentrée ; au contraire, cette action sera bien plus lente à se manifester et bien moins intense, lorsque la substance anesthésique sera plus diluée ; cette action serait également d'une durée plus longue.

SUCCÉDANÉS DE LA COCAINE

Dans ces derniers temps on a proposé pour remplacer la cocaïne, comme anesthésique local, les trois corps suivants :

Eucaïne A — Eucaïne B — Holocaïne.

Eucaïne A.

L'eucaïne A est l'éther méthylique de 'acide benzoyl-méthyl-tétraméthyl-oxypipéridine carbonique. Elle a été découverte par Merling.

C'est une base faible, presque insoluble dans l'eau comme la cocaïne ; mais, de même que cette dernière, elle donne avec l'acide chlorhydrique un sel facilement soluble, le chlorhydrate d'eucaïne, ayant pour formule :

$$C^{19}H^{27} AzO^4, HCl + H^2O.$$

Caractères spécifiques. — D'après Schering (1) la solution de chlorhydrate d'eucaïne possède les propriétés suivantes :

1° Elle n'est pas décomposée à l'ébullition et, par suite, cette solution peut être stérilisée. On sait au contraire que la cocaïne est dédoublée dans les mêmes conditions en benzoylecgonine et en alcool méthylique, de telle sorte qu'elle perd ses propriétés anesthésiques et agit comme caustique sur les muqueuses ;

2° Les alcalis, l'ammoniaque et les carbonates alcalins précipitent la base sous forme d'une masse visqueuse qui se fige rapidement ;

3° Chauffée avec une petite quantité de perchlorure de fer, elle présente, comme la solution de chlorhydrate de cocaïne, et d'une manière passagère, des colorations jaune et rouge orangé ;

4° Si on additionne une solution de chlorhydrate d'eucaïne A à 1 pour 100 de 3 gouttes d'une solution d'acide chromique à 5 pour 100, on obtient immédiatement un précipité jaune citron constitué par de beaux cristaux. La solution de chlorhydrate de cocaïne traitée absolument de la même manière ne fournit un précipité jaune de chromate de cocaïne qu'après addition de 1 centimètre cube d'acide chlorhydrique très concentré ;

5° Si on traite une solution de chorhydrate d'eucaïne à 1 pour 100 par 3 gouttes d'une solution d'iodure de potassium à 10 pour 100, il se forme un trouble lactescent. Laissée en repos pendant un peu de temps, toute la solution se prend en une pâte cristallisée, par suite de la mise en liberté de belles paillettes incolores d'eucaïne A iodhydrique.

Le chlorhydrate de cocaïne ne fournit pas cette réaction.

6° Le chlorhydrate d'eucaïne donne avec le permanganate de potasse, le sublimé et le calomel les mêmes réactions que le chlorhydrate de cocaïne.

Caractères de contrôle. — Le chlorhydrate d'eucaïne, étant d'un prix inférieur à celui du chlorhydrate de cocaïne, peut être employé soit pour remplacer ce dernier sel, soit pour le falsifier.

Les caractères spécifiques permettent de différencier le chlorhy-

(1) V. *J. Nouveaux remèdes*, n° 12, du 24 juin 1897, p. 359.

drate de cocaïne du chlorhydrate d'eucaïne. On peut aussi y parvenir par les moyens suivants :

Pour distinguer le chlorhydrate de cocaïne du chlorhydrate d'eucaïne, on se fonde sur la très grande solubilité du chlorhydrate de cocaïne dans l'eau :

1 p. de chlorhydrate de cocaïne se dissout dans moins de son poids d'eau.

1 p. de chlorhydrate d'eucaïne exige, pour se dissoudre, 9 p. d'eau.

Pour reconnaître le chlorhydrate de cocaïne additionné de chlorhydrate d'eucaïne, on suit le procédé donné par Vulpius (1) :

Dissoudre 0 gr. 10 de sel suspect dans 50 cc. d'eau et ajouter 2 gouttes d'ammoniaque : si le sel de cocaïne est exempt d'eucaïne, le liquide reste limpide, même s'il se dépose des cristaux ; si le sel de cocaïne contient de l'eucaïne, il se produit un trouble laiteux.

Action physiologique.—L'eucaïne et son chlorhydrate ont été étudiés au point de vue physiologique par divers auteurs. D'après Vinci de Berlin, l'action physiologique de l'eucaïne est identique à celle de la cocaïne. Ce qui différencie l'eucaïne de la cocaïne c'est, d'une part, sa moindre toxicité et, d'autre part, qu'elle produit le ralentissement du pouls et de l'hyperhémie, tandis que la cocaïne produit l'accélération du pouls et de l'ischémie. L'eucaïne occupe donc une place intermédiaire entre la cocaïne et le groupe des anesthésiques locaux appelés par Liebreich : anesthésiques douloureux. Enfin l'eucaïne n'exerce aucune influence sur l'état des pupilles.

D'après M. le professeur Pouchet, voici quelle serait l'action physiologique de l'eucaïne :

1° L'équivalent toxique de l'eucaïne est presque égal à celui de la cocaïne ;

2° En admettant même une toxicité plus faible pour l'eucaïne, cette substance présente l'inconvénient, dans certains cas, de ne pas avoir de phase prodromique dans l'intoxication et de laisser éclater alors des troubles fonctionnels fatalement mortels (C'est ce qui se produit dans l'intoxication expérimentale faite chez les cobayes) ;

3° Enfin, l'intensité d'action que l'eucaïne exerce sur le cœur, intensité d'action égale sinon supérieure à l'action exercée par la cocaïne, fait que cette substance doit être considérée comme un anesthésique plutôt dangereux, alors même que l'anesthésie qu'elle pro-

(1) *Pharm. Centralhalle*, 1896, p. 296.

duirait serait plus intense que celle produite par la cocaïne dans les mêmes circonstances.

A doses faibles (2 milligrammes en injection sous-cutanée chez la grenouille), le cœur subit un ralentissement considérable dans le nombre des battements cardiaques, et une modification très manifeste dans la forme même de la révolution cardiaque.

Aux mêmes doses la cocaïne ne donne lieu à aucun effet.

Il s'est élevé entre M. Vinci et M. Pouchet des discussions sur la toxicité et sur l'action comparée de l'eucaïne et de la cocaïne, sur lesquelles nous ne croyons pas devoir insister (1).

Nous nous bornerons à dire que M. Pouchet (2), en réponse à M. Vinci, a purement et simplement maintenu ses affirmations sur l'équivalent toxique de l'eucaïne, sur les phénomènes d'intoxication et l'action sur le cœur qu'elle produit. Il a ajouté de plus, en se fondant sur des expériences de M. Reclus :

1° Que l'action anesthésique de l'eucaïne était inférieure à celle de la cocaïne.

2° Que l'anesthésie eucaïnique durait moins longtemps que l'anesthésie cocaïnique.

3° Que l'eucaïne est vasodilatatrice, ce qui fait que le champ opératoire se trouve envahi par le sang ; la cocaïne au contraire agit comme vasoconstrictive.

Action thérapeutique. — L'eucaïne et son chlorhydrate ont été étudiés par de nombreux expérimentateurs, au point de vue thérapeutique. Elle a été utilisée comme *anesthésique local* :

1° En ophtalmologie : sur ce point les auteurs s'accordent à dire que les instillations d'eucaïne à 1 pour 100 (les seules qui puissent être supportées, celles d'un titre plus élevé ne pouvant pas être tolérées) produisent une sensation de brûlure et d'élancement. Aussi, Vollert pense que l'eucaïne A a peu de chances de remplacer la cocaïne qui a déjà donné des résultats si brillants ;

2° En dermatologie par Senfeld, qui l'a employée avec succès dans les dermatoses douloureuses ;

3° Dans les affections de l'arrière-gorge et du nez par Reichert, qui a constaté qu'elle produisait une anesthésie locale rapide, sans provoquer d'action sur le cœur.

4° Kiesel et Warnekros, Touchard, professeur suppléant à l'école

(1) Voir à ce sujet, *Nouveaux remèdes*, n° 6, numéro du 24 mars 1897, p. 167-169.

(2) *Société de thérapeutique*, 10 mars 1897.

dentaire de Paris, les ont également employés pour l'extraction des dents. Il résulte des expériences de Touchard que l'eucaïne présente l'avantage de permettre au patient de rester assis et même debout ; mais elle est à peu près aussi toxique que la cocaïne ; d'autre part, son action dure moins longtemps que celle de la cocaïne. Enfin la cocaïne est vaso-constrictive, ce qui est un avantage en art dentaire chez les personnes sujettes aux hémorrhagies.

L'eucaïne est au contraire vaso-dilatatrice, ce qui fait que le champ opératoire se trouve envahi par le sang.

La technique suivie par M. Touchard, pour l'emploi de l'eucaïne en chirurgie dentaire, est celle recommandée par le Dr Reclus dans sa monographie sur la cocaïne en chirurgie. Elle consiste à insensibiliser la gencive à l'aide d'une plaque d'ouate hydrophile imbibée d'une solution de chlorhydrate d'eucaïne à 1 pour 100 ; à pratiquer ensuite une injection dans la partie externe de la gencive et une autre dans la partie interne. La solution injectée est au 1/100 et on injecte 1 ou 2 centimètres cubes, en ayant soin de faire pénétrer l'aiguille dans l'épaisseur de la muqueuse et de la pousser de manière à se rapprocher le plus possible de l'extrémité de la racine.

Il peut être dangereux de se servir de solutions plus concentrées et d'injecter des quantités d'eucaïne trop considérables ; comme la cocaïne, l'eucaïne doit être maniée avec beaucoup de précautions.

M. le Dr Reclus a étudié l'emploi de l'eucaïne comme anesthésique dans un certain nombre d'opérations et de cette étude il résulte : 1° qu'à doses égales, l'eucaïne est un anesthésique plus faible et moins intense que la cocaïne ; 2° que l'eucaïne ne paraît pas devoir être recommandée dans les opérations chirurgicales un peu sérieuses.

Modes d'administration et doses. — Le chlorhydrate d'eucaïne s'emploie en solution aqueuse à des titres qui ont varié de 1 pour 10 à 1 pour 100. La majorité des auteurs pensent qu'on doit employer des solutions à 1 pour 100, car l'eucaïne, étant toxique, doit être maniée avec prudence.

Eucaïne B.

La maison Schering a proposé une nouvelle eucaïne, appelée par opposition à la première Eucaïne B.

L'eucaïne B est de la benzoylvinyldiacétone-alkamine.

Ce corps se rapproche à la fois de l'eucaïne A, de la cocaïne et de la tropacocaïne, mais il est beaucoup moins toxique que ces deux derniers médicaments.

L'eucaïne B se comporte avec la plupart des réactifs des alcaloïdes comme le fait l'eucaïne A, avec cette différence qu'avec une solution d'acide chromique à 5 pour 100, elle donne non un précipité cristallin (eucaïne A), mais un précipité jaune amorphe se prenant en grumeaux.

L'eucaïne B se combine avec l'acide chlorhydrique pour donner un chlorhydrate d'eucaïne B.

Ce sel est soluble dans environ 20 p. d'eau. La solution est neutre ou à peine alcaline ; elle n'est pas décomposée par la chaleur, par conséquent elle peut être stérilisée par la chaleur. On sait qu'il en est de même pour le chlorhydrate d'eucaïne A ; mais le chlorhydrate d'eucaïne B étant moins irritant, tout en possédant les mêmes propriétés anesthésiques, il y aurait avantage à employer ce dernier.

Le chlorhydrate d'eucaïne B est employé en ophthalmologie. Il est préconisé par le Dr P. Silex comme anesthésique local et sous forme d'instillations. Il est employé aussi, d'après Dumont et Legrand (1), en stomatologie comme anesthésique local.

On l'emploie sous forme de solutions aqueuses à 2 pour 100. Les instillations ne causent qu'une légère sensation de cuisson qui ne tarde pas à disparaître. Comme l'eucaïne B est moins toxique que la cocaïne, on a proposé, pour l'anesthésie locale, d'employer une solution d'eucaïne B et de cocaïne.

D'après Hackenbrug (2) les dentistes devraient toujours avoir chez eux des paquets d'eucaïne-cocaïne ainsi composés :

> Chlorhydrate de cocaïne . . . . $\Big\}$ àà 0, 05
> Eucaïne B. . . . . $\Big\}$

F. s. a. un paquet

La solution nécessaire pour injections s'obtiendra en dissolvant, immédiatement avant de s'en servir, un paquet dans 5 centimètres cubes d'eau distillée préalablement bouillie.

M. le professeur Schmidt, de Nancy, a publié (3) une note sur les eucaïnes et leur action comparée avec celle de la cocaïne, dans laquelle il formule les conclusions suivantes :

1° L'eucaïne A a une action toxique égale à celle de la cocaïne

(1) V. *Journal des Nouveaux remèdes*, 24 septembre 1897.
(2) V. *Journal des Nouveaux remèdes*, 24 juillet 1897, n° 14, p. 435.
(3) V. *Journal des Nouveaux remèdes*, 24 juin 1897, n° 12.

pour le lapin. Cette eucaïne serait moins toxique pour le cobaye que la cocaïne ;

2° L'eucaïne B est moins toxique que l'eucaïne A ;

3° Les eucaïnes A et B ont une action anesthésique locale à peu près équivalente ; mais cette action est inférieure à celle de la cocaïne.

4° Ces deux eucaïnes, produits synthétiques, ne semblent pas devoir détrôner la cocaïne, mais leur étude, quelles que soient d'ailleurs leurs applications médicales, présente un réel intérêt, au point de vue pharmacologique.

Holocaïne.

Comme les eucaïnes, l'holocaïne est un produit de synthèse.

Ce nouveau médicament a été obtenu par le Dr E. Taüber de Charlottenburg. Il a été étudié au point de vue médical par Gutmann de Berlin et est vendu par la fabrique Meister, Lucins et Brünning. Il a été présenté comme un succédané de la cocaïne. L'holocaïne est la para-diéthoxyéthényldiphénylamidine.

On la prépare en combinant des poids moléculaires égaux de phénacétine et de paraphénétidine ; il y a élimination d'une molécule d'eau.

Caractères d'identité. — L'holocaïne est un corps cristallisé, fondant à 121°, insoluble dans l'eau, possédant les propriétés d'une base puissante et donnant avec les acides des sels peu solubles.

Elle donne avec l'acide chlorhydrique un chlorhydrate d'holocaïne qui cristallise en aiguilles blanches, peu soluble dans l'eau froide (2,5 pour 100), assez soluble dans l'eau bouillante. Sa solution aqueuse possède une saveur amère, elle est neutre aux réactifs et n'est pas modifiée par l'ébullition. Si pourtant l'on effectue l'ébullition dans un vase en verre, on voit parfois la solution se troubler. Ce trouble tient à ce que le verre cède fréquemment de petites quantités d'alcali à l'eau bouillante et que cet alcali met en liberté une quantité correspondante d'amidine insoluble. Le trouble ne se produit pas lorsqu'on opère dans une capsule de porcelaine ; par conséquent si on veut stériliser une solution d'holocaïne, il faut la chauffer dans une capsule en porcelaine.

Action physiologique et thérapeutique. — L'holocaïne est un anesthésique local proposé comme succédané de la cocaïne. Une solution à 1 pour 100 de chlorhydrate d'holocaïne suffit en général aux usages thérapeutiques. L'instillation de 3 à 5 gouttes de cette solution produit en une minute une anesthésie cornéenne complète qui dure 9 minutes environ et ne produit qu'une cuisson légère. D'après divers expérimentateurs, le chlorhydrate d'holocaïne ne semble pas posséder d'avantages particuliers sur la cocaïne ; il serait au contraire plus toxique et à cause de cette toxicité, il ne pourrait pas être employé en injections sous-cutanées.

D'après une communication faite par M. Deneffe à l'Académie de médecine de Belgique. l'holocaïne serait un anesthésique supérieur à la cocaïne pour obtenir l'insensibilisation de l'œil, avant d'intervenir chirurgicalement sur cet organe.

Si on laisse tomber sur la muqueuse palpébrale 1 goutte d'une solution aqueuse d'holocaïne à 1 pour 100, puis une autre goutte après 15 secondes et enfin une troisième goutte, on obtient, dit M. Deneffe, une insensibilité complète de l'œil, sans voir survenir aucun des inconvénients de la cocaïne.

Il ne se produit ni mydriase, ni ischémie, ni douleur, ni troubles de l'accommodation. Ces résultats, dit M. Deneffe ont été constants et nous pouvons considérer l'holocaïne comme destinée à remplacer avantageusement la cocaïne et l'eucaïne en thérapeutique oculaire.

Disons, en terminant, que M. Petit a signalé (1) la possibilité d'obtenir des homologues de l'holocaïne en remplaçant la phénacétine par des composés homologues dans lesquels l'acide acétique est remplacé par d'autres acides, comme les acides butyrique, lactique, succinique, citrique.

Il appelle l'attention sur l'homologue de l'holocaïne qu'il a obtenu avec l'acide butyrique. Ce composé, dit-il, est plus soluble que l'holocaïne et paraît doué de propriétés anesthésiques supérieures. Ces résultats ont besoin d'être confirmés ; nous n'insisterons donc pas plus longtemps sur ce sujet.

(1) Séance du 7 juillet 1897 de la Société de pharmacie de Paris.

TITRE XII

ALCALOÏDES FOURNIS PAR LES VÉGÉTAUX

APPARTENANT

A LA FAMILLE DES MYRTACÉES-GRANATÉES

SOMMAIRE. — Le grenadier fournit plusieurs alcaloïdes dont deux la pelletié-rine et l'isopelletiérine sont intéressants. — Considérations générales. — *Section I* : Etude comparée de la pelletiérine et de l'isopelletiérine. — *Section II* : Etude des sels de pelletiérine : sulfate, tannate. — Précautions à prendre pour l'administration de la pelletiérine.

Considérations générales. — Le grenadier (*Punica grana-tum*) contient quatre alcaloïdes isolés par M. Tanret : la pelletiérine, l'isopelletiérine, la pseudo-pelletiérine, la méthylpelletiérine.

Parmi ces alcaloïdes, deux la *pelletiérine* et *l'isopelletiérine* sont seuls actifs contre le tænia ; les deux autres la *pseudo-pelletiérine* et la *méthylpelletiérine* sont dépourvus d'effets tænifuges. Ces deux derniers alcaloïdes (pseudo-pelletiérine et méthylpelletiérine) offrent cette particularité que le bicarbonate de soude ne les déplace pas de leurs combinaisons avec les acides, tandis qu'il déplace facilement les deux autres. Ce fait est mis à profit pour la préparation de ces divers alcaloïdes.

La pelletiérine et l'isopelletiérine sont les alcaloïdes auxquels l'é-corce de grenadier doit ses propriétés thérapeutiques : ce sont donc les seuls qui doivent être employés; ce sont également les seuls que nous étudierons.

SECTION I

ÉTUDE COMPARÉE DE LA PELLETIÉRINE ET DE L'ISOPELLETIÉRINE

Formule. — La pelletiérine a pour formule $C^8H^{13}AzO$.

L'isopelletiérine est un isomère de la pelletiérine ; elle a donc la même formule.

Préparation. — La pelletiérine et l'isopelletiérine se préparent de la manière suivante (Tanret) :

On traite l'écorce de grenadier (tige et racine) réduite en poudre par un lait de chaux assez épais, puis on lessive à l'eau. Le liquide obtenu est fortement agité avec du chloroforme qui dissout les alcaloïdes. La liqueur chloroformique est ensuite agitée avec l'acide sulfurique étendu qui se combine avec la pelletiérine et les trois autres alcaloïdes pour former des sulfates d'alcaloïdes. Le sel mixte est dissous et traité par le bicarbonate de soude qui précipite seulement la méthylpelletiérine et la pseudo-pelletiérine ; on agite avec de l'éther ; on distille dans un courant d'hydrogène et on recueille le liquide qui passe entre 180° et 185°.

Caractères d'identité. — La pelletiérine est un liquide oléagineux, incolore, soluble dans 20 fois son poids d'eau, soluble en toutes proportions dans l'alcool, l'éther et le chloroforme. Elle est fortement alcaline et émet des vapeurs blanches quand on en approche une baguette imprégnée d'acide chlorhydrique. Elle est dextrogyre ; elle bout vers 180° ; elle est très altérable à l'air ; elle forme avec les acides des sels cristallisables et très hygrométriques.

L'isopelletiérine est isomère de la pelletiérine ; elle possède une grande partie de ses propriétés, mais elle est sans action sur la lumière polarisée.

Caractères spécifiques. — La pelletiérine et l'isopelletiérine se reconnaissent :

1° A leurs caractères d'identité ;

2° Elles précipitent par les réactifs généraux des alcaloïdes ;

3° Traitées par l'acide sulfurique et le bichromate de potassium, elles donnent une coloration verte très intense.

Action physiologique et thérapeutique. — La pelletiérine et l'isopelletiérine sont employées contre le tænia et c'est même de tous les tænifuges usités, ceux qui paraissent les plus sûrs. On les administre sous forme de sels.

SECTION II

ÉTUDE DES SELS DE PELLETIÉRINE

Les sels de pelletiérine (*sulfate* ou *tannate*) employés en thérapeutique sont des *sels mixtes* contenant à la fois de la pelletiérine et de l'isopelletiérine.

§ 1. — Sulfate de pelletiérine.

Le sulfate de pelletiérine des pharmacies est un sulfate mixte de pelletiérine et d'isopelletiérine.

Caractères d'identité. — C'est un sel cristallisé en cristaux incolores ou jaunâtres, inodores, à saveur un peu amère, solubles dans l'eau, l'alcool, insolubles dans l'éther et donnant des solutions altérables.

Caractères spécifiques. — On le reconnaît aux caractères suivants :

1° A ses caractères d'identité ;

2° Il donne avec l'acide sulfurique et le bichromate de potasse une coloration verte.

Modes d'administration et doses. — On l'administre à la dose de 0 gr. 30 à 0 gr. 50. Il est nécessaire, pour éviter les insuccès, d'ajouter un peu de tannin à ce sulfate. M. Dujardin-Beaumetz, à qui revient l'idée de cette addition, prescrit 0 gr. 30 de sulfate dans une solution contenant 0 gr. 50 de tannin. M. Béranger-Féraud prescrit 0 gr. 30 à 0 gr. 40 de sulfate dans une solution contenant 1 gr. 30 à 1 gr. 50 de tannin qu'il fait prendre en deux fois dans l'espace d'une demi-heure et qu'il fait suivre d'une infusion de 10 grammes de séné. Ce mélange de sulfate et de tannin est appelé improprement tannate de pelletiérine : il ne doit pas être confondu avec le vrai tannate de pelletiérine dont nous allons parler.

§ 2. — Tannate de pelletiérine.

Le tannate de pelletiérine est un tannate mixte de pelletiérine et d'isopelletiérine que l'on prépare par le procédé indiqué au Codex et qui consiste à faire d'abord du sulfate mixte de pelletiérine que l'on décompose ensuite par le tannin. Nous n'insisterons pas sur ce procédé très bien décrit au Codex.

Caractères d'identité. — Le tannate de pelletiérine est amorphe, un peu coloré, peu soluble dans l'eau, très soluble dans les acides.

Caractères spécifiques. — On le reconnaît :

1° A ses caractères d'identité ;

2° Il donne les réactions caractéristiques de la pelletiérine ;

3°   —   —   du tannin.

Action thérapeutique. — Il est employé comme tænifuge ; on le préfère même au sulfate.

Modes d'administration et doses. — Il s'emploie à la dose de 1 gr. 50 à 2 grammes, après avoir été rendu soluble par l'acide tartrique. A cet effet, on le divise dans 50 fois son poids d'eau et on y ajoute, goutte à goutte, une solution d'acide tartrique, jusqu'à dissolution complète.

Empoisonnement. — La pelletiérine a occasionné, dans certains cas, des accidents toxiques qui se traduisent par des vertiges. Aussi conseille-t-on de ne pas prescrire la pelletiérine aux enfants. Cependant on a observé que les enfants étaient moins sensibles que les adultes à son action vénéneuse (1).

Administration de la pelletiérine. — En terminant, nous croyons devoir indiquer les précautions à prendre pour administrer avec succès la pelletiérine, car ce tour de main, comme l'appelle M. Dujardin-Beaumetz, est indispensable à connaître. Voici en quoi il consiste : Purger le malade la veille et recommander un repas très éger le soir. Le lendemain matin à jeun, administrer le sulfate de pelletiérine dans une solution tannique ou le tannate de pelletiérine. Un quart d'heure après administrer un verre d'eau et une demi-heure plus tard, 30 grammes d'eau-de-vie allemande. Le purgatif est nécessaire pour chasser le tænia qui pourrait n'être qu'engourdi. Il ne faut pas s'inquiéter des vertiges qui peuvent survenir.

Le tænia est rendu en moyenne 4 heures après. Il est utile que le malade aille à la selle dans un seau contenant de l'eau tiède, afin que le ver flotte et ne se casse pas par son poids pendant l'expulsion.

En cas d'insuccès on ne renouvellera le traitement qu'au bout de deux ou trois mois (2).

(1) Méplain, *B. de thérapeutique*, 15 juillet 1886.
(2) Manquat, *Traité de thérapeutique et de pharmacologie*, p. 316

TITRE XIII

ALCALOÏDES FOURNIS PAR LES VÉGÉTAUX

APPARTENANT

A LA FAMILLE DES CHAMPIGNONS

Sommaire. — L'ergot de seigle, mycelium du Claviceps purpurea, donne un alcaloïde, l'ergotinine. —Etude de l'ergotinine.

L'ergot de seigle, mycelium du Claviceps purpurea, appartenant à la famille des champignons, donne un alcaloïde, l'ergotinine, découverte par **M.** Tanret.

Ergotinine.

Formule. — L'ergotinine a pour formule $C^{35}H^4Az^4O^6$

Préparation. — Elle se prépare par le procédé donné par **M.** Tanret, procédé adopté, avec quelques légères modifications par le supplément du Codex :

Ergot de seigle récent, finement pulvérisé.	1 kilog.
Alcool à 95°.	3 »
Ether à 65°	3 litres
Soude caustique.	Q. S.
Acide citrique	30 gr.

Epuisez l'ergot de seigle par l'alcool à 95° dans un appareil à déplacement ; ajoutez à la colature de la soude caustique jusqu'à réaction franchement alcaline et distillez au bain-marie la totalité de l'alcool.

Agitez vivement et pendant quelque temps, le résidu de la distillation bien débarrassé d'alcool avec 2 litres d'éther et laissez reposer.

N. B. Si la séparation de l'éther ne se fait pas nettement, ajoutez goutte à goutte et en agitant le soluté d'acide citrique, dont il sera parlé plus loin, jusqu'à ce que la séparation s'effectue donnant une liqueur éthérée à peu près neutre, le soluté aqueux restant alcalin.

Décantez ensuite cet éther et agitez-le soigneusement avec un dixième de son volume d'eau, laissez reposer et décantez la liqueur éthérée.

Cette liqueur éthérée, qui est légèrement colorée en jaune, et qui est chargée d'ergotinine, est agitée avec une solution d'acide citrique (10 gr. pour 50 d'eau distillée).

On décante la liqueur citrique et on répète deux fois le même traitement sur l'éther avec deux nouvelles doses de soluté d'acide citrique (10 gr. pour 50 gr. d'eau).

On réunit les trois liqueurs citriques qui ont enlevé à l'éther la presque totalité de l'alcaloïde à l'état de citrate d'ergotinine.

On ajoute un litre d'éther, puis peu à peu du bicarbonate de soude jusqu'à réaction nettement alcaline et on agite à plusieurs reprises.

Le bicarbonate de soude décompose le citrate d'ergotinine ; l'ergotinine mise en liberté se dissout dans l'éther. On sépare la liqueur éthérée contenant l'ergotinine et on la décolore par un peu de noir animal bien lavé ; on filtre et on distille l'éther à siccité.

On traite le résidu de la distillation par deux fois son poids d'alcool à 90°. Le tout se prendra en masse. On essore à la trompe le produit cristallisé et on le lave avec la plus petite quantité possible d'alcool à 90°.

On reprend les cristaux par quantité suffisante d'alcool à 95° bouillant ; par refroidissement, il abandonne des cristaux d'ergotinine. On égoutte ces cristaux, on les sèche à l'obscurité et on les conserve à l'abri de la lumière.

Caractères d'identité. — L'ergotinine cristallise en fines aiguilles microscopiques, inodores, incolores, mais se colorant assez rapidement à la lumière. Elle est insoluble dans l'eau, soluble dans 200 p. d'alcool à 95° froid, dans 60 p. d'alcool à 95° bouillant, moins soluble dans l'éther froid que dans l'alcool froid, très soluble dans le chloroforme.

Elle est très fortement dextrogyre : en solution à 2 pour 100 dans l'alcool à 95°, elle donne α D = + 335° ; en liqueur aqueuse à 3 pour 100, le pouvoir rotatoire de l'ergotinine, dissoute à la faveur de 2 fois son poids d'acide lactique, s'abaisse et devient à α D = + 70°.

Elle est sans action sur le tournesol ; c'est une base faible, qui se combine aux acides pour former des sels à réaction acide et facilement décomposables par l'eau.

Les sels, à base d'acides minéraux, sont très peu solubles. Certains acides organiques (lactique, acétique, formique) dissolvent facilement l'ergotinine, surtout lorsqu'ils sont à l'état concentré.

On utilise cette propriété lorsqu'on veut préparer un soluté aqueux d'ergotinine : pour cela, on traite à froid les cristaux finement pulvérisés d'ergotinine par l'acide additionné seulement de son volume d'eau ; on dilue ensuite la solution avec une quantité d'eau suffisante pour l'obtenir au titre désiré.

Caractères spécifiques. — On la reconnaît aux caractères suivants :

1° A ses caractères d'identité ;

2° Si on délaie quelques cristaux dans quelques gouttes d'éther ordinaire et qu'on ajoute un peu d'acide sulfurique légèrement nitreux (celui de commerce), préalablement additionné de un cinquième d'eau et refroidi, il se développe une coloration jaune rouge, passant rapidement au violet et au bleu ; une affusion d'eau ne fait pas disparaître la coloration produite.

Conservation. — Se colorant rapidement au contact de l'air, elle doit être conservée dans des flacons bouchés et à l'abri de la lumière.

Action physiologique et thérapeutique. — L'ergotinine possède à un haut degré toutes les propriétés physiologiques et thérapeutiques de l'ergot de seigle. C'est un puissant excitant des fibres lisses ayant une action marquée sur l'utérus, et possédant aussi une action vasculaire puissante.

On l'emploie en obstétrique, dans l'hémostase (hémoptysies, épistaxis, hémorrhagies utérines ou rectales, etc., etc.). Elle est également prescrite dans certaines affections nerveuses (paraplégie, épilepsie) ; dans l'incontinence d'urine et la spermatorrhée non spasmodique, le prolapsus rectal, etc., etc. Elle est conseillée dans la fièvre typhoïde, elle abaisse la température (Hayem). Enfin on l'a employée dans l'érysipèle et les affections cérébrales.

Modes d'administration et doses. — Elle est très active ; on l'administre à la dose de 1/4 de milligramme à 1 milligramme sous les formes suivantes :

Solution pour injection hypodermique (Tanret) :

    Ergotinine Tanret . . . .   0 gr. 01 centigramme.
    Acide lactique . . . .   0 gr. 02   —
    Eau de laurier-cerise . . . . .   10 grammes.

Chaque centimètre cube ou 1 gramme ou une seringue entière contient 1 milligramme d'ergotinine. On injecte cette solution à la dose de 5 à 10 gouttes.

Sirop d'ergotinine (Tanret) :

    Ergotinine. . . . .   0 gr. 05 centigrammes.
    Acide lactique . . . .   0 gr. 10   —
    Eau distillée. . . . .   5 grammes.
    Sirop de fleurs d'oranger. .   995   —

Chaque cuillerée à café contient 1/4 de milligramme d'ergotinine.

Avant de terminer ce qui a rapport à l'ergotinine, disons que l'ergotinine de Tanret est considérée à l'étranger comme un produit complexe ; disons aussi que ce n'est peut-être pas à ce corps qu'il faut attribuer les propriétés de l'ergot de seigle ainsi que cela résulte des travaux de Dragendorff et Podwizosski, Marckwald, Nothnagel et Rossbach, Hayem (1).

APPENDICE A L'ÉTUDE DES ALCALOIDES

Avant de terminer l'histoire des alcaloïdes, nous étudierons quelques produits dont certains peuvent être rattachés à ce groupe de corps, tels que la piperazine, le lycétol et la lysidine ; et dont d'autres sont de nature encore indéterminée, certainement non alcaloïdique, mais qui ont été considérées longtemps comme alcaloïdes, tels sont la quassine et la picrotoxine.

§ 1. — Quassine.

Considérations générales. — Depuis longtemps, on extrait du quassia amara (quassie amère, bois de Surinam, famille des rutacées) des principes cristallisés amers, auxquels on a donné le nom de *quassine*.

Winckler, Wigers, Enders, Christensen, Oliveri et Denaro ont préparé de la quassine et ils ont eu recours, pour faire cette préparation, à des procédés différents, de telle sorte qu'il est difficile de savoir s'ils ont obtenu le même produit. Il est probable que les produits préparés par les divers chimistes, n'étaient pas les mêmes. Il résulte, en effet, des travaux récents de M. Massute que le bois de Surinam contient quatre principes cristallisés, ayant des propriétés différentes et constituant par conséquent quatre quassines différentes.

D'autre part, on trouve, dans le commerce de la droguerie, un bois qui tend à se substituer à celui du quassia amara et qui est produit par le Picræna excelsa (quassia de la Jamaïque, famille des rutacées). Ce bois a du reste été reconnu comme officinal par le Codex. Or,

(1) Voir à ce sujet : *Dictionnaire de thérapeutique* de Dujardin-Baumetz, t. II, tit. Ergot de seigle ; *Traité de thérapeutique et de pharmacologie* de Soulier, t. II, p. 512 ; *Traité de thérapeutique et de pharmacologie* de Manquat, t. I, p. 435.

M. Massutte a retiré de ce dernier bois des principes ne ressemblant pas aux quassines et qu'il a appelées *picrasmines*.

MM. Adrian et Moreaux ont également imaginé un procédé pour la préparation de la quassine, mais ils n'ont donné aucune indication sur le bois qu'ils emploient, de telle sorte qu'on ignore si leur quassine provient du bois de Surinam ou du quassia de Jamaïque.

Il résulte de ces considérations générales que la quassine est un principe qui n'est pas encore nettement défini.

D'après Winckler, la formule de ce corps serait $C^{10}H^{12}O^3$.

D'après Massutte, au contraire, les diverses quassines, extraites du bois de Surinam, auraient pour formules :

1° $C^{32}H^{44}O^{10}$ fusible à 215°

2° $C^{35}H^{46}O^{10}$ »   à 215°

3° $C^{37}H^{50}O^{10}$ »   à 221°

4°   (?)   »   à 239°-242°

Les deux principes cristallisés, retirés du bois de la Jamaïque (Picræna excelsa) auraient d'après Massutte, les formules suivantes :

$$C^{35}H^{46}O^{10} \text{ fusible à } 204°$$
$$C^{36}H^{48}O^{10} \text{   »   à } 209°-212°$$

Il y a donc, comme on le voit, de grandes différences entre les formules de ces différentes quassines ou picramines.

Quelle est la fonction chimique à laquelle appartient la quassine ?

C'est là une question très controversée : Elle a été considérée par quelques auteurs comme un glucoside ; par d'autres comme un alcaloïde ; par d'autres comme l'éther diméthylique de l'acide quassique. Ce qui est certain c'est qu'elle ne contient pas d'azote et qu'elle ne peut rentrer par conséquent dans le groupe des alcaloïdes.

Etudions maintenant la quassine employée actuellement en France.

Préparation. — La quassine, employée en France, se fabrique par le procédé suivant, indiqué par MM. Adrian et Moreaux :

On épuise, par déplacement, ou par décoction, avec de l'eau distillée bouillante les copeaux de quassia additionnés de 5 grammes de carbonate de potasse par kilogramme de bois employé. La solution obtenue est amenée, au bain-marie, en consistance d'extrait mou. L'extrait obtenu est épuisé ensuite, à plusieurs reprises, par l'alcool à 90° chaud. Les liqueurs alcooliques sont abandonnées au repos pendant 24 heures, puis décantées. On ajoute à ces liqueurs décantées de l'acide sulfurique dilué dans 10 fois son poids d'alcool à 90°, tant qu'il se produit un précipité (il faut environ 2 gr. à 2 gr. 50 d'acide par kilogramme de bois) ;

on filtre. On ajoute au mélange filtré un lait de chaux au tiers (4 à 5 grammes de chaux par kilogramme de bois). Quelques heures après, on passe à travers une toile, on lave le dépôt avec de l'acool et on le presse. Il est ensuite nécessaire de sursaturer le liquide d'acide carbonique et de filtrer une dernière fois. Enfin on distille l'alcool et on sèche le résidu de l'opération. *On obtient ainsi la quassine amorphe.*

Pour avoir *la quassine cristallisée*, on opère de la même manière, mais on arrête la distillation un peu avant la fin ; on jette le liquide bouillant sur un filtre mouillé et on achève l'opération à 80°. Quand il n'y a plus d'alcool, on laisse refroidir ; la quassine cristallise. Pour *l'avoir complètement pure*, il faut la redissoudre dans son poids d'alcool à 95° et laver les cristaux avec le même alcool ou l'alcool absolu. 1 kilogramme de quassia donne 1 gr. 50 de quassine cristallisée.

Caractères d'identité. — La **quassine amorphe** se présente d'après Adrian et Moreaux sous deux formes : A — sous forme de quassine amorphe, brune et visqueuse ; elle renferme 12 à 15 pour 100 de quassine incristallisable, 35 à 40 pour 100 de sels minéraux, 45 à 50 pour 100 de résine et pas de traces de quassine cristallisable. B — sous forme de quassine amorphe, jaune, en poudre ; elle renferme 18 à 20 pour 100 de quassine cristallisable, 18 à 20 pour 100 de quassine incristallisable, 25 à 30 pour 100 de sels minéraux, 30 à 35 pour 100 de résine et d'autres matières organiques. On obtient cette dernière variété, en reprenant par le chloroforme la quassine amorphe préparée par le procédé qui a été décrit plus haut.

La **quassine cristallisée** se présente en lamelles rectangulaires, incolores, inodores, très amères. Elle est peu soluble dans l'eau froide et dans l'éther ; elle est soluble dans l'alcool et dans l'eau chargée de sels ou d'acides organiques ; elle est très soluble dans le chloroforme, sa solution est neutre et dextrogyre ; elle jaunit à l'air et réduit le tartrate cupro-potassique ; elle fond vers 210°, mais n'est pas volatile ; le tannin précipite sa solution aqueuse ; l'acide azotique bouillant la transforme en acide oxalique.

Action physiologique. — Les effets physiologiques et thérapeutiques de la quassine ont été étudiés par M. Campardon. A doses modérées, elle augmente la sécrétion des glandes salivaires, du foie et des reins et réveille l'action musculaire des fibres du tube digestif. Chez les convalescents, elle réveille l'appétit et reconstitue les forces. A doses exagérées, elle détermine une sensation de brûlure dans la gorge, des nausées, des vertiges.

Modes d'administration et doses. — A cause de son peu de solubilité et de son amertume prononcée, elle s'administre seulement sous forme de pilules, granules ou dragées.

Les *granules de quassine amorphe* sont dosés à 0 gr. 025 et peuvent s'administrer progressivement à la dose de 0 gr. 10 (dose maxima) ; on peut donc donner de 1 à 4 granules de 0 gr. 025. Les *granules de quassine cristallisée* sont dosés à 0 gr. 002 et peuvent s'administrer progressivement à la dose maxima de 0 gr. 02 ; on peut donc donner de 1 à 10 granules de 0 gr. 002. La dose de 2 centigrammes ne doit pas être dépassée, et souvent encore cette proportion détermine des brûlures de la gorge, des nausées, des vertiges. La dose moyenne est de 0 gr. 010. En tout cas, il importe de se rappeler que la posologie de la quassine cristallisée doit être faite avec une extrême prudence.

§ 2. — Picrotoxine.

La picrotoxine est le principe actif de la coque du Levant (*Anamirta* ou *Menispermum cocculus*), famille des ménispermées.

Préparation. — On la prépare en traitant la coque du Levant pulvérisée par l'alcool. On distille pour retirer l'alcool. Le résidu, additionné d'eau et d'un peu d'acétate de plomb est porté à l'ébullition. Ce traitement a pour but de précipiter la matière colorante. L'excès de plomb est précipité par l'acide sulfurique et la solution filtrée est évaporée à cristallisation. On la purifie par des cristallisations successives (*procédé de P'faundler*).

Caractères d'identité. — La picrotoxine cristallise en prismes à 4 pans, incolores transparents ou en aiguilles agrégées en masses radiées. Elle est neutre, inaltérable à l'air, inodore, très amère, soluble dans l'eau, l'alcool, insoluble dans les huiles fixes et volatiles. Elle se dissout dans les acides et les alcalis sans donner lieu à des combinaisons. En solution alcoolique, elle est lévogyre. Maintenue en ébullition avec la benzine, elle est dédoublée en picrotoxinine et en picrotine (Lowenhardt).

Caractères spécifiques. — On la reconnaît aux caractères suivants :

1° A ses caractères d'identité;

2° Traitée par l'acide sulfurique concentré, elle se dissout en prenant une teinte rouge safranée qu'une trace de bichromate de potasse fait passer au vert foncé ;

3° Elle réduit la liqueur de Fehling ;

4° Elle réduit le nitrate d'argent (?).

Action physiologique et thérapeutique. — Son action physiologique a été étudiée par Orfila, Glover, Brown-Séquard, Bonnefin, Vulpian, Crichton, Browne. C'est un poison tétanique très violent déterminant des convulsions énergiques.

On l'a préconisée contre l'épilepsie, l'éclampsie et la chorée. D'après Bokai de Klausenburg, ce serait le meilleur antidote physiologique dans l'empoisonnement aigu par l'opium ou par la morphine.

Modes d'administration et doses. — On l'emploie soit en granules, soit en solution, d'après les formules suivantes :

Granules de 1 milligramme, 1 à 2 pour les enfants. — 3 à 6 pour les adultes.

Solution. Picrotoxine. . . . . 0 gr. 03
             Alcool . . . . 10 gr.
             Eau distillée . . . . 100 gr.

Dose : 1/2 cuillerée à café aux enfants, qu'on peut porter à une cuillerée à café au bout de quelques jours. — Pour les adultes, dose double.

Empoisonnements. — Elle est très toxique ; en cas d'empoisonnement, elle produit les symptômes suivants : nausées, vomissements, faiblesse musculaire, somnolence, quelquefois convulsions. Éruption scarlatiniforme dans quelques cas.

Premiers secours. — 1° Faire vomir le malade ;

2° Administrer 1 gr. 20 de chloral ;

3° S'il y a du tétanos, administrer du bromure de potassium à la dose de 6 grammes tous les quarts d'heure, sans supprimer le chloral.

§ 3. — Pipérazine.

Synonymes. — La pipérazine, appelée aussi pipérazidine, dispermine, diéthylénimine, est un corps obtenu synthétiquement en Allemagne et qu'on considère comme un polymère de la spermine.

Caractères d'identité. — La pipérazine se présente sous forme d'une poudre blanche cristalline, incolore, inodore, à saveur piquante, soluble dans l'eau, l'alcool et l'éther. Elle se combine avec l'acide chlorhydrique pour donner un chlorhydrate qui se présente en aiguilles blanches, éclatantes, inodores, à saveur salée et piquante, solubles dans l'eau et l'alcool, insolubles dans l'éther.

Action physiologique. — La pipérazine est un excitant général ; elle possède la propriété de dissoudre l'acide urique, de relever la quantité d'urée et d'assurer les échanges physiologiques. D'après le Dr Vogt, elle donne de bons résultats dans la gravelle urique, la goutte, les coliques néphrétiques ; d'après le Dr Uspersky de Saint-Pétersbourg, elle pourrait rendre des services dans la phtisie pulmonaire ; d'après le Dr Peretti elle produirait de bons effets chez les aliénés. Sous son influence, l'état subjectif des malades s'améliore, la force musculaire augmente, le sommeil devient meilleur ; son efficacité est surtout manifeste dans les cas de psychoses par débilité générale chez des malades qui présentent de la dépression cérébrale et corporelle.

Existe-t-il réellement une action étroite entre la spermine et la pipérazine ? Cela semble résulter des recherches faites par Kobert et publiées dans une étude historique et critique à la suite des communications de M. Brown-Sequard sur l'action réparatrice des injections du liquide testiculaire faites à la Société de biologie dans les séances du 1er juin et du 15 juin 1889 (1). On sait l'émoi produit par les communications de M. Brown-Sequard, les espérances qu'a fait naître la médication dite séquardienne. Nous n'insisterons pas sur ce point, on pourra consulter à cet égard l'article publié par M. le professeur Mossé de Toulouse portant le titre : *De la médication séquardienne* (2).

Modes d'administration et doses. — On l'administre : à l'INTÉRIEUR en cachets à la dose de 0 gr. 50 à 1 gramme par jour ; en injections hypodermiques à la dose de 0 gr. 30 pour 1 gramme d'eau. Le Dr Schmidt (3) l'emploie dans le traitement de la goutte de la manière suivante :

1º A la dose de 1 gramme par 24 heures dans de l'eau simple ou de l'eau de Seltz.

2º En solution à 1/2 pour 100, la pipérazine ne provoque pas d'irritations des muqueuses ; aussi cette solution est-elle propre aux lavages de la vessie et à la dissolution graduelle des calculs uratiques de la vessie.

3º Grâce à sa facile solubilité dans l'eau, on peut se servir de la solution suivante :

Pipérazine. . . . . 0 gr. 10.
Eau distillée . . . . 1 gramme.

pour faire des injections dans les tophus eux-mêmes.

(1) Voir étude de Kobert, *Répertoire de Pharmacie* du 10 juin 1890, p. 279.
(2) Voir *Midi médical*, 7 janvier et 21 janvier 1894.
(3) Voir *Scalpel* et *Union pharmaceutique*, juin 1892, p. 285.

4° Enfin la solution suivante :

Pipérazine . . . . 1 à 2 grammes
Alcool . . . . 20 —
Eau distillée . . . . 80 —

peut être employée sous forme de compresses en applications locales sur les tuméfactions goutteuses qu'elle influencera favorablement; ces applications viendront utilement en aide à la pipérazine administrée par la bouche.

La pipérazine, agissant comme dissolvant non seulement de l'acide urique mais aussi sur les substances albuminoïdes servant pour la construction des concrétions, elle hâtera aussi la dissolution des calculs composés (urato-phosphatiques et urato-oxaliques). On recommandera dans ces cas, l'emploi prolongé de la pipérazine. La maison Park, Davis and C°, de Détroit, a préparé du chlorhydrate de spermine, qui s'emploie d'après Kobert de la manière suivante :

Chlorhydrate de spermine. . . . . 0 gr. 10.
Eau distillée . . . . 8 grammes
Glycérine . . . . 2 —

En injection hypodermique 2 fois par jour, tout le contenu d'une seringue de Pravaz.

Lithio-pipérazine.

Avant de terminer l'histoire de la pipérazine, nous signalerons une nouvelle combinaison de ce corps avec la lithine, proposée dans ces derniers temps, et qu'on désigne sous le nom de lithio-pipérazine.

La lithio-pipérazine, combinaison de lithine et de pipérazine, est une poudre blanche, grenue, très soluble dans l'eau et donnant une solution possédant un goût acidulé agréable. Elle a été proposée pour combattre la diathèse urique (1).

§ 4. — Lycétol.

Le lycétol est un *tartrate de diméthylpipérazidine* (2).

Action physiologique et thérapeutique. — Ce composé serait doué, au même degré que la pipérazine, de la propriété de dissoudre l'acide urique tout en ayant une saveur acidule agréable. Ses solutions aqueuses, additionnées d'un peu de sucre, ont la sa-

(1) *Pharmaceutische Zeitung*, 1896, p. 468.
(2) *Union pharmaceutique* du 15 février 1894, p. 59.

veur d'une limonade qui peut être prise longtemps sans dégoût. Sous
l'influence de l'usage plus ou moins prolongé du lycétol, M. Wittzack
a pu constater chez les goutteux la diminution du gravier urinaire,
l'augmentation manifeste de la diurèse et la disparition des attaques
de goutte (1).

§ 5. — Lysidine.

La lysidine, découverte par Ladenburg, a été proposée comme médicament pour dissoudre l'acide urique.

Formule. — Elle a pour formule brute : $C^4H^8Az^2$; et pour formule développée :

$$\begin{matrix} CH^2AzH \\ | \\ CH^2Az \end{matrix} \Big> C\text{-}CH^3$$

On la considère comme une méthyloxalidine.

Préparation. — On la prépare en distillant avec précaution le chlorhydrate d'éthylènediamine avec environ 2 molécules d'acétate de soude (2).

Caractères d'identité. — La lysidine est un corps cristallisé fondant à 105°, bouillant à 198°. Elle est très soluble dans l'eau et très hygroscopique. C'est une base monacide puissante donnant des sels cristallisables, et non toxique d'après le professeur Geppert.

A cause de sa grande hygroscopicité, la maison allemande qui l'a lancée la livre en solution aqueuse à 50 pour 100.

Cette solution est légèrement jaunâtre, possède une odeur de ciguë et une saveur alcaline. Elle bleuit le papier de tournesol rougi et elle est miscible à l'eau et l'alcool.

Caractères spécifiques. — La solution de lysidine se reconnaît aux caractères suivants :

1° Avec le bichlorure de mercure, elle donne un précipité blanc, soluble dans un excès de lysidine ;

2° Avec l'iode, elle donne un précipité brun, soluble dans un excès de lysidine ;

3° Avec le perchlorure de fer, elle donne un précipité brun, soluble dans un excès de précipitant ;

4° 1 gramme de lysidine exige 5 centimètres cubes d'acide chlorhy-

(1) Voir *au sujet de la pipérazidine, J. de Ph. et de Ch.* [5], XXXIII, 1891, p. 293. Au sujet du *lycétol, J. de Ph. et de Ch.* [5], XXIX, 1894, p. 415.
(2) Voir pour plus de détails, *J. de Ph. et Ch.*, 15 février 1895, p. 181.

drique normal pour faire disparaître la couleur rouge de la phénol·
phtaléine ajoutée comme indicateur.

Modes d'administration et doses. — La lysidine s'administre
dans de l'eau de seltz à doses croissantes de 1 jusqu'à 5 grammes par
jour dans 500 grammes d'eau de seltz. De cette façon, sa saveur se
trouve masquée surtout si on prend le soin de refroidir le liquide avant
de le prendre.

Ainsi que nous l'avons vu, la lysidine, étant très hygroscopique,
avait été livrée jusqu'à présent sous forme de solution aqueuse à 50
pour 100.

Aujourd'hui, on la délivre sous forme de bitartrate de lysidine.

Le bitartrate de lysidine est une poudre cristalline, stable à l'air,
soluble dans l'eau.

10 parties de bitartrate de lysidine correspondent à 7 gr. 2 de lysidine à 50 pour 100, c'est-à-dire à 3 gr. 6 de lysidine (1).

La lysidine et son bitartrate ne semblent pas appelés à un grand
avenir thérapeutique, dit Merck. En effet, tandis que l'acide urique,
chimiquement pur se dissout spontanément dans de faibles solutions
de lysidine, l'acide urique, contenu dans l'urine, se dissout difficilement même dans de grandes quantités de lysidine (2).

Cette différence d'action de la lysidine sur l'acide urique dissous
dans l'eau distillée ou contenu dans l'urine, paraît être aussi la cause
des insuccès cliniques de Klemperer et Zeisig (3). Ces auteurs n'ont
pu obtenir par la lysidine, employée contre la goutte, aucun effet sur
les douleurs, le gonflement articulaire, les tophi, et l'élimination
urique.

Pour remplacer la pipérazine, le lycétol, la lysidine, on vient de
proposer à titre de succédané l'urée ou carbamide : $CO{<}^{AzH^2}_{AzH^2}$

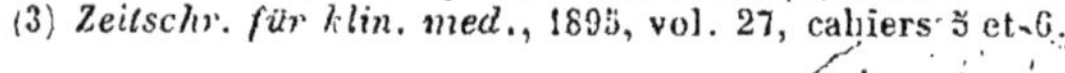

(1) *Pharm. Centralhalle*, 1895, p. 712 ; *J. de Ph. et Ch.*, 15 janvier 1896,
p. 70.

(2) Mendelssohn, *Therapeut. Wochenschrift*, 1895.

(3) *Zeitschr. für klin. med.*, 1895, vol. 27, cahiers 5 et 6.

TABLE ANALYTIQUE

Le coca fournit plusieurs alcaloïdes intéressants à divers points de vue ;
mais le seul employé est la cocaïne. — *Section I* : Etude de la cocaïne. — Préparation avec les feuilles de coca. — Préparation de la
cocaïne par synthèse. — *Section II* : Etude des sels de cocaïne, chlorhydrate, phénate. — *Section III* : Etude de la tropacocaïne ; emploi
de ce corps en chirurgie dentaire. — Succédanés de la cocaïne. — Eucaïne A et B. — Holocaïne.

Le grenadier fournit plusieurs alcaloïdes dont deux, la pelletiérine et
l'isopelletiérine sont intéressants. — Considérations générales. —
Section I : Etude comparée de la pelletiérine et de l'isopelletiérine. —
Section II : Etude des sels de pelletiérine : sulfate, tannate. — Précautions à prendre pour l'administration de la pelletiérine.

L'ergot de seigle, mycelium du Claviceps purpurea, donne un alcaloïde,
l'ergotinine. — Etude de l'ergotinine.

Quassine. — Picrotoxine. — Pipérazine. — Lithiopipérazine. — Lycétol.
Lysidine.

TABLE ALPHABÉTIQUE

IV

Imp. J. Thevenot, Saint-Dizier (Haute-Marne).

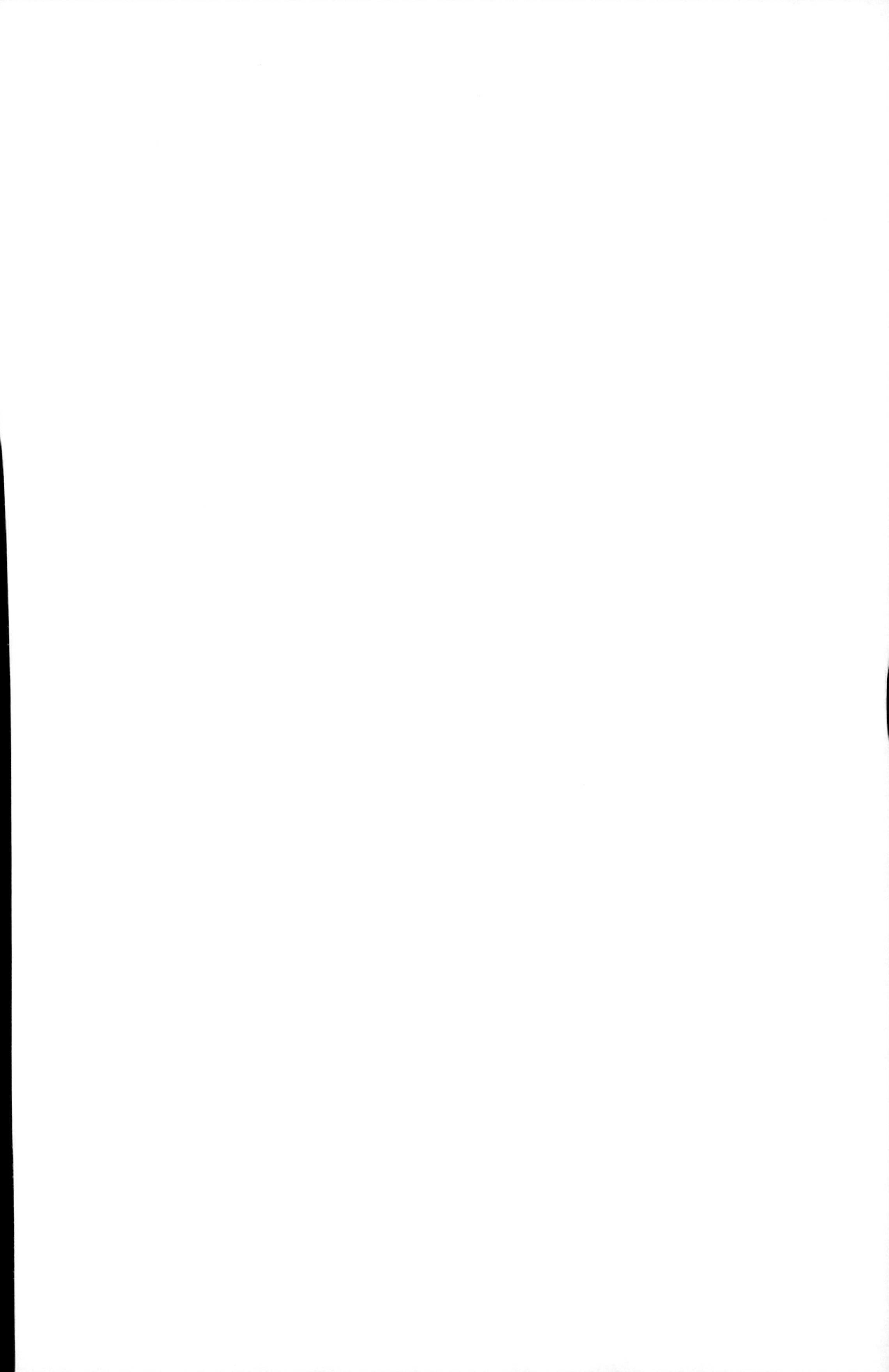